"十二五"普通高等教育本科国家级规划教材

 普通高等教育"十一五"国家级规划教材

 普通高等教育"十五"国家级规划教材

药物化学

第四版

尤启冬　主编

化学工业出版社

·北京·

内容简介

《药物化学》是教育部普通高等教育"十五""十一五"国家级规划教材和"十二五"普通高等教育本科国家级规划教材。

《药物化学》（第四版）全书共 21 章，主要内容包括：绪论、药物结构与生物活性、药物结构与药物代谢、新药研究的基本原理和方法、镇静催眠药和抗癫痫药、精神神经疾病治疗药、神经退行性疾病治疗药物、镇痛药、非甾体抗炎药、拟胆碱药和抗胆碱药、抗变态反应药物、消化系统药物、降血糖药和骨质疏松治疗药、作用于肾上腺素受体的药物、抗高血压药和利尿药、心脏疾病药物和血脂调节药、甾体激素类药物、抗生素、合成抗菌药、抗病毒药以及抗肿瘤药物。第四版教材在编写中更注重突出以药物发现实例为主线，通过将药物的化学结构特点、靶标、药物设计、构效关系与现代药物化学的基础知识串联起来，系统介绍新药研究过程中所使用的基本原理和研究方法，介绍药物的结构特点和性质，体内代谢和生物活性的关系、变化规律，以及手性药物有关的化学和生物学知识。

《药物化学》（第四版）可作为高等医药院校、理工科院校的药学类各专业、制药工程专业的本科生专业核心课教材，也可供其他药学相关科研人员学习和参考。

图书在版编目（CIP）数据

药物化学/尤启冬主编. —4 版. —北京：化学工业出版社，2021.1（2024.8 重印）
"十二五"普通高等教育本科国家级规划教材
普通高等教育"十一五"国家级规划教材
普通高等教育"十五"国家级规划教材
ISBN 978-7-122-37883-5

Ⅰ. ①药⋯　Ⅱ. ①尤⋯　Ⅲ. ①药物化学-高等学校-教材
Ⅳ. ①R914

中国版本图书馆 CIP 数据核字（2020）第 192969 号

责任编辑：宋林青　褚红喜　　　　　　　　　　装帧设计：关　飞
责任校对：王　静

出版发行：化学工业出版社（北京市东城区青年湖南街 13 号　邮政编码 100011）
印　　刷：北京云浩印刷有限责任公司
装　　订：三河市振勇印装有限公司
880mm×1230mm　1/16　印张 36　字数 1172 千字　2024 年 8 月北京第 4 版第 5 次印刷

购书咨询：010-64518888　　　　　　　　　　售后服务：010-64518899
网　　址：http://www.cip.com.cn
凡购买本书，如有缺损质量问题，本社销售中心负责调换。

定　　价：79.80 元　　　　　　　　　　　　　　版权所有　违者必究

《药物化学》（第四版）
编写组

主　编　尤启冬

编写人员（以姓氏笔画为序）

尤启冬（中国药科大学）

邓卫平（华东理工大学药学院）

叶德泳（复旦大学药学院）

孙铁民（沈阳药科大学）

周海兵（武汉大学药学院）

胡永洲（浙江大学药学院）

徐云根（中国药科大学）

郭小可（中国药科大学）

黄志纾（中山大学药学院）

雷小平（北京大学药学院）

《药物化学》在线试题库
编写命题组

主　　编　尤启冬

编写人员（以姓氏笔画为序）

尤启冬（中国药科大学）

邓卫平（华东理工大学药学院）

叶德泳（复旦大学药学院）

毕小玲（中国药科大学）

刘苏友（中南大学）

刘　滔（浙江大学药学院）

孙铁民（沈阳药科大学）

李　新（浙江大学药学院）

吴成军（沈阳药科大学）

陈　瑛（复旦大学药学院）

周海兵（武汉大学药学院）

胡永洲（浙江大学药学院）

钟　毅（中国药科大学）

徐云根（中国药科大学）

黄志纾（中山大学药学院）

郭小可（中国药科大学）

雷小平（北京大学药学院）

熊小峰（中山大学药学院）

序

　　随着人类进入 21 世纪，生命科学得到了快速发展，为保障人类健康起到了积极作用，生命科学丰硕的研究成果也促进了以新药研究和开发为主要内容的药物化学学科的发展。此次"药物化学"教材的修订正是体现这样的一个主要精神。教材的编写中，以新药的设计、发现、发展过程为主线，展示给读者研究新药的思路和途径。

　　我于 20 世纪 50 年代与有关药学院校同仁编写了全国第一本药学专业药物化学教材，以后多次进行修订。由于科学技术进步，各次修订本的内容不断得到更新。该教材现已列入教育部普通高等教育"十五"规划教材，并由尤启冬教授担任主编，这一工作的延续将使教材的建设得到很好的发展。

　　此次修订章节有所调整，增添了不少新的内容，并吸取了国外最新出版的药物化学教材和参考书中新的知识，使教材更符合时代的要求。

　　教材在修订中，内容兼顾了药学类和制药工程类各专业的要求，各学校在使用时可以根据自己的需要，对各专业教学有所侧重。

　　教材的修订工作得到全国主要医药院校的药物化学教师的大力支持。这些教师都在教学和科研的第一线，有丰富的教学经验，为教材的修订作出了不懈努力。

　　希望各院校在教学实践中提出宝贵意见，以便再次修订和充实，使该教材的质量不断得到提高，更符合教学要求。

彭司勋

2003 年 10 月于南京

前　言

　　《药物化学》（第四版）在 2020 年冬春之交的特殊时期完成了编写工作。该教材自 2004 年第一版出版以来，一直受到广大师生的欢迎，也先后三次被列为教育部普通高等教育"十五""十一五"国家级规划教材和"十二五"普通高等教育本科国家级规划教材，曾两次获得国家教学成果奖。

　　在第四版教材出版之际，我们要深深缅怀我国著名药物化学和药学教育家彭司勋院士。彭先生一直担任本教材第一版至第三版的主审，对药物化学教材的建设和编写非常关心，提出了不少建议和意见，也付出了大量的心血。我们一定要继承彭先生对学术精益求精、对工作一丝不苟的精神，为我国药学教育事业和人才培养做出贡献。

　　在第四版教材的修订中，根据近年来我国创新药物研究迅速发展的趋势，以及研发机构、制药企业等在创新药物研发中对人才能力的需求，我们在教材知识结构上做了较大的调整，增加了创新药物研究的基本知识和应用能力培养的内容。第四版全书内容更注重突出以药物发现实例为主线，通过将药物的化学结构特点、靶标、药物设计、构效关系与现代药物化学的基础知识串联起来，系统介绍新药研究过程中所使用的基本原理和方法，介绍药物的结构特点和性质，体内代谢和生物活性的关系、变化规律，以及手性药物有关的化学和生物学知识。通过结合国内外新药研究与发现的具体实例进行阐述，以加深学生对药物化学知识的理解，启发学生创新性思维，拓宽学生视野。本教材还加强了对药物代谢途径研究成果的运用，注重从药物的化学结构与药理活性的关系上加以总结，以帮助读者理解药物作用的化学本质。

　　编写第四版时删除了第三版中相对比较陈旧的内容，增加了一些现代药物化学的新知识点，尤其是近年来新的学科知识，同时对原有章节进行适当的调整。特别是对第二章"药物结构与生物活性"、第三章"药物结构与药物代谢"和第四章"新药研究的基本原理和方法"进行了优化和扩充。修改后的第二章至第四章系统介绍了药物的化学结构所反映的理化性质、结构特征、药物代谢特点与药物活性的关系，即近年来学术界和产业界公认的"构性关系""构效关系"和"构代关系"，这是药物的化学本质，也是药物化学的核心所在。本书第五章至第二十一章为各类药物的各论部分，通过药物发现实例，引导构效关系、介绍典型药物以及其他结构类型的药物，使教材内容更能启发创新思维和反映学科发展的新内容。

　　本轮教材在编写过程中得到了国内八所高校长期从事药物化学教学和科研的教师们的大力支持。沈阳药科大学孙铁民教授编写了第三章和第十三章；北京大学药学院雷小平教授编写了第五章和第六章；复旦大学药学院叶德泳教授编写了第十一章、第十二章和第十四章；浙江大学药学院胡永洲教授编写了第七章和第九章；华东理工大学药学院邓卫平教授编写了第八章和第十九章；武汉大学药学院周海兵教授编写了第十七章和第二十章；中山大学药学院黄志纾教授编写了第十八章和第二十一章；中国药科大学徐云根教授编写了第十五章和第十六章；新增中国药科大学青年教师郭小可副教授编写第十章，并担任本教材编委会秘书；中国药科大学尤启冬教授编写了第一章、第二章和第四章，并对全书的稿件进行修改和统稿。但限于业务水平和教学经验，教材不免仍有缺点、不足甚至疏漏之处，恳请广大读者和各院校在使用中提出宝贵意见。

为了方便信息化教学和在线学习，本版教材配套引入了在线教学资源（扫描封底二维码可获取相关资源）、首款药学增强现实应用程序"拟观药"和《药物化学》在线试题库。感谢中国药科大学庞瑞老师帮助建立了"拟观药"系统，为教材的数字化建设提供了有效手段。在此，也再次感谢参与《药物化学》在线试题库编写的所有编委，是这样一支高效团队使得本教材的教学资源得以配备齐全，这是为我国药物化学教学工作添砖加瓦之举。

与本书配套的电子教案已制作完成，为方便教学，使用本书作教材的院校可向作者或出版社索取，songlq75@126.com。

尤启冬
2020 年 2 月于南京

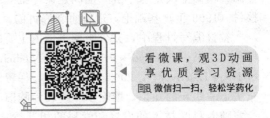

看微课，观 3D 动画
享优质学习资源
微信扫一扫，轻松学药化

第一版前言

"药物化学"课程是药学类和制药工程类各专业的重要专业课程之一。教育部在对高等教育和专业设置调整基础上决定"十五"期间建设一批规划教材。本教材是在原有彭司勋院士主编的"药物化学"规划教材（1999年）基础上，进行重新修订的，并已被列为教育部普通高等教育"十五"规划教材。

教材编写过程中，充分听取了国内主要的教材使用单位的意见，参考并借鉴了最新出版的药物化学教材和参考书（如 Foye's Principles of Medicinal Chemistry，2002 年第 5 版；Burger's Medicinal Chemistry & Drug Discovery，2003 年第 6 版），保留了原有教材的部分特点，对原有章节和内容作了较大的调整，充实了一些新的知识，删除了一些较为陈旧的内容，使课程的知识体系更加合理。

随着科学技术的发展和学科的相互渗透，药物化学学科的研究内容已由原有的以化学为主的研究转变为以新药的寻找和发现为主要内容的体系。在修订教材中，突出新药研究与开发的主线，结合新药的设计、发现和发展过程，介绍新药研究过程中所使用的方法、原理，介绍各类药物的结构类型、理化性质、构效关系、变化规律以及主要合成路线。针对近年来手性药物研究和发展的趋势，在本教材中增加介绍手性药物的有关化学和生物活性的内容。由于药学类专业和制药工程类专业的人才培养目标不同，对药物化学知识的侧重点有所差别，因此教材的编写中考虑到这一点，在内容上有所兼顾。

教材在结构体系上作了较大的调整，新增了第二章新药研究与开发概况，旨在使学生对新药的研究和开发过程有一个基本的了解。在第三章药物设计的基本原理和方法中，将经典的药物设计原理和方法、QSAR 的研究及计算机辅助药物设计（CADD）结合在一起加以介绍。由于心血管系统药物近一二十年来发现较快，内容较多，为此作了一些调整：将与肾上腺素受体有关的激动剂和阻断剂合并到第十一章作用于肾上腺素受体药物中；将"抗高血压药物"和"利尿药"合并为第十二章；第十三章改为"心脏疾病用药和血脂调节药"。考虑到糖尿病和骨质疏松症的治疗药物发展较快，在"第十八章影响激素调控的药物"中增加了部分相关的内容。

教材在编写过程中得到国内六所高校长期从事药物化学教学和科研的教师的大力支持。北京大学药学院雷小平编写了第三、六、七章和第九章的部分内容；复旦大学药学院叶德泳编写了第十、十一和十四章；四川大学华西药学院徐正编写了第四、十九、二十章和第九章的部分内容；沈阳药科大学孙铁民编写了第十二、十三、十五、十七章；华东理工大学虞心红编写了第八、十六章及第九章的部分内容；中国药科大学陈建华编写了第二十一章；中国药科大学尤启冬编写了第一、二、五、十八章内容，并对全书的稿件进行了修改和统稿。但限于业务水平和教学经验，教材不免仍有缺点、不足甚至疏漏之处，恳请广大读者和各院校在使用中提出宝贵意见以供再次修改。

特别要感谢的是中国药科大学彭司勋院士对药物化学教材的建设和编写所付出的心血。正是由于彭先生及许多老师们的长期积累才使本教材的改编有了良好的基础。在这次教材的编写中，彭先生担任主审，为本教材的编写提出了不少建议和意见。

在编写过程中，研究生苏红、曹鑫、祝丽萍、黄莉等为本教材稿件的汇总、整理和订正做了不少工作，在此表示感谢。

尤启冬

2003 年 10 月于南京

第二版前言

由尤启冬教授主编、彭司勋院士主审的普通高等教育"十五"国家级规划教材《药物化学》自发行以来，受到各医药院校的广泛欢迎。以该教材为基础的药物化学课程的建设也取得了喜人的成绩，中国药科大学和沈阳药科大学的两门"药物化学"课程被评为国家精品课程，该教材 2005 年被江苏省教育厅评为"江苏省精品教材"，2007 年被中国石油和化学工业协会评为"中国石油和化学工业优秀教材一等奖"。该教材此次再度被列为普通高等教育"十一五"国家级规划教材，仍由尤启冬教授主编、彭司勋院士主审。

与第一版教材相比，第二版教材删除了相对比较陈旧的内容，增加了一些现代药物化学的新知识点，尤其是近年来新药研究与发现的例子。

第二版教材对结构框架进行了适当的调整和改变，新增加了一些章节，如第三章（药物的结构与生物活性）、第七章（神经退行性疾病治疗药物）、第十六章（降血糖药物和骨质疏松治疗药物）、第十八章（抗病毒药）。第一版"麻醉药"一章中"全身麻醉药"一节删除，改为第九章（局部麻醉药）。

本教材在编写过程中得到了国内六所高校长期从事药物化学教学和科研的教师的大力支持。北京大学药学院雷小平教授编写了第二、三、五和六章；复旦大学药学院叶德泳教授编写了第十、十一和十二章；浙江大学药学院胡永洲教授编写了第七、二十一和二十二章；四川大学华西药学院徐正教授编写了第四、十五、十六和二十三章；沈阳药科大学孙铁民教授编写了第十三、十四和十七章；中国药科大学徐云根教授编写了第八和十九章；中国药科大学尤启冬教授编写了绪论和第一、九、十八、二十章，并对全书进行了修改和统稿。但限于业务水平和教学经验，教材中仍不免存在缺点、不足甚至疏漏之处，恳请广大读者和各院校在使用中提出宝贵意见。

在本教材编写过程中，研究生傅榕赓、汪小涧、杨倩等为稿件的录入整理做了不少工作，在此表示感谢。

与本书配套的电子教案已制作完毕，为方便教师的教学，使用本书作教材的院校可向作者或出版社索取，songlq75@126.com。

编者
2008 年 4 月于南京

第三版前言

由尤启冬教授主编、彭司勋院士主审的《药物化学》教材已先后被列为普通高等教育"十五""十一五"国家级规划教材和"十二五"普通高等教育本科国家级规划教材,自发行以来受到各医药院校的广泛欢迎,也取得了喜人的成绩。中国药科大学和沈阳药科大学以该教材为基础开展课程建设,两校的"药物化学"课程先后被评为国家精品课程,2009年获得国家教学成果二等奖。

与第二版教材相比,第三版教材删除了第二版中相对比较陈旧的内容,增加一些现代药物化学的新知识点,尤其是近年来新的学科知识,同时对原有的章节进行了适当的调整。根据药物化学的最新发展,将第二版中第一章"新药研究与开发概论"的内容和"绪论"合并为"绪论";将第二版中第三章"药物结构与生物活性"改为第一章名称不变,新增了药物化学结构、理化性质对药物成药性和生物活性的影响;将第二版中第四章"药物代谢"改为第二章,并改名为"药物结构与代谢";将第二版中第二章"药物设计的基本原理和方法"改为第三章,将第二版中第三章的部分内容与其合并;将第二版中第十一章"组胺受体拮抗剂及抗过敏和抗溃疡药"改为两章,分别为第十章"抗变态反应药物"和第十一章"消化系统药物";删除了第二版中第二十三章"维生素"的内容。以上改动使教材内容更能反映学科发展的新需求。

修改后的教材,不仅保留了药物化学课程中各类药物的内容,更重要的是,通过修改后的第一章至第四章内容系统介绍了药物的化学结构所反映的理化性质、结构特征、药物代谢特点与药物活性的关系,即近年来学术界和产业界公认的"构性关系""构效关系"和"构代关系",这是药物的化学本质,也是药物化学的核心所在。

本版教材在编写过程中得到了国内八所高校长期从事药物化学教学和科研工作的教师的大力支持。沈阳药科大学孙铁民教授编写了第二章和第十二章;北京大学药学院雷小平教授编写了第四章和第五章;复旦大学药学院叶德泳教授编写了第九章、第十章、第十一章和第十三章;浙江大学药学院胡永洲教授编写了第六章和第八章;华东理工大学药学院邓卫平教授编写了第七章和第十八章;武汉大学药学院周海兵教授编写了第十六章和第十九章;中山大学药学院黄志纾教授编写了第十七章和第二十章;中国药科大学徐云根教授编写了第十四章和第十五章;中国药科大学尤启冬教授编写了绪论、第一章和第三章,并对全书进行修改和统稿。但限于业务水平和教学经验,教材不免仍有缺点、不足甚至疏漏之处,恳请广大读者和各院校在使用中提出宝贵意见。

为顺应数字技术在教学和学生学习中的应用趋势,在本教材中我们配套引入首款药学增强应用程序"拟观药化工社版 APP"。使用该程序中 AR 分子浏览器扫描书中特制二维码,即可显示 3D 药物分子模型。华为用户可以在"华为应用市场"下载,其他安卓用户可以在"腾讯应用宝"下载,苹果 iOS 用户可以在"App Store"下载。微信扫一扫本教材封面上的二维码,关注"拟观药"公众号可以获取 APP 相关信息和配套课件资源。

尤启冬

2015 年 4 月于南京

目 录

第十一章　抗变态反应药物（Antiallergic Agents）／ 235

第十二章　消化系统药物（Digestive System Agents）／ 249

第十三章　降血糖药和骨质疏松治疗药（Hypoglycemic Drugs and Drugs Used to Treat Osteoporosis）／ 271

第十四章　作用于肾上腺素受体的药物 (Drugs Affecting Adrenergic Receptor) / 297

第十五章　抗高血压药和利尿药 (Antihypertensive Agents and Diuretics) / 321

第十六章　心脏疾病药物和血脂调节药 (Drug Affecting the Cardiac Disease and Plasma Lipids Regulators) / 352

第二十一章　抗肿瘤药物（Anticancer Drugs）/ 502

第一章

绪　论

(Introduction)

Medicinal chemistry is a chemistry-based discipline, also involving aspects of biological, medical and pharmaceutical sciences. It is concerned with the invention, discovery, design, identification and preparation of biologically active compounds, the study of their metabolism, the interpretation of their mode of action at the molecular level and the construction of structure-activity relationships.

—— IUPAC

一、药物化学的研究内容和任务 (The Scopes and Purpose of Medicinal Chemistry)

　　药物化学（Medicinal Chemistry）是关于药物的发现、发展和确证，并在分子水平上研究药物作用方式的一门学科。这是国际纯粹与应用化学联合会（IUPAC）给药物化学学科所下的定义，由此可以看出药物化学是建立在化学学科基础上，涉及生物学、医学和药学等各个学科的内容。

　　药物是对疾病具有预防、治疗和诊断作用或用以调节机体生理功能的物质。根据药物的来源和性质不同，可以分为中药或天然药物、化学药物和生物药物。其中化学药物是目前临床应用中主要使用的药物，也是药物化学研究的对象。化学药物可以是无机矿物质，合成有机化合物，从天然药物中提取的有效成分或单体，或者通过发酵方法得到的抗生素和半合成抗生素。化学药物是一类既具有药物的功效，同时又有确切化学结构的物质。因此可以看出化学药物是以化合物作为其物质基础，以药物发挥的功效（生物效应）作为其应用基础。由此也可以认识到，以化学药物作为其研究对象的药物化学是多种化学学科和生命科学学科相互渗透的一门综合性学科。

　　药物化学研究的主要内容是基于生物学科研究揭示的潜在药物作用靶标（Target），参考其内源性配体或已知活性物质的结构特征，设计新的活性化合物分子；研究化学药物的制备原理、合成路线及其稳定性；研究化学药物与生物体相互作用的方式，在生物体内吸收、分布和代谢的规律及代谢产物；研究化学药物的化学结构与生物活性（药理活性）之间的关系（构效关系）、化学结构与活性化合物代谢之间的关系（构代关系）、化学结构与活性化合物毒性之间的关系（构毒关系）等；寻找和发现新药。而如何设计和合成新药，是药物化学的重要内容。

　　药物化学的主要任务：一是不断探索研究和开发新药以发现具有进一步研究、开发价值的先导化合物（Lead Compound），对其进行结构改造和优化，创造出疗效好、毒副作用小的新药，或是改造现有药物或有效化合物以期获得更为有效、安全的药物；二是实现药物的产业化，通过研究化学药物的合成原理和路线，选择和设计适合国情的产业化合成工艺，以实现药物大规模的工业生产；三是研究药物的理化性质、变化规律、杂质来源和体内代谢等，为制定质量标准、剂型设计和临床药学应用提供依据，并指导临床合理用药。药物化学的总目标是创制新药和有效地利用或改进现有药物，不断地提供新品种，促进医药工业的发展、为保障人民健康服务。

二、药物化学的研究和发展（Research and Development of Medicinal Chemistry）

药物是人类为了繁衍生息而对自然界进行改造的过程中发现和发展起来的，与药物化学的研究和发展密不可分，也与化学、生物学、医学的研究和发展密切相关。药物发现和研究的历程贯穿在药物化学发展的整个过程中，因此可以讲药物化学是新药发现的主干学科。

药物化学的发展历史大约可以分为以下四个主要过程。

1. 以天然活性物质和简单合成化合物为主的药物发现时期（19世纪~20世纪初）

人类最早使用的药物为天然药物，主要是天然植物的草、叶、根、茎、皮等，也有动物的甲壳、脏器和分泌物等。我国就有几千年的应用中医药的历史。到19世纪中期，化学学科的发展已有了一定的基础，人类已不满足于应用天然植物治疗疾病，而是希望从中发现具有治疗作用的活性成分。研究的重点主要是从已在临床上应用的植物、矿物中提取和分离有效成分，并确定其化学结构。吗啡是人们从植物中分离得到的第一个天然产物活性成分，德国青年药师赛德纳（Friedrich Sertürner）分别于1803年和1805年分离得到吗啡并用作镇痛药。但直到1817年才明确报道纯品吗啡的分离，且1925年才确定吗啡的结构。1817年人们从吐根中分离出第一个生物碱，将其命名为吐根碱。同年，从马钱子中分离得到神经系统兴奋剂士的宁。1819年从咖啡豆中分离得到咖啡因；1820年从金鸡纳树皮中分离得到奎宁，用于疟疾的治疗；1833年从颠茄等茄科植物中分离得到阿托品，被广泛用于解除平滑肌痉挛的抗胆碱药；南美土著人有咀嚼古柯树叶的习惯，1855年从古柯树叶中分离得到可卡因，后发现可卡因具有局部麻醉作用，并在此基础上研究发现普鲁卡因、利多卡因等；1887年根据中国《本草纲目》记载，从中药麻黄草中分离得到有效成分麻黄碱并确定了其化学结构；等等。这些活性成分的分离和化学结构确定，说明了天然药物中所含的化学物质是天然药物产生治疗作用的物质基础，不仅为临床应用提供了准确适用的药品，而且也为药物化学的发展创立了良好的开端。

这段时间药物发展的主要特征是根据民间使用和记载的植物药，从中分离得到活性天然产物加以使用，往往不做任何修饰和改造直接用于临床，成为该时期药物化学发展的主要内容。

19世纪中期以后，化学工业，特别是染料、化工、煤化工等的发展，为人们提供了更多的化学物质和原料，促使人们对众多的有机合成化学的中间体、产物等进行药理活性研究。同时有机合成技术的发展，使人们由简单的化工原料合成药物成为可能。人们使用氯仿和乙醚作为全身麻醉药，水合氯醛作为镇静催眠药，这些药品的成功应用，促进了制药工业的发展。制药工业开始大量的合成和制备化学药物是在19世纪末期和20世纪初期，人们开始合成一些简单的化学药物，如水杨酸和阿司匹林、苯佐卡因、氨替比林、非那西丁等，并且进行大规模的工业生产。其中，阿司匹林的研究起始于对水杨酸的研究，从柳树皮中提取得到的水杨酸具有抗菌、解热和镇痛作用，1853年法国化学家查尔斯（Charles Frédéric Gerhardt）首次合成得到乙酰水杨酸。1897年德国拜耳（Bayer）公司开始进行乙酰水杨酸的药理学研究，1899年拜耳公司将乙酰水杨酸命名为阿司匹林并推入临床应用。20世纪70年代，英国药理学家维恩（John Vane）通过研究阐明阿司匹林通过抑制环氧化酶从而抑制前列腺素和血栓烷的产生，不仅可以用于炎症的治疗，还可以预防中风和冠心病的发作，并因此获得诺贝尔生理学或医学奖。药物化学的研究开始由天然产物的研究转入人工合成品的研究。

随着天然药物和合成药物数量的增加和广泛应用，对药物化学结构的研究促使人们开始思考在药物分子中哪些组成或基团是有效的必要基团，而具有类似或简单结构的化合物是否也有效等。在这些思想的指导下，人们开始探索药物的药效基团（Pharmacophore）、作用模型（Action Mode）、受体（Receptor）、结构（Structure）和构效关系（Structure-Activity Relationships，SAR）等。1868年 Brown 和 Fraser 观察到四甲基季铵盐和四乙基季铵盐对神经节阻断作用的差异，第一次提出化学结构与生理活性有一定的联系；Ehrlich 在用染料治疗原虫性疾病和用有机砷化合物治疗梅毒时，提出了化学治疗（Chemotherapy）的概念；1878 年 Langley 首先提出受体概念。由于当时科学水平的限制，或仅依据零星的药理和化学的实验，对于上述问题的认识是非常不够的，孤立地注意基团的特殊效应，而忽略了分子结构的整体性，把复杂的生理作用与染料生色基团产生颜色的性质相提并论，显然过于简单化。

2. 以合成药物为主的药物发展时期（20 世纪初～20 世纪 50 年代）

20 世纪初期及以后，药物化学研究的中心转向由多数产生同样药理作用的化合物中寻找产生效应的共同的基本结构。在此基础上总结和应用了药物化学的一些基本原理，如同系原理和异构原理、同型原理、电子等排原理和拼合原理等。利用这些原理改变基本结构上的取代基团或扩大基本结构的范围，从而得到较多的有效药物。例如从可卡因的结构出发经寻找有效的结构片段得到奥索卡因，继而得到苯佐卡因，最终得到带有氨基醇侧链的对氨基苯甲酸酯结构的普鲁卡因。其中成功的例子还有抗组胺药、巴比妥类药物等。在具有基本结构的药物中，同类型的药物间药理活性的相对强度或毒性的大小，大多由基本结构上各种取代基团的性质来决定。

20 世纪 30 年代和 40 年代是药物化学发展史上最为重要的一个阶段。30 年代中期，Domagk 等研究发现百浪多息可治愈细菌感染的小鼠，且证明百浪多息在体内经酶的还原裂解生成磺胺而产生抑菌作用，从而开辟了化学治疗的新时代，并由此获得 1939 年诺贝尔生理学或医学奖。在磺胺结构基础上，人们陆续合成了 5000 多种磺胺类药物，其中许多是强效和长效的磺胺药。磺胺的发现为人们对细菌感染性疾病的治疗提供了很好的药物，还给人们一个重要的启示：化学合成的小分子化合物可以抑制细菌的生长，达到抗菌的目的。1940 年 Wood 和 Fildes 在对磺胺类药物作用机制的研究中发现，磺胺类药物和细菌生长所需的对氨基苯甲酸结构相似，可竞争性抑制细菌生长过程中的重要的酶，使细菌不能生长繁殖，从而建立了"代谢拮抗"学说。这一学说不仅能够阐明一些药物的作用机制，而且为寻找新药开拓了新的途径和方法，设计和发现了一些抗肿瘤药、抗病毒药、抗疟药、利尿药、抗菌防腐剂等。

1928 年，弗莱明（Alexander Fleming）发现青霉菌的分泌物能杀死细菌，命名该物质为青霉素。20 世纪 40 年代，弗洛里（Howard Florey）和钱恩（Ernst Boris Chain）对青霉素的抗菌活性、临床应用和大规模制备进行了深入研究，并首次临床用于细菌感染疾病的治疗，成为第一个用于临床的抗生素药物。1945 年弗莱明、弗洛里和钱恩三位科学家因此获得诺贝尔生理学或医学奖。1945 年，英国化学家霍奇金（Dorothy Crowfoot Hodgkin）用 X 射线晶体衍射法确定了青霉素的化学结构，于 1964 年获得诺贝尔化学奖。由于青霉素结构独特，抗菌活性强，它在治疗学上带来了一次革命。青霉素的出现促使人们开始从真菌和其他微生物中分离和寻找其他抗生素，相继发现了四环素类、大环内酯类、氨基糖苷类等抗生素。同时在青霉素临床应用的基础上，开展了半合成抗生素的研究，抗生素和半合成抗生素已成为临床应用的主要抗感染药物。

20 世纪 50 年代以后，随着生物学科、医学的发展，人们对体内的代谢过程、身体的调节系统、疾病的病理过程有了更多的认识和了解，对蛋白质、酶、受体、离子通道的性能和作用有了更深入的研究。20 世纪 30～40 年代，人们开始认识到甾体激素是体内极微量的活性物质，具有调节机体生长、发育和维持性征的物质，早期利用性器官和孕妇尿作为原料来提取制得，价格昂贵。20 世纪 50 年代，随着皮质激素可用作抗炎、免疫抑制等用途的大量研究发现，在 60 年代，甾体口服避孕药、皮质激素构效关系的研究使更多新的高效皮质激素药物代替了天然来源的药物，先后创制出氢化可的松、睾酮、雌二醇、黄体酮等甾体激素类药物，使甾体激素成为一类重要的药物。

通过对体内具有重要生理生化活性的酶的研究，来寻找药物与酶作用而产生的药理效应。随着对酶的结构（特别是三维结构）、功能和活性部位的深入研究，以酶为靶标进行的酶抑制剂研究取得了很大的发展。甲氨蝶呤、甲氧苄啶通过竞争性作用于二氢叶酸还原酶的活性位点，抑制二氢叶酸还原酶的活性，阻断了脱氧胸腺嘧啶核苷的生物合成，用于治疗肿瘤、细菌感染性疾病。

对受体的深入研究，尤其是许多受体亚型的发现，促进了受体激动剂和拮抗剂的发展，尤其是寻找特异性地作用于某一受体亚型的药物，可提高其选择性，减少毒副作用。例如作用于肾上腺素 α 或 β 受体的药物；作用于胆碱能 M、N_1 和 N_2 受体的药物；作用于组胺 H_1 受体的药物。

抗肿瘤药物研究一直是人们最热衷的研究领域。20 世纪初已用外科手术及 X 或 γ 射线治疗肿瘤，直到 20 世纪 40 年代第一个抗肿瘤药物盐酸氮芥（Chlormethine Hydrochloride）作为生物烷化剂用于临床，开始了肿瘤化学治疗历程。

3. 以药理活性评价为指导的药物设计时期（20 世纪 50 年代～20 世纪 80 年代）

随着新药研究和发现速度的加快，所合成的新化合物分子数量的增加，人们更加注重对构效关系的总结和研究，希望从中找出某些规律，来指导药物的设计和改进现有药物。加之，20 世纪 60 年代发生了"反应停"的药害事件，称之"反应停"的沙利度胺产生较强的致畸毒性，引起各国医药卫生部门制定法规加强对药品安全性试验的研究要求，使得新药研究周期加长，增加了新药创制的难度。为了提高新药研究的成功率，减少盲目性，人们开始试图建立科学、合理的药物设计方法。20 世纪 60 年代对构效关系的研究，开始由简单的定性研究走上定量研究。在此基础上发展起来的定量构效关系（Quantitative Structure-Activity Relationships，QSAR），是将化合物的结构信息、理化参数与生物活性进行分析计算，建立合理的数学模型，研究构-效之间的量变规律，为药物设计、先导化合物的结构优化和结构改造，提供理论依据和指导。1964 年 Hansch 和 Fujita 提出了 Hanch 线性多元回归模型；Free 和 Wilson 提出了 Free-Wilson 加合模型；1976 年 Kier 和 Hall 提出了分子连接指数的方法。这些模型所用的参数大多是由化合物二维结构测得，称为二维定量构效关系（2D-QSAR）。2D-QSAR 的研究和应用加快了新药研究的速度和步伐。在 20 世纪 70 年代后期的喹诺酮类合成抗菌药物的研究中，结合 2D-QSAR 方法，发现了诺氟沙星（即氟哌酸），从而研究和开发出一大批含氟的喹诺酮类抗菌药物。

随着生命科学和计算机科学的进展，分子力学和量子化学向药学学科的渗透，X 射线晶体衍射和核磁共振技术的发展，数据库、分子图形学的应用，为研究药物与生物大分子作用的三维结构、药效构象以及两者的作用模式、探索构效关系提供了理论依据和先进手段，在此基础发展起来了三维定量构效关系（3D-QSAR），促进了计算机辅助药物设计（Computer-Aided Drug Design，CADD）的发展，使药物设计更加趋于合理化。新的药物设计和发现的方法不断产生和发展，例如基于结构的药物设计（Structure-Based Drug Design）、基于机制的药物设计（Mechanism-Based Drug Design）、基于靶标的药物设计（Target-Based Drug Design）等方法的发展和运用，可根据药物所针对靶标的结构特点进行"量体裁衣"式设计，增强了药物的靶向性，降低了药物的毒副作用。

在这个时期，新药研究的另一个重要特点是药物化学和药理学相互合作，药理学及相关学科与药物化学的合作为新药的研制提高了效率。最典型的实例如非甾体抗炎药物吡罗昔康的研发。由于大多数非甾体药物，如阿司匹林、吲哚美辛、双氯芬酸等都含有羧酸基团，会产生胃肠道刺激副作用。20 世纪 70 年代，Pfizer 公司为了得到不含羧酸的抗炎药，筛选了不同结构的苯并杂环化合物，发现了苯并噻嗪类药物吡罗昔康，这类药物虽无羧基，但却有酸性，pK_a 在 4～6 之间，所引起的胃肠道刺激反应比常见的非甾体抗炎药要小。

离子通道存在于机体的各种组织中，参与调节多种生理功能，成为药物作用的重要靶标之一。20 世纪 70 年代发现维拉帕米对血管平滑肌的钙通道具有阻滞作用，从而导致了一系列钙离子通道阻滞剂的问世。特别是在对二氢吡啶类钙离子通道阻滞剂进行了比较深入的研究后，发现了一批各具药理特点的钙离子通道阻滞剂，为心脑血管疾病的治疗提供了有效的药物。对钠离子和钾离子通道调控剂的研究，为寻找抗高血压药物、抗心绞痛药物和抗心律失常药物开辟了新途径。

4. 以疾病生物学机制引导的合理药物设计时期（20 世纪 80 年代～现在）

由于有机化合物的合成是一个费时的过程，并需要有经验的技术人员，平均 1～2 位技术熟练的化学家每周也仅能提供 1～3 个化合物，这直接影响到新药研究的速度。20 世纪 80 年代以后，有机合成技术的发展促进了新化合物分子合成速度的加快，在固相合成方法基础上发展起来的组合化学（Combinatorial Chemistry）技术使同一时间内合成大量不同结构顺序或不同取代基及取代位置的化合物成为可能。组合化学结合合理药物设计（Rational Drug Design），进行新药分子的设计和合成，建立分子多样性的化合物库，结合高通量筛选（High Throughput Screening）技术，进行大范围、快速、高效的活性筛选，加快了新药设计和发现的速度。

另一方面，分子生物学等生命科学的发展，揭示了疾病发生与发展的过程，为人们认识疾病提供了理论基础，也为新药的研究提供了新的方向。通过对胃酸分泌过程的认识，先后采用合理药物设计获得组胺

H$_2$ 受体拮抗剂（H$_2$-Receptor Antagonists）替丁类和质子泵抑制剂（Proton Dump Inhibitors）拉唑类抗溃疡药物；通过对肾素-血管紧张素-醛固酮系统在血压调节过程中的作用的认识，研究发现了血管紧张素转化酶抑制剂（Angiotensin Converting Enzyme Inhibitors，ACEIs）普利类抗高血压药物和血管紧张素 II（Angiotensin II）受体拮抗剂沙坦类抗高血压药物；通过对体内胆固醇生物合成过程的了解，发现通过抑制羟甲戊二酰辅酶 A（HMG-CoA）还原酶可以干扰体内胆固醇合成达到降血脂的目的，创制了一批羟甲戊二酰辅酶 A 还原酶抑制剂他汀类降血脂药物。

随着人类基因组、蛋白质组和生物芯片等的研究深入，大量与疾病相关的基因被发现，这给新药物的设计提供了更多的靶标分子。新的药物作用靶标一旦被发现，往往会成为一系列新药发现的突破口。因此，靶标分子的增加，给创新药物研究带来了更多的机会，创新药物研究将具有广阔的前景。尤其是使肿瘤药物的研究有了较大的突破，发现了多种具有不同作用机制的抗肿瘤药物。蛋白激酶是一种磷酸转移酶，通过催化磷酸基团从 ATP 转移到底物蛋白的受体氨基酸上，在调节代谢、基因表达、细胞生长、细胞分裂和细胞分化等方面起关键性作用。蛋白质酪氨酸激酶（Protein Tyrosine Kinase，PTK）选择性抑制剂伊马替尼（Imatinib）是干扰肿瘤细胞信号传导通路，选择性地抑制肿瘤细胞生长，达到抗肿瘤的效果，临床上用于治疗慢性髓细胞样白血病（CML）。伊马替尼的成功上市，带动了一批激酶抑制剂替尼类抗肿瘤药物的研发，已有 30 多种药物上市，为肿瘤的治疗提供了选择性的药物，在药物开发历史上具有重要的意义。

生命科学的迅猛发展使新药的设计和研究由单纯的化学方法向以生物学为导向的、化学和分子生物学相结合的方向发展。近年来发展起来的化学生物学（Chemical Biology）就是使用小分子作为工具（或探针）研究和解决生物学的问题或通过干扰/调节正常过程了解蛋白质的功能。在某种意义上，使用小分子调节目标蛋白质与新药研究相类似。

三、我国药物化学的发展（Achievements of Medicinal Chemistry in China）

我国药物化学的发展主要表现在医药工业和新药研究两个方面。

在 1949 年以前，我国的化学制药工业非常落后，基础薄弱，设备短缺。1949 年全国生产原料药仅 40 种，总产量不足百吨。中华人民共和国成立以后，化学制药工业得到较快的发展，尤其是在改革开放以后得到迅速发展，现已形成了科研、教学、生产、质控、经营等比较配套的工业体系。我国现有医药工业企业 3613 家，可以生产化学原料药近 1500 种，总产量 43 万吨，位居世界第二。能生产化学药品制剂 34 个剂型 4000 余个品种。2017 年我国医药工业总产值达到 3.5 万亿元。

在中华人民共和国成立初期，我国医药工业的发展战略是以保障人民群众基本医疗用药、满足防病治病需要为主要任务。先后发展了抗生素和半合成抗生素、磺胺药物、抗结核药、地方病防治药、解热镇痛药、维生素、甾体激素、抗肿瘤药、心血管药、中枢神经系统药物等一大批临床治疗药物。化学制药工业的发展形成一定的规模后，技术进步对医药工业的发展起到重要作用。我国科技人员结合生产实际，广泛开展技术革新和工艺改进并取得了较为显著的成果。例如中华人民共和国成立初期利用国产原料生产氯霉素的新工艺居国际领先水平；20 世纪 60 年代，开展对薯蓣皂素资源的综合利用，自主开发生产青霉素；20 世纪 70 年代经过筛选和培养高产菌株，开发了两步发酵制备维生素 C 的生产新工艺；20 世纪 70～80 年代研究成功的维生素 B$_6$ 噁唑法合成新工艺，形成了具有特色的维生素 B$_6$ 专利生产技术等，这些生产工艺充分体现了我国医药工业的水平，特别是对某些产品的工艺研究已经达到了世界先进水平。

与此同时，我国新药研究工作也受到很大重视，创制了一些重要类型的化学药。如抗肿瘤药物氮甲、甘磷酰芥、平阳霉素、斑蝥素及其衍生物、三尖杉酯类生物碱等；从生长在我国青藏高原唐古特山莨菪中分离出的新生物碱山莨菪碱和樟柳碱分别用于治疗中毒性休克、改善微循环障碍和血管性头痛等；从石杉属植物千层塔中分离出石杉碱甲，可用于治老年性痴呆症。在新药分子的设计中，我国从中药黄花蒿中分离得到青蒿素，并确定其结构为含有过氧桥的倍半萜内酯，打破了抗疟药基本结构的传统概念。青蒿素对恶性疟，尤其对氯喹耐药的脑型疟有较好的疗效。青蒿素的发现者屠呦呦教授获得了 2015 年诺贝尔生理学或医学奖，成为我国自然科学领域获得的第一个世界最高奖励。在青蒿素结构的基础上经过结构改造得到双氢青蒿素、蒿甲醚和青蒿琥酯，抗疟活性增强，毒性降低，并已在国外注册。在对五味子中有效成分五味子丙素结构改造的过程中，通过结构简化，创制出能降低谷丙转氨酶（SGPT）、治疗肝炎的药物联苯双酯和双环醇。对芬太尼结构改造过程中得到的新的 μ 阿片激动剂羟甲芬太尼等。我国的创新药物的研究形成了基于天然活性成分结构为基础的新药设计和发现的特色。自进入 21 世纪以来，我国加大对创新药物研究的投入，建立了国家"重大新药创制"重大科技专项大力开展创新药物研究，先后有一批具有自主知识产权创新药物，如选择性 COX-2 抑制剂非甾体抗炎药艾瑞昔布，喹诺酮类抗菌药物安妥沙星，激酶类抗肿瘤药物埃克替尼、阿帕替尼，组蛋白去乙酰化酶抑制剂西达苯胺等，先后批准上市。2008～2018 年，我国共批准了化学创新药 20 个。

经过 50 多年的建设，我国创新药物的研制水平有了较大的提高，药物化学研究也有了较快的发展，取得了很大的成就，更重要的是在研究中形成了一支成熟的研究队伍，建立了较为完整的科研、教学、生产体系，促进了医药工业的发展，保障了人民健康。

四、新药研究与开发的过程和方法
（Process and Methods of New Drug Research and Development）

新药的研究与开发（Research and Development of New Drug）是一个耗时长、涉及内容复杂、耗费大、失败可能性大的过程。据统计，研制一个新药从项目开始计算需 12～24 年，所需费用已上升到 14 亿美元。在活性化合物的合成和成药性研究中，大约从 10000 个化合物中可有 10 个进入到临床试验，而仅有 1 个可能成为药物上市。

药物的研究和开发大致可以分为两个阶段：药物发现阶段和药物开发阶段。这两个阶段在技术研究方面有很多重叠，但仍各有侧重。研究阶段强调学术和技术意义，开发阶段则强调市场价值和经济意义。新药的研究是为了发现可能成为药物的化合物分子，也称为新化学实体（New Chemical Entities，NCEs），并通过研究，使其尽可能成为上市药物；新药的开发则是在得到 NCE 后，通过各种评价使其成为可上市的药物。新化学实体（NCE）是指在以前的文献中没有报道过的新化合物。而有可能成为药物的新化学实体则需要是能够以安全和有效的方法治疗疾病的新化合物。

1. 药物发现的过程（Process of Drug Discovery）

新药的研究实际上是新药发现的过程。在确定了所针对疾病的类型或药物作用受体或靶标以后，所需要进行的工作主要是先导化合物的确定和优化。通过对先导化合物进行结构修饰和改造而获得目的化合物，再确定其性质和结构，然后通过对生物系统的各项试验，了解该化合物的药效、毒性及与机体的相互作用，并对构效关系进行研究。简单地说，就是发现具有特定治疗作用的新化学实体（NCE），将其作为候选药物（Candidate Drugs）进行进一步研究。

通常新药的发现分为四个主要阶段：靶分子的确定和选择，靶分子的优化，先导化合物的发现和先导化合物的优化。

（1）靶分子的确定和选择 靶分子的确定和选择是新药研究的起始工作，影响靶分子确定的因素很多，主要在于用于治疗的疾病类型、临床要求、筛选方法和模型的建立。此外，研究者的研究能力和水平、对疾病病理过程的认识以及商业和经济的因素等，对靶分子的确定和选择都会起到重要的影响。近年来由于科学技术的发展，特别是生物技术的发展，使许多与临床疾病有关的受体和酶被克隆和表达出来，更加方便了靶分子的确定和选择。

（2）靶分子的优化 靶分子的优化是在确定了所研究的靶分子后，对靶分子的结构以及与配基的结合部位、结合强度以及所产生的功能等所进行的研究。通过研究要弄清楚酶或受体和配基结合后产生功能的强度和持续时间以及激动剂和拮抗剂之间的活性差别。靶分子可以发展成为筛选的工具，或用于高通量筛选。在此基础上还可以利用 X 射线单晶衍射（X-Ray Diffraction）技术，核磁共振（Nuclear Magnetic Resonance，NMR）技术、计算机辅助药物设计（Computer-Aided Drug Design，CADD）技术等研究这些靶分子（多为酶或蛋白）的结构以及与配体的作用，开展新化合物的设计。

（3）先导化合物的发现 先导化合物的发现是在对靶分子研究和认识的基础上开展的工作。在选定靶分子后，接着要寻找对靶分子有较高亲和力（Affinity），能产生较高活性和选择性的先导化合物。亲和力是指配基和酶或受体结合的紧密程度；活性表示配基与靶分子结合后，产生生化或生理响应的能力；而选择性表示配基识别所作用靶分子，而不和其他靶分子产生相互作用的能力。对于受体来讲，当一个配体与之相结合发生作用时，可能表现为激动剂（Agonist）或拮抗剂（Antagonist），但有时也会表现为部分激动剂（Partial Agonist），这些对新药发现来讲都是非常重要的。

（4）先导化合物的优化 先导化合物的优化是在确定先导化合物后所展开的进一步研究，对于先导化合物，不仅要求其具有亲和性、一定的活性和选择性，还应该具有较好的生物利用度、化学稳定性以及代谢稳定性。影响这些特性的是化合物内在的理化性质。开展对先导化合物的结构优化的目的是要为了获得药效最佳、副作用最小的新化学实体。

新药的研究过程是一个复杂的涉及多门学科的过程，不仅需要研究化合物的结构与活性之间的关系（构效关系），还要研究该化合物的结构与代谢之间的关系（构代关系）及结构与毒性之间的关系（构毒关系），这样才能使药物顺利上市，应用于临床，发挥低毒高效的治疗作用。

2. 新药的开发阶段 (The Development of New Drugs)

新药的开发阶段是居于新药的发现研究和市场化之间的重要过程。这一阶段主要分为两个部分，即前期开发和后期开发。进入新药研究与开发阶段的具有一定活性的新化合物称之为研究中的新药（Investigating New Drugs，IND）。

前期开发主要包括临床前毒理学研究、IND 的制备、临床前各类研究、有选择的 I 期临床研究和早期的 II 期临床研究，后期开发主要涉及大量的临床研究工作，以及这些临床前及临床中所得到数据的整理和药物的工艺化过程。

（1）前期开发研究 工业化制备及工艺研究是新药开发中的重点，其关键是要能制备出稳定的、可以程序化大批量生产的药品，以供临床前和临床研究使用。这一研究内容实际是贯穿整个开发过程的。在前期开发阶段，主要是对工艺的研究和优化，以大量制备稳定的样品，供研究使用；在后期开发阶段，则主要针对临床研究中得到的用药情况以及工业化生产的要求，进行生产工艺的进一步优化，中试放大工业过程的预试等。工艺研究还包括所合成最终产品化合物的晶型研究，寻找稳定的、吸收好的合适晶型，供剂型研究使用。剂型研究是实现由化合物变为药品的关键。通过对新药的理化性质的研究并结合其代谢过程来选择合适的剂型形式。在这一研究中要充分考虑药物粒子的大小、药物的晶型、药物的 pK_a 值、药物的溶解度、药物的代谢途径等情况，因为这些因素决定了药物所适合的剂型和给药途径，也直接影响到药物的生物利用度。

临床前的药物评价包括对药物药效学（Pharmacodynamics）的进一步评价、药代动力学（Pharmacokinetics）和药物毒理学（Toxicology）的评价。临床前研究一方面进一步确证和肯定药物的生物活性，同时也为临床研究提供依据。通过对药物体内和体外生物活性的研究和一般药理学的研究，验证药效学结果，确定临床使用的有效剂量、作用时程和作用机制。临床前研究需解决的问题有：①所研究的药物有确定的药效学作用；②所开展的药物动物吸收试验结果可行；③药物的动物吸收、代谢和排泄研究和人体中所预期的结果相似；④药物有较少的活性代谢物；⑤有明确的新药代谢的动力学研究；⑥三致（致癌、致畸、致突变）试验和急性、亚急性、长期毒性试验，未见明显的安全性问题。临床前研究结束后，应向药品评审部门提出 IND 申请，以便进行临床研究。

前期开发研究中包括有选择的 I 期临床研究和早期的 II 期临床研究，为便于讨论将和后期开发研究中的临床研究一起介绍。

（2）后期开发研究 后期开发研究的主要内容是新药的临床研究。临床研究是在人体上进行的，以确证新药的药效结果和安全性，同时决定其给药途径和使用注意事项。

通常在我国临床研究分 I～III 期，各期研究所解决的问题不同。

一般药物的 I 期临床研究通常是在健康志愿者身上进行的临床试验，对于化学治疗药物，由于它对人体有一定的伤害则要求在患者身上进行。I 期临床研究主要是评价新药在人体中的安全性、耐受性（剂量和副作用）、人体中的药代动力学性质和药理学作用，而不对其疗效进行评价。所有的 II 期临床研究都是在患者身上进行的，主要是评价供试药物的有效性；通过与对照药物比较，了解其治疗价值和安全性；确定新药的适应证及最佳治疗方案，包括剂量、给药途径、给药次数、疗程等；考察新药的不良反应及其危险性。Ⅲ期临床研究是通过随机、双盲对照试验的方法，进行大规模、较长时间的临床试验，确定药物的疗效，监测药物的不良反应。

在此期间，还需继续进行长期稳定性试验的研究以确定药物的有效期。

在新药研究和开发过程中，有许多规范化的管理和要求，以确保新药研究的可靠性。药品的生产必须在符合 GMP（Good Manufacturing Practice）的条件下进行，临床前的试验必须在符合 GLP（Good Laboratory Practice）的条件下进行；而临床研究必须在符合 GCP（Good Clinic Practice）的条件下进行。

在完成了所有的研究后，研发机构或制药公司将研究资料整理后向所在国家的管理部门提出新药申请（New Drug Application，NDA），还需要数月或数年获批准后才可能上市。

创新药物的研究是一个涉及多学科、多领域和众多科技人员共同协作的复杂系统工程，需要大量经费的投入，需要我们共同的努力。

选读文献

[1] 尤启冬，黄文龙. 20 世纪药物化学的发展.//彭司勋主编. 药物化学——回顾与发展. 北京：人民卫生出版社，2002；20～117.

[2] Lombardino J G, Lowe J A. The role of the medicinal chemists in drug discovery—then and now, *Nature Rev Drug Disc*, 2004, 3 (10)：853～862.

[3] Drews J. Drug discovery：a historical perspective. *Science*, 2000, 287：1960～1964.

（中国药科大学　尤启冬）

第二章

药物结构与生物活性

（Structure and Activity of Drugs）

　　新药研究与发现是一个复杂和综合的研究过程，因为药物在进入生物体内后首先需要经历体内复杂的生物膜、各种生物酶的作用，即经历吸收、转运、分布，有些甚至还会发生代谢，才能有部分药物通过与体内的靶标结合产生生物效应，发挥药物的治疗作用。药物在发挥治疗作用的过程中也会与治疗靶标以外的生物分子作用产生毒副作用。

　　药物从给药到产生药效的过程可分为药剂相（Pharmaceutical Phase）、药物动力相（Pharmacokinetic Phase）和药效相（Pharmacodynamic Phase）三个阶段（图 2-1）。药物的结构对每一相都产生重要影响，理想的药物应该具有安全性、有效性和可控性，而这些特性与药物的化学结构密切相关。本章重点讨论药物的化学结构与药效的关系，即与药效相有关的因素。

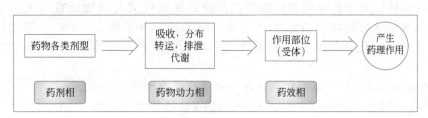

图 2-1　药物在体内的三个阶段

　　由于化学药物都是具有一定化学结构的物质，这些化合物的化学结构决定了自身的结构性质，如氢键、极性表面积、亲脂性、形状、分子量、反应性和 pK_a 等。当化合物的这些结构性质与物理环境作用时，表现出药物的理化性质，如溶解度、透膜性和化学稳定性，这种研究药物化学结构与药物理化性质之间关系的为"构性关系（Structure-Properties Relationships，SPR）"；当化合物的这些结构性质与体内生物大分子作用时，就产生了药物的生物化学性质，如代谢、与蛋白质和组织的结合、转运（摄取、外排），这些都是与化合物的生物活性相关，这种研究药物化学结构与生物活性之间关系的为"构效关系（Structure-Activities Relationships，SAR）"；到最高一级的层次来看，当化合物的理化性质、生物化学性质与活性生物体相互作用时，就会产生清除、半衰期、生物利用度、药物-药物相互作用、LD_{50} 等性质，这些性质为药物的药代动力学和毒理学性质，这种研究药物化学结构与药物代谢之间关系的为"构代关系（Structure-Metabolic Relationships，SMR）"，而研究药物化学结构与药物毒性之间关系的为"构毒关系（Structure-Toxicities Relationships，STR）"。

　　药物发现研究的核心是寻找和发现具有"类药性（Drug-like）"的化合物，类药性是化合物分子的各种性质和结构特征在体内的综合反映（包括药动学性质和毒性）。新药的发现研究不仅要找到具有治疗活性的化合物，更要通过对该化学结构的研究认识其结构特征对理化性质的影响，认识该化合物在体内的药效动力学、药代动力学、安全性和药物-药物相互作用，以寻找更安全的药物。

第一节　药物理化性质对药物活性的影响
（Affection of Physical and Chemical Properties of Drugs on its Pharmacologic Activity）

化学药物只要其化学结构确定后，其自身的理化性质就已确定，进入体内后和人体相互作用就会产生一定的生物活性（包括毒副作用）。根据药物在体内的作用方式，药物可分为结构特异性药物和结构非特异性药物。结构特异性药物（Structurally Specific Drugs）与药物靶标相互作用后才能产生活性，其活性除与药物分子的理化性质相关外，主要依赖于药物分子特异的化学结构，与药物分子和靶标的相互作用及相互匹配有关，化学结构稍加变化，会直接影响其药效学性质。结构非特异性药物（Structurally Non-specific Drugs）的活性主要取决于药物分子的理化性质，与化学结构关系不大，当结构有所改变时，活性并无大的变化。如全身麻醉药，尽管这些药物的化学结构类型有多种，但其麻醉作用与药物的脂水分配系数有关。

结构特异性药物需要通过药物分子特定的化学结构与靶标相互作用后才能产生活性，药物的化学结构发生变化，就会直接影响该药物的药效学性质。

一、药物结构与理化性质
（Chemical Structure and Physical and Chemical Properties of Drugs）

药物的化学结构特征决定药物的理化性质，药物的理化性质与药物活性的关系密切相关，是药物类药性的具体体现。化合物结构特征主要包括：分子量、分子形状、pK_a、氢键、亲脂性、极性表面积、化学反应性等；化合物结构特征所表现的化合物物理化学性质主要有：溶解度、渗透性、化学稳定性等。

如何从药物的结构和理化性质直接和快速地判断"药物的类药性"，Lipinski 在总结了大量具有成药特性的口服化合物主要理化性质的基础上，归纳出药物类药性的"五规则（Role of Five）"，又称"类药性五规则"或"Lipinski 五规则"。

类药性五规则是指当化合物结构具有以下两个以上特点时，其口服吸收较差或透膜性较差：

① ＞5 个氢键供体（指所有 OH 和 NH 的总和）

② 分子量＞500

③ $\log P$＞5

④ ＞10 个氢键受体（指所有的 N 和 O 原子的总和）

氢键是药物与生物靶标相互作用最重要的形式之一。当电负性较强的杂原子，如 N 和 O，与氢原子形成共价键时，由于电负性较强原子的电性作用，氢原子的成键电子就会偏向电负性强的杂原子，这时氢原子就容易和其他富电子的杂原子形成氢键。提供氢键的官能团为氢键供体（Hydrogen Donor，HBD），接受氢键的富电子的杂原子为氢键受体（Hydrogen Acceptor，HBA）。但是像—OH、—NH$_2$ 等基团由于其基团上存在着可解离的 H，是氢键供体，但另一方面这些基团的 N 和 O 原子富有较多的孤对电子，又表现为氢键受体。对于 N 和 O 原子，当其所连接的基团的环境不同时，其氢键接受能力也会不同。例如，酰胺和苯胺的氮原子、酯基 sp^3 杂化的氧原子、芳香醚和呋喃的氧原子都属于弱氢键接受体。对于如何计算和判断氢键供体和受体，可按表 2-1 给出氢键的计算原则。

表 2-1　Lipinski 五规则中氢键的计算原则

官能团	氢键供体	氢键受体
羟基	1(OH)	1(O)
羧基	1(OH)	2(2 O)
N 双取代酰胺 —C(O)—N—R₂	0	2(N,O)
伯胺	2(NH₂)	1(N)
仲胺	1(NH)	1(N)
醛	0	1(O)
酯	0	2(O)
醚	0	1(O)
氰基	0	1(N)
吡啶	0	1(N)

　　药物分子的**极性表面积**（Polar Surface Area，PSA）是指药物分子中极性原子表面的总和，极性原子是指氧、氮和与之相连的氢原子。极性表面积通常可用作药物透膜性的评价指标，如果化合物的 PSA 大于 140 $Å^2$，该化合物难以透过细胞膜，口服吸收较差；如果化合物的 PSA 大于 90$Å^2$，该化合物难以透过血脑屏障。

　　以头孢氨苄为例，结构中含有 1 个 S 原子，4 个 O 原子，3 个 N 原子，形成一个伯氨基、一个单取代酰胺基、一个双取代酰胺基、一个羧酸基和一个硫醚基。伯氨基、单取代酰胺基和羧酸基可提供四个可形成氢键的氢原子，其 HBD 为 4；由于单取代酰胺氮原属于弱氢键受体，一般不计入 HBA，因此头孢氨苄的 HBA 为 7。由于头孢氨苄结构中含有伯氨基、单取代酰胺基和羧酸基，使其极性表面积加大，解离度 pK_a 增加，亲脂性（log$P$）降低。

头孢氨苄

分子量	log$P$	pK_a	HBD	HBA	PSA	可旋转键
347	0.65	4.5	4	7	138	4

　　在化合物分子中，氢键的存在会增加水溶性，化合物要穿过双脂质生物膜，必须先破坏氢键。因此氢键数目的增加必然会降低化合物经被动扩散的形式透过双脂质生物膜的比例。化合物的分子量反映了化合物的大小和尺寸，化合物的结构增大必然需要更多的水分子对其进行水合以增加其溶解度，因此随着化合物分子量的增加，化合物的溶解度将会降低。另一方面，随着化合物分子量的增加，化合物在肠上皮细胞表面的浓度将会降低，直接影响其吸收。化合物分子量的增加接近磷脂分子量时，对化合物穿越双脂质层在能量上是不利的，将影响化合物的透膜性和跨膜吸收。

二、药物的亲脂性和药物活性
（Lipophilic Properties and Pharmacological Activities of Drugs）

　　药物具有水溶性是药物可以口服的前提，也是药物穿透细胞膜和在体内转运的必要条件。在人体中，大部分环境是水相环境，体液、血液和细胞浆液都是水溶液，药物要转运扩散至血液或体液，需要溶解在水中，因此要求药物有一定的水溶性（又称为亲水性）。而药物在通过各种生物膜包括细胞膜时，这些膜是由磷脂组成的，又需要其具有一定的脂溶性（称为亲脂性）。由此可以看出，药物亲水性或亲脂性的过高或过低都将会对药效产生不利的影响。

在药学研究中，评价药物亲水性或亲脂性的标准是药物的脂水分配系数（Lipo-hydro Partition Coefficient），用 P 或 $\log P$ 来表示，系指在化合物的所有分子均以中性形式存在的 pH 条件下，其在生物非水相中物质的量浓度与其在水相中物质的量浓度之比。

$$P = \frac{C_o}{C_w} \qquad \log P = \log \frac{C_o}{C_w} \tag{2-1}$$

由于生物非水相中药物的浓度难以测定，在实验室研究中，常用正辛醇作为非极性的脂质相，因为正辛醇的一端是羟基，具亲水性；另一端是烷基，具亲脂性，很好地模拟了人体内细胞膜的脂相-水相-脂相的结构，接近药物在体内的转运过程。用水缓冲液作为极性相。C_o 表示药物在生物非水相或正辛醇中的浓度；C_w 表示药物在水中的浓度。P 值越大，则药物的脂溶性越高。为了客观反映脂水分配系数的影响，常用其对数 $\log P$ 来表示。

$\log P$ 受化合物几种基本属性的影响：①分子体积与分子量的大小，主要影响为溶解化合物分子而形成的溶剂空腔的大小；②偶极矩，影响化合物分子和溶剂的剂型排列；③氢键的酸碱度，影响化合物与溶剂间氢键的形成。

药物的亲脂性直接影响药物的透膜性、吸收、分布、血浆蛋白的结合能力、代谢、消除和毒性。一般情况下，随着脂溶性增大，药物的吸收性提高，当达到最大脂溶性后，再增大脂溶性则药物的吸收性降低，其吸收性和脂溶性呈近似于抛物线的变化规律。对于口服药物，最适 $\log P$ 值在 0～3 之间。化合物的 $\log P$ 降低，药物的极性会加大，透过双脂质层的概率就降低；化合物的 $\log P$ 增大，药物的极性会减小，水溶性就会降低。

药物的 $\log P$ 值可以用 HPLC 测定，也可以通过计算机软件进行计算。为区分实验数值和计算数值，通常用 ClogP 或 clogP 表示计算得到的脂水分配系数。

各类药物因其作用不同，对脂溶性有不同的要求。例如：作用于中枢神经系统的药物，需通过血脑屏障，应具有较大的脂溶性。吸入性的全身麻醉药属于结构非特异性药物，其麻醉活性只与药物的脂水分配系数有关，最适 $\log P$ 在 2 左右。

药物分子结构的改变对药物脂水分配系数的影响比较大。影响药物水溶性的因素比较多，当分子中官能团形成氢键的能力和官能团的离子化程度较大时，药物的水溶性会增大。相反，若药物结构中含有较大的烃基、卤素原子、脂环等非极性结构，会使药物的脂溶性增大。例如：当分子中引入极性较大的羟基时，药物的水溶性加大，脂水分配系数下降 5～150 倍；当以羟基替换甲基时，脂水分配系数下降 2～170 倍。然而引入一个卤素原子，亲脂性会增高，脂水分配系数增加 4～20 倍，引入硫原子、烃基或将羟基换成烷氧基，药物的脂溶性也会增大。

由于生物体不同部位的 pH 不同，所以药物在不同部位的解离状况也不一样，部分以离子形式存在，部分以中性形式存在，单纯用 $\log P$ 已不能真实反映药物的亲脂性，故采用 $\log D$ 来代替 $\log P$。$\log D$ 是指化合物在某一特定 $pH(x)$ 条件下，化合物在有机相（如正辛醇）和水相（如缓冲液）中的分配系数：

$$\log D_{pH(x)} = \log \frac{C_{有机相}}{C_{水相}} \tag{2-2}$$

在生物体内的大多数情况下，pH 通常为 7.4，药物在这样的条件下经历吸收、分布、代谢、消除等过程，因此药物在 pH=7.4 时的 $\log D_{7.4}$ 数值更能体现药物的各种理化性质和药物的类药性质。

根据药物的 $\log D_{7.4}$ 数值可以估算出药物的类药性质：

① 当 $\log D_{7.4} < 1$ 时，化合物的极性较大、溶解度较好，通过被动跨细胞膜扩散的透膜性较低。但如果化合物的分子量低于 200 时，化合物可能通过细胞旁路进行渗透，药物的代谢较差，则药物表现出较低的分布体积，口服吸收较差，而且难以通过血脑屏障，肾脏的清除率较高。

② 当 $1 < \log D_{7.4} < 3$ 时，是较为理想的范围。化合物具有较好的均衡溶解度和被动扩散透膜性，有利于口服的肠道吸收和通过血脑屏障；化合物与代谢酶的结合较低，代谢失活较少。

③ 当 $3 < \log D_{7.4} < 5$ 时，化合物的溶解度有所降低，透膜性中等，药物的口服生物利用度中等至较低，口服吸收变化较大。在该范围内，化合物与代谢酶的结合增加，药物的代谢增加。

④ 当 $\log D_{7.4} > 5$ 时，化合物的溶解度降低但透膜性增加，口服吸收和生物利用度较差；化合物易于进入并滞留在组织中，使其 V_d 和半衰期延长，产生较高的分布体积。在该范围内化合物对代谢酶有较高的亲和力，使其代谢清除加快。

三、药物的 pK$_a$ 和药物活性（pK$_a$ and Pharmacological Activities of Drugs）

有机药物多数为弱碱（75%）或弱酸（20%）性分子，在体液中只能部分解离，以解离的形式（离子型）或非解离的形式（分子型）同时存在于体液中，但有大约 5% 的药物是不可解离的。药物分子的酸碱性质直接影响到药物的解离、吸收、排泄以及与其他药物在体液中的相互包容。通常药物以非解离的形式被吸收，通过生物膜，进入细胞后，在膜内的水介质中解离成解离形式而发挥作用。化合物的可离子化能力称为解离常数（Dissociation Constant），用 pK$_a$ 表示。解离常数是水溶液中具有一定解离度溶质的极性参数。

根据广义的酸碱理论，凡是能解离产生 H^+ 的物质都是酸，凡是能接受 H^+ 的物质都是碱。当酸给出质子后就变成了相应的"共轭碱"，同样当碱接受质子后就变成了相应的"共轭酸"。一个药物分子含有多个有机官能团，这些官能团有些会给出质子显示酸性，有些会接受质子而显示碱性，有些既不产生质子也不接受质子而显示中性。例如，环丙沙星结构中既含有酸性的羧酸基团，又含有碱性的烷基仲胺和弱碱性的芳胺基团，它是一个两性分子。在 pH 近中性肠液中（pH=5.6~7），环丙沙星呈现内盐形式；在胃酸的条件下（pH=1.0~3.5），碱性的烷基仲胺会接受质子形成阳离子的盐。

环丙沙星的阳离子形式　　　　　　　环丙沙星　　　　　　　环丙沙星的内盐形式

由于体内不同部位的 pH 不同，它会影响药物的解离程度，使解离形式和未解离形式药物的比例发生变化，这种比例的变化与药物的解离常数（pK$_a$）和体液介质的 pH 有关。

pK$_a$ 是酸度系数（又称为酸解离常数）K_a 的负对数值，它是一个特定的平衡常数，代表一种酸（HA）解离氢离子的能力；也指一种酸（HA）将氢离子（即一个质子）转移至水（H_2O）中所达到的平衡状况。

酸性药物：

$$HA + H_2O \rightleftharpoons A^- + H_3O^+$$

酸　　　　碱　　　　共轭碱　　共轭酸

$$pK_a = -\log \frac{[H^+][A^-]}{[HA]}$$

$$\log \frac{[HA]}{[A^-]} = pK_a - pH \tag{2-3}$$

需要注意的是，pK$_a$ 是酸解离常数，故对碱性药物来讲，应该是指其共轭酸的解离常数。因此，对碱性药物的计算公式，应为碱性药物：

$$HB^+ + H_2O \Longrightarrow B + H_3O^+$$

共轭酸　共轭碱　　　碱　　酸

$$pK_a = -\log \frac{[H^+][B]}{[HB^+]}$$

$$\log \frac{[B]}{[HB^+]} = pH - pK_a \tag{2-4}$$

式中，［HA］和［B］分别表示未解离型酸性药物和碱性药物的浓度，［A⁻］和［HB⁺］分别表示解离型酸性药物和碱性药物的浓度。利用上述公式可以根据药物的 pK_a 计算出药物在不同 pH 时药物的解离状态。由上式可知，酸性药物的 pK_a 大于消化道体液 pH 时（$pK_a>pH$），分子型药物所占比例高；当 $pK_a=pH$ 时，未解离型和解离型药物各占一半；当 pH 比 pK_a 增加一个单位时（即增加碱性），HA 的离子化程度加大，共轭碱 A⁻ 的比例达到 90.9％。而对碱性药物来讲，BH⁺ 的离子化程度变小，占比仅 9.1％；当 pH 比 pK_a 增加两个单位时，HA 的共轭碱 A⁻ 的比例达到 99.0％，而 BH⁺ 的离子占比仅 0.99％。由此可以看出，当 pH 变动一个单位时，［未解离型药物/离子型药物］的比例也随即变动 10 倍。通常酸性药物在 pH 低的胃中、碱性药物在 pH 高的小肠中的未解离型药物量增加，吸收也增加；反之都降低。

药物的解离型和未解离型的比例，可根据药物分子的 pK_a 和不同的 pH 进行计算。例如：苯丙醇胺（Phenylpropanolamine）共轭酸的 $pK_a=9.4$，在肠液中（pH＝7.4）其分子形式占 1％，共轭酸形式占 99％。

B　　　　　　　　　　BH⁺

苯丙醇胺　　　　　　　$pK_a=9.4$

$$pK_a = pH + \log[HB^+]/[B]$$
$$\log[HB^+]/[B] = pK_a - pH = 9.4 - 7.4 = 2$$
$$[HB^+]/[B] = 100/1$$

对于含有多官能团的药物，具有多个 pK_a 值，可分别计算各官能团的解离化程度，最后综合分析。例如，阿莫西林（Amoxicillin）含有羧基、氨基和酚羟基，具有三个 pK_a 值。在生理 pH＝7.4 的情况下，羧酸（HA，$pK_{a_1}=2.4$）为解离形态，伯氨基（HB⁺，$pK_{a_2}=7.4$）为 50％形成铵盐，50％为游离胺，酚羟基（HA，$pK_{a_3}=9.6$）约 99％为未解离的形态。综合来讲在生理条件下，阿莫西林基本以离子形式存在。

阿莫西林

药物的解离常数（pK_a）可以决定药物在胃和肠道中的吸收情况，同时由解离常数还可以计算出药物在胃液和肠液中离子型和分子型的比例。弱酸性药物如水杨酸和巴比妥类药物在酸性的胃液中几乎不解离，呈分子型，易在胃中吸收。pK_a 小于 4 的弱碱性药物，如茶碱 [Theophylline, pK_a (HB^+)=3.5]、地西泮 [Diazepam, pK_a (HB^+)=3.4]、氨苯砜 [Dapsone, pK_a (HB^+)=1.3, 2.5] 在胃中几乎全部呈解离形式，很难吸收；而在肠道中，由于 pH 比较高，基本上是以未解离型药物存在，容易被吸收。pK_a 在 5～11 之间的药物，如麻黄碱 [Ephedrine, pK_a (HB^+)=9.6]、奎宁 [Quinine, pK_a (HB^+)=4.2, 7.9] 等，其吸收取决于 pH，随着 pH 升高，吸收量增加，在肠道 pH=8 时，吸收量最大。碱性极弱的咖啡因 [Caffeine, pK_a (HB^+)=0.6]，在酸性介质中解离也很少，在胃中易被吸收。pK_a 大于 11 的强碱性药物，如胍乙啶 [Guanethidine, pK_a (HB^+)=8.3, 11.9] 在整个胃肠道中多是离子化的，以及完全离子化的季铵盐类和磺酸类药物，它们的消化道吸收很差。

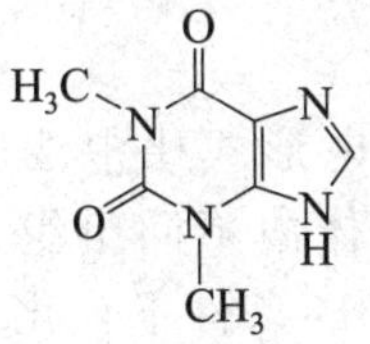

茶碱	地西泮	氨苯砜
麻黄碱	奎宁	咖啡因
胍乙啶	巴比妥酸	苯巴比妥

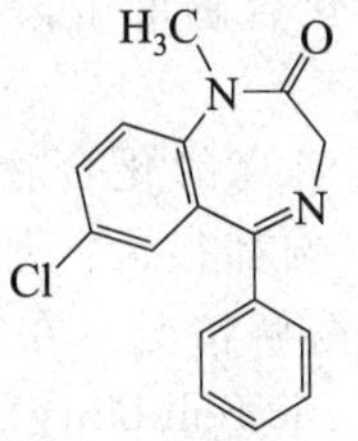

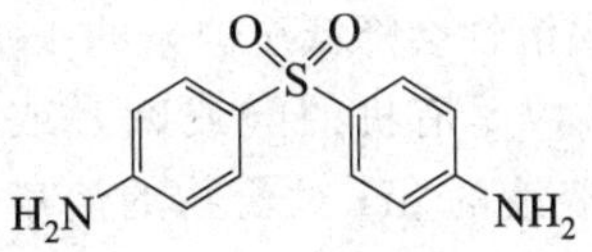

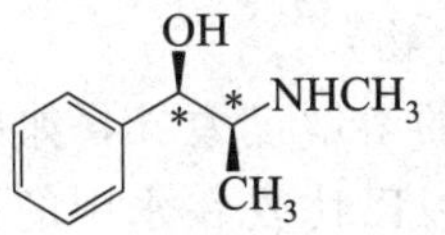

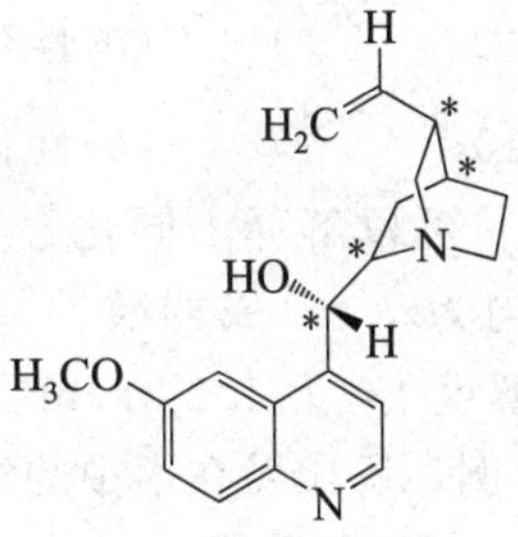

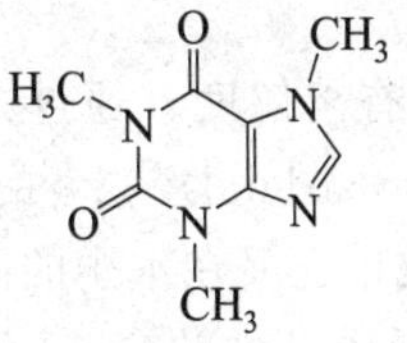

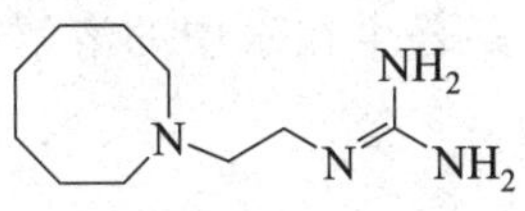

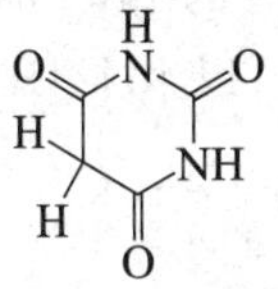

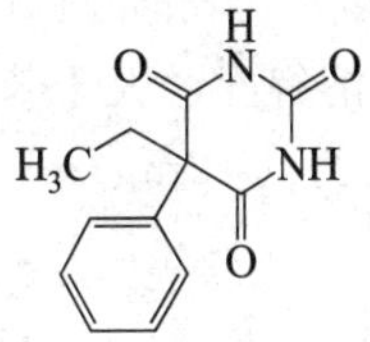

改变药物的化学结构，有时会对弱酸或弱碱性药物的解离常数产生较大的影响，从而影响生物活性。例如，巴比妥酸在其 5 位没有取代基时，pK_a 约为 4.12，在生理 pH=7.4 时，有 99% 以上呈离子型，不能通过血脑屏障进入中枢神经系统而起作用。而当将其 5 位双取代以后，pK_a 达 7.0～8.5，在生理 pH 下，苯巴比妥 [Phenobarbital, pK_a (HA)=7.4] 约有 50% 以分子形式存在，可进入中枢神经系统而起作用。

四、药物溶解度与药物活性（Solubility and Pharmacological Activities of Drugs）

溶解度，特别是在水中的溶解度，是一个化合物的基本属性，也是药物一个非常重要的属性，直接影响药物成药的可能性以及在应用过程中的有效性。

溶解度（Solubility）是指化合物在溶剂介质中与固态药物达到平衡时的最大浓度。影响化合物溶解度的因素很多，如：化合物的结构，化合物的物理形态（晶型、无定型、多晶型等），溶剂的组成和物理条件（溶剂的类型、共溶剂的组成、溶液的组分、pH、温度等），测定方法（平衡时间、分离技术、检测手段等）等。药物发现中所获得的药物溶解度常见于这样的几种溶液：pH=7.4的缓冲液、模拟肠液、血液、用于生物测试含有1‰ DMF的溶液。

除了外界因素外，影响溶解度的化合物结构信息主要有：亲脂性（主要取决于化合物的 van der Waals 力、偶极矩、氢键、离子的相互作用等），结构大小（分子量、形状等），pK_a（与化合物官能团的解离程度有关），晶格能（与晶体的堆积、熔点有关）。因此，在药物发现研究中，药物化学家可以通过改变药物的结构（如氢键数目、极性大小、解离程度、分子大小等）和结晶条件（成盐和不同的晶型）来调节药物的溶解度大小，从而改善药物的成药性。

药物的亲脂性和晶格能对药物水溶性的影响，可通过式（2-5）进行预估：

$$logS=0.8-logP_{ow}-0.01（MP-25）\qquad(2-5)$$

式中，S 为药物的水溶解度；$logP_{ow}$ 为药物在正辛醇/水中的脂水分配系数，是药物的亲脂性数据；MP 为化合物的熔点，是药物晶格能的体现。化合物的 $logP_{ow}$ 增加 1 个单位，或化合物的熔点增加 100℃，化合物的水溶性会降低至原来的 1/10。

由于药物大多数是有机的酸或碱，或是可解离的化合物，其带电形式比中性形式更易溶解，因此药物的 pK_a 和溶液的 pH 对药物的溶解度影响都很大。加之生物体内不同组织、器官、体液、血液等生理环境的 pH 不同，将大大影响药物的溶解情况。在特定的 pH 条件下，化合物的溶解度是溶液中中性化合物部分的"固有溶解度❶（Intrinsic Solubility）"与溶液中离子化分子的溶解度总和。可用下列公式表示：

$$S=S_0(1+10^{pH-pK_a})\qquad（酸性化合物）$$
$$S=S_0(1+10^{pK_a-pH})\qquad（碱性化合物）\qquad(2-6)$$

式中，S_0 为固有溶解度。通过式（2-6）可以解释不同化合物的溶解度差异，如巴比妥（Barbital）和异戊巴比妥（Amobarbital）二者的 pK_a 均为 7.9（属弱酸性），但巴比妥在水中的固有溶解度 S_0 为 7.0mg/mL，而异戊巴比妥在水中的固有溶解度 S_0 为 1.2mg/mL。因此无论在何种 pH 条件下，巴比妥的水溶解度都大于异戊巴比妥。以 pH=9 为例，巴比妥在水中的溶解度为 95mg/mL，而异戊巴比妥在水中的溶解度为 15mg/mL。萘普生（Naproxen）和苯妥英（Phenytoin）二者的固有溶解度基本相同，分别为 0.016mg/mL 和 0.02mg/mL；而二者的 pK_a 不同，萘普生为较强酸，pK_a 为 4.6，苯妥英的 pK_a 为 8.3。但萘普生的溶解度远大于苯妥英。以 pH=9 为例，萘普生在水中的溶解度为 430mg/mL，而苯妥英在水中的溶解度为 0.12mg/mL。

巴比妥　　　　　异戊巴比妥　　　　　萘普生　　　　　苯妥英

药物的溶解度直接影响药物的口服吸收。在药物以口服剂型服用以后，固态的药物要经历剂型崩解、溶解和扩散至小肠上皮细胞的表面，然后被吸收进入系统循环。药物溶解得越多，在小肠上皮细胞表面分布的药物就越多，则单位时间内单位面积所吸收的药物也就越多。溶解度差的药物吸收就会不完全，口服生物利用度也就会比较低。为了改善药物的水溶性，在药物设计时，可通过引入一些可离子化的基团增加药物的水溶解度。在抗病毒药物茚地那韦（Indinavir）的设计中，最初的先导化合物 L-685434 在体外的酶和细胞筛选中都有较好的活性，但口服给药以后，由于溶解性差，几乎没有活性。在引入可离子化的哌嗪基团后，生物活性得到保留，但水溶性得到提高，口服生物利用度达到 60%，由此开发了抗病毒药物茚地那韦。

---

❶ 固有溶解度即中性化合物的溶解度。

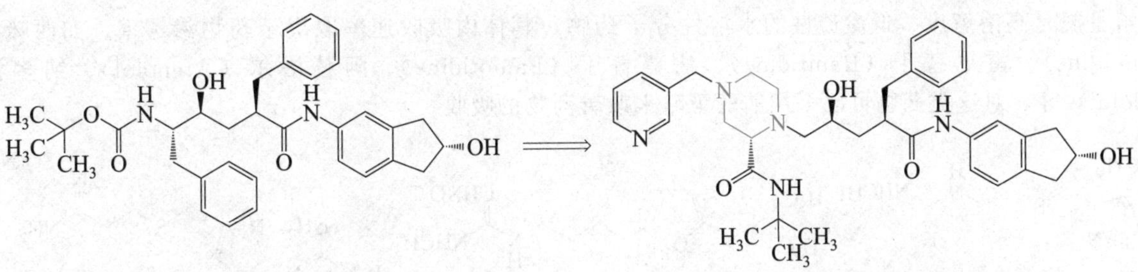

IC$_{50}$ = 0.3nmol/L，无口服生物利用度
L-685434

IC$_{50}$ = 0.41nmol/L，口服生物利用度= 60%（人）
茚地那韦

溶解度对口服药物活性的影响还是比较大的，为方便起见，对口服药物的溶解度范围进行大致分类：<10μg/mL 为低溶解度；10～60μg/mL 为中等溶解度；>60μg/mL 为高溶解度。

药物的溶解度对药物的吸收影响很大，足够的亲水性能够保证药物分子溶于水相于吸收，但适宜的亲脂性才能保障药物对细胞膜的透膜性。药物溶解度和渗透性之间存在着既相互对立又相互统一的性质，生物药剂学分类系统根据药物溶解度和渗透性的不同组合将药物分为四类：

第Ⅰ类是高溶解度、高渗透性的两亲性分子药物，其体内吸收取决于溶出度。如普萘洛尔（Propranolol）、美托洛尔（Metoprolol）、拉贝洛尔（Labetalol）、卡托普利（Captopril）、依那普利（Enalapril）、地尔硫䓬（Diltiazem）、去甲替林（Nortriptyline）等，这类药物是理想的口服吸收类型。

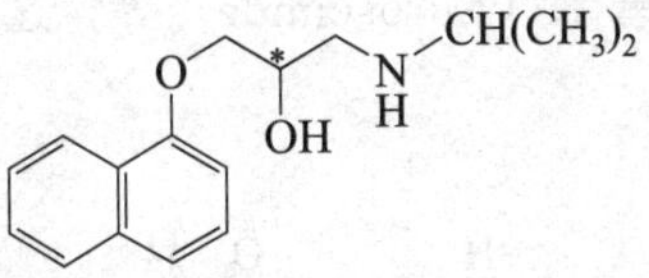

普萘洛尔 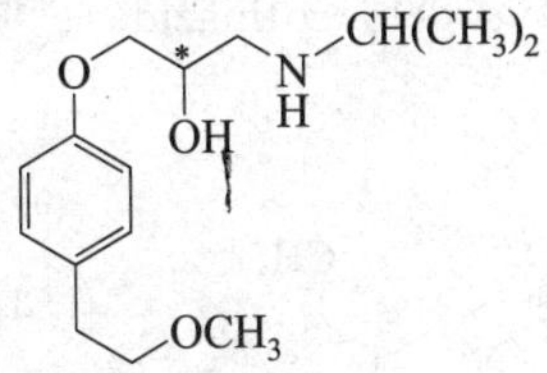   美托洛尔 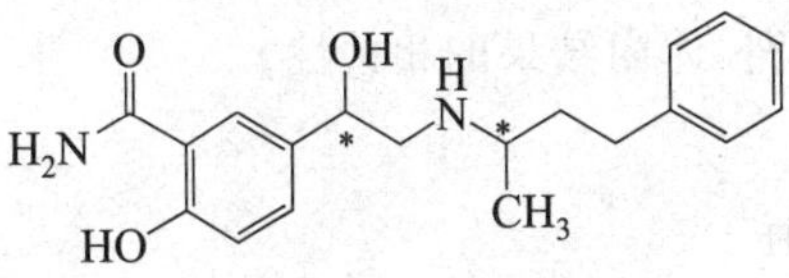   拉贝洛尔

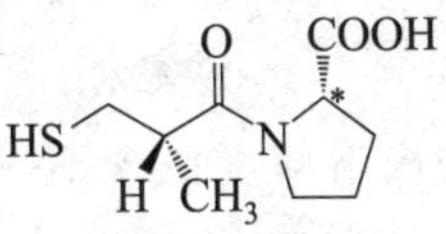

卡托普利 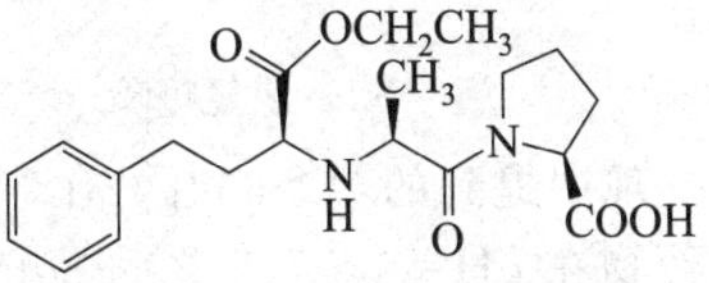   依那普利 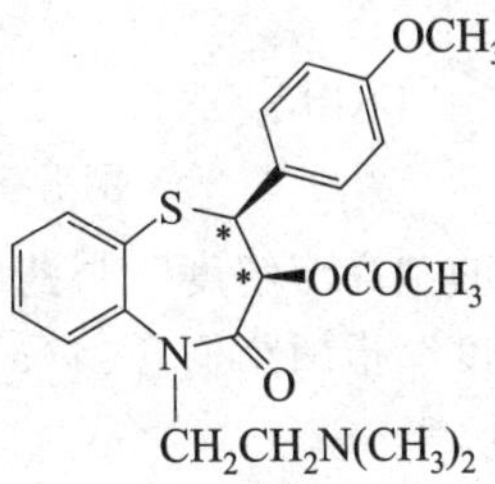   地尔硫䓬 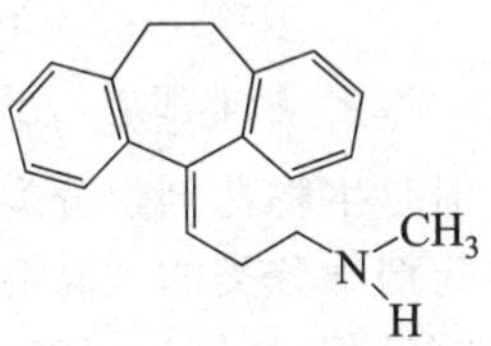   去甲替林

第Ⅱ类是低溶解度、高渗透性的亲脂性分子药物，其体内吸收量取决于溶解度。如氟比洛芬（Flurbiprofen）、萘普生（Naproxen）、双氯芬酸（Diclofenac）、吡罗昔康（Piroxicam）、卡马西平（Carbamazepine）、苯妥英（Phenytoin）等，这类药物通常可利用剂型的改变来提高其溶解度。

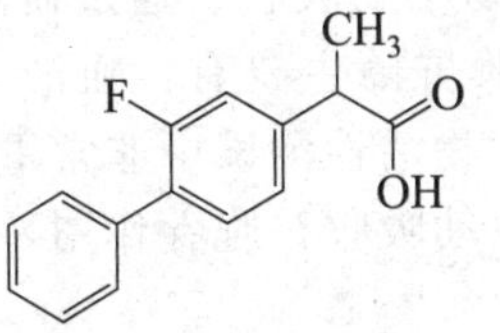

氟比洛芬 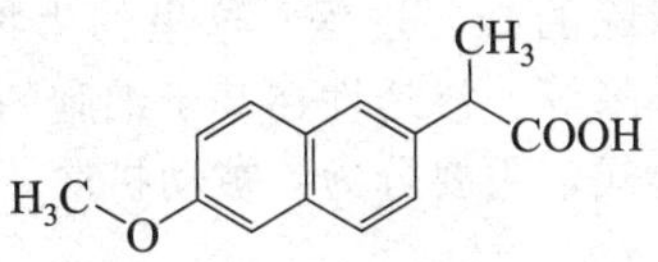   萘普生 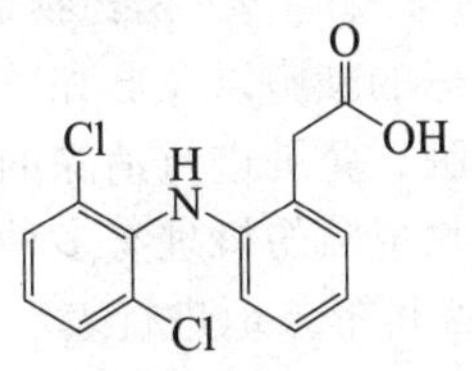   双氯芬酸

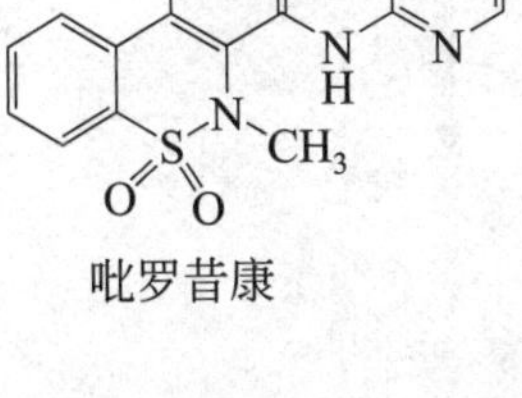

吡罗昔康 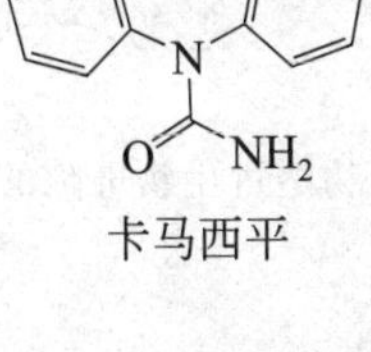   卡马西平 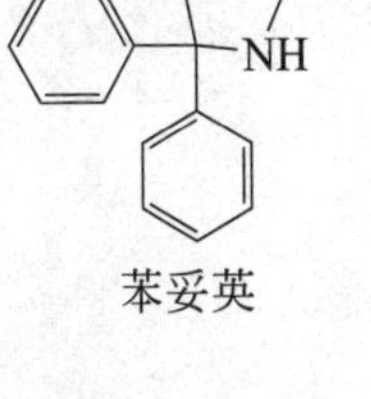   苯妥英

第Ⅲ类是高溶解度、低渗透性的水溶性分子药物，其体内吸收速率取决于药物渗透率。如西咪替丁（Cimetidine）、雷尼替丁（Ranitidine）、法莫替丁（Famotidine）、阿替洛尔（Atenolol）、纳多洛尔（Nadolol）等，对这类药物可以采用前药策略来改善药物的吸收。

西咪替丁　　　　　　　　　　雷尼替丁　　　　　　　　　　法莫替丁

阿替洛尔　　　　　　　　　纳多洛尔

第Ⅳ类是低溶解度、低渗透性的疏水性分子药物，其体内吸收比较困难。如特非那定（Terfenadine）、酮洛芬（Ketoprofen）、氢氯噻嗪（Hydrochlorothiazide）、呋塞米（Furosemide）等，这类药物无预期的体外-体内结果的相关性。

特非那定　　　　　　酮洛芬　　　　　　氢氯噻嗪　　　　　呋塞米

但是生物药剂学分类中的"高溶解度"与药物发现中提到的"＞60μg/mL"的高溶解度概念不一样，生物药剂学分类的"高溶解度"指两个概念：（a）药物在 pH＝1～7.5 之间 30min 内溶解 85％；（b）剂量/水溶性（D/S）≤250mL。

五、药物结构与药物渗透性（Chemical Structure and Permeability of Drugs）

渗透性（Permeability）是药物通过生物膜屏障的速度，它是药物小肠吸收、通过血液-器官屏障、渗透进入含治疗靶标的细胞以及肝和肾清除的必要过程。这里的生物膜屏障主要有：血液-器官屏障，细胞膜屏障，通过肝脏、肾脏进行消除的屏障等。渗透性在基于细胞的生物活性测试中非常重要。

药物透过生物屏障的机理有多种形式，主要分为：被动扩散，主动吸收，胞吞作用，外排作用和细胞旁路形式，图 2-2 可形象地进行表示。

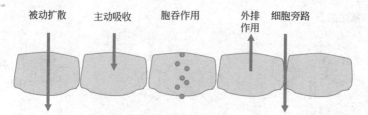

图 2-2　药物透过生物屏障的主要机理

被动扩散渗透性（Passive Diffusion Permeability）是药物最重要的渗透机理，大约 95％的市售药物主要是通过被动扩散的形式为肠道吸收。被动扩散时，化合物通过布朗运动从水相中通过细胞的双脂质生物膜移动到另一侧的水相中。被动扩散的动力来自化合物的浓度梯度，由高浓度区域扩散至低浓度区域。

被动扩散是化合物必须通过高度非极性的细胞双脂质生物膜的运动过程，亲脂性分子比极性分子的渗透性高很多，中性分子比它们的带电形式（阴离子或阳离子）容易渗透得多，离子可能通过离子对形成中性形式，从而达到一定程度的渗透。因此 pH 和 pK_a 对被动扩散的影响较大。pK_a 小的酸性化合物在 pH 较低的生理环境中，以分子形式存在为主，易经被动扩散透过细胞膜；而 pK_a 大的碱性化合物在 pH 较高的生理环境中，以分子形式存在为主，易经被动扩散透过细胞膜（图 2-3）。

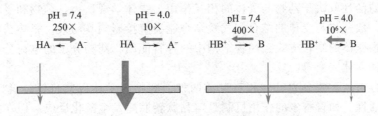

图 2-3　pH 对酸和碱以被动扩散的形式透过细胞双脂质生物膜的影响

图中，酸的 $pK_a=5$，碱的 $pK_a=10$

主动吸收渗透性（Active Uptake Permeability）是药物通过与跨膜蛋白相结合的形式转移通过细胞膜的过程。主动吸收是一个耗能过程，每转运一个化合物分子约需 2 个 ATP 供给能量。主动吸收通常是逆浓度梯度的，需要被转运的化合物与转运蛋白（转运体）有较好的亲和力。转运体主要负责生命所需的天然配体（如营养物质）的渗透，但也同时负责一些药物的渗透。体内有许多种类的转运体，各种转运体所转运的化合物类型也不一样，转运体对药物的渗透有一定的结构选择性。

胞吞渗透性（Endocytosis Permeability）是化合物被细胞膜吞噬形成囊泡，在囊泡中被转运释放到膜的另一侧的过程。这种透膜的形式只适用于一些分子量较小的药物。

细胞旁路渗透性（Paracellular Permeability）是药物分子利用上皮细胞之间的约 8Å 大小的"微孔"或通道进行渗透的过程。胃肠道细胞和某些器官（如肾小球）细胞，由于结构比较松散可形成漏隙，利于形成旁路。肠道的吸收中有不足 5％的药物是通过该形式进行渗透的。这种孔隙占膜总表面的比例不足 0.3％，其转运能力有限。在胃肠道中，细胞旁路渗透主要适用于分子量小于 180Da 的极性化合物。

外排渗透性（Efflux Permeability）是另一种透膜行为，化合物通过主动转运的形式从细胞或膜的内侧转运到外侧。P-糖蛋白（P-glycoprotein，P-gp）和乳腺癌耐药蛋白（Breast Cancer Resistance Protein，BCRP）是众所周知的外排转运蛋白。由于外排作用，实际上是减少了药物在细胞内的浓度，或是减少了药物透过细胞膜的量。

在实际过程中，药物口服吸收是由多种机理所组成的。当药物从胃肠道中流动到血液中时被称为吸收性转运，主要有：被动扩散过程（其驱动力是浓度梯度和 pH 作用）、主动转运（其驱动力是药物与转运体的亲和力）和细胞旁路渗透（与药物的大小、极性和浓度梯度有关）；相反，当药物往胃肠道腔中流动时被称为分泌性转运，与被动扩散和外排作用有关。

通过对化合物进行结构修饰可以改变药物的透膜性和透膜过程，从而可改变药物的药效学、药物代谢动力学。常用的结构修饰方法有：降低药物分子的可离子化能力、增加亲脂性、降低极性，以及减少药物结构中氢键供体或受体。

第二节　药物结构对药物活性的影响

（Affection of Drug Structure on Pharmacological Activities）

药物的化学结构都是由一个核心的主要骨架结构（又称母核）和与之相连接的基团或片段（又称为药

效团）组成。母核主要起到连接作用，将各种基团或结构片段组合在一起形成一个药物结构，各种基团或结构片段起到与药物作用靶标相结合的作用。母核和各种基团或结构片段的改变不仅可以直接影响其与药物的结合作用，从而影响药效动力学和产生毒副作用；而且母核和各种基团或结构片段的结合和调整还会起到调节化合物理化性质、生物药剂学和药代动力学等作用。药物在发挥作用时，是一个整体的作用。

一、药物与受体的键合作用（Binding of Drugs on Receptor）

结构特异性药物的活性取决于药物与受体的相互作用。受体学说认为，药物和受体相互作用形成复合物才能产生药理作用，故药物与受体的结合方式及结合能会直接影响其药效。影响药物与受体间相互作用的因素有很多，如药物受体的结合方式、药物结构中的各官能团、药物分子的电荷分布等电性因素及药物分子的构型构象等各种立体因素等。

药物与受体的结合方式主要分为可逆和不可逆两种。药物与受体以共价键结合时，形成不可逆复合物，往往产生很强的活性。如青霉素的作用机制是与黏肽转肽酶发生酰化反应。但在大多数情况下，药物与受体的结合是可逆的，药物与受体可逆的结合方式主要有：离子键、氢键、离子-偶极、偶极-偶极、范德华力、电荷转移复合物和疏水作用等（图2-4）。

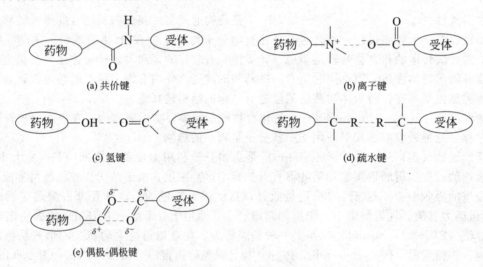

图 2-4 药物与受体作用的常见键合方式

1. 共价键键合

共价键的键能较大，键能为150～1100kJ/mol，且作用强而持久，除非被体内特异性的酶断裂外，否则很难断裂。因此，以共价键结合的药物，是一种不可逆的结合，和发生的有机合成反应相类似。与靶标产生共价键键合的药物主要有烷化剂类抗肿瘤药物、β-内酰胺类抗生素药物、拉唑类抗胃溃疡药物等。

共价键键合类型多发生在化学治疗药物的作用机制上。例如烷化剂类抗肿瘤药物，对DNA中鸟嘌呤碱基产生共价结合键，从而产生细胞毒活性（图2-5）。

2. 非共价键键合

非共价键键合是可逆的结合形式，其键合形式有：范德华力、氢键、疏水键、静电引力、电荷转移复合物、偶极相互作用力等。

（1）离子键 离子键又称为盐键，通常是药物的带正电荷的阳离子与受体带负电荷的阴离子之间，通过静电吸引力而产生的电性作用。离子键的结合力较强，可增加药物的活性，是所有键合键中键能最强的一种（键能一般为400～4000kJ/mol）。

有不少含有叔胺结构的强碱性基团的药物，在生理状态形成带有正电荷的铵盐，与受体的阴离子形成离子键。例如，去甲肾上腺素（Noradrenaline）结构中的氨基在体内质子化成铵盐后，与β_2肾上腺素受体形成离子键作用。还有含有季铵结构的药物，例如，拟胆碱药物氯贝胆碱（Bethanechol Chloride）通

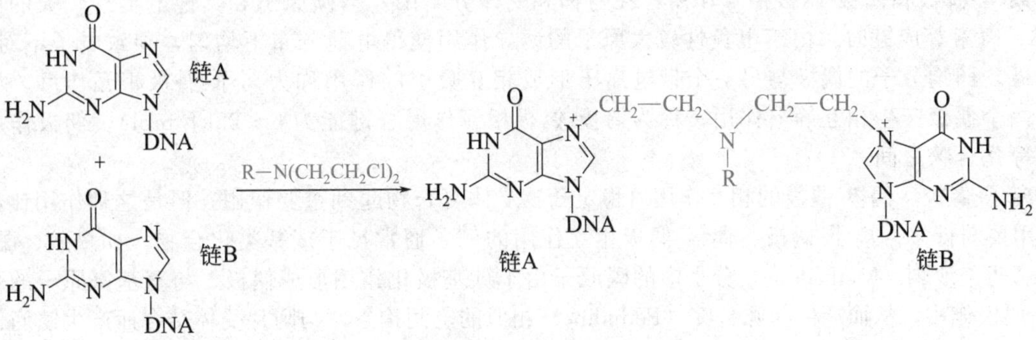

图 2-5　烷化剂类抗肿瘤药物与 DNA 中鸟嘌呤碱基产生共价键结合示意图

过与乙酰胆碱 M 受体相结合产生激动作用，对胃肠道和膀胱平滑肌的选择性较高，主要用于手术后腹胀、尿潴留以及其他原因所致的胃肠道或膀胱功能异常。

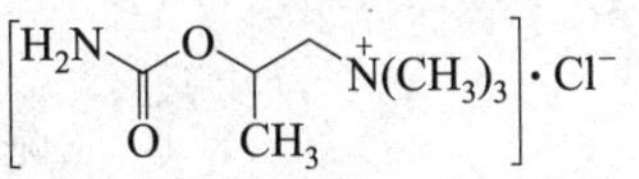

氯贝胆碱

(2) 氢键　氢键是有机化学中最常见的一种非共价作用形式，也是药物和生物大分子作用的最基本化学键合形式。氢键的键能比较弱（10～40kJ/mol），约为共价键的十分之一。氢键是药物（或作用靶标）分子中具有孤对电子的 O、N、S、F、Cl 等原子与作用靶标（或药物）中和 C、N、O、S 等共价结合的 H 形成的弱化学键。在生物大分子如蛋白质、DNA 中，存在众多的羧基、羟基、巯基、氨基，甚至有些还是带有电荷的基团，有些是氢键受体，有的是氢键供体，而药物分子中也常有羟基和羧基，相互之间可形成氢键—X—H……Y—，降低了体系的总能量。

药物与生物大分子通过氢键相结合的例子在药物的作用中比比皆是，如磺酰胺类利尿药通过氢键和碳酸酐酶结合，其结合位点与碳酸和碳酸酐酶的结合位点相同。

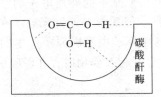
碳酸与碳酸酐酶结合的模型

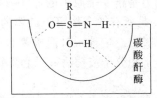
磺酰胺类利尿药与碳酸酐酶结合模型

另外，药物自身还可以形成分子间氢键和分子内氢键，一方面可以对药物的理化性质产生影响，如影响溶解度、极性、酸碱性等。另一方面也会影响药物的生物活性，如水杨酸甲酯，由于形成分子内氢键，用于肌肉疼痛的治疗；而对羟基苯甲酸甲酯的酚羟基则无法形成这种分子内氢键，从而对细菌生长具有抑制作用。

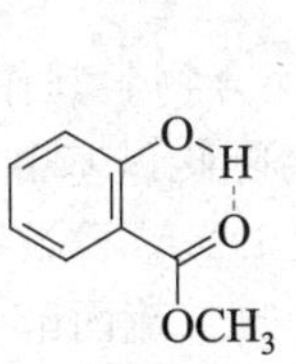

水杨酸甲酯 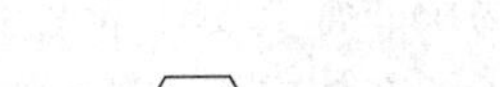　　　　　对羟基苯甲酸甲酯

(3) 疏水性相互作用　药物非极性部分不溶于水时，水分子在药物非极性分子结构的外周有序排列，当药物结构中非极性链部分和生物大分子中非极性链部分相互接近时，由于相互之间亲脂能力比较相近，结合比较紧密导致两个非极性区之间的水分子有秩序状态减少，系统的能量降低，稳定了两个非极性部分的结合，这种结合称为疏水键或疏水作用。多数药物分子中的烷基、苯基等非极性基团均易与作用靶标形成疏水键。药物与靶标发生疏水相互作用时，是一个能量降低的过程，有利于药物与靶标结合，在结合过程中起到重要的作用。

（4）离子-偶极和偶极-偶极相互作用　在药物和受体分子中，当碳原子和其他电负性较大的原子，如 N、O、S、卤素等成键时，由于电负性较大原子的诱导作用使得电荷分布不均匀，导致电子不对称分布，产生电偶极。药物分子的偶极与另一个带电离子形成相互吸引的作用称为离子-偶极相互作用。如果一个偶极和另一个偶极产生相互静电作用，称为偶极-偶极相互作用（键能为 5～25kJ/mol）。偶极作用常常发生在羰基等化合物之间。

这种离子-偶极、偶极-偶极的相互作用对稳定药物受体复合物起到重要作用，但是这种作用比离子产生的静电作用要弱得多。离子-偶极、偶极-偶极相互作用的例子通常见于羰基类化合物，如酰胺、酯、酰卤、酮等。镇痛药美沙酮（Methadone）分子中的碳原子由于羰基极化作用形成偶极，与氨基氮原子的孤对电子形成离子-偶极作用，从而产生与哌替啶（Pethidine）相似的空间构象，与阿片受体结合而产生镇痛作用。

美沙酮　　　　　　　　　　哌替啶

（5）电荷转移复合物　又称电荷迁移络合物，是电子相对丰富的分子与电子相对缺乏的分子间通过电荷转移而形成的复合物。当这两种分子相结合时，将在电子供体和电子受体之间发生电子转移形成电荷转移复合物，其实质是分子间的偶极-偶极相互作用。这种电荷转移复合物既不同于离子键，又不同于共价键，其键能较低，复合物比较稳定。

电子供体通常是富 p 电子的烯烃、炔烃或芳环，或含有弱酸性质子的化合物。某些杂环化合物分子由于电子云密度分布不均匀，有些原子附近的电子云密度较高，有些较低，这些分子既是电子供体，又是电子受体。电荷转移复合物往往可增加药物的稳定性以及溶解度，并增强药物与受体的结合。

电荷转移复合物的形成降低了药物与生物大分子相互作用的能量。例如抗疟药氯喹（Chloroquine）可以插入到疟原虫的 DNA 碱基对之间形成电荷转移复合物。

（6）范德华力　范德华力是指一个原子的原子核对另一个原子的外层电子的吸引作用，其键能很弱（键能为 0.05～40kJ/mol），是所有键合作用中最弱的一种，但非常普遍，无处不在。范德华引力来自于分子间瞬时偶极产生的相互吸引。这种瞬时偶极来自非极性分子中不同原子产生的瞬时不对称的电荷分布，瞬时偶极的产生使得分子和分子或药物分子和生物大分子相互作用时存在弱吸引力。范德华引力随着分子间的距离缩短而加强。

（7）金属离子络合物　金属离子络合物由电荷密度低的金属离子和电荷密度高的配位体组成。一个金属离子可以与两个或两个以上配位体形成络合物，如果分子中只含两个供电子基的二齿配位体时，与金属离子形成单环螯合物，通常还有四、五和六元环，一般五元环以上较稳定。含三个以上供电子基的称为多齿配位体，可形成二个或更多的螯合环。最常见和稳定的螯合环是五元环和六元环。体内的氨基酸、蛋白质是良好的配位体。

金属螯合物目前在抗肿瘤药物中非常重要，常见于铂的配合物。其作用机制是铂金属配合物进入肿瘤细胞后，生成非常活泼的络合离子，在体内与 DNA 的两个鸟嘌呤碱基 N-7 络合成一个闭合的五元环状络合物，破坏了核苷酸链上的嘌呤基和胞嘧啶之间的氢键，使 DNA 不能形成正常双螺旋结构，肿瘤细胞 DNA 复制停止。金属络合物还可用作金属中毒时的解毒剂，如二巯丙醇（Dimercaprol）可生成重金属络合物。

上述不同的键合方式是药物和生物大分子相互作用的主要形式，药物与受体往往是以多种键合方式结合的，一般作用部位越多，作用力越强从而药物活性较好。图 2-6 是以氨苄西林钠为例，说明药物与靶标的作用方式是多元化的。氨苄西林与青霉素结合蛋白以共价键结合，打开 β-内酰胺环。在其他部位的结合方式有：羧基阴离子与受体阳离子形成离子键，氨基氢与受体形成氢键，苯环疏水部位与受体的疏水部位形成疏水结合作用（此结合方式也可以看作范德华结合力）；另外还有酰胺的偶极与受体的偶极之间形成偶极-偶极相互作用。

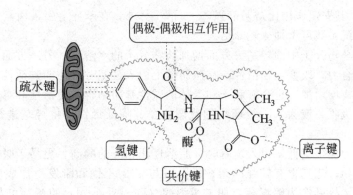

偶极-偶极相互作用

疏水键

氢键

酶

共价键

离子键

图 2-6　药物与受体作用常见的键合方式示意图

示意图中的曲线表示受体的活性口袋，框中的文字是药物与受体的结合方式

二、药物的各官能团对药效的影响
（Affection of Functional Groups of Drugs on Pharmacological Activities）

　　尽管药物的药理作用主要依赖于分子的整体。但一些特定官能团可使整个分子结构和性质发生变化，从而影响药物与受体的结合及药效。一般药物分子中常有好几种官能团，每种官能团都会对药物性质产生影响。以诺氟沙星为例，在其结构中至少含有 6 种官能团，各官能团分别有不同的性质，会影响到药物的活性、毒性、药代动力学等，当这些官能团结合在一个药物结构中又会对药物产生综合的影响。

诺氟沙星

　　（1）烃基　在药物分子中引入烃基，可以增加药物与受体的疏水结合。烃基可增加脂水分配系数（$\log P$），增加一个—CH_2—可使 $\log P$ 增加 0.5（2～4 倍）。引入烃基还能降低分子的解离度，特别是体积较大的烃基，还可能因为立体位阻增加药物对代谢的稳定性（一般药物的亲脂性越强，代谢速率越慢）。在药物设计中，若想增加药物亲脂性，或延长作用时间，引入苯基或烃基是首选方法，尤其是作用于中枢神经系统药物。

　　例如，环己巴比妥（Cyclobarbital）（HA，$pK_a = 8.20$）属于中时巴比妥类药物，而当巴比妥结构的氮原子上引入甲基后成为海索比妥（Hexobarbital）使其不易解离（HA，$pK_a = 8.40$），在生理 pH 环境下未解离的分子态占 90.91%，口服后大约 10min 内即可生效。

环己巴比妥　　　　　海索比妥

　　（2）卤素　卤素有较强的电负性，会产生电性诱导效应，其疏水性及体积均随原子序数的增加而增大（氟原子例外）。卤素的引入还可增加分子的脂溶性，改变分子的电子分布，从而增强与受体的电性结合，使生物活性发生变化。

　　在药物分子中引入卤素，可影响药物分子的电荷分布，从而增强与受体的电性结合作用。例如吩噻嗪类药物，在 2 位没有取代基时，几乎没有抗精神病作用。2 位引入三氟甲基得到氟奋乃静，由于 CF_3 的吸电子作用比 Cl 原子强，其安定作用比奋乃静强 4～5 倍。另外，在苯环上引入卤素能增加脂溶性，每增加一个卤素原子，脂水分配系数可增加 4～20 倍。

(3) 羟基和巯基 药物分子中的羟基一方面增加药物分子的水溶性，另一方面可能会与受体发生氢键结合，增强与受体的结合力，改变生物活性。在脂肪链上引入羟基，常使药物活性和毒性下降。在芳环上引入羟基，会使分子解离度增加，也会有利于和受体的碱性基团结合，使活性和毒性均增强。有时为了减小药物的解离度，便于吸收，或为了减缓药物的代谢速率、降低毒性，将羟基进行酰化成酯或烷基化成醚，但其活性大多降低。

巯基形成氢键的能力比羟基低，引入巯基时，脂溶性比相应的醇高，更易于吸收。巯基有较强的还原能力，可转变成二硫化物；巯基也有较强的亲核性，可与 α,β-不饱和酮发生加成反应，还可与重金属作用生成不溶性的硫醇盐，故可作为解毒药，如二巯丙醇（Dimercaprol）的巯基可与重金属形成稳定的络合物，用于治疗金、汞及含砷化合物的中毒。

二巯丙醇   硫醇盐复合物

巯基还可与一些酶的吡啶环生成复合物，并显著影响代谢。

(4) 磺酸、羧酸和酯 磺酸基的引入，使化合物的水溶性和解离度增加，不易通过生物膜，从而导致生物活性减弱，毒性降低。仅有磺酸基的化合物一般无生物活性。但为了增加水溶性，有时会引入磺酸基。例如，抗肿瘤药物巯嘌呤（Mercaptopurine）难溶于水，但引入磺酸基后可制成钠盐得到磺巯嘌呤钠（Sulfomercaprine Sodium），增加了药物的水溶性，也克服了巯嘌呤的其他缺点。

巯嘌呤   磺巯嘌呤钠

羧酸水溶性及解离度均比磺酸小，羧酸成盐可增加水溶性。羧酸和磺酸在生理 pH 条件下会高度离子化，原则上强酸和高度离子化的酸是不能通过生物膜的，只有非离子化的分子才能通过生物膜。对一些易透过血脑屏障、会产生中枢副作用的药物，可通过增加羧酸基团来减少药物的副作用。例如，抗组胺药物羟嗪（Hydroxyzine）具有较大的脂溶性（$\log P = 3.43$），能够穿过血脑屏障产生中枢镇静的副作用。将其结构上的羟基换成羧酸基得到西替利嗪（Cetirizine），脂溶性下降（$\log P = 2.98$；HA 的 $pK_a = 3.6$），在生理 pH 条件下大部分以解离的羧酸负离子存在，成为第二代没有中枢副作用的抗组胺药物。

羟嗪   西替利嗪

羟基或羧酸成酯后可增大脂溶性，容易被吸收和转运，其生物活性也较强。酯基易与受体的正电部分结合，其生物活性也较强。羧酸成酯的生物活性与羧酸有很大区别。酯类化合物进入体内后，易在体内酶的作用下发生水解反应生成羧酸，有时利用这一性质，将羧酸制成酯的前药，可降低药物的酸性，减少药物对胃肠道的刺激性。

例如，头孢呋辛（Cefuroxime）的极性较大，只能通过注射给药，使用不方便，体内半衰期也比较短。将头孢呋辛的羧基酯化得到的前药头孢呋辛酯（Cefuroxime Axetil），脂溶性增强，口服吸收良好，吸收后迅速在肠黏膜和门脉循环中被非特异性酯酶水解为头孢呋辛，分布至全身细胞外液，半衰期也得到延长。

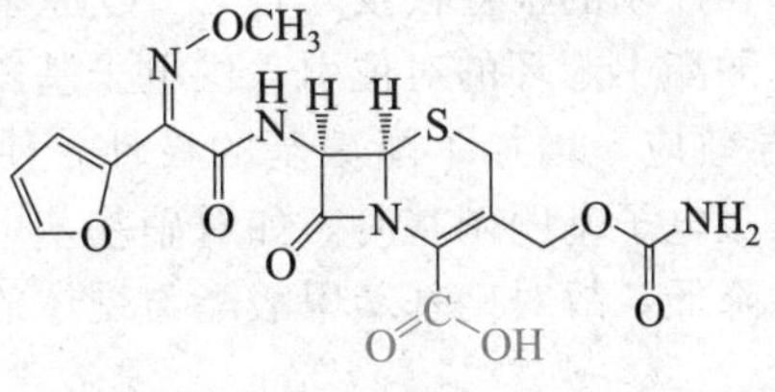

头孢呋辛 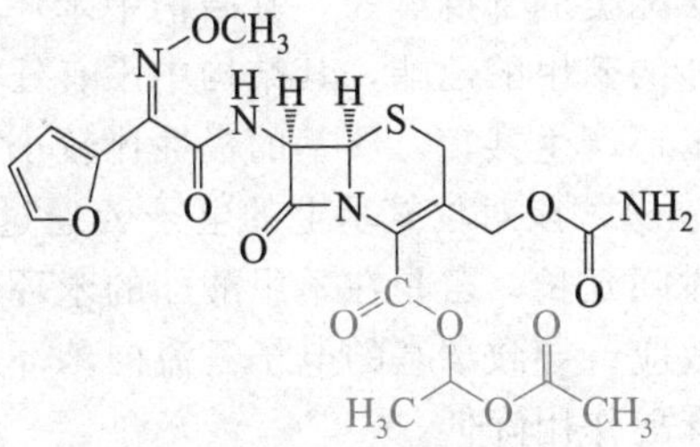 头孢呋辛酯

（5）醚类 醚类化合物由于分子中氧原子具有一定亲水性，碳原子具有亲脂性，使化合物易于通过生物膜，故有利于药物的转运。

（6）含氮类化合物 常见的含氮原子的碱性基团有胺类、脒类、胍类和几乎所有含氮原子的杂环类。含氮药物的氮原子上含有未共用电子对，一方面使药物显示碱性，易与核酸或蛋白质的酸性基团成盐；另一方面含有未共用电子对的氮原子又是较好的氢键受体，能与多种供体结合，使药物表现出多样的生物活性。伯胺既是氢键供体又是氢键受体，活性较高；仲胺次之；叔胺只是氢键受体，活性最低。季铵易电离成稳定的铵离子，作用较强，但水溶性大，不易通过生物膜和血脑屏障，以至于口服吸收不好，也无中枢作用。

但芳香胺由于其在体内代谢时，易产生强亲电性亚胺-醌，表现出潜在的毒副作用，临床应用时需加小心。如双氯芬酸（Diclofenac）、对乙酰氨基酚（Paracetamol）等，长时间和大剂量服用易导致肝脏损伤。

胺类药物酰化后得到酰胺类药物，这样一方面是对药物中氨基结构的修饰保护，另一方面酰胺结构易与体内受体或酶的蛋白质和多肽结构中大量的酰胺键发生相互作用，因此酰胺类药物易与生物大分子形成氢键，增强与受体的结合能力。但酰胺键在体内易发生互变异构，产生双极性的两性离子，极性加大对生物活性不利（图 2-7）。

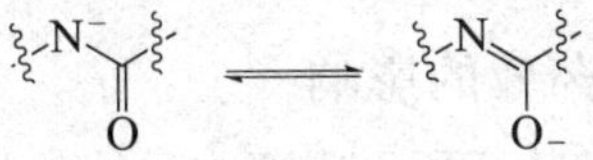

图 2-7 酰胺的互变异构

三、药物的电荷分布对药效的影响
（Affection of Charge Distribution of Drugs on Pharmacological Activities）

受体是大分子蛋白结构，其电荷分布不均匀，而药物的电子云密度分布也是不均匀的。药物的电性性质使其与受体可产生电性结合，与生物活性有密切关系。如果电荷密度分布正好和其特定受体相匹配，使药物与受体相互接近，相互作用增加，药物与受体容易形成复合物而增加活性。

例如：喹诺酮类抗菌药的作用靶标是 DNA 回旋酶，其中 4 位酮基是重要的作用部位，当羰基氧的电荷密度增加时，有利于和 DNA 回旋酶的电性相互结合。喹诺酮类药物司帕沙星（Sparfloxacin）对金葡萄球菌的抑制活性比类似物环丙沙星（Ciprofloxacin）强 16 倍，原因是 5 位氨基和 8 位 F 均是给电子基团，通过共轭效应增加了 4 位羰基氧上的电荷密度，使司帕沙星与 DNA 回旋酶的结合作用增强而增加了对酶的抑制作用。

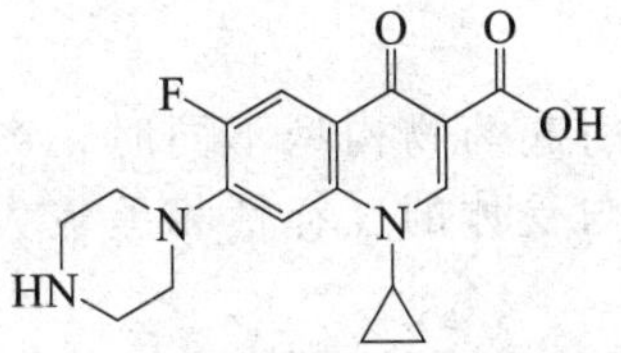

环丙沙星 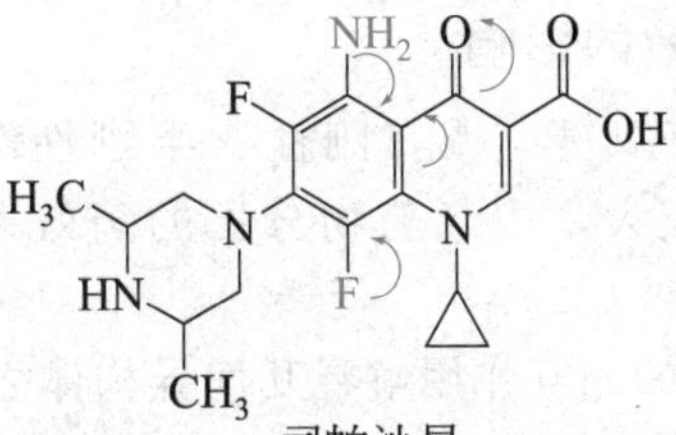 司帕沙星

再如苯甲酸酯类局部麻醉药，其结构中苯环上的取代基可通过共轭诱导对酯羰基上的电子云密度分布产生影响。单纯的苯甲酸乙酯，其结构中没有任何取代基，羰基的极性仅仅来自 C—O 原子的电负性，加上该酯羰基和苯环产生共轭，羰基的极性比较小。当苯甲酸酯中苯环的对位引入供电子基团氨基时，如普鲁卡因（Procaine），该对位氨基上的电子云通过共轭诱导效应，增加了酯羰基的极性，使药物与受体结合更牢，作用时间延长。若是在苯甲酸酯的苯环对位引入吸电子基团硝基时，如对硝基苯甲酸乙酯，由于硝基的吸电子效应，导致羰基的电子云流向苯环，使极性降低，故对硝基苯甲酸酯与受体的结合能力比母体化合物弱、麻醉作用降低。

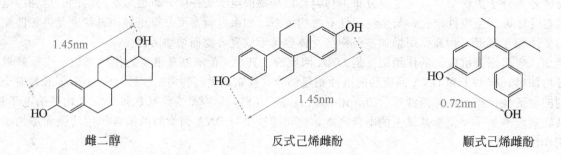

苯甲酸乙酯　　　　　　　　　　　普鲁卡因　　　　　　　　　　　对硝基苯甲酸乙酯

四、药物的立体结构对药效的影响
（Affection of Stereostructure of Drugs on Pharmacological Activities）

生物机体中各组织、各生物膜上的蛋白质以及受体（或酶）的蛋白结构均是三维的，对配体药物的吸收、分布、代谢均有立体性选择，因此药物的立体结构会导致药效上的差别。另外，药物的三维结构与受体的互补性（匹配性）对两者之间的相互作用具有重要作用，药物与受体结合时，在立体结构上与受体的互补性越大，三维结构越契合，所产生的生物活性也越强。药物立体结构对药效的影响包括：药物分子中官能团间的距离对药效的影响，以及药物的构型和构象产生的几何异构、对映异构和构象异构对药效的影响。

1. 药物分子中官能团间的距离对药效的影响

当药物与受体作用时，一些药效团的特征原子需要与受体的相关结合位置相匹配，这些原子间的距离对它们之间的作用会产生距离上的互补性。特别是一些与受体作用部位相关的距离，当这些基团之间的距离发生改变时，往往使药物的活性发生极大的改变。在研究雌激素的构效关系时，发现雌二醇（Estradiol）的两个羟基与雌二醇受体形成氢键，两个氧原子间的距离对药理活性关系密切。己烯雌酚（Diethylstilbestrol）是人工合成的非甾类雌激素，它的反式异构体两个羟基的距离与雌二醇相同，均为 1.45nm，可以与雌二醇受体结合，具有很强的雌激素活性。而顺式异构体的两个羟基之间的距离为 0.72nm，不能和相应的靶位作用，故没有类似雌二醇的药理活性。

雌二醇　　　　　　　　　　反式己烯雌酚　　　　　　　　　　顺式己烯雌酚

2. 几何异构对药效的影响

当药物分子中含有双键，或有刚性、半刚性结构引起药物构型不同时，产生几何异构体。由于几何异构体结构差别较大，引起药物分子的药效基团与受体的互补性相差较大，生物活性往往有较大差别。

可以从药物与受体的相互作用解释几何异构体之间活性的差别。药物与受体作用时，一些特殊的取代基必须有特定的距离，当这些基团之间的距离发生改变时，往往使药物的活性发生极大的改变。最经典的例子就是上述的己烯雌酚反式异构体有活性而顺式异构体无活性。另外，氯普噻吨（Chlorprothixene）的顺式异构体抗精神病作用比其反式异构体强 5～10 倍，原因与吩噻嗪类药物作用机制有关，其顺式异构体的构象与多巴胺受体的底物多巴胺优势构象接近，而反式体的构象相差甚远。

多巴胺优势构象　　　　　　　顺式氯普噻吨　　　　　　　反式氯普噻吨

3. 对映异构对药效的影响

对映异构体又称光学异构体，是由于分子中原子或取代基的三维空间排列不同而导致的不可重叠的镜像对称体。

生物体中的生物大分子都有特定的立体结构，如蛋白质都是由 L-构型的 α-氨基酸组成，DNA 都是右螺旋结构，天然存在的单糖则多为 D-构型等。当药物分子存在手性中心时，在和具有立体结构的蛋白质，如酶、受体、离子通道等相互作用时，相互之间存在着立体识别和选择性。含有手性中心的药物称为手性药物（Chiral Drug），手性药物的研究是药物化学的一个热门领域。手性药物的对映体之间在药理活性及在体内的吸收、转运、分布、代谢和排泄等方面常有明显的差异，主要表现在以下五种情况。

（1）一种对映异构体有活性，而另一种对映异构体没有活性，大部分的手性药物属于这种类型　例如抗高血压药物 L-甲基多巴（L-Methyldopa），仅 L-构型的化合物有效。氨己烯酸（Vigabatrin）只有 S-对映体是 GABA 转氨酶抑制剂。产生这种严格的构型与活性差异的原因，部分是来自受体对药物的空间结构要求比较严格。

L-甲基多巴　　　　　　　　　氨己烯酸

芳乙醇胺类 β 受体阻断剂索他洛尔（Sotalol）与其对映体之间的 β 受体阻断作用有很大差异，R-异构体的活性远胜于 S-异构体。但芳氧丙醇胺类〔如阿替洛尔（Atenolol）〕的活性异构体的构型正好与芳乙醇胺类相反，其 S-异构体的活性大于 R-异构体，两种不同的构型并不矛盾，是因为由于确定绝对构型的原则所致。

R-索他洛尔　　　　　　　　　　　　S-阿替洛尔

（2）不同的对映异构体具有同类型的活性，但活性强度有显著差别　例如：R-（—）-肾上腺素（Adrenaline）的活性是其异构体 S-（＋）-肾上腺素的 45 倍，这是因为前者与受体有 A、B、C 三个作用部位（图 2-8），而后者的羟基不能与受体形成氢键，只有 A、C 两个结合部位，故活性下降。

抗坏血酸 L-（＋）-异构体的活性为 D-（—）-异构体的 20 倍；乙胺丁醇（Ethambutol）的右旋体抗结核作用是左旋体的 200 倍。

例如抗菌药物氧氟沙星（Ofloxacin），其 S-（—）-对映异构体对细菌旋转酶抑制活性是 R-（＋）-对映异构体的 9.3 倍。氧氟沙星的吗啉环上含有一个手性碳原子，甲基在母核平面的取向不同，导致与酶活性中心结合的能力不同，故而抑制酶的活性不同。现在左氧氟沙星（Levofloxacin）已经取代了市场上使用的消旋氧氟沙星。

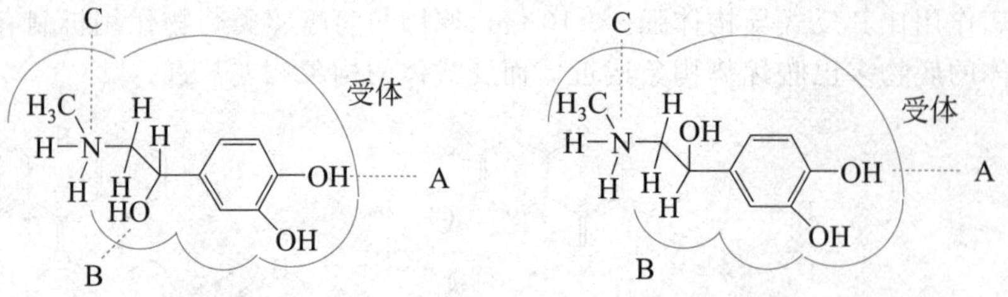

R-(-)-肾上腺素   S-(+)-肾上腺素

图 2-8 肾上腺素光学异构体与受体作用的特异性示意图

图中曲线是受体活性口袋的示意图，A、B 和 C 分别表示受体的三个作用部位

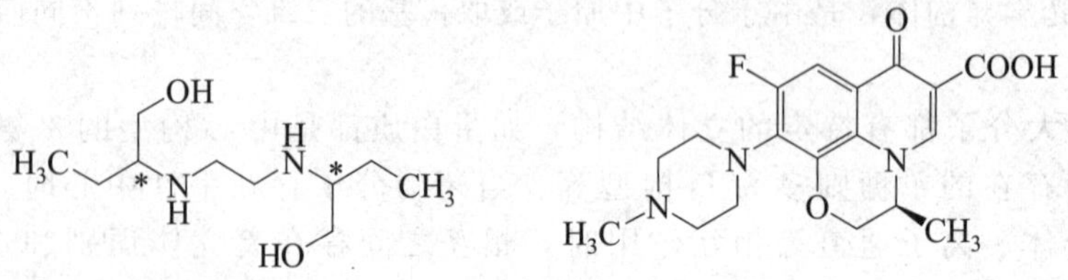

乙胺丁醇   左氧沙星

再如组胺 H_1 受体阻断药氯苯那敏（Chlorphenamine），它是一种抗过敏药，其右旋体的活性高于左旋体，原因是分子中的手性碳原子离芳环近，对药物受体相互作用产生空间选择性。一些非甾体抗炎药物如萘普生（Naproxen），S-（＋）-对映体的抗炎和解热镇痛活性约为 R-（－）-对映体的 $10\sim20$ 倍。对于这类芳基烷酸类抗炎药物，高活性成分为 S-（＋）-对映体，低活性的是 R-（－）-对映体。

（3）不同对映异构体可显示出不同类型的生物活性 这类药物通过作用于不同的靶器官、靶组织从而呈现不同的作用模式。最常见的例子是镇痛药，右丙氧酚（Dexotropropoxyphene）是镇痛药，而左丙氧酚（Levopropoxyphen）则为镇咳药，这两种对映体在临床上用于不同的目的。麻黄碱（Ephedrine）可收缩血管，升高血压和舒张支气管，用作血管收缩药和平喘药，而它的光学异构体伪麻黄碱（Pseudoephedrine）几乎没有收缩血管、升高血压的作用，但可用作支气管扩张药。光学对映体奎宁（Quinine）为抗疟药，奎尼丁（Quinidine）则为抗心律失常药。

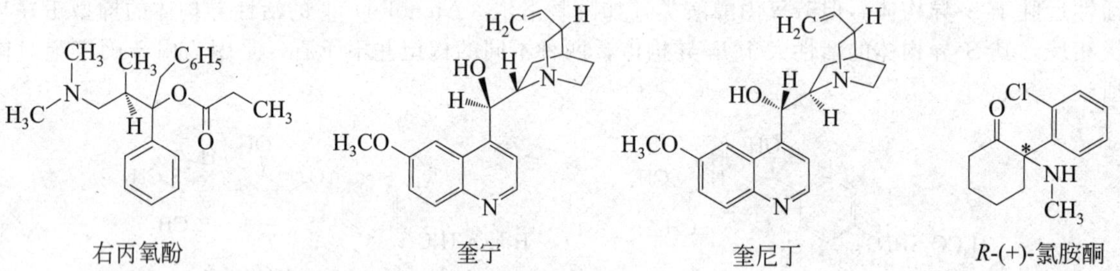

右丙氧酚   奎宁   奎尼丁   R-(+)-氯胺酮

R-（＋）-氯胺酮（Ketamine）具有麻醉作用，而其异构体 S-（－）-氯胺酮则产生中枢兴奋作用，目前以艾司氯胺酮（Esketamine）被批准上市用于抑郁症的治疗。

（4）两个对映异构体显示出相同和相等的生物活性 手性药物的两个对映体之间的药理作用和活性强度以及与消旋体之间没有明显差异，产生这样结果的原因是药物的手性中心不在与受体结合的部位，属于静态手性类药物。

多数 I 类抗心律失常药的两个对映体具有类似的电生理活性。例如普罗帕酮（Propafenone）的抗心律失常作用，其两个对映体的作用是一致的。氟卡尼（Flecainide）的两个对映体，尽管在药物动力学方面存在立体选择性差异，但对降低 0 相动作最大电位和缩短动作电位时程方面，两个对映体是相似的，人体试验也证实单一对映体与外消旋体的临床效果是一致的。

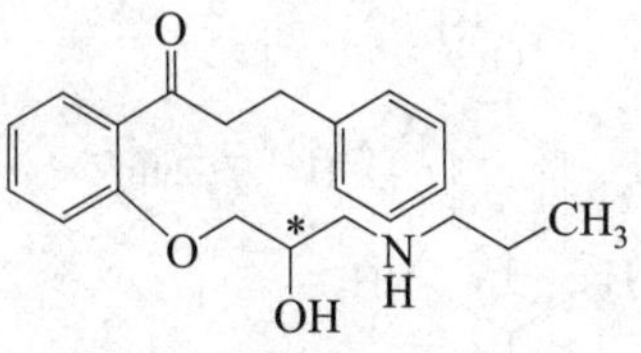

普罗帕酮 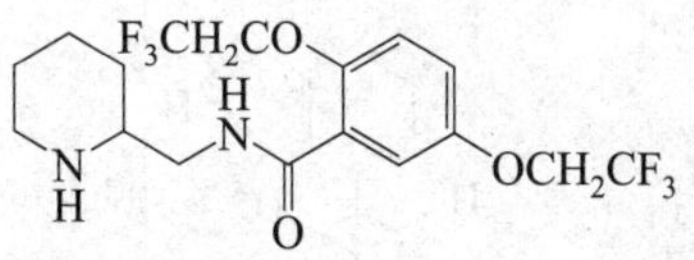   氟卡尼 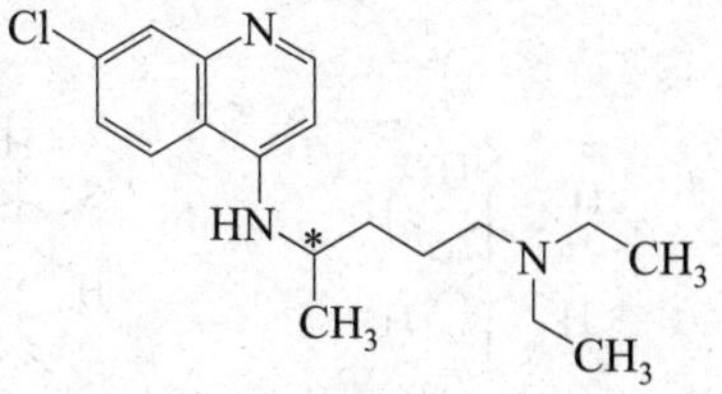   氯喹

如抗疟药氯喹（Chloroquine），其 *d*-和 *l*-两种异构体的药理活性相同并且作用相等。

（5）两种对映异构体产生相反的作用 这类药物的对映体与受体均有一定的亲和力，但通常只有一种对映体具有活性，另一对映体反而起拮抗剂的作用。（＋）-哌西那朵（Picenadol）具有阿片样作用，而（－）-对映体则呈拮抗作用，即（＋）-对映体是阿片受体激动剂，而（－）-对映体为阿片受体拮抗剂，但由于其（＋）-对映体具有更强的作用，其外消旋体表现为部分激动剂作用。

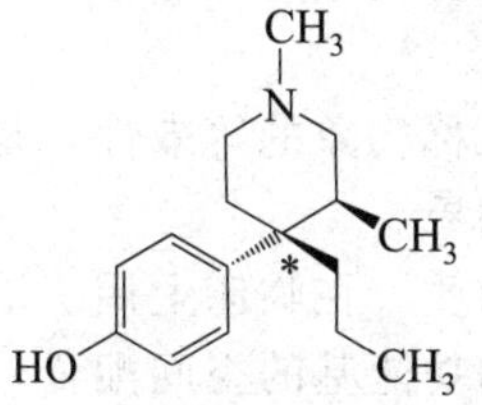

(+)-哌西那朵 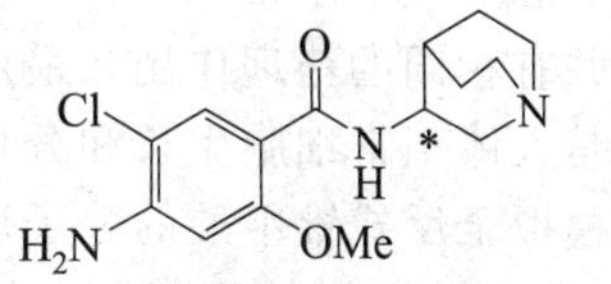   扎考必利

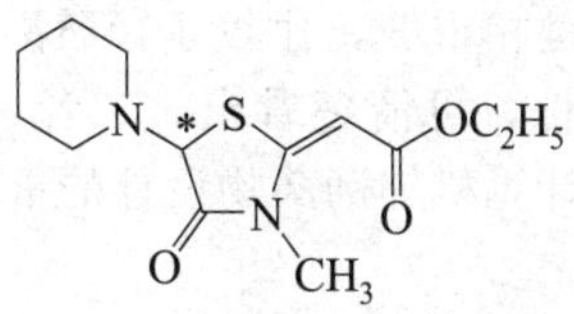

依托唑啉 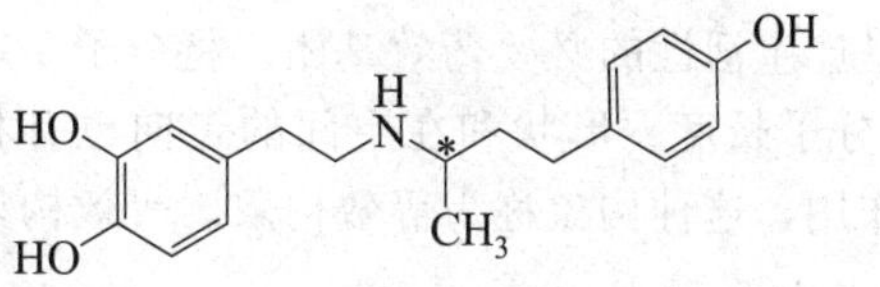   多巴酚丁胺

抗精神病药扎考必利（Zacopride）是通过作用于 5-HT_3 受体而起效的，其中 *R*-对映体为 5-HT_3 受体拮抗剂，*S*-对映体为 5-HT_3 受体激动剂。利尿药依托唑啉（Etozolin）的左旋体有利尿作用，而其右旋体则有抗利尿作用。这种对映异构体之间产生相反作用的例子比较少见，但需注意的是这类药物的对映异构体需拆分得到纯对映异构体后才能使用，否则一个对映体将会抵消另一个对映体的部分药效。

多巴酚丁胺（Dobutamine）是心脏 β_1 受体的激动剂，其左旋体可以激动 α_1 受体，产生血管收缩副作用，而其右旋体却拮抗 α_1 受体，所以临床上使用消旋体。

上述因手性药物立体异构体产生的各类差别可以用药物与受体的相互作用来解释。有的受体在产生作用时，关键的作用部位有立体选择性，对药物的立体选择性也强，故含手性中心的药物各对映体之间的生物活性往往存在很大差异。

4. 构象异构体对药效的影响

药物因分子中 σ 键可以"自由"旋转，使分子中的原子或基团在空间产生不同的排列所形成的异构体称为构象异构体。许多药物的生物活性与其分子构象密切相关。药物与受体相互作用时，构象对与受体的互补产生重要的影响。受体的特异性越大，对药物的特异性构象要求越高。药物的最低能量构象称为优势构象。一般受体和酶的作用部位有高度立体专一性，受体只能与药物多种构象中的一种结合。只有能被受体识别并与受体结构互补的构象，才产生特定的药理效应。把药物分子与受体相互作用时，药物与受体互补并结合的构象，称为**药效构象**（Pharmacophoric Conformation）。药效构象不一定是药物的优势构象。不同构象异构体的生物活性也有差异。

药物的构象异构体与受体的作用可分为以下三种：

（1）相同的结构，因具有不同构象，可作用于不同受体，产生不同性质的活性 例如组胺可同时作用于组胺 H_1 和 H_2 受体。经对 H_1 和 H_2 受体拮抗剂的研究发现，组胺是以反式构象与 H_1 受体作用 [图 2-9 (a)]，而以扭曲式构象与 H_2 受体作用，故产生两种不同的药理作用。

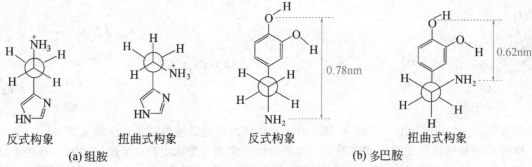

反式构象	扭曲式构象	反式构象	扭曲式构象
(a) 组胺		(b) 多巴胺	

图 2-9　药物的构象对活性的影响

（2）只有特异性的优势构象才产生最大活性　例如多巴胺，其反式构象是优势构象［图 2-9（b）］，而和多巴胺受体结合时也恰好是以该构象作用，故药效构象与优势构象为同一构象，而扭曲式构象中由于两个药效基团 OH 和 NH_2 间的距离与受体不匹配，故没有活性。

（3）等效构象（Conformational Equivalence）　等效构象又称构象的等效性，是指药物没有相同的骨架，但有相同的药效团，并有相同的药理作用和最广义的相似构象。

例如，全反式维甲酸是人体正常细胞生长和分化所必需的物质，在临床上用于治疗早幼粒细胞白血病和皮肤病。郭宗儒教授等模拟全反式维甲酸的分子形状、长度和功能基的空间配置，设计合成了取代的芳维甲、丁羟胺酸等化合物，发现化合物具有与维甲酸相同的细胞诱导分化作用。通过构效关系研究和 X 衍射晶体学研究，计算发现这些化合物有相似的构象（图 2-10）。分子一端是疏水性基团，另一端是极性的羧基，连接二者的共轭链是产生活性的必要药效基团。将分子左端双键相重叠，比较丁羟胺酸（虚线部分）和维甲酸（实线部分），其分子长度、形状和在空间的走向也有相似性，可清楚看出，二者具有相似的药效构象，故产生相似的药理作用，这种构象称为等效构象。等效构象是计算机辅助药物设计的重要基础。

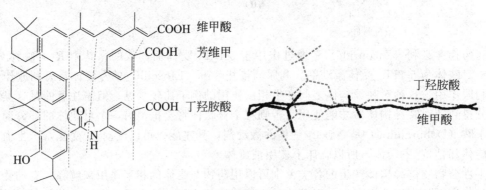

图 2-10　维甲酸及其等效构象结构

第三节　药物结构对药物转运的影响
（Affection of Drug Structure on Transportation）

一、药物化学结构对膜转运的影响
（Affection of Drug Structure on Membrane Transportation）

各种物质通过生物膜（或细胞膜）的现象称为膜转运。膜转运是重要的生命现象之一，在药物的体内吸收、分布和代谢过程中起着十分重要的作用。生物膜具有复杂的分子结构和生理功能，药物的跨膜转运方式大致可分为三种：被动转运、载体媒介转运和膜动转运。其中，载体媒介转运需要借助生物膜上的转运蛋白的作用，使药物透过生物膜而被吸收。

许多组织的生物膜存在着特殊转运体（Transporter）的跨膜转运蛋白系统。这些转运体一方面进行体内必需营养物质的转运，以维持生命的正常需求；另一方面也介导着药物跨膜转运（表2-2）。当药物的结构片段与转运体天然底物相似时，转运体就可以将药物进行转运；若药物的结构片段能与转运体的广泛底物结合区域结合，转运体也可以将药物进行转运。

表 2-2　在胃肠系统存在的与药物吸收相关的转运体

吸收转运体	外排转运体
寡肽转运体（PEPT1，PEPT2）	P-糖蛋白（P-gp，MDR1）
有机阴离子转运体（OAT1，OAT1，OAT3）	乳腺癌耐药蛋白（BCRP）
有机阳离子转运体（OCT1）	
胆酸转运体（NTCP）	
核苷转运体	
维生素转运体	
葡萄糖转运体（GLUT1）	

许多药物已被证明是转运体的底物或抑制剂，如多种抗肿瘤药、抗生素、强心苷类、钙通道阻滞药、HIV蛋白酶抑制剂、免疫抑制剂等药物的体内转运均涉及特异的或非特异的转运体。例如，小肠上皮细胞的寡肽转运体（PEPT1）是介导药物吸收的摄取性转运体。PEPT1典型的底物为二肽、三肽类药物，如抗肿瘤药乌苯美司（Ubenimex）是一个类二肽药物，它通过PEPT1进行转运。由于β-内酰胺类抗生素、血管紧张素转化酶抑制剂（ACEIs）、伐昔洛韦（Valaciclovir）等药物含有类似于二肽的化学结构，因此也是PEPT1的典型底物。头孢氨苄（Cefalexin）的化学结构类似苯丙氨酸-半胱氨酸-缬氨酸组成的三肽，为PEPT1的底物。当头孢氨苄与同是PEPT1底物的ACEIs喹那普利（Quinapril）口服合用后，由于二者竞争小肠上的PEPT1转运体，头孢氨苄的吸收速率常数降低了30%，血药浓度-时间曲线下的面积（AUC）亦下降了30%，致使彼此的血药浓度均显著降低。这提示β-内酰胺类抗生素和ACEIs在临床上不宜口服合用。同理，两种以上的β-内酰胺类抗生素或两种以上的ACEIs在临床上也不宜口服合用，因为合用后不仅不能达到疗效，还可能增加因药物-药物相互作用所导致的毒性反应。

乌苯美司　　　　　伐昔洛韦

头孢氨苄　　　　　喹那普利

奎尼丁（Quinidine）与地高辛（Digoxin）同时给药时，地高辛的血药浓度明显升高。这是由于奎尼丁抑制了肾近端小管上皮细胞的转运体P-糖蛋白（P-gp），使地高辛经P-gp的外排性分泌受到抑制，重吸收增加，因此导致地高辛的血药浓度明显升高。

对于吸收较差的药物，可通过结构修饰的方法增加转运体对药物的转运，从而增加药物的吸收。例如，将阿昔洛韦用 L-缬氨酸酯化得到伐昔洛韦，通过 PEPT1 可使药物的吸收增加 3～5 倍，而 D-缬氨酸不被 PEPT1 识别和转运。伐昔洛韦进入体内后经酶水解得到阿昔洛韦，再经磷酸化为三磷酸阿昔洛韦而发挥抗病毒作用。

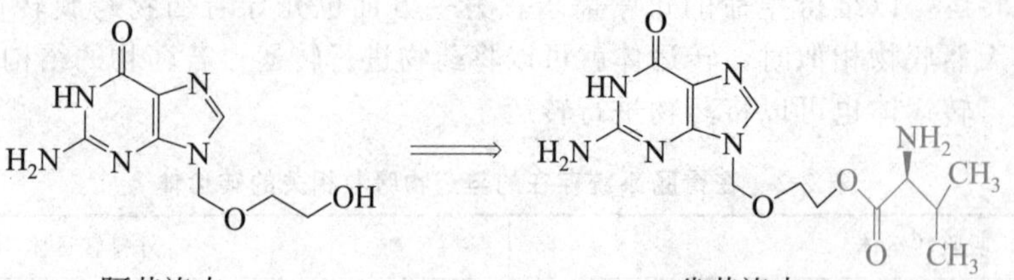

阿昔洛韦   伐昔洛韦

二、药物化学结构对血脑屏障透过性的影响
（Affection of Drug Structure on Blood-Brain Barrier Penetration）

血脑屏障（Blood-Brain Barrier）是指脑毛细血管壁与神经胶质细胞形成的血浆和脑细胞之间的屏障以及由脉络丛形成的血浆和脑脊液之间的屏障。血液中有多种溶质，当从脑毛细血管进入脑组织时，有些很快通过，有些较慢通过，有些则完全不能通过，这种有选择性的透过能够阻止某些物质（多数是有害的）由血液进入脑组织，使脑组织少受甚至不受循环血液中有害物质的损害，从而保持脑组织内环境的基本稳定，对维持中枢神经系统正常生理状态具有重要的生物学意义。

血脑屏障对药物的研发和使用有两层重要的意义：一方面利用血脑屏障阻止药物进入脑组织，减少药物对大脑的损伤，保护大脑；另一方面，对于中枢神经系统和脑部疾病的治疗药物，则希望药物能较多地透过血脑屏障进入大脑，达到治疗目的。

化学物质透过血脑屏障主要有以下几种方式：跨细胞的被动扩散、内流转运（如氨基酸、多肽）和脑部向血液的外排转运。和正常的细胞转运相比，血脑屏障的转运有较高的吸收转运和外排转运，但在被动扩散转运中被转运物质受到严格的理化特性限制，并且缺少旁路转运、胞饮或内吞转运。

影响化学物质透过血脑屏障的因素较多，但从化学结构的角度出发可以归纳为以下几点：氢键、亲脂性、极性表面积、分子量和酸性。比较中枢神经系统药物和非中枢神经系统药物后可以发现，中枢神经系统药物具有较高的 $\log P$、较少的氢键供体和可旋转键、较低的极性表面积。

Pardrige 总结了能透过血脑屏障药物的理化性质原则：

① 氢键（供体和受体的总和）＜8～10；

② 分子量＜400～500；

③ 没有羧酸基团。

根据 Pardrige 的理化性质原则，可以判断三氟拉嗪（Trifluoperazine）能较好地透过血脑屏障，而吲哚美辛（Indomethacin）的结构中有羧酸基团，难以透过血脑屏障。

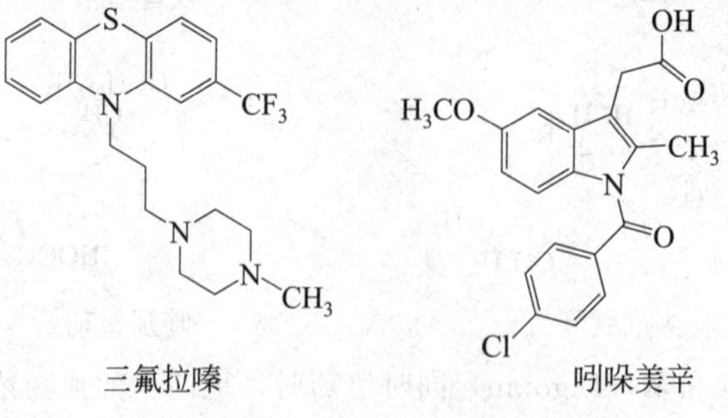

三氟拉嗪   吲哚美辛

Clark 和 Lobell 在此基础上进行进一步细化，总结出如下规律：

① N＋O＜6；

② 极性表面积（PSA）＜60～70Å^2；

③ 分子量<450;

④ $\log D = 1 \sim 3$;

⑤ $\mathrm{Clog}P - (N+O) > 0$。

这些规律可以用来预测药物透过血脑屏障的可能。

为减少药物透过血脑屏障，在进行药物研究时，可通过对结构的修饰来达到目的。主要修饰方法有：减少氢键数目、增加亲脂性、减少分子量、将羧酸基团进行取代、引入分子内氢键。

第四节　药物结构对药物毒副作用的影响
（Affection of Drug Structure on Side Effects and Toxicities）

尽管在新药研究开发过程中，对安全性，即药物的毒副作用，进行了极其严格的研究，但在药物上市后的使用过程中，仍会产生一些不良反应和副作用。药物进入体内后，除了与靶标作用产生生物活性外，还会与体内的其他生物大分子作用产生治疗以外的作用，或干预体内的代谢过程产生药物-药物相互作用（Drug-Drug Interaction，DDI），这些作用就是药物的毒副作用。另外，如果对药物使用不当，或配伍错误，甚至会产生严重的不良反应，导致患者死亡。

药物的不良反应和安全性问题源于两个方面：一是由于药物与非靶标（Off-target）结合引发的副作用；二是由于药物在体内发生代谢作用，生成有反应活性的物质，引发毒副作用。

一、药物与非靶标结合引发的毒副作用
（Toxic and Side Effects from Off-target Binding of Drugs）

药物与非靶标结合也分为两种情况：一种是药物本身结构中含有毒性基团，对机体缺少选择性，产生毒性作用；另一种则是药物作用在非结合靶标（即通常讲的脱靶效应），产生非治疗作用的药源性副作用。

1. 含有毒性基团的药物作用

含有毒性基团的药物主要是一些抗肿瘤的化学治疗药物，特别是抗肿瘤的烷化剂，如氮芥类药物、磺酸酯类药物、含有氮丙啶结构的药物、含有醌类结构的药物等，这些药物结构中都含有亲电性的毒性基团，在体内会直接与核酸、蛋白质或其他重要成分中的亲核基团发生反应（烷基化反应或氧化反应），产生不可逆的损伤，表现为毒性、致癌性或致突变性。

抗肿瘤的化学治疗药物大多又都是细胞毒类药物，由于对机体缺少选择性，因此在发挥抗肿瘤作用的同时，会产生较强的毒副反应，如恶心、呕吐、脱发、白细胞下降等。

2. 药物作用在非结合靶标产生非治疗作用

现有的药物通常采取的是"一个靶标、一种疾病、一个药物"研发策略，针对一个特定的靶标，发现和创制具有较强活性和较好选择性的小分子化合物。理论上讲，药物进入体内后应该和所选择的作用靶标专一结合产生所需的治疗作用。但是，实际上药物进入体内后可自由地和许多蛋白质等生物大分子广泛接触，这就难免和某些生物大分子形成较为稳定的结合，产生非治疗的生物活性，这就是毒副作用。

（1）药物与非治疗部位靶标结合产生的副作用　最典型的药物与非治疗部位靶标结合产生副作用的例子是抗精神病药物产生的锥体外系副作用，如氯丙嗪（Chlorpromazine）、氯普噻吨（Chlorprothixene）、氟哌啶醇（Haloperidol）、奋乃静（Perphenazine）、洛沙平（Loxapine）等，这些药物是多巴胺受体的拮抗剂。

在脑内多巴胺的作用通路有四条，其中中脑-边缘通路（Mesolimbic Pathway）和中脑-皮质通路

（Nigtostriatal Pathway）与精神、情绪、情感等行为活动有关。第三条通路是结节-漏斗通路（Hypophyseal Infundibular），主管垂体前叶的内分泌功能；第四条通路是黑质-纹状体通路（Nigro-striatal），属于锥体外系，具有使运动协调的功能。精神分裂症患者往往是前两条通路功能失常，并伴有脑内多巴胺受体增多，经典的抗精神分裂症药通过阻断这两条通路的多巴胺 D_2 受体而发挥疗效；但这些药物缺少作用位点的选择性，在阻断前两条通路时，也同时阻断第三和第四条通路，分别导致锥体外系副作用和内分泌方面的改变。因此，该类药物或多或少都有锥体外系副作用，锥体外系反应的主要症状是帕金森征，表现为运动障碍，如坐立不安，不停的动作、震颤、僵硬等。

另一个药物与非治疗部位靶标结合产生副作用的例子是选择性 COX-2 抑制剂的非甾体抗炎药物罗非昔布（Rofecoxib）、伐地昔布（Vardixib）等所产生的心血管不良反应。非甾体抗炎药通过抑制环氧合酶，抑制炎症部位前列腺素的生物合成，从而产生抗炎作用。

环氧合酶（COX）在体内存在两种同工酶：COX-1 和 COX-2。COX-1 存在于大多数组织中，是参与正常生理作用的结构酶，其功能是合成前列腺素来调节细胞的正常生理功能，对胃肠道黏膜起保护作用。COX-2 是一个诱导酶，在生理状态下，体内大多数组织中检测不到 COX-2，在炎症因子的诱导下可以大量表达，继而促进各种前列腺素合成，介导疼痛、炎症和发热等反应。20 世纪 90 年代以来，已经有多个选择性 COX-2 抑制剂用于临床，这些药物对 COX-2 的选择性可以达到数百倍以上，在抑制致炎前列腺素合成的同时，并不抑制生理性前列腺素的合成，因此这类药物用于抗炎治疗时，很少或不会发生传统非甾体抗炎药样的胃肠道、肺部等典型不良反应。

选择性的 COX-2 抑制剂罗非昔布、伐地昔布等药物强力抑制 COX-2 而不抑制 COX-1，导致与 COX-2 有关的前列腺素 PGI2 产生受阻而与 COX-1 有关的血栓素 TXA2 合成不受影响，破坏了 TXA2 和 PGI2 的平衡，从而增强了血小板聚集和血管收缩，引发血管栓塞事件。这些不良反应导致罗非昔布、伐地昔布等药物撤出市场。

（2）药物与非治疗靶标结合产生的副作用　药物与非治疗靶标结合是指药物在体内"一药多靶"的现象。药物进入体内后，"一药一靶"是理想状态，但往往很难实现，可能会发生与其他靶标结合形成"一药多靶"的结果。"一药多靶"在体内有时会起到很好的治疗效果，例如，非经典的抗精神病药物氯氮平（Clozapine）、利培酮（Risperidone）、喹硫平（Quetiapine）、阿立哌唑（Aripiprazole）、奥氮平（Olanzapine）、齐拉西酮（Ziprasidone）等，既能拮抗 D_2 受体，又能拮抗 $5-HT_2$ 受体，可以通过两个神经系统的相互作用降低锥体外系副作用。

但不少情况是"一药多靶"药物与非治疗靶标结合，产生治疗作用以外的生物活性，即毒副作用。例如，血管紧张素转化酶抑制剂类药物卡托普利（Captopril）、依那普利（Enalapril）、赖诺普利（Lisinopril）、培哚普利（Perindopril）、喹那普利（Quinapril）、雷米普利（Ramipril）、福辛普利（Fosinopril）等，通过抑制血管紧张素转化酶，阻断血管紧张素 I 向血管紧张素 II 转化，用于治疗高血压、充血性心力衰竭（CHF）等心血管疾病。但 ACE 抑制剂也同时阻断了缓激肽的分解，增加呼吸道平滑肌分泌前列腺素、慢反应物质以及神经激肽 A 等，导致血压过低、血钾过多、咳嗽、皮疹、味觉障碍等不良反应，特别是干咳是其发生率较高的不良反应。

大环内酯类抗生素红霉素类药物，如红霉素（Erythromycin）、罗红霉素（Roxithromycin）、克拉霉素（Clarithromycin）等 14 元环的内酯化合物在产生抗菌作用的同时也刺激了胃动素的活性，增加了胃肠道蠕动，并引起恶心、呕吐等胃肠道副作用。但 12 元环和 16 元环内酯抗生素对胃动素的刺激活性很弱，胃肠道副反应就较低。

（3）对心脏快速延迟整流钾离子通道（hERG）的影响　hERG 基因（Human *Ether-à-go-go* Related Gene），可定位于人 7 号染色体（7q35236），编码 1159 个氨基酸残基，分子质量约为 127kD。hERG 基因所编码的快速延迟整流钾电流 IKr 的 α 亚基，产生快速延迟整流钾电流，在心肌动作电位复极化过程中发挥着重要作用。近年来发现一些化学结构不同的药物因阻断该通道引起 Q-T 间期延长甚至诱发尖端扭转型室性心动过速（TdP）而撤出市场。

目前研究发现，许多药理作用各异、化学结构多样的药物对 hERG K^+ 通道具有抑制作用，可进一步引起 Q-T 间期延长，诱发 TdP，产生心脏不良反应。最常见的主要为心脏用药物，如抗心律失常药、抗心绞痛药和强心药。另外，非心脏用药物中也有许多药物可抑制 hERG K^+ 通道，如一些抗高血压药、抗精神失常药、抗抑郁药、抗过敏药、抗菌药、局部麻醉药、麻醉性镇痛药、抗震颤麻痹药、抗肿瘤药、止吐药和胃肠动力药，等等。

抗过敏药物特非那定（Terfenadine）、阿司咪唑（Astemizole）因干扰心肌细胞 K⁺ 通道，引发致死性尖端扭转型室性心动过速，导致药源性心律失常，被美国 FDA 从市场撤回，并建议修改这类药物的使用说明书，引起关注。

由于不断有研究报道各类非抗心律失常药物（包括抗生素、抗精神病药、抗组胺药、胃动力药、抗疟药等）具有致心律失常的副作用，这种副作用是由于药物阻滞 hERG K⁺ 通道导致心脏 Q-T 间期延长引起的。目前，药物导致的获得性长 Q-T 综合征（LQTS）已成为已上市药品撤市的主要原因，人用药品注册技术要求国际协调会（ICH）于 2000 年提出：药物的安全性评价要包括对心脏复极和 Q-T 间期的影响，而各国新药审批部门要求新药上市前需进行 hERG 抑制作用的研究。

临床使用中，更应注意和减少这些药物产生的心脏副作用。

二、药物与体内代谢过程引发的毒副作用
（Toxic and Side Effects from the Metabolism of Drugs）

药物与体内代谢过程引发的毒副作用包括药物对细胞色素 P450 的作用引发的毒副作用和药物代谢产物产生的毒副作用。

1. 对细胞色素 P450 的作用引发的毒副作用

细胞色素 P450（CYP450）是一组结构和功能相关的超家族基因编码的同工酶，主要分布于肝脏，在小肠、肺、肾、脑中也有少量分布。哺乳动物组织中 CYP450 在药物和异型生物的代谢、类固醇激素合成、脂溶性维生素代谢以及多不饱和脂肪酸转化为生物活性分子的过程中都起着重要作用。90% 以上的药物代谢都要通过肝微粒体酶的细胞色素 P450。参与药物代谢的细胞色素 P450 亚型，主要有 7 种：CYP1A2（占总 CYP450 代谢药物的 4%），CYP2A6（2%），CYP2C9（10%），CYP2C19（2%），CYP2D6（30%），CYP2E1（2%），CYP3A4（50%）。任何对 CYP450 具有抑制作用或诱导作用的物质都会影响药物的代谢，增加其他药物的浓度达到产生毒副作用的水平，从而产生药物-药物相互作用（DDI）。

（1）药物对细胞色素 450 的抑制作用 CYP 抑制剂大致可分为三种类型：可逆性抑制剂（Reversible Inhibitors）、不可逆性抑制剂（Irreversible Inhibitors）和类不可逆性抑制剂（Quasi-irreversible Inhibitors）。

尽管对药物是否有 CYP 抑制作用难以预测，但是还是有一些化合物结构上的规律可以提醒人们加以关注。表 2-3 列出一些对 CYP 有抑制作用的结构片段。

表 2-3 对 CYP 有抑制作用的结构片段

可逆性抑制剂	不可逆性抑制剂	类不可逆性抑制剂
咪唑环　吡啶环	烯烃　　　炔烃（R_2 = H 或 Me） 呋喃或噻吩（X= O 或 S）　肼类（R—NHNH$_2$）	苯并环二噁烷 胺类化合物（R_2 = H 或烷基，R_3 = H 或烷基）

含氮杂环，如咪唑、吡啶等，可以和血红素中的铁离子螯合，形成可逆性的作用，因此对 CYP 具有可逆抑制作用。抗真菌药物酮康唑对 CYP51 和 CYP3A4 可产生可逆性抑制作用。

胺类化合物，无论是叔胺、仲胺还是伯胺，均可转化为亚硝基代谢中间体，与血红素的铁离子螯合产生抑制作用，如地尔硫䓬（Diltiazem）、丙米嗪（Imipramine）、尼卡地平（Nicardipine）等。但也不是所有的胺类化合物会产生 CYP 抑制作用，如阿奇霉素（Azithromycin）和文拉法辛（Venlafaxine），其结构中都含有二甲胺结构片段，但没有 CYP 抑制作用。由于氨基的特殊性，应加以注意。

药物对 CYP450 的抑制作用会导致体内 CYP450 的活性降低，对其他同时使用的药物的代谢降低和减少，放大同服药物的生物活性，产生严重的药物-药物相互作用，增加药物的毒副作用。

（2）药物对细胞色素 450 的诱导作用　药物对 CYP 诱导作用的机制比较复杂。大多情况下，CYP 的代谢会产生亲电性的活性代谢物，这些活性代谢物可与 CYP 形成共价键相互作用，也可与体内的富电子体，如谷胱甘肽发生共价结合，产生毒性。当 CYP 活性诱导增加后，产生的亲电性的活性代谢物会增加较多，引起的毒性就会增加。

例如，对乙酰氨基酚（Paracetamol）在体内经 CYP2E1 代谢产生氢醌（NAPQI），正常情况下与谷胱甘肽作用解毒后排泄。乙醇是 CYP2E1 的诱导剂，可诱导该酶的活性增加。服用对乙酰氨基酚或含有对乙酰氨基酚成分药品的患者，如同时大量饮酒就会诱导 CYP2E1 酶的活性，增加 NAPQI 的量，一方面大量消耗体内的谷胱甘肽，造成谷胱甘肽耗竭，另一方面与体内的蛋白质等生物大分子作用产生毒性。

2. 药物代谢产物产生毒副作用

药物在体内发生代谢作用，生成有反应活性的物质，引发毒性作用，这类毒性被称作特质性药物毒性（Idiosyncratic Drug Toxicity，IDT）。IDT 不同于一般的药物副作用，特点在于：①并非与药理作用同时发生，一般呈滞后效应；②剂量-效应关系不明显；③产生的后果通常比副作用严重。机体清除药物的重要途径是通过酶催化的生物转化，使药物极性提高，成为水溶性的代谢产物，以利于排出体外。

由于 IDT 的产生是来自于机体对药物的代谢产生"事与愿违"的代谢活化后果，在使用过程中应加以注意，并在研究中尽可能加以避免。这种代谢活化与化学结构有一定的关联，这些结构称为警戒结构。警戒结构（Alert Structure）是指本身没有反应活性，通过酶催化可产生反应活性而可能引起毒性风险的功能基或结构片段（如亲电基团或自由基）。表 2-4 列出了药物中常见的警戒结构。

表 2-4　药物中常见的警戒结构

警戒结构	产生的反应活性基团	催化酶	警戒结构	产生的反应活性基团	催化酶
活泼苯环	芳环氧化物自由基	CYP450,过氧化物酶	噻唑烷酮	S-氧化物,异氰酸酯	CYP450
芳胺	亚胺-醌,亚硝基	CYP450,过氧化物酶	磺酰脲	异氰酸酯	CYP450
苄胺	亚硝基,肟	CYP450	肼	偶氮或偶氮离子	CYP450
硝基苯	亚硝基,自由基	CYP450,还原酶	环丙胺	环丙酮,3-羟基丙醛	CYP450
噻吩环	不饱和二醛(酮)	CYP450	乙炔基	烯酮,环氧乙烷	CYP450
呋喃环	不饱和二醛(酮)	CYP450	甲酰胺基	异氰酸酯	CYP450
噻唑环	硫代酰胺,羟基醛	CYP450	芳乙酸基	葡糖醛酸苷酯	葡糖醛酸转移酶
硫脲 S-氧化物	异氰酸酯	CYP450	芳丙酸基	葡糖醛酸苷酯	葡糖醛酸转移酶

值得注意的是，警戒结构并不包括那些不经代谢就具有反应活性的基团或片段。例如，与 sp^3 杂化碳原子相连的卤素原子（氟除外）、硫酸酯或磺酸酯基、醛基、α,β-不饱和酮或酯、环氧乙烷基，以及 o-或 p-醌等，它们本身就是具有不同强度的亲电试剂，可与蛋白质中的亲核基团发生取代或迈克尔加成反应，形成不可逆的共价键，这些基团对一般药物来讲属于毒性基团，因此这些基团通常是不能被配置在药物结构之中的（某些抗肿瘤药物除外）。

药物代谢产物产生毒副作用的药物主要有以下四类。

（1）含有苯胺、苯酚等结构的药物　药物结构中常含有苯胺（包括 N-苯基哌啶和 N-苯基哌嗪）、苯酚（包括苯氧烷基）、p-氨基酚和 p-氨基苯甲基等片段，苯环的 π 电子云有足够的电荷密度，若分子中无其他易发生代谢的位点，上述结构就可能被 CYP450 氧化成具有较强亲电性的 p-或 o-醌（Quinone）、亚胺-醌（Imine-quinone）或次甲基-醌（Methine-quinone）等结构，这些基团可与蛋白质的亲核基团发生取代或加成反应，生成不可逆的共价结合产物，因此，可代谢生成醌、亚胺-醌和次甲基-醌的结构具有产生毒性或引发特质性反应的潜在风险。

非甾体抗炎药双氯芬酸（Diclofenac）的结构中含有二苯胺片段，在 A 环胺基的对位由于没有取代基，故可被 CYP3A4 或 MPO 催化代谢氧化，得到 4-羟基双氯芬酸，并进一步发生双电子氧化生成强亲电性亚胺-醌（**2-1**），后者可与体内蛋白质或谷胱甘肽发生亲核取代，生成与蛋白质的加成产物（**2-2**）和（**2-3**），从而引发肝脏毒性。双氯芬酸结构中 B 环含有的 2 个氯原子虽可降低苯环的电荷密度，但其 4′ 位也可在 CYP2C9 作用下被羟化生成 4′-羟基双氯芬酸，并进而氧化成亚胺-醌（**2-4**），后者也可与谷胱甘肽结合，生成产物（**2-5**）。

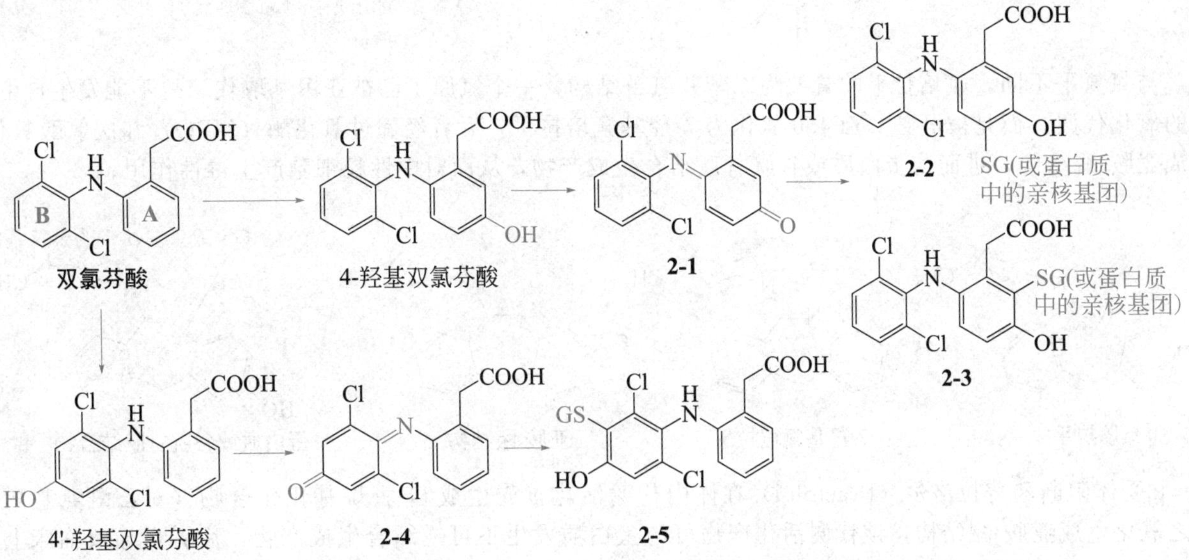

双氯芬酸　　4-羟基双氯芬酸　　2-1　　2-2　SG(或蛋白质中的亲核基团)　2-3　SG(或蛋白质中的亲核基团)

4′-羟基双氯芬酸　　2-4　　2-5

非三环类抗抑郁药奈法唑酮（Nefazodone）结构中含有苯基哌嗪片段，虽其 3 位氯原子有位阻效应和降低苯环电荷密度的作用，但因分子中缺乏其他可被代谢的位点，仍可生成 4 位羟化代谢物，后者可氧化为具有亲电性的亚胺-醌以及 N-去芳基化生成氯代对醌，从而产生肝毒性反应。该药已因此不良反应于 2003 年撤市。

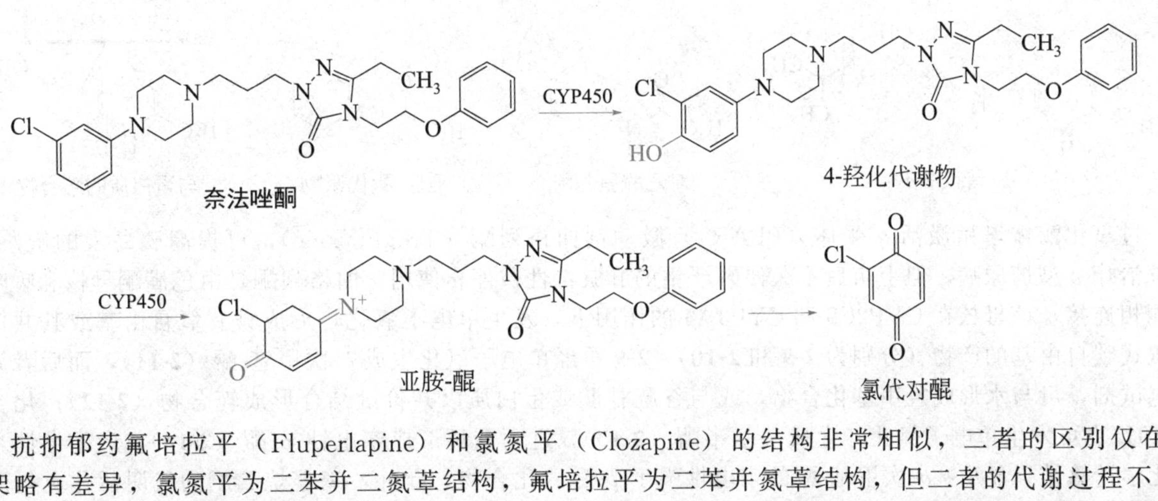

奈法唑酮　　CYP450　　4-羟化代谢物

CYP450　　亚胺-醌　　氯代对醌

抗抑郁药氟培拉平（Fluperlapine）和氯氮平（Clozapine）的结构非常相似，二者的区别仅在于骨架略有差异，氯氮平为二苯并二氮䓬结构，氟培拉平为二苯并氮䓬结构，但二者的代谢过程不同，产生的毒性不同。氯氮平在过氧化氢和 HCl 的参与下，被髓过氧化酶（MPO）氧化代谢为 N-氯化物，进而发生电子转移的自由基型氧化代谢生成具有 *o*-亚胺-醌结构的强亲电性亚胺离子（**2-6**），可与中性粒细胞中蛋白质的亲核性基团或谷胱甘肽发生反应，生成产物（**2-7**）和（**2-8**），产生髓细胞缺乏症毒性。

与氯氮平不同，氟培拉平的骨架为二苯并氮䓬结构，一个氮原子已被亚甲基取代，故不能发生自由基型的氧化代谢，而是被肝脏 CYP450 氧化为 7-羟基氟培拉平，后者经髓过氧化酶（MPO）和次氯酸氧化，生成亚胺-醌结构，进而与蛋白质或谷胱甘肽结合生成产物，从而对中性粒细胞产生毒性作用。

β 受体阻断药普拉洛尔（Practolol）在体内代谢活化首先生成 *O*-去烷基化化合物（对乙酰氨基酚），继之氧化生成亚胺-醌结构，该代谢活化产物可与蛋白质发生不可逆结合生成产物，后者可导致临床上发生特质性硬化性腹膜炎，普拉洛尔由此而被撤出市场。而将苯环上氨基替换为电子等排体亚甲基后所得的比索洛尔（Bisoprolol）、美托洛尔（Metoprolol）和阿替洛尔（Atenolol）等 β 受体阻断剂，则因难以产生次甲基-醌结构而成功避免了该毒性作用。

过氧化酶体增殖激活 γ 受体（PPARγ）激动剂曲格列酮（Troglitazone），可提高胰岛素的敏感性，用于治疗 2 型糖尿病，但上市后不久便因严重的肝脏毒性被停止使用。曲格列酮是由色满酮母核和噻唑烷二酮相连接，该母核在 CYP2C8 和 CYP3A4 的作用下，发生单电子氧化，形成具有氧自由基或其共振式半醌式碳自由基的产物（分别为 **2-9** 和 **2-10**）。**2-9** 再经单电子氧化生成 *o*-次甲基-醌（**2-11**），而后者为强亲电试剂，可与水形成羟甲基化合物，或与谷胱甘肽或蛋白质以共价键结合形成轭合物（**2-12**）；化合物（**2-10**）也可发生单电子氧化，生成羟基半醌（**2-13**），进而开环形成亲电性 *p*-醌（**2-14**），产生毒性。量子化学计算结果显示：*o*-次甲基-醌的亲电性强于 *p*-醌式化合物。此外，噻唑烷二酮的代谢活化也是曲格列酮产生毒性的另一主要原因。

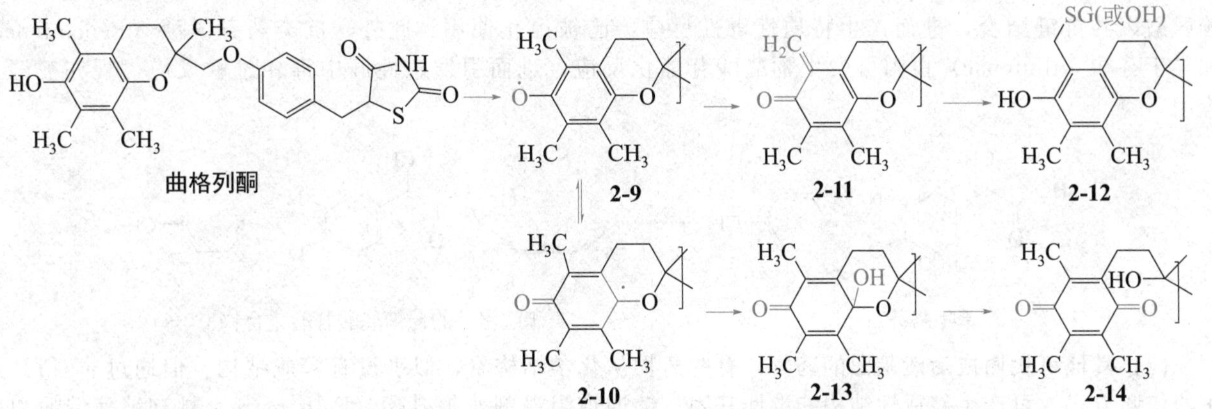

曲格列酮   2-9   2-11   2-12

2-10   2-13   2-14

（2）含有杂环结构的药物   舒多昔康（Sudoxicam）和美洛昔康（Meloxicam）均为昔康类非甾体抗炎药，其中，舒多昔康曾进入Ⅲ期临床试验，因表现出严重的肝脏毒性而被终止开发，美洛昔康则未见肝脏毒性，并已在临床应用了十多年。这两个药物的结构差异仅为噻唑环5位的氢和甲基，但二者的毒性差异却很大。体外肝微粒体代谢研究表明：舒多昔康噻唑环的4位和5位的双键被CYP450氧化，生成环氧物（**2-15**），然后水解生成噻唑-4,5-二氢二醇（**2-16**），开环裂解掉乙二醛，生成强亲电性酰基硫脲（**2-17**），后者可与蛋白质的亲核基团发生共价结合而产生毒性。

美洛昔康的代谢产物中仅有少量酰基硫脲，主要代谢产物为噻唑环上甲基的氧化产物（**2-18**）和（**2-19**），因而未呈现特质性毒性。上述实例提示当药物结构中存在易发生代谢的基团（如美洛昔康噻唑环上的甲基）时，机体就无须付出更大代价处置共轭体系（如使噻唑开环），从而避免了毒性的产生。

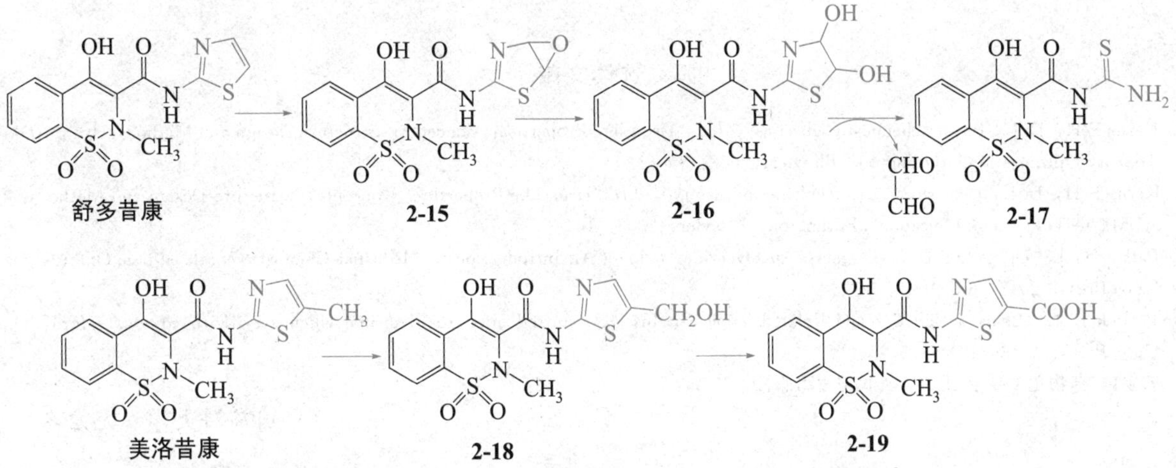

舒多昔康   2-15   2-16   2-17

美洛昔康   2-18   2-19

（3）含有芳烷酸的药物   羧基在体内多呈解离形式，可提供负电荷或氢键受体，有助于药物与受体结合，因而是药物中的重要药效团。羧基有利于发生Ⅱ相代谢的结合反应，但在与葡萄糖醛酸结合时生成酰基葡醛酸酯，反而使羧基得到活化。这些酰基葡醛酸酯的代谢产物在生理pH或碱性的水溶液中可与蛋白质中亲核基团生成稳定的加合物，引起特质性不良反应。

非甾体抗炎药佐美酸（Zomepirac）的代谢产物为芳乙酸酰化的葡糖醛酸苷酯，该结合物在生理条件下具有亲电性，可与肝脏的蛋白质分子共价结合从而引发肝脏毒性，故佐美酸已被终止使用。

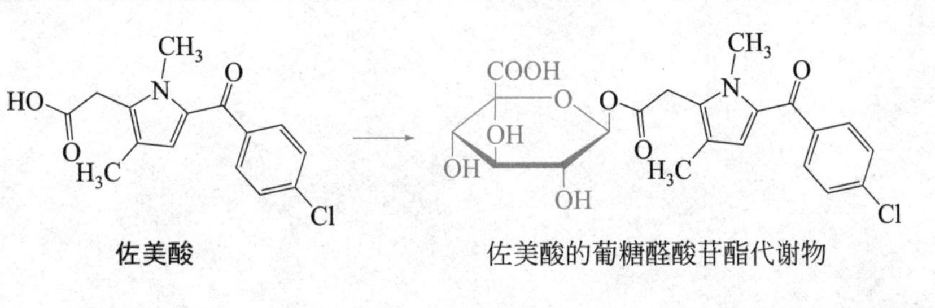

佐美酸   佐美酸的葡糖醛酸苷酯代谢物

另一抗炎药苯噁洛芬（Benoxaprofen）的代谢产物为葡糖醛酸苷酯化合物，其可与血浆蛋白的 159 位赖氨酸以共价键结合，进而产生特质性毒性反应，已被停止使用。此外，抗炎药芬氯酸（Fenclofenac）和异丁芬酸（Ibufenac）也因可发生葡醛酸苷酯化反应，进而引发急性肝中毒和过敏反应，现亦被停止应用。

苯噁洛芬　　　　　　　　　　　　　　苯噁洛芬的葡糖醛酸苷酯化合物

（4）其他可代谢成活泼基团的药物　有些药物从化学结构看，似乎没有警戒结构，但通过非 CYP 催化的代谢方式，可产生警戒性结构和毒性基团。钠通道阻滞剂非尔氨酯（Felbamate）具有镇静催眠和抗癫痫作用，曾因可引起肝脏毒性和再生障碍性贫血而被限制使用。该药物首先在体内被酯酶水解并被醛脱氢酶催化生成醛基氨甲酸酯，再发生分子内环合生成环唑啉酮，环唑啉酮脱氢生成强亲电性的 2-苯基丙烯醛，易与蛋白的亲核基团发生迈克尔加成，产生特质性毒性。

非尔氨酯　　　　　　醛基氨甲酸酯　　　　　　环唑啉酮　　　　2-苯基丙烯醛　　与蛋白质发生迈克尔加成

选读文献

[1] Kerns E H，Di L. "Physicochemical Properties"，In："Drug-like Properties：Concepts，Structure Design and Methods：from ADME to Toxicity Optimization". Burlington：Elsevier，2008：35～100.

[2] Kerns E H，Di L. "Disposition，Metabolism and Safety"，In："Drug-like Properties：Concepts，Structure Design and Methods：from ADME to Toxicity Optimization". Burlington：Elsevier，2008：101～177.

[3] Patrick G L. "Drugs and Drug Targets：An Overview"，In："An Introduction to Medicinal Chemistry". 5th edition. Oxford：Oxford Univ. Press，2013：6～8.

[4] Patrick G L. "Pharmacokinetics and Related Topics"，In："An Introduction to Medicinal Chemistry". 5th edition. Oxford：Oxford Univ. Press，2013：154～155.

[5] 郭宗儒. 药物化学专论. 北京：人民卫生出版社，2012.

（中国药科大学　尤启冬）

第三章

药物结构与药物代谢

（Structure and Metabolism of Drugs）

药物是进入人体的一类外源性化合物（Xenobiotics），药物产生的药效指药物对机体产生的作用；同时，机体对药物亦可产生作用，在体内各种酶的作用下，发生一系列的化学反应，最终使药物的化学结构发生变化，即药物代谢（Metabolism）。药物代谢又称生物转化（Biotransformation），在长期的进化过程中，机体发展出一定的自身保护能力，能把外源性的物质，包括药物和毒物，进行化学处理，使其易于排出体外，以避免机体受到这些物质的伤害。这种化学处理，实质上是体内的酶催化反应。一般说来，药物可通过非专一的代谢酶进行代谢；同时，与一些内源性物质结构相似的药物，可经专一性的酶代谢。由于外源性物质的种类繁多，化学结构迥然各异；体内代谢涉及的酶系十分复杂，故药物代谢的化学变化呈现纷繁的状态。

通常代谢物的极性（或水溶性）较原药大，利于从体液排出到体外。药物在体内的代谢过程对其药理作用的发挥有较大的影响，药物代谢多使有效药物转化为低效或无效的代谢物，或由无效结构转变成有效结构。

药物的代谢所涉及的化学反应分为两大类型：一类是官能团化反应，又称Ⅰ相生物转化反应（Phase Ⅰ Bio-transformation）。官能团化反应是指药物在酶的催化下进行氧化、还原、水解等化学反应，结果使药物分子中引入或转化成某些极性较大的官能团，如羟基、羧基、氨基和巯基等，从而使代谢产物的极性增大。另一类是结合反应，又称Ⅱ相生物转化反应（Phase Ⅱ Biotransformation）。结合反应是指药物原型或经官能团化反应后的代谢产物在酶的作用下，一些极性基团与内源性的水溶性的小分子（如葡萄糖醛酸、硫酸盐、某些氨基酸等）以酯、酰胺或苷的方式结合。所产生的结合物无活性，但大都有极好的水溶性，可通过肾脏经尿排出体外。

大部分的药物代谢都发生在肝脏，也有在肾脏、肺和胃肠道里发生的，这主要与相关的酶的分布和血流量有关。当药物经口服从胃肠道吸收进入血液后，首先要通过肝脏，才能分布到全身。这期间，在胃肠道和肝脏进行的药物代谢，被称为首过效应（First Pass Effect）。首过效应及随后发生的药物代谢改变了药物的化学结构和药物分子的数量。

药物代谢不仅对药效的强弱和持续时间的长短有直接影响，而且还会显著影响药物的安全性，因此，掌握药物代谢规律，对于药物研发具有重要意义。

第一节　官能团化反应

（Functionalization Reactions）

药物在体内发生的官能团化反应（Ⅰ相生物转化反应）的主要反应类型有氧化反应、还原反应、水解反应等，其中氧化反应是主要的代谢反应。参与药物在体内Ⅰ相反应的酶系分为微粒体混合功能氧化酶系和非微粒体混合功能氧化酶系。

大多数药物都可能被微粒体混合功能氧化酶系催化而被氧化。肝微粒体混合功能氧化酶主要存在于肝细胞内质网中，在消化道、肺、肾、皮肤和脑组织中也有分布。此酶系含有三种功能成分，即黄素蛋白类的 NADPH，细胞色素 P450 还原酶，血红蛋白类的细胞色素 P450 及脂质。各种外源性和内源性脂溶性分子的代谢都需要这三种成分。其中细胞色素 P450（Cytochrome P450，CYP450）酶是重要成分，在激活氧与底物结合中起着关键作用。CYP450 是催化这类反应最重要的酶。CYP450 存在于肝脏及其他肝脏外组织的内质网（Endoplasmic Reticulum）中，是一组血红素偶联单加氧酶（Heme-coupled Monooxygenases）。CYP450 酶系统的组成复杂，由基因多样性控制，称作 CYP450 基因超家族。1993 年 Nelson 等科学家制定了根据 CYP450 分子的氨基酸序列能反映种族间 CYP450 基因超家族的进化关系的统一命名法。涉及大多数药物代谢的 CYP450 酶系主要有 CYP1、CYP2、CYP3 三个家族，相关的有 7 种重要的 CYP450 酶：CYP1A2、CYP2A6、CYP2C9、CYP2C19、CYP2D6、CYP2E1 和 CYP3A4。其中肝脏中 CYP450 以 CYP3A4 为主，大约有 150 种药物是该酶的底物，约占全部被 CYP450 代谢药物的 50%，是很重要的代谢酶。

CYP450 催化药物生物转化中的氧化反应，需要还原型烟酰胺腺嘌呤二核苷酸磷酸（Reduced Form of Nicotinamide Adenine Dinucleotide Phosphate，NADPH）和分子氧共同参与。CYP450 催化的反应包括：烯烃和芳烃化合物的氧化反应；烯烃、多环烃、卤代苯的环氧化反应；仲胺、叔胺和醚的脱烷基反应；伯胺的脱氨基反应；胺类化合物向 N-氧化物、羟胺和亚硝基衍生物的转化；卤代烃的脱卤素反应；还催化硫代磷酸酯的氧化消除反应，硫醚的砜氧化反应，磷酸硫酯向磷酸酯衍生物的转化反应，以及把偶氮化合物和硝基化合物还原为芳香伯胺。

CYP450 催化药物生物转化中的氧化反应，通过活化分子氧，使其中一个氧原子和有机物分子结合，同时将另一个氧原子还原成水，从而在有机药物的分子中引入氧，CYP450 再活化，这一催化循环过程如图 3-1 所示。

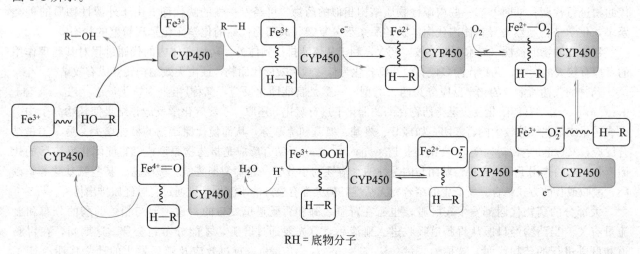

RH = 底物分子

图 3-1　药物氧化过程中 CYP450 的催化循环

代谢反应非微粒体混合功能氧化酶系有醇脱氢酶、醛脱氢酶、黄嘌呤氧化酶、单胺氧化酶，以及分布于肝及其他细胞中的羧酸酯酶、酰胺酶等。

一、氧化反应（Oxidation）

在药物的环系结构或脂链结构的碳上形成羟基或羧基，在氮、氧、硫原子上脱烃基或生成氮氧化物、硫氧化物，是药物代谢中最常见的反应，这些反应都属于氧化反应。

1. 芳环的氧化

含芳环的药物经氧化代谢大都引入羟基，成为相应的酚类。羟基化反应主要发生在芳环已有取代基的对位。如 β 受体拮抗剂普萘洛尔（Propranolol）和降血糖药苯乙双胍（Phenformin）的氧化代谢产物，主要为芳环对位羟基化的产物。

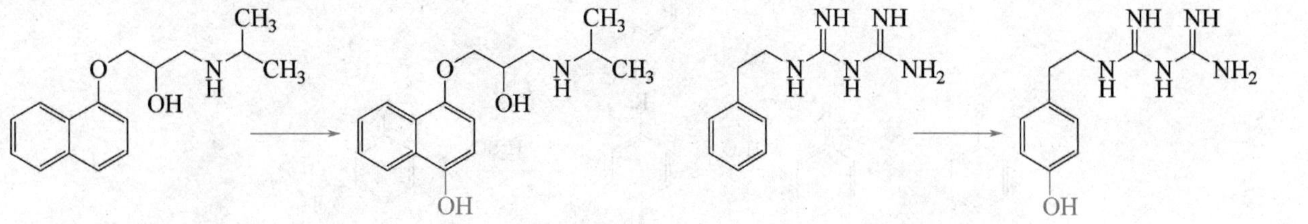

普萘洛尔　　　　　代谢产物　　　　　苯乙双胍　　　　　代谢产物

芳环上取代基的性质对羟基化反应的速度有较大的影响。如芳环上有吸电子取代基，芳环的电子云密度减小，羟基化不易发生，如含羧基的丙磺舒（Probenecid）的苯环不被氧化。当药物结构中同时有两个芳环存在时，氧化代谢多发生在电子云密度较大的芳环上。如地西泮（Diazepam）的氧化代谢发生在 5 位的苯环上，产物为 C 环的 4-羟基地西泮，而不发生在含氯取代的苯环上。

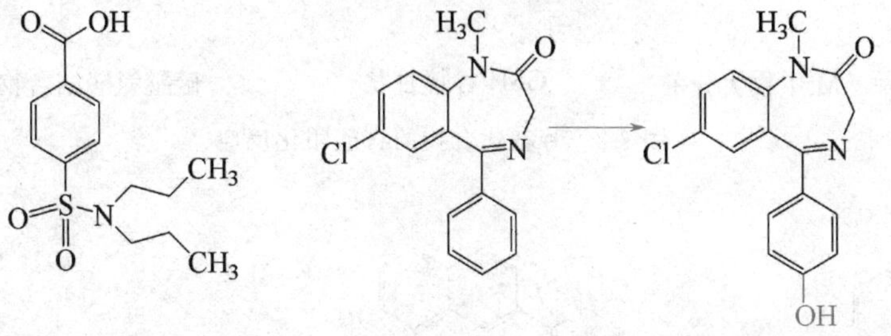

丙磺舒　　　　　地西泮　　　　　4-羟基地西泮

如果药物分子中含有两个芳环时，一般只有一个芳环发生氧化代谢，如苯妥英（Phenytoin）和保泰松（Phenylbutazone）。保泰松在体内氧化代谢后生成的代谢产物羟布宗（Oxyphenbutazone），与保泰松比较，抗炎作用比较强而毒副性小。

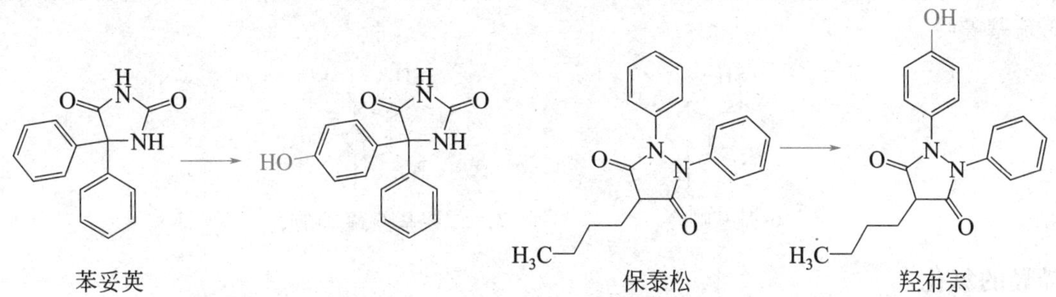

苯妥英　　　　　保泰松　　　　　羟布宗

若两个芳环上取代基不同时，一般是电子云较丰富的芳环易被氧化。例如，抗精神病药氯丙嗪（Chlorpromazine）易氧化生成 7-羟基化合物，而含氯原子的苯环则不易被氧化。

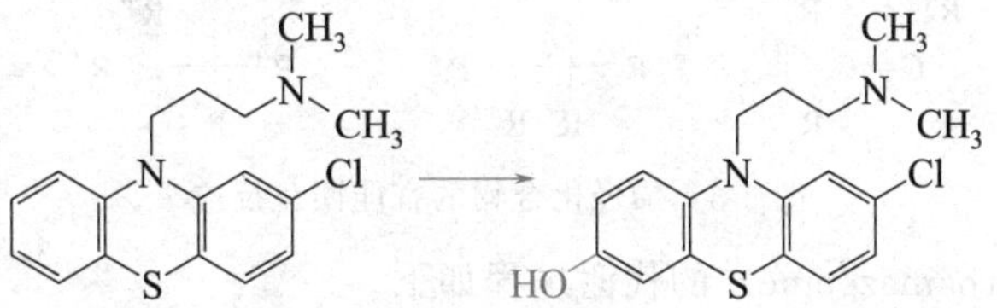

氯丙嗪

芳环氧化成酚羟基实际上是经过了环氧化物的历程（图 3-2）。中间体环氧化物可进一步重排得苯酚或水解成反式二醇，或发生结合反应，如与谷胱甘肽结合成硫醚氨酸结合物。

这些反应产物，都增加了药物的极性和水溶性。但环氧化物的代谢中间体亲电反应性非常活泼，也可能与生物大分子，如 DNA、RNA 中的亲核基团以共价键结合，对机体产生毒性。如苯并[a]芘本身无致癌活性，在体内氧化成环氧化中间体，具致癌活性，能与脱氧核苷等发生结合。

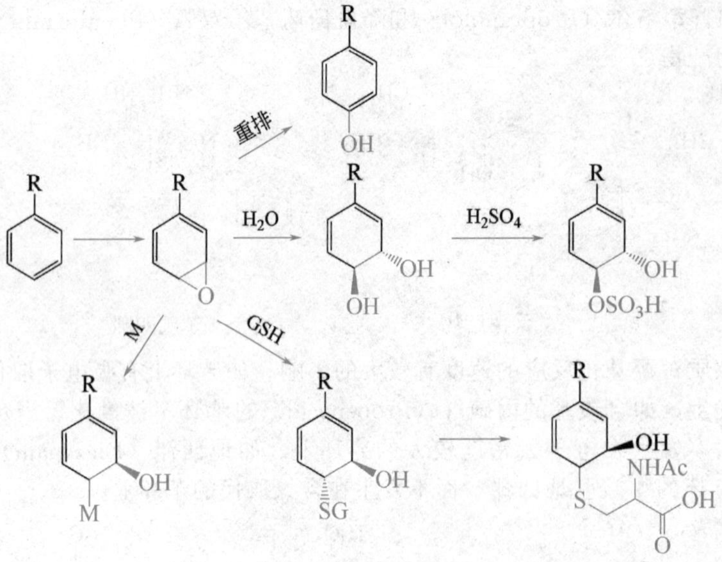

M:生物大分子　　GSH:谷胱甘肽　　硫醚氨酸结合物

图 3-2　芳基化合物的官能团化反应

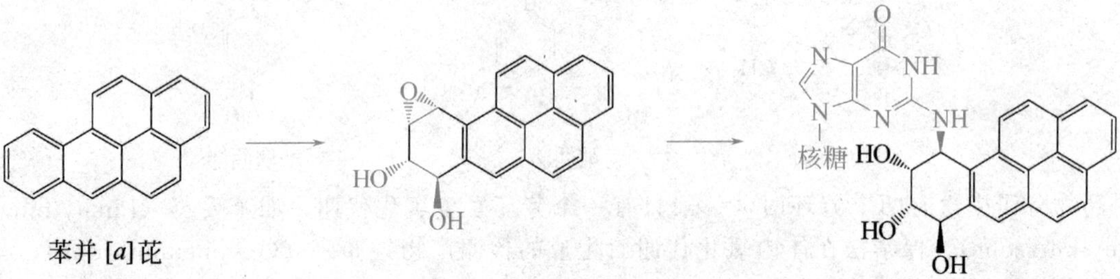

苯并 [*a*] 芘

含芳杂环的药物，也容易在环上发生羟基化。如 6-巯基嘌呤（6-Mercaptopurine）的代谢产物是 2,8-二羟基-6-巯基嘌呤。

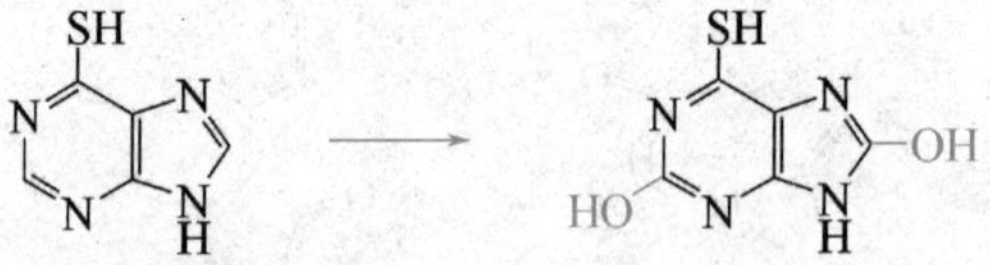

6-巯基嘌呤　　2,8-二羟基-6-巯基嘌呤

2. 烯烃的氧化

烯烃的氧化代谢与芳环类似，在 CYP450 催化下，烯烃化合物也会被代谢生成环氧化物。与芳香环环氧化物比较，烯烃环氧化物相当稳定，能被分离、鉴定；也能被环氧化酶水解产生二羟基化合物（图 3-3）。

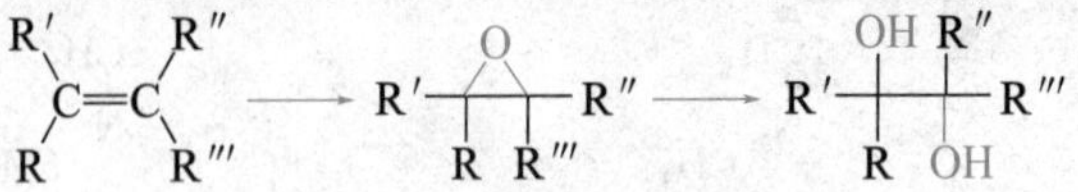

图 3-3　烯烃化合物的官能团化反应

抗惊厥药卡马西平（Carbamazepine）的代谢过程如下。

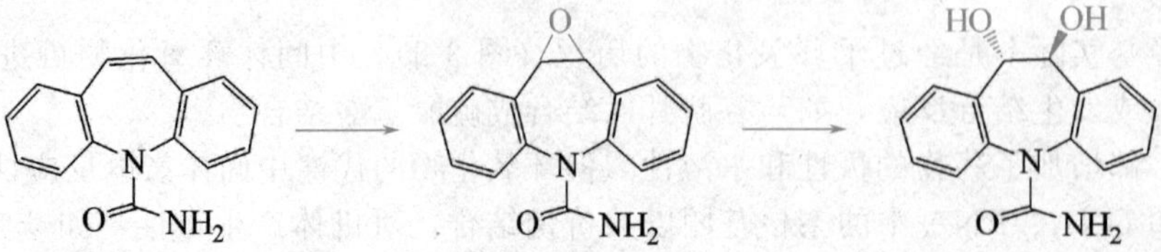

卡马西平　　10,11-二羟基卡马西平

卡马西平的环氧化代谢产物有一定的副作用和毒性,进一步的代谢产物 10,11-二羟基卡马西平无活性。

赛庚啶(Cyproheptadine)分子的双键也可以发生环氧化。

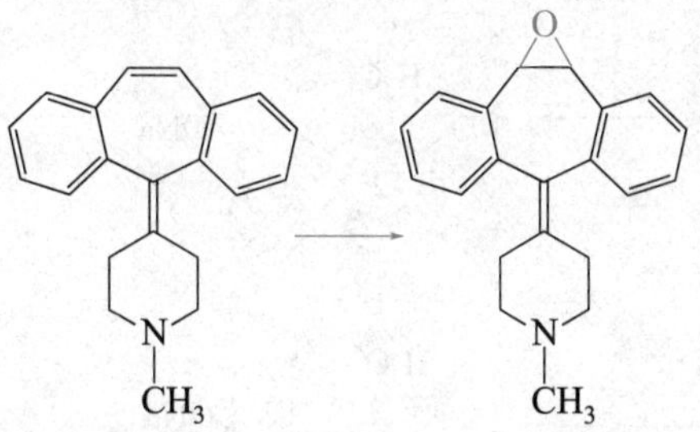

赛庚啶

3. 烃基的氧化

在 CYP450 催化下,非活化的烷基碳原子可发生羟基化反应,烷基侧链的倒数第二个碳原子最易发生羟基化,烷基末端的碳原子也会发生羟基化反应;在脱氢酶作用下,产生羰基衍生物醛或酮;在醛脱氢酶作用下,生成羧酸代谢物。除了羟基化反应,CYP450 还能催化烷烃脱氢生成烯烃。如非甾体抗炎药布洛芬(Ibuprofen)的异丁基上可发生 ω 氧化、$\omega-1$ 氧化和苄位氧化。

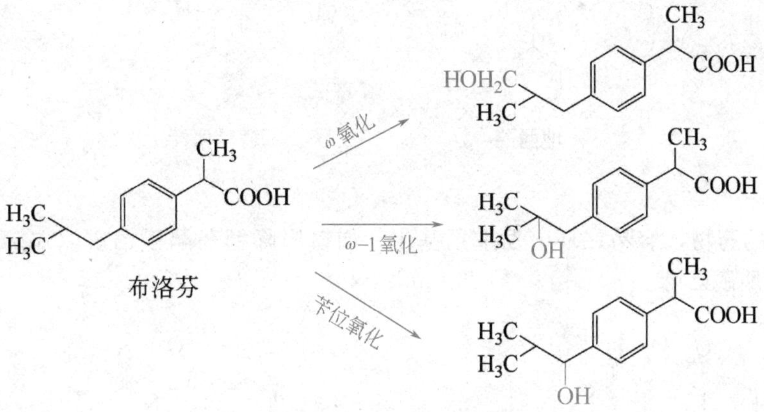

布洛芬

脂烃链直接与芳环相连的苄位碳原子易于氧化,产物为醇。醇还可进一步氧化成醛、酮或羧酸。如口服降糖药甲苯磺丁脲(Tolbutamide)的代谢即发生在苄位上。

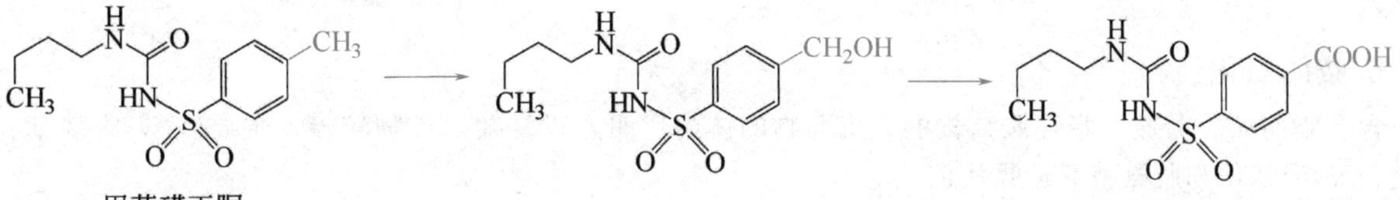

甲苯磺丁脲

类似苄位碳原子,处于烯丙位和羰基 α 位的碳原子也容易被氧化。如镇痛药喷他佐辛(Pentazocine)的代谢。

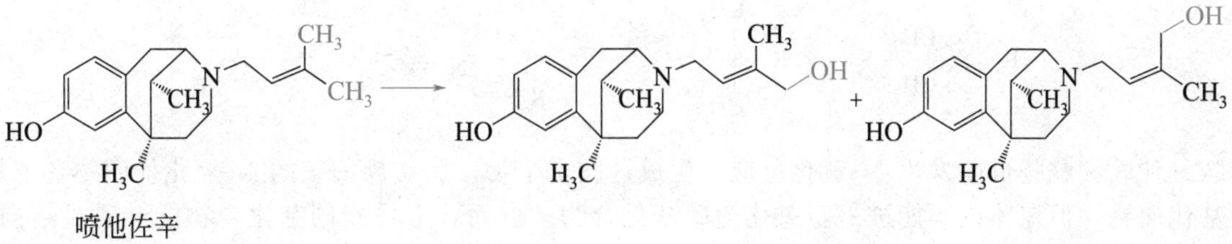

喷他佐辛

当烷基碳原子和 sp^2 碳原子相连时，如羰基的 α 碳原子、苄位碳原子及烯丙位的碳原子，由于受到 sp^2 碳原子的作用，使其活化反应性增强，在 CYP450 酶系的催化下，易发生氧化生成羟基化合物。例如，抗癫痫药丙戊酸钠（Sodium Valproate），长碳链烷烃的末端碳原子氧化生成羟基，再被脱氢酶进一步氧化生成羧基；碳链末端倒数第二位碳原子也会被氧化，生成 2-丙基-4-羟基戊酸钠。

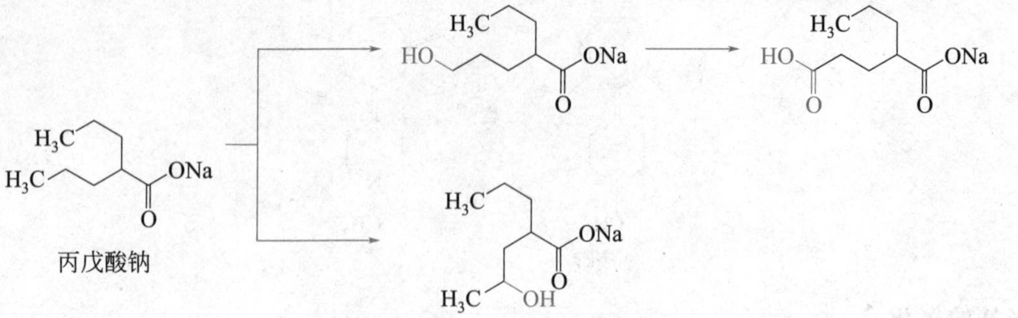

丙戊酸钠

镇静催眠药地西泮（Diazepam），处于羰基 α 位的碳原子易被氧化，经代谢后生成替马西泮（Temazepam）。

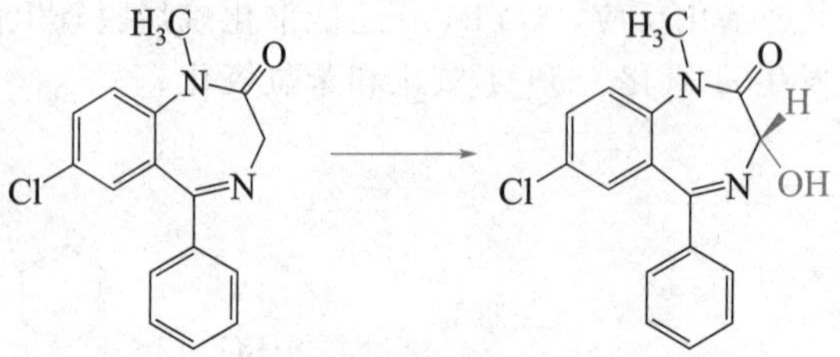

地西泮　　　　　　　　替马西泮

4. 脂环的氧化

含有脂环和杂环的药物，容易在环上发生羟基化。如口服降糖药醋磺己脲（Acetohexamide）的主要代谢产物是反-4-羟基醋磺己脲。

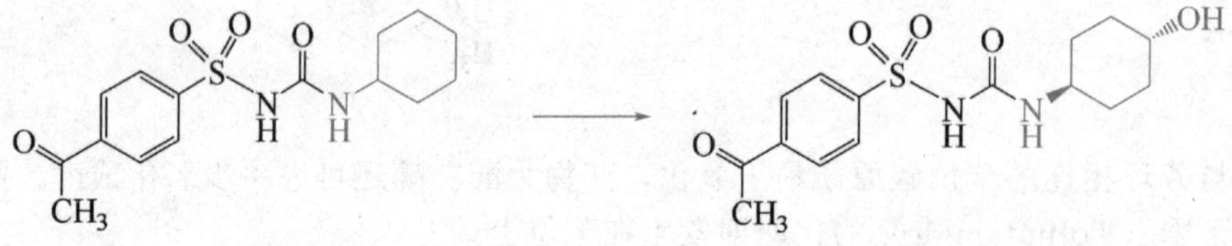

醋磺己脲　　　　　　　　反-4-羟基醋磺己脲

5. 胺的氧化

含有脂肪胺、芳胺、脂环胺结构的有机药物的体内代谢方式复杂，产物较多，主要以 N-脱烷基、N-氧化、N-羟基化和脱氨基等途径代谢。

（1）N-氧化反应　在大多数情况下，N-氧化反应由 CYP450 或黄素单加氧酶催化。脂肪族和芳香族的叔胺、含吡啶环或含氮芳杂环的药物分子在体内经氧化代谢生成极性更大、亲水性的 N-氧化物，这些 N-氧化反应是可逆的，在 CYP450 或其他还原酶的作用下，N-氧化物又被脱氧还原生成胺类化合物。

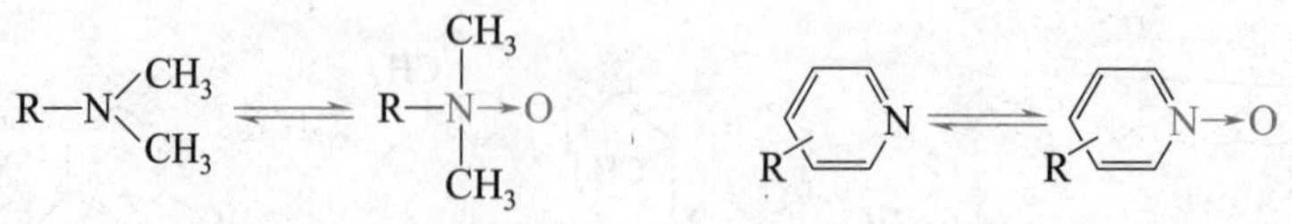

伯胺、仲胺和酰胺也能发生 N-氧化反应，生成羟胺衍生物。脂肪族伯胺的 N-氧化代谢物还能被氧化为亚硝基代谢物，但在体内不能进一步氧化为硝基化合物。然而，芳香族硝基化合物能够通过逆向反应，在体内生成芳香伯胺。

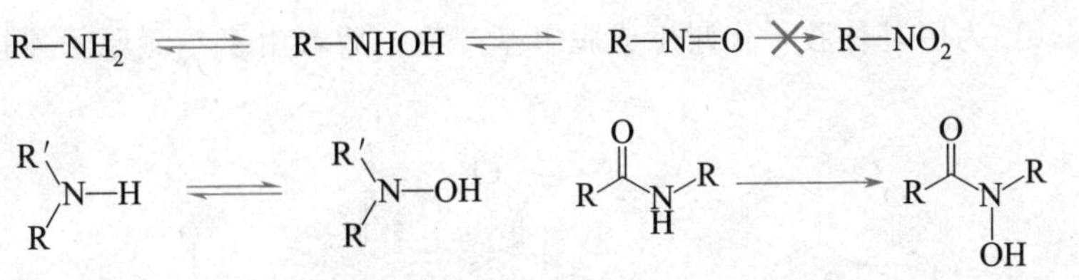

$$R-NH_2 \rightleftharpoons R-NHOH \rightleftharpoons R-N=O \;{\times}\; R-NO_2$$

α-碳原子上含有氢的脂肪族伯胺，除了发生 N-氧化反应，还能进行其他反应生成烯胺，进一步氧化生成肟，重排生成亚硝基化合物。

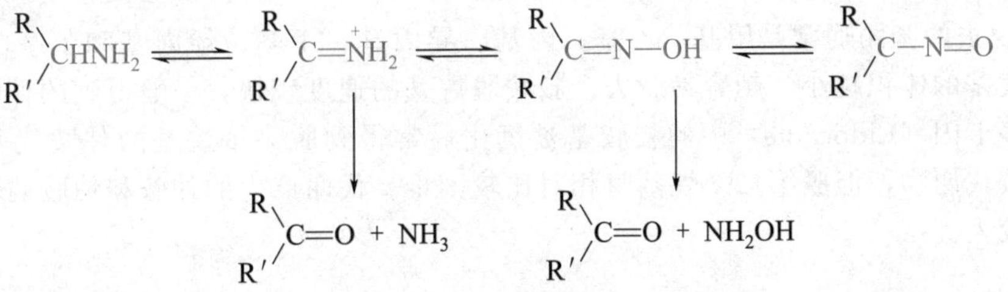

例如，抗麻风病药氨苯砜（Dapsone）分子中的芳香伯胺，被氧化生成 N-羟基胺。

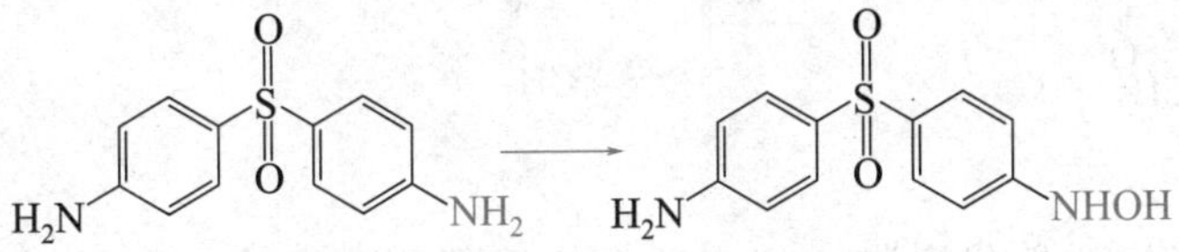

氨苯砜 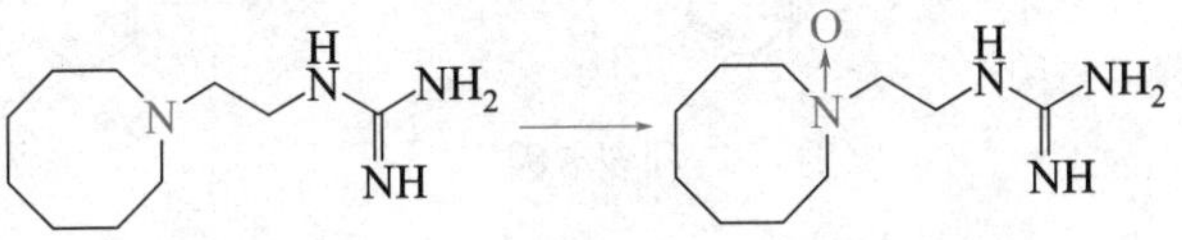　　　　　　　　　　　　　　　　　　　　　胍乙啶

叔胺经 N-氧化后生成的 N-氧化物化学性质较稳定，不再进一步发生氧化反应，如抗高血压药胍乙啶（[Guanethidine]），在环上的叔胺氮原子氧化生成 N-氧化物。

（2）N-脱烷基化和脱氨反应　　胺类化合物在 CYP450 催化下会发生 N-脱烷基和脱氨反应，与氮原子相连的烷基碳原子上应有氢原子（即 α-氢原子），首先该 α-氢原子被氧化生成羟基，生成的 α-羟基胺是不稳定的中间体，会发生自动裂解，生成仲胺或伯胺，烷基部分裂解为醛或酮。

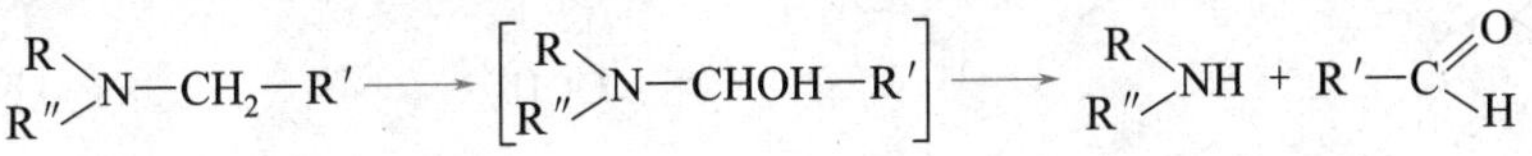

β 受体拮抗剂普萘洛尔分子中与氮相连的两个碳原子上都含有 α-氢，因此有两条脱氨途径。

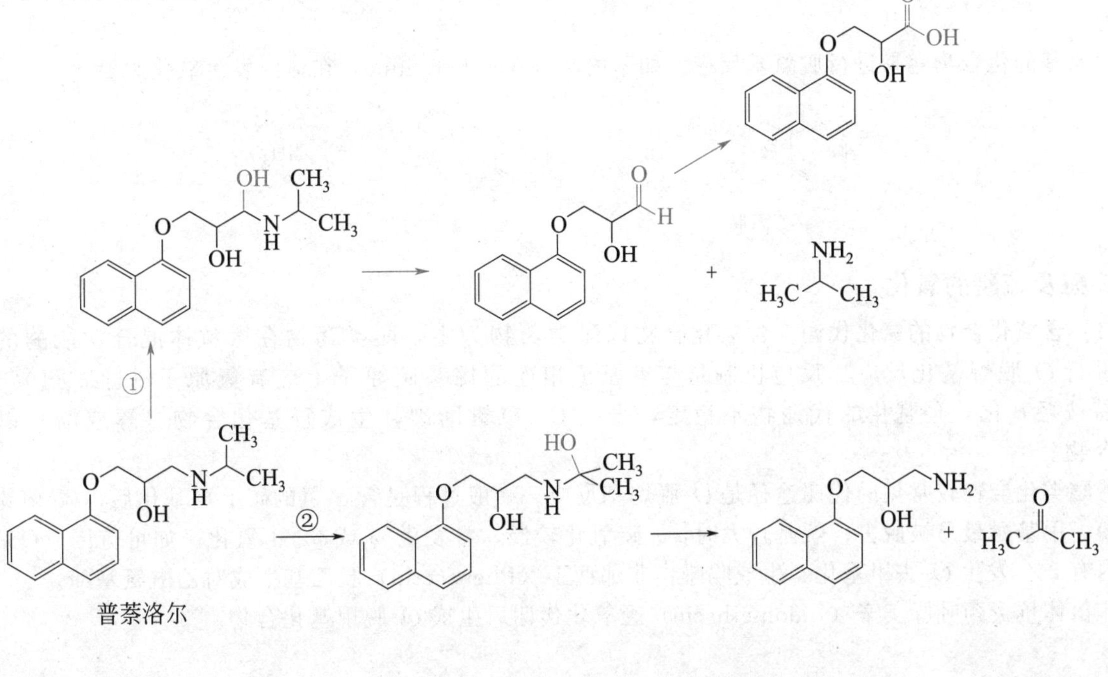

普萘洛尔

氯胺酮（Ketamine）为甲基仲胺，代谢生成脱甲基产物；后者由于与氮原子连接的碳原子上无 α-氢，不能进行氧化羟基化。

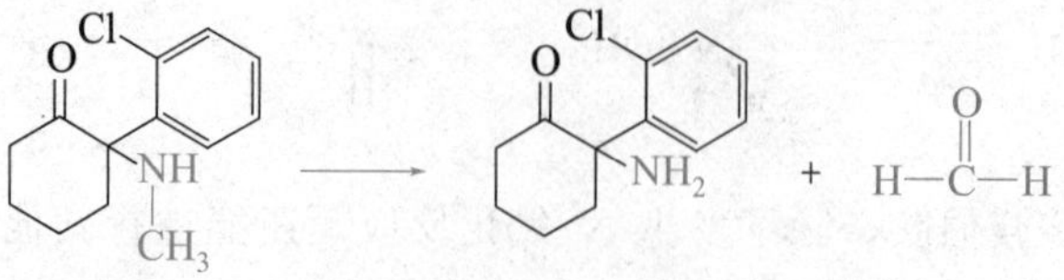

氯胺酮

N-脱烷基化脱去的基团通常是甲基、乙基、丙基、异丙基、丁基、烯丙基和苄基，以及其他含 α-氢原子的基团。取代基的体积越小，越容易脱去。叔胺脱烷基的速度较快，一般得到的仲胺也具有母体药物的生物活性。利多卡因（Lidocaine）中的叔胺基被氧化后常得到脱一个烷基的仲胺代谢物，也可以再脱一个烷基生成伯胺代谢物，但脱第二个烷基时相对比较困难。代谢产生的仲胺和伯胺的代谢物对中枢神经系统的毒副作用较大。

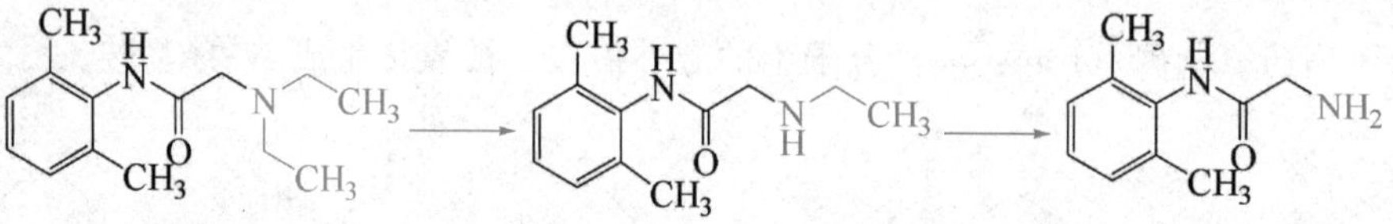

利多卡因

胺类药物 N-脱烷基化后，代谢产物通常会产生活性代谢物，如三环类抗抑郁药丙米嗪（Imipramine）经 N-脱甲基代谢生成地昔帕明（Desipramine）也具有抗抑郁活性；或产生毒副作用，如 N-异丙甲氧明（N-Isopropylmethoxamine）经 N-脱烷基后生成甲氧明（Methoxamine），会引起血压升高。

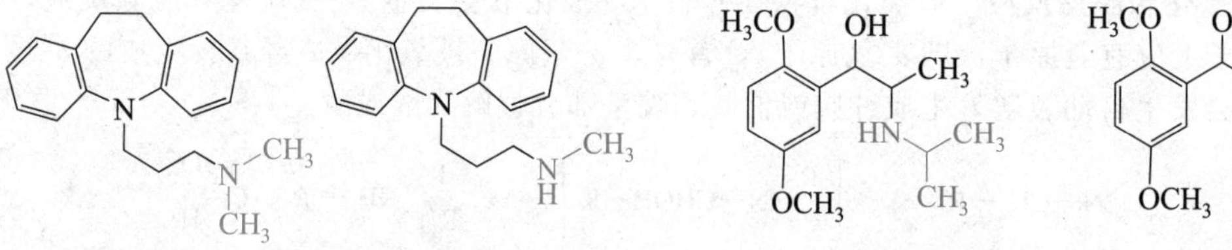

丙米嗪　　　　　地昔帕明　　　　　N-异丙甲氧明　　　　　甲氧明

叔胺或仲胺类药物在体内脱烷基后，分别生成仲胺、伯胺，其极性增加，由此会影响药物的分布及作用强度。

含氨基的化合物容易进行脱氨基反应。如苯丙胺（Amphetamine）在体内发生氧化脱氨。

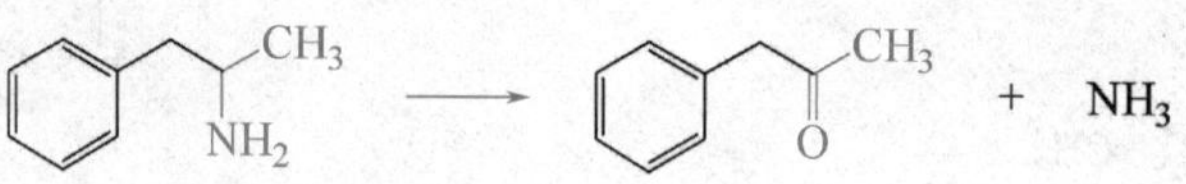

苯丙胺

6. 醚及硫醚的氧化

(1) 含氧化合物的氧化代谢　含氧化合物以醚类药物为主，醚类药物在微粒体混合功能酶的催化下，进行 O-脱烷基化反应，反应机制是与氧原子相连的烷基碳原子上应有氢原子（即 α-氢），该碳原子易被羟基化，羟基化的代谢物不稳定，发生 C—O 键断裂，生成羟基化合物（醇或酚）以及羰基化合物。

芳醚类化合物较常见的代谢途径是 O-脱烷基反应。一般过程是含 α-氢的碳上羟基化后，碳-氧键断裂得到酚。甲基醚最易被脱去；烷基较大时，α-碳氧化较慢，常发生 ω 或 $\omega-1$ 氧化。如可待因（Codeine）在体内有 8% 发生 O-去甲基化，生成吗啡；非那西丁（Phenacetin）脱乙基生成对乙酰氨基酚。

非甾体抗炎药吲哚美辛（Indomethacin）经氧化代谢后生成 O-脱甲基化合物。

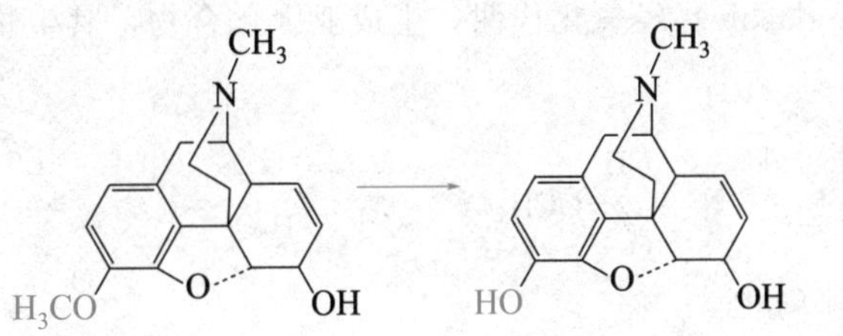

可待因   吗啡

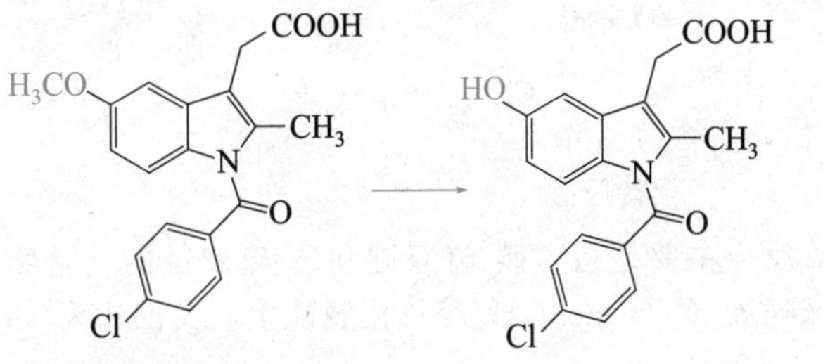

吲哚美辛

（2）含硫原子的药物　含硫原子的药物主要经历三个氧化代谢反应，即 S-脱烷基、S-氧化和氧化脱硫。

① S-**脱烷基**　S-脱烷基反应的机理与 O-脱烷基化反应相同，芳香或脂肪族的硫醚通常在 CYP450 催化下，经氧化 S-脱烷基生成巯基和羰基化合物。

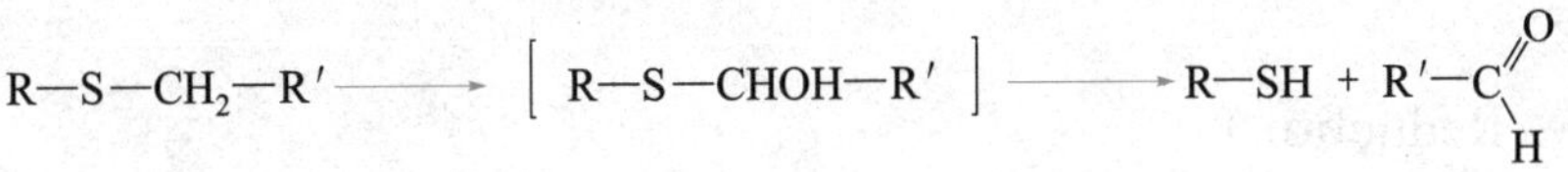

例如，抗肿瘤药 6-甲巯嘌呤（6-Methylmercaptopurine）经氧化代谢脱 6-甲基得巯嘌呤（Mercaptopurine）。

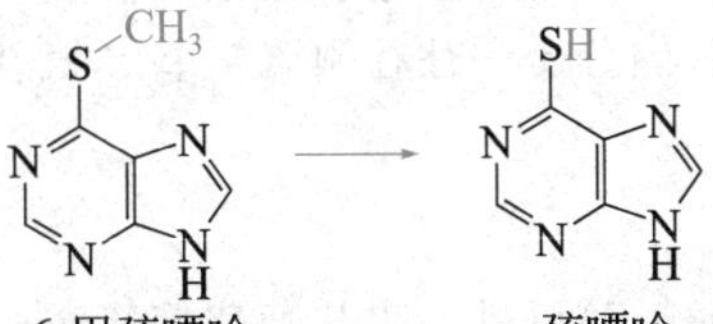

6-甲巯嘌呤   巯嘌呤

② S-**氧化反应**　黄素单加氧酶（Flavin-containing Monooxygenase，FMO）催化氧化杂原子 N 和 S，但不能催化杂原子的脱烷基化反应。在 FMO 催化下，含硫原子的药物通常被氧化生成亚砜，亚砜还会被进一步氧化生成砜。

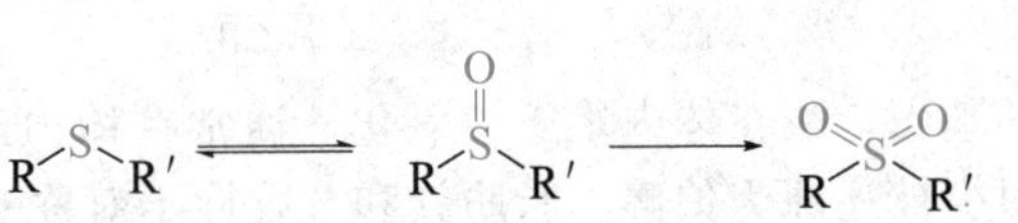

例如，抗精神失常药硫利达嗪（Thioridazine），经氧化代谢后生成亚砜化合物美索达嗪（Mesoridazine），其抗精神失常活性比硫利达嗪高 1 倍。

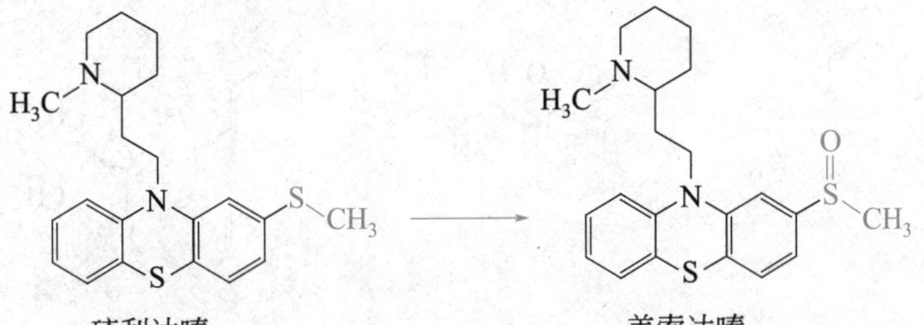

硫利达嗪   美索达嗪

驱虫药阿苯达唑（Albendazole）经氧化代谢，生成亚砜化合物，其生物活性均比氧化代谢前提高。

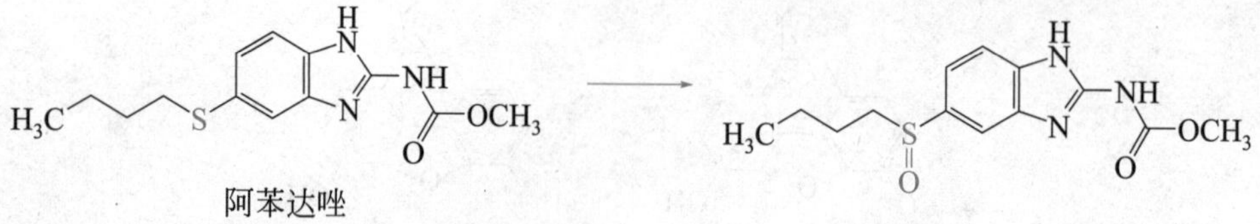

阿苯达唑

免疫抑制剂奥昔舒仑（Oxisuran），含亚砜结构，经代谢生成相应的砜化合物。

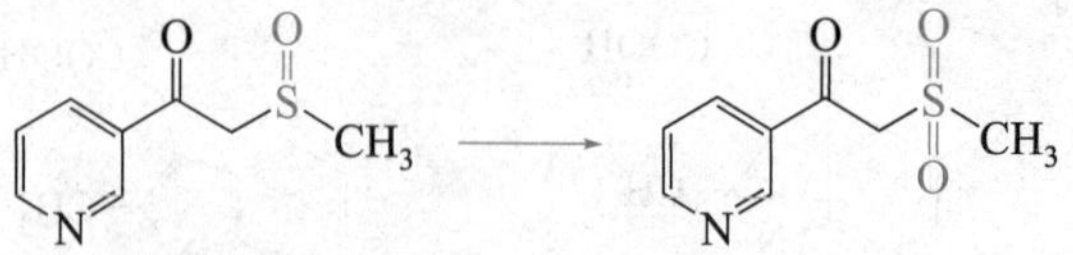

奥昔舒仑

③ **氧化脱硫**　氧化脱硫反应主要是指含碳-硫双键和磷-硫双键的化合物经氧化脱硫代谢后生成碳-氧双键和磷-氧双键。例如，硫喷妥（Thiopental）经氧化脱硫生成戊巴比妥（Pentobarbital）。

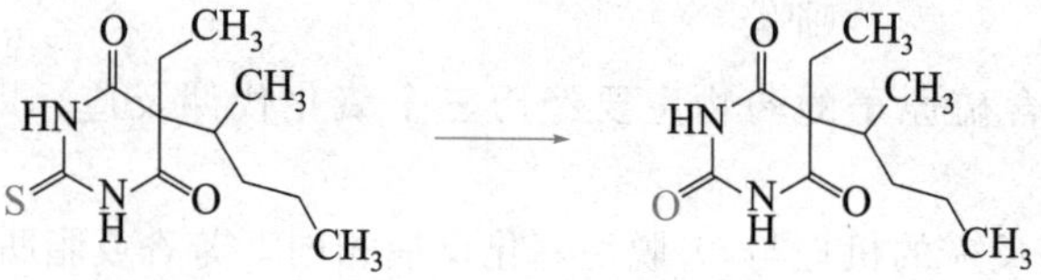

硫喷妥　　　　　　　　戊巴比妥

二、还原反应（Reduction）

药物的氧化代谢是主要的代谢反应，但对含羰基、硝基、偶氮、叠氮化合物等结构的药物，药物的还原代谢是重要的代谢反应。还原代谢后内分子中往往引入羟基、氨基等易结合代谢的基团，便于进一步进行Ⅱ相结合反应排出体外。

1. 羰基的还原

醛或酮在酶催化下还原为相应的醇，醇可进一步与葡萄糖醛酸成苷，或与硫酸成酯结合，形成水溶性分子，而易于排泄。如水合氯醛（Chloral Hydrate）还原代谢转化为活性产物三氯乙醇，后者通过与葡萄糖醛酸结合排出体外。

$$Cl_3C{-}CH(OH)_2 \longrightarrow Cl_3C{-}CH_2OH$$
水合氯醛　　　　　三氯乙醇

酮羰基是药物结构中常见的基团，酮在体内难于被氧化，通常在体内经酮还原酶的作用，生成仲醇。由于醛类易于氧化，因此，醛很少被还原为伯醇。脂肪族和芳香族不对称酮羰基在酶的催化下，立体专一性还原生成一个手性羟基。例如，降糖药醋磺己脲（Acetohexamide）经代谢后以生成 S-（—)-代谢物；镇痛药 S-（＋)-美沙酮（Methadone）经代谢后生成（$3S,6S$)-α-（—)-美沙醇。

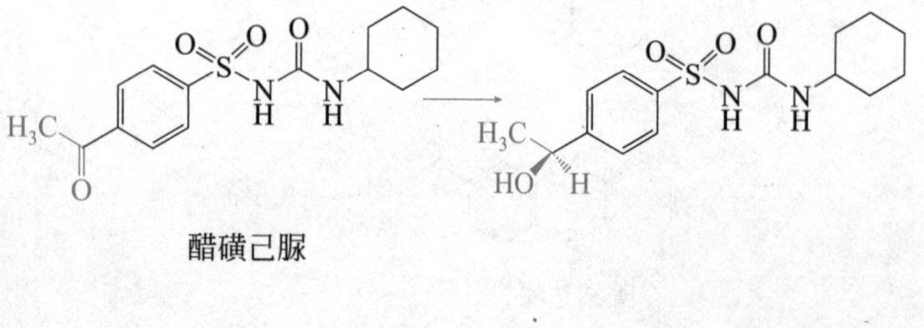

醋磺己脲 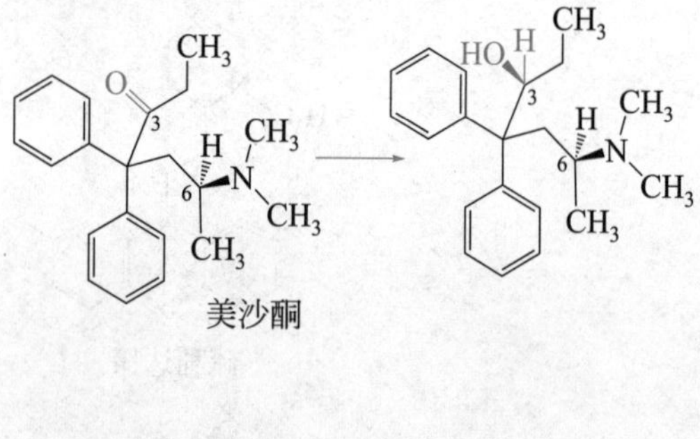　　　　　　　　　　　　　　　　　　美沙酮

2. 硝基和偶氮化合物的还原

肝微粒体包含有将偶氮和硝基化合物还原成伯胺的还原酶系统。许多偶氮化合物和硝基都能通过肝微粒体中的偶氮还原酶转化为伯胺。例如，抗溃疡性结肠炎药物柳氮磺吡啶（Sulfasalazine）被还原生成磺胺吡啶（Sulfapyridine）和5-氨基水杨酸（Mesalazine）；硝基化合物，如氯霉素（Chloramphenicol），在硝基还原酶的催化下，生成亚硝基、羟胺等中间体，再生成芳香伯胺。

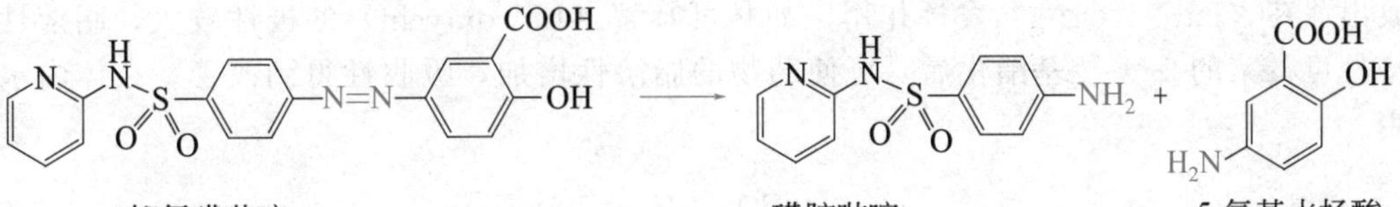

柳氮磺吡啶   磺胺吡啶   5-氨基水杨酸

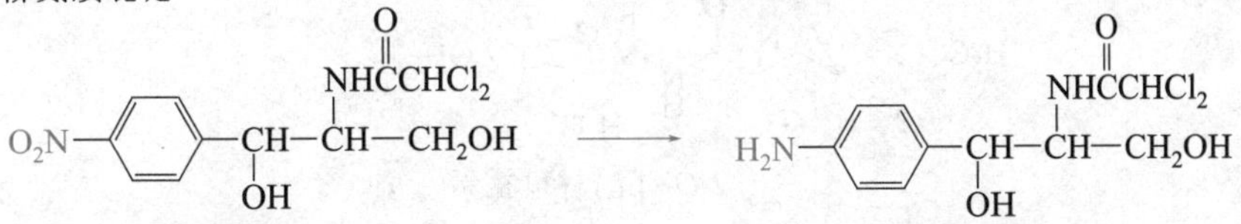

氯霉素

硝基的还原是一个多步骤过程，中间经历了亚硝基、羟胺等中间步骤。还原得到的羟胺毒性大，可致癌和产生细胞毒性。例如长期接触硝基苯会引起正铁血红蛋白血症，就是由体内还原代谢产物的苯羟胺所致。

$$R{-}NO_2 \longrightarrow R{-}NO \longrightarrow R{-}NHOH \longrightarrow R{-}NH_2$$

三、水解反应（Hydrolysis）

含酯和酰胺结构的药物在代谢中，易被肝脏、血液中或肾脏等部位的水解酶水解成羧酸、醇（酚）和胺等。水解反应也可能在体内的酸催化下进行。水解产物的极性较其母体药物强。

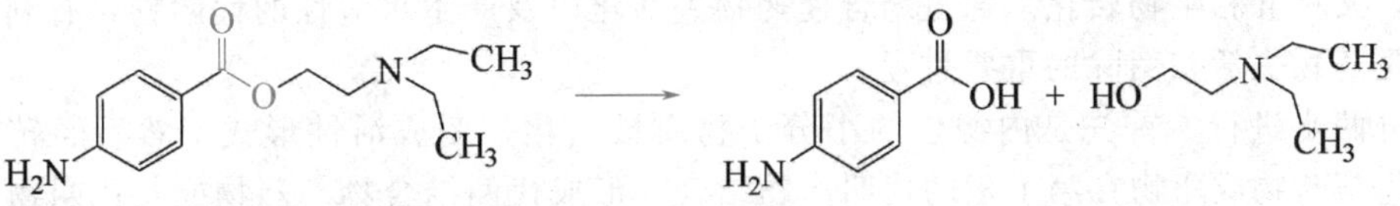

普鲁卡因

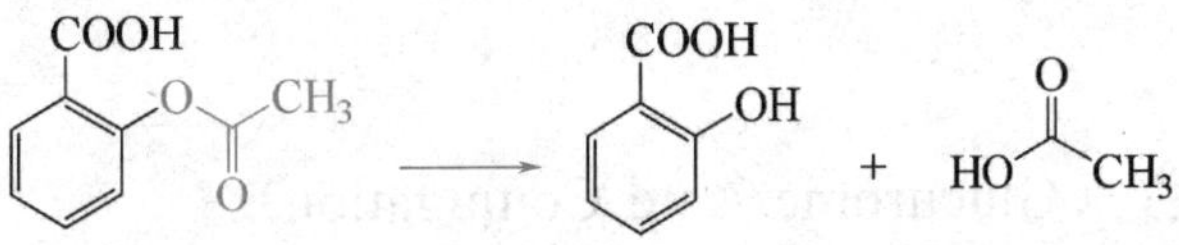

阿司匹林

邻近基团的立体位阻对酯和酰胺的水解速率的影响较大。如有较大位阻的阿托品（Atropine），在体内几乎有50%以原药形式随尿排泄，剩余部分也未进行酯水解代谢。

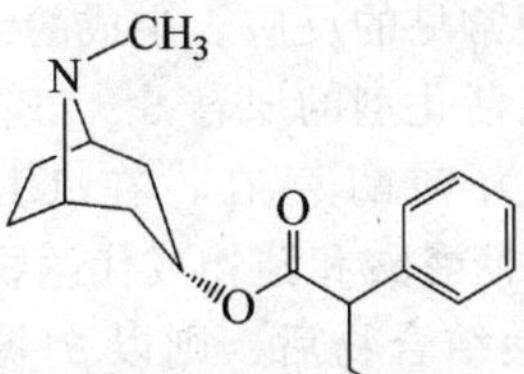

阿托品 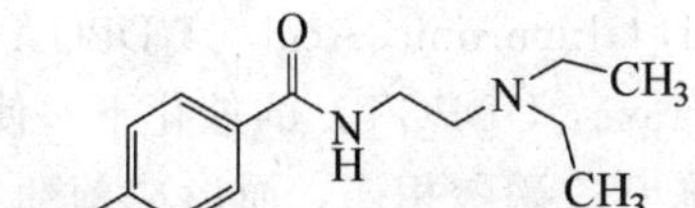   普鲁卡因胺

酰胺的水解速率较酯慢。如抗心律失常药物普鲁卡因胺（Procainamide）的水解代谢速率比普鲁卡因（Procaine）慢得多。普鲁卡因在体内可迅速水解，绝大部分以水解产物对氨基苯甲酸或其结合物从尿中排除；而普鲁卡因胺约 60％ 的药物以原药形式从尿中排出。

由于水解酶在体内广泛分布于各组织中，水解反应是酯类药物体内代谢的最普遍的途径。利用这一特性，人们把一些含有羧基、醇（酚）羟基的药物做成酯。因此改变了药物的极性，并使吸收、分布、作用时间和稳定性等药代动力学性质得到改善。这些药物被称作原来的药物的**前药**（Prodrug），在体内通过酶水解，释放出**原药**（Parent Drug）发挥作用。如林可霉素（Lincomycin）的极性较大，脂溶性差，吸收不好。如将林可霉素的 2-O-羟基酯化后，可使药物的脂溶性增加，吸收性得到改善。在体内水解成林可霉素起作用。

2-O-丁酰林可霉素

前药设计现已成为改善药物药代动力学性质的一个新药研究的常用方法。

第二节 结合反应
（Conjugation Reactions）

结合反应（Conjugation Reactions），又称为Ⅱ相生物转化（Phase Ⅱ Biotransformations），对药物及其代谢物的生物转化非常重要。

药物分子或经体内代谢的官能团化反应后的代谢物中的极性基团，可在酶的催化下将内源性的机体小分子如葡萄糖醛酸、硫酸、氨基酸、谷胱甘肽等结合到药物分子中或第Ⅰ相的药物代谢产物中。这一过程称为结合反应，又称Ⅱ相生物转化。通过结合使药物去活化以及产生水溶性的代谢物，有利于随尿和胆汁排泄。该过程是药物失活和消除的重要过程。

结合反应分两步进行，首先是内源性的小分子物质被活化，变成活性形式，然后经转移酶（Transferases）的催化与药物或药物在第Ⅰ相的代谢产物结合，形成代谢结合物。药物或其代谢物中被结合的基团通常是羟基、氨基、羧基、杂环氮原子及巯基。对于有多个可结合基团的化合物，可进行多种不同的结合反应。

一、葡萄糖醛酸结合（Glucuronic Acid Conjugation）

葡萄糖醛酸具有可离解的羧基（$pK_a = 3.2$）和多个羟基，通常呈半缩醛的环状形式，无生物活性，易溶于水。葡萄糖醛酸能与含羟基、羧基、氨基、巯基的小分子结合，形成 O-、N-、S-葡萄糖醛酸苷结合物。药物或其代谢产物与葡萄糖醛酸结合是药物代谢中最常见的反应。生成的结合产物含有可解离的羧基和多个羟基，易溶于水和排出体外。葡萄糖醛酸通常是以活化型的尿苷-5'-二磷酸-α-D-葡萄糖醛酸（Uridine-5'-Diphosphate-α-D-Glucuronic Acid，UDPGA）作为辅酶存在，在 UDP-葡萄糖醛酸转移酶（UDP-Glucuronyltransferase，UDPGT）的催化下，使葡萄糖醛酸和药物或代谢物结合。在 UDPGA 中葡萄糖醛酸以 α-糖苷键与尿苷二磷酸相连，而形成葡萄糖醛酸结合物后，则以 β-糖苷键结合，这是因为反应机理是亲核取代反应，使构象翻转。几乎所有的官能团都能与葡萄糖醛酸结合，葡萄糖醛酸结合反应的产物可分为 O-、N-、S- 和 C-葡萄糖醛酸（图 3-4）。

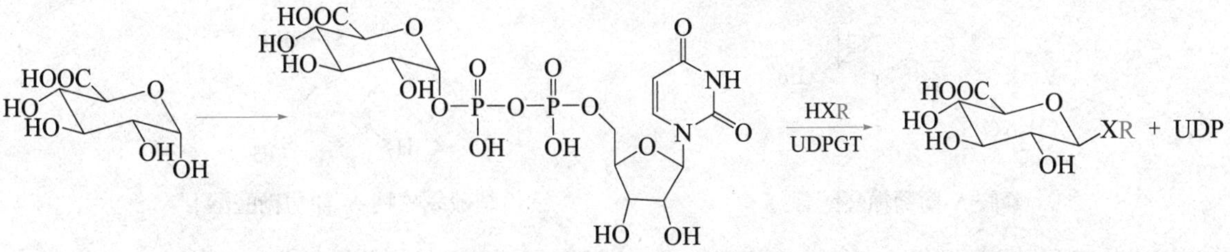

尿苷-5′-二磷酸-α-D-葡萄糖醛酸(UDPGA)　　　　葡萄糖醛酸结合物

图 3-4　葡萄糖醛酸结合反应

醇和酚与葡萄糖醛酸形成 *O*-葡萄糖醛酸结合物；芳香酸和某些脂肪羧酸能形成酯化的葡萄糖醛酸；芳香胺能形成 *N*-葡萄糖醛酸结合物；含硫醇的化合物能形成 *S*-葡萄糖醛酸结合物；有些叔胺，如曲吡那敏（Tripelennamine）能形成 *N*-葡萄糖醛酸季铵盐；含有 1,3-二羰基结构的化合物，如保泰松（Phenyl-butazone）能形成 *C*-葡萄糖醛酸结合物，1,3-二羰基结构中的亚甲基的酸性决定了形成 *C*-葡萄糖醛酸的程度。

含有羟基的药物，如吗啡、氯霉素，可形成醚型的 *O*-葡萄糖醛酸苷结合物；含羧酸的药物，如吲哚美辛（Indomethacin），可生成酯型葡萄糖醛酸苷结合物。

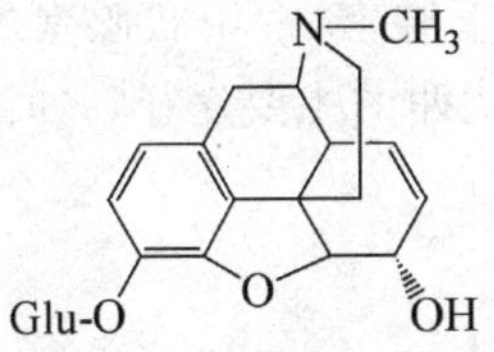

吗啡葡萄糖醛酸苷 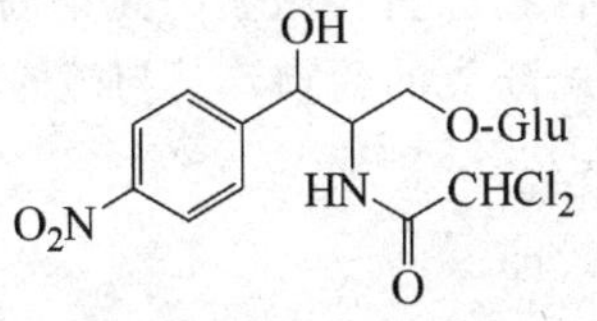　　　　氯霉素葡萄糖醛酸苷 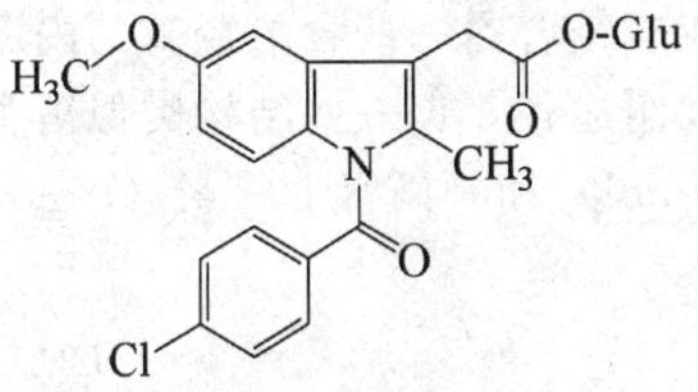　　　　吲哚美辛葡萄糖醛酸苷

由于含羟基、羧基的药物及可通过官能团代谢（氧化、还原、水解）得到羟基和羧基的代谢产物的药物较多，且体内葡萄糖醛酸的来源丰富，故与葡萄糖醛酸结合形成 *O*-葡萄糖醛酸苷的结合物是这些药物主要的代谢途径。

O-葡萄糖醛酸苷化反应和 *O*-硫酸酯反应能同时发生，并经常竞争同一底物（如对乙酰氨基酚，Paracetamol），两者之间的平衡主要受动物种属、剂量、共底物的可利用情况以及相应转移酶的抑制和诱导等因素的影响。

新生儿由于肝脏转移酶（UDPGT）活性尚未发育成熟，会导致药物在体内聚集产生毒性。如新生儿在使用氯霉素时，由于氯霉素和葡萄糖醛酸不能形成结合物而排出体外，导致药物在体内聚集，引起"灰婴综合征"。

N-葡萄糖醛酸代谢物由酰胺、磺酰胺、芳香胺、吡啶、脂肪胺与葡萄糖醛酸结合生成。例如，卡马西平（Carbamazepine）可发生酰胺类 *N*-葡萄糖醛酸苷化反应；苯妥英（Phenytoin）的 3 位发生酰胺类 *N*-葡萄糖醛酸苷化反应。磺酰胺类抗菌药磺胺地索辛（Sulfadimethoxine）通过 *N*-葡萄糖醛酸苷化反应生成的 *N*-葡萄糖醛酸代谢物，水溶性提高，不会有在肾脏析出结晶的危险。

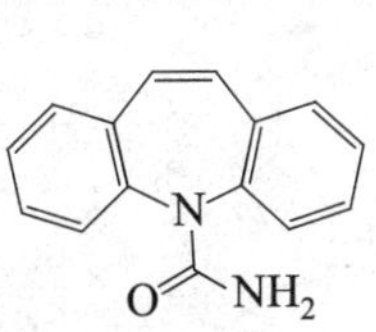

卡马西平 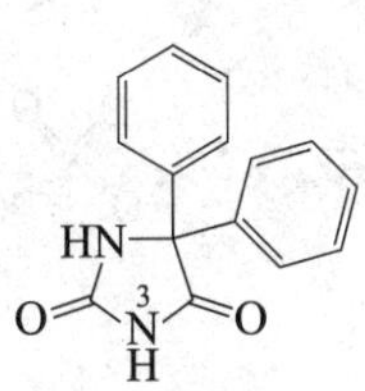　　　　　　　　苯妥英 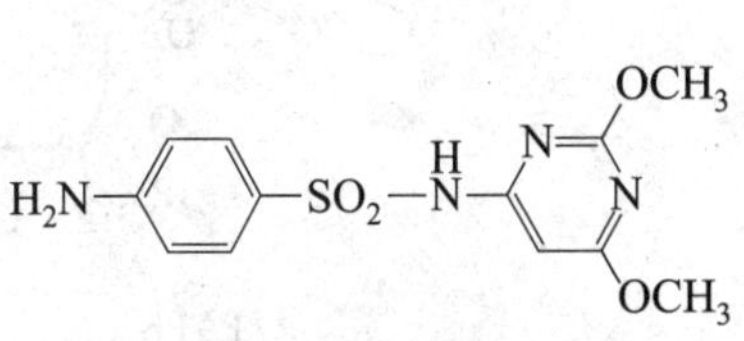　　　　　　　　磺胺地索辛

芳香胺药物发生 *N*-葡萄糖醛酸苷化反应的例子较少见，脂肪伯胺、仲胺、吡啶氮及具有 1~2 个甲基的叔胺能与葡萄糖醛酸进行结合反应。

S-葡萄糖醛酸代谢物由脂肪族和芳香族硫醇与葡萄糖醛酸结合形成。

含氨基、硫基的药物也可与葡萄糖醛酸结合形成 *N*-葡萄糖醛酸苷和 *S*-葡萄糖醛酸苷，如磺胺（Sulfanilamide）和丙基硫氧嘧啶（Propylthiouracil）。

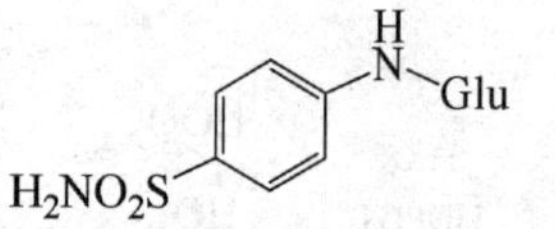

磺胺-*N*-葡萄糖醛酸苷 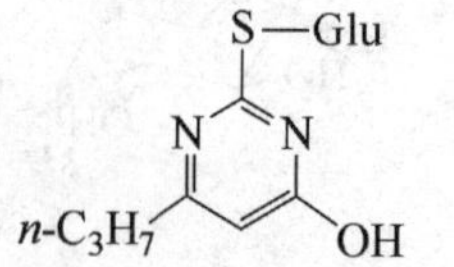　　　　　　　丙基硫氧嘧啶-*S*-葡萄糖醛酸苷

由于 *N*-及 *S*-葡萄糖醛酸苷结合物的稳定性差，且胺类药物较容易进行氧化和乙酰化的代谢反应，故这些药物的主要代谢途径不是与葡萄糖醛酸结合。

形成的葡萄糖醛酸结合物一般随尿排泄；当结合物的分子量大于 300 时，主要经胆汁排泄。经胆汁排泄的葡萄糖醛酸结合物在肠内易发生酶促水解，游离出的药物又可被肠重吸收，形成肠肝循环（Entero-hepatic Circulation）。其结果使药物在体内保持的时间较长。

当机体的葡萄糖醛酸结合代谢失调时，可导致药物积蓄而产生毒副反应。

二、硫酸结合（Sulfate Conjugation）

与硫酸结合是一些含酚羟基的内源性化合物如甾类激素、儿茶酚胺（肾上腺素）、甲状腺素等的一个重要的代谢途径。但一些结构类似甾类和儿茶酚类的药物，其与硫酸结合是代谢的主要途径，如沙丁胺醇（Salbutamol）和异丙肾上腺素（Isoprenaline）。

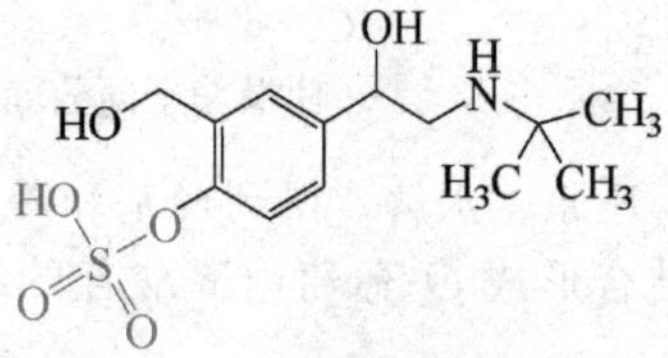

沙丁胺醇硫酸酯 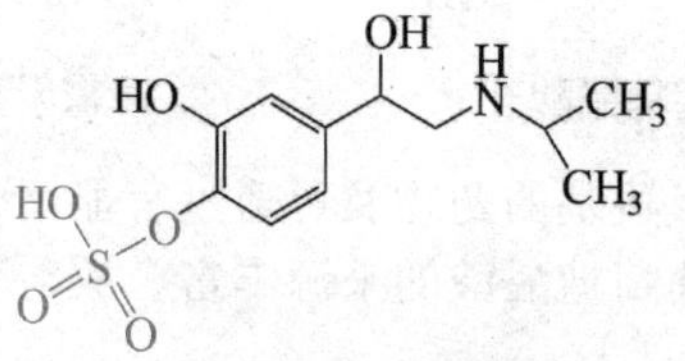　　　　　　　　　　异丙肾上腺素硫酸酯

硫酸结合反应的过程是无机的硫酸盐在 ATP 硫酸化酶及镁离子参与下，生成腺苷-5-磷酰硫酸酯（APS），再经 APS 磷酸激酶作用，形成活性辅酶 3-磷酸腺苷-5-磷酰硫酸酯（PAPS），最后再在磺基转移酶作用下，将硫酸基从 PAPS 转移给药物分子，形成硫酸酯结合物，并释放出 3-磷酸腺苷-5-磷酸酯（PAP）（图 3-5）。

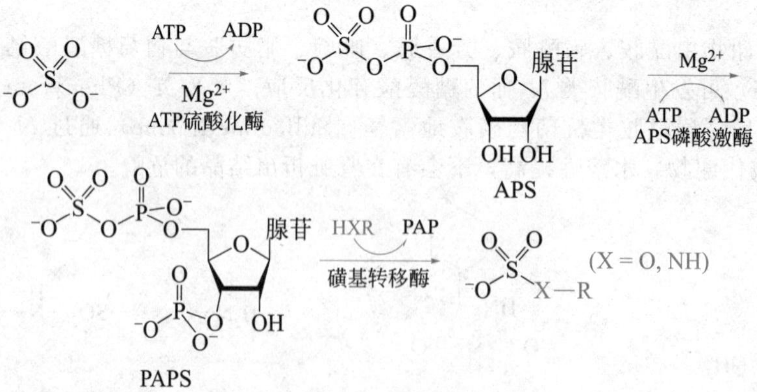

图 3-5　硫酸结合反应

参与硫酸酯化反应的基团主要有羟基、氨基和羟氨基。醇类化合物形成的硫酸酯稳定性不同，内源性甾醇类药物能形成稳定的硫酸酯。酚羟基可形成稳定的硫酸酯，但因为机体的硫酸源较少，且硫酸酯酶的活性强，形成的硫酸结合物易于分解，故与硫酸结合的药物不如与葡萄糖醛酸结合的普遍。

酚羟基具有较高的亲和力可形成稳定的硫酸酯，脂肪醇羟基不易硫酸化，且形成的硫酸酯易水解为起始物。

例如，支气管扩张药沙丁胺醇（Salbutamol），结构中有三个羟基，其中只有酚羟基形成硫酸酯化结合物。

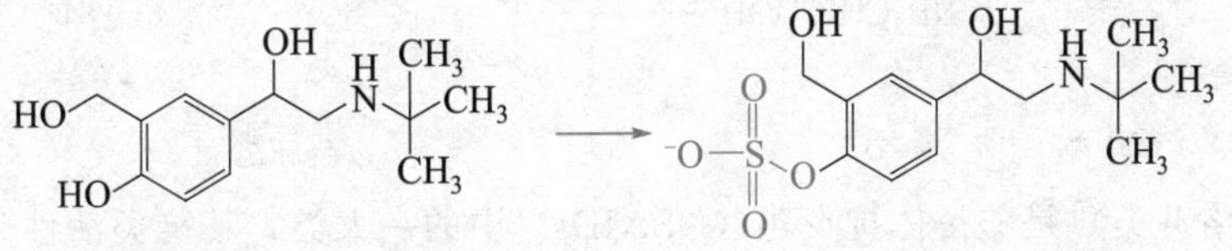

沙丁胺醇

芳香羟胺和羟基酰胺是磺基转移酶较好的底物，形成磺酸酯后，N—O 极易分解断裂生成的氮正离子，具有较高的亲电性，引起肝脏毒性和致癌性。例如，解热镇痛药非那西丁（Phenacetin）在体内经官能团化反应的代谢物，与硫酸化结合反应形成磺酸酯，与生物大分子结合，引起肝、肾毒性。

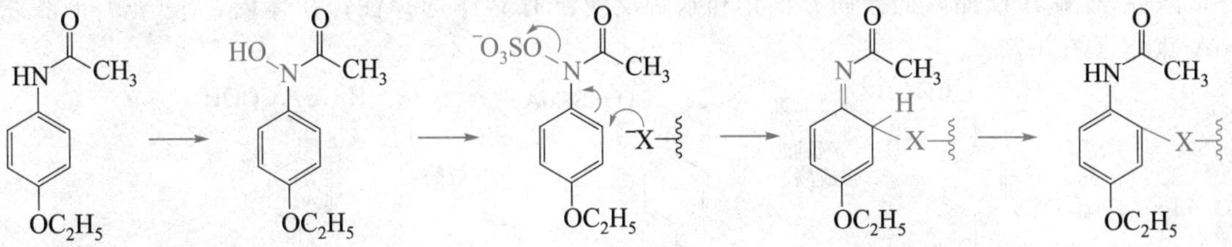

非那西丁

三、氨基酸结合（Conjugation with Amino Acids）

含有羧基的药物或代谢物可与体内氨基酸如甘氨酸、谷氨酰胺等形成结合代谢物。羧酸先在乙酰合成酶的作用下，与三磷酸腺苷（ATP）及辅酶 A（CoA）形成活性的酰基辅酶 A（RCO—S—CoA），再经 N-酰基转移酶催化将活性酰基转移到氨基酸的氨基上，生成结合物。参加反应的氨基酸主要是内源性的氨基酸，其中以甘氨酸（Glycine）的结合反应最为常见。

羧酸类药物首先与三磷酸腺苷（ATP）和辅酶 A（CoA）在乙酰合成酶（Acyl Synthetase）的作用下被活化形成辅酶 A 硫酯，再在 N-酰基转移酶（Transacetylase）催化下，将酰基转移到氨基酸的氨基上，形成氨基酸结合物（图 3-6）。

图 3-6 氨基酸结合反应

抗组胺药溴苯那敏（Bromphenamine）和抗惊厥药苯乙酰脲（Phenacemide）的代谢产物可与甘氨酸结合后从肾脏排出。

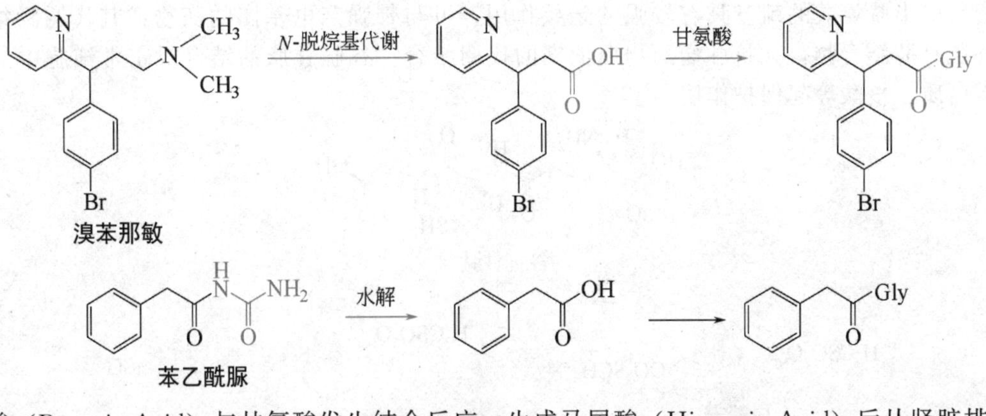

溴苯那敏

苯乙酰脲

苯甲酸（Benzoic Acid）与甘氨酸发生结合反应，生成马尿酸（Hippuric Acid）后从肾脏排出体外。

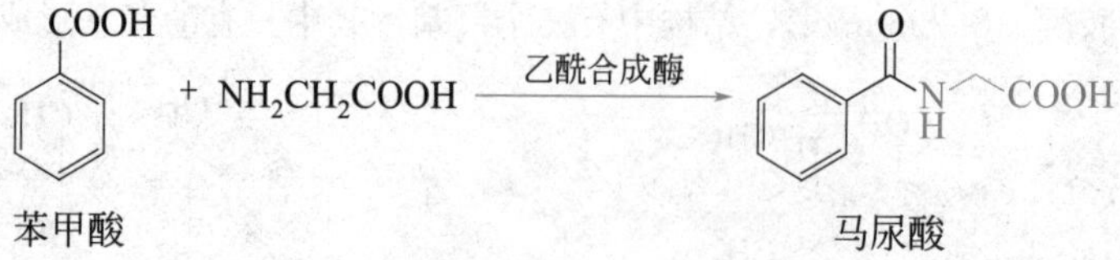

苯甲酸　　　　　　　　　　　　　　　　　　　　　　马尿酸

  2-芳基丙酸类（洛芬类）是非甾体抗炎药（NSAIDs）中的一大类，其抗炎活性（抑制环氧酶）与 *S*-（＋）-异构体有关，*R*-（－）-异构体无抗炎活性。2-芳基丙酸类在体内的代谢是单向手性转化，使 *R*-（－）-异构体转化为 *S*-（＋）-异构体，手性转化过程中 2-芳基丙酸-酰基辅酶 A 硫酯是关键中间体，该硫酯的形成对无活性的 *R*-异构体有立体选择性。消旋体布洛芬在体内能通过酰基辅酶 A 硫酯的形成、差向异构化和水解反应，代谢转化生成活性更好的 *S*-异构体。*R*-布洛芬向 *S*-布洛芬的单向转化是由于立体选择性地形成 *R*-布洛芬-辅酶 A 硫酯，而差向异构化和水解反应没有立体选择性；在体内，*S*-（＋）-布洛芬并不形成其 CoA 硫酯（图 3-7）。

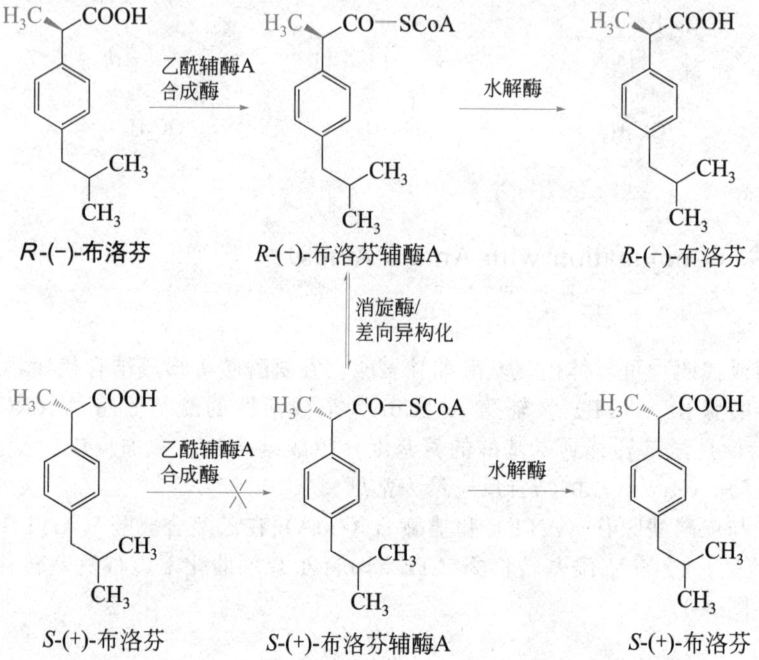

图 3-7　*R*-（－）-布洛芬向 *S*-（＋）-布洛芬转化过程

四、谷胱甘肽或巯基尿酸结合 (⌈Glutathione or Mercapturic Acid Conjugation⌋)

  谷胱甘肽（Glutathione，GSH）是由谷氨酸、半胱氨酸和甘氨酸组成的三肽，在哺乳动物的组织中广泛存在。其中半胱氨酸的巯基具有较强的亲核作用，可与带强亲电基团的药物或其代谢物结合，形成 *S*-取代的谷胱甘肽结合物，如抗肿瘤药物白消安的代谢结合。谷胱甘肽的结合对正常细胞中的亲核基团的物质如蛋白质、核酸等起保护作用。

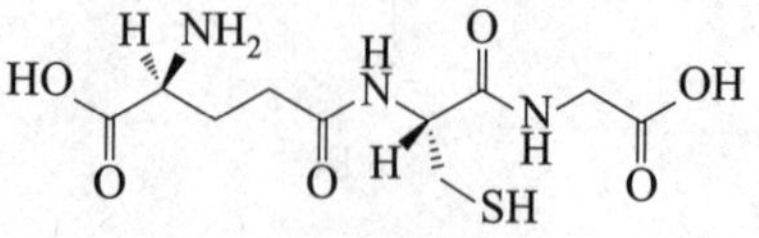

谷胱甘肽

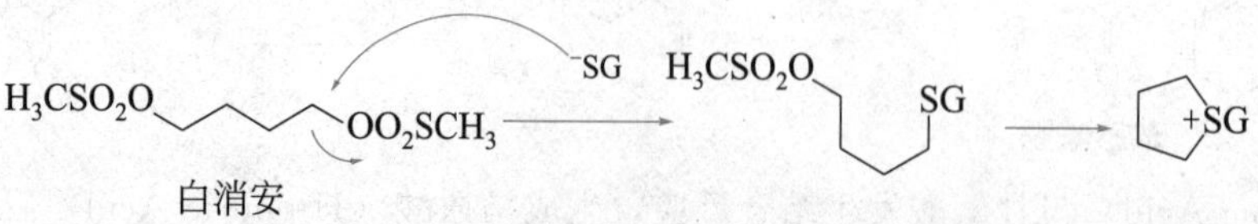

白消安

谷胱甘肽与药物的亲电基团（E）结合后得到的结合物，因其分子量较大及具有一定的脂溶性，大都从胆汁中排泄。结合物也可继续代谢，即在相应的转肽酶的作用下，分别脱去谷氨酸和甘氨酸，再将乙酰辅酶 A 的乙酰基转移到半胱氨酸的氨基上，最后形成巯基尿酸结合物，通过尿液排出体外。故该结合途径也称为巯基尿酸结合（图 3-8）。

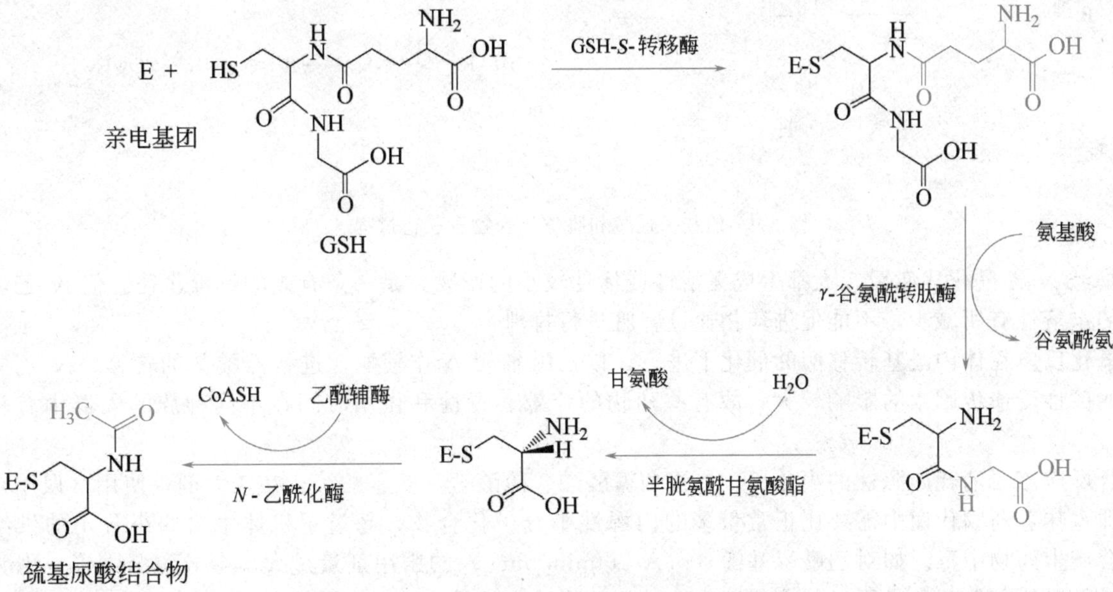

图 3-8　谷胱甘肽参与的结合反应

谷胱甘肽的结合反应，可用于含硝基、卤素的芳烃代谢结合，以及环氧化合物、苗烃、卤烯烃等的结合。体内有较丰富的谷胱甘肽（GSH），一般认为这种结合代谢具有重要的解毒作用。

五、乙酰化结合（Acetylation）

芳伯胺类药物在代谢时大都被乙酰化结合。酰胺类药物在水解后及芳硝基类药物在还原后所形成的氨基，都可能进行乙酰化结合。

乙酰化反应（Acetylation）是以乙酰辅酶 A（Acetylcoenzyme A）作为辅酶，在 N-乙酰基转移酶（N-Aceyltransferase）催化下，乙酰基转移到氨基或羟基官能团上。

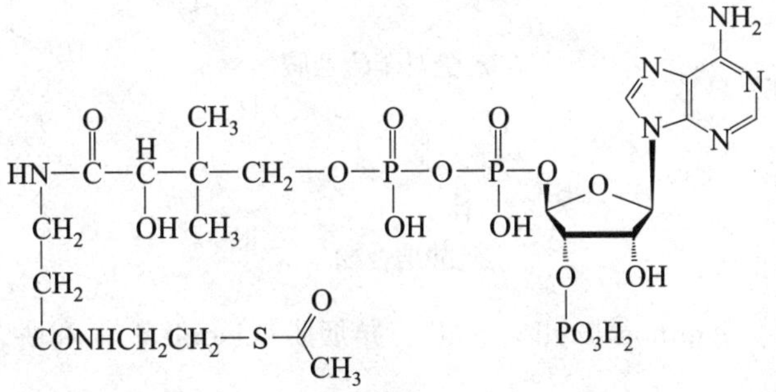

乙酰辅酶A

乙酰化是含有伯氨基的外源性化合物代谢的一条重要途径。脂肪族伯胺和仲胺很少进行乙酰化反应，即使进行，结合率也比较低；大多数芳香伯胺易进行乙酰化反应；芳香羟胺也能进行乙酰化反应，主要产物是 O-乙酰化物，虽然也会产生 N-乙酰化物，但由于会发生分子内 N,O-乙酰基转移，因此芳香羟胺 N-乙酰化物也会在体内转变为 O-乙酰化物；肼或酰肼亦能发生 N-乙酰化反应（伯胺、羟胺和肼类化合物乙酰化过程见图 3-9）。

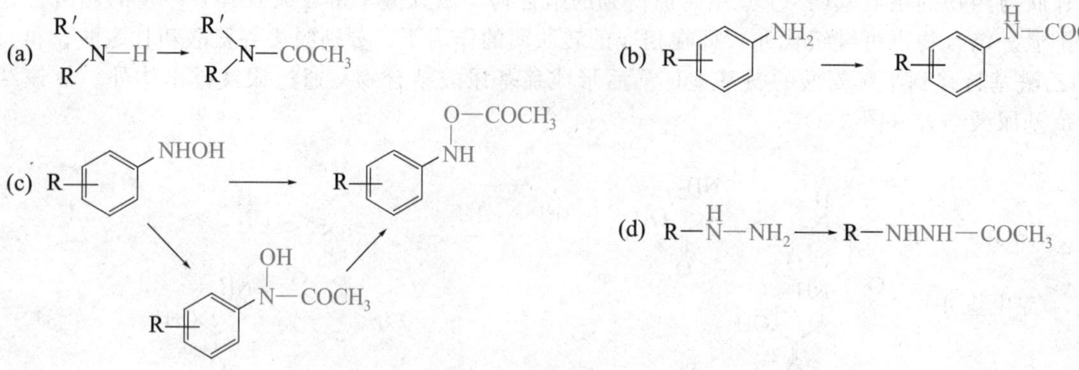

图 3-9　伯胺、羟胺和肼类化合物乙酰化过程

药物经 N-乙酰化代谢后，大都生成无活性或活性较小的产物，是一条有效的解毒途径。但 N-乙酰化代谢物的水溶性有所减少，不能促进药物通过肾脏进行排泄。

乙酰化反应在体内酰基转移酶的催化下进行，以乙酰辅酶 A 作辅酶，进行乙酰基的转移。N-乙酰化转移酶的活性受遗传因素的影响较大，故有些药物的疗效、毒性和作用时间在不同种族的人群中有较大差异。

结合反应需要消耗内源性的小分子，如葡萄糖醛酸、硫酸盐、氨基酸等。在较大剂量使用（误用）药物时，即意味着药物代谢中需要比正常量多的内源性小分子化合物，超过了机体中这些小分子的供给能力，就会产生药物中毒。如对乙酰氨基酚（p-Acetaminophen）的服用剂量过大，会导致肝中毒。因为在正常剂量下对乙酰氨基酚是通过与葡萄糖醛酸或硫酸盐结合后排出体外，只有约 5% 的量与谷胱甘肽结合被排除。在服用量远远超过治疗剂量时，体内供结合用的葡萄糖醛酸和硫酸盐被耗尽，使得代谢物与谷胱甘肽的结合成为主要的代谢途径。但当肝脏内谷胱甘肽的消耗得不到及时补充时，会使代谢物 N-乙酰对苯醌亚胺在体内蓄积，该代谢物可与细胞内大分子共价结合，导致严重的肝毒性。如果出现过量服用对乙酰氨基酚的情况，应及早服用 N-乙酰半胱氨酸来除去体内蓄积的 N-乙酰对苯醌亚胺，避免中毒的发生。

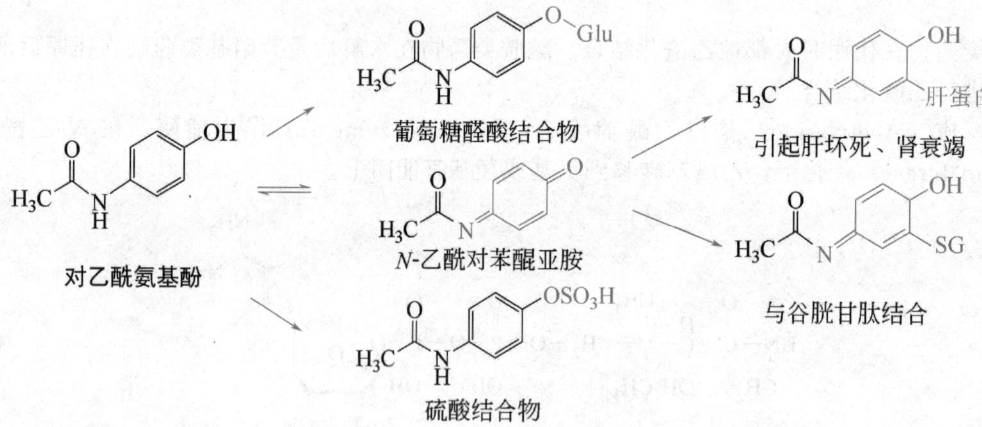

例如，对氨基水杨酸（p-Aminosalicylic Acid）、异烟肼（Isoniazid）和肼苯哒嗪（Hydralazine）均能发生 N-乙酰化反应。

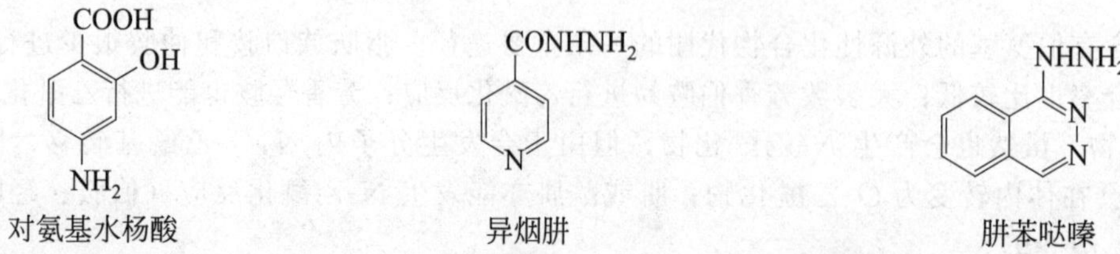

六、甲基化结合（Methylation）

在药物代谢中，甲基化结合（Methylation）是比较次要的结合途径，但在内源性化合物（如肾上腺素）的生物合成中，在内源性胺类化合物（如去甲肾上腺素、多巴胺、5-羟色胺和组胺）的代谢中，以及在调节生物大分子（如蛋白质和核苷酸）的活性过程中，甲基化都是非常重要的（图3-10）。伯胺和仲胺的 N-甲基化反应在体内一般很少发生，因为生成的甲基胺很容易被氧化脱甲基；杂环氮原子，如咪唑和组胺的吡咯氮原子，易被 N-甲基化。吡啶环中的氮原子发生甲基化后形成季铵，较稳定，不易发生 N-脱甲基化反应，而且极性和亲水性增加，易于代谢。

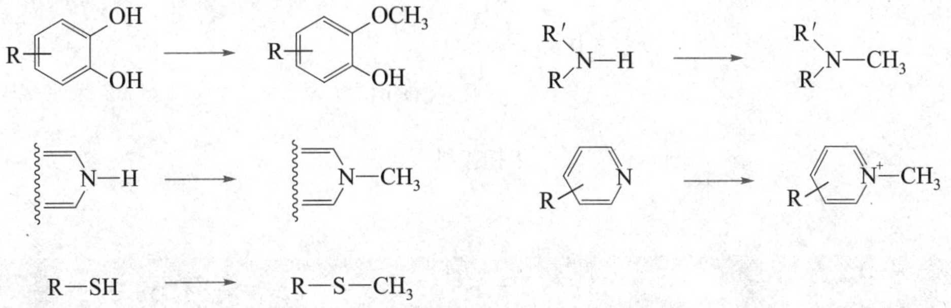

图 3-10　主要的甲基化反应

甲基化反应是在甲基转移酶（Methyltransferases）的作用下以 S-腺苷-L-甲硫氨酸（S-Adenosyl-L-Methinnine，SAM）为辅酶进行的反应。

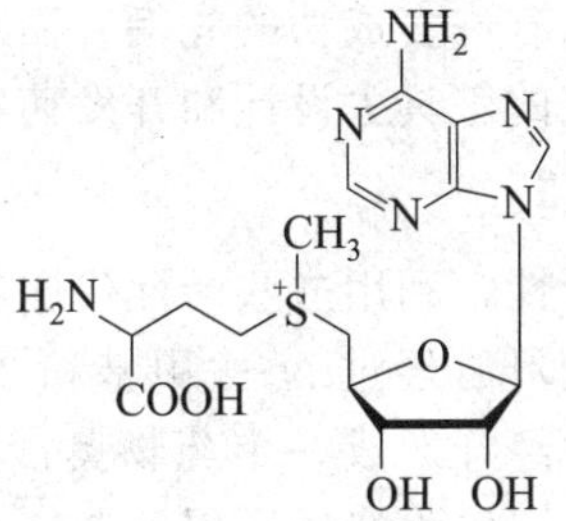

SAM

甲基转移酶，如儿茶酚-O-甲基转移酶（Catechol-O-Methyltransferase，COMT）催化儿茶酚发生 O-甲基化，生成 O-单甲基化的儿茶酚代谢产物。例如，β肾上腺素能受体激动剂异丙肾上腺素（Isoprenaline）甲基化代谢反应是区域选择性地在 C-3 位羟基发生甲基化。另一个 β_2 肾上腺素能受体激动剂特布他林（Terbutaline），虽然结构与异丙肾上腺素相似，但两个羟基处于间位，不能发生甲基化。

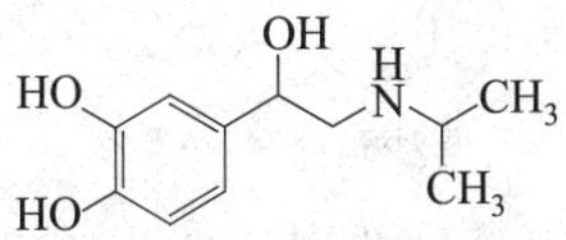

异丙肾上腺素

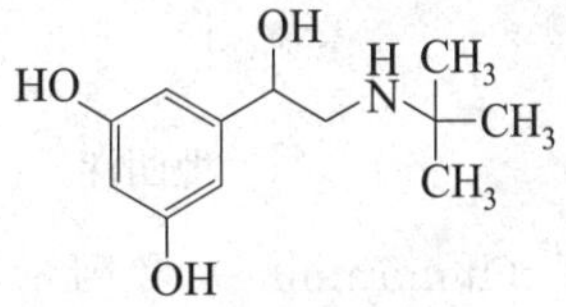

特布他林

甲基化结合反应对一些内源性的活性物质如儿茶酚胺的代谢灭活起着重大的作用。例如肾上腺素在镁离子和儿茶酚-O-甲基转移酶（COMT）的催化下，可使儿茶酚结构甲基化。

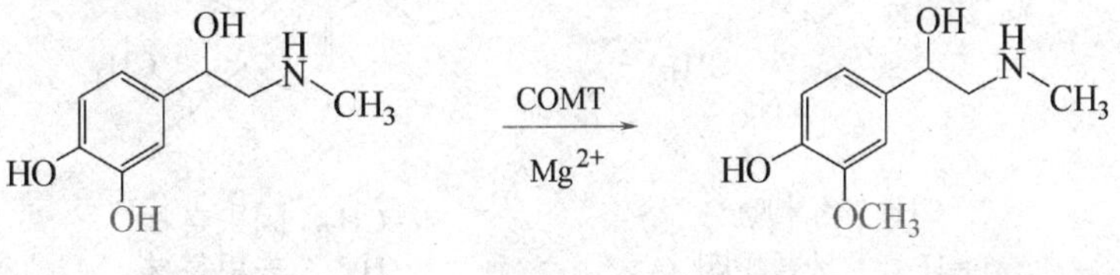

肾上腺素

但甲基化结合对药物的代谢较为少见。除对叔胺生成季铵盐的代谢物,增大水溶性外,甲基化结合代谢物的极性都减小,不能促进药物的排泄作用。

药物分子中的含氮、氧、硫的基团都能进行甲基化反应,反应大多需在特异性或非特异性的甲基化转移酶催化下进行。苯乙醇胺-N-甲基转移酶(PNMT)可催化内源性和外源性的苯乙醇胺如麻黄碱(Ephedrine)甲基化。

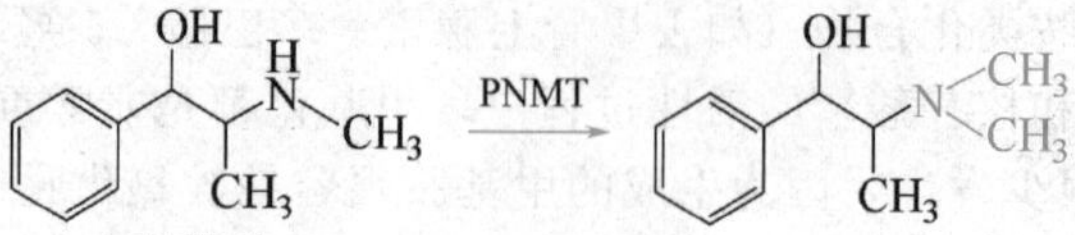

麻黄碱

含巯基的化合物,如抗高血压药卡托普利(Captopril)的巯基可进行 S-甲基化代谢。

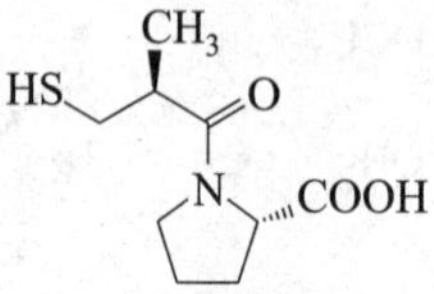

卡托普利

第三节　药物代谢研究在药物开发中的应用
（Application of Drug Metabolism Research in Drug Development）

通过药物代谢的研究发现新的药物已有许多成功的先例。而对药物代谢的规律有了更多的了解后,药物化学家可以有意识地利用药物代谢研究的工具去设计和开发药物。

1. 利用药物的活性代谢物开发新药

有些药物在体内的代谢产物仍具有活性,利用这些活性代谢物作为药物使用可以避免原来药物的某些副作用。例如地西泮(Diazepam)在体内肝脏经过 N-去甲基和 3 位羟基化后得到 N-去甲-3-羟基地西泮,该药物仍具镇静、催眠、抗焦虑活性,后经开发成一个药物奥沙西泮(Oxazepam)上市。奥沙西泮的作用与地西泮相似,但作用较弱,半衰期短,清除快,适用于老年人及肝肾功能不良者。

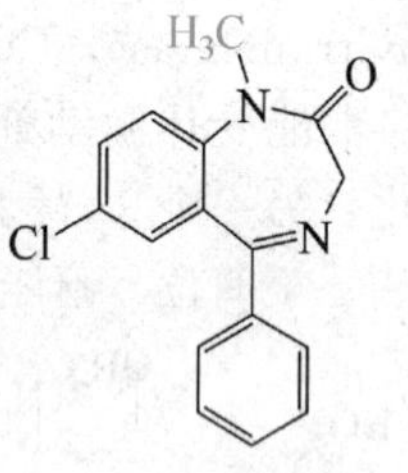

地西泮 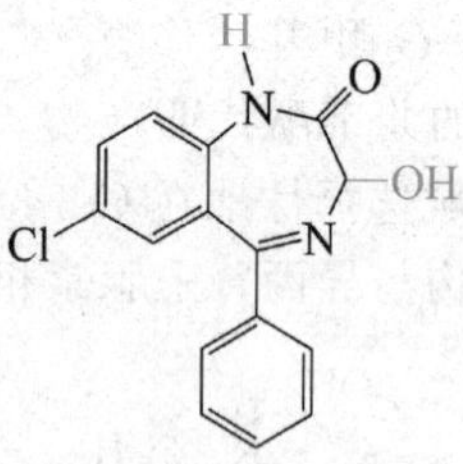　　　　　　　　　　奥沙西泮

抗抑郁药丙米嗪(Imipramine)和阿米替林(Amitriptyline)的代谢物地昔帕明(Desipramine)和去甲替林(Nortriptyline)的抗抑郁作用都比原药强,而且副作用小、生效快。它们都已成为药物上市。

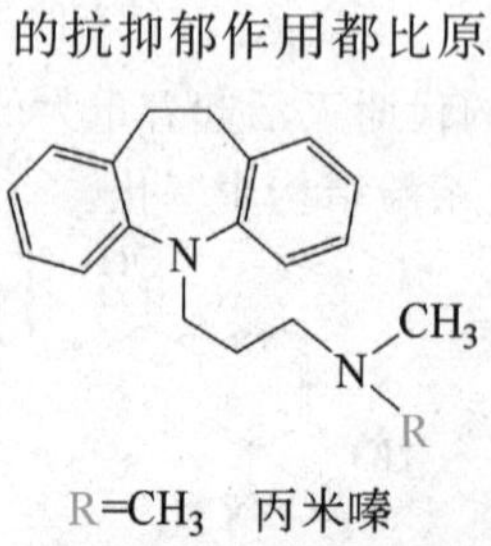

R=CH₃　丙米嗪　　　　　　R=CH₃　阿米替林
R=H　　地昔帕明　　　　　R=H　　去甲替林

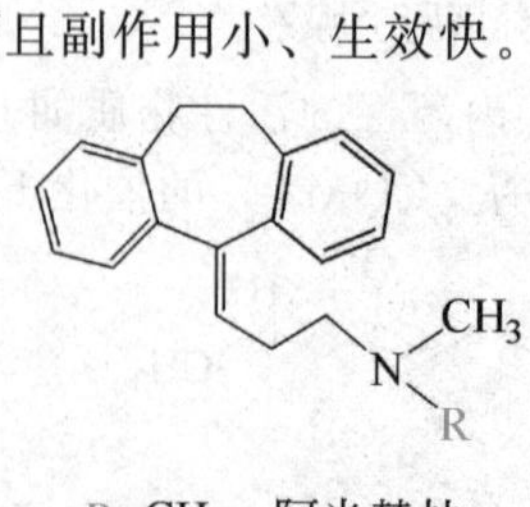

药物的活性代谢物直接作为药物，可减轻体内代谢的负担，有些药物更适合老年人使用。

2. 利用代谢活化反应，进行前药设计

在已知药物的结构上进行变化可得到一些适宜的药代动力学性质，同时使该药物在体内代谢后可成原来的药物而发挥作用。这一研究方法称为**前药设计**（Prodrug Design），或**药物的潜伏化**（Drug Latentiation），已成了新药研究中普遍使用的方法。例如利用阿司匹林的羧基和对乙酰氨基酚的酚羟基进行酯化得消炎镇痛药贝诺酯（Benorilate），口服后贝诺酯在体内水解成阿司匹林及对乙酰氨基酚产生治疗作用，贝诺酯对胃肠道的刺激作用比阿司匹林小。

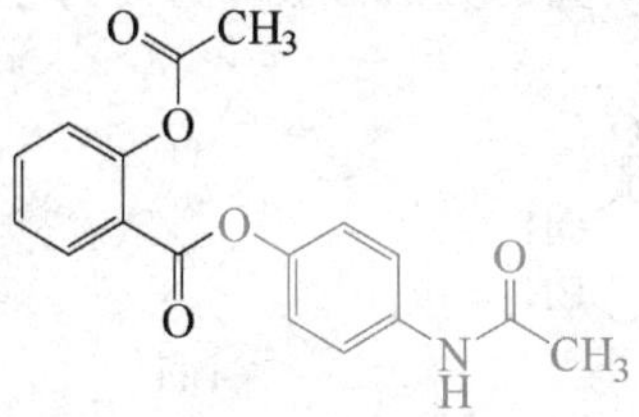

贝诺酯

3. 利用药物代谢，避免药物的积蓄副作用

在药物结构中有意识地设计一些片段，使之易于代谢，让药物在发挥作用后，易于代谢消除，避免蓄积中毒，这种方法叫**软药设计**（Soft Drug Design）。例如肌肉松弛药阿曲库铵（Atracurium），在其季铵氮原子的 β 位上有吸电子基团取代，使其在体内生理条件下可发生非酶性的 Hofmann 消除反应，以及由非特异性血浆酯酶催化的酯水解反应，半衰期仅 30min，迅速代谢为无活性的代谢物，避免了对肝、肾酶催化代谢的依赖性，解决了其他神经肌肉阻滞剂常见的蓄积中毒问题。

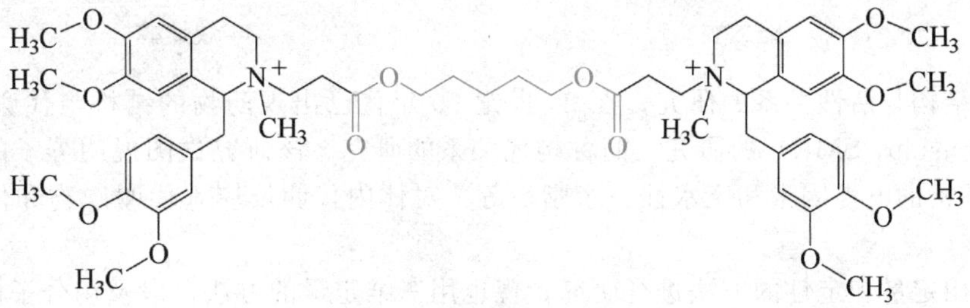

阿曲库铵

4. 利用首过代谢，避免局部用药的全身副作用

很早就发现糖皮质激素是最有效的抗炎药物，可有效地控制哮喘症状。但因其具有广泛的全身性副作用（肾上腺抑制、骨质疏松及生长抑制），使糖皮质激素在治疗哮喘方面的应用受到很大的限制。

现在选用易被肝脏代谢失活的糖皮质激素来控制哮喘症状，通常采用吸入给药，给药量极小，且药物集中在肺部吸收。并与相应的受体结合，产生抗炎作用。吸入后滞留在口腔和气管的大部分药物，通过胃肠道吸收或通过肺进入血液的部分经过肝脏被代谢失活，使其全身的副作用极小，有较高的治疗指数。

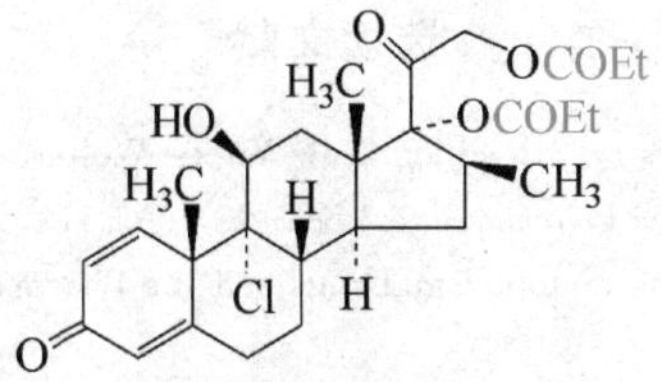

丙酸倍氯米松

例如，丙酸倍氯米松（Beclomethasone Dipropionate）在肝脏可水解成无活性的倍氯米松，避免了糖皮质激素的全身副作用。

5. 改变易代谢的结构，增加药物的稳定性

药物分子中某些基团易受代谢影响而使分子失去活性，为了使这些药物保持活性，常改变一些结构，使其难于代谢失活。例如前列腺素 E_1 即前列地尔（Alprostadil），分子中的 C-15 羟基在体内经酶氧化生成相应的酮基是代谢失活的一种主要转化形式。米索前列醇（Misoprostol）把 PGE1 的 C-15 羟基移到 C-16 之后，又引入甲基，使羟基成为叔羟基，不易受酶的影响而氧化。由此，不但代谢失活不易发生，作用时间延长而且口服有效。这种新药研究的方法，被称为硬药设计（Hard Drug Design）。

前列地尔   米索前列醇

利用这种方法，还使一些易代谢的甾体激素类药物成为口服药物，如将雌二醇经修饰成炔雌醇（Ethinylestradiol）。

雌二醇   炔雌醇

类似于药物的结构与活性关系的研究，在 20 世纪 90 年代已出现药物的结构与代谢关系（Structure-Metabolism Relationship，SMR）的研究，简称构代关系的研究。该研究试图说明分子的化学结构，如立体构型（手性），结构的电性因素和亲水性、亲脂性等，对体内代谢反应（代谢产物和代谢速率）的影响规律。

构代关系可采用定量和定性的方法进行研究，现也用三维定量的方法，以及用分子模型的计算机方法来研究。

根据人们已得到的构代关系的知识，可以做成计算机的数据库和专家系统。现已有一些软件，如 MetabolExpert（METEOR），可对给出的结构，预测可能的代谢物及相关的影响因素。

在新药研究中，候选新药绝大部分在研发过程的某一时刻遭到淘汰。据统计，其中有 40%～50% 是因药物代谢动力学的特性不合适而被淘汰，如候选药物生物利用度太低或不稳定，半衰期过短或过长，存在活性药物代谢物，临床中多药合用时发现药物-药物相互作用等。这些问题会导致临床无法建立合理的给药方案以达到可靠的药物防治作用、制剂开发困难以及临床联合用药的复杂性，也影响药物的市场开发。利用药物代谢研究的知识可以预测某些化合物有无继续研发的价值，也可以通过结构修饰和改造使药物代谢及其动力学性质得到改善。

选读文献

［1］ David A. Foye's Principles of Medecinal Chemistry. 8th edtion. New York：Wolters Kluwer，2020.

［2］ Rodrigues A. Drug-drug interactions. *Drugs and the Pharmaceutical Sciences*，Vol. 179，2nd edtion. New York：Informa Healthcare，2008.

［3］ Pearson P G，Wienkers L C. Handbook of drug metabolism. Drugs and the Pharmaceutical Sciences. Vol. 186，2nd edtion. New York：Informa Healthcare，2008.

［4］ Groves J T. Enzymatic C—H bond activation：using push to get pull. *Nat Chem*，2014，6（2）：89～91.

［5］ Malatkova P，Wsol V. Carbonyl reduction pathways in drug metabolism. *Drug Metab Rev*，2014，46：96～123.

[6] Zhou S F, Zhou Z W, Huang M. Polymorphisms of human cytochrome CYP2C9 and the functional relevance. *Toxicology*, 2010, 278: 165~188.

[7] Kane G C, Lipsky J J. Drug-grapefruit juice interactions. *Mayo Clin Proc*, 2000, 75: 933~942.

[8] Miksys S, Tyndale R F. Cytochrome P450-mediated drug metabolism in the brain. *J Psychiatry Neurosci*, 2013, 38: 152~163.

[9] McMillan D M, Tyndale R F. CYP-mediated drug metabolism in the brain impacts drug response. *Pharmacol Ther*, 2018, 184: 189~200.

[10] Toselli F, Dodd P R, Gillam E. Emerging roles for brain drug-metabolizing cytochrome P450 enzymes in neuropsychiatric conditions and responses to drugs. *Drug Metabol Rev*, 2013, 48 (3): 379~404.

[11] Chu T. Gender differences in pharmacokinetics. *US Pharm*, 2014, 39: 40~43.

（沈阳药科大学　孙铁民）

第四章
新药研究的基本原理和方法
(Basic Principles of New Drugs)

药物化学的根本任务是设计和发现新药，新药设计的目的是寻找具有高效、低毒的新化学实体（New Chemical Entities，NCEs）。在药物化学学科中，药物设计方法学的发展经历了两个阶段，20 世纪 60 年代前，处于经典的药物设计方法阶段。随着计算机和分子生物学等各种新技术和新方法在药物研发中的运用越来越广泛，目前已经可以从细胞和分子水平去认识疾病和药物作用机制，给药物设计提供了更高选择性、更强的靶标，使药物设计发展到分子水平阶段。

药物的发现分四个阶段：第一阶段是靶标的识别和选择，第二阶段是靶标的优化，第三阶段是先导化合物的发现（Lead Discovery），第四阶段是先导化合物的优化（Lead Optimization）。而药物化学研究的重点是后两个阶段。

在药物设计中，需要正确选择和确定药物的作用靶标。目前新药设计的靶标集中在受体、酶、核酸（DNA 和 RNA）、离子通道和基因等。不同靶标的药物设计都有各自独特的方法，比如以受体为靶标的药物，可分为受体的激动剂和拮抗剂，以酶为靶标的药物常常是酶抑制剂，作用于离子通道的药物则分别可设计成钠、钾和钙离子通道的激活剂（开放剂）或阻断剂（拮抗剂）。限于篇幅，本章不介绍各类靶标，仅介绍药物设计的一般原理和方法。

第一节 药物分子的微观结构与宏观性质
(Microscopic Structure and Macroscopic Properties of Drug Molecules)

药物分子进入体内后与靶标结合，引发和产生生物学反应或药理作用，这是药效相的内容。药物对机体的作用，是药物分子与靶标蛋白的物理或化学结合，引发药理（或毒理）作用，起因于药物的特异性作用，是药物分子的个性表现，受制于药物分子中特定的原子或基团与靶标分子在三维空间的结合。

药效团（Pharmacophore）是药物分子中对活性起重要作用的结构特征的空间排列形式。药效团是药物分子的微观结构，多个药效基团和药物骨架组成的药物化合物分子决定了药物的整体化学性质，又称为药物分子的宏观性质。药物分子可视作微观结构与宏观性质的集合，统一在分子的整体结构之中，其中微观结构决定了药物的药效作用，而宏观性质是药物整体物化性质的体现，与药物在体内的药物动力学过程密切相关。认识药物分子的微观结构与宏观性质和药效学与药动学的内在相互关系，可以深化对药物作用的认识，指导药物分子设计。药物分子宏观性质包括分子量、水溶性、电荷、脂溶性（脂水分配系数）和极性表面积等，通常是由分子骨架和整体分子所决定，无特异性的结构要求；决定活性的微观结构因素有氢键供体、氢键受体、正电中心、负电中心、疏水中心和芳环中心。不同的生物活性取决于这些不同结构特征的组合及其空间排布。在药物分子设计、修饰和优化时，对微观结构中原子和基团的改变都会反映在分子的宏观性质上；另一方面，在改变分子的结构以调整宏观性质时，往往也会对分子微观结构的空间位置产生影响。

一、药物的宏观性质（Macroscopic Properties of Drugs）

药物进入体内后需经过生物膜的渗透、不同组织和器官中的分布、体内各种代谢酶的生物转化、各种途径的排泄、与血浆蛋白的结合以及组织内的储集等，这些过程是机体对药物的处置过程，是药物在体内的代谢动力学过程，这一过程与药物分子的宏观性质密切相关。

1. 分子量

药物的分子尺寸可由多种参数表征，最简捷的是分子量。先导物的分子量对成药性有很大影响。首先，分子量大不利于药物的过膜和吸收。研究表明，当化合物的分子量接近磷脂的分子量时，穿越细胞膜的磷脂双分子层在能量上是不利的，以致降低了吸收性和过膜性。药物以被动扩散方式穿越细胞膜，存在分子量阈值，该阈值是为了穿过膜上的小孔，而小孔是磷脂双分子层的脂肪侧链暂时组结而形成的。分子量大于阈值时，因超过孔径而难以过膜。此外，分子量大的化合物可能含有容易被代谢的基团和毒性基团，不适宜作为先导物。分子量是选取先导物和临床候选药物的重要因素，对于提高新药研制的成功率和降低耗费有重要意义。

以分子量大的天然活性化合物为起始物研究是不得已的事情，多数情况对其结构的修饰变化不大。也可用化学剖裂手段对其进行结构简化，需要在对天然活性化合物构效关系分析的基础上，提取并确定药效团，寻找合适的结构和宏观性质。但用随机方法筛选化合物库时，就不宜首选分子量过大的化合物，虽然分子量大的化合物由于功能基团多而增加了与受体结合的机会和强度。即使有活性，但也带来许多不利条件，这些都会在多方面影响新药的开发。

在由已合成的化合物中发现的苗头分子发展成为先导物时，以及在先导物优化过程中，人们往往会加入基团或结构片段，以增加与靶标结合的机会，而较少去除基团或片段，以免丢失参与结合的原子或基团。这导致在优化过程中，相应增加了分子量。统计规律发现，分子量大的化合物的成药概率比较低。

2. 水溶性

在药物研发中，化合物的水溶性是重要的物理化学性质，因为水溶性会影响体外筛选和体内活性评价。活性筛选需要化合物有一定的溶解性，否则不易测定，或难以重复，结果不可靠。难溶物质可能是与分子有较强的亲脂性和疏水性相关，容易发生聚集作用，形成聚集体（Aggregate）。这些聚集体可与靶蛋白发生相互作用，出现假阳性结果。然而，这种聚集体有时又是某些药物得以穿越细胞膜的形式，这也解释了一些亲脂性很强的药物有时具有良好的口服生物利用度的原因。

药物的水溶解性也是口服吸收的前提，是药物穿透细胞膜的必要条件。口服药物经胃肠道黏膜吸收，需要呈高度分散状态，而水溶性的重要意义正是在于使药物成分子分散状态。溶解度数据也可用于估计在体内的吸收、分布、代谢、排泄等临床前试验的参数和初期临床试验的前景。为了提高化合物的水溶性，在分子骨架上不影响药效团结合的边链处引入溶解性基团，有望改善药物代谢而增加药效。

3. 脂溶性

脂溶性在药物中的作用涉及多个方面，在生物药剂学上影响药物分子在剂型中的溶出度和分散度以及制剂的稳定性等；在药代动力学上，分子的亲脂性可影响过膜性、与血浆蛋白的结合能力、组织中的分布、穿越血脑屏障能力和代谢稳定性等；在药效学上，亲脂性基团或片段参与同受体的亲脂性腔穴或裂隙的疏水相互作用，促进药物与靶标的结合。

4. 极性表面积

极性表面积（Polar Surface Area，PSA）系指分子中极性原子表面之总和，而极性原子是指氧、氮和与之相连的氢原子。极性表面积可通过计算极性原子的范德华表面积得到，虽是一个表征分子微观性质的参数，但由于它是极性原子性质的总和，并不显示原子的特异性和分布，而且该参数通常与药物的吸收和过膜（小肠和血脑屏障等）过程相关联，所以将极性表面积作为分子的宏观性质处理。

药物分子的 PSA 是定量表征化合物极性的一种参数。极性表面积越大，极性越大。根据统计学分析，1590 个 II 期以上临床研究的口服非 CNS 药物，PSA 最高阈值为 $1.2nm^2$，其中 $0.5\sim0.8nm^2$ 出现的最多。超过 $1.2nm^2$ 的药物难以吸收。Kelder 等分析 776 个口服 CNS 药物，最高阈值为 $0.6\sim0.7nm^2$，出现最多的是 $0.1\sim0.5nm^2$，这说明作用于中枢神经系统的药物要求有更低的 PSA 值，而且随着 PSA 的增加，肠中吸收和中枢透入量降低。

二、药物的微观结构（Microscopic Structure of Drugs）

1. 药物的微观结构与靶标的结合空腔

药物分子与机体的靶标发生特异性结合，进而引发生物物理和（或）生物化学变化的结果，呈现出药理作用。然而靶标生物大分子的化学组成不同，有不同的三维结构和构象，与配体的结合部位也就不同。即使同源性较强的蛋白质，也由于某些氨基酸残基的不同，腔穴或裂隙的形状与大小不同，原子和基团的亲水性、疏水性、静电性也不同，这些为设计选择性作用的药物提供了结构基础。

药物（或配体）与靶标结合部位通过分子识别，继而通过二者之间的形状互补以及电性和疏水性适配，即双方正负电荷的静电吸引、氢键供体与受体之间的氢键作用、偶极-偶极相互作用、疏水-疏水相互作用等弱的非共价键结合，如果这种弱非共价结合在三维空间中适配得越多，则结合能越强。药物的微观结构就是指那些与靶标结合部位产生相互作用的特征性原子与基团。

例如，利用环氧合酶-1（COX-1）和环氧合酶-2（COX-2）的结构差异，设计选择性 COX-2 抑制剂。在 COX-1 活性部位的氨基酸残基为 Ile 523，COX-2 相应的残基为 Val 523，Val 比 Ile 少一个碳原子，使得 COX-2 的活性空腔穴大于 COX-1，因而设计的含磺酰基的三环化合物只能与 COX-2 结合，而不能进入 COX-1 的腔穴发生结合，从而构成了选择性的 COX-2 抑制剂。例如研发的塞来昔布（Celecoxib）和艾托昔布（Etoricoxib）是已开发上市的选择性 COX-2 抑制剂的抗炎药物。

塞来昔布   艾托昔布

2. 药物的微观结构与靶标的结合位点

靶标与配体发生相互作用，并非整个分子都参与了复合物的结合，常常是配体与靶蛋白的裂隙或腔穴上的关键氨基酸残基结合。同样，受体的天然配体、酶的底物或药物也不是所有的原子都参与同一靶标的结合，而只是少数原子和基团之间的相互作用。这种结合特征，在经典的药物化学中常用"三点作用模型"学说进行表达，虽然过于简化，但反映了药物或配体与靶标结合的实质。这些结合模型实际上就是化合物微观结构的一种表现形式。

研究药物-受体复合物的结构和分子模拟，有助于解析药物与靶分子的相互作用本质。表皮生长因子受体（EGFR）抑制剂艾罗替尼（Erlotinib）与激酶结合，竞争性占据了 ATP 位置，因而阻止了 ATP 对酪氨酸残基的磷酸化。艾罗替尼和其他替尼类药物的喹唑啉环上的 N-1 和 N-3 作为氢键受体，分别与 Met 769 和（经过结构水）Thr 766 形成氢键，固定于活性部位，4 位的胺苯基与疏水腔发生疏水相互作用，这三个结合位点是产生抑制作用的基本要素（图 4-1）。若分子结构中的原子或基团分布满足上述要求，则可能有抑制作用，至于这些结合特征是怎样的结构形式，体现在什么分子骨架上则可有较大的变动。

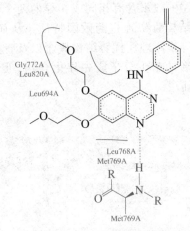

图 4-1　艾罗替尼与 EGFR 酪氨酸激酶结构域的作用关系

天然活性物质的结构简化也佐证了微观结构这一概念。镇痛药吗啡的结构改造，说明吗啡分子中存在"多余"的原子，它们不参与同阿片受体的结合，所以可以去掉。由吗啡为先导物研发的苯氨基（或苯基）哌啶阿片类药物瑞芬太尼（Remifentanil）、芬太尼（Fentanyl）和哌替啶（Pethidine）可以看出，这些药物保持的微观结构特征是哌啶环、疏水的芳环、经3～4个原子单元与叔胺氮原子相连，这些微观结构体现了阿片类镇痛药与受体结合的必需药效团，是发挥镇痛作用的载体。

瑞芬太尼　　　　　　芬太尼　　　　　　哌替啶

3.药物的微观结构与药效团

从结构的视角看，药效团是药物与受体结合部位发生互补性结合所必需的关键性原子和基团，这是受体对药物分子最基本的结构要求。

药效团是药物化学和药理学中一个重要概念，反映的是药物分子与受体结合的微观特征，因而作用于不同靶标的配体药效团特征是不同的，所以具有个性行为，这与药动学性质取决于整体结构和具有共性的规律恰好形成对照。

药效团的识别和构建主要是通过分析药物的化学结构与活性之间的关系得到的。一般有两种方法：一种是基于靶标的结构信息，从受体靶标分子的三维结构出发，分析受体蛋白质的结合腔或裂隙的结构以及同配体结合的原子和基团的特征演绎而成。药效团的作用是对受体关键结合位点的映射，是对构效关系的深化认识。通过分析受体与药物分子的作用模式推断可能的药效团结构。另一种是在靶标结构未知或结合机制尚不明确时，根据对药效团的认知，通过配体构象分析、分子叠合等方法，归纳得到对活性起关键作用的一些基团的信息，即药效团特征。药效团是从区别有活性和无活性的界面（定性），或分析活性强或弱的分子的结构差异（定量）提取出来的，所以药效团是对构效关系的升华与概括，抽象出的非连续性的物理化学特征，是微观结构之体现。

药效团特征是具有物理或化学功能的单元，用原子、基团或化学片段来表示，其特征可分为6种：正电中心、负电中心、氢键供体、氢键受体、疏水中心和芳环中心，这六种特征可以不同的组合和距离，形成特定的药效团。

分析上市药物的药效团特征可归纳出以下的特点：①不少于3个药效团特征，只有两个特征的化合物不能成为药物；②不多于6个药效团特征，超过6个特征的化合物不具有类药性；③至少有一个芳环或脂环，没有环系的化合物不具类药性；④一般不含有相同或相异的两个电荷。

在得到药效团以后，可以用新的结构骨架连接药效团特征，从而设计出新的活性分子。新分子的设计，可以用药物化学的方法，如电子等排原理、优势结构概念以及骨架迁越的理念来实现，也可以用计算化学的方法筛选化合物数据库，获得新的苗头分子或先导化合物。因此，从药效团出发进行筛选是创制 me-too 和 me-better 药物的依据和基础。

第二节　苗头化合物、先导化合物和候选药物
（Hit Compounds，Lead Compounds and Candidate Drugs）

苗头化合物、先导化合物、候选药物是创新药物研究三个重要的里程碑。

苗头化合物（Hit Compounds）是指对特定靶标或作用环节具有初步活性的化合物，是新药研发的起点物。先导化合物（Lead Compounds，又称先导物），是指通过各种途径得到的具有一定生理活性、选择性和类药性，可以用于结构优化获取新药的原型化合物。候选药物（Candidate Drugs）是指通过结构优化和生物学评价，具有成药前景的物质。候选药物的确定是新药创制价值链中的关键环节，一旦确定后就决定了临床前和临床研究的前景和命运，因为几乎开发阶段所有环节的结果都取决于选定物质的化学结构。但候选药物质量的高低又受制于先导物的类药性和苗头化合物的品质，苗头化合物演化成先导物是将新药的研究植根于有研发前景的结构上，而先导物的优化是将活性化合物转化成药的过程，是在药效、药代、安全性和物化性质等多维空间中的分子操作。

一、苗头化合物（Hit Compounds）

尽管苗头化合物可以认为是先导化合物研究的前期化合物，但是在药物发现的大多数情况下，对苗头化合物和先导化合物并没有严格的区分。苗头化合物通常具有如下的标准：

① 有一定的活性，一般 IC_{50} 或 K_i 值可在两位数或更低（$\mu mol/L$）；

② 有足够的纯度；

③ 有较好的量-效关系。

苗头化合物通过苗头确证（Hit Validation，HV）过程成为确认的苗头化合物（Confirmed Hit），进而实现"苗头到先导（Hit-to-Lead，HTL）"，得到先导化合物进行进一步的先导化合物优化（图 4-2）。

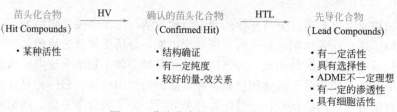

图 4-2　苗头化合物与先导化合物

苗头化合物和先导化合物的发现与优化，其途径和方法有许多相似之处，将在本节"三、苗头化合物和先导化合物的产生"中介绍。

苗头化合物未必都能进入研究阶段，这是因为可能其固有的缺陷不能发展成先导物，如活性特异性、药代动力学、物化性质、安全性、作用机理和获得专利的可能性等存在问题。

苗头化合物向先导化合物的演化没有固定的方程式，也难以界定演化到什么程度就可以称为先导化合物了。不同的苗头化合物演化的策略和方法是不同的，主要取决于苗头化合物的质量和对生物靶标信息量的认识程度。先导化合物需具有一定活性、具有选择性、一定的 ADME、一定的渗透性和具有细胞活性，

因此在对苗头化合物演化的研究中，对苗头化合物的结构改造、构效关系研究就是重要的内容，一般采用如下方法：

1. 骨架的保留与变更

若苗头化合物分子为常见的药物骨架，可以不变更其骨架，但对于化学不够稳定，或有容易发生代谢变化缺陷，或有苗头化合物难以合成的，就需要进行结构变换。结构变换最常见的方法是电子等排置换原子、基团或片段，如乙酰胆碱（**4-1**）可视作苗头化合物，由此过渡为先导物（**4-2**），再经先导物优化，成功发现毒蕈碱 M1 激动剂西维美林（Cevimeline），用于治疗阿尔茨海默病。

2. 探索初步的构效关系

对获得的苗头化合物去寻找和发现周边类似物或周边化合物，设计和合成结构相似和相近的类似物，通过对这些化合物、类似物的结构与活性关系分析，对药效团有初步的认识，确认哪些基团和片段对于活性是必要的，哪些可以变更，有利于认识先导物的分子特征。

3. 简化结构和调整极性

在苗头化合物演变成先导物时，要注重化合物的物理化学性质，在保持活性不变或提高的同时，简化结构成较小的、亲水性或有一定极性的分子，以给后续先导物的优化留出足够的改造空间，避免分子偏离成药的性质。

二、先导化合物（Lead Compounds）

先导化合物是具有一定生理活性的化学物质，但也存在某些缺陷，如活性不够强、化学结构不稳定、毒性较大、选择性不好、药代动力学性质不合理等。在先导化合物被确定后，药物化学家需要针对其各种缺陷，继续进行进一步的化学修饰研究，以找出活性高、毒性低、选择性强的化合物。

先导物无统一的标准，而且不同的药物类别标准也不同，但从优化过程判断，往往有普遍认可的标准，即类药性（Drug-like），反映在药效学、药动学和物理化学性质上应达到一定的标准。

在药效学上，先导物具有活性是首要的前提。先导物的活性强度一般在 $1\mu mol/L$（酶）$\sim 0.1\mu mol/L$（受体）范围；应在细胞水平上呈现活性，因为酶（或受体）和细胞试验的区别还在于后者涉及过膜、多靶标和特异性作用；有明确的作用机制、方式和环节；先导物应存在剂量（浓度）和活性的相关性；有明确的构效关系（SAR），以表明药理活性是特异性作用。

在药动学性质上，先导物应达到吸收、分布、代谢和排泄（ADME）的基本要求，如口服生物利用度（F）大于 10%，以确保起码的口服吸收性；消除半衰期（$t_{1/2}$）大于 $30min$；静脉注射的清除率（Clearance）低于 $35mL/(min \cdot kg)$，大鼠肝细胞的清除率低于 $14\mu L/(min \cdot 10^6$ 细胞$)$，对人肝微粒体的清除率低于 $23\mu L/(min \cdot mg)$，以显示与细胞色素 P450 有较弱的作用（不是底物、抑制剂或诱导剂），保障先导物有最起码的代谢稳定性；分布容积 V_d 大于 $0.5L/kg$；与血浆蛋白的结合率低于 99.5%，以避免发生药物-药物相互作用。

在物理化学性质上，先导物的分子量宜低于 400，以便在优化过程中有较大化学空间添加原子、基团或片段和增加分子量的余地；水溶性应大于 $10\mu g/mL$；脂水分配系数 $ClogP$ 或分布系数 $logD$ 在 $0\sim3.0$，确保被优化的分子的溶解性和分配性低限。

在化学结构上，先导化合物一般含脂肪或芳香环数 $1\sim5$ 个，可旋转的柔性键 $2\sim15$ 个，氢键供体不超过 2 个, 氢键受体不多于 8 个。偏离这些结构因素不能保障上述的药效学、药动学和物化性质。

此外, 先导化合物的结构及其类型还应有新颖性, 获得专利以保障研发药物的知识产权。

三、苗头化合物和先导化合物的产生 (Generation of Hit and Lead Compounds)

对于首创的新药, 由于可借鉴和参考的信息比较少, 苗头化合物和先导化合物成为源头性发现研究。苗头和先导化合物来源主要有几种途径: 天然产物, 高通量或大量筛选, 人工合成等。

发现苗头和先导化合物的途径和方法很多, 早期主要是从天然产物的活性成分或是随机偶然发现苗头和先导物。随着生命科学的发展, 又发展到以体内生命基础过程和生物活性物质为基础发现苗头和先导物, 基于生物大分子的结构发现苗头和先导物, 基于体内生物转化的代谢产物发现苗头和先导物, 还可以通过观察临床副作用得到一些苗头和先导物。药物化学家也可通过组合化学合成加上高通量筛选发现先导物, 以及应用反义核苷酸技术发现先导物等。

(1) 通过筛选得到 苗头化合物的发现有多种途径, 其中主要是用随机筛选的方法 (筛选化合物库和天然产物)、基于片段的筛选方法和基于计算机虚拟筛选的方法 (利用计算机进行虚拟化合物的筛选) 等几种。

① **随机筛选** 随机筛选 (Random Screening) 是用大量的化合物对特定的靶标蛋白进行筛选的一种方法, 也是发现苗头化合物的常用方法。为了提高苗头化合物的质量和入选率, 化合物的结构多样性、类药性和数量是重要的前提。结构多样性 (Structural Diversity) 主要是指分子骨架的多样性和功能基的配置与分布的多样性。结构多样性不仅可提高命中率, 对原创性药物或模拟创新药物的新颖性和知识产权也是重要的保障。

化合物的类药性是指筛选的化合物应接近药物的要求, 例如, 最好能符合 Lipinski 的类药 5 原则等。随机筛选的化合物库 (Compound Library) 可以是商业化合物库、合成化合物库、组合化合物库、药物化合物库等。商业化合物库一般是化学试剂公司开发的化合物库, 优点是开放式的, 量大、容易购得, 缺点是商业化合物库不少是收购来的, 在化合物的质量和类药性上难以符合要求。合成化合物库不少是公司或研究机构通过多年的合成和积累形成的, 这些化合物质量相对较高、类药性也比较好。组合化合物库是通过组合化学方法借助计算机辅助的方法大量合成得到的, 化合物数量大, 尤其同类型化合物较多, 但化合物纯度相对差一些, 通常在筛选得到活性化合物后再进一步用纯度较高的化合物进行确证。药物化合物是已上市或进入临床研究未上市的药物, 这些化合物虽数量有限, 但化合物的质量比较高, 成药的可能性更大, 基本属于"老药新用"的研究方法。

② **基于片段的筛选** 基于片段的筛选 (Fragment-based Screen) 是一种简化的苗头化合物发现方法。其原理是: 基于药物分子与靶标蛋白存在着结合位点, 以这些靶标蛋白上的结合位点 [图 4-3(a) 显示靶标蛋白有 3 个结合位点] 为出发点, 筛选和寻找亲和力比较强的片段 [图 4-3(b) 基于靶标蛋白的 3 个结合位点, 筛选得到结合片段], 然后将这些片段组装成药物分子 [图 4-3(c)]。

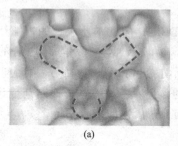 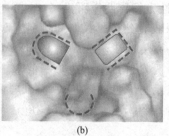 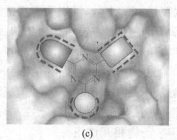

(a)　　　　　　　　　(b)　　　　　　　　　(c)

图 4-3　基于片段的筛选示意图

在进行大规模、较大结构化合物库筛选时, 由于不同的靶标蛋白与配体或化合物分子结合的空腔不尽相同, 因此欲发现具有极特殊形状, 又能与靶标蛋白结合位点发生较好的静电相互作用和疏水相互作用,显示出有明显亲和力的化合物比例非常低。分子量较小、比较简单的片段（一般分子量在 100～300 之间）分子则有可能与蛋白质结合位点的某一部分结合，能够较好的表现出官能团与靶标蛋白的亲和力。

由于片段与蛋白质的结合只是局部的结合，通常在筛选时所显示的亲和力比较低，IC_{50} 约在 $50\mu mol/L～1mmol/L$，但一般结合的效率都比较高。基于片段的筛选是一种定向的筛选方法，不能用常规的生物物理和生物化学方法进行，需要用 X 射线晶体衍射分析方法和 NMR 方法来检测片段与蛋白质某个特定位点的结合能力。

为了提高片段筛选的效率，Oprea 提出片段筛选的类先导化合物的"3 规则（Role of Three）"：

a. 分子量≤300；

b. ClogP ≤3；

c. 氢键供体≤3，氢键受体≤3；

d. 可自由旋转键≤3；

e. 极性表面积（PSA）≤60。

③ **计算机虚拟筛选**　随着生物信息学和化学信息学的发展，利用计算机辅助药物筛选［又称为虚拟筛选（Virtual Screening）］，可对化合物数据库进行搜索以发现有可能成为先导物的化合物。计算机虚拟筛选的化合物库因为不是实体化合物库，其数量要比实体化合物库数量大得多。

计算机辅助设计是药物设计的新热点，目前已经成为一种不可缺少的独立的研究方法。计算机虚拟筛选一般有两种策略：一种方法是基于靶标蛋白结构进行的虚拟筛选。当获得靶标蛋白大分子的三维结构（如无确定结构，也可以在获得靶标蛋白结构一级序列的基础上，通过与已知三维结构的类似蛋白进行同源模建，得到相关的蛋白结构）以及与药物结合部位的信息后，可以采用计算机分子模拟技术，分析受体与药物结合部位的性质，如静电场、疏水场、氢键作用等位点的分布，分析药效团的模型，运用数据库搜寻与受体作用位点相匹配的分子，可快速发现新的先导化合物。另一种方法是基于配体结构，通过形状分析等多种方法构建药效团，再利用药效团进行虚拟筛选。

在计算机辅助药物筛选操作过程中，是要寻找在药效、选择性、药代动力学性质、理化性质、毒性等方面具有活性且可能发展为新药的一系列化合物的代表结构。为了使所搜寻的化合物符合上述标准，操作过程的第一步需要用二维或多维的描述符表述结构特征（图 4-4），这些描述符可以是拓扑学的描述符，也可以是三维的药效团描述符。

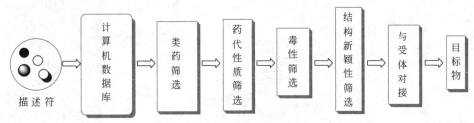

图 4-4　虚拟筛选的操作过程

第二步是利用相关的数据库进行高通量筛选，往往被搜寻出的化合物数以万计。并不是所有搜寻出的化合物都符合先导化合物的标准，所以要用一些"过滤软件"对其进行合理性筛选，不断缩小命中的范围，最后得到有苗头的目标物。这些筛选的软件包括：

a. 类药筛选。类药性筛选的软件称为 Drug Like Filter，它是根据 Lipinski 总结的类药五原则所设计的软件，经过滤筛选的化合物大部分符合药物通常结构的规律。

b. 药代动力学性质筛选。药物的药代动力学性质，包括吸收、分布、转运和代谢等，均对药效产生不同的影响，药代动力学性质往往与分子的结构特点有关，设计合理的筛选软件，通过分析药物结构特征，预测其可能的解离度和疏水性等，预测这些化合物可能的代谢结果，选择合适的目标物。

c. 毒性筛选。药物的毒性与化合物本身的结构及其代谢物的结构有关，根据现有药物的毒性特征，设计判别模型，可以预测未知物的毒性。这些毒性包括急性毒性、慢性毒性、中枢神经毒性，同时还可预测致突变性（致癌性）、致畸性和刺激性等。

d. 结构新颖性的筛选。药物设计的目的是发现结构新颖的化学实体，为了保证所筛选的目标物具备自己的知识产权，需要到专利库筛选，剔除那些已被专利保护的化合物。

e. 与受体对接的研究。为了保证所筛选目标物与受体在空间结构和电性性质、疏水性质方面相互匹配，最后一步是将初步筛选的化合物与受体结构对接，选择与受体互补性好的化合物作为目标物。

第三步是活性测定，将最终筛选的目标物，通过购买或合成得到，并进行药理活性的测定。

这种方法的成功案例已经比较多了，证明虚拟筛选是快速发现先导化合物的方法。

(2) 从天然产物活性成分中得到 从矿物、植物、动物、微生物中得到的活性化合物，往往化学结构独特且丰富多样，有特殊的药理作用，是苗头化合物和先导物的重要来源之一。

① **植物来源** 在 20 世纪 60 年代以前，大部分的药物来源于天然产物，而且不少药物是直接从植物中提取的，如镇痛药吗啡（Morphine）是从罂粟科植物罂粟中分离出来的；解痉药阿托品（Atropine）是从茄科植物颠茄、曼陀罗及莨菪等中分离提取出来的生物碱；抗疟药奎宁（Quinine）是从金鸡纳树皮中提取得到的；心血管药物利血平（Reserpine）是从萝芙木植物中提取出的；抗肿瘤药长春碱（Vinblastine）和长春新碱（Vincristine）均是由夹竹桃科植物长春花分离得到的；等等。

通常植物中有效成分含量很低，资源有限，而且大多数结构复杂，往往要简化结构，保留必要的药效团结构，才能发展成为便于合成的药物。在药物化学发展中，这种例子处处可见。例如最早从南美洲古柯中得到的麻醉活性物质可卡因（Cocaine），经结构简化，除去五元环，得到 β-优卡因。进一步研究发现，苯甲酸酯结构是必需的药效团，而杂环是可以简化的，β-优卡因继续简化得到氨基苯甲酸酯类局麻药普鲁卡因（Procaine）。

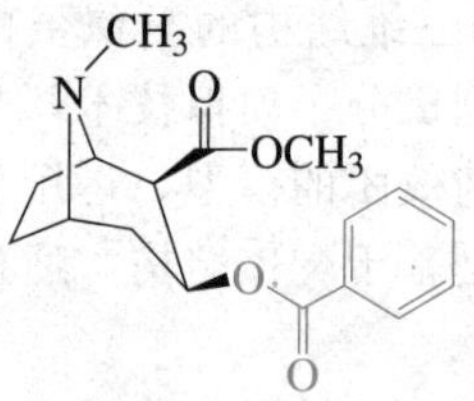

可卡因 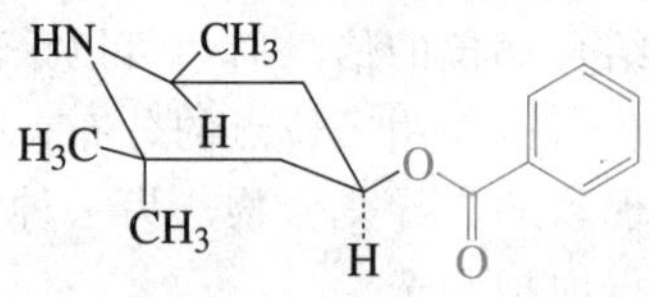 　　　　　　　β-优卡因 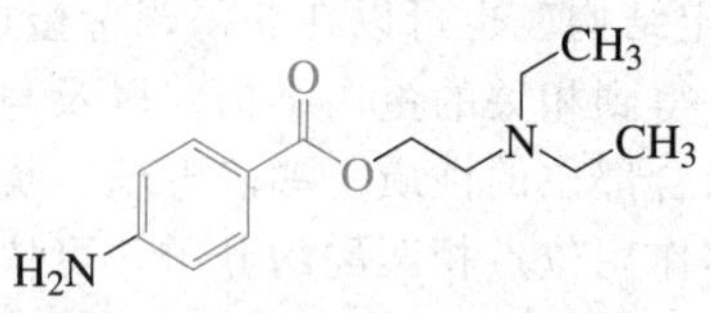 　　　　　　　普鲁卡因

青蒿素（Artemisinin）是我国从中药黄花蒿中发现的抗疟有效成分，以此作为先导物。对其 10 位结构优化得到醚类和酯类结构，如蒿甲醚（Artemether）和青蒿琥酯（Artesunat），活性均超过青蒿素。

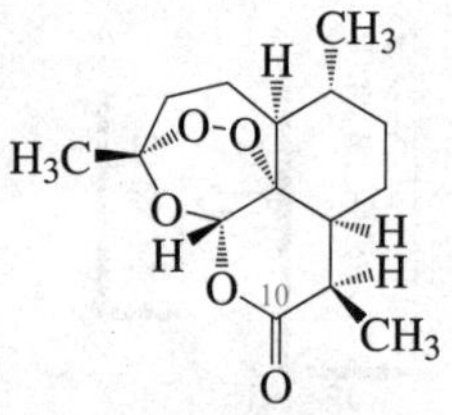

青蒿素 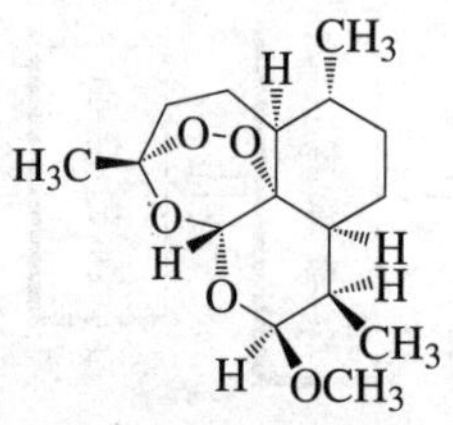 　　　　　　　蒿甲醚 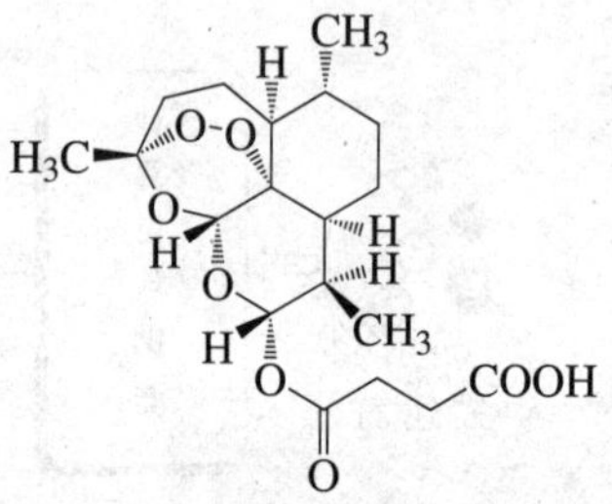 　　　　　　　青蒿琥酯

从红豆杉树皮中分离出的紫杉醇（Paclitaxel，Taxol）是一种二萜类抗癌药。但红豆杉树生长慢，来源有限，紫杉醇含量低，约为 0.01%，而且水溶性差。以它作为先导化合物进行结构修饰，优化得到半合成的多西他赛（Docetaxel），不仅水溶性好，而且抗肿瘤作用比紫杉醇强 1 倍。

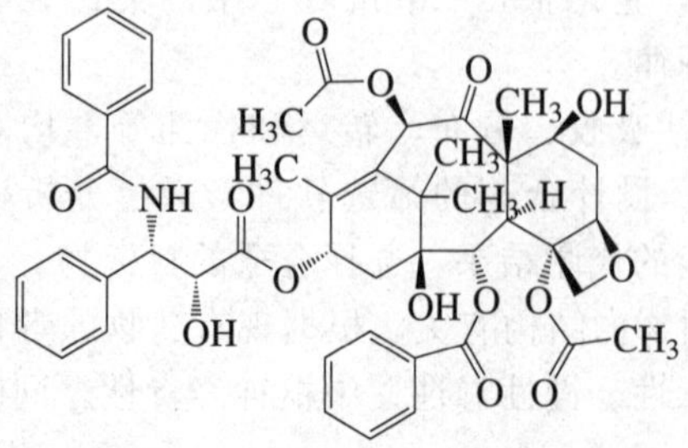

紫杉醇 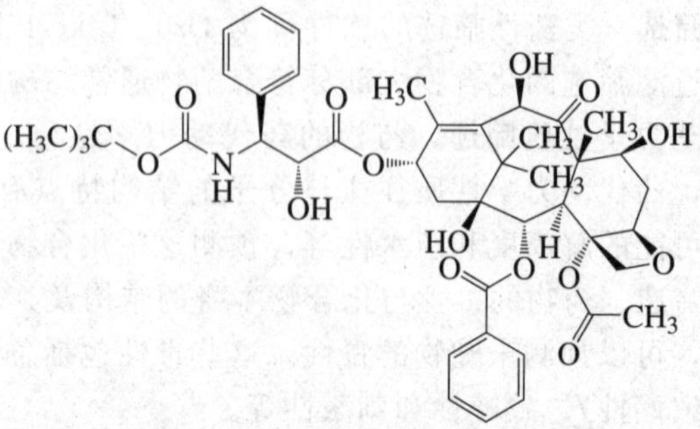 　　　　　　　多西他赛

② **微生物来源**　某些微生物的次级代谢产物不少具有生物活性，人类已从细菌、真菌培养液中分离出很多抗生素用于临床，如青霉素、四环素、环孢菌素 A 和阿霉素等。这些抗生素既可直接作为药物，同时又是良好的先导化合物，由此发展了各种合成和半合成类的药物。

羟甲戊二酰辅酶 A（HMG-CoA）还原酶抑制剂先导化合物的发现起源于微生物。1976 年首次从桔青霉菌的代谢产物中分离出具有抑制 HMG-CoA 还原酶活性的美伐他汀（Mevastatin），相继又分出洛伐他汀（Lovastatin）、普伐他汀（Pravastatin）。最初发现的这些药物属于前药，需要在体内经内酯的水解开环生成羟基酸才有活性。受其启发，将洛伐他汀的内酯环打开，结构改造得到第一个全合成的 HMG-CoA 还原酶抑制剂氟伐他汀（Fluvastatin），其侧链上的羟基羧酸，与洛伐他汀开环结构类似。

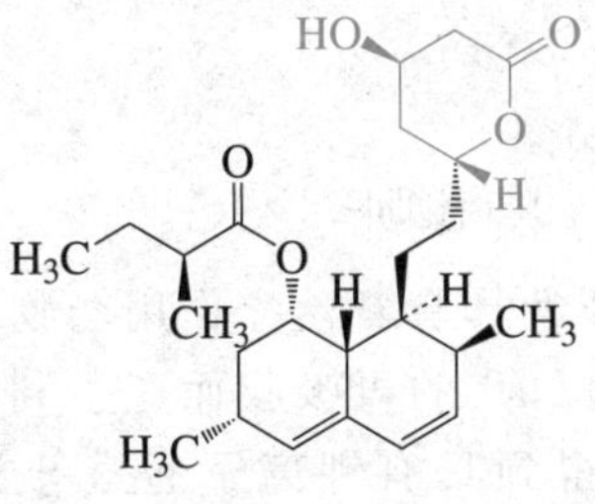

洛伐他汀 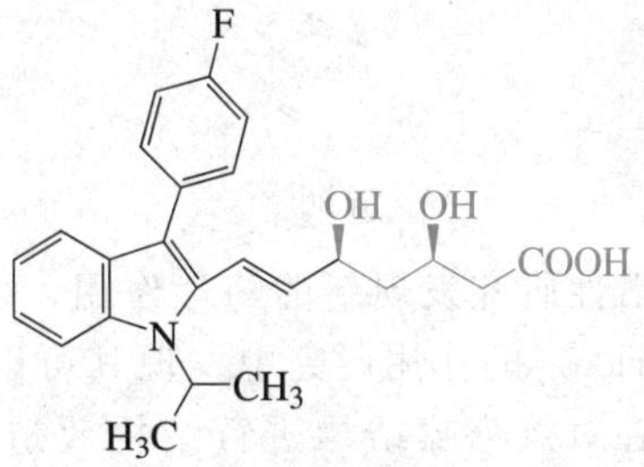　　　　　　　氟伐他汀

③ **动物来源**　从动物体内发现的药物也为数不少，目前临床上使用的血管紧张素转化酶抑制剂（ACEIs）是治疗高血压最为常用的药物。1965 年，Ferreira 从巴西毒蛇的毒液中分离出含九个氨基酸残基的九肽替普罗肽（Teprotide），它对血管紧张素转化酶有特异性的抑制作用，具有降低血压的作用，但不能口服。通过对血管紧张素转化酶（ACE）及其同工酶（羧肽酶 A）抑制剂的 C-末端研究，发现肽类的抑制剂的 C-末端均有脯氨酸，根据其结构特点首先设计并合成出可以口服的非肽类 ACEIs 卡托普利（Captopril）。以卡托普利为先导化合物，依那普利（Enalapril）、赖诺普利（Lisinopril）、雷米普利（Ramipril）以及福辛普利（Fosinopril）等被不断开发，它们的活性强于卡托普利，副作用小，且作用时间长。

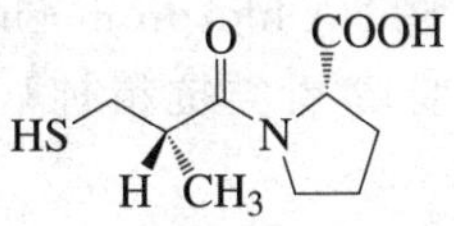

卡托普利 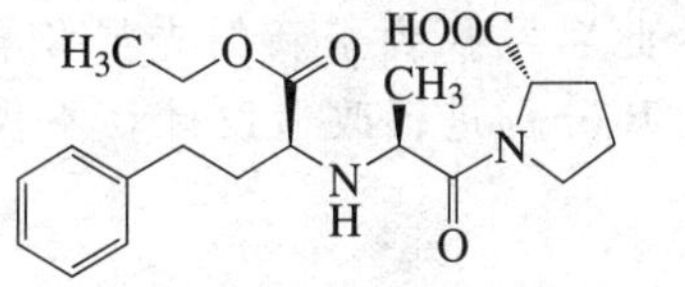　　　　　　　依那普利

④ **海洋生物来源**　海洋生物的生活环境与陆地生物迥异，海洋生物的多样性、复杂性和特殊性使海洋天然产物也具有多样性、复杂性和特殊性。20 世纪 60 年代以来，从海洋生物中已分离获得新化合物 1 万多种，其中约 50% 具有抗肿瘤、抗菌和抗病毒等药理活性，为药物开发提供了重要的先导化合物来源。这方面已有许多成功的例子。例如，从海葵中分离的海葵毒素是肽类毒素，具有强心作用。以此为先导化合物，通过基因合成、重组、表达，使重组蛋白的氨基酸组成和序列及生物活性均与天然蛋白的相同。从海洋柳珊瑚得到的 Eleutherobin 具有抑制细胞微管蛋白聚合作用。从海洋苔藓虫中分离得到的苔藓抑素 I（Bryostatins I），具有蛋白激酶 C 的部分激动作用，在抗肿瘤方面有着发展前景。

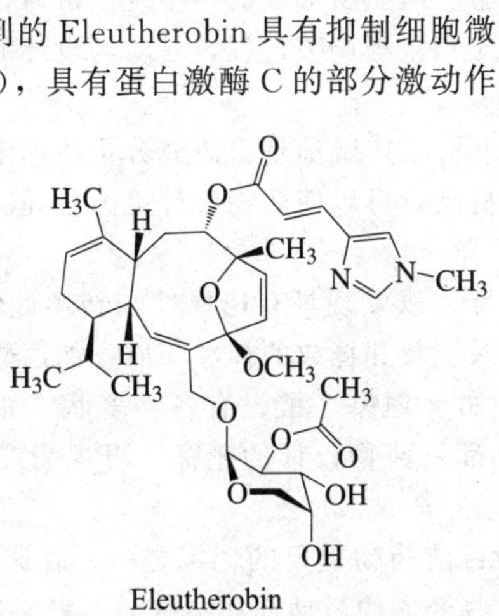

Eleutherobin 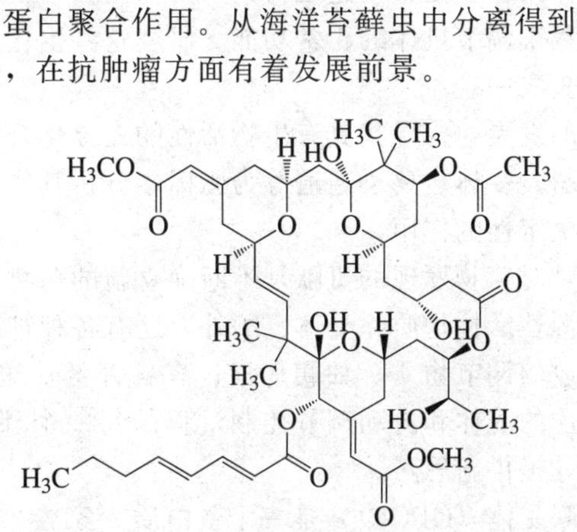　　　　　　　苔藓抑素 I

（3）通过临床药物的副作用或老药新用得到　通过观察某些药物的副作用，在此基础上以现有药物为先导物，开发出具有新治疗作用的药物，也有很多成功的例子。

异烟肼（Isoniazid）是抗结核药物，临床医生发现部分患者服用后出现与结核病患者体征不相符的情绪高涨的副作用，引起医学界的关注。经研究后发现，患者情绪高涨的副作用与异烟肼抑制单胺氧化酶的作用有关，于是以异烟肼为先导化合物，发展了单胺氧化酶抑制剂类抗抑郁药，如异丙烟肼（Iproniazid）。

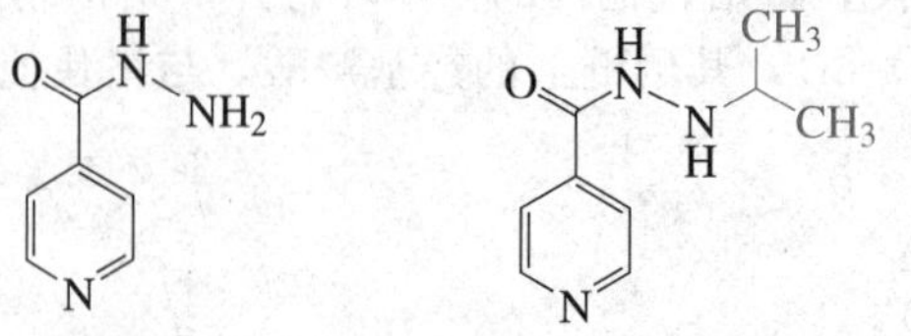

异烟肼　　　　　　　　　　　　异丙烟肼

通过对不相关的活性研究发现新的药理作用，也是开发具有新治疗作用药物的方法。例如在利尿药氯噻嗪（Chlorothiazide）的作用研究中发现其可以抑制 Na^+ 的再吸收而产生利尿作用，并且可以直接作用于肾脏血管，在对氯噻嗪结构进行结构改造后，得到具有钾离子通道开放作用的药物二氮嗪（Diazoxide）。

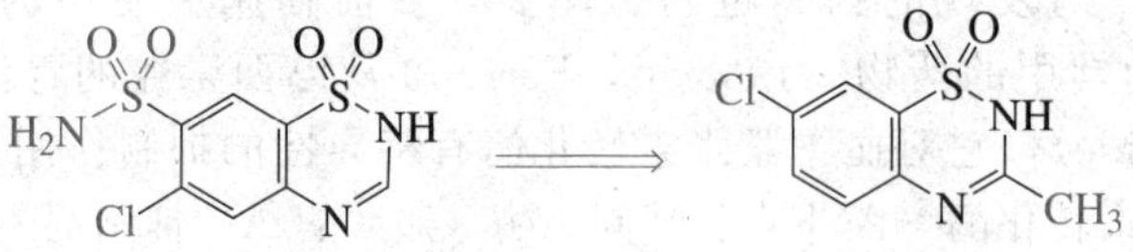

氯噻嗪　　　　　　　　　　　　二氮嗪

通过观测某一类药物的副作用，研究开发出了多种作用类型的新药。异丙嗪（Promethazine）是抗过敏药，研究其构效关系时发现，将支链的异丙基用直链的丙基替代时，抗过敏作用降低，而精神抑制副作用增强，由此启发找到了新的先导化合物氯丙嗪（Chlorpromazine），通过进一步对氯丙嗪的取代基、侧链、三环分别进行改造设计，不仅开发出吩噻嗪类抗精神病药物，还开发出三环类抗抑郁药。

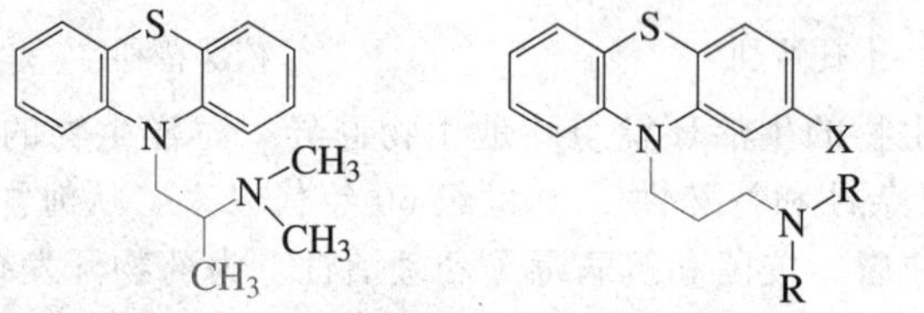

异丙嗪　　　　　　　　　　　吩噻嗪类抗精神病药

（4）通过体内分子生物学途径得到　人体是由各种细胞、组织所形成的一个统一机体，经过各种生化反应和生理过程来调节机体的正常功能。研究这些生化反应和生理调节过程，是新药设计的靶标，也是先导化合物的源头之一。

生命学科的发展，为寻找具有生物活性的先导化合物开辟了广阔前景。研究分子药理学，以体内活性物质所作用的酶、受体、离子通道等为靶标，分析其作用机制，可以使药物设计更为合理。因此在发现先导化合物中起决定性的作用。

分子生物学对药物发现的贡献是不断确立新的药物靶标，以发现具有选择性和新颖性的先导化合物。我们人体的内源性活性物质除受体、酶外，还有各种神经系统及其释放的神经介质，如乙酰胆碱；有内分泌系统及其释放的调节物质，如胰岛素；有各种氨基酸，如 γ-氨基丁酸；有各种多肽，如脑啡肽等。体内这些活性物质的配体和自动调节控制过程的每一个环节都是药物设计的靶标，可视为广义的先导化合物，为药物设计提供新思路。

G 蛋白偶联受体（GPCRs）是一个蛋白质大家族，为目前药物重要的靶标之一，临床上以 G 蛋白偶联受体为靶标的药物占比 45%。市场上畅销的药物多是这些受体的激动剂和拮抗剂（表 4-1）。

表 4-1　内源性 G 蛋白偶联受体的配体

配体的结构类型	配体（激动剂）
肽激素类	血管紧张素Ⅱ（Angiotensin Ⅱ）
	血管舒缓肽（Bradykinin）
	内皮素（Endothelin）
	胃泌素（Gastrin）
胺类	肾上腺素（Adrenalin）
	组胺（Histamine）
酯类	乙酰胆碱（Acetylcholine）
	多巴胺（Dopamine）
蛋白质激素类	促黄体激素（Luteinizing Hormone）

如体内组胺有多种生物活性，组胺的受体有 H_1、H_2 等亚型，产生不同的生理活性。组胺作用于 H_1 受体时，可以 H 受体的配体组胺为先导化合物，保留乙胺链，对咪唑部分进行改造，设计出 H_1 受体拮抗剂，发展了 H_1 受体拮抗剂类抗过敏药。组胺作用于 H_2 受体时，可刺激胃酸分泌。研究 H_2 受体的功能和组胺的结构，以组胺为先导物进行化学修饰，发现了 H_2 受体拮抗剂类抗溃疡药，如西咪替丁（Cimetidine）等，用于溃疡病的治疗。

组胺　　　　　　　　　　　西咪替丁

血管紧张素转化酶（ACE）抑制剂的发现，也是通过对分子机制研究得到的。肾素-血管紧张素系统（RAS）在高血压的发生中起重要作用，其中血管紧张素转化酶（ACE）是该系统的关键酶，它属于金属蛋白酶，能催化十肽的血管紧张素Ⅰ（AⅠ）在 C-末端裂解生成可使血管收缩的八肽血管紧张素Ⅱ。研究 ACE 的底物与酶的作用模型（图 4-5），末端亮氨酸的羧基负离子与酶的正电荷形成静电结合，在 R_1 和 R_2 处分别与 ACE 的空穴相互作用，另一个重要的结合部位是酶的催化中心 Zn^{2+}。根据天然底物末端三肽的结构特点及其与酶的作用方式，设计了琥珀酰脯氨酸，但活性仍不够强，以此为先导化合物经优化，找到卡托普利（Captopril），其结构中的巯基比羧基更能与 Zn^{2+} 形成稳定的结合，对 ACE 的抑制作用很强。

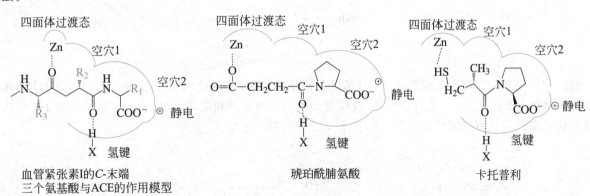

血管紧张素I的C-末端　　　　　　琥珀酰脯氨酸　　　　　　　卡托普利
三个氨基酸与ACE的作用模型

图 4-5　从 ACE 天然底物结构出发设计及优化其抑制剂

（5）通过偶然发现得到　在药物化学发展历史中，通过偶然事件或意外发现发展了先导化合物和新药的例子很多。青霉素的发现就是典型的例子。1929 年，英国医生 Fleming 发现已接种金黄色葡萄球菌的培养皿被霉菌污染，污染物邻近的细菌明显遭到溶菌。他联想到可能是霉菌的代谢产物对金黄色葡萄球菌有抑制作用，因此把这种霉菌放在培养液中培养，其培养液有明显的抑制革兰阳性菌的作用。从此揭开了青霉素研究的序幕。

心血管药物普萘洛尔（Propranolol）是β受体阻断剂，但却是在研究β受体激动剂时意外发现的。异丙肾上腺素（Isoprenaline）是常用的β受体激动剂，由于儿茶酚结构易氧化，在对其进行结构改造时，将3,4-二羟基除去，肾上腺素能活性降低，但当3,4-二羟基用氯取代后得到3,4-二氯肾上腺素，可以阻断拟交感神经递质兴奋心脏的作用，是部分肾上腺素受体阻断剂。进一步用萘环替代苯环，得到丙萘洛尔（Pronethalol），几乎没有肾上腺素能作用，是完全的肾上腺素受体阻断剂，但有致癌副作用。改变氨基醇侧链，在芳环和β-碳原子间插入次甲氧基，并将侧链从萘环的β位移至α位，成为芳氧丙醇胺类的普萘洛尔（Propranolol）。普萘洛尔不仅没有β受体激动作用，反而具有β受体拮抗作用，是第一个应用于临床的β受体阻断剂。研究发现，芳氧丙醇胺类比苯乙醇胺类对β受体作用更强，由此，进一步研究开发了以普萘洛尔为代表的几十个芳氧丙醇胺类β受体阻断剂，在心血管药物中占有重要的地位。

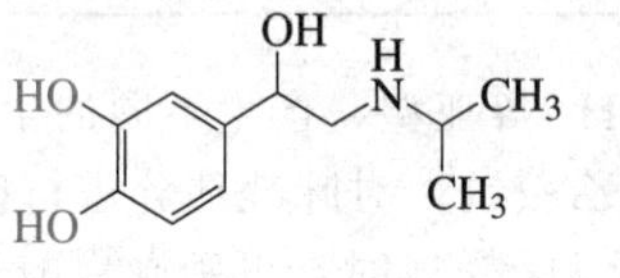

异丙肾上腺素 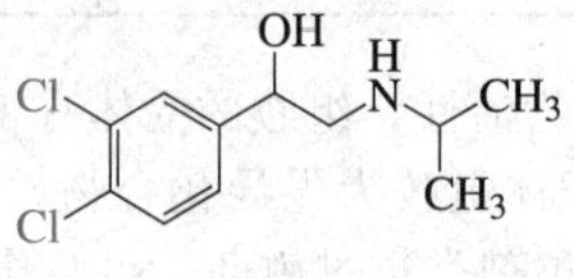　　　　　　　　3,4-二氯肾上腺素

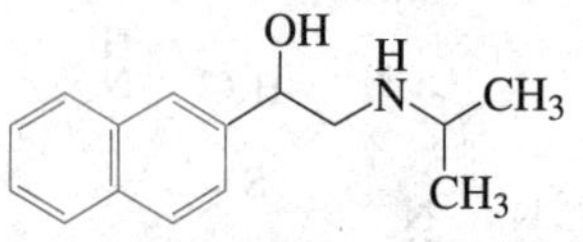

丙萘洛尔 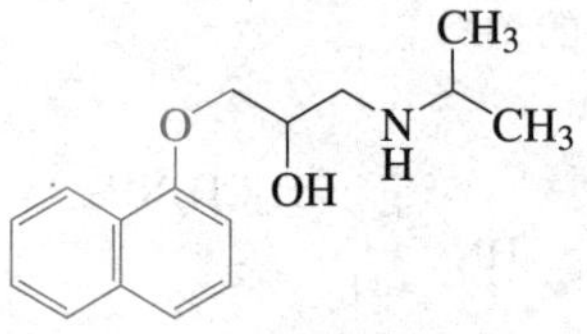　　　　　　　　普萘洛尔

（6）从代谢产物中得到　大部分药物在体内代谢的结果主要是失活和排出体外。但有些药物却发生代谢活化或产生其他新的作用，转化为保留活性、毒副作用小的代谢物，这样的代谢产物可成为新的先导化合物。研究药物代谢过程和发现活性代谢物是寻找先导化合物的途径之一。

最经典的例子是磺胺类药物的发现。偶氮化合物百浪多息（Prontosil）在体外抑菌实验中无活性，但注射到动物体内可以抑制葡萄球菌的感染。研究发现百浪多息在体内经肝脏细胞色素 P450 酶代谢成活性代谢物磺胺（Sulfanilamide），成为基本抗菌药物。以磺胺为先导化合物，磺胺的对氨基苯磺酰胺为基本母核，将磺酰胺氮上的氢以各种杂环取代，由此曾开发出 50 多种磺胺类抗菌药。

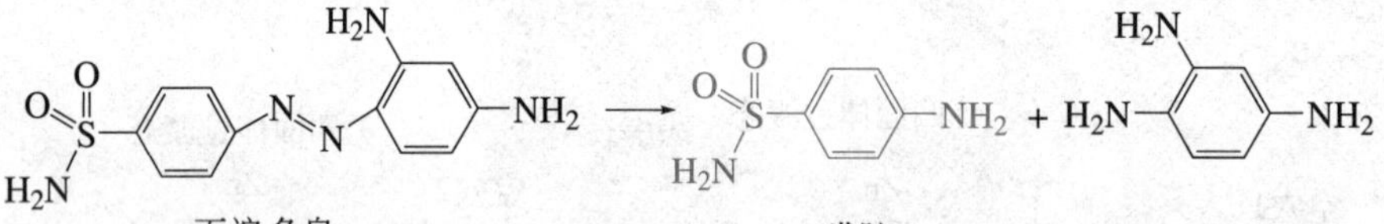

百浪多息　　　　　　　　　　磺胺

通过药物代谢研究常常可发现活性更强或毒性降低的药物，这种例子也是比较多的。比如 H_1 受体拮抗剂阿司咪唑（Astemizole）在体内经 *N*-脱烷基的代谢产物诺阿司咪唑（Norastemizole），对 H_1 受体的选择性比代谢前强，而且活性是代谢前的 40 倍，已作为新药上市。

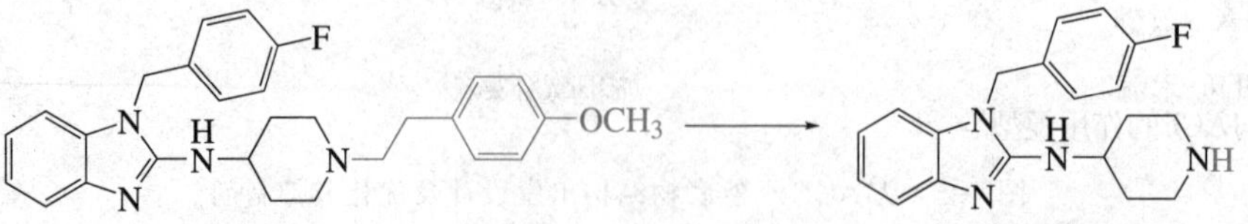

阿司咪唑　　　　　　　　　　诺阿司咪唑

（7）从药物合成的中间体中得到　某些药物合成的中间体因与目标化合物结构上有相似性，应具有类似的药理活性，是发现新的先导物的途径之一。例如早期在寻找抗结核药物时，Fox 设计了异烟醛与硫代氨基脲缩合合成硫代缩氨脲衍生物的合成路线：

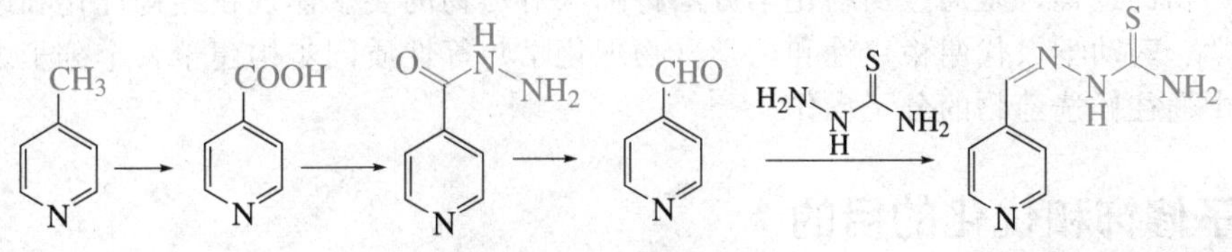

异烟肼   异烟醛   异烟醛硫代缩氨脲

在研究过程中将合成过程的中间体异烟肼同时进行药理活性实验，发现异烟肼的抗结核活性超过目标化合物，故放弃对目标化合物的研究，将异烟肼推上临床。

另一个典型的例子是抗肿瘤药物安西他滨（Ancitabine，又名环胞苷，Cyclocytidine）的发现。阿糖胞苷是干扰 DNA 合成的抗肿瘤药物，由于给药后会在肝脏迅速被胞嘧啶脱氨酶催化脱去氨基，生成无活性的尿嘧啶阿糖胞苷，故作用时间很短。阿糖胞苷是以 D-阿拉伯糖为起始原料，经多步反应生成环胞苷，再用氨水开环得到。后来发现其中间体环胞苷不仅具有较强的抗肿瘤作用且副作用轻，而且在体内代谢速率比阿糖胞苷（Cytarabine）慢，故作用时间长，现作为药物安西他滨用于各种白血病的治疗。

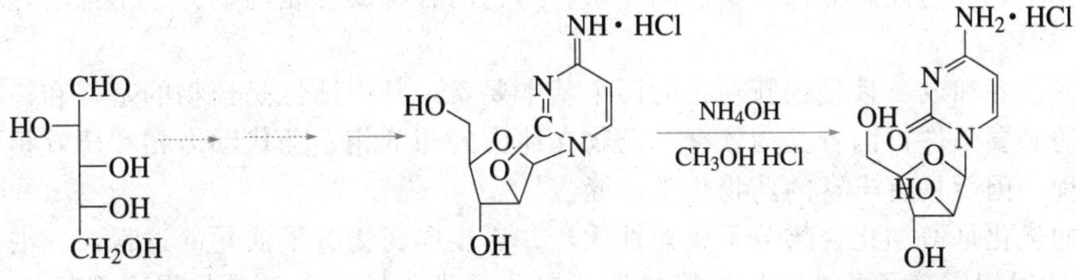

D-阿拉伯糖   安西他滨   阿糖胞苷

四、候选药物（Candidate Drugs）

确定候选药物标志着分子设计→化学合成→各种生物评价的往复反馈的完成，达到了新药开发的阶段。确定候选药物还意味着开始更大的投入进行临床前和临床研究。为了降低失败的风险率，缩短开发时间，候选药物的选定宜遵循以下一般原则：

① 药效学（强度和选择性）原则上强于或不弱于临床应用的同类药物。

② 对大鼠和（或）犬有适宜药代动力学，例如合理的口服生物利用度，合理的体内分布（如作用于外周的药物较少进入中枢系统，反之亦然），适宜的半衰期，较低的血浆蛋白结合率，与细胞色素 P450 无相互作用（如 CYP 的底物、抑制剂或诱导剂等）。

③ 良好的物理化学性质，如水溶性、解离性、分配性、化学稳定性和晶型等，这些会影响生物药剂学与制剂的质量。

④ 安全性预试验，如致突变致畸试验，围产期毒性试验、对心肌 hERG 钾通道的抑制试验、用大鼠和（或）犬做 4 周的多剂量的耐受性观察。这些试验中任何一项出现问题，应终止开发。

⑤ 选择多个候选药物，避免单打一。候选药物的开发有很强的时效性，为防止首选开发的化合物夭折而贻误时间，往往同时有后续跟进的药物（Back-up Candidate）。后续药物一般与首选候选药物的结构类似，药理作用机理相同。后续药物的跟随开发到什么程度，取决于首选候选药物的命运。

第三节　药物分子的修饰和优化
（Modification and Optimization of Drug Molecules）

先导化合物的优化（Lead Optimization）是通过分子的改造和修饰将有活性的化合物转化成药物、将非药演化成候选药物的过程，是通过药物化学方法将临床对药物的要求体现在结构优化和改造中，使药物的安全性、药效学、药动学、代谢稳定性和药学（物理化学）等性质同步构建于一个分子之中，所以，优化是在多维空间中通往候选药物的分子操作。

一、药物分子修饰和优化的目的
（Purpose of Modification and Optimization of Drug Molecules）

先导物的优化是对化合物的活性、物理化学、生物化学、药物代谢动力学和安全性等性质的多维空间的分子操作，其终极目标是要将先导物优化成具有成药性的候选药物。

成药性（Druggability）是指药物除了药理活性以外的所有其他性质，即化合物具有能够进入临床 I 期试验的药代动力学和安全性的性质。这些药物活性外的其他性质包括：物理化学性质、生物化学性质、药代动力学性质和毒副作用，它们在不同层次上表征药物的性质和行为，但又相互关联与制约。类药性是对先导物的结构要求，成药性是对药物属性的要求。药物的各种属性是药物分子结构的外在表现，成药性寓于结构之中。

化合物的内在活性和成药性是创新药物的两个基本要素，其中活性是药物的基础和核心，成药性是辅佐活性发挥药效的必要条件，两者互为依存。药物在体内的药剂相、药代动力相和药效相可概括为活性和成药性的展示过程，因而具有丰富的药物化学内涵。

先导化合物的优化是增加化合物分子成药性质，并逐步向药物分子演化的过程，其主要目的有：

① 提高化合物对靶标分子的选择性或特异性。在分子优化过程中，要将提高选择性或特异性作为一个重要的目标，要检测化合物对同源靶蛋白或其他蛋白亚型是否有作用，由于同源蛋白之间的结构与功能有相似性，如果选择性不强，将会在后期开发中导致不良反应的产生；如果研发的是作用于双（或多）靶标的化合物，不仅对双靶标有选择性作用，而且作用强度应相近或匹配。

② 要有足够的细胞或功能性活性强度。建立细胞或功能性活性测试方法和标准，靶标水平的亲和力试验不能代表生物功能，对于高亲和力的化合物应进一步在靶标高表达的细胞系上试验，以评价活性和功能。

③ 提高化合物对代谢酶的稳定性。用克隆的人细胞色素 P450 试验是否是重要 CYP 亚型的底物、诱导剂或抑制剂。用肝微粒体和肝细胞温孵试验评价代谢类型及代谢速率。代谢稳定性对于保障化合物的活性、避免药代动力学的复杂性和降低毒副作用是很重要的。

④ 要有较好的整体动物的药代动力学数据。对于有可能成为候选药物的分子进行初步药代动力学试验，用大鼠或犬评价口服生物利用度，化合物在血浆中浓度和时间的关系（C_{max}，t_{max}，AUC 等），消除半衰期和清除率等，用以初步评价药物的治疗暴露量和体内过程。

⑤ 改善和提高化合物的溶解性和化学稳定性。如在分子的非药效团部位引入溶解性基团，根据药物的作用部位调节化合物的脂水分配性，消除化学不稳定的原子或基团。

⑥ 提高化合物的安全性。综合化合物的选择性、代谢转化特征等因素，删除和减少药物分子中可能与副作用相关的基团。在高于药理有效浓度（或剂量）下试验化合物的不良反应或毒性，确保候选药物的安全性。进行细胞毒性试验和对心肌 hERG 钾通道抑制试验。

药物分子优化的核心就是要运用药物化学知识指导优化设计，整合各种生物学方法的试验结果，达到对药效强度和选择性、药代动力学（ADME）的合理配置，以判断受试化合物是否在一定的时间内在作用部位达到足够的药物浓度，确保产生药效作用。

二、药物分子修饰和优化的常用方法
（Approaches for Modification and Optimization of Drug Molecules）

1. 烷基链或环的结构改造
根据分子类似性和多样性原理，对先导物优化最常用的和最简单的方法是对化合物烷基链做局部的结构修饰，得到先导物的衍生物或类似物。主要方法有同系化原理、插烯原理以及环结构的变换等。

（1）同系化原理　药物设计中可以采用烃链的同系化原理，通过对同系物增加或减少饱和碳原子数，改变分子的大小来优化先导化合物。

对单烷基，同系物设计方法是：$R—X \rightarrow R—CH_2—X \rightarrow R—CH_2—CH_2—X$ 等。

对环烷烃化合物，同系物的设计方法是：

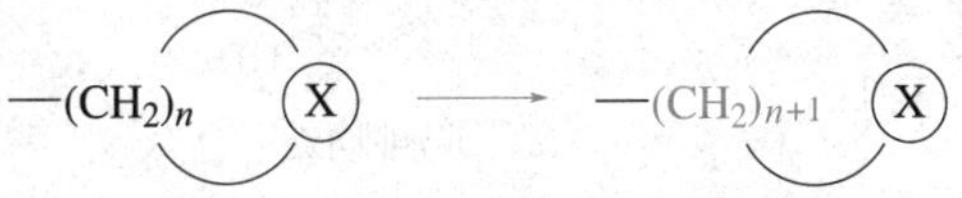

当烃链增长、缩短或分支化时，或保留原活性，或产生拮抗作用，或产生其他作用。在同系物设计中，增加 1 个到数个 $—CH_2—$ 时，可能得到活性类似的结构，碳原子增加的数目与活性常常有一种抛物线的关系。其峰值就是优化最佳的化合物。例如对依那普利拉（Enalaprilat）的血管紧张素转化酶抑制剂的环大小进行结构修饰，发现当环由五元环（$n=2$）变为八元环（$n=5$）时，活性最高，增加了 4000 倍，是活性数据的峰顶。随着环继续增加，活性反而降低。

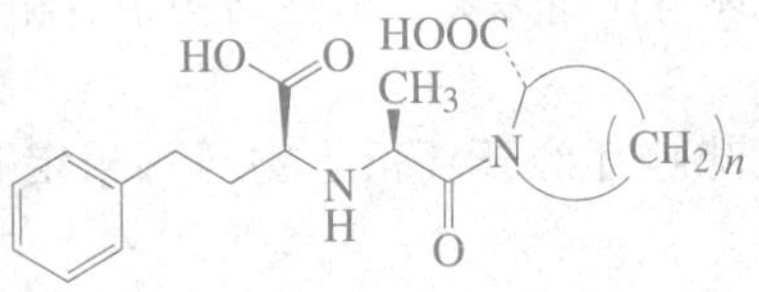

环的大小	IC_{50}/(nmol/L)
$n=2$	19000
$n=3$	1700
$n=4$	19
$n=5$	4.8
$n=6$	8.1

（2）插烯原理　对烷基链做局部结构改造的另一个方法是减少双键或引入双键，称为插烯原理（Vinylogues），往往可以得到活性相似的结构。插烯规则是 1935 年由美国有机化学家 Fuson 总结出来的一条经验规则，他提出以下规则：

含双键的母体化合物表示为：　$A—E_1{=}E_2$ ，双键 $E_1{=}E_2$ 与 A 原子相连。插烯后的化合物表示为：　$A—B_1{=}B_2—E_1{=}E_2$。

根据共轭效应的极性交替分布原理，在插烯前后，原子 A 总是与一个带 δ^+ 的原子相连，因此原子 A 的功能和性质可以保持不变。减少双键及插烯规则后来被广泛用在合成上，在药物设计中，常用来优化先导化合物。当减少或插入一个及多个双键时，药物的构型、分子形状和性质发生改变，影响药物与受体的作用，对生物活性产生影响。例如胡椒碱是从民间验方得到的抗癫痫有效成分，全合成有一定困难，经减少一个双键得到桂皮酰胺类衍生物，其合成简单，而且增强了抗癫痫的活性。

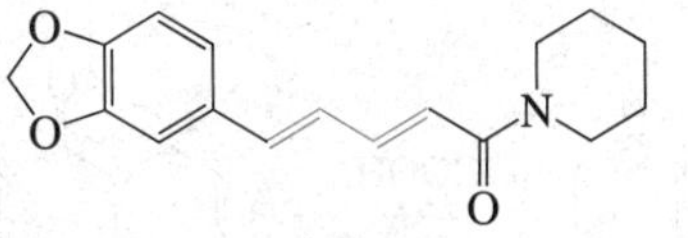

胡椒碱 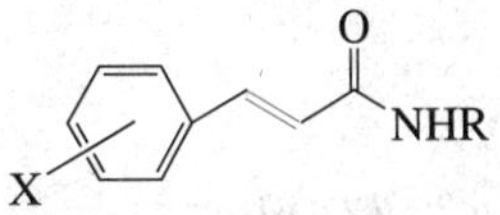　　　　　　　　　　　桂皮酰胺类衍生物

（3）环结构的变换　药物结构中往往含有环系，对其进行结构修饰的方法很多。比如将环消除，环的缩小或扩大，开环或闭环等。

① 环的分裂变换　对于结构复杂，环系较多的先导物进行优化时，往往是分析药效团，逐渐进行结构简化。天然产物一般是多环化合物，与环的改造相关的方法是把环状分子开环或把链状化合物变成环状

物。将先导物的不同环系分别剖裂，是一种常用的方法。如对镇痛药吗啡（Morphine）进行优化时，将其五个环系逐步剖裂，分别得到了一系列四环、三环、二环、单环等结构简化的合成类镇痛药。这种结构逐步简化的过程称为"分子脱衣舞"（Molecular Strip Tease）。

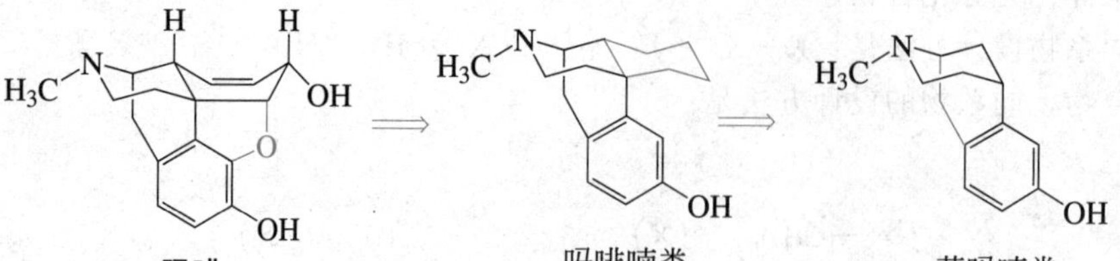

吗啡   吗啡喃类   苯吗喃类

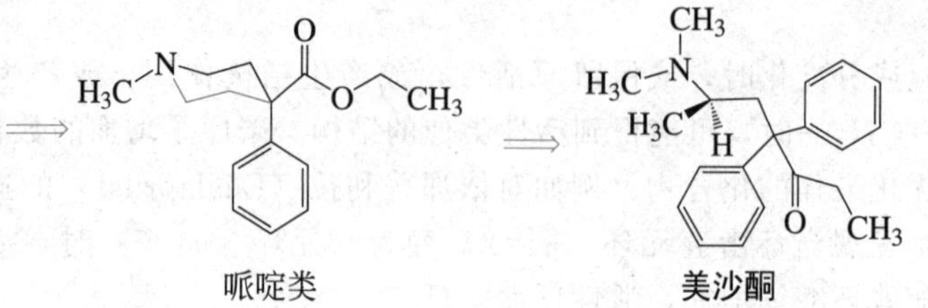

哌啶类   美沙酮

② **开环和闭环** 这种修饰方法是依据分子的相似性，设计开环和闭环的类似物。在设计中，遵照两个原则。第一，考虑到开环化合物在体内代谢时可以环化，形成原来的化合物，实际上可把开环化合物视为原药的前体药物。反之也是相同的原理。第二，开环和闭环与代谢无关，但在结构中有相似的构象，相同的药效团。

例如，中枢降压药可乐定（Clonidine）含咪唑环，打开咪唑环的开环衍生物与可乐定有相似的药理作用。

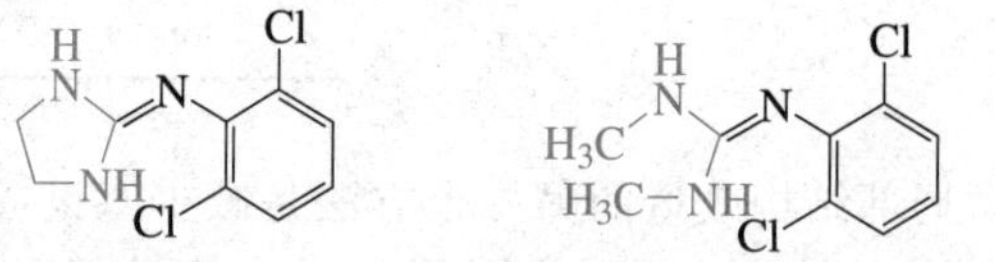

可乐定   可乐定开环衍生物

闭环修饰的方法也有许多成功的例子。如非甾体抗炎药酮洛芬（Ketoprofen）[图 4-6(a)]是芳基丙酸类结构，设想在侧链甲基和苯环邻位之间用两碳环合 [图 4-6(b)]形成五元环苯甲酰二氢茚羧酸 [图 4-6(c)]，该结构与酮洛芬有相似的构象，是酮洛芬的闭环产物，具有很强的抗炎镇痛作用。用生物电子等排原理将苯甲酰二氢茚羧酸环中的碳换成氧、硫等 [图 4-6(d)]，形成的杂环不仅抗炎镇痛活性比酮洛芬强，而且对胃肠道的副作用小。

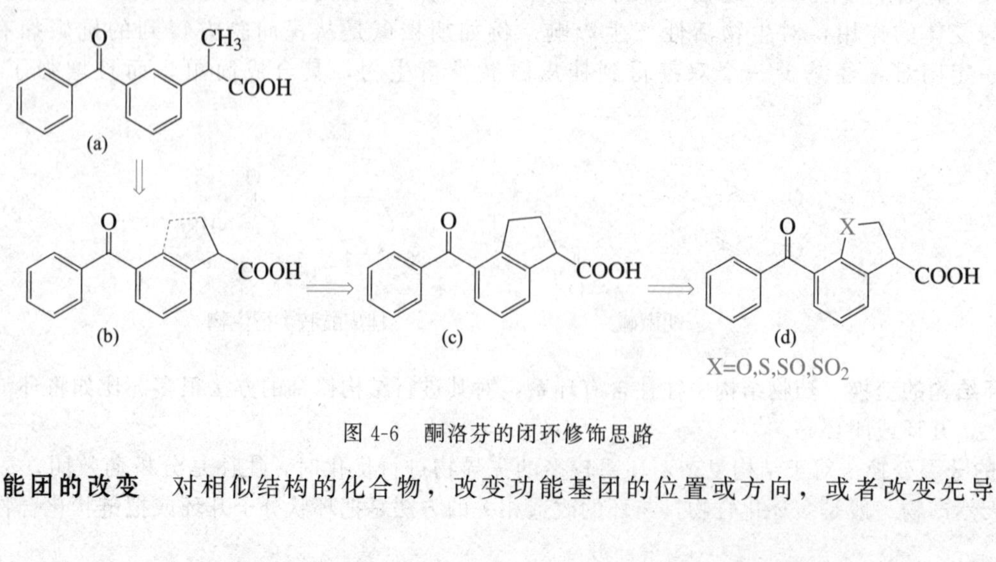

X=O,S,SO,SO₂

图 4-6 酮洛芬的闭环修饰思路

③ **官能团的改变** 对相似结构的化合物，改变功能基团的位置或方向，或者改变先导化合物某

个取代基的电性，也是优化先导化合物的一个手段。如克林霉素（Clindamycin）是林可霉素（Lincomycin）的半合成优化产物，将功能基 OH 用 Cl 置换，并改变其位置，结果抗菌活性是原药的 4～8 倍。

林可霉素　　　　　　　　　　克林霉素

2. 生物电子等排置换

（1）生物电子等排体的基本概念　1919 年 Langmuir 最早提出电子等排体（Isosteres）的概念，提出具有相同原子数和价电子的原子或分子，如 N_2 和 CO_2 有相同的电子数和排列方式，它们是电子等排体，具有相同性质。1925 年 Grimm 将电子等排体的理论广义化，提出氢化物取代规律，认为具有相同价电子的原子或原子团，如—CH_3、—OH 和—NH_2，—CH_2—和—O—互为电子等排体。1925 年 Friedman 提出生物电子等排体（Bioisosteres），用来描述生物领域的等排体。生物电子等排体是指一些原子或基团因外围电子数目相同或排列相似，而产生相似或拮抗的生物活性并具有相似物理或化学性质的分子或基团。广义的等排体概念不局限于经典的电子等排体，即便分子中没有相同的原子数、价电子数，只要有相似的性质，相互替代时可产生相似的活性甚至拮抗的活性，都可称为生物电子等排体。如将对氨基苯甲酸分子中的—COOH 替换为—SO_2NH—，得到的磺胺类药物可以与对氨基苯甲酸争夺二氢叶酸合成酶，抑制了细菌的代谢过程，—COOH 和—SO_2NH—称为生物电子等排体。

生物电子等排可分为为经典和非经典两大类型。

第一类是经典的生物电子等排体，以氢化物置换规则为基础，从元素周期表中的第四列起的任何一个元素的原子与一个或几个氢原子结合成分子或原子团后，其化学性质与其邻近的较高族元素相似，互为电子等排体，如—F、—OH、—NH_2、—CH_3。

第二类是非经典的生物电子等排体，一些原子或原子团尽管不符合电子等排体的定义，但在相互替代时同样可以产生相似或拮抗的活性。这些非经典的生物电子等排体相互替代也可具有相似的活性，最常见的有—CH＝CH—，—S—，—O—，—NH—，—CH_2—等。

一些环与非环结构的替换，也常常具有相似活性。

计算机辅助药物设计的发展，使生物电子等排体进一步广义化，通过构效关系研究，对化学结构的某种性质如疏水性、电性、立体性、构象等进行定量描述，也可以得到相似的电子等排体。例如，Cl、Br 和 CF_3 不是经典的电子等排体，分析其构效关系，取代基的各种参数都有相似性。这些取代基的电性参数 σ 值都为正值，说明三个基团都具有吸电子效应，疏水参数 π 在相同的范围之内，基团的亲脂性相似，通过比较 Taft 立体参数 Es 值的范围，三者的立体体积接近。因而这些取代基的取代得到的化合物生物活性基本相似。

取代基参数	R＝Cl	R＝Br	R＝CF_3
σ	+0.23	+0.23	+0.54
π	+0.71	+0.86	+0.88
Es	−0.97	−1.16	−2.40

药物设计中常用的生物电子等排体见表 4-2。

表 4-2　药物设计中常用的生物电子等排体

生物电子等排体的分类	可相互替代的等排体
一价原子和基团类电子等排体	—F，—H —NH₂，—OH —F，—CH₃，—NH₂，—H —OH，—SH —Cl，—Br，—CF₃，—CN —Pr—*i*　—Bu—*t*
二价原子和基团类电子等排体	—CH₂—，—O—，—NH—，—S—，—CONH—，—CO₂— —C=O，—C=S，—C=NH，—C=C—
三价原子和基团类电子等排体	—CH=，—N=，—P=，—As=
四价原子类电子等排体	—N⁺— ，—C— ，—P⁺— ，—As⁺—
环内等排体	—CH=CH—，—S—，—O—，—NH— —CH=　—N=
等价体环类	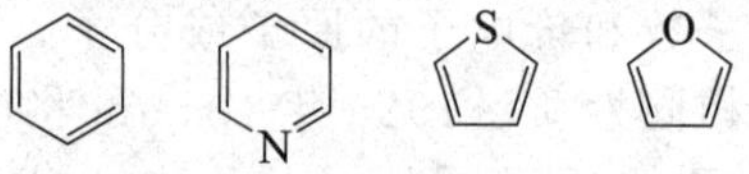 (苯环)　(吡啶环 N)　(噻吩环 S)　(呋喃环 O)
其他	—COOH，—SO₃H，—SO₂NHR

（2）**生物电子等排体的应用**　生物电子等排原理常用于先导物优化时进行类似物变换，它是药物设计中优化先导化合物非常有效的方法，有许多成功的例子。用生物电子等排体原理设计优化先导化合物，可以达到四个目的：

第一，用生物电子等排体替代时，得到相似的药理活性。这种情况最为普遍，通过药物设计可以得到新的化学实体或类似物。

第二，用生物电子等排体替代时，可能产生拮抗作用。常用这种原理设计代谢拮抗剂类药物，如将尿嘧啶 5 位的 H 以其电子等排体 F 替代，得到抗肿瘤药氟尿嘧啶（Fluorouracil）。

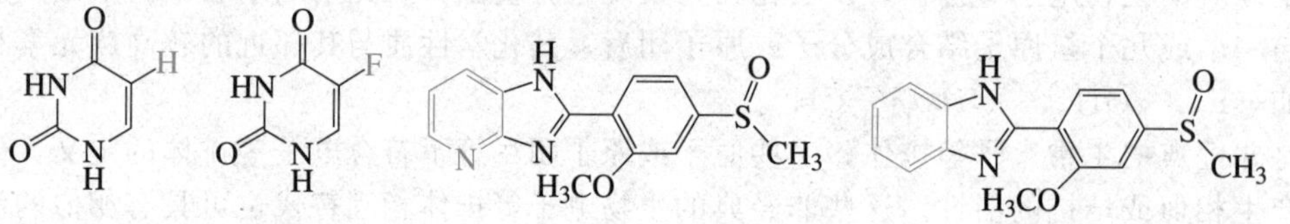

尿嘧啶　　　氟尿嘧啶　　　硫马唑　　　　　　伊索马唑

第三，用生物电子等排体替代时，毒性可能会比原药低。如钙敏化类强心药硫马唑（Sulmazole）的毒性大，用苯环替代吡啶环得到伊索马唑（Isomazole），毒性下降。

第四，用生物电子等排体替代时，还能改善原药的药代动力学性质。如头孢西丁（Cefoxitin）的 S 分别用生物电子等排体 O 或—CH₂—替代时，得到的拉氧头孢（Latamoxef）和氯碳头孢（Loracarbef）具有良好的药代动力学性质，不但血药浓度增加，且作用时间延长。

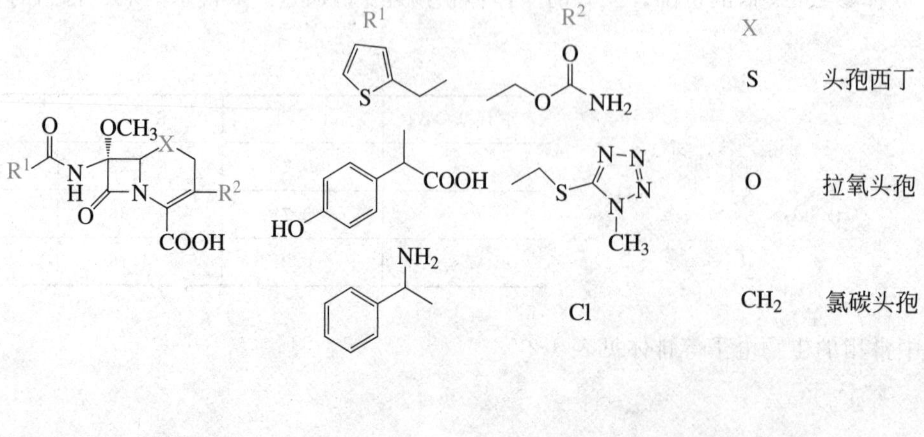

	R¹	R²	X	
	(噻吩基)	(氨基甲酸酯)	S	头孢西丁
	(对羟基苯基乙酸)	(四唑硫基)	O	拉氧头孢
	(苯乙胺基)	Cl	CH₂	氯碳头孢

(3) 生物电子等排体设计的主要方法　应用生物电子等排体变换和替代时，需要考虑相互替代的原子或原子团的形状、大小、电荷分布和脂水分配系数等。用生物电子等排体不仅可取代先导化合物的某个部分，还可以将复杂的结构简单化。用生物电子等排体原理设计优化先导化合物，常用的方法如下。

①　**经典的生物电子等排体**　经典的电子等排体及生物电子等排体设计方法见表4-2，表中所列是药物设计中最常见且常用的生物电子等排体，包括一价、二价和三价的原子及基团之间的相互替换。在药物设计中还有很多成功的例子，可参见各章药物。

②　**环等当体**　一些不同的芳香环和杂环相互替代后，可产生相似的生物活性，这些环被称为环等当体（Ring Equivalents）。例如将组胺结构中的咪唑环分别用吡唑、三氮唑和吡啶替代时，生物活性没有改变，这四种含氮杂环互为生物电子等排体。

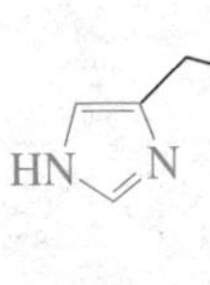

组胺 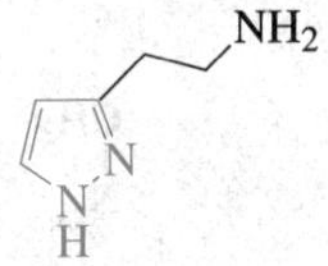　　　　　吡唑 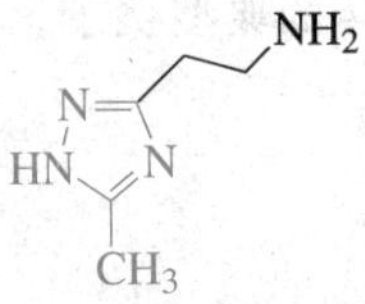　　　　　三氮唑 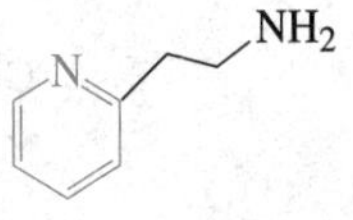　　　　　吡啶

环等当体的替换适用于任何可能的环系统之间，例如 H_2 受体拮抗剂的发展就是一个典型的例子。西咪替丁（Cimetidine）是第一个 H_2 受体拮抗剂，吸收迅速，具有良好的胃酸抑制作用。但对细胞色素 P450 酶有较强的抑制作用，使与其他同时使用的药物毒副作用增加。用环等当体对其进行结构改造，将咪唑环用二甲氨基甲基呋喃环置换，得到第二代的 H_2 受体拮抗剂雷尼替丁（Ranitidine），活性超过西米替丁，而且没有酶抑制作用。再将呋喃环用噻唑环或苯环替代，分别得到法莫替丁（Famotidine）和罗沙替丁（Roxatidine）。

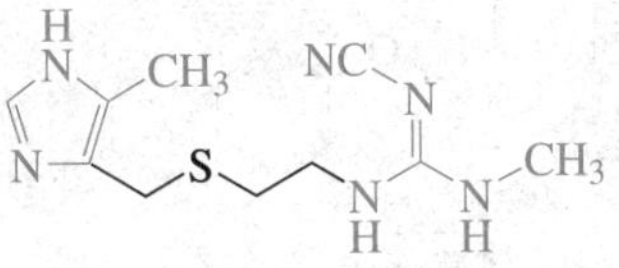

西米替丁 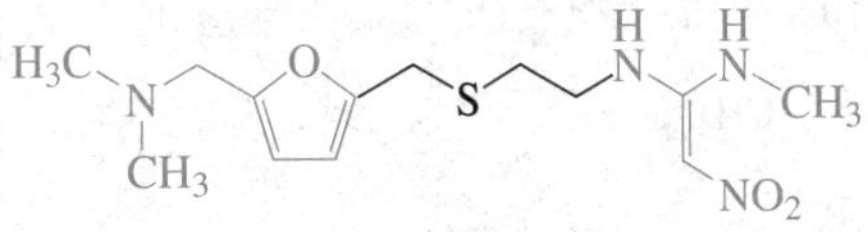　　　　　　　　　　　雷尼替丁

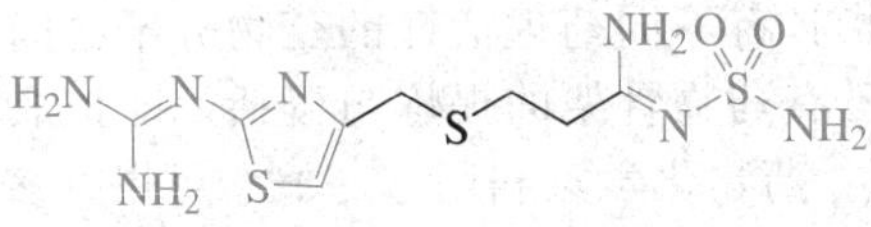

法莫替丁 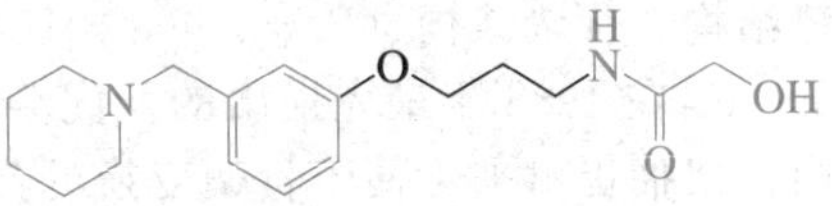　　　　　　　　　　　罗沙替丁

③　**环与非环的等排体**　除了经典的生物电子等排体，环与非环之间的替代，可产生相同的作用，同样视为生物电子等排体。如 N-甲基四氢吡啶甲酸甲酯，具有抗炎活性。将其结构中3位的羧酸酯基用环的生物电子等排体1,2,4-噁二唑替代，所得3位杂环衍生物具有相同的抗炎活性。

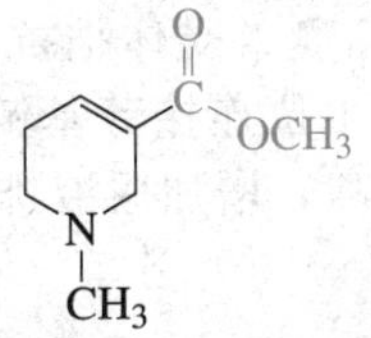

N-甲基四氢吡啶甲酸甲酯 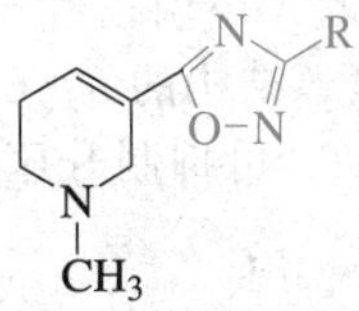　　　1,2,4-噁二唑-5-(N-甲基四氢吡啶)衍生物

④　**极性效果相似的基团**　根据广义的电子等排体概念，极性相似的基团互为生物电子等排体。一般来说，羧基是酸性的极性基团，在结构修饰中，常以异羟肟酸、磺酰胺以及一些酸性杂环如四唑、羟基噻唑等替代。如非甾体抗炎药布洛芬（Ibuprofen）是芳基烷酸类结构，将羧基用其等排体异羟肟酸替代，得到异丁普生（Ibuproxam），在体内代谢生成布洛芬而产生抗炎活性。

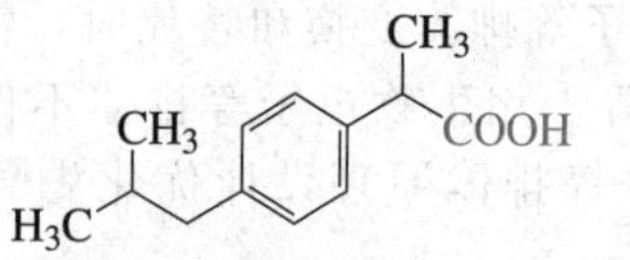

布洛芬 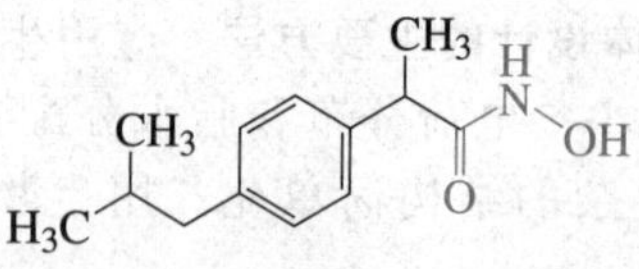   异丁普生

对于酯类结构，也可用酰胺替代，而酰胺结构则多以磺酰胺、磷酰胺替代。另外，脲、硫脲和胍是经典的生物电子等排体。如前面在环等当体修饰提到的 H_2 受体拮抗剂，结构中含有三个部分，分子的一端是亲脂性的环，另一端是碱性的平面结构。西咪替丁的碱性平面是氰基胍，雷尼替丁的碱性平面结构是硝基脒，而法莫替丁则是磺酰胺基取代的脒基。这样看来，H_2 受体拮抗剂的结构修饰包括了两种不同的生物电子等排体的置换。

⑤ **官能团的反转**　一种特殊的生物电子等排体是将官能团进行反转，其思路类似于同分异构体，成功的例子也比较多。比如哌替啶（Pethidine）的 4 位是甲酸乙酯，将其结构反转得到 4-哌啶醇丙酸酯，镇痛活性比哌替啶强 5 倍。这是酯基反转的典型例子。

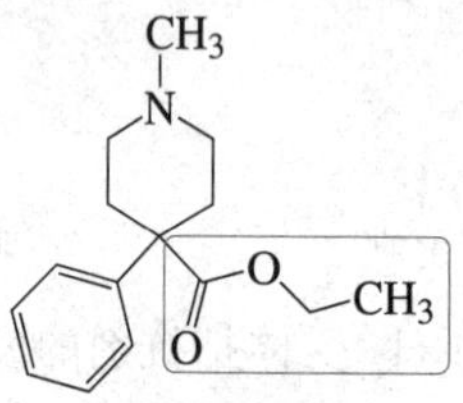

哌替啶 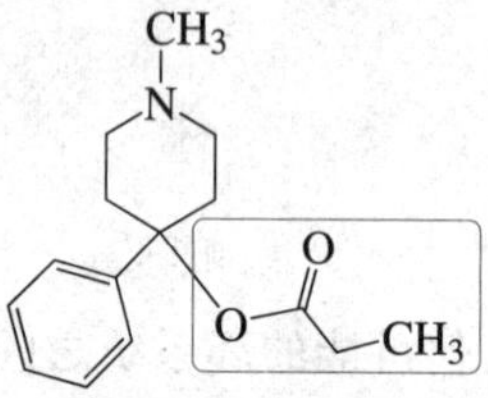   4-哌啶醇丙酸酯化合物

官能团反转另一个成功的例子是阿替洛尔（Atenolol）的发现。普拉洛尔（Practolol）是早期发现的 β 受体阻断剂，和普萘洛尔（Propranolol）有类似的抗心律失常作用。但毒性很大，可引起全身性红斑狼疮，严重时可致死。对其进行结构改造，把酰胺基团翻转，得到阿替洛尔，副作用很小，目前在临床上为常用药。

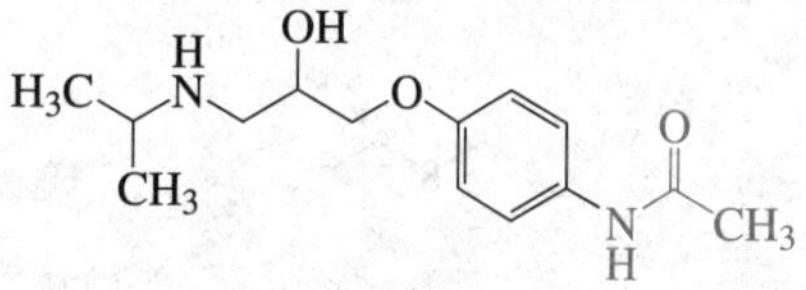

普拉洛尔 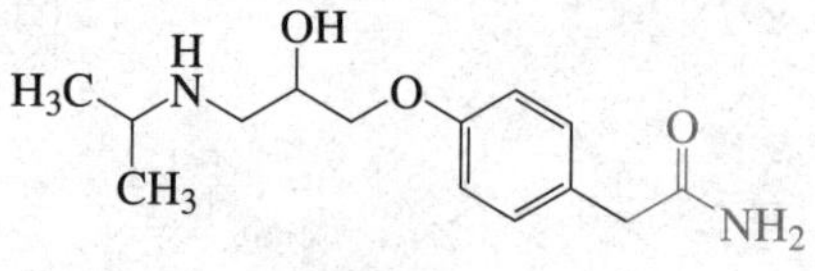   阿替洛尔

3. 优势结构和骨架跃迁

（1）优势结构　优势结构（Privileged Structure）是指具有不同药理活性的药物分子之间所共有的结构片段，是 Evans 在 1988 年最先提出的。优势结构是对已有药物骨架的提炼与概括，即把成功药物中最常出现的结构骨架抽提出来，便于骨架变换的参考与应用。药物化学家利用这一概念可以在多种治疗领域中迅速发现具有生物活性的化合物。

优势结构一般具有以下特征：结构域能与靶标结合部位形成互补性结合；骨架的尺寸较小，骨架上有多个可以连接或引入基团的位置；一般为半刚性骨架，有比较固定的构象；一般不会发生自身的疏水-疏水相互作用；具有类药性，容易合成得到。

例如：苯并氮䓬结构是典型的优势结构。简单取代的苯并二氮䓬化合物是镇静催眠药的结构，如地西泮（Diazepam）；在苯并二氮䓬的 3 位引出吲哚酰胺链得到缩胆囊素受体拮抗剂地伐西派（Devazepide），用于治疗神经性疼痛；在苯并氮䓬结构的 5、6 位并合咪唑环，1 位连接芳基链得到血管升压素 V_1 和 V_2 的激动剂考尼伐坦（Conivaptan），可抑制升压素引起的血压升高，增加尿液排出，临床用作利尿药。

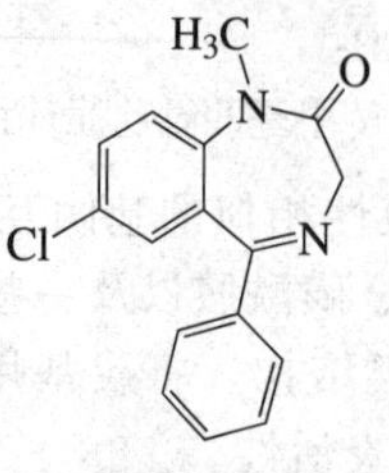

地西泮 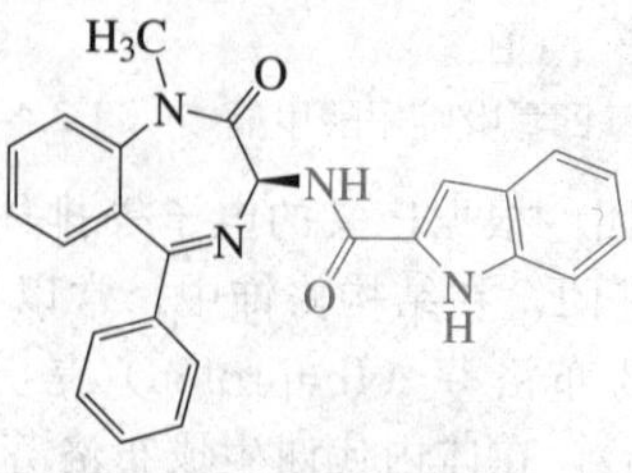   地伐西派

（2）骨架跃迁 骨架跃迁（Scaffold Hopping）是从已知的活性分子结构出发，通过变换分子的母核结构得到新结构类型的分子操作。

骨架跃迁可以发生在由苗头化合物到先导化合物的演化过程，以及先导化合物优化成候选药物的过程中。骨架跃迁大都涉及骨架的变换，改变已有活性分子的母体结构，可以达到如下目的：①将亲脂性的骨架用极性骨架替换，增加药物的溶解度；②调整骨架亲水-亲脂的相对程度，改变药物的分配性；③将容易发生代谢作用、容易产生毒性或不良反应的骨架用代谢稳定性的、毒性低的骨架替换，提高药物的稳定性，改善药代动力学性质；④将一些柔性键过多的活性分子，如肽类药物，其构象的多样性导致与受体的亲和力降低，用刚性骨架替换，可降低分子的柔性，改善结合力；⑤有的骨架不只是对药效团起支撑作用，而且也参与同受体的结合，改变骨架可以提高对受体的亲和力；⑥中心骨架的改变，会产生新的结构，可获得专利保护。

骨架跃迁不是简单的替换，更常见于"面目皆非"的改换，骨架跃迁前后只在于拓扑结构的相似，支撑药效团于相似的空间中。

化合物的开环-合环是常见的骨架跃迁方法。例如，芳香脲化合物 **4-3** 具有拮抗作用，但溶解度和生物利用度低，具有化学和代谢不稳定性。经电子等排置换 B 环，合成得到化合物 **4-4**，提高了化学和代谢稳定性。进一步合成类似物，得到化合物 **4-5**（$IC_{50}=43nmol/L$），但水杨酸片段的羟基被甲基化后，$IC_{50}>4000nmol/L$，说明分子内氢键和平面的重要性。为此，将二芳基酰胺杂环化成氨基喹唑啉，得到化合物 **4-6**（$IC_{50}=1.1nmol/L$，$t_{1/2}=8.1h$，$t_{max}=0.7h$，$F=99\%$），成为新一轮的先导化合物。

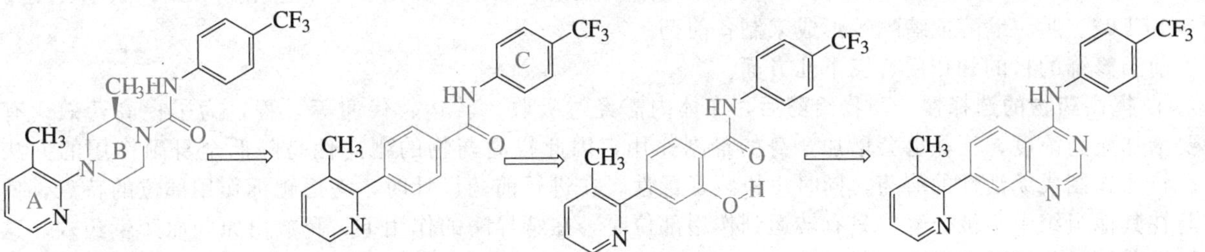

4. 其他药物化学修饰方法

（1）前药 前药（Prodrug）是指一类在体外无活性或活性较小，在体内经酶或非酶作用，释放出活性物质而产生药理作用的化合物。前药有两大类：一类是载体前体药物（Carrier-Prodrugs），另一类是生物前体药物（Bioprecursors）。生物前体药物大部分不是人为修饰的，而是在研究作用机制时，发现其作用过程是经体内酶催化代谢而产生活性物质。例如非甾体抗炎药物舒林酸（Sulindac）就是典型的生物前体药物，舒林酸本身没有活性，在体内还原酶的作用下由亚砜转为硫化物形式产生抗炎活性。

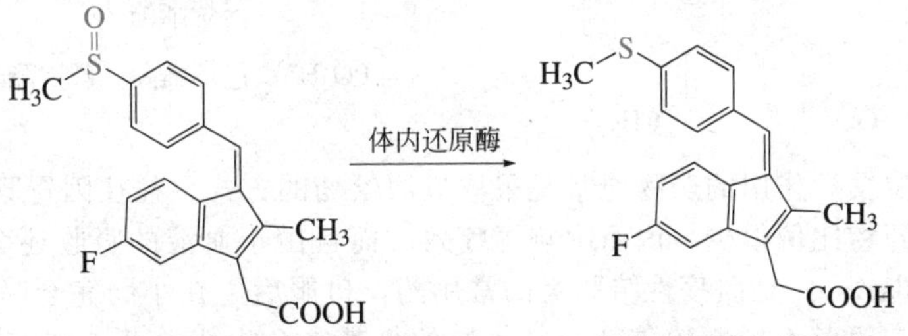

舒林酸　　　　　　　　　　　　　舒林酸的硫化物形式

本节重点介绍载体前体药物。载体前体药物是通过共价键，把活性药物（原药）与某种无毒性化合物相连接而形成的（图 4-7）。

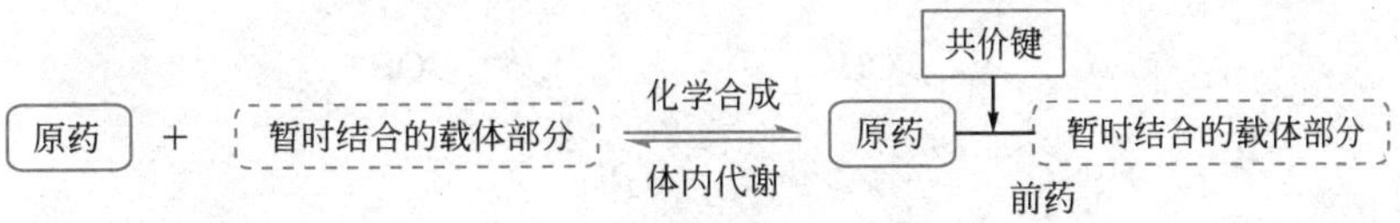

图 4-7　载体前药修饰原理

这种无毒性化合物称为暂时结合的载体部分，到体内经酶或非酶的化学过程，生成原药和载体部分。因此对药物结构进行前药修饰时，常常需要研究药物的代谢规律，如代谢部位、催化反应的酶、代谢产物等，以此作为结构修饰的设计依据。

利用前药原理修饰先导化合物，不能增加其活性。但前药设计可以改变药物的物理化学性质，或提高药物对靶标部位作用的选择性，或改善药物在体内的吸收、分布、转运与代谢等药代动力学过程，或延长作用时间，或提高生物利用度，或降低毒副作用，或提高化学稳定性，或增加水溶性，改善药物的不良气味，或消除特殊味道及不适宜的制剂性质等多种目的。

前药的特征一般包括三个方面：第一，前药应无活性或活性低于原药。第二，原药与载体一般以共价键连接，但到体内可断裂形成原药，此过程可以是简单的酸、碱水解过程或酶促转化过程。第三，一般希望前药在体内产生原药的速率应是快速的，以保障原药在靶标部位有足够的药物浓度。但当修饰原药的目的是为了延长作用时间，则可设计代谢速率缓慢的前药。

前药设计的中心问题是选择恰当的载体，并根据机体组织中酶、受体、pH 等条件的差异，使其在生理条件下能释放原药。

制备前药的方法有多种，要依原药和载体分子的结构而定。一般来说，醇类羟基是容易代谢的基团，药物设计中常将羟基形成酯、缩醛或缩酮、醚等，可延长药物的半衰期，改变药物的溶解度及生物利用度等方面的性质。具有羧基的药物，在口服给药时，常对胃肠道产生刺激且不易吸收。因此具有羧基的药物常需要进行化学结构修饰以改善性质，羧酸类宜形成酯、酰胺，如布洛芬（Ibuprofen）对胃肠道有刺激性，形成甲酯后，刺激性大为降低。胺类可采用形成酰胺、亚胺、偶氮、氨甲基化等形式；羰基类则可通过 Schiff 碱、肟、缩醛或缩酮等形成来制备前药。

前药修饰的目的和作用有以下几方面。

① **提高药物的选择性** 药物给药后，在体内需经过吸收、转运、代谢等过程，为了提高药效，有时需要增加血药浓度，往往也会增加全身的毒副作用，因此提高药物的靶向性是降低全身副作用的方法之一。将药物制成无活性的前药，同时也掩蔽了毒性，在进行前药设计时，考虑靶标作用部位的特点，使该前药在其他组织中不被分解，只有转运到作用部位时，在特异酶的作用下，释放出原药而产生药效。这样可提高药物对靶标的选择性，使药物在特定部位发挥作用，增强药效并降低毒副作用。

对于需要在特定部位起作用的药物，利用体内各器官酶系统的差异，可设计靶向性的前药。设计时需要研究该部位酶的作用和药物代谢方式，制成相应的前药，在特定部位酶作用下产生活性代谢物而发挥作用。如己烯雌酚（Diethylstilbestro）是治疗前列腺癌的有效药物，但对肿瘤患者使用时会产生雌激素副作用。研究发现，前列腺肿瘤组织中磷酸酯酶的含量很高，利用这一特点，设计成前药己烯雌酚二磷酸酯。服用后，己烯雌酚二磷酸酯容易分布到磷酸酯酶含量较高的前列腺，使肿瘤组织中的浓度高于正常组织，并经磷酸酯酶催化水解释放出己烯雌酚，从而增强了对前列腺肿瘤组织的选择性，降低了全身的雌激素副作用和毒性。

R=H　　　　己烯雌酚

R= PO_3H　　己烯雌酚二磷酸酯

一些需要在结肠部位发挥作用的药物通常是采取口服给药的方式，往往因胃肠道酸碱性和酶的破坏作用，使到达结肠部位的药物比例很少，因而影响了疗效。而且由于血液的吸收还会产生全身性的副作用。如 5-氨基水杨酸（Mesalazine）是溃疡性结肠炎的常用药，口服后，在小肠完全吸收，到达有效作用部位结肠的药量极少。利用 5-氨基水杨酸的羧基与甘氨酸的氨基结合生成前药 5-氨基水杨酰甘氨酸，在胃和小肠不易吸收，到结肠后被相应的水解酶催化水解，释放出 5-氨基水杨酸。

5-氨基水杨酸　　　　　5-氨基水杨酰甘氨酸

② **增加药物的稳定性**　有些药物结构中存在易氧化、易水解的基团，在贮存过程中易失效，在体内的代谢速率也快。将这些不稳定的基团进行化学修饰，可增加药物的稳定性，并延长作用时间。

例如含有羰基的药物，由于羰基化学性质不活泼，制备前药时选择形成缩酮、Schiff 碱、肟等。如前列腺素 E_2（Prostaglandin E_2）的化学性质不稳定，将其 C-9 的羰基制成缩酮类前药，使稳定性增加，可以口服，到体内代谢释放出前列腺素 E_2。

前列腺素E_2

③ **延长药物作用时间**　作用于不同部位的药物，应根据需要设计不同的作用时间。大部分的药物希望能维持较长的作用时间，设计时可考虑增加药物的代谢稳定性，减慢其代谢速率和排泄速率。

氟奋乃静（Fluphenazine）用于治疗精神分裂症，但作用时间仅一天。若利用其分子中的羟基制成庚酸酯和癸酸酯，均可持续药效 2～4 周，适用于需要长期用药及不合作的精神分裂症患者。

R= —H　　　　　　　　　　氟奋乃静

R= —CO(CH$_2$)$_5$CH$_3$　　庚氟奋乃静

R= —CO(CH$_2$)$_8$CH$_3$　　癸氟奋乃静

④ **改善药物的吸收，提高生物利用度**　药物只有具有合适的解离度和脂水分配系数，才能被充分吸收，达到较大的生物利用度。对生物利用度低的药物，为了提高其口服吸收百分率，可设计前药，调整其脂水分配系数，从而改善吸收。含羧基或羟基的药物极性较大，脂溶性差，不易透过生物膜，因而吸收差，一般口服吸收率不高。若制成酯或者酰胺衍生物，可增大脂溶性，改善吸收。例如 β-内酰胺类抗生素的 2 位是羧基，由于极性和酸性较强，口服吸收效果差。氨苄西林（Ampicillin）在胃肠道以离子形式存在，生物利用度仅为 20%～30%，应用前药原理设计，将羧基酯化得到匹氨西林（Pivampicillin）、仑氨西林（Lenampicillin）等，脂溶性增大，口服时几乎定量吸收，生物利用度可达 95%，后者在体内的抗菌作用比氨苄西林强 2～4 倍，而且血药浓度高，半衰期长。

氨苄西林　　R= H

匹氨西林　　R= —CH$_2$—O—...

仑氨西林　　R= —H$_2$C—...

⑤ **改善药物的溶解性**　许多药物在水中溶解度较低，难以制备成水溶性的制剂。一般可以通过结构修饰，制成水溶性的盐类，使溶解度增大，符合制剂要求。对于不能成盐的药物，还可以用更复杂的方法设计前药以改善溶解性。如阿昔洛韦（Aciclovir）是一种有效的抗疱疹病毒药，但水溶性差。因此设计出它的水溶性前药地昔洛韦（Desciclovir），地昔洛韦在水中的溶解比阿昔洛韦大 18 倍，可用作滴眼液或注射剂。地昔洛韦在体内经黄嘌呤氧化酶氧化为具有抗病毒活性的阿昔洛韦，这种前药又称为 生物前药（Biologic Prodrugs），地昔洛韦口服吸收也比阿昔洛韦高。

阿昔洛韦　　　　　　　　　地昔洛韦

一些环状药物的开环产物在体内生理环境时能迅速环合成原药，可利用这种特点来进行前药修饰。利用 1,4-苯二氮䓬环在体内胃部酸性开环，在肠中 pH 偏碱性时很快环合的特点，设计了该类药的水溶性前药。如三唑仑（Triazolam）是临床上使用的强效镇静催眠药，它的开环性前药三唑基二苯酮，是水溶性的，可以制成注射剂。在体内经酶水解和环合反应，形成三唑仑。

三唑基二苯酮 —酶解— 快 环合→ 三唑仑

⑥ **降低药物的毒副作用**　增加药物的选择性可直接或间接降低药物的毒副作用，而前药设计是解决毒性的另一种方法。氨基是药物中最常见的基团，它是药物与受体相互作用的基团，但伯胺类药物的毒性一般较大。对氨基进行酰胺化修饰，可降低胺类药物的毒副作用，增加药物的组织选择性，延长药物作用时间，并增加药物的化学稳定性等。如美法仑（Melphalan）的氨基经甲酰化，生成氮甲（Formylmerphalan），其副作用降低，并且可口服给药。

美法仑 　　　　　　　　　氮甲

（2）软药　软药（Soft Drug）是一类本身具有生物活性的药物，在体内起作用后，经人们人为设计的可预料的和可控制的代谢途径，生成无毒和无药理活性的代谢产物。软药用以设计安全而温和的药物，通常是为了降低药物的毒副作用。在原药分子中设计的极易代谢失活的部位，称为**软部位**。在软部位设计时要考虑药物的代谢因素，药物在体内产生活性后，迅速按预知的代谢方式（如酶水解）及可控的速率（如通过改变分子结构上的基团），使其转变为无毒无活性的代谢产物。软药缩短了药物在体内的过程，而且避免了有毒代谢中间体的形成，使毒性和活性得以分开，减轻了药物的毒副作用，提高了治疗指数，故软药设计得以广泛应用。

软药可以用无活性的代谢物为先导物，或用硬药的软性类似物，或用控释内源物质来设计。软药设计需要研究药物在体内的代谢过程，发现药物可代谢为既无毒又无活性的中间产物，对该产物用生物电子等排体替代。氯琥珀胆碱（Suxamethonium Chloride）是一个典型的软药。早期曾用十烃季铵（Decamethonium）作肌肉松弛药，由于在体内难以代谢，作用维持时间太长，手术后患者需长时间才能恢复肌肉功能。根据构效关系研究，两个 N 之间大约 10 个原子为好，将烷基用相同原子数的酯替代得到氯琥珀胆碱，易被胆碱酯酶水解，成为易控制的短作用时间的肌肉松弛药。临床静注用于气管内插管，静滴用于手术肌松。

$(H_3C)_3\overset{+}{N}$———————$\overset{+}{N}(CH_3)_3 \cdot 2Br^-$　　　十烃季铵

氯琥珀胆碱

软药的设计可降低药物的副作用。如醋酸氢化可的松是肾上腺皮质激素，一般局部用药，因于全身用药时可引起严重副作用。在 3 位酮基上引入 3-螺四氢噻唑甲酸丁酯，它是无活性的前药型软药，这样使大部分药物集中结合在局部的炎症皮肤里，持续缓慢释放出活性成分，使活性与毒性得到分离。

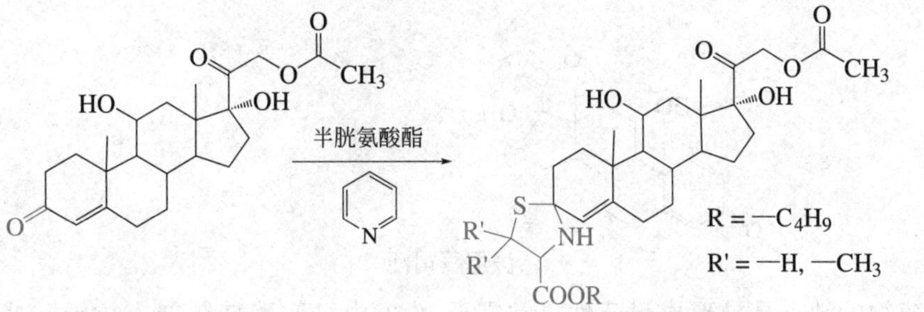

半胱氨酸酯

吡啶（N）

R = —C₄H₉ 表示为 $R = —C_4H_9$
R' = —H, —CH₃ 表示为 $R' = —H, —CH_3$

醋酸氢化可的松　　　　　　　　3-螺噻唑衍生物

（3）硬药　硬药（Hard Drug）是指在体内很难代谢和排出体外的有活性的药物。一些硬药在体内不能被代谢，可直接从胆汁或者经肾排泄，或者是不易代谢，需经过多步氧化或其他反应而失活。20世纪70年代，Ariens 提出硬药机理，即设计一类在体内不能代谢或极少代谢的药物，避免生成有毒性的代谢物，使其基本以原药的形式排出。硬药可以解决药物因代谢产生毒性产物的问题，因此使用安全。但在实际的药物开发中，由于体内酶的功能很强，使得开发成功的硬药非常有限。只有亲水或疏水性极强的化合物，或由于功能基的位阻较大，不易代谢，才符合硬药的定义。因此很难有真正的硬药的例子，一般是将硬药进行软性类似物设计，在结构中设计一些容易代谢的基团，加速药物的代谢速率，缩短作用时间，降低毒副作用。

例如，前列地尔（Alprostadil）分子中的 C-15 羟基在体内经酶氧化生成相应的酮基是代谢失活的一种主要转化形式。米索前列醇（Misoprostol）把前列地尔的 C-15 羟基移到 C-16 之后，又引入甲基，使羟基成为叔羟基，不易受酶的影响而氧化。由此，不但代谢失活不易发生，作用时间延长，而且口服有效。

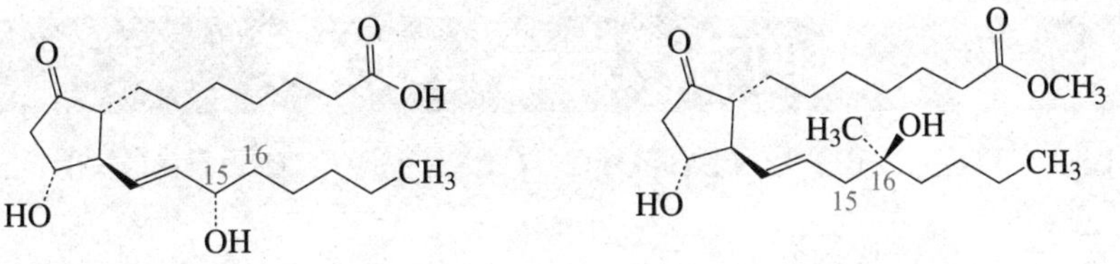

前列地尔　　　　　　　　　　　米索前列醇

（4）孪药　孪药（Twin Drug）是将两个相同或不同的先导化合物或药物，经共价键连接，缀合成一个新的分子，经体内代谢后，产生以上两种具协同作用的药物，结果是增强活性或者产生新的药理活性，或者提高作用的选择性。常常应用拼合原理进行孪药设计，孪药实际上也是一种特殊的前药。

设计孪药的方法主要有两种。一是将两个作用类型相同的药物，或同一药物的两个分子，拼合在一起，产生更强的作用，或降低毒副作用，或改善药代动力学性质。构成孪药的两个原子可以具有相同的药理作用类型，如阿司匹林和对乙酰氨基酚均具有解热镇痛活性，经酯化缀合生成贝诺酯（Benorilate），具有协同作用，既解决了阿司匹林对胃的酸性刺激，又增强了药效。贝诺酯同时是阿司匹林和对乙酰氨基酚的前药。

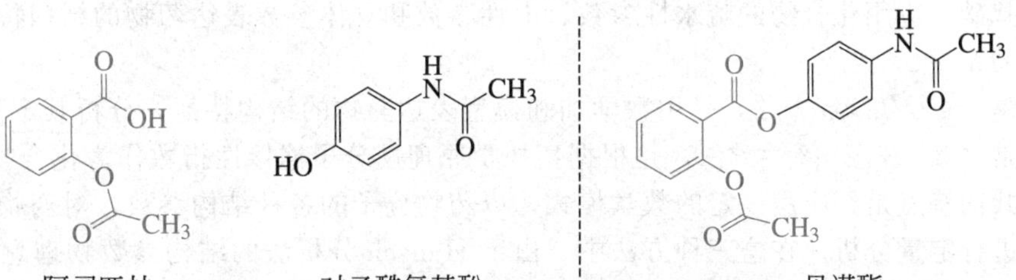

阿司匹林　　　　　对乙酰氨基酚　　　　　　　　贝诺酯

孪药也可以选自不同的作用类型，将两个不同药理作用的药物拼合在一起，产生新的或联合作用。如苯丁酸氮芥（Chlorambucil）是抗肿瘤药，但毒性较大。甾体激素受体在肿瘤细胞分布较多，如果设计以甾体为载体，可增加靶向性。用这种思路将氢化泼尼松（Prednisonlone）和苯丁酸氮芥形成抗肿瘤药泼尼莫司汀（Prednimustine），降低了苯丁酸氮芥的毒性。

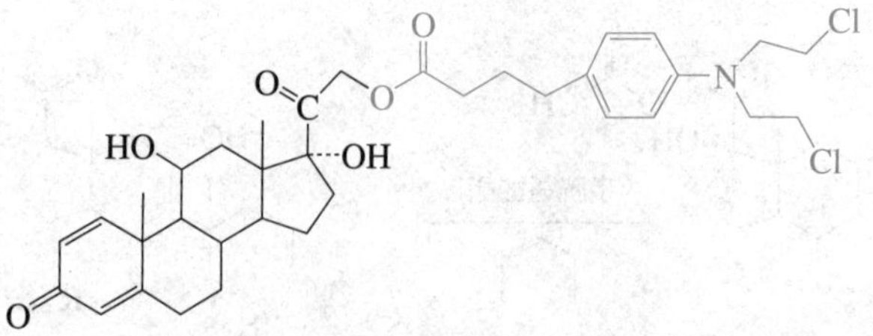

泼尼莫司汀

$β$-内酰胺类药物的缺点是易形成耐药性，常需要和 $β$-内酰胺酶抑制剂克拉维酸或舒巴坦同时服用，很不方便。故将氨苄西林与舒巴坦的羧基拼合，形成双酯类的孪药，为舒他西林（Sultamicillin），口服效果良好。到达作用部位分解出舒巴坦和氨苄西林，具有抗菌和抑制 $β$-内酰胺酶的双重作用。

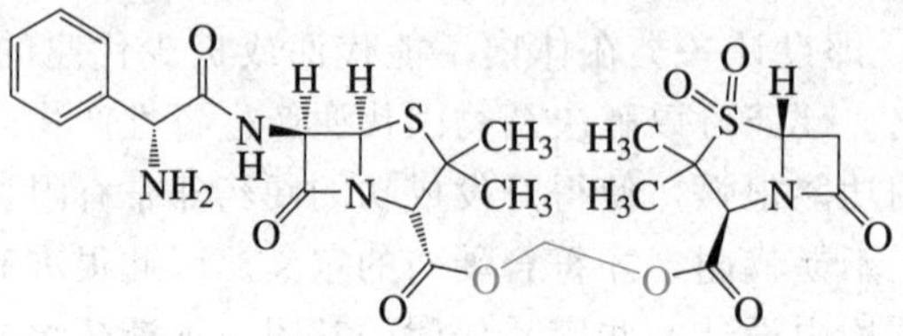

舒他西林

设计孪药的方式大致有两种：一种是与前药相同的方法，使孪药进入体内后分解为两个原药；另一种是在体内不裂解的方式。

第四节　定量构效关系
(Quantitative Structure -Activity Relationships)

定量构效关系（QSAR）是选择一定的数学模式，应用药物分子的物理化学参数、结构参数和拓扑参数表示分子的结构特征，对药物分子的化学结构与其生物活性间关系进行定量分析，找出结构与活性间的量变规律，或得到构效关系的数学方程，并根据这些信息指导药物的化学结构优化。定量构效关系研究药物结构与生物活性之间的关联，是一种新药设计的研究方法，可以作为先导化合物优化的一种手段。

1868 年就有人提出，药物的生物活性与化合物的结构特征是函数关系，可用下列数学模型表示化合物的化学结构与生物活性间的关系：$A = f(C)$，式中的 A 是生物活性，C 表示化合物的结构特征。到 20 世纪 60 年代，随着学科的发展，有三个研究组分别建立了不同的二维定量构效关系的研究方法，在药物设计中发挥了重要作用。

第一种方法是 1964 年美国 Hansch 和日本藤田稔夫（Fujita）共同开创的 Hansch 分析法，该法的特点是以热力学为基础，应用化合物的疏水性参数、电性参数和立体参数表达药物的结构特征，分析结构与生物活性的构效关系。

第二种方法是 Free-Wilson 方法，是用数学加和模型表达药物的结构特征，分析其定量构效关系。

第三种方法是 Kier 分子连接性方法，是根据拓扑学原理用分子连接性指数作为化合物结构的参数。

上述方法的共同特点是，应用一定的数学模式，以药物分子的各种结构参数，对药物分子的化学结构与生物活性关系进行定量分析。在这三种方法中，由于 Hansch 分析法的结构参数物理意义明确，便于研究构效关系，设计并预测化合物的活性，应用最为广泛，故本节重点介绍 Hansch 分析法。

Hansch 方法认为，药物能呈现生物活性，是药物小分子与生物大分子相互作用的结果，这种相互作用，与药物的各种热力学性质有关，而且这些热力学性质具有加和性，又称线性自由能相关模型。

Hansch 方程的基本通式是：

$$\log(1/C) = -a\pi^2 + b\pi + c\sigma + dEs + \cdots + k$$

或
$$\log(1/C) = -a\log P^2 + b\log P + c\sigma + dEs + \cdots + k$$

方程左端表示生物活性，方程右端的各项是结构特性参数，$\log P$ 或 π 代表结构的疏水参数，σ 代表结构的电性参数，Es 代表结构立体特征参数。上述参数大多数有加和性，便于计算。

Hansch 方程常用 I 表示指示变量，是一种半定量的参数，只有 1 和 0 两个值。用来描述不能用连续变量表达的药物分子特征，如顺反异构体、对映异构体、某个特定的基团等。

一、疏水性参数（Lipophilicity Parameters）

分子疏水性参数通常用分子的脂水分配系数（Partition Coefficient）$\log P$ 来表示（见第二章第一节）。

对一些已知化合物，从 Hansch 数据手册或计算机辅助药物设计工作站的数据库能查到有关数据。目前快速的方法是在计算机工作站上构建化合物的二维结构，通过分子动力学计算优化，得到三维优势构象，用 CLOGP 商业软件模块计算，可自动得到 $\log P$ 的数据。

当研究对象是同源化合物时，由于具有相同的基本母核，可用取代基疏水常数（Substituent Hydrophobic Constant）π 值作疏水参数。对 H 来说，$\pi_H = 0$。取代基疏水常数的优点是可直接查表得到，如表 4-3 是一些常用芳香环取代基的疏水参数 π 值，以及取代基的其他结构参数。

表 4-3　一些常用的芳香环取代基的疏水性、电性和其他结构参数

取代基	π	MR	$\Im$	$\Re$	σ_m	σ_p	L	B_1	B_5
H	0.00	1.03	0.00	0.00	0.00	0.00	2.06	1.00	1.00
Br	0.86	8.88	0.45	−0.22	0.39	0.23	3.83	1.95	1.95
Cl	0.71	6.03	0.42	−0.19	0.37	0.23	3.52	1.80	1.80
F	0.14	0.92	0.45	−0.39	0.34	0.06	2.65	1.35	1.35
OH	−0.67	2.85	0.33	−.070	0.12	−0.37	2.74	1.35	1.93
SH	0.39	9.22	0.30	−0.15	0.25	0.15	3.47	1.61	2.33
CF_3	0.88	5.02	0.38	0.16	0.43	0.54	3.30	1.98	2.61
CN	0.56	6.33	0.51	0.15	0.56	0.66	4.23	1.60	1.60
COOH	0.37	6.93	0.34	0.11	0.37	0.45	3.91	1.60	2.66
CH_2OH	0.00	7.19	0.03	−0.03	0.00	0.00	3.97	1.52	2.70
NO_2	−0.28	7.36	0.65	0.13	0.71	0.78	3.41	1.70	2.44
NH_2	−1.23	5.42	0.08	−0.74	−0.16	−0.66	2.93	1.50	1.84
CH_3	0.56	5.65	0.01	−.008	−0.07	−0.17	3.00	1.52	2.04
C_2H_5	1.02	10.30	0.00	−0.15	−0.07	−0.15	4.11	1.52	3.17
C_6H_5	1.96	25.36	0.12	−0.13	0.06	−0.01	6.28	1.70	3.11

根据热力学的加和性，化合物的 $\log P$ 可以用其各个取代基的 π 值加和得到。计算方法如下：
$$\log P = \log P_H + \sum \pi_X + \sum F_X$$

式中，$\log P_H$ 是母体化合物的 $\log P$，$\sum \pi_X$ 是母体上各取代基 π 值的总和。$\sum F_X$ 是各取代基加和时，需进行校正的因素之和，如一个分支的校正值是 −0.20，一个共轭双键是 −0.30 等。

二、电性参数（Electronic Parameters）

电性参数是描述药物或取代基电荷分布特征、电量大小的描述符，可以通过这些描述符分析结构中的电性作用与活性的关系，预测药物与受体的作用部位及作用模型。

可以查表直接得到的电性参数有：σ、$\Im$、$\Re$ 等（表 4-3，下同）。Hammett 常数 σ 表示芳香族取代基的诱导和共轭效应之和，σ_m 和 σ_p 分别表示在间位和对位的电性诱导作用或共轭作用。另外 $\Im$ 值是取代基的诱导效应参数，$\Re$ 值则是取代基的共轭效应参数。常用的还有 Taft 常数（σ^*）值，σ^* 值与 Hammett 常数 σ 不同，它表示脂肪族取代基的诱导和共轭效应之和。

除上述电性参数外，各种与电性性质有关的物化参数如偶极矩（μ）、解离常数（pK_a）等均是常用的电性参数，pK_a 是整体分子的电性参数。另外，各种红外、紫外、NMR、MS 等光谱数据，都可用作构效关系研究的电性参数。

三、立体参数（Steric Parameters）

立体参数表达药物取代基的立体特征，该类参数的种类很多，主要有：

① 取代基的 Taft Es 参数，它是从化学反应导出的立体参数：

$$Es = \log K_X - \log K_H$$

$\log K_X$ 和 $\log K_H$ 分别是取代乙酸甲酯和母体的酸水解速率常数，一般体积越大，水解速率越慢，所以 Es 值越负。这是间接的立体参数。

② 摩尔折射率 MR（Molar Refractivity），近似代表分子体积（表 4-3）。MR 值越大，可视为取代基的体积越大。MR 具有加和性，可计算得到。

③ Van der Waals 体积，可直接描述取代基以及化合物的体积大小。

④ STERIMOL 多维立体参数（Verloop 参数），是研究药物与受体结合最有用的立体参数，它可直接描述取代基在三维空间上的立体信息。如图 4-8 所示，其中 L 是 STERIMOL 长度，是母体与取代基连接的第一原子所形成的轴长，可视为取代基的摩尔长度。$B_1 \sim B_4$ 是取代基的横断面上从轴到四面的垂直距离，B_1 到 B_4 分别表示最小到最大的宽度。B_5 则是从轴到取代基边缘的最大距离，作构效关系计算时，多用 L 和差别较大的 B_1 和 B_5。常见取代基的 L、B_1 和 B_5 参数列在表 4-3 中。

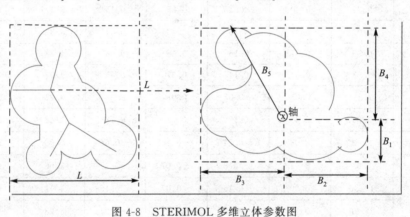

图 4-8　STERIMOL 多维立体参数图

四、Hansch 方法在药物设计中的应用（Hansch Method Using on Drug Design）

在新药设计中使用 Hansch 方法需要注意：所有化合物应是同源物，结构上具有相同的基本母核，与同一个受体作用具有相同的作用机理；所设计化合物的物理化学性质差异要大，所选择参数之间不能有相关性，要有比较大的差异，并且生物活性数据的变化幅度大于一个对数单位（即大于 10 倍），否则得不到足够的信息；化合物的数目至少是回归分析所选用结构参数的 5 倍，否则不能符合统计学显著性的要求。

Hansch 方法的一般操作过程分五个步骤：首先，从先导化合物出发，设计并合成首批化合物。第二，用可靠的定量方法测活性。第三，确定和计算化合物及取代基的各种理化参数或常数。第四，用计算机程序计算 Hansch 方程，求出一个或几个显著相关的方程。最后，用所得方程定量设计第二批新的化合物，并预测活性。Hansch 方程除了研究定量构效关系外，还能用来解释药物作用机理，推测和描述可能的受体模型，研究除活性以外的其他药代动力学定量关系。

下面以喹诺酮类抗菌药为例说明应用 Hansch 方法分析药物的 QSAR、设计新化合物及预测活性的全部过程。喹诺酮类抗菌药的基本母核为喹啉羧酸，以此结构出发合成 71 个同源物，进行构效关系的研究。

选择 11 个参数，对 71 个同源物进行构效关系分析得到的 Hansch 方程如下：

喹啉羧酸母核　　　　　　　环丙沙星

$$\log(1/MIC) = -0.362(\pm0.25)(L_1)^2 + 3.036(\pm2.21)L_1 - 2.499(\pm0.55)(Es_6)^2$$
$$-3.345\pm(0.73)(Es_6) + 0.986(\pm0.24)I_7 - 0.734(\pm0.27)I_{7N-CO} - 1.023(\pm0.23)(B_{4(8)})^2$$
$$+3.724(\pm0.92)B_{4(8)} - 0.205(\pm0.05)(\sum\pi_{6,7,8})^2 - 0.485(\pm0.10)\sum\pi_{6,7,8}$$
$$-0.681(\pm0.39)\sum\mathfrak{I}_{6,7,8} - 4.571(\pm0.271)$$
$$n=71, r=0.964, s=0.274, F_{11.59}=64.07$$
$$L_{1(0)}=0.417nm \quad Es_{6(0)}=-0.67 \quad B_{4(0)}=1.82 \quad \sum\pi_{6,7,8(0)}=-1.18$$

方程左端是生物活性，MIC 是化合物对大肠杆菌的最低抑制浓度（mol/L）。L_1 是 1 位取代基的 STERIMOL 长度，最佳 L_1 摩尔长度 $L_{1(0)}$ 为 0.417nm，分析环丙基（L_1 = 0.414nm）取代的化合物活性，比相应乙基（L_1 = 0.411）化合物的活性强，是因为环丙基的摩尔长度更接近最佳值。Es_6 是 6 位取代基的 Taft 立体参数，最佳值 $Es_{6(0)}$ = -0.67，氟原子最符合此值。I_7 是 7 位取代基的指示变量，定义 R_7 是哌嗪时，I_7 = 1，其他基团取代 I_7 = 0，I_7 系数为正，表明 7 位哌嗪基的化合物活性比其他取代基的合物活性大约强 10 倍；$\sum\pi_{6,7,8}$ 是 6 位、7 位和 8 位取代基疏水性之和，最佳 $\sum\pi_{6,7,8}$ 值为 -1.18，说明 6 位、7 位和 8 位的取代基为亲水性时，有利于药物的转运和穿透细菌细胞；方程中 $\sum\mathfrak{I}_{6,7,8}$ 的系数为 -0.681，显示 6 位、7 位和 8 位的诱导效应之和是推电子作用时可增强活性。这与该类化合物的作用机理为在 4 位羰基与细菌 DNA 旋转酶结合，推电子诱导作用可增加 4 位酮基的电荷密度从而增强与酶的结合能力相符。根据上述分析，设计新的药物环丙沙星（Ofloxacin）。按方程计算，环丙沙星抗菌活性预测值 $\log(1/MIC)$ 为 6.38，而其实测值为 6.63，可以看出用 Hansch 方法进行药物构效关系的分析能较好地进行药物的分子设计及其生物活性的预测。

Hansch 方法是二维 QSAR 研究方法，该方法只考虑了化合物与受体作用的位点，没有考虑化合物与受体（酶）的结合时构象的变化，所有参数只能表达二维意义上的结构特点，不能研究与受体三维空间作用的情况，不能研究药物构象和构型对活性的影响，因此不能全面解释生物活性的本质，不能定量地描述三维结构与生物活性间的关系。另外只能优化先导化合物，不能发现先导化合物。这些是 Hansch 方法的主要缺陷。

第五节　计算机辅助药物设计
（Computer-Aided Drug Design）

20 世纪 80 年代随着计算机辅助分子模拟技术（Computer Aided Molecular Modeling）的发展，计算机辅助药物设计（Computer-Aided Drug Design，CADD）得以迅速发展。CADD 是以药物作用靶标的三维结构为基础，运用计算机分子图形模拟技术进行药物设计，大大加速了发现先导化合物的速度，CADD利用了计算机的快速计算功能、全方位的逻辑推理功能、一目了然的图形显示功能，将量子化学、分子力学、药物化学、生物学科、计算机图形学和信息科学等学科交叉融汇结合，从药物分子的作用机理入手来设计药物，减少了盲目性，节省了大量的人力和物力。

CADD有两类方法：一种是基于机理的药物设计（Mechanism Based Drug Design，MBDD），另一种是基于结构的药物设计（Structure Based Drug Design，SBDD）。基于结构的药物设计方法分为两类：一类是基于受体结构的药物设计，另一类是基于小分子配体的药物设计。基于受体结构的设计用于受体的蛋白三维晶体结构已知的情况下，而基于小分子的设计则相反。

一、基于受体结构的药物设计（Receptor-Structure-Based Drug Design）

基于受体结构的药物设计又称全新药物设计（*de novo* Drug Design），或称直接药物设计。当药物受体靶标的三维晶体结构已经通过X单晶衍射获得，可以生物大分子的三维结构为基础，根据受体受点的形状和性质，研究药物与受体的相互作用，设计新的药物。受体的三维结构通常可以从网上的蛋白数据库（Protein Data Bank）查到（http：//www.rcsb.org/pdb），可方便将蛋白质结构下载。受体是生物体细胞的特异性大分子，药物小分子称为配体（Ligand）。在产生药理作用时，配体首先要分布到受体部位，并与受体结合（Binding）。受体与配体结合的部位（Binding Site）是计算机辅助药物设计的重点研究问题，实际是涉及受体其中的几个氨基酸残基。用计算机分子模拟技术研究受体的活性口袋，研究可能与药物结合部位的性质，如静电场、疏水场、氢键作用等位点的信息，根据靶标分子与药物分子相结合的活性部位的构象和化学结构特征，运用数据库搜寻设计与受体作用部位的形状和理化性质相匹配的分子。该法既能设计新的先导化合物，也能优化先导化合物。

基于受体结构的药物设计常用方法有分子对接法和从头设计法。

1.分子对接法

分子对接（Docking）是指药物小分子和受体大分子通过相互匹配、相互识别而产生相互作用的过程。分子对接法的理论基础是：①药物分子产生药效，需要与靶标分子充分接近，并采取合适的取向，在必要的部位相互匹配。药物与受体的互补性（Complementarity）包括立体的互补、电性的互补和疏水性的互补。②大分子和小分子通过适当的构象调整，得到一个稳定的复合物构象。③分子对接的过程是确定复合物中两个分子正确的相对位置、取向和特定的构象，作为设计新药的基础。

（1）常用的操作软件 目前可用于进行分子对接操作的软件有十几种，其中比较常用的有以下3种。

① DOCK 它是Kuntz研究小组开发的程序，应用最为广泛，能自动模拟配体分子在受体活性位点的作用情况，并把理论预测最佳的方式记录下来。该方法能够对配体的三维结构数据库进行自动搜索。操作步骤是：首先确定配体和受体相互作用的活性位点，其次是评分系统的生成，紧接着是在数据库搜索，找出与受体受点高度互补的分子，最后进行DOCK计算，并进行活性的预测。

② AUTODOCK 它是Olson科研小组开发的分子对接软件包。该程序是采用模拟退火和遗传算法来寻找受体和配体最佳的结合位置，计算中非共价键的相互作用来自于三部分的贡献，即范德华力、氢键和静电作用，它对活性的预测是用半经验的自由能计算方法，评价配体和受体间的能量匹配。

③ FlexX 它是SYBYL分子模拟软件包中的一个实现了商业化的模块。FlexX结合了多种药物设计方法，进行配体和受体之间的对接。它对配体和受体之间结合评价，采用了基于半经验方程的自由能评价方法。

（2）分子对接的一般操作过程 不同软件的操作有所区别，一般操作过程是：

① 把配体分子放在受体活性位点的位置。

② 按照几何互补、能量互补以及化学环境互补的原则，评价药物和受体相互作用的好坏。

③ 找出两个分子之间最佳的结合模式。

④ 在化合物数据库进行分子对接筛选。该法首先要建立拥有大量化合物的三维结构数据库，用DOCK程序把库中的分子逐一与靶标分子进行"对接"（Docking），通过不断优化小分子化合物的结构，

寻找小分子与靶标大分子作用的最佳构象，计算其相互作用能，并在三维数据库搜寻与受体受点区域中心相匹配的最佳分子。现在常见的商用数据库有：可用化合物数据库（ACD）、剑桥晶体结构数据库（CSD）、药用化合物数据库（CMC）和可用化合物搜索数据库（ACDSC）。

用分子对接法筛选出来的化合物都为已知化合物，而且相当大一部分可以通过购买得到，这为快速得到有活性的新化合物提供了很大的方便。

HIV 蛋白酶抑制剂的设计就是这种方法成功应用的典范。首先药物化学家研究了属于天冬氨酸家族的 HIV 蛋白酶结构，它是一种对称的隧道结构，根据其底物的结构设计了 HIV 蛋白酶的底物模拟物。通过分子模拟，用 DOCK 程序成功设计了抗艾滋病药物沙奎那韦（Saquinavir）。

2. 从头设计法

与前面所介绍的方法相比，从头设计法的最大优点是可以产生结构全新的药物。从头设计法的基本思路是从分析受体蛋白的结构出发，分析受体活性口袋周围氨基酸残基的结构特征，得到受体和配体结合时的作用特点，按照这些特点，从一个片段开始，生长出新的结构。

从头设计法的操作步骤一般是：首先根据受体的活性口袋［图 4-9(b)］定义配体的活性位点。这些活性位点可以用不同的描述符表示，比如疏水位点、氢键位点、电性特征和上述位点的空间约束［图 4-9(a)］。第二步是根据活性位点的特征，产生相应的配体分子片段，并用一定方法将这些片段连接或生长［图 4-9(c)］。第三步是配体分子的活性评价预测，在打分高的结构中选择一部分进行合成及活性测定，验证结果的准确性。

尽管其生长方法不同，可以通过原子连接和片段连接方法进行连接。

(1) 活性位点连接法　活性位点是指在受体的活性口袋中，与受体相匹配的结构模型。该法首先要分析哪些原子和基团可以和受体活性部位有较好的相互作用，把这些原子和基团作为碎片（图 4-9），连接成分子。活性位点可以用碎片连接法，根据靶标分子结合位点的特征，在其空腔中的相应位点上先放置几个与靶标分子相匹配的碎片，然后选择合适的连接片段（Linker）将其连接成一个完整的分子。

(2) 片段连接法　它是把一些没有联系的孤立的片段放在疏水口袋中，这些片段可视为分子的碎片，用不同的键合方式形成共价键，将这些碎片连接成不同的分子。

(3) 逐步生长法　它是以一个片段为起点，在靶标分子的结合空腔的一端开始放入片段，或放在活性口袋的合适位置，然后选择延伸片段，逐渐延伸分子的结构，生成二级结构。

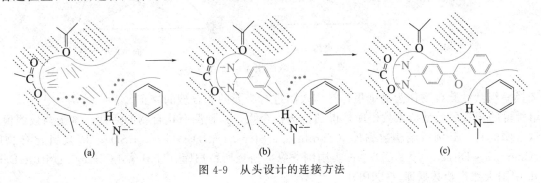

图 4-9　从头设计的连接方法

二、基于小分子的药物设计（Molecular-Based Drug Design）

基于小分子的药物设计又称间接药物设计，目前的现状是大部分受体的三维结构不清楚，需要借助已知活性的小分子，故间接药物设计比直接药物设计应用更广泛。该法是以小分子的构效关系为基础，从一组小分子化合物的结构和生物活性数据出发，研究结构与活性关系的规律。本章第四节介绍的二维定量构效关系是间接药物设计方法之一。从 20 世纪 90 年代发展起来的三维定量构效关系是计算机辅助药物设计的新方法，一般研究过程是以活性好的受体拮抗剂或激动剂为依据，通过计算推测受体的活性部位形状及作用方式等信息，得到虚拟的受体模型，通过数据库搜索，设计新的配基分子。

在计算机辅助设计中，目前最常用的间接药物设计方法有药效团模型法、分子形状分析法、距离几何学方法、比较分子场分析法及其他定量构效关系方法。

1. 药效团模型法

药效团模型法（Pharmacophore Modeling）是目前间接药物设计最常用的传统方法，研究思路是通过研究已有分子的三维结构信息，找出与活性有关的三维结构图形，也即药效团，然后以药效团为基础设计新的化合物。

目前用于药效团模型的识别的一些商用软件有：

① DISCO 和 DISCOtech　DISCO 又称距离比较（Distance Comparisons，DISCO），是 Sybyl 操作系统的一个模块，其最新版为 DISCOtech。当受体结构未知时，以一组已知的配体为训练集，从分子的一系列构象出发，分析有活性的构象，产生多种药效团模型，进行优化，用药效团在三维数据库检索，设计新的配体。

② CATALYST　是 Accelrys 公司开发的软件，为 Insight II 操作系统。该软件的特点有三个方面：第一，可以确立正确的药效团模型。第二，可以利用这一药效团模型及来自受体的信息形成约束条件，对化合物数据库进行检索。第三，可以用药效团模型对检索得到的化合物的活性进行预测和评价。

药效团识别的方法及基本步骤为：

a. 选择一组活性化合物，作为训练集。选择原则是结构多样化，或者部分刚性结构，并且活性大的化合物。

b. 构象分析。分析训练集分子多种合理的构象，搜索最低能量构象及合理的其他构象。

c. 将训练集分子的构象按一定规则叠合，识别出属于同一活性级别的化合物的共同结构模式，建立分子的三维药效团模型，计算识别药效团的描述符。药效团的描述符包括七个方面：a. 氢键供体，通常是 X—H，即以共价键和 H 相连接的 O、N，包括 OH、NH_2 和 RNH 等。b. 氢键受体，包括带孤对电子的 N、O、F、S 等。c. 疏水中心，包括极性小的原子及原子团，如烷基、芳环等疏水片段。d. 亲水中心，即极性大的片段。e. 负电荷中心。f. 正电荷中心。g. 几何约束特征，包括特征元素间的距离、角度、二面角（图 4-10）。

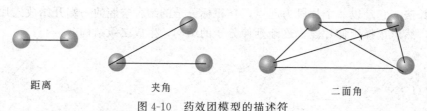

距离　　　　夹角　　　　二面角

图 4-10　药效团模型的描述符

d. 选择一组活性化合物作为测试集，对药效团进行必要的和合理的修正。

e. 用所得的药效团模型搜索数据库，得到待选化合物，并预测新化合物的活性。基于药效团模型的数据库搜索常用的有：a. 剑桥结构数据库（Cambridge Structural Database，CSD）。b. 现有化合物库（Available Chemicals Directory，ACD）。c. 美国国立癌症研究所数据库（National Carcer Institute Database，NCI）。d. 中国天然产物数据库（CNPD）。

目前药效团模型的方法应用比较广泛。尤其是一些跨膜受体难以分离的情况下。例如 M_1 受体是 G 蛋白偶联受体，分离、纯化和得到结晶都相当困难，到目前为止，该受体蛋白质的三维晶体结构还不清楚，因此研究方法之一是利用已知 M_1 受体激动剂的结构，研究可能的药效团，以此进行间接药物设计。图 4-11 是应用 DISCO 程序计算得到的 M_1 受体激动剂的药效团模型。

2. 分子形状分析法

分子形状分析法（Molecular Sharpe Analysis，MSA）是 1980 年 Hopfinger 首先提出的。其理论基础是认为药物分子有多种构象，每种构象可视为一种形状，药物活性与这些形状对受体的活性部位（空穴）的适应能力有关。该方法的操作过程是：

① 计算各药物分子的优势构象。

② 将分子构象进行叠合，一般以活性最强者为模板，其他分子与其合理叠合。

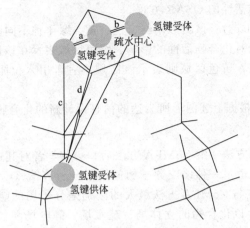

a=0.13nm±0.15nm; b=0.13nm±0.15nm; c=0.46nm±0.15nm
d=0.50nm±0.15nm; e=0.60nm±0.15nm

图 4-11　M_1 受体激动剂的药效团模型

③ 求出分子形状参数，包括重叠长度 L_0、重叠面积 S_0、重叠体积 V_0 等。

④ 用分子形状参数进行 QSAR 计算，建立 QSAR 模型。

⑤ 最后分析受体活性部位的形状，并根据这些参数设计新的化合物。

3. 距离几何学方法

距离几何学方法（Distance Geometry，DG）是 Cripper 在 1979 年提出的另一个 3D-QSAR 方法。该方法认为，药物与受体的相互作用是通过药物的活性基团与受体位点直接作用产生，其活性强弱与药物和位点的结合能大小有关。距离几何学方法的操作过程是：

① 定义药物分子与受体可能的作用位点，可以用原子也可以对应一个基团来定义。

② 通过选择合理的受体结合位点分布模型，建立药物活性基团和受体结合位点类型相关的能量参数。

③ 构造所研究药物的 3D 模型，选择药物的优势构象，再求出各原子间距离的矩阵（S），用若干个矩阵表示整个分子的模型。

④ 根据活性最高的药物构象，设计一些"空"的结合位点，再根据活性最低的构象，设计一些"实"的结合位点，从距离矩阵的上下限出发，进行搜寻，利用结合能参数，寻找药物基团与受体结合位点的模型。

4. 比较分子场分析法

比较分子场分析法（Comparative Molecular Field Analysis，CoMFA）是 1988 年 Cramer 提出的，其理论基础是：当药物与同一受体产生相互作用时，主要是静电作用、疏水作用和范德华力等非共价键作用。分子与受体间的这些力场有某种相似性，活性与力场的大小及方向相关。采用化合物周围的静电场、范德华力场、氢键场的空间分布作为化合物的结构特征变量，用数学方法建立化合物生物活性与化合物周围上述各力场空间分布之间关系的模型。用分子力场模型描述受体与配体结合的理化环境，设计新药并预测活性。

简单来说，就是用分子场研究药物与受体间的相互作用。

CoMFA 方法的一般操作过程包括：

① 逐一建造各化合物的分子，进行结构优化，研究药物的优势构象，并计算各原子的电荷密度。

② 按照合理的叠加规则，把优势构象重叠在一个能包容全部化合物的空间网格上（Lattice）。

③ 根据化合物分子与受体的作用方式，选择合适的探针（Probe），在空间网格中移动。所选择的探针，取决于被考察的力场的特征。用 H_2O 分子作探针，可研究药物与受体的疏水作用和氢键作用；用 CH_3 探针代表范德华力场，可研究药物与受体的立体作用；用 H^+ 探针体现静电场，可研究药物与受体的电性作用。

④ 探针每移动一个步长，计算其在空间网格上与各原子的相互作用能量，包括立体能（van der Waals）和静电能（Coulombic）。将能量数据与生物活性用偏最小二乘法（Purtial Least Square，PLS）

和交叉验证确定分析建立力场与活性的 QSAR 方程。

⑤ 建立等高线（Contour Maps），该图形用红、兰、黄、绿 4 种不同颜色表示化合物的立体和电性性质。绿色和黄色区域代表立体场对化合物活性的影响，绿色区域表示在该区域附近存在体积大的基团由于增加立体场而有利于活性的提高，黄色区域则表示该区域不宜于引入位阻大的基团，否则会降低化合物活性。

CoMFA 方法的优点是可以根据上述图形所表达的信息设计新的化合物并预测活性。

5. 其他定量构效关系方法

（1）比较分子相似因子分析方法　继 CoMFA 方法后，一些学者对其进行改进，发展了新的比较分子场分析方法。1999 年，Klebe 报道了一种比较分子相似因子分析方法（Comparative Molecular Similarity Indices Analysis，CoMSIA），它与 CoMFA 方法最大的区别是分子场的能量函数是采用了与距离有关的高斯函数。在 CoMSIA 方法中，以化合物的立体场、疏水场、静电场和氢键场表示其分子特征，其中氢键场可分为氢键供体和氢键受体两种。这种与距离有关的高斯函数，弥补了 CoMFA 方法中只有静电场和立体场的函数表达上的缺陷。

（2）4D-QSAR　1997 年 Hopfinger 第一个提出 4D-QSAR 概念，在该方法中用遗传算法选择由分子动力学产生的构象，得到构效关系的模型。4D-QSAR 与 CoMFA 方法在计算中不同的处理方法是：第一，用每个化合物构象的总体形象（Conformational Ensemble Profile，CEP）作为第四维。第二，用 CEP 计算每个网格对应的原子占有率，替代 CoMFA 方法中的 PLS 变量。第三，在分子叠合操作中，考虑多个原子的叠合方式，因此比 CoMFA 方法的结果更为准确。

（3）5D-QSAR 和 6D-QSAR　近年，5D-QSAR 和 6D-QSAR 开始崭露头角。Vedani 在 2002 年首次提出 5D-QSAR，即以化合物的构象等拓扑学图形为第四维，而以受体与配体的诱导-契合作为第五维，构建一个虚拟的受体，进行构效关系的研究，该法被称为 Quaser 方法。

2005 年，Vedani 进一步推出 6D-QSAR。在 Quaser 方法的基础上，考虑到受体和配体在相互作用中有溶剂化效应，故把相互作用中发生的水合和去水合溶剂化效应作为第六维。

由于充分考虑了药物与受体的实际相互作用，这两类方法从理论上说比三维方法更合理，不过目前还需要更多的工作加以证明。

二维和多维构效关系的研究各有特点，三维及多维构效关系的研究方法可以通过模型推测药物与受体的立体相互作用，设计新的先导化合物。但该类方法只考虑体外活性，没有考虑与药物体内活性有关的其他性质。二维构效关系的研究方法虽然不能设计新的先导化合物，但却能研究药物的其他性质，如溶解度、吸收、分布、转运、生物利用度、毒性、代谢等性质与结构的关系，所以把二维和多维方法相结合，往往可以得到较好的研究结果。

目前的计算机辅助药物设计还主要是基于结构的药物设计，今后的目标是向着基于机理的药物设计方向发展。因为前者仅仅考虑了化合物与靶标生物大分子之间的相互结合，而忽略了两者之间以外的其他作用方式。一个优良的药物除了与靶标分子产生相互作用之外，还应该具有良好的体内吸收、转运和分布性质，有良好的代谢性质，而这些问题在基于结构的药物设计方法中无法实现。随着生命科学和计算机科学的发展，考虑药物作用不同机理和全部过程的计算机辅助药物设计方法将逐步建立和完善。

选读文献

[1] Proudfoot J R. "Part Ⅱ：Lead Compound Discovery Strategies"，In："The Practice of Medicinal Chemistry". 3rd edition，Ed by Wermuth C G. London：Academic press，2008：122~271.

[2] Wermuth C G. "Part Ⅲ：Primary Exploration of Structure-Activity Relationships"，In："The Practice of Medicinal Chemistry". 3rd edition，Ed by Wermuth C G. London：Academic press，2008：273~427.

[3] 陈凯先，蒋华良，嵇汝运. 计算机辅助药物设计——原理、方法及运用. 上海：上海科学技术出版社，2000.

[4] 郭宗儒. 药物化学专论. 北京：人民卫生出版社，2012.

（中国药科大学　尤启冬）

第五章
镇静催眠药和抗癫痫药
(Sedative-Hypnotics and Antiepileptics)

在现代社会中，随着生活节奏的加快和工作压力的增加，失眠已成为人们的常见病和多发病，尤其在一些发达国家更为严重。比如在美国，成年人约有 30% 患有失眠症。根据流行病学调查，失眠在我国也是一个很普遍的问题，2019 年 7 月发布的《健康中国行动（2019—2030）》数据显示，中国 2016 年的失眠现患率为 15%，意味着当年有 2.07 亿人口存在睡眠问题或睡眠障碍症。目前失眠患者越来越多，发病率还有继续上升的趋势，失眠已成为一种常见的疾病。国际精神卫生组织将每年的 3 月 21 日定为"世界睡眠日"，让每个人拥有一个优质的睡眠，是一个世界性的重大课题。

镇静催眠药和抗癫痫药均属于中枢神经系统抑制药物。镇静药和催眠药之间没有绝对的界限，使用小剂量时，可产生镇静作用，消除患者的紧张和焦虑不安，中等剂量时可使患者进入睡眠状态，大剂量时因产生深度抑制而有全身麻醉作用。一些镇静催眠药还能抗癫痫、抗震颤等。

第一节 镇静催眠药
(Sedative-Hypnotics)

一、镇静催眠药的发展及分类
（Development and Classification of Sedative-Hypnotics）

镇静催眠药的发展经历了四个阶段。20 世纪初，人们只能用对中枢神经有镇静作用的溴化物（Bromide）作为催眠药，这为第一阶段。后来人们发现的巴比妥类（Barbitals）药物占据了相当长的一个阶段，主要药物有苯巴比妥（Phenobarbital）、异戊巴比妥（Amobarbital）和司可巴比妥（Secobarbital）等。巴比妥类药物属于第一代镇静催眠药，由于具有耐药性和依赖性，被列入国家精神品二类药物。该类药物不仅具有镇静催眠作用，而且还有抗惊厥和麻醉作用。由于其对全脑神经元均有非选择性地抑制，会造成患者昏迷，重者抑制呼吸中枢导致死亡，因而逐渐被停用。目前已不作为催眠药，仅有苯巴比妥等用于抗癫痫，故本章将巴比妥类药物放在抗癫痫药中介绍。1954 年通过改造甲苯丙醇的结构，合成了甲丙氨酯（Meprobamate，眠尔通），因其催眠效果好，毒性低，曾经一度占领市场而被称为"摇钱树"，但后来发现其久服可产生耐受性并有成瘾性。这可认为是镇静催眠药发展的第二阶段。

1960年氯氮䓬［Chlordiazepoxide，利眠宁（Librium）］上市，标志着苯二氮䓬类（Benzodiazepines，BZs）药物的问世，这迎来了镇静催眠药飞速发展的第三阶段。苯二氮䓬类药物毒性比巴比妥类低，催眠作用强，具有抗焦虑、抗惊厥、肌肉松弛等多种作用。由于氯氮䓬的毒性大，经过结构改造，1963年地西泮（Diazepam）上市，其迅速成为应用最为广泛的处方药。迄今为止，大约合成了2000多种BZs衍生物，有40多种应用于临床，BZs药物成为20世纪后40年里临床上应用最广泛的药物。目前批准使用的苯二氮䓬类催眠药物主要有氟西泮（Flurazepam）、夸西泮（Quazepam）、艾司唑仑（Estazolam）、替马西泮（Temazepam）和三唑仑（Triazolam）。苯二氮䓬类药物属于第二代镇静催眠药。

但在长期应用中，苯二氮䓬类不良作用也逐渐显露，如白日宿醉和反跳性失眠，甚至有精神依赖性、戒断症状、对认知和精神运动功能造成损害等。因此，寻求选择性强的新型镇静催眠药成为热点研究课题。

第四阶段是非苯二氮䓬类（Non-Benzodiazepine，NBZs）的崛起。1988年唑吡坦（Zolpidem）作为第一个新一类的非苯二氮䓬类催眠药在法国上市，具有咪唑并吡啶骨架结构，起效快，不产生成瘾性及戒断症状，不良反应少。作为一种新型催眠药，其在作用靶标和药动学方面的优势已超越前3类药。之后其他的非苯二氮䓬类催眠药如佐匹克隆（Zopiclone，ZOP）和扎来普隆（Zaleplon）陆续推出，均比BZs高效、低毒和非成瘾性。非苯二氮䓬类药物属于第三代镇静催眠药。

另外，1958年Lerner从牛松果腺中分离出一种物质，称为褪黑素（Melatonin），它是一种内源性的激素，有多种生理活性，包括镇静催眠。到20世纪中期，外源性褪黑素被应用于治疗原发性睡眠障碍。在其结构基础上，运用计算机辅助药物设计及生物电子等排体等设计方法，成功地设计了褪黑素受体激动剂。2005年第一个人工合成的褪黑素受体激动剂雷美替胺（Ramelteon）在美国上市，为催眠药增加了一种新的作用机制。

早期曾在临床上使用过的镇静催眠药还有氨基甲酸酯类的甲丙氨酯（Meprobamate），喹唑酮类的甲喹酮（Methaqualone）和甲氯喹酮（Mecloqualone），醛类的水合氯醛（Chloral Hydrate）及其前药卡波氯醛（Carbocloral），这些药物目前已少用，故本章不再介绍。

由于大部分的镇静催眠药具有成瘾性和耐受性，分别被列为国家精神品一类药和二类药，本章在重点药物名称后分别标注为"（精Ⅰ）"或"（精Ⅱ）"。

二、苯二氮䓬类催眠镇静药（Sedative-Hypnotics of Benzodiazepines）

苯二氮䓬类是20世纪60年代初发展起来的药物，其中1,4-苯二氮䓬类的催眠镇静作用最强，而且副作用比巴比妥类药物小，除有镇静催眠作用外，临床上还可用作抗焦虑、抗惊厥、麻醉剂和肌肉松弛药。

1. 1,4-苯二氮䓬类药物的发现

先导化合物发现的途径之一是在研究工作过程中，由于抓住了一些失败的细节问题，幸运地发现新的先导化合物，而1,4-苯二氮䓬类就是属于偶然发现的新型镇静催眠药物。20世纪50年代，研究生Stembach设计了苯并庚噁二嗪为催眠类化合物。但合成路线没有打通，多次合成实验仅得到六元环喹唑啉N-氧化物，后者经药理活性测定，没有预想的安定作用。两年后他在清洗当时做药理实验的药物容器时，发现瓶中析出一些白色结晶，Stembach并没有当废物丢弃，而是重新测定了活性。发现这种结晶有很好的安定作用，经结构测定，确定该结晶是七元环的拼合产物氯氮䓬（Chlordiazepoxide，利眠宁）。他推测这种结构变化是喹唑啉N-氧化物在放置中经历了分子内亲核反应并扩环的过程，于是开发了新的一类1,4-苯二氮䓬类的镇静催眠药。

苯并庚噁二嗪化合物　　　　喹唑啉N-氧化物　　　　　氯氮草　　　　　　地西泮

氯氮草于 20 世纪 60 年代初首先被应用于临床，用于治疗失眠。氯氮草的毒性较大，以它为先导化合物，经过结构改造和构效关系研究，一批 1,4-苯二氮草类的镇静催眠药陆续推出。首先在研究构效关系时发现氯氮草分子中脒基结构及氮上的氧并不是生物活性所必需的，经结构修饰得到地西泮（Diazepam）。地西泮的活性超过氯氮草，合成方法比后者简单，而且毒性比后者低，以地西泮为新的先导化合物，发展了一类 1,4-苯二氮草-2-酮类化合物。

2. 苯二氮草类药物的作用机制

最早期的催眠药巴比妥类药物作用于神经组织中的突触，抑制丘脑网状上行激活系统以及下丘脑、延髓等部位的神经元，阻断兴奋向大脑皮层的传导，抑制神经节的传递。由于巴比妥类药物是对全脑神经元非选择性地抑制，所以副作用大，随剂量增加，可产生从镇静催眠到昏迷，甚至导致死亡。久用可产生耐受性和依赖性，故临床现已不用于治疗失眠症。

苯二氮草类药物的作用机制明显优于巴比妥类，该类药物的作用与 γ-氨基丁酸（γ-Aminobutyric Acid，GABA）系统有关。GABA 是中枢神经系统中重要的抑制性神经递质，介导了大约 40% 抑制性神经传导。现已发现 GABA 受体有三种亚型，分别是 $GABA_A$、$GABA_B$ 和 $GABA_C$ 受体。其中 $GABA_A$ 受体存在于人体内多种神经元中，脑内主要是 $GABA_A$。GABA 受体是一种糖蛋白，由 α、β、γ、δ 和 ρ 五种不同的亚基，围绕组成中空的氯离子通道，与氯离子通道相偶联（图 5-1）。

当 GABA 与 $GABA_A$ 受体结合时，可形成 $GABA\text{-}Cl^-$ 通道大分子复合物，使 Cl^- 通道打开，Cl^- 从突触后膜外内流，引起突触后膜超极化，抑制了神经元的放电，从而产生中枢神经抑制作用。$GABA_A$ 受体至少有五个结合位点，除了 GABA 外，还有巴比妥类的结合位点和苯二氮草类 BZs 的结合位点。目前认为，在 β 亚

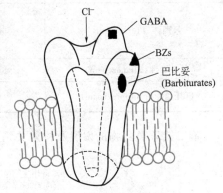

图 5-1　$GABA_A$ 受体 Cl^-
通道作用模型

基上有 GABA 的结合点，苯二氮草类在 α 亚基上有结合位点，巴比妥类结合位点与苯二氮杂草不同，有其专门的结合部位。这种理论可以解释大部分中枢神经抑制剂药物的作用机制。

苯二氮草类的作用机制与 GABA 神经能递质有关。$GABA_A$ 的 α 亚基上有特异的苯二氮草类的结合位点，常被称为苯二氮草类受体。如图 5-1 所示，当 GABA 与受体作用时，使 Cl^- 通道打开，Cl^- 内流，神经细胞超极化而产生中枢抑制作用。苯二氮草类药物占据苯二氮草受体时，形成苯二氮草-Cl^- 通道大分子复合物。增加 Cl^- 通道的开放频率，增加受体与 GABA 的亲和力，增强了 GABA 的作用，从而产生镇静、催眠、抗焦虑、抗惊厥和中枢性肌松等药理作用。因此，苯二氮草类被称为 $GABA_A$ 受体激动剂（$GABA_A$ Agonists）。

研究发现，苯二氮草受体有两种亚型，即 BZ_1 和 BZ_2，或者称为 ω_1、ω_2 受体。利用重组技术证实，$GABA_A$ 受体中的 α_1、β_2、γ_2 亚单位相当于 BZ_1，BZ_1 受体位于与镇静作用有关的大脑区域。$GABA_A$ 受体中的 α_1、β_3、γ_2 亚单位相当于 BZ_2，BZ_2 受体主要集中于与认知、记忆和精神运动作用有关的区域。但苯二氮草类药物主要通过非选择性与 γ-氨基丁酸-苯二氮草类 BZ_1 和 BZ_2 受体结合而发挥改善睡眠作用，既有催眠作用，也有镇静作用，这样就不可避免地引起各种神经系统不良反应，是导致宿醉和反跳性失眠不良反应的主要原因。人们把开发新型催眠药的目标转向选择性高的非苯二氮草类。

抗癫痫药物的作用机制也与 GABA 系统有关，关于抗癫痫药相关内容不再重复。

3. 苯二氮䓬类药物的发展和构效关系

继地西泮发现后，为解决药物毒性和提高活性，对其结构进行修饰，先后发展了十多个药物，表 5-1 列出了部分苯二氮䓬类药物的结构。

表 5-1　早期 1,4-苯二氮䓬类镇静催眠药的结构

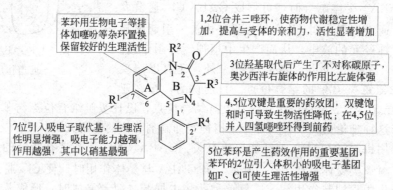

药物名称	R^1	R^2	R^3	R^4
地西泮（Diazepam）	Cl	CH_3	H	H
奥沙西泮（Oxazepam）	Cl	H	OH	H
替马西泮（Temazepam）	Cl	CH_3	OH	H
劳拉西泮（Lorazepam）	Cl	H	OH	Cl
硝西泮（Nitrazepam）	NO_2	H	H	H
氯硝西泮（Clonazepam）	NO_2	H	H	Cl
氟西泮（Flurazepam）	Cl	（二乙氨基乙基）	H	F
氟地西泮（Fludiazepam）	Cl	CH_3	H	F
氟托西泮（Flutoprazepam）	Cl	$H_2C\!-\!\triangleleft$	H	F

苯二氮䓬类药物的发展及构效关系简单总结如图 5-2。

图 5-2　苯二氮䓬类药物的构效关系简述

（1）A 环上 7 位有吸电子基团增加活性　研究该类药物的构效关系，发现 1,4-苯二氮䓬 A 环上取代基的性质对生物活性影响较大。当 7 位引入吸电子基时，药物活性明显增强，吸电子能力越强，作用越强，其次序为：$NO_2 > Br > CF_3 > Cl$，如硝西泮（Nitrazepam）（表 5-1，下同）和氯硝西泮（Clonazepam）活性均比地西泮强。

（2）3 位引入手性碳产生活性的差别　地西泮的作用比氯氮䓬强，但仍有一定的毒副作用。研究地西泮的代谢时，发现它在体内经 N-脱甲基、3 位氧化等生物转化生成的代谢产物奥沙西泮（Oxazepam）具有活性，其作用强度与地西泮相同，而副作用低于地西泮，已开发为临床常用药物。受奥沙西泮的启发，又开发了 3-羟基衍生物替马西泮（Temazepam）和劳拉西泮（Lorazepam）。

奥沙西泮的 3 位羟基取代后产生了不对称碳原子，光学异构体的生物活性有差别，这可能与七元环的

构象有关。不同构象时，使药物与苯二氮草受体的亲和力不同（图5-3）。当3位是两个氢时，苯二氮草七元亚胺-内酰胺环的两种船式构象在室温下很容易相互转换［图5-3(a)和(b)］，不能完全以稳定的构象与受体作用。奥沙西泮由于3位羟基取代，以羟基为平伏键的构象为稳定构象［图5-3(c)］，对受体的亲和力强，故奥沙西泮右旋体的作用比左旋体强。这也说明七元苯二氮草环是与受体亲和力最强的部位。

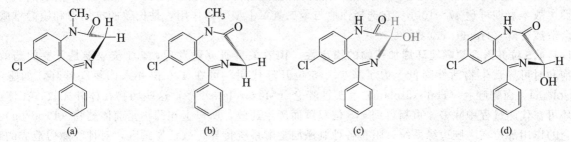

图 5-3　苯二氮草类药物的构象

(3) 5 位苯环对活性的影响　5 位苯环即 C 环，是产生药效作用的重要药效团之一，无苯基取代的化合物没有镇静催眠活性。5 位苯环的 2′ 位引入体积小的吸电子基团如 F、Cl 可使活性增强，如氟西泮（Flurazepam）和氟地西泮（Fludiazepam）等。

(4) 1 位和 2 位并合三氮唑可提高稳定性　苯二氮草类结构中具有 1,2 位的酰胺键和 4,5 位的亚胺键，在酸性条件下两者都容易发生水解开环反应（图 5-5，地西泮的水解反应），这是引起该类药物不稳定、作用时间短的原因。为增加该类药物对代谢的稳定性，在 1,4-苯二氮草的 1,2 位并合三唑环，不仅可使代谢稳定性增加，而且提高了与受体的亲和力，活性显著增加，如艾司唑仑（Estazolam）、阿普唑仑（Alprazolam）、三唑仑（Triazolam），活性均比地西泮强几十倍。

药物名称	R^1	R^2
艾司唑仑	H	H
阿普唑仑	CH_3	H
三唑仑	CH_3	Cl

阿普唑仑作用比地西泮强 10 倍，在体内的代谢产物有 1-羟甲基阿普唑仑和 4-羟基阿普唑仑，前者无活性，后者的生物活性约为原药的 1/2，故半衰期为 12h。

三唑仑的分子中除苯并二氮草环与三唑环并合外，还有亲脂性的甲基和氯原子，使分子的脂溶性加大，易进入中枢系统，故为速效的镇静催眠药，吸收快，服用后 10～20min 即出现催眠作用。三唑仑是常用的催眠药之一，也是一种强烈的麻醉药品。三唑仑没有任何味道，可溶于水及各种饮料中，也可以伴随酒精类共同服用，口服后可在 10min 迅速使人昏迷晕倒，故俗称"迷药"，现已按一类精神药品管理。与阿普唑仑类似，三唑仑的主要代谢产物包括 1-羟甲基三唑仑和 4-羟基三唑仑。

(5) 苯环的生物电子等排体仍有较好的镇静催眠作用　将苯二氮草的苯环（A 环）用生物电子等排体如噻吩等杂环置换时，仍保留较好的生理活性，如溴替唑仑（Brotizolam）和依替唑仑（Etizolam），后者主要作为抗焦虑药。

R=Br　溴替唑仑

R=C_2H_5　依替唑仑

夸西泮

依替唑仑为噻吩环取代三唑仑中的苯环得到的抗焦虑药，口服吸收良好，半衰期长达 6h。它的抗焦虑作用比地西泮强 5 倍，但其作用机制与苯二氮䓬类有所不同，主要是作用在大脑边缘系统尤其是扁桃核，通过抑制网状结构激活系统而产生镇静催眠作用。

构效关系研究还发现，当 1 位 N 上引入—CH$_2$CF$_3$，2 位 O 被电子等排体 S 替代，得到夸西泮（Quazepam），它本身的半衰期是 41h，但由于它的活性代谢物 2-氧夸西泮和 N-脱烃-2-氧夸西泮仍具有催眠活性，故半衰期可达 47～100h。它选择性地与苯二氮䓬Ⅰ型受体作用，是长效的抗焦虑和镇静催眠药，有时会造成宿醉（Hangover）现象。

(6) 4,5 位并入含氧噁唑环增加药物的稳定性　构效关系研究还发现，4,5 位双键是重要的药效团，双键饱和时可导致生物活性降低。为了减少 4,5 位开环代谢，可在 4,5 位并入四氢噁唑环，如噁唑仑（Oxazolam）、卤噁唑仑（Haloxazolam）和美沙唑仑（Mexazolam）等，这些药物在体外无效，在体内其含氧环可在代谢过程中除去，重新得到 4,5 位双键而产生药效，所以上述药物是前体药物（Prodrug）。卤噁唑仑的作用部位在大脑边缘系统，阻止各种刺激向觉醒系统传导，故诱发睡眠，对神经障碍造成的睡眠效果最好。

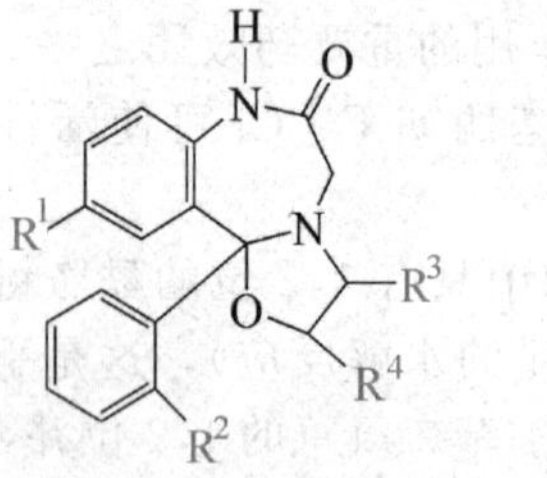

药物名称	R^1	R^2	R^3	R^4
噁唑仑	Cl	H	H	CH$_3$
卤噁唑仑	Br	F	H	H
美沙唑仑	Cl	Cl	CH$_3$	H

4. 苯二氮䓬类药物的代谢

早期的苯二氮䓬类药物的作用特点是低受体亲和力，消除缓慢，这与该类药物在体内的代谢过程有关，而且其代谢产物也消除缓慢。

该类药物代谢主要在肝脏进行，以地西泮为例（图 5-4），地西泮的代谢过程主要有 N-去甲基、1,2 位开环、C-3 位上羟基化、苯环羟基化、氮氧化合物还原等。其中，地西泮 C-3 位上羟基化的代谢物，后来已发展为临床常用的镇静催眠药替马西泮（Temazepam）；地西泮 N-去甲基和 C-3 位上羟基化得到活性的代谢物，即已发展成临床常用的镇静催眠药奥沙西泮（Oxazepam）。羟基代谢物与葡萄糖醛酸结合排出体外。后来发展的在 1,2 位并入三氮唑的苯二氮䓬类药物具有对受体的高亲和力和较快速消除的特点。

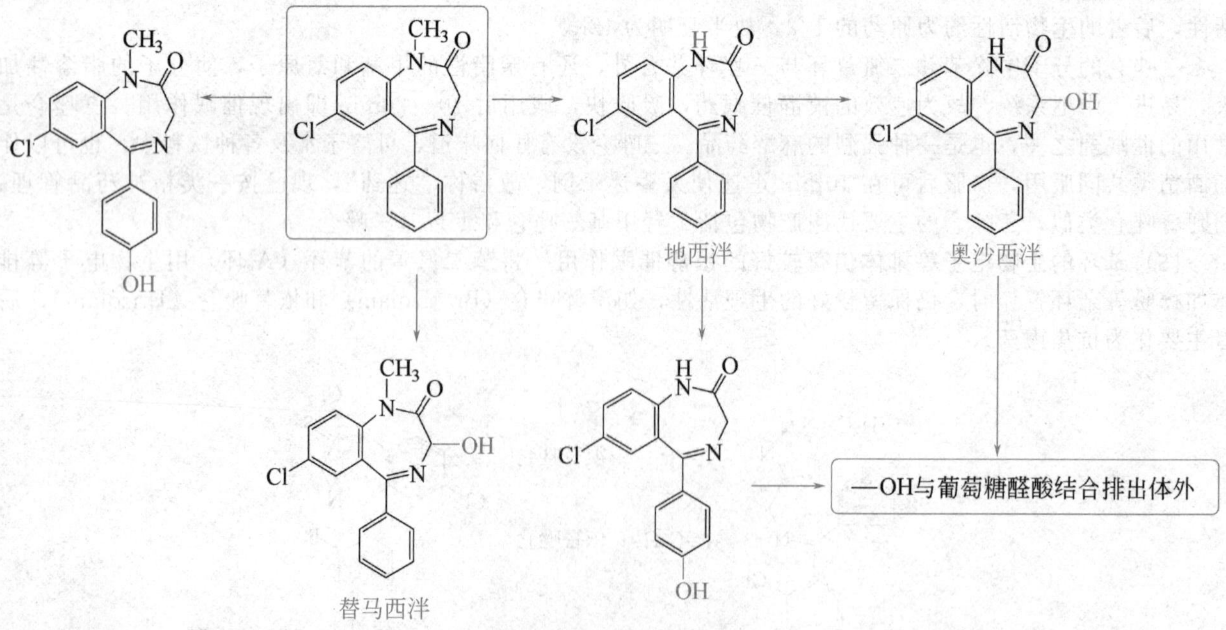

图 5-4　地西泮的代谢过程

奥沙西泮作用与地西泮相似，但毒性低，副作用小。对焦虑、紧张、失眠均有效，还能控制癫痫大发作和小发作。由于半衰期短，清除快，适用于老年人或肾功能不良患者。

地西泮 Diazepam（精Ⅱ）

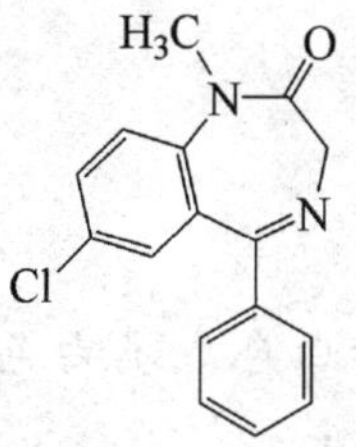

◆ 白色或类白色结晶性粉末；无臭，味微苦；
◆ mp 130～134℃，$pK_a(HB^+)$ 为 3.4；
◆ 在丙酮或氯仿中易溶，在水中几乎不溶。

化学名为 7-氯-1-甲基-5-苯基-3H-1,4-苯并二氮草-2-酮（7-chloro-1-methyl-5-phenyl-3H-1,4-benzodiazepin-2-one），又名安定。

苯二氮草类结构中具有 1,2 位的酰胺键和 4,5 位的亚胺键，遇酸受热易水解开环。可以发生 1,2 位开环，也可以发生 4,5 位开环，两过程可同时进行（图 5-5），产物是邻氨基二苯酮及相应的 α-氨基酸类化合物。这一水解过程也是苯二氮草类药物共同的反应。水解开环反应是早期苯二氮草类药物不稳定和作用时间短的原因。

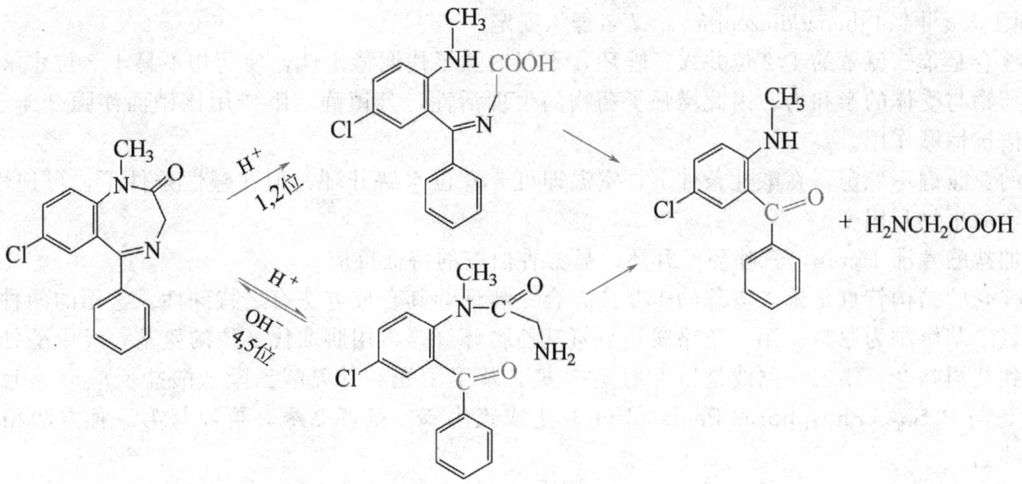

图 5-5 地西泮的水解反应

4,5 位开环是可逆性反应，在体温和酸性条件下，发生水解开环，当 pH 到碱性时可以重新环合。尤其是当 7 位有强吸电子基团（如硝基）或 1,2 位有拼合环（如三唑环）存在时，4,5 位重新环合特别容易进行。硝西泮、氯硝西泮等口服后在酸性的胃液中，4,5 位水解开环，开环化合物进入弱碱性的肠道，又闭环成原药。因而这些药物的生物利用度高，作用时间长。

地西泮的合成以 3-苯-5-氯嗯呢为原料，在甲苯中以硫酸二甲酯经甲基化反应引入 N-甲基。由于生成的 1-甲基-3-苯基-5-氯嗯呢是季铵，可与硫酸单甲酯成盐。在乙醇中用铁粉还原得到 2-甲氨基-5-氯二苯甲酮，再与氯乙酰氯经酰化反应，生成 2-(N-甲基-氯乙酰氨基)-5-氯二苯甲酮，最后在甲醇中与盐酸乌洛托品作用环合得地西泮。

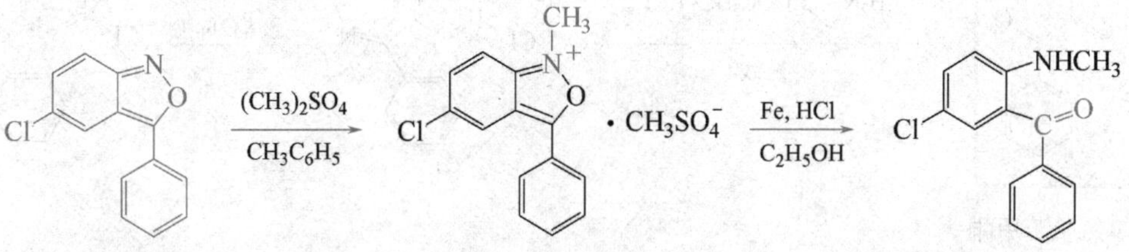

3-苯-5-氯嗯呢

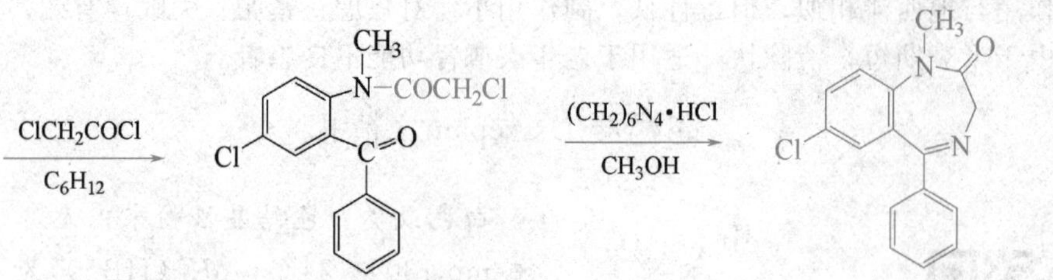

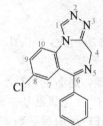

艾司唑仑（Estazolam）（精Ⅱ）

- 本品为白色或类白色的结晶性粉末，无臭，味微苦；
- mp 229～232℃；
- 在醋酐或氯仿中易溶，在醋酸乙酯或乙醇中略溶，在水中几乎不溶。

化学名为 8-氯-6-苯基-4H-[1,2,4]三氮唑并[4,3-a][1,4]苯并二氮杂䓬 {8-chloro-6-phenyl-4H-[1,2,4]triazolo[4,3-a][1,4]benzodiazepine}，又名舒乐安定。

艾司唑仑是苯二氮䓬的 1,2 位并入三唑环，不仅增强了代谢稳定性，使药物不易 1,2 位水解开环，而且增加了药物与受体的亲和力，因此增强了药物的生理活性，其镇静催眠作用比硝西泮强 2.4～4 倍。它还具有广谱抗惊厥作用。

本品的亚胺键不稳定，在酸性条件下，室温即可 5,6 位水解开环，但在碱性条件下，可逆性地闭环，不影响药物的生物利用度。

本品加盐酸煮沸 15min，三唑环可开环，显芳香伯胺的特征反应。

艾司唑仑的结构特点是苯二氮䓬的 1,2 位并合三唑环，其合成方法有之特殊性。常用的两种路线均以 2-氨基-5-氯二苯甲酮为原料。第一条路线是与氨基乙腈环合，再用肼取代 2 位的氨基，经甲酸处理形成三唑环，得到艾司唑仑。第二条路线是以 2-氨基-5-氯二苯甲酮先和甘氨酸乙酯盐酸盐反应形成七元的苯二氮䓬-2-酮，与 P_4S_{10}（Phosphorus Pentasulfide）生成硫代苯二氮䓬-2-酮，再经与第一种方法相同的过程得到艾司唑仑。

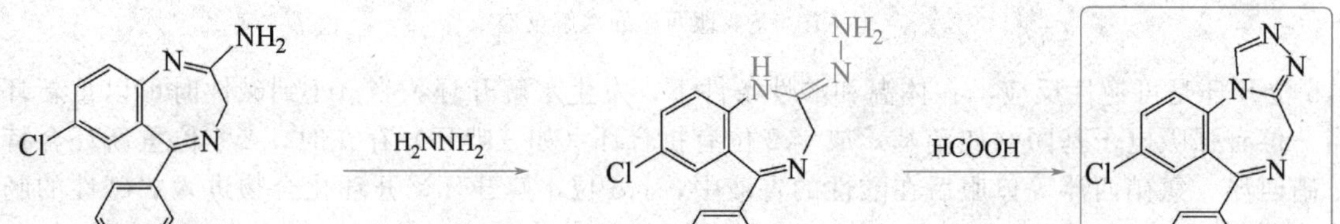

2-氨基-5-氯二苯甲酮

咪达唑仑（Midazolam）（精Ⅱ）

白色至微黄色的结晶或结晶性粉末；

mp 158～160℃；

在冰醋酸或乙醇中易溶，在甲醇中溶解，在水中几乎不溶。

化学名为 8-氯-6-(2-氟苯基)-1-甲基-4H-咪唑并[1,5-a]-1,4-苯并二氮杂䓬{8-chloro-6-(2-fluorophenyl)-1-methyl-4H-imidazo[1,5-a]-1,4-benzodiazepine}。

咪达唑仑具有抗焦虑、催眠、抗惊厥和肌肉松弛作用，被列为国家基本药物。其作用机制是通过抑制神经介质 γ-氨基丁酸的再吸收，使体内 GABA 的浓度增加，产生中枢抑制作用。它对苯二氮䓬受体有很强的亲和力，是地西泮的 2 倍。咪达唑仑肌内注射后迅速吸收，其生物利用度超过 90%。咪达唑仑的特点为起效快而持续时间短，服药后 20min 即可入睡，为短效的催眠药，对快波睡眠无影响，故次晨可保持清醒。无耐药性和戒断症状或反跳，但其最严重的副作用是用药后会引起短暂的顺行性记忆缺失，使患者遗忘在药物高峰期间所发生的事情。所以要谨慎使用，孕妇、重症肌无力者禁用，精神分裂症及重症抑郁症者禁用。

三、非苯二氮䓬类 GABA$_A$ 受体激动剂
（Nonbenzodiazepine GABA$_A$ Agonists）

1. 非苯二氮䓬类 GABA$_A$ 受体激动剂的作用机制

苯二氮䓬类药物主要通过非选择性与 γ-氨基丁酸-苯二氮䓬类 BZ$_1$ 和 BZ$_2$ 受体结合而发挥改善睡眠作用，不可避免地会引起各种神经系统不良反应，是导致耐药性、宿醉和反跳性失眠不良反应的主要原因。通过研究人们发现，对 BZ 具有选择性的药物可以减少上述不良反应，人们把开发新型催眠药的目标转向选择性高的非苯二氮䓬类。目前临床上称为第三代的镇静催眠药。非苯二氮䓬类 GABA$_A$ 受体激动剂，选择性作用于苯二氮䓬受体亚型，被称为选择性突触外 GABA$_A$ 受体激动剂，简称选择性 GABA$_A$ 受体激动剂。

20 世纪 90 年代，一类新的非苯二氮䓬类催眠药研制成功，唑吡坦（Zolpidem）和扎来普隆（Zaleplon）被陆续推上临床。新型的非苯二氮䓬类镇静催眠药物与 GABA$_A$ 受体结合的亲和力高，选择性作用于 γ-氨基丁酸受体复合物上的 BZ$_1$ 受体，故入睡快，可延长睡眠时间，醒后无宿醉感，不易产生耐药性和依赖性。

位于突触外的 γ-GABA$_{A1}$ 受体是促进睡眠的关键受体，如果特异性地与该靶标结合，必然大大减少传统的苯二氮䓬类药物易引起的不良反应。20 世纪 80 年代末开发的茚地普隆（Indiplon）的作用靶标是 GABA 受体的一种亚型。茚地普隆是 GABA$_A$ 受体的部分激动剂，能与此受体的 A$_1$ 亚型发生特异性结合，通过增强 GABA 的抑制活性而促进睡眠。

2. 吡咯烷酮类

1987 年在丹麦上市的吡咯烷酮类的佐匹克隆（Zopiclone）是最早发现的第一个非苯二氮䓬类 GABA$_A$ 受体激动剂药物，它的催眠作用迅速，并可提高睡眠质量，具有高效、低毒和成瘾性小的特点。

佐匹克隆（Zopiclone）

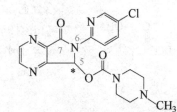

本品为白色结晶；

mp 178℃；

微溶于水，可溶于乙醇。

化学名为 (RS)-6-(5-氯吡啶-2-基)-7-氧-6,7-二氢-5H-吡咯并[3,4-b]吡嗪-5-基 4-甲基哌嗪-1-羧酸酯 {(RS)-6-(5-chloropyridin-2-yl)-7-oxo-6,7-dihydro-5H-pyrrolo[3,4-b]pyrazin-5-yl 4-methylpiperazine-1-carboxylate}。

佐匹克隆作用在 GABA_A 受体-氯离子通道复合物的特殊位点上，与苯二氮䓬类的结合位点完全不同。虽然副作用低，但长期用药突然停药时也会产生戒断症状。佐匹克隆结构中含有一个手性中心，具有旋光性，其中 (5S)-(+)-异构体为艾司佐匹克隆 (Eszopiclone)，研究发现其右旋佐匹克隆对映体具有很好的短效催眠作用，而左旋佐匹克隆对映体无活性，且是引起毒副作用的主要原因。因此对佐匹克隆拆分，不仅可提高药物疗效，而且可以降低药物毒性，减少副作用。艾司佐匹克隆为氯通道激动剂和 GABA_A 受体激动剂，对中枢 BZs 受体的亲和力比左旋佐匹克隆强 50 倍，其活性异构体形式不但增强活性，减少药物使用剂量，而且还减少了不良反应的产生。它是快速短效的非苯二氮䓬类镇静安眠药，用于短期的及慢性失眠的治疗。

佐匹克隆主要的代谢是经 CYP1A2 代谢产生佐匹克隆 N-氧化物（甲基哌嗪 N-氧化物），无活性。一部分经 CYP3A4 代谢，哌嗪环上 N-脱去甲基，生成去甲基佐匹克隆，与 GABA_A 受体的结合力小于原药。佐匹克隆的代谢产物会从唾液中排泄，服药后口腔会有苦味，有味觉改变的副作用。

3. 咪唑并吡啶类

唑吡坦 (Zolpidem) 是第二个被开发的非苯二氮䓬类催眠药，其基本骨架是咪唑并吡啶结构。它虽然不像苯二氮杂䓬类药物对 GABA 受体有高度的亲和力，但其有高度的选择性，对苯二氮杂䓬受体 BZ_1 的亲和力强于 BZ_2，并在受体上另有特殊的结合位点，调节氯离子通道，所以药理作用特点与苯二氮䓬类药物不同。它起效快，半衰期只有 2.5h，作用维持 1.6h，而且撤药时没有反弹作用，不产生成瘾性及戒断症状。由于副作用小，对呼吸无抑制作用，目前是最常用的镇静催眠药之一。

唑吡坦	扎来普隆	茚地普隆

扎来普隆 (Zaleplon) 属于吡唑并嘧啶的衍生物，有恒定的脂水分配系数（$\log P = 1.23$），半衰期短，在 1~7h 之间。扎来普隆由于有显著的首过效应，生物利用度大约为 30%。扎来普隆与唑吡坦的药理作用特点非常相似，能选择性与苯二氮杂䓬 ω_1（BZ_1）受体相互作用，形成中枢神经 GABA_A 受体-Cl⁻ 通道复合物，故副作用低，没有精神依赖性。使用常规剂量时，次日清晨不产生后遗效应，停药后失眠的复发率很低，不具有苯二氮䓬类药物的一些不良反应。

茚地普隆 (Indiplon) 的结构也属于吡唑并嘧啶类衍生物，同样为苯二氮䓬 ω_1 受体亚型的选择性激动剂。通过药理学实验及药代动力学研究显示，茚地普隆对 GABA_A 受体有高亲和力，ED_{50} 值小，容易透过血脑屏障，具有吸收快、作用时间长、半衰期短和易被耐受等特点，无明显不良反应，无明显耐药性、依赖性和精神运动损害。

酒石酸唑吡坦（Zolpidem Tartrate）（精Ⅱ）

◆ 白色结晶；
◆ mp 196℃，$pK_a = 6.2$；
◆ 溶于水，固体状态对光和热较稳定。

化学名为 N,N-二甲基-2-(6-甲基-2-对甲苯基咪唑并[1,2-a]吡啶-3-基)乙酰胺半酒石酸盐{N,N-dimethyl-2-(6-methyl-2-p-tolylimidazo[1,2-a]pyridin-3-yl)acetamide hemitartrate}。

唑吡坦属于咪唑并吡啶类的结构，其作用特点是对苯二氮䓬 ω_1（BZ$_1$）受体具选择性作用，形成中枢神经 GABA$_A$ 受体-Cl$^-$ 通道复合物。对 ω_2 和 ω_3 受体亚型的亲和力很低，故镇静作用强而副作用低。

唑吡坦因具有较好的亲脂性（$\log P = 3.85$），故口服后吸收迅速，有良好的生物利用度（72%）。唑吡坦的代谢是在 CYP3A4 催化下芳环进行氧化，进一步生成无活性的羧酸代谢物排出体外，半衰期约 2.5h。

四、褪黑素受体激动剂（Melatonin Receptor Agonists）

1. 褪黑素受体激动剂的作用机制

褪黑素（Melatonin，MT）亦称褪黑素，是由人体脑内一个叫松果体的器官分泌的（图 5-6）内源性肽类激素，对许多系统有广泛调节作用，其中对睡眠的调节作用显得尤为突出。

褪黑素通常在每天 20 点左右开始分泌，随后含量逐渐上升，23 点后迅速升高，清晨停止分泌。由于认为褪黑素与睡眠紧密相关，被视为"体内安眠药"，因此褪黑素被开发作为催眠药的一种类型。褪黑素通过细胞质膜上与 G 蛋白偶联的褪黑素受体起作用，此受体是一种新的作用靶标。

褪黑素对治疗睡眠障碍有一定效果，但其副作用也多，比如会造成低体温，释放过多泌乳激素导致不孕，还有降低男性睾丸素水平的副作用，总之有明显的抑制生殖机能的作用。通过对其

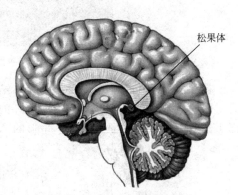

图 5-6　人体脑部的松果体

进行结构改造，一些褪黑素的衍生物被开发，如雷美替胺（Ramelteon）。这些衍生物的作用机制是褪黑素受体激动剂（Melatonin Receptor Agonists），作用于褪黑素受体的 MT$_1$、MT$_2$ 亚型，用于难以入睡的患者。

褪黑素

雷美替胺

2. 褪黑素受体激动剂的合理药物设计

褪黑素参与正常睡眠昼夜节律的调节过程，但外源性的褪黑素如果作为药物，因其吸收不佳，生物利

用度小，疗效却很差，而且在 CYP1A2 催化下迅速经首过代谢生成 5-羟基褪黑素。

褪黑素　　　　　　　　　　　　　　　5-羟基褪黑素

以外源性的激素为先导化合物，经过合理药物设计，可得到具有催眠活性的褪黑素衍生物。对褪黑素受体激动剂的合理药物设计（Rational Drug Design）分为三个方面：

第一，通过计算机研究褪黑素与其受体的作用模式。褪黑素通过与褪黑素受体（Melatonin Receptor，MT）MT$_1$ 和 MT$_2$ 亚型结合而发挥生理作用，MT$_1$ 和 MT$_2$ 分别由 350 和 362 个氨基酸构成。褪黑素受体可调节睡眠周期，当褪黑素与受体结合后，可抑制腺苷酸环化酶活性，减少环腺苷酸（cAMP）的形成，最终使神经细胞活性受到抑制而产生催眠作用。褪黑素可分别与 MT$_1$ 和 MT$_2$ 结合，但结合位点略有区别。以 MT$_1$ 受体为例，褪黑素苯环上的甲氧基和吡咯环上的酰胺基团可分别嵌入受体上的"活性口袋"，与受体的氨基酸结合。苯环上的甲氧基作为氢键受体与 MT$_1$ 受体 His 195 残基以氢键相结合（图 5-7），吡咯环上酰胺基团与受体 110 和 114 位丝氨酸相连。另外，褪黑素芳香环可与受体中的苯丙氨酸和色氨酸通过范德华力发生相互作用。计算机辅助研究发现，甲氧基和烷基酰胺侧链是最重要的作用部位。在合理药物设计中，这两个部位需要保留，而吲哚环对受体的亲和力以及对受体的激活效应的影响不大，可以作为结构改造的部位。

图 5-7　褪黑素与 MT$_1$ 受体相互作用的分子模拟图

褪黑素结构中的 5-甲氧基是与受体结合的必要部位（图 5-7），但其在体内易发生 O-脱甲基代谢失活。为了阻止其代谢，经过计算机辅助设计的计算，将 5-甲氧基的柔性构象限制在一个呋喃环内，并保证与褪黑素有相同立体构象，得到了角形的吲哚并［5,4-b］呋喃。

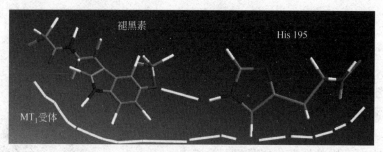

MT$_1$受体活性口袋　　　　　　　　　　　　　　将柔性构象固定在呋喃环中

第二，通过分子图形的模拟，证明吲哚并［5,4-b］呋喃与褪黑素受体亚型 MT$_1$ 受体结合时，成键的氧孤对电子可以增强与受体上 His 195 的结合。

第三，运用生物电子等排体原理，用碳原子取代吲哚环上的氮原子，得到茚环，这就是第一个设计和人工合成得到的雷美替胺（Ramelteon）。研究证实不含有碱性氮原子的电子等排体主要与褪黑素 MT_1 受体结合，而不结合其他与睡眠相关的受体。

茚并[5,4-b]呋喃

进一步用生物电子等排体萘环替代吲哚环，得到阿戈美拉汀（Agomelatine），对 MT_1 和 MT_2 受体具有高度的亲和力，是其激动剂，又为 $5\text{-}HT_{2C}$ 受体拮抗剂，因此，阿戈美拉汀不仅能治疗失眠，也具有很好的抗抑郁效果。这种双重性的特点，使其具有很好的应用前景。阿戈美拉汀还能够调整睡眠结构，恢复机体昼夜平衡，并且在患者患有焦虑和抑郁的情况下，也能发挥作用。该药副作用小，治疗效果好，常用于成人抑郁症的治疗。

阿戈美拉汀

他美替安

另一个用生物电子等排体苯并呋喃得到的雷美替胺类似物是他美替安（Tasimelteon），他美替安是选择性的 MT_1 以及 MT_2 受体激动剂，能够模拟褪黑素激活视交叉上核的受体，促使人进入夜晚睡眠状态，从而调节非 24h 觉醒紊乱用于倒时差，有效增加睡眠时间，改善时差综合征（Jet-lag Syndrome）。他美替安又被批准用于治疗完全失明患者的非 24h 睡醒周期障碍，该疾病是盲人患者的一种慢性昼夜节律失调疾病，这也是 FDA 首次批准用于治疗该疾病的精神障碍用药。

雷美替胺（Ramelteon）

◆ 本品为白色结晶性粉末；
◆ mp 113～115℃；
◆ 微溶于水。

化学名为(S)-N-[2-(1,6,7,8-四氢-2H-茚并[5,4-b]呋喃-8-基)乙基]丙酰胺{(S)-N-[2-(1,6,7,8-tetrahydro-2H-indeno[5,4-b]furan-8-yl)ethyl]propionamide}。

雷美替胺具有全新的作用机制，作为一种新型褪黑素受体激动剂，能模拟内源性褪黑素的生理作用，从而诱导睡眠的产生。相关研究显示，与以前所有的镇静催眠药均不同，其改善睡眠的作用主要与其激动 MT_1 和 MT_2 受体有关，其与 MT_1 和 MT_2 受体亲和力强，而与 MT_3 受体的亲和力很弱，故对 MT_1 和 MT_2 受体有选择性完全激动作用。雷美替胺对 $\gamma\text{-}GABA$、5-HT、多巴胺、乙酰胆碱及阿片类受体均无亲和力，因此没有作用于这些靶标的镇静催眠药常见的乏力、嗜睡等不良反应，长期用药不易产生成瘾性。基于上述特点，雷美替胺是第一个批准的褪黑素受体激动剂，由于其无依赖性和药物滥用倾向，FDA 将其列为不受管制的催眠药物。用于治疗难入睡型失眠症的褪黑素受体激动剂，对慢性失眠和短期失眠也有确切疗效。

与褪黑素相比，雷美替胺具有更高的亲脂性，因此更容易被体内组织吸收和储存。其结构中含有一个手性中心，具有旋光性，药用为 S-异构体。雷美替胺 S-异构体对 MT_1 有极高的亲和力，比 R-异构体强 500 多倍，而且对 MT_1 受体的选择性是 MT_2 受体的 10 倍以上，故能减少入睡所需的时间。

雷美替胺的代谢主要发生在丙酰胺侧链，经氧化产生羟基化的代谢产物对 MT_1 受体的结合强度比雷美替胺弱 17～25 倍，但在各个组织中的平均含量却比雷美替胺高 20～100 倍，是有活性的代谢物，其他代谢物均没有活性。

雷美替胺的主要不良反应包括头痛、嗜睡、疲劳、胃肠道反应等，且发生率和程度均较低，其临床研究中并未发现有严重的不良反应。

第二节　抗癫痫药
（Antiepileptics）

癫痫是一种由各种原因引起的脑内异常放电而导致的神经性疾病。最早溴化钾曾用于对癫痫的治疗，由于毒性大，后被镇静催眠药苯巴比妥取代，直到 1938 年发现苯妥英（Phenytoin）后，才发展了专门治疗癫痫的药物。在 20 世纪 60 年代，卡马西平（Carbamazepine）和丙戊酸（Valproic Acid）成为第二代的新型抗癫痫药物。到 20 世纪 90 年代，一些被称为第三代抗癫痫的药物陆续上市，包括加巴喷丁（Gabapentin）、拉莫三嗪（Lamotrigine）、非尔氨酯（Felbamate）、托吡酯（Topiramate）、噻加宾（Tiagabine）和普瑞巴林（Pregabalin）。

抗癫痫药物的作用机制与以下四方面的靶标有关。

第一，与离子通道（Ion Channels）有关。癫痫的发病原因之一是脑内异常放电和扩散，抗癫痫药物可阻断电压依赖性的 Na^+ 通道，降低或防止过度的放电。

第二，可通过提高脑内组织受刺激的兴奋阈，提高正常脑组织的兴奋阈，从而减弱来自病灶的兴奋扩散，防止癫痫发作。

第三，与 GABA 系统的调节有关。癫痫发作的原因之一是 GABA 系统失调，GABA 含量过低，减少了抑制性的递质。GABA 的代谢是在 GABA 转氨酶（GABA-T）作用下的脱氨失活，为了阻断酶的活性，一部分抗癫痫药物是作为 GABA-T 的抑制剂，延长 GABA 失活的过程，从而使 GABA 含量增加。

具有镇静、催眠作用的苯二氮䓬类药物作用机理与 GABA 有关，因此也具有抗惊厥作用，地西泮、硝西泮和氯硝西泮等在临床上可作抗癫痫药。可用于长期治疗癫痫的当首属氯硝西泮，它是广谱的抗癫痫药物。该类药物的作用机理主要与增强 GABA 能神经功能有关，作用于 GABA 受体，加速了与 GABA 受体偶联的氯离子通道开放的频率，使氯离子内流增加。

第四，对异常钙信号（Aberrant Calcium Signaling）的调节。GABA 可与两种受体结合，即 $GABA_A$ 和 $GABA_B$ 受体。多数 GABA 与 $GABA_A$ 受体在氯离子通道复合，与中枢神经的抑制有关。也有一部分 GABA 与 $GABA_B$ 受体结合，该受体与惊厥的发作频率有关，$GABA_B$ 受体通过 G 蛋白及第二信使与钙离子通道相连。通过对钙第二信使的调节，可以控制癫痫发作的频率。

目前临床上常用的抗癫痫药物按结构类型，可分为巴比妥类、巴比妥的同型物、苯二氮䓬类、二苯并氮杂䓬类、GABA 类似物、脂肪羧酸类和磺酰胺类等。苯二氮䓬类的催眠药大多有抗惊厥作用，也可用于抗癫痫，本节不再叙述。

一、巴比妥类药物（Barbiturates）

巴比妥类药物是第一代催眠药，由于长期用药可产生成瘾性。用量大时可抑制呼吸中枢而造成死亡，到 20 世纪 60 年代初发展了第二代苯并二氮杂䓬类催眠药。目前巴比妥类较少用于镇静催眠，主要用于抗癫痫。

1. 巴比妥类药物的基本结构

巴比妥类药物是环丙二酰脲（巴比妥酸，Barbituric Acid，表5-2）的衍生物，巴比妥酸本身无生理活性，当5位上的两个氢原子被烃基取代后才呈现生物活性。取代基的类型不同，起效快慢和作用时间不同，临床上常用的巴比妥药物见表5-2。

表 5-2　临床常用巴比妥药物的结构及作用时间

名　　称	R^1	R^2	pK_a	显效时间/min	维持时间/h
巴比妥酸(Barbituric Acid)	H	H	4.12	—	—
异戊巴比妥(Amobarbital)	C_2H_5-	$(CH_3)_2CHCH_2CH_2-$	7.9	45~60	6~8
戊巴比妥(Pentobarbital)	C_2H_5-	$CH_3(CH_2)_2CH(CH_3)$	8.0	10~15	3~4
苯巴比妥(Phenobarbital)	C_2H_5-	C_6H_5-	7.29	30~60	10~16
司可巴比妥(Secobarbital)	$CH_2=CHCH_2-$	$CH_3(CH_2)_2CH(CH_3)$	7.7	10~15	3~4
海索比妥(Hexobarbital)	C_2H_5-		8.40	10~15	1

2. 巴比妥类药物的作用机制

巴比妥类药物的作用机理与体内多种靶标有关。一种机制学说认为，该类药物通过阻断脑干网状结构上行激活系统的传导机能，使大脑皮质细胞从兴奋转入抑制，从而产生镇静作用。由于这种过程降低了兴奋性神经突触后的电位，抑制神经元的去极化，降低神经冲动的传导，所以巴比妥类药物属于抗去极化阻断剂（Antidepolarizing Blocking Agents）。

目前新的研究认为该类药物可作用于 GABA 系统，巴比妥类药物对 GABA 的释放、代谢或重摄入不能产生影响，而是与 GABA 受体-Cl^- 通道大分子表面的特殊受点作用，形成复合物，使复合物的构象发生改变，影响与 GABA 偶联的 Cl^- 通道的传导，延长氯离子通道的开放时间，延长了 GABA 的作用。

巴比妥类的另一种作用机制是该类药物具有解偶联氧化磷酸化作用，可降低脑中的氧化代谢过程而使脑的兴奋性活动功能降低，因而具有弱的抗焦虑作用。该类药物还能抑制电子的传递系统，抑制脑内碳酸酐酶（Carbonic Anhydrase）的活性。

3. 巴比妥类药物的构效关系

巴比妥类药物属于结构非特异性药物，药物镇静和抗癫痫作用的强度和起效的快慢、作用强弱，与其理化性质有关，主要是药物的酸性解离常数 pK_a 和脂水分配系数。而作用时间维持长短则与体内的代谢失活过程有关。

(1) 脂水分配系数对活性的影响　药物必须有一个适当的脂水分配系数，才有利于其在体内转运和分布。中枢神经系统的药物需要透过血脑屏障，因而巴比妥类药物的亲脂性对镇静催眠作用影响很大。5位无取代基时，分子亲脂性小，不易透过血脑屏障，无镇静、催眠作用。当5位取代基的碳原子总数达到4时，如巴比妥，开始显效；临床常用的巴比妥类药物5位取代基的碳原子总数在7~8之间，作用最强。当C-5上的两个取代基原子总数大于10时，亲脂性过强，作用下降甚至出现惊厥。因此药物有最适当的脂水分配系数，其活性最强。

(2) 酸性解离常数 pK_a 对活性的影响　巴比妥类药物可以解离成离子的原因是分子中含有三个内酰胺，因 pK_a 不同而进行内酰亚胺-内酰胺（Lactctim-Lactam）互变异构（图5-8）。

巴比妥酸有较强的酸性（$pK_a=4.12$），5位单取代的巴比妥类酸性也较强，如5-苯基巴比妥（$pK_a=3.75$）。这两者在生理 pH=7.4 下，几乎 100% 电离成离子状态，不易透过血脑屏障，因此无镇静催眠作用。5,5-二取代的巴比妥类，由于酸性减弱，在生理 pH 条件下不易解离，有相当比例的分子态药物，易

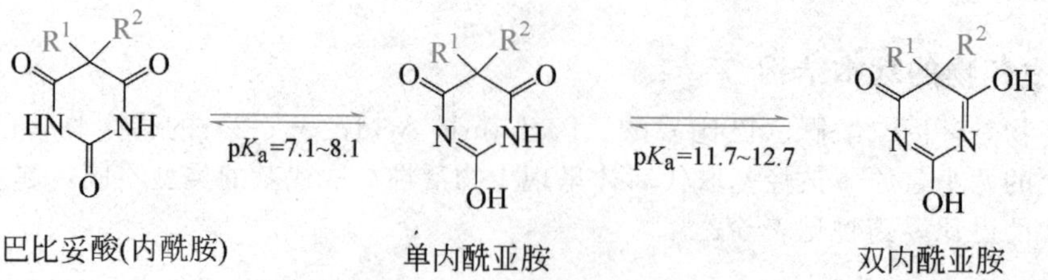

图 5-8 巴比妥类药物的互变异构

取代巴比妥酸(内酰胺)   单内酰亚胺   双内酰亚胺

$pK_a=7.1\sim8.1$ $pK_a=11.7\sim12.7$

进入脑中发挥作用，故显效快，作用强。临床常用的药物 pK_a 大多在 $7.1\sim8.1$ 之间，如海索比妥（Hexobarbital，$pK_a=8.40$）分子状态占 90.91%，大约 10min 即可生效。

（3）作用时间的长短与体内的代谢过程有关 巴比妥类药物在肝脏进行代谢，最主要的代谢方式是 5 位取代基被 CYP450 酶催化氧化，一般氧化产物为酚或饱和醇，然后与葡萄糖醛酸结合排出体外。氧化产物因均比原药的脂溶性下降而失活。其他代谢途径还有 N-脱烷基、2 位脱硫、内酰胺水解开环等。5 位不同的取代基的代谢速率不同，对药物的作用时间长短产生影响。

当 5 位为芳烃或饱和烷烃时，不易氧化，故作用时间长。如苯巴比妥（图 5-9），氧化发生在苯环的对位，酚羟基与葡萄糖醛酸结合，未发生代谢的原型药可通过肾小球吸收再发挥作用，所以维持作用时间较长。一部分苯巴比妥在 N 上直接与葡萄糖醛酸结合，排出体外。

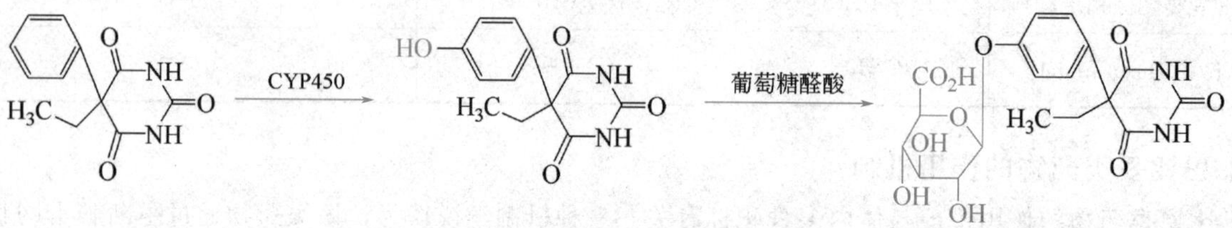

图 5-9 苯巴比妥的代谢过程

当 5 位取代基为支链烷烃或不饱和烃时，氧化代谢较易发生，常氧化为醇或二醇，故作用时间短，成为中、短效型催眠药，例如异戊巴比妥。

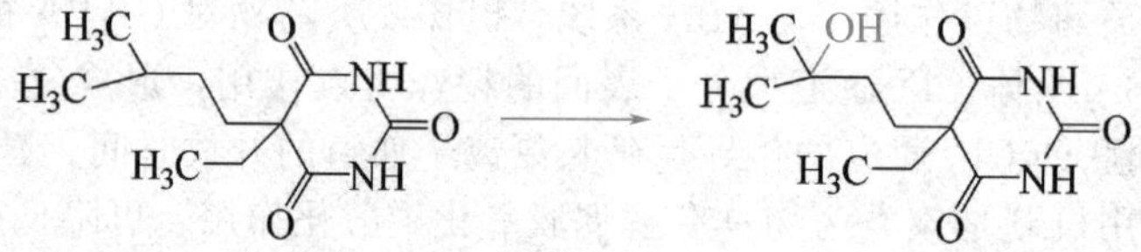

巴比妥类药物在体内还能进行水解开环代谢，生成酰脲类和酰胺类的化合物，失去活性。

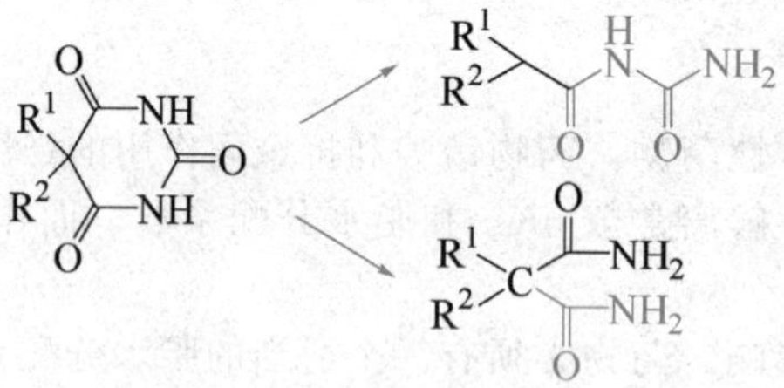

苯巴比妥（Phenobarbital）（精Ⅱ）

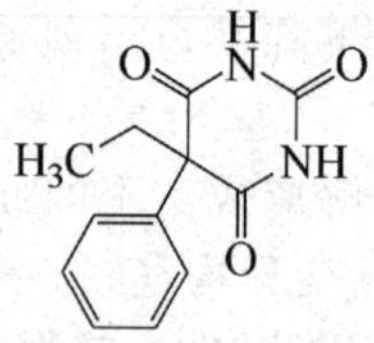

◆ 白色结晶性粉末，在空气中稳定；
◆ mp $174\sim178℃$；$pK_{a_1}=7.3$，$pK_{a_2}=11.8$；
◆ 溶于乙醇、乙醚，难溶于水。

化学名为 5-乙基-5-苯基嘧啶-2,4,6-($1H$,$3H$,$5H$)-三酮 [5-ethyl-5-phenylpyrimidine-2,4,6-($1H$,$3H$,$5H$)-trione]。

苯巴比妥本身不溶于水，因发生内酰胺-内酰亚胺互变异构形成烯醇型，而具有弱酸性，能溶解于氢氧化钠溶液中，生成钠盐，可溶于水作注射用药。但巴比妥酸的酸性（$pK_a = 4.12$）弱于碳酸，其钠盐不稳定，容易吸收空气中的二氧化碳而析出巴比妥类沉淀。苯巴比妥钠不宜与酸性药物配伍，易析出苯巴比妥沉淀。

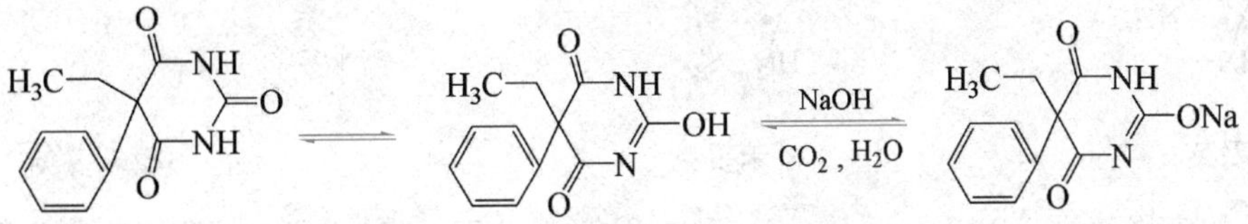

苯巴比妥为环状酰脲，分子中具有双内酰亚胺结构，比酰胺更易水解，水溶液放置过久易水解，产生苯基丁酰脲沉淀而失去活性。随 pH 和温度升高，水解反应加速。若加热可进一步水解并脱羧，生成双取代乙酸钠和氨。为避免水解失效，苯巴比妥钠盐制成粉针供药用，临用前配制。苯巴比妥钠露置于空气中，易吸潮，亦可发生水解现象。

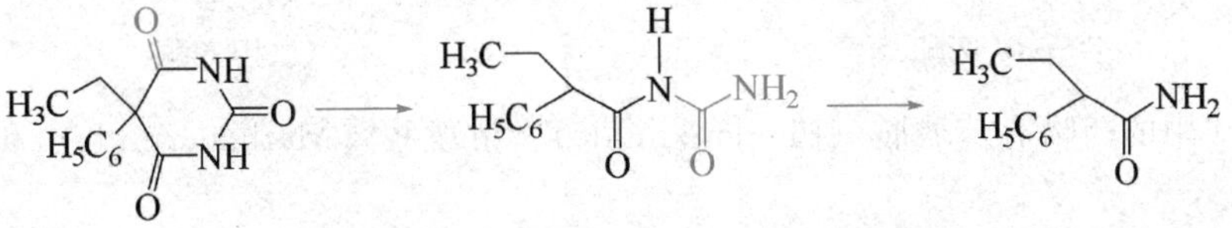

苯巴比妥过去用作催眠镇静，但久用可产生耐受性及依赖性，并且会产生再生障碍性贫血、免疫性溶血性贫血等副作用，目前主要治疗癫痫大发作。

二、巴比妥类的同型药物（Homotypical Drugs of Barbiturates）

巴比妥类是丙二酰脲类，将巴比妥环中的一个 —C—N— 换成 —N— 得到乙内酰脲类（Hydantoins），将乙内酰脲化学结构中的—NH—以其电子等排体—O—或—CH₂—取代，则分别得到噁唑烷酮类（Oxazolidinediones）和丁二酰亚胺类（Succinimides）。表 5-3 列出巴比妥同型物的抗癫痫药物的结构类型。

表 5-3 巴比妥同型物的抗癫痫药物的主要结构类型

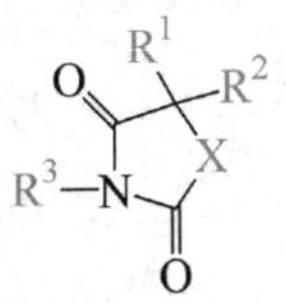

结构类型	电子等排体 X	结构类型	电子等排体 X
巴比妥类	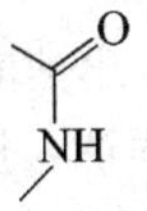	噁唑烷酮类	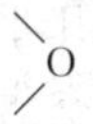
乙内酰脲类	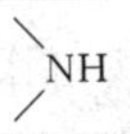	丁二酰亚胺类	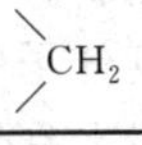

第一个用于临床的乙内酰脲类药物是苯妥英（Phenytoin），它抗惊厥作用强，虽然毒性较大，并有致畸形副作用，仍是大发作的常用药物。它的作用机制是可阻断电压依赖性的钠通道，降低 Na^+ 电流，并可抑制突触前膜和后膜的磷酸化作用，减少兴奋神经递质的释放。上述作用稳定了细胞膜，抑制神经元反复放电活动而达到抑制癫痫发作的疗效。近年的研究还发现，乙内酰脲具有增加脑内抑制性递质 GABA 含量的功能。乙内酰脲类药物还有乙苯妥英（Ethotoin）和磷苯妥英（Fosphenytoin）。乙苯妥英的抗癫痫作用仅为苯妥英的 1/5，但毒性很小，口服易吸收。磷苯妥英是一个水溶性的苯妥英磷酸酯前药，比苯妥

英钠有更好的水溶性及 pH，肌肉注射可吸收迅速，被体内磷酸酯酶代谢生成苯妥英而起效。它已发展成苯妥英的替代品。

苯妥英　　　　　　　乙苯妥英　　　　　　　磷苯妥英

噁唑烷酮类的三甲双酮（Trimethadione）和二甲双酮（Dimethadione）可用于小发作，二甲双酮是三甲双酮的主要代谢产物，仍具抗惊厥活性。但两者对造血系统毒性大，临床上较少使用。

三甲双酮　　　　　　　　二甲双酮

丁二酰亚胺类常用的药物有苯琥胺（Phensuximide）、甲琥胺（Methsuximide）和乙琥胺（Ethosuximide）。

药物名称	R^1	R^2	R^3
苯琥胺	H	C_6H_5	CH_3
甲琥胺	CH_3	C_6H_5	CH_3
乙琥胺	CH_3	C_2H_5	H

乙琥胺与其他酰脲类药物不同，具有独特的作用机制，它对丘脑神经元的 Ca^{2+} 电流具有选择性的阻断作用。乙琥胺对癫痫大发作效果不佳，常用于小发作和其他类型的发作，是失神性发作和小发作的首选药。乙琥胺的生物利用度近乎 100%，10% 以原型排出。

甲琥胺的代谢产物是 N-脱甲基甲琥胺，不仅有活性，而且半衰期为 38h，延长作用时间并有高度蓄积性，故毒性远大于乙琥胺。

苯妥英钠（Phenytoin Sodium）

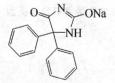

◆ 白色粉末，无臭，味苦；
◆ mp 291～299℃；
◆ 易溶于水，溶于乙醇，几乎不溶于乙醚或氯仿，有吸湿性。

化学名为 5,5-二苯基咪唑烷-2,4-二酮钠盐（5,5-diphenylimidazolidine-2,4-dione sodium salt），又名大伦丁钠（Dilantin Sodium）。

苯妥英几乎不溶于水，具弱酸性，pK_a 约 8.3，可溶于氢氧化钠溶液中生成苯妥英钠，其水溶液呈碱性，露置于空气中吸收二氧化碳析出白色游离的苯妥英，出现浑浊，所以苯妥英钠及其水溶液都应密闭保存或新鲜配制。

苯妥英分子中含有酰胺结构，具水解性。其水溶液与碱加热可水解开环，最终产物为 α-氨基二苯乙酸和氨。因本品及其水溶液都不稳定，故将其制成粉针剂，临用时新鲜配制。

苯妥英钠主要被肝微粒体酶代谢，两个苯环只有一个氧化，其主要代谢产物是 5-(4-羟苯基)-5-苯乙内酰脲（约占 50%～70%），代谢产物结构中含有手性碳，与葡萄糖醛酸结合排出体外。约 20% 以原药形式由尿液排出。代谢产物还有乙内酰脲开环产物二苯脲乙酸和 α-氨基二苯乙酸生成，经肾脏排泄，在碱性尿中排泄加快。苯妥英钠具有诱导 CYP3A4 和尿苷酸二磷酸葡糖醛酸基转移酶的作用，会干扰与这两个代谢酶相关药物的代谢，从而产生药物相互作用。苯妥英钠具有"饱和代谢动力学"的特点，如果用量过大或短时内反复用药，可使代谢酶饱和，代谢将显著减慢，并易产生毒性反应。

苯妥英钠的不良反应较多，可有锥体外系运动障碍、贫血、急性骨髓造血停止、急性早幼粒细胞白血病和骨质疏松等，故仅为治疗癫痫大发作和部分性发作的首选药。苯妥英钠还能治疗心律失常和高血压，另外可用于治疗三叉神经痛。

三、二苯并氮杂䓬类（Dibenzoazepines）

二苯并氮杂䓬类中的卡马西平（Carbamazepine，CBZ）是该类药物中第一个上市的药物。最初用于治疗三叉神经痛，因其结构与三环类抗抑郁药有相似性，后来发现有很强的抗癫痫作用。卡马西平的作用机制是通过激活外周苯二氮䓬受体，阻断钠通道而产生抗癫痫作用。

卡马西平的 10-酮基衍生物是奥卡西平（Oxcarbazepine），它可以阻断脑内电压依赖性的钠通道，也有很强的抗癫痫活性。

卡马西平
CONH₂

奥卡西平
CONH₂

卡马西平（Carbamazepine）

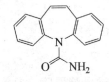

◆ 白色或类白色结晶性粉末，具多晶型和引湿性；
◆ mp 190～193℃；
◆ 易溶于三氯甲烷，略溶于乙醇，几乎不溶于水。

化学名为 $5H$-二苯并[b,f]氮杂䓬-5-甲酰胺{$5H$-dibenzo[b,f]azepine-5-carboxamide}，又名酰胺咪嗪。卡马西平长时间光照会形成二聚体和 10,11-环氧化物，颜色发生改变，故需避光保存。

卡马西平由于水溶性差，口服后从胃肠道吸收较慢。本品为广谱抗癫痫药，对精神运动性发作最有效，主要用于苯妥英钠等其他药物难以控制的癫痫大发作、部分性发作或其他全身性发作。毒性比苯妥英钠小，副作用也少，最常见的副反应有嗜睡、复视及精神紊乱等。

卡马西平在肝脏内经 CYP3A4 代谢，生成有抗癫痫活性的 10,11-环氧卡马西平（Carbamazepine-10,11-epoxide）（图 5-10），但此活性代谢产物有一定的副作用和毒性。最终代谢生成没有活性的反式 10,11-二羟基卡马西平，经肾和胆汁排泄。另外，卡马西平是 CYP3A4 酶的抑制剂，与该酶代谢相关的药物之间会发生药物相互作用，例如可以增加苯妥英的血药浓度，增加其毒性。

奥卡西平（Oxcarbazepine），又称氧代卡马西平，是卡马西平的 10-酮基类衍生物，与卡马西平有类似的作用机制和适应证，可调节电压依赖性钠离子通道，对钙离子通道有阻滞作用。奥卡西平的理化性质、药理作用与卡马西平相同，但易从胃肠道吸收。奥卡西平本身是一种无活性的前体物，吸收后在肝内快速地被胞质酶还原成有药理活性的 10-单羟基衍生物，即 10,11-二氢-10-羟基卡马西平（图 5-10），该代谢物具有很强的抗癫痫作用，而且血浆浓度比卡马西平高 9 倍，半衰期可达 9h。由于奥卡西平缺少氧化代谢，不会形成卡马西平不良反应的 10,11- 环氧代谢产物，所以副作用和不良反应低，毒性小，具有较

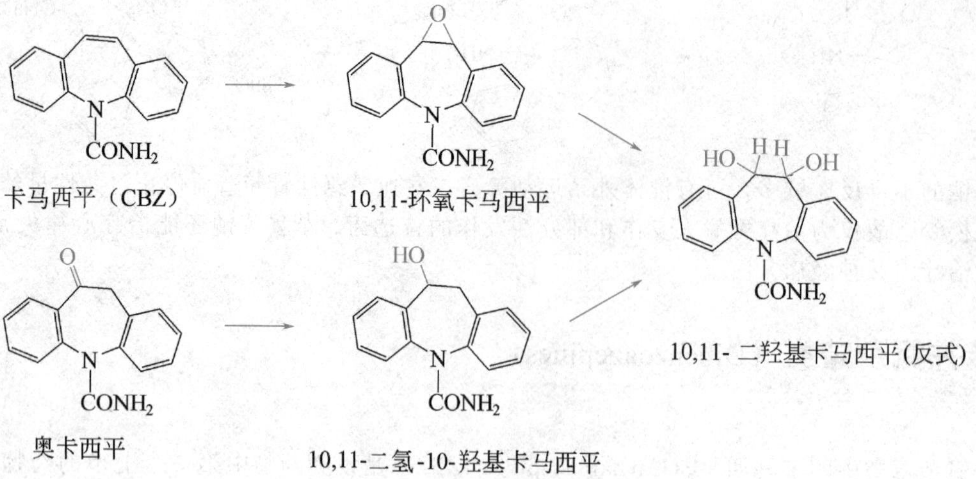

图 5-10　卡马西平和奥卡西平在肝脏的代谢过程

好的安全性，常用于癫痫患儿的治疗。10-羟基奥卡西平可继续代谢，少量氧化成无活性的反-10,11-二羟基代谢物，大多都再与体内葡萄糖醛酸结合排出。

四、 GABA 类似物（Analogues of GABA)

癫痫发作的原因之一是 γ-氨基丁酸（GABA）系统失调，GABA 含量过低，抑制性的递质减少所引起的。

发现先导物的方法之一，是以生物化学或药理学为基础，以酶、受体、离子通道、神经介质作为最初的为先导化合物，设计其类似物。根据这种思路，有学者从 GABA 的结构出发，设计 GABA 类似物作为 GABA 转氨酶（GABA-T）的抑制剂，这也是设计酶抑制剂的常用方法之一。

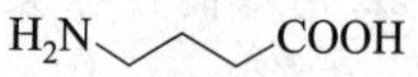

γ-氨基丁酸 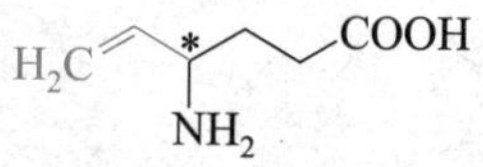　　　　　氨己烯酸

氨己烯酸（Vigabatrin）是 γ-氨基丁酸的结构类似物，易透过血脑屏障，对 GABA 转氨酶有不可逆的抑制作用，从而提高脑内 GABA 浓度而产生抗惊厥作用，是治疗指数高、比较安全的一种抗癫痫药。本品口服易吸收，1h 后血药浓度可到高峰。分子中具有不对称碳原子，对酶具有明显的立体选择性，其中 S-异构体对 GABA 转氨酶的抑制作用强于 R-异构体。氨己烯酸适用于治疗顽固性部分性癫痫发作，由于耐受性好，常用于治疗严重癫痫患儿。

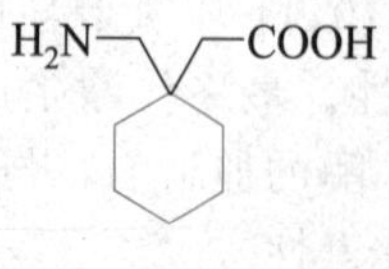

加巴喷丁 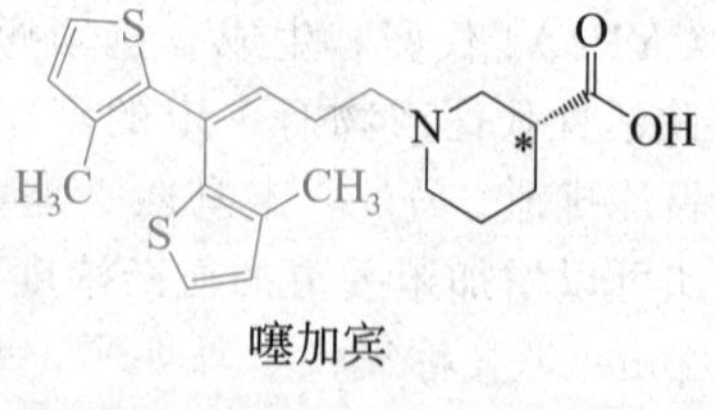　　　　　噻加宾

加巴喷丁（Gabapentin）结构为 2-[1-(氨甲基)环己烷]乙酸，是一种带有环状结构的 GABA 衍生物，其作用机制不是直接作用于 GABA 受体，而是增加 GABA 释放而使其含量增加。由于亲脂性强，易透过血脑屏障，所以对急性发作型的患者有很好的治疗作用，应用于全身强直阵发性癫痫，而且毒性小，不良反应少。最大优点是同其他抗癫痫药联合应用无相加的副作用，另外小剂量时有镇静和镇痛作用，特别是对神经性疼痛很有效。

噻加宾（Tiagabine）也可视为 GABA 类似物，具有较强的抗惊厥作用，它的作用机制并不是刺激 GABA 释放，而是 GABA 再摄取抑制剂，通过抑制神经胶质细胞和神经元对 GABA 的摄取，使脑内 GABA 增多。噻加宾是一种抗癫痫和镇静催眠药，能提高老年人的睡眠效率和慢波睡眠水平。

卤加比（Halogabide）也是一种拟 γ-氨基丁酸药，其结构中二苯亚甲基增加了 γ-氨基丁酰胺的亲脂性，促使药物向脑内分布，然后经氧化脱氨基或转氨基代谢，产生有活性的相应酸，继而亚胺键断裂，形成二苯甲酮衍生物、γ-氨基丁酰胺及 γ-氨基丁酸，故可看作外源性 γ-氨基丁酸，或称为 GABA 的前体药物。其本身及活性代谢产物都可直接作用于 GABA 受体，但由于对肝脏毒性较大，长期用药使转氨酶升高，故要慎用。

卤加比

普瑞巴林（Pregabalin）亦属于 γ-氨基丁酸的结构类似物，其化学结构与加巴喷丁类似，被称为第三代抗癫痫药物。

普瑞巴林（Pregabalin）

- 白色或近乎白色结晶粉末；
- $\log P = 1.78$，mp186～188℃，$pK_{a_1} = 4.2$，$pK_{a_2} = 10.6$；
- 易溶于水，可溶于酸性水溶液，也可溶于碱性水溶液。

化学名为（3S)-3-氨甲基-5-甲基己酸 [(3S)-3-aminomethyl-5-methylhexanoic acid]。

普瑞巴林结构中 3 位是手性碳，其 S-异构体具有治疗活性。已报道了合成消旋体-拆分法和不对称合成法，也有利用酶法合成和拆分。

普瑞巴林最早是开发用于缓解肌肉疼痛的药物，曾在 2007 年被《TIME》杂志列为当年 10 大医学突破之一。进一步研究发现，因其具有 γ-氨基丁酸（GABA）的类似结构，作用与加巴喷丁相似，2005 年 6 月被批准用于作为抗癫痫药，2006 年 3 月被批准作为抗焦虑药，2007 年 6 月被批准为首个治疗纤维肌痛的药物，目前在临床上是比较热门的常用药，因活性广泛而一药多用。普瑞巴林对各种癫痫模型均有抗惊厥活性，活性作用谱与加巴喷丁的相似，但其活性为加巴喷丁的 3～10 倍。

普瑞巴林具有独特的作用机制，它的结构虽然与抑制性神经递质的 GABA 的结构相类似，但抗癫痫作用却与 $GABA_A$ 或 $GABA_B$ 受体无关，也与其他 GABA 受体相关的药物靶标无关。普瑞巴林极易透过血脑屏障的细胞膜，通过转运亮氨酸、异亮氨酸和缬氨酸的转运通道，特异性和 P/Q 型电压门控钙通道 α_2-δ 亚单位结合（见图 5-11）。这种作用可以阻断 Ca^{2+} 内流，减少去甲肾上腺素释放，使过度兴奋的神经元恢复正常状态。总之，它是通过调节过度兴奋的神经元，阻断电压依赖性钙离子通道，恢复兴奋神经元的稳定性，达到抗癫痫的作用。

普瑞巴林的临床应用非常广泛，不仅用于成人部分发作性癫痫的治疗，还可用于焦虑症、社交恐惧症，另外还可以用于糖尿病周围神经病变的神经痛和疱疹后遗神经痛，或脊髓损伤引起的神经肌肉疼痛。除上述外，临床上还可以用作镇痛药、解热药、抗炎药、抗风湿药和抗痛风药。2018 年 10 月最新版的国家基本药物目录，第一次收入普瑞巴林。

普瑞巴林使用中要注意其不良反应，如周围性水肿、PR 间期延长、头晕、嗜睡等中枢神经系统问题，还可因影响代谢而引起体重增加等。

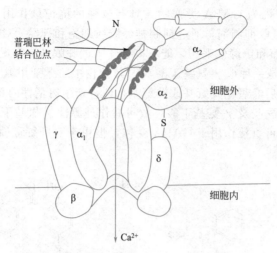

图 5-11　普瑞巴林对钙离子通道调节作用的示意图

五、脂肪羧酸类（Carboxylic Acids）

丙戊酸（Valproic Acid，VPA）是 1963 年 Meunierz 在筛选抗癫痫药物时，意外发现作为溶剂的 VPA 本身有很强的抗癫痫作用，进而研究和开发了一类具有脂肪羧酸结构的抗癫痫药物。1964 年丙戊酸钠（Sodium Valproate）首先在临床作为抗癫痫药使用。构效关系研究发现，如果把分支碳链延长到 9 个碳原子，则产生镇静作用。另外，如果取消分支，直链脂肪酸的抗癫痫作用很弱。

丙戊酸　　　　　丙戊酸钠　　　　　　丙戊酸镁　　　　　　丙戊酰胺

丙戊酸除制成丙戊酸钠，还可制成丙戊酸镁（Magnesium Valproate）。其作用机制与丙戊酸钠相同，能竞争性抑制 γ-氨基丁酸转氨酶，使其代谢减少而提高脑内 γ-氨基丁酸的含量。对各种因素引起的惊厥均有不同程度的对抗作用。丙戊酸镁口服吸收迅速而完全，1～2h 达血药浓度峰值。半衰期为 9～18h，用于治疗各型癫痫，也可用于治疗双相情感障碍的治疗。

丙戊酸的酰胺衍生物丙戊酰胺（Valpromide）是广谱抗癫痫药，构效关系研究认为伯酰胺的作用比其他酰胺强，丙戊酰胺比丙戊酸的作用强 2 倍。它的作用机理说法较多，一些实验推断该类药物可以阻断电压依赖性的钠通道和钙通道，另外还增加 GABA 能神经系统的抑制功能。由于它能抑制 GABA-T 酶的活性，抑制 GABA 的降解代谢过程，所以增加了脑内 GABA 的含量。

丙戊酸钠（Sodium Valproate）

- 白色结晶性粉末或颗粒，有强吸湿性；
- mp 300℃；
- pK_a 为 4.8，其 5% 的水溶液 pH 为 7.5～9.0；
- 易溶于水、乙醇。

化学名为 2-丙基戊酸钠（2-propylpentanoic acid sodium）。

丙戊酸钠的作用机制是通过增加 GABA 的合成和减少 GABA 的降解，从而升高抑制性神经递质 GABA 的浓度，降低神经元的兴奋性而抑制癫痫发作。另外在电生理实验中发现可产生与苯妥英相似的抑制钠通道的作用。

丙戊酸钠在肝脏主要的代谢产物是 2-烯丙戊酸，其抗癫痫作用是原药的 1.3 倍。此外，它还能代谢生成 β- 和 ω- 氧化产物，这些代谢产物的抗癫痫作用虽低于原药，但能明显提高发作阈值。其他代谢产物还有 3-氧代丙戊酸和 4-羟基丙戊酸，均无活性，另一个代谢产物 4-烯基丙戊酸是产生肝毒性的物质。

　　丙戊酸钠的口服胃肠吸收迅速而完全，生物利用度近 100%。主要用于癫痫的单纯或复杂失神发作，有时对复杂部分性发作也有一定疗效。需要注意的是，该类药物对肝脏有损害，且能通过胎盘，有致畸的报道，孕妇应慎用。

六、其他结构类型药物（Other Drugs）

　　近年发现了一些具有抗癫痫作用的新结构类型，一些具有磺酰胺类结构的化合物也具有抗癫痫的作用，如唑尼沙胺（Zonisamide）。它是苯磺酰胺的衍生物，是一种碳酸酐酶抑制剂。由于对碳酸酐酶的抑制，使脑中钠离子增加，细胞膜的稳定性增加，抑制脑内的异常放电，主要用于控制大发作。

唑尼沙胺　　　　　　　　托吡酯

　　另一磺酰胺类新抗癫痫药物托吡酯（Topiramate），它是吡喃果糖的衍生物，作用机制与 GABA 受体-氯离子通道有关。它具有独特的多重抗癫痫作用，通过双电压激活钠通道状态的依赖性阻滞作用，阻滞谷氨酸受体，增强 γ-氨基丁酸活性，进而发挥疗效。它适用于部分性发作、全身性发作、顽固性癫痫。对于缺少抗癫痫药物酶诱导的患者，大约 30% 的托吡酯是经氧化和水解代谢失去活性，大约 70% 以原药排泄；而对于抗癫痫药物酶诱导的患者，血中浓度减少，排泄增加。

　　另一类结构是苯基三嗪类化合物，其代表药物拉莫三嗪（Lamotrigine）是 6-苯基-1,2,4-三唑衍生物，是一种新型的抗癫痫药。

拉莫三嗪（Lamotrigine）

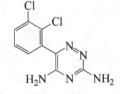

◆ 白色或类白略显黄色固体；
◆ mp 216～218℃；
◆ 在异丙醇中结晶，微溶于水。

　　化学名为 6-(2,3-二氯苯基)-1,2,4-三嗪-3,5-二胺 [6-(2,3-dichlorophenyl)-1,2,4-triazine-3,5-diam-ine]。

　　拉莫三嗪可以阻滞钠通道，稳定细胞膜，能有效地抑制脑内兴奋性介质谷氨酸和天门冬氨酸释放，从而发挥抗癫痫作用。该药对部分癫痫发作和继发性全身发作极为有效，而对原发性全身性大发作效果较差。半衰期约 24h。约 10% 的患者用药后可出现共济失调、复视、嗜睡及眩晕等副作用。美国 FDA 警示医务人员和患者，新的研究信息提示，妇女在妊娠头 3 个月期间服用拉莫三嗪，其所产婴儿发生唇裂或腭裂的危险较高。

选读文献

[1] Taylor J B，Triggle D J. Theraperutic Areas Ⅰ：Cerntral Nervous System，Pain. //张礼和. Comprehensive Medicinal Chemistry Ⅱ（导读版）.北京：科学出版社，2007，(6)：279～296.
[2] 白东鲁，陈凯先.高等药物化学.北京：化学工业出版社，2011：575～589.

［3］ 闻韧，郑剑斌.作用于神经递质 GABA 系统药物的研究进展.//白东鲁，陈凯先.药物化学进展.北京：化学工业出版社，2005：297～324.

［4］ Srinivasan V，Pandi-Perumal S R，Trahkt I，*et al*．Melatonin and melatonergic drugs on sleep：possible mechanisms of action．*Int J Neurosci*，2009，119（6）：821～826.

［5］ William S．"Sedative-Hypnotics"，In："Principles of Medicinal Chemistry".6th edtion Ed by Foye W O，Lemke T L and William S D A. Baitimor：Williams & Wikns，2008：504～520.

［6］ Barbara L．"Antiseizure Agents"，In："Foye's Principles of Medicinal Chemistry".6th edition. Ed by Foye W O，Lemke T L and Williams D A. Baitimor：Williams & Wikns，2008：521～546.

［7］ 魏欣，杨圣俊，任炳南等.新型镇静催眠药的临床应用及其进展.中国医院用药评价与分析，2015，15（6）：841～843.

［8］ Dubocovich M L，Delagrange P，Krause D N，etal. Internation alunionofbasic and clinical pharmacology LXXV. Nomenclature, classification, and pharmacology of G protein-coupled melatoninr eceptors．*Pharmacol Rev*，2010，62（3）：343～380.

（北京大学药学院　雷小平）

第六章

精神神经疾病治疗药

（Psychoterapeutic Drugs）

人类的精神活动是最高级的活动，各种原因均可能造成精神或神经疾病，主要表现为各种精神分裂症、焦虑、抑郁、躁狂等。根据世界卫生组织预测和统计，全世界约 1/4 的人都会在一生中某个时候受到精神或神经疾病的困扰。中国约有 17% 的发病率，在全球经济社会大变迁的时代，精神疾病成为仅次于心脏病、癌症的全球第三大疾病。

本类药物的品种很多，分类方法各有不同。本章根据药理作用特点和作用机制介绍四类：抗精神病药（Antipsychotic Drugs），主要用于精神分裂症，使患者恢复正常理智；抗抑郁药（Antidepressive Drugs），可治疗抑郁症，改善患者的情绪；抗焦虑药（Antianxiety Agents），可消除紧张和焦虑状态；抗躁狂药（Antimanic Drugs），主要治疗病态的情感活动过度高涨。

第一节 经典的抗精神病药

（Classical Antipsychotic Drugs）

对于精神神经疾病的治疗，早期是用溴化钾，或者用电休克方法，直到 20 世纪 50 年代氯丙嗪（Chlorpromazine）的发现，才促进了治疗精神病的各种类型药物的发展。

一、经典的抗精神病药物作用机制和锥体外系副作用
（The Mechanism and Extrapyramidal Side Effects of Classical Antipsychotic Drugs）

精神病的发病机制比较复杂，早期的理论认为可能与脑内神经递质多巴胺（Dopamine，DA）功能失调有关。多巴胺是重要的神经递质之一，当脑内 DA 能神经功能过强，DA 过量，或多巴胺受体超敏，容易产生精神病症状。因此从作用机制来说，早期抗精神病药物作用主要与阻断多巴胺受体有关，大部分药物是多巴胺受体的拮抗剂。

多巴胺在脑内分布很不均匀，大部分集中分布在纹状体、黑质和苍白球。脑内的 DA 有几条通路（图 6-1），其中中脑-边缘通路（Mesolimbic Pathway）和中脑-皮质通路（Nigtostriatal Pathway）与精神、情绪和情感等行为活动有关。精神分裂症患者往往是这两条通路功能失常，并伴有脑内多巴胺受体（D）增

多，抗精神分裂症药通过阻断这两条通路的 D_2 受体发挥疗效。第三条通路是结节-漏斗通路（Hypophyseal-infundibular），主管垂体前叶的内分泌功能。另外一条通路是黑质-纹状体通路（Nigro-striatal），属于锥体外系，使运动协调，当此通路的功能减弱时会引起帕金森病，功能亢进则出现多动症。锥体外系副作用是经典的抗精神病药物最常见的一种副作用，发生率约为 25%～60%。

经典的抗精神病药物大都是多巴胺受体拮抗剂，当药物对边缘系统及皮层的多巴胺能系统抑制时，可产生抗精神病作用，而经典的抗精神病药物同时也会对黑质-纹状体多巴胺能系统产生抑制，导致了锥体外系副作用和内分泌方面的改变，其表现主要有四方面。第一是急性肌张力障碍，局部肌肉群持续强直性收缩，可出现各种怪异动作和姿势，突然斜颈、吐舌、面肌痉挛等。第二是震颤麻痹综合征即帕金森副作用，运动不能或运动迟缓，唇、舌、双手震颤，面部表情呆板，还可出现流涎、多汗等。第三是静坐不能，患者主观感到必须来回走动，无法控制躯体活动，伴有焦虑不安。第四是迟发性运动障碍，为不自主、有节律的刻板式运动，如吸吮、鼓腮、舐舌、咀嚼、歪颈等。这就是锥体外系副作用（Extra-pyramidal side effects，EPS）产生的机制。

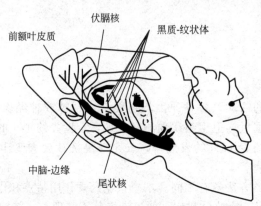

图 6-1　脑内多巴胺的主要通路

随着精神药理学的发展，开始注重研究锥体外系副作用低的新型抗精神病药物研发。前者被称为经典的抗精神病药物（Classical Antipsychotic Drugs），后者为非典型抗精神病药物（Atypical Antipsychotic Drugs）。

经典的抗精神病药物通常按化学结构分类，主要有吩噻嗪类、硫杂蒽类、丁酰苯类、苯二氮䓬类和苯酰胺类。

二、吩噻嗪类（Phenothiazines）

1. 吩噻嗪类药物的发现、发展及构效关系

吩噻嗪类抗精神病药是在 20 世纪 40 年代研究吩噻嗪类抗组胺药异丙嗪（Promethazine）的构效关系时发现的，将异丙嗪侧链的异丙基用直链的丙基替代，抗组胺作用减弱，而产生抗精神病的作用。如果 2 位以氯取代，则抗过敏作用消失，抗精神病作用增强，得到第一个吩噻嗪类抗精神病药物氯丙嗪（Chlorpromazine），后续又开发了几十个各具特色的吩噻嗪类抗精神病药（表 6-1）。其中氯丙嗪、奋乃静（Perphenazine）及癸氟奋乃静（Fluphenazine Decanoate）是国家基本药物。

异丙嗪　　　　　　　　　　　氯丙嗪

表 6-1 临床常用吩噻嗪类抗精神病药物的活性及副作用

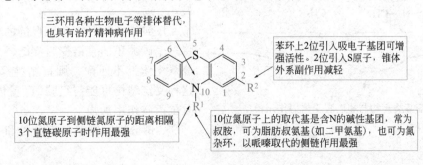

药物名称	R¹	R²	作用强度	帕金森副作用
氯丙嗪(Chlorpromazine)	—CH₂CH₂CH₂N(CH₃)₂	Cl	1	++
三氟丙嗪(Triflupromazine)	—CH₂CH₂CH₂N(CH₃)₂	CF₃	4	+++
乙酰丙嗪(Acepromazine)	—CH₂CH₂CH₂N(CH₃)₂	COCH₃	<1	
醋奋乃静(Acetophenazine)	—(CH₂)₃—N(哌嗪)N—CH₂CH₂OH	COCH₃		++
奋乃静(Perphenazine)	—(CH₂)₃—N(哌嗪)N—CH₂CH₂OH	Cl	10	+++
氟奋乃静(Fluphenazine)	—(CH₂)₃—N(哌嗪)N—CH₂CH₂OH	CF₃	50	+
庚氟奋乃静(Fluphenazine Enanthate)	—(CH₂)₃—N(哌嗪)N—CH₂CH₂OCOC₆H₁₃	CF₃		
癸氟奋乃静(Fluphenazine Decanoate)	—(CH₂)₃—N(哌嗪)N—CH₂CH₂OCOC₉H₁₉	CF₃		
三氟拉嗪(Trifluoperazine)	—(CH₂)₃—N(哌嗪)N—CH₃	CF₃	13	+
硫利达嗪(Thioridazine)	H₃C—N(哌啶)—CH₂CH₂—	SCH₃	1	+
硫乙拉嗪(Thiethylperazine)	—(CH₂)₃—N(哌嗪)N—CH₃	SCH₂CH₃		+
哌泊噻嗪(Pipotiazine)	—(CH₂)₃—N(哌嗪)N—CH₂CH₂OH	SO₂N(CH₃)₂		
棕榈哌泊噻嗪(Pipotiazine Palmitate)	—(CH₂)₃—N(哌嗪)N—CH₂CH₂OCOC₁₅H₃₁	SO₂N(CH₃)₂		

氯丙嗪有较强的安定作用，临床上常用来治疗以兴奋症为主的精神病，但副作用较大。以它为先导化合物，对吩噻嗪类药物进行了结构改造。结构改造的部位大多集中在三环上的取代基、10 位 N 上的取代基及三环的生物电子等排体三方面。并在结构改造中总结出吩噻嗪类药物的构效关系如下。

三环用各种生物电子等排体替代，也具有治疗精神病作用

苯环上2位引入吸电子基团可增强活性。2位引入S原子，锥体外系副作用减轻

10位氮原子到侧链氮原子的距离相隔3个直链碳原子时作用最强

10位氮原子上的取代基是含N的碱性基团，常为叔胺，可为脂肪叔氨基(如二甲氨基)，也可为氮杂环，以哌嗪取代的侧链作用最强

（1）苯环上取代基的影响　吩噻嗪苯环上取代基的位置和性质对抗精神病活性及强度都有密切关系。1、3 和 4 位有取代基时均会使活性降低，只有 2 位引入吸电子基团可增强活性。当氯丙嗪的 2 位氯被吸电子作用更强的三氟甲基取代时，抗精神病活性增强，如三氟丙嗪（Triflupromazine）（表 6-1，下同）的抗精神病活性为氯丙嗪的 4 倍。2 位取代基增强抗精神病的作用强度与其吸电子性能成正比，对活性大小的影响是 $CF_3 > Cl > COCH_3 > H > OH$。2 位乙酰基取代可降低药物的毒性和副作用，乙酰丙嗪（Acepromazine）虽然作用弱于氯丙嗪，但毒性亦较低，2 位乙酰基取代的醋奋乃静（Acetophenazine），帕金森副作用比奋乃静低。

（2）苯环 2 位以硫取代，可降低锥体外系副作用　当 2 位为硫原子取代时，镇静作用增强，而锥体外系副作用减轻。表 6-1 中帕金森副作用是表示药物锥体外系副作用指标之一。硫利达嗪（Thioridazine）的锥体外系副作用很弱，主要用于治疗精神分裂症，此外还具有较强的降血压作用。2 位含 S 取代基的结构还有硫乙拉嗪（Thiethylperazine）、哌泊噻嗪（Pipotiazine）等，对慢性精神患者有明显的改善作用。

（3）吩噻嗪 10 位氮原子上的取代基对活性的影响　侧链末端的取代基为含 N 的碱性基团（表 6-1 中 R^1），由于碱性基团与受体中一个狭窄的凹槽相匹配，取代基的宽度对活性的影响很大。碱性基团常为叔胺，可为脂肪叔氨基，如二甲氨基，也可为氮杂环，常用哌啶基或哌嗪基。以哌嗪取代的侧链作用最强，以羟乙基哌嗪取代的奋乃静（Perphenazine）、氟奋乃静（Fluphenazine），以甲基哌嗪取代的三氟拉嗪（Trifluoperazine）的活性都要比氯丙嗪强十几倍到几十倍。若以哌啶衍生物取代，也得到疗效较好的药物如硫利达嗪、哌泊噻嗪。侧链的结构还与副作用有一定关系，侧链为脂肪胺，如氯丙嗪具有中等锥体外系副作用；侧链为哌啶，如硫利达嗪锥体外系副作用较小。

（4）吩噻嗪 10 位氮原子到侧链氮原子的距离对活性的影响　当 10 位 N 原子与侧链碱性胺基之间相隔 3 个直链碳原子时作用最强，是吩噻嗪类抗精神病药的基本结构，碳链延长或缩短，或出现分支，都将导致抗精神病作用的减弱或消失。

（5）修饰成前药可延长作用时间　氟奋乃静的作用强，但作用时间只能维持一天，利用其侧链上的伯醇基，制备长链脂肪酸酯类的前药，前药在注射部位贮存并缓慢释放出氟奋乃静，可使药物维持作用时间延长。如庚氟奋乃静（Fluphenazine Enanthate）及癸氟奋乃静（Fluphenazine Decanoate），前者注射一次可维持作用 1～2 周，后者可维持作用 2～3 周。这种前药的修饰方法还适用于其他 N 上有羟乙基哌嗪取代的抗精神病药物，脂肪酸的碳链越长，作用时间越长，如棕榈哌泊噻嗪（Pipotiazine Palmitate）长达每月注射一次。

（6） 吩噻嗪三环用各种生物电子等排体替代时，也具有治疗精神病作用，由此发展了硫杂蒽类的抗精神病药物及其他三环类的抗抑郁药。

2. 吩噻嗪类药物与受体的作用方式

吩噻嗪类药物的作用靶标是多巴胺受体，多巴胺受体为七个跨膜区域组成的 G 蛋白偶联受体家族。目前已分离出五种多巴胺受体，根据它们的生物化学和药理学性质，可分为 D_1～D_5 亚型。按照药物的作用方式，把多巴胺受体分为 A、B、C 三个部分，多巴胺与受体之间的相互作用也有 A、B、C 三个部分（图 6-2）。

其中，B 部分（10 位 N 上三个碳的侧链部分）的立体专属性最高，C 部分（吩噻嗪三环部分）次之，而 A 部分（R）立体专属性最小。

B 部分必须由三个呈直链的碳原子组成，若将三个碳原子的直链变为支链，与多巴胺的 B 部分从立体上不匹配，则抗精神病活性明显下降。这种支链结构可能与组胺 H_1 受体的亲和力较大，故抗组胺作用加强。

C 部分即吩噻嗪环部分是和受体表面作用的

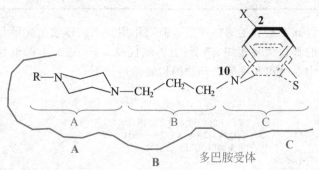

图 6-2　吩噻嗪类药物与多巴胺受体的作用模型

重要部分。吩噻嗪环沿 N-S 轴折叠，大部分抗精神病药物的二面角在一个相同的范围之内。由于分子沿 N-S 轴和受体发生相互作用，苯环上取代基远离受体表面，故立体影响较小。2 位取代基为吸电子基时使 N 原子和 S 原子的电子密度降低，有利于和受体的相互作用。

A 部分的专属性不及 B、C 部分，可变性较大。发现当侧链末端为二乙氨基取代时，由于其空间体积大于二甲氨基，活性很弱，而当乙基成为环的一部分如哌嗪基时，分子立体宽度比二乙氨基小，作用较强。说明在受体的 A 部分中有一较窄的凹槽。

一般 2 位无取代基的化合物无抗精神病作用，这可以用药物分子的构象来解释。通过氯丙嗪和多巴胺的 X 射线衍射结构测定（图 6-3）发现，氯丙嗪苯环 2 位氯原子的存在，引起了分子的不对称性。当侧链与氯取代的苯环同侧时，称为顺式构象；当侧链位于无氯取代的苯环方向时，称为反式构象。图 6-3 中的（a）、（b）分别是顺式氯丙嗪和多巴胺的优势构象，（c）表明顺式氯丙嗪与多巴胺能部分重叠，而（d）则表明反式氯丙嗪与多巴胺不能重叠。证实氯丙嗪的顺式构象正好与多巴胺的构象能部分重叠，与多巴胺受体是相匹配的，有利于药物与多巴胺受体的作用。这也是为什么 2 位有取代基时活性强的原因。

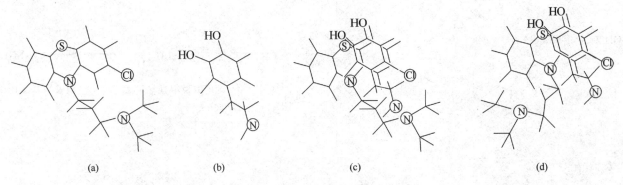

(a)   (b)   (c)   (d)

图 6-3　氯丙嗪和多巴胺的 X 射线衍射结构

3. 吩噻嗪类药物的一般性质

氯丙嗪及其他该类药物具有的吩噻嗪母核，环中的 S 和 N 都是很好的电子给体，所以特别容易被氧化。在空气或日光中放置，渐变为红棕色。氧化产物非常复杂，大约有十几种，最初的氧化产物是醌式化合物。

日光及重金属离子对氧化有催化作用。遇氧化剂则被破坏。因此注射液中需加入对氢醌、连二亚硫酸钠、亚硫酸氢钠或维生素 C 等抗氧剂，以阻止氧化变色。

4. 吩噻嗪类药物的代谢

吩噻嗪类药物在体内的代谢过程是非常复杂的，产物至少在几十种以上。代谢主要受 CYP450 酶的催化在肝脏进行。以氯丙嗪为代表的代谢过程及产物见图 6-4。

代谢过程主要是氧化，其中 5 位 S 氧化生成亚砜及其进一步氧化产物砜，两者均是无活性的代谢物。苯环的氧化以 7 位酚羟基为主，7-羟氯丙嗪为活性代谢物。还有一些 3-羟氯丙嗪、8-羟氯丙嗪产物。这些羟基氧化物可进一步与葡萄糖醛酸结合，或生成硫酸酯，排出体外。羟基氧化物可在体内甲基化，生成相应位置的甲氧基氯丙嗪。另一条代谢途径是 10 位 N 或侧链 N 的脱烷基反应。10 位 N 的脱烷基产生吩噻嗪；而侧链 N 的脱烷基产物有单脱甲基氯丙嗪和双脱甲基氯丙嗪。这两种代谢物在体内均可以与多巴胺 D_2 受体作用，尽管活性比氯丙嗪低，但都是活性代谢物。

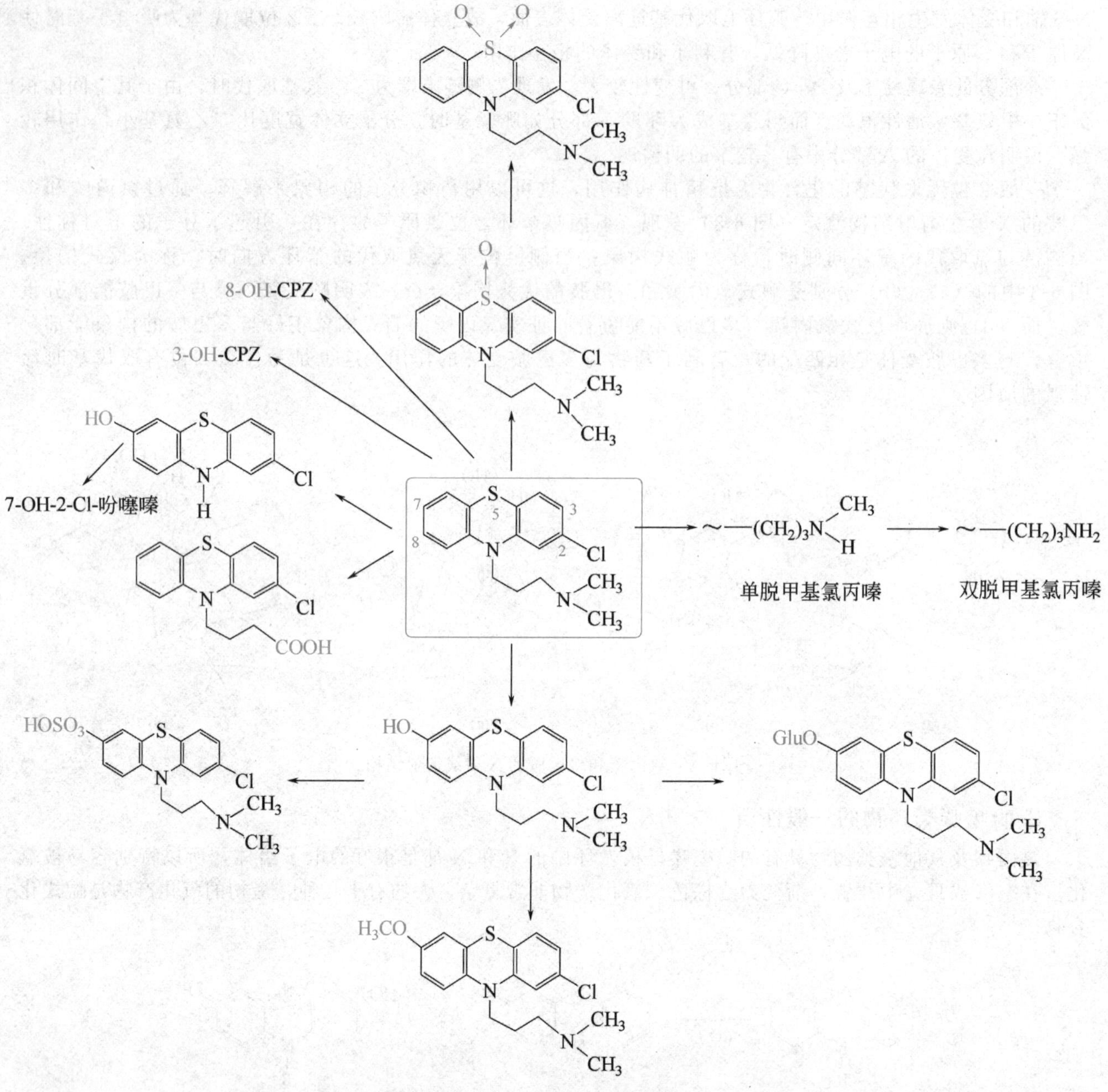

图 6-4　氯丙嗪在体内的主要代谢过程

单脱甲基氯丙嗪

双脱甲基氯丙嗪

8-OH-**CPZ**

3-OH-**CPZ**

7-OH-2-Cl-吩噻嗪

盐酸氯丙嗪（Chlorpromazine Hydrochloride）

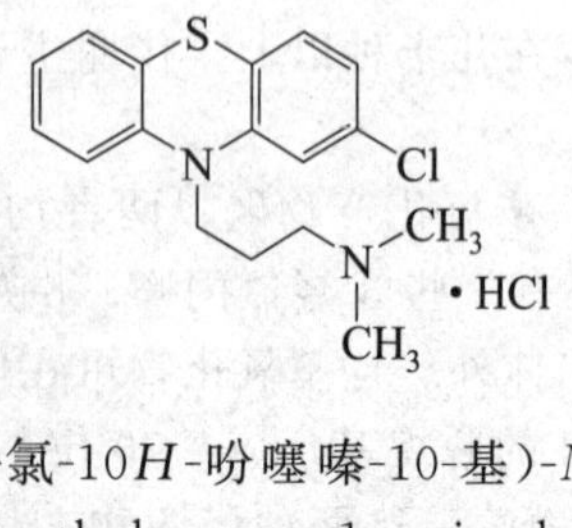

◆ 白色或乳白色结晶性粉末，味极苦；

◆ mp 194～196℃；

◆ 有吸湿性，极易溶于水，易溶于醇及氯仿，水溶液显酸性反应，5%水溶液的 pH 为 4～5。

化学名为 3-(2-氯-10*H*-吩噻嗪-10-基)-*N*,*N*-二甲基-丙烷-1-胺盐酸盐 [3-(2-chloro-10*H*-phenotha-zine-10-yl)-*N*,*N*-dimethyl-propan-1-amine hydrochloride]，又名冬眠灵。

使用吩噻嗪类药物后，有一些患者在日光强烈照射下会发生严重的光毒化反应。其原因是氯丙嗪在日光作用下发生氧化反应，2 位氯原子遇光分解生成自由基，并进一步发生各种氧化反应，自由基与体内一些蛋白质发生作用，发生过敏反应。故一些患者在服用药物后，在日光照射下皮肤会产生红疹，称为光毒化过敏反应。这是氯丙嗪及其他吩噻嗪类药物的毒副作用之一。服用氯丙嗪后应尽量减少户外活动，避免日光照射。

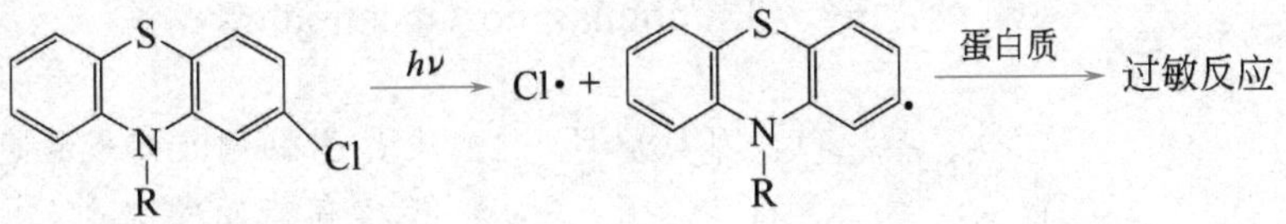

吩噻嗪类药物的合成一般是以邻氯苯甲酸为原料，与间氯苯胺经 Ullmann 反应，制得 2-羧基-3′-氯二苯胺，与铁粉加热脱去羧基得到 3-氯二苯胺。3-氯二苯胺在碘的催化下与硫环合，形成 2-氯吩噻嗪，同时也会生成少量的 4-氯吩噻嗪副产物。4-氯吩噻嗪在氯苯中溶解度大，可用氯苯作溶剂，使 2-氯吩噻嗪结晶析出，而 4-氯吩噻嗪留在母液中，加以分离。得到的 2-氯吩噻嗪再在碱性缩合剂催化下与以 1-氯-3-二甲氨基丙烷为侧链缩合得到氯丙嗪后，用饱和盐酸醇溶液成盐得到盐酸氯丙嗪。

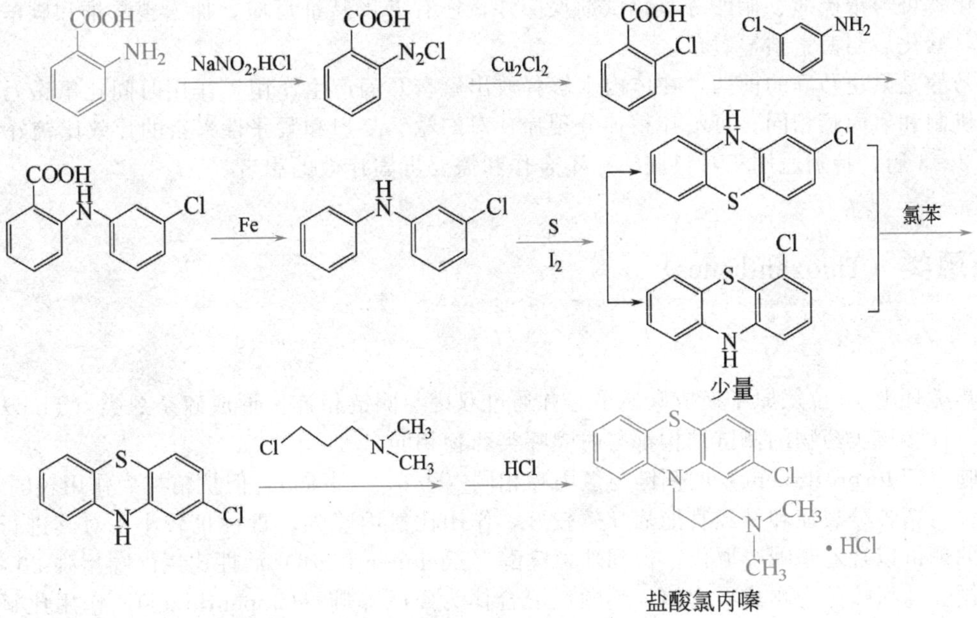

少量

盐酸氯丙嗪

氯丙嗪的作用机制是通过阻断脑内多巴胺受体，产生抗精神病作用。但它的锥体外系副作用也与此机制有关，主要是帕金森综合征，不能静坐，或运动障碍。临床用于治疗精神分裂症和躁狂症，亦用于镇吐，强化麻醉及人工冬眠等。氯丙嗪可抑制脑干网状结构的上行激活系统，故还有很强的镇静作用。氯丙嗪也可以影响延脑的呕吐中枢活动，故有抑制呕吐的作用。

奋乃静（Perphenazine）

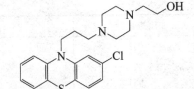

◆ 白色或淡黄色结晶性粉末；
◆ mp 94～100℃，$pK_a(HB^+)$ 为 3.7、7.8；
◆ 几乎不溶于水，溶于稀盐酸。

化学名为 2-[4-[3-(2-氯-10H-吩噻嗪-10-基)丙基]哌嗪-1-基]乙醇{2-[4-[3-(2-chloro-10H-phenothia-zin-10-yl)propyl]piperazin-1-yl]ethanol}。

奋乃静的结构中含有吩噻嗪环，对光敏感，易被氧化，在空气或日光中放置，会氧化逐渐变为红棕色。本品的水溶液中加入氧化剂浓硫酸，呈品红色，加热颜色变深。本品溶于稀盐酸，加热到80℃，加过氧化氢数滴，药物被氧化呈深红色，放置后，红色逐渐褪去。

奋乃静具有安定作用，抗精神病作用比氯丙嗪强6～8倍。用于治疗慢性精神分裂症、躁狂症、焦虑症及精神失常等，亦有镇吐作用。可产生严重的锥体外系副作用。

癸氟奋乃静 （Fluphenazine Decanoate）

- 淡黄色黏稠液体或黄色结晶性油状固体；
- 微具有酯的气味；
- 几乎不溶于水，溶于乙醇等有机溶剂。

化学名为 2-[4-[3-[2-（三氟甲基）-10H-吩噻嗪-10-基]丙基]哌嗪-1-基]乙醇癸酸酯{2-[4-[3-[2-(trifluoromethyl)-10H-phenothiazin-10-yl]propyl]piperazin-1-yl]ethanol decanoate)}。

本品是氟奋乃静与癸酸的酯，为淡黄色或黄棕色的黏稠液体，以灭菌的油溶液注射给药。除与奋乃静相似，易氧化，可与浓硫酸、硝酸等氧化试剂反应外，还有 F 的特征反应，加入碳酸钠和碳酸钾在 600℃ 炽灼，放冷，酸化后与茜素锆显黄色。

癸氟奋乃静是氟奋乃静的前药，在体内水解释放出氟奋乃静产生作用，作用时间比氟奋乃静长 9～20 倍。其作用机制和氯丙嗪相同，可治疗精神分裂症，对幻觉、妄想和紧张性兴奋的疗效比较好。注射一次可维持作用 2～3 周，特别适用于对口服治疗不合作和需要巩固疗效的患者。

三、硫杂蒽类（Thioxanthenes）

将吩噻嗪类环上 10 位氮原子换成碳原子，并通过双键与侧链相连，形成硫杂蒽类（Thioxanthenes），又称噻吨类。许多该类药物的侧链结构都与吩噻嗪类药物相同。

氯普噻吨（Chlorprothixene）的侧链与氯丙嗪相同（表6-2，下同），但抗精神病作用较弱，而镇静催眠作用较强。对精神分裂症和神经官能症疗效较好，作用比氯丙嗪强，毒性也较小。对其进行结构修饰，将氯普噻吨的侧链以羟乙基哌嗪取代，得到珠氯噻醇（Zuclopenthixol）活性比氯丙嗪增强 20 倍，作用与氟哌啶醇相同。珠氯噻醇为顺式异构体，其顺反混合体为氯哌噻吨（Clopenthixol），作用比氟哌啶醇弱。2 位以三氟甲基取代的衍生物是氟哌噻吨（Flupenthixol），其活性超过珠氯噻醇。替奥噻吨（Tiotixene）是新型的 2 位以磺酰胺基取代的硫杂蒽类药物，具有很好的抗精神病作用。

表 6-2 临床常用的硫杂蒽类药物

药物名称	取代基 R¹	取代基 R²	异构体
氯普噻吨（Chlorprothixene）	Cl	—N(CH₃)₂	cis
珠氯噻醇（Zuclopenthixol）	Cl	哌嗪-乙醇基	cis
氯哌噻吨（Clopenthixol）	Cl	哌嗪-乙醇基	cis/trans

药物名称	取代基 R^1	取代基 R^2	异构体
氟哌噻吨(Flupenthixol)	CF_3	—N⌒N—CH₂CH₂OH	cis
替奥噻吨(Tiotixene)	$SO_2N(CH_3)_2$	—N⌒N—CH₃	cis

由于硫杂蒽衍生物的母核与侧链是以双键相连，故有几何异构体存在。以 2 位取代基与侧链在同侧，称为顺式 (cis-) 异构体，为 Z 型 [图 6-5(b)]；2 位取代基与侧链在异侧，称为反式 (trans-) 异构体，为 E 型 [图 6-5(c)]。此类药物一般是顺式异构体的抗精神病的活性大于反式异构体。如顺式氯普噻吨的抗精神病活性是反式体的 5~7 倍。推测原因，可能是顺式异构体与多巴胺受体的配体多巴胺的优势构象 [图 6-5(a)] 能部分重叠而有利于与受体的相互作用。

硫杂蒽类药物中，只有氯普噻吨是顺式和反式的混合体。

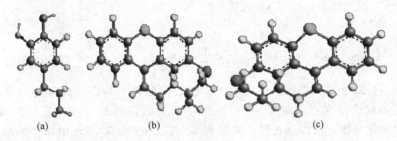

(a)　　　　　(b)　　　　　(c)

图 6-5　多巴胺的优势构象与氯普噻吨的顺反异构体

氯普噻吨（Chlorprothixene）

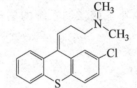

◆ 淡黄色结晶性粉末，无臭，无味；
◆ 在氯仿中易溶，在水中不溶；
◆ mp 97~98℃。

化学名为 (Z)-3-(2-氯亚噻吨基-9-基)-N,N-二甲基-丙-1-胺 [(Z)-3-(2-chlorothioxanthen-9-ylidene)-N,N-dimethyl-propan-1-amine]，又名泰尔登（Tardan）。

氯普噻吨具有碱性，侧链的二甲胺基能与盐酸成盐。

氯普噻吨在室温条件下比较稳定，在光照和碱性条件下，可发生双键分解，生成 2-氯噻吨和 2-氯噻吨酮。

（结构式反应：氯普噻吨 —UV 或强碱→ 2-氯噻吨 + 2-氯噻吨酮）

氯普噻吨的代谢产物主要为硫氧化物、N-去甲基化物，它们均无药理活性，最终与葡萄糖醛酸结合排出体外。

氯普噻吨对多巴胺 D_1、D_2 受体均有阻断作用，通过阻断多巴胺受体而产生较强的镇静作用。对精神运动兴奋的患者，能较快地控制兴奋和躁动，所以本药还可以用于躁狂症治疗。氯普噻吨也可抑制延脑的化学感受区，起到止吐作用，还可减少脑干网状结构的上行激活系统引起镇静作用。氯普噻吨较少见锥体外系副作用，但有致睡眠障碍、困倦、乏力等副作用。

四、丁酰苯类及其类似物（Butyrophenones and Analogues）

在研究镇痛药哌替啶衍生物过程中，发现将哌替啶 N 上的甲基用丙酰基取代时，镇痛作用下降，但用丙酰苯基取代时除具有吗啡样活性外还有类似氯丙嗪的作用。经构效关系研究发现将丙基延长为丁基，可使吗啡样的成瘾性消失，从而发展了有较强抗精神失常作用的丁酰苯类（Butyrophenones）。该类药物抗精神病作用一般比吩噻嗪类强，同时用作抗焦虑药。

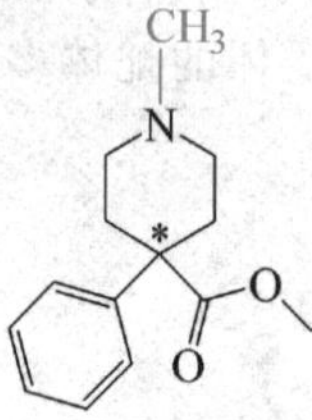

哌替啶 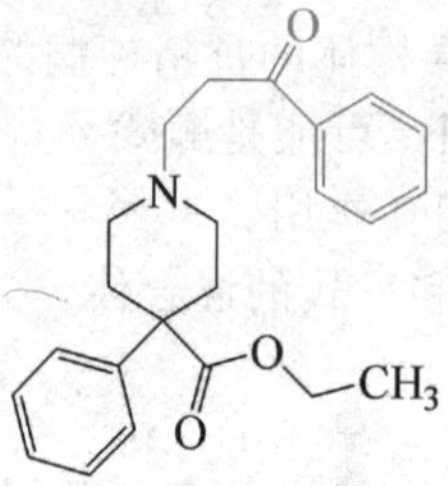　　　　　　　　丙酰苯类似物 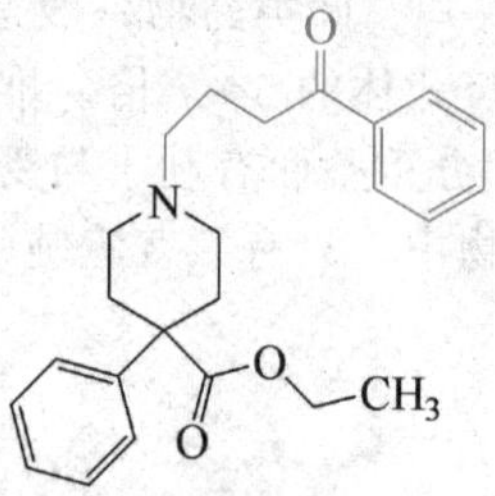　　　　　　　　丁酰苯类似物

氟哌啶醇（Haloperidol）是此类中最早应用于临床的抗精神失常药，现列为国家基本药物。哌啶环上的苯基以三氟甲苯基取代得到三氟哌多（Trifluperidol），其活性超过氟哌啶醇。螺哌隆（Spiperone）是哌啶与咪唑酮的螺环化合物，活性也较强。氟哌利多（Droperidol）的作用非常突出，它是通过阻滞脑内多巴胺受体而发挥作用，具有超强的安定作用和镇吐作用，其安定作用是氯丙嗪的 200 倍，镇吐作用是氯丙嗪的 700 倍。将氟哌利多与镇痛药一起静脉注射，可产生特殊的称为"神经安定镇痛术"的麻醉状态，可进行某些小手术。

丁酰苯类药物的锥体外系副作用较大，将氟哌利多侧链苯并咪唑酮的氧用其电子等排体硫替代，得到替米哌隆（Timiperone），其抗精神病的作用强而锥体外系或运动系统的副作用则很小，但其他方面的不良反应也较多。

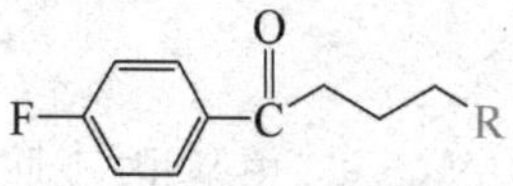

药物名称	取代基 R	药物名称	取代基 R
氟哌啶醇	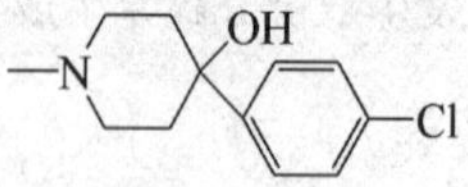	三氟哌多	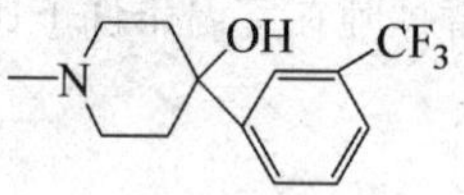
氟哌利多	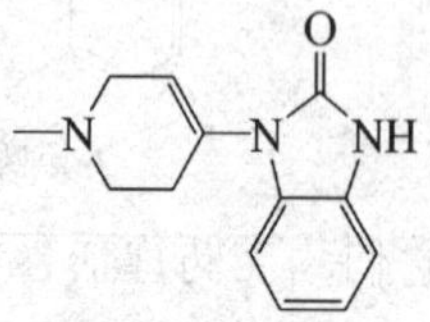	替米哌隆	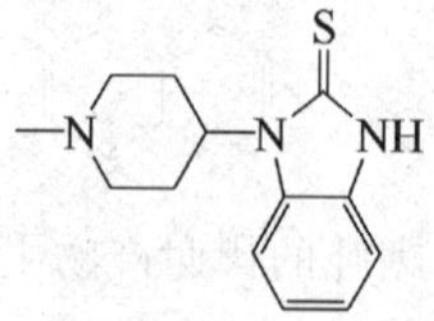
螺哌隆	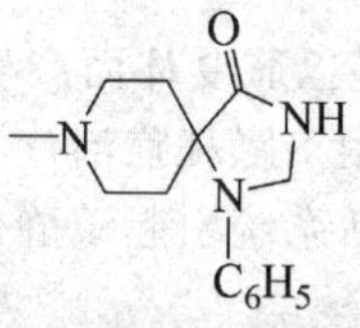		

在对丁酰苯类的结构改造中，用4-氟苯甲基取代丁酰苯部分的酮基，而发现了二苯丁基哌啶类（Diphenylbutylpiperidines），是一类新的长效的抗精神分裂症药物。五氟利多（Penfluridol）是抗精神病的国家基本药物，其结构与氟哌啶醇近似，因阻断多巴胺 D_2 受体产生活性。它由于亲脂性强，口服吸收后，先储存在脂肪组织中，然后缓慢释放，是长效的抗精神病药物，口服一次能维持一周。匹莫齐特（Pimozide）和氟司必林（Fluspirilene）也属于二苯丁基哌啶类，前者对急性发作每天只服一次。氟司必林具有长效作用，深部肌肉注射一次，可维持一周。

药物名称	取代基 R
五氟利多	
氟司必林	
匹莫齐特	

氟哌啶醇（Haloperidol）

- 白色结晶性粉末，无臭，无味；
- mp 148～149℃，pK_a 为8.3。
- 在氯仿中溶解，乙醇中略溶，水中几乎不溶。

化学名为 4-[4-(4-氯苯基)-4-羟基-1-哌啶基]-1-(4-氟苯基)-丁烷-1-酮 {4-[4-(4-chlorophenyl)-4-hydroxy-1-piperidino]-1-(4-fluorophenyl)-butan-1-one}。

氟哌啶醇在105℃干燥时可发生部分降解，产物是哌啶环上的脱水产物。氟哌啶醇对光敏感，需避光保存。在室温避光条件下稳定，可贮存五年，但受自然光照射，颜色变深。

氟哌啶醇于1985年上市，通过阻断脑内多巴胺受体而发挥作用。可以抑制多巴胺神经元的效应，并能增快增多脑内多巴胺的转化。其特点是作用持久而强，临床用于治疗各种急慢性精神分裂症及躁狂症，对止吐也有效。锥体外系副作用高达80%，而且有致畸作用。

氟哌啶醇的半衰期是21h，在体内代谢的主要产物是酮的还原，以及哌啶 N-脱烷基化反应，继而进行 ω-氧化生成的对氟苯丁酮酸（图6-6）。

氟哌啶醇和癸酸的酯化物称癸酸氟哌啶醇（Haloperidol Decanoate），是氟哌啶醇的长效前药，其经酶水解，在肌肉组织中逐渐释放氟哌啶醇进入血液，可每4周注射一次。

五、苯甲酰胺类（Benzamides）

苯甲酰胺类（Benzamides）药物是20世纪70年代后发展起来的一类作用强而副作用相对低的抗精神病药物。在对局麻药普鲁卡因的结构改造中，发现甲氧氯普胺（Metoclopramide）有很强的止吐作

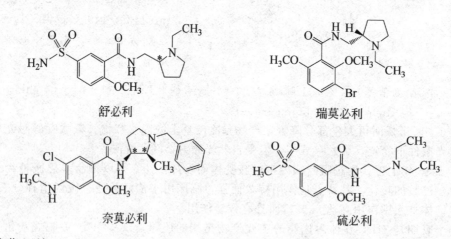

图 6-6　氟哌啶醇在体内的代谢

用，并有轻微的镇静作用。深入研究其作用机制，发现与拮抗多巴胺受体有关，因此进一步对苯甲酰胺类结构进行研究，发现了舒必利（Sulpiride）等苯甲酰胺类的抗精神病药物。舒必利不仅能抗精神病和抗抑郁，同时还有止吐作用并抑制胃酸分泌。它的作用机制是对中脑边缘系统多巴胺功能的亢进有明显的抑制作用，并有特殊的神经肌肉作用。由于它能阻滞疼痛冲动经丘脑束向网状结构的传导，因此具有镇痛作用。

舒必利　　　　　　　　　　　瑞莫必利

奈莫必利　　　　　　　　　　硫必利

S-(−)-瑞莫必利（Remoxipride）是舒必利的类似物，虽作用弱，但它是相对特异性的多巴胺 D_2 受体拮抗剂，对多巴胺 D_1 受体亲和力小，对多巴胺刺激的腺苷酸环化酶的活性无影响，故副作用小。它的生物利用度大于 90%，半衰期 4～7h。用于治疗精神分裂症。

奈莫必利（Nemonapride）有较强的抗精神病作用，特别对阿扑吗啡引起的运动过度行为有明显地抑制。其结构中有两个手性碳，临床用（2*R*,3*R*）-异构体。

另一个近年上市的药物是硫必利（Tiapride），结构与舒必利相似，特点是口服吸收迅速，1h 可达血药浓度高峰，临床用途比舒必利更广泛，可治疗其他药物无效的舞蹈病、老年性精神病，且对抗慢性酒精中毒戒断症状的作用显著。

氨磺必利（Amisulpride）是 2011 年在中国上市的苯甲酰胺类抗精神病药，目前是治疗急性和慢性精神病的一线药物。

舒必利（Sulpiride）

- 白色或类白色结晶性粉末，无臭，味微苦；
- mp 177～180℃，pK_a 为 9.1；
- 在乙醇或丙酮中微溶，氯仿中极微溶解，水中几乎不溶，而在氢氧化钠溶液中极易溶解。

化学名为 （±）-5-(氨基磺酰基)-N-[(1-乙基吡咯烷-2-基)甲基]-2-甲氧基苯甲酰胺{（±）-5-(aminosul-fonyl)-N-[(1-ethylpyrrolidin-2-yl)methyl]-2-methoxybenzamide}。

舒必利在氢氧化钠中加热，水解释放出氨气，能使湿润的红色石蕊试纸变蓝。

舒必利结构中具有手性碳，故具有光学异构体，临床上使用外消旋体。S-(−)-异构体具有抗精神病活性，R-(+)-异构体有毒副作用。去除右旋体后毒性降低，剂量也减少一半，目前已有左旋体上市，称为左舒必利。

舒必利的作用机制是对多巴胺 D_2 受体有选择性阻断作用，与其他抗精神病药物不同的是，它对多巴胺能神经元的作用与腺苷酸环化酶的功能无关。未发现舒必利有明显的镇静作用，适用于治疗精神分裂症及焦虑性神经官能症，也可用于止吐，止吐作用是氯丙嗪的 166 倍，用于顽固性呕吐的对症治疗，并有抗抑郁作用。它的优点是很少有锥体外系副作用，因此被列入国家基本药物。

氨磺必利（Amisulpride）

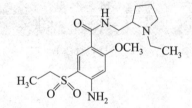

- 白色或近乎白色结晶粉末；
- mp 126～127℃ bp 558.9℃（760mmHg），pK_a 为 13.73；
- 不溶于水，易溶于二甲基甲酰胺、乙醇。

化学名为 4-氨基-N-[(1-乙基-2-吡咯烷)甲基]-5-乙基磺酰基-2-甲氧基苯甲酰胺{4-amino-N-[(1-ethyl-2-pyrrolidin-yl)methyl]-5-(ethyl-sulfonyl)-2-methoxybenzamide}，别名阿米舒必利。

氨磺必利是一种新型的苯甲酰胺类抗精神病药，1997 年 1 月美国 FDA 批准在美国上市，2011 年在我国上市。

氨磺必利具有 5 个方面的独特作用机制：第一，选择性高，能选择性与突触前及突触后 D_2、D_3 受体结合。第二，由于对 D_2 和 D_3 受体具有高度的亲和力，且对 D_3 受体的亲和力较 D_2 受体强 2 倍，能发挥双重多巴胺受体拮抗作用，故有较强的抗精神病作用。对幻觉、妄想及精神错乱的作用较强，也可用于抑郁症和焦虑症的治疗。第三，氨磺必利除优先选择性结合并阻断边缘系统而非纹状体 D_2/D_3 受体外，同时还能降低纹状体乙酰胆碱的水平，这可能是其较少引起锥体外系不良反应的原因。第四，氨磺必利对 D_2 受体作用可以快速解离，这样就保证了突触间隙正常水平的多巴胺神经递质传递，这正是副作用比较轻的原因。第五，氨磺必利还对 5-羟色胺 7A（5-HT$_{7A}$）受体具有竞争性的拮抗作用，可能是其产生抗抑郁作用的分子生物学基础。

氨磺必利可能会引起嗜睡，用药期间最好不要从事驾驶、机械操作等有危险的活动。也不要突然停药，否则可导致恶心、呕吐、心跳加快、失眠、震颤或病情恶化，故应逐渐减量。

氨磺必利会和一些药物产生相互作用，与三环类抗抑郁药合用时，如阿莫沙平、多塞平、阿米替林、氯米帕明、地昔帕明、丙米嗪、去甲替林、普罗替林等，可相互影响彼此的代谢，导致药物浓度升高，造成毒性增强，故合用时应谨慎。另外，由于两者都有抗胆碱活性，合用时使会引起抗胆碱作用增强。

六、二苯二氮䓬类及其衍生物（Dibenzodiazepines and Derivatives）

对吩噻嗪类的噻嗪环用生物电子等排体原理进行结构改造，将六元环扩为七元环二氮䓬环得到氯氮平（Clozapine）。它于 1966 年开始在临床上使用，具广谱的抗精神病作用，现已列入国家基本药物。但发现其有严重的致粒细胞减少的副作用，美国 FDA 严格限制其使用。后来发现氯氮平为选择性多巴胺神经抑制剂，特异性地作用于中脑皮层的多巴胺神经元，锥体外系副作用小，从 1990 年又重新批准使用，成为第一个非典型精神病药物。

氯氮平　　　　　　　　　　　　　　　　氯噻平

对氯氮平进行构效关系的研究，发现 5 位—NH—以生物电子等排体 S 取代时，可保留相同的抗精神病作用。5 位—NH—替换为 S 形成二苯并硫氮䓬（Dibenzothiazepines），例如氯噻平（Clotiapine）具有很好的抗幻觉、妄想的作用，可用于精神分裂症。

第二节　非经典的抗精神病药物
（Atypical Antipsychotic Drugs）

一、非经典的抗精神病药物的作用机制
（The Mechanism of Atypical Antipsychotic Drugs）

经典的抗精神病药物的作用机制多数与巴胺受体有关，长期使用会反馈地引起多巴胺神经受体反常增加，或多或少都有锥体外系副作用，表现为运动障碍；坐立不安，不停地动作；震颤、僵硬等。为了解决这一问题，深入研究了精神病的发作机制。目前已发现多巴胺受体有 5 种亚型，分别是 D_1、D_2、D_3、D_4 和 D_5。其中以 D_1 和 D_2 为主，D_1 受体主要分布在突触后，而 D_2 受体在突触前和突触后均有分布。D_2 受体兴奋时，能抑制腺苷酸环化酶，降低 cAMP 的含量。所以选择性地抑制 D_2 受体，可产生很强的抗精神病作用。

虽然早期大部分药物都是 D_2 受体拮抗剂，但多巴胺理论也有不完善的地方。有些药物对 D_2 受体作用并不强，却有良好的抗精神病作用，这说明抗精神病药物是多靶标的。目前对脑内非多巴胺受体研究较多的是 5-羟色胺的亚型 5-HT_2 受体。5-羟色胺是神经系统中含量最多的神经递质，控制大脑的许多功能，与情绪、抑郁等有着密切关系。5-羟色胺受体有 5-HT_1～5-HT_7 共 7 种亚型。多项研究发现，5-HT_2 受体拮抗剂可以使黑质-纹状体通路的多巴胺释放，使多巴胺神经调节运动的功能得以恢复。从这一启示出发，设想如果一种药物既能拮抗 D_2 受体，又能拮抗 5-HT_2 受体，可以通过两个神经系统的相互作用降低锥体外系副作用，就是理想的非经典的抗精神病药物。

近年来随着精神药理学的发展，对药物毒副作用发生机制，特别针对锥体外系反应和迟发性运动障碍进行了深入的研究。精神分裂症与中枢多巴胺能系统功能过强有关，现有药物大部分是多巴胺受体拮抗剂。抗精神病作用与锥体外系副作用的区别是：当对边缘系统及皮层的多巴胺能系统抑制时，可产生抗精

神病作用，而对黑质-纹状体多巴胺能系统抑制时则产生锥体外系不良反应。苯甲酰胺类如舒必利的锥体外系副作用极少，原因是它能特异性的拮抗多巴胺 D_2 受体，只抑制边缘系统神经细胞，对纹状体和黑质中的神经影响较小。另外，还发现氯氮平可以选择性抑制多巴胺神经，特异性地作用于中脑皮层的多巴胺神经元，因而较少产生锥体外系副作用，基本不发生迟发性运动障碍。这说明抗精神病作用与锥体外系副作用是可以分开的，从此开创了精神病药物的新篇章，发展了一类非经典的抗精神病药物。

非经典抗精神病药与经典抗精神病药最大的不同是：除了阻断 D_2 受体外，同时对 5-HT_{2A} 受体具有拮抗作用，因此对 DA 受体阻断作用较经典的抗精神病药弱，而对 5-HT 受体的亲和力高于对多巴胺 D_2 受体的结合力。高的 $5\text{-HT}_{2A}/D_2$ 比值是呈现非经典抗精神病药的必要条件，比值计算方法是对 D_2 的 K_i 值除以对 5-HT_{2A} 的 K_i 值。

二、 非经典抗精神病药物的"多靶标药物设计"
（Multiple Target Drug Design of Atypical Antipsychotics）

单一靶标的药物尽管特异性很高，但并不是所有的单一靶标的药物都如人们所期望的那样具有高疗效和低副作用。而且人类的多数疾病并不是由单一基因或靶标导致的，特别是一些慢性疾病和传染性疾病，由于发病机制复杂，与多个基因相关，使用单一靶标的药物并不能有效控制。

近年来在生物化学、药物化学和药理学领域提出一种多靶标药物设计（Design of Multiple Targeted Drugs）的概念，这是一种新的药物设计方法。2004 年 Morphy 第一次提出多靶标药物设计的观念，代表着药物化学新的研究方向。经不断的完善，已成为药物分子设计研究的热点。这种理论认为，与选择单一靶标相比，同时选择多个靶标的优势是：药物同时作用于多个靶标的，可以更好地控制一些较为复杂的疾病，而且几个靶标通过它们之间的平衡调节，可以同时调控疾病的多个环节，产生更完善的疗效和降低副作用，且不易产生抗药性。

随着系统生物学的出现和计算机辅助药物设计技术的不断发展，多靶标药物设计的方法越来越完善。多靶标配体药物分子设计有很多种方法，其中一个重要手段是药效团的组合。这种方法是通过研究相关受体结合位点的相似性，研究不同受体结合腔能够容纳的化学特征，在相应的位置设计能够符合两个靶标要求的药效团，将两个或多个选择性的药效团进行组合，可以获得多靶标配体的分子。药效团的组合可以通过连接的方法，把不同作用的药效团通过一些片段进行连接，形成新的配体分子。还可以通过整合的方式，把不同药效结构中的相同部分进行叠加，或者对其中一个药效结构进行修饰，整合形成另一个药效团的新分子。

氯氮平（Clozapine）是一种典型的多靶标药物，可以对 10 种以上的神经递质受体有一定的亲和力，并产生拮抗作用（见表 6-3），曾一度在世界销量中排名靠前。受氯氮平的启发，用这种多靶标药物的思路，其他的一些非经典抗精神病药物陆续成功设计并应用在临床上，如奥氮平、喹硫平、齐拉西酮、利培酮等（见表 6-3），被称为第二代抗精神病药物。

表 6-3　常见的非经典抗精神病药物在治疗剂量时与受体的亲和情况

受体	氯氮平	奥氮平	喹硫平	齐拉西酮	利培酮	阿立哌唑	氨磺必利
D_1	+	++	−	+	+	−	
D_2	+	++	+	+++	+++	+++	++
D_3	+	+		++	++	++	++++
D_4	++	++	−	++	−	++	−
$5HT_{1A}$	−	−		+++		++	
$5HT_{1D}$	−	−		−		+	
$5HT_{2A}$	+++	+++	++	++++	++++	+++	
$5HT_{2C}$	++	++		++++	++	+	
$5HT_6$	++	++		+		+	
$5HT_7$	++	−		++	+++	++	
α_1	+++	++	+++	++	+++	+	−

受体	氯氮平	奥氮平	喹硫平	齐拉西酮	利培酮	阿立哌唑	氨磺必利
α_2	+	+	−	−	++	+	
H_1	+++	+++	++	−	−	+	−
M_1	++++	+++	++	−	−	−	−

注：— 表示很少或无；＋表示低；＋＋表示中等；＋＋＋表示高；＋＋＋＋表示极高。

三、非经典的抗精神病药物（Atypical Antipsychotic Drugs）

氯氮平是第一个非经典的抗精神病药物，第一个多靶标药物受其研究思路的启示，开发了许多非经典的抗精神病药物，其中利培酮（Risperidone）、喹硫平（Quetiapine）和阿立哌唑（Aripiprazole）被列入抗精神病的国家基本药物中。

对氯氮平进行构效关系研究，发现 5 位—NH—以生物电子等排体 O 或 S 取代时，可保留抗精神病作用。5 位 N 被生物电子等排体 S 取代得到喹硫平，喹硫平在临床上用其富马酸盐，对多种大脑神经递质受体具有拮抗作用，虽然对 D_2 和 5-HT_2 的结合力比较弱，作用不如其他的抗精神病药物，但对两者亲和力的比值比较高，因此几乎不产生锥体外系副作用。喹硫平用于治疗精神分裂症，生物利用度为 100%。

奥氮平（Olanzapine）的结构属于噻吩并苯二氮䓬类似物，也可以视为氯氮平的生物电子等排体，用噻吩杂环替代苯环。

氯氮平　　　　　　　　　　喹硫平　　　　　　　　　　奥氮平

氯氮平结构中 5 位 N 被 O 取代，得到其生物电子等排体二苯并氮氧杂䓬类。第一个使用的是洛沙平（Loxapine），其作用机制是阻断纹状体多巴胺受体，故药理活性和不良反应与氯丙嗪相似，可导致锥体外系反应。洛沙平临床上主要用于治疗精神分裂症和焦虑症。洛沙平的代谢途径广泛，包括环羟氧化作用、氧化和去甲基氧化作用。

洛沙平　　　　　　　　　　阿莫沙平　　　　　　　　　　莫沙帕明

阿莫沙平（Amoxapine）是洛沙平的脱甲基活性代谢物，又称氯氧平。它通过抑制脑内突触前膜对去甲肾上腺素（Norepinephrine，NE）的再摄取，产生很强的抗抑郁和精神兴奋作用，故临床上亦可作为抗抑郁药。阿莫沙平继续代谢生成 7-羟基阿莫沙平和 8-羟基阿莫沙平，也都有活性，前者的半衰期是 6.5h，而后者更长为 30h。大部分代谢中间产物最终与葡萄糖醛酸结合，排出体外。

莫沙帕明（Mosapramine）是新的二苯并氮䓬类的衍生物，引入螺环结构，作用增强，对多巴胺 D_2 受体和 5-HT_2 受体有选择性作用。适用于精神分裂症。

齐拉西酮（Ziprasidone）是运用拼合原理设计的非经典抗精神病药物，可视为抗精神病药物替螺酮

（Tiospirone）的衍生物。替螺酮具有高度 D_2 受体亲和力，在其母核 3-苯并异噻唑基哌嗪上连接氧代吲哚乙基，后者对 5-HT$_{1A}$ 受体和 D_2 受体均有高亲和力，两者的拼合使齐拉西酮对 D_2 受体和 5-HT$_{1A}$ 受体均有很强的拮抗活性。它还与大脑组织中的 5-HT$_{2C}$、5-HT$_{1D}$ 和 5-HT$_{1A}$ 具有高亲和力，有利于缓解阴性症状，提高情绪调节能力，而对于 α_1 受体、H$_1$ 受体和毒蕈碱 M$_1$ 受体亲和力低。这一特点显示齐拉西酮可治疗精神分裂症的阳性症状，并且认知损害、肥胖和高催乳素血症等不良反应相对较少。齐拉西酮的代谢受 CYP3A4 催化，发生去烃基和 S-氧化。另外还可发生 S—N 的断裂，进而硫甲基化。

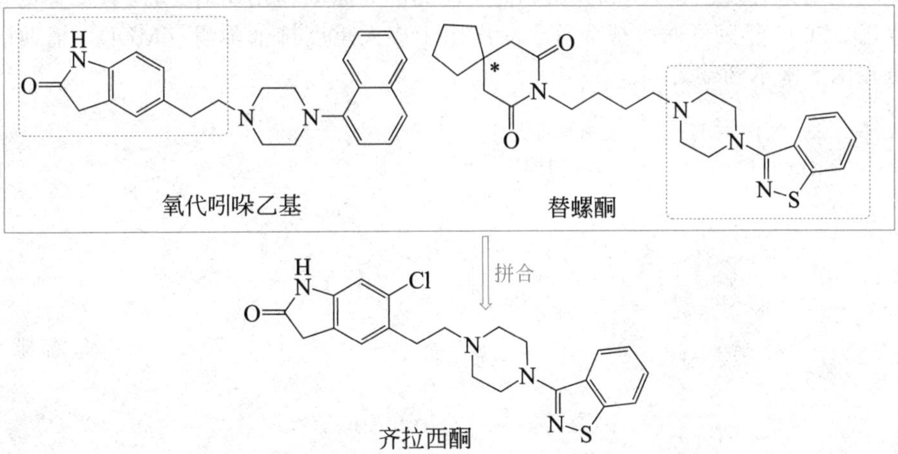

氧代吲哚乙基　　　　　　替螺酮

拼合

齐拉西酮

另一个按照拼合原理设计的是利培酮（Risperidone），它的设计思路是为了得到作用于多靶标的抗精神病药，将选择性 5-HT$_{2A}$ 拮抗剂利坦色林（Ritanserin）中的噻唑并嘧啶酮用其生物电子等排体哌啶并嘧啶酮替代，而分子中的 1,2-苯并异噁唑相当于强效 D_2 受体拮抗剂氟哌啶醇中的对氟苯基哌啶片段。如此拼合后，它的独特之处在于，是高选择性的 5-HT$_2$/D_2 受体平衡拮抗剂，疗效高而锥体外系不良反应很少。

观 3D 动画

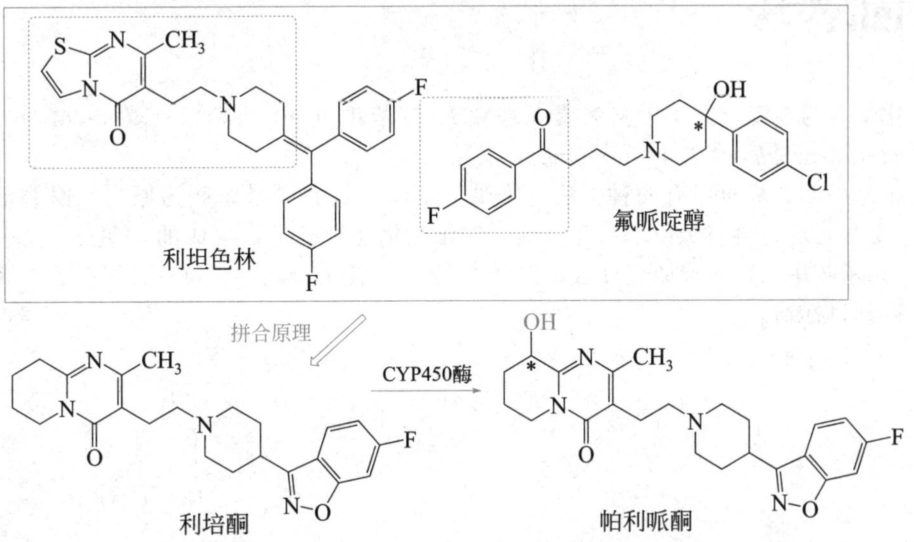

利坦色林　　　　　　氟哌啶醇

拼合原理　　　　CYP450酶

利培酮　　　　　　帕利哌酮

利培酮属于非经典的新一代抗精神病药物，于 1997 年上市，目前被列入国家基本药物。它对多巴胺 D_2 受体的阻断作用极强，可控制幻觉、妄想等神经分裂症的阳性症状，又对 5-HT$_2$ 受体有一定的阻断作用，可改善思维贫乏、感情冷漠等精神分裂症的阴性症状。因此适用于各种精神分裂症，对焦虑和抑郁症都有效，对阴性症状也有效。利培酮口服吸收完全，在肝脏受 CYP450 酶催化氧化，生成 9-羟基化合物帕利哌酮（Paliperidone），它也具有抗精神病活性。原药的半衰期只有 3h，而帕利哌酮的半衰期长达 24h。所以利培酮的作用时间较长。另外利培酮的代谢产物 N-去烃基衍生物也有活性。帕利哌酮是利培酮经氧化生成羟基的活性代谢物，虽然生成新的手性中心，药为外消旋体。

硫利达嗪（Thioridazine）的作用机制是通过抑制精神运动，降低患者的兴奋、多动和情绪紧张等症状，在临床上主要用于治疗精神躯体障碍所致焦虑和紧张状态及儿童行为问题。硫利达嗪在肠壁进行重要的首过效应，同时也在肝脏内代谢，主要的代谢产物是甲硫醚的硫原子氧化生成亚砜化合物美索达嗪（Mesoridazine）和砜化合物磺哒嗪（Sulforidazine），均具生物活性。其他代谢还有 N-去甲基以及吩噻嗪环上 S 原子的氧化。

阿立哌唑（Aripiprazole）是一种新的非经典的抗精神病药物，它的作用靶标涉及多种受体，作用机制较为复杂和独特，与多巴胺 D_2、D_3、$5\text{-}HT_{1A}$ 和 $5\text{-}HT_{2A}$ 受体均有很高的亲和力，与多巴胺 D_4、$5\text{-}HT_{2c}$、$5\text{-}HT_7$、H_1 受体及 5-HT 重吸收位点具有中度亲和力，被称为多巴胺-5-色胺系统稳定剂。简而言之，阿立哌唑是通过对多巴胺 D_2 和 $5\text{-}HT_{1A}$ 受体的部分激动作用及对 $5\text{-}HT_{2A}$ 受体的拮抗作用而产生抗精神分裂症作用。2007 年阿立哌唑成为首个获准用于成人重度抑郁障碍（MDD）辅助治疗的非典型抗精神病药物，也在国家基本药物之列。

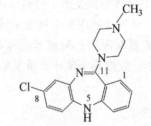

硫利达嗪　　　　美索达嗪　　　　　磺哒嗪　　　　　　　　阿立哌唑

氯氮平（Clozapine）

♦ 淡黄色结晶性粉末，无臭，无味；
♦ mp 181 ~185℃，pK_{a_1} 为 3.70，pK_{a_2} 为 7.60；
♦ 在氯仿中易溶，在乙醇中溶解，在水中几乎不溶。

化学名为 8-氯-11-(4-甲基哌嗪-1-基)-5H-二苯并[b,e][1,4]二氮䓬{8-chloro-11-(4-methylpiperazin-1-yl)-5H-dibenzo[b,e][1,4]diazepine}，又名氯扎平。

氯氮平的合成可以有两种方法：路线 1 是以 4-氯-2-硝基苯胺为原料，铜催化下用 2-氯苯甲酸甲酯进行 N-烷基化后，再与 1-甲基哌嗪反应，催化氢化还原硝基，生成的 4-氯-2-氨基-2'-[1-(4-甲基)哌嗪基甲酰基]二苯胺用三氯氧磷加热环合；路线 2 是从 8-氯-11-硫代-10,11-二氢-5H-二苯并[b,e]-1,4-二氮䓬出发，得到目标物。

路线 1：

路线2：

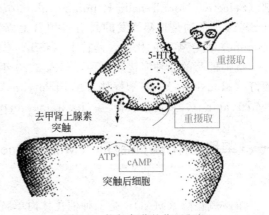

氯氮平作用于脑边缘系的多巴胺受体，调节多巴胺与 D_1 受体和 D_2 受体的结合功能，并具有拮抗 5-HT_2 作用。本品还能与许多非多巴胺能的受体相结合。

氯氮平的口服吸收迅速完全，几乎 100％ 被吸收，吸收后迅速广泛分布到各种组织。由于其亲脂性强，可通过血脑屏障，对精神分裂症的各种症状都有较好的疗效，是广谱的抗精神病药，尤其是适用于难治疗的精神分裂症。有严重的副作用，主要是粒细胞减少症，但锥体外系副作用低。长期用药会有成瘾性。

氯氮平口服吸收完全，在体内的代谢产物复杂，主要是 N-去甲基氯氮平、苯环氧化的酚性去甲氯氮平、N-氧化氯氮平和脱氯产物。

奥氮平（Olanzapine）

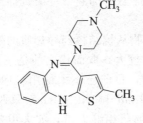

- 黄色粉末；
- mp 195℃，$\log P = 2.88$；
- 难溶水，易溶二甲基甲酰胺。

化学名为 2-甲基-4-(4-甲基-1-哌嗪基)-10H-噻吩并[2,3-b][1,5]苯并二氮䓬{2-Methyl-4-(4-methyl-1-piperazinyl)-10H-thieno[2,3-b][1,5]benzodiazepine}。

奥氮平可以视为氯氮平中的苯环用生物电子等排体噻吩杂环所替代，故具有相同的药理作用。与经典的抗精神病药物作用于 D_2 受体不同，奥氮平及氯氮平对 D_2 受体也有亲和力，但与 5-HT_{2A} 受体的亲和力大于对 D_2 受体的亲和力，提示 5-HT_{2A}/D_2 受体亲和力比率的升高，故可降低锥体外系副作用的发生。从表 6-3 可见，奥氮平对中枢神经系统的多种受体都具有作用，包括：受体 5-HT_{2A}、5-HT_3、5-HT_6，多巴胺受体 $D_1 \sim D_5$，毒蕈碱受体 $M_1 \sim M_5$，等等，因此奥氮平对精神病有广泛的疗效。另外它只选择性地减少中脑边缘系统的多巴胺神经元活动，对纹状体的运动功能影响小，故几乎没有锥体外系副作用，适用于各种精神分裂症。奥氮平与氟西汀（Fluoxetine）的复方制剂是美国 FDA 批准的治疗双极障碍患者抑郁症的药物。

图 6-7 抗抑郁药的作用靶标

在精神疾病的治疗中，奥氮平的应用比较广泛。但奥氮平会有血糖升高、体重增加以及血脂异常的副作用的可能性，对有糖尿病、肥胖、高血脂家族史或个人史的患者，由于存在这些危险因素，应慎用奥氮平。

第三节　抗抑郁药
（Antidepressive Drugs）

　　抑郁症是一种情感病态变化的精神病，患者或情绪低下，有强烈的悲伤和失望，寡言少语，有很强的自杀倾向，或狂噪不安，情绪高涨，活动异常增多。过去认为女性发病率高，目前已经没有性别和年龄的区别。根据世界卫生组织统计，抑郁症曾经是世界第四大疾患，目前已成为仅次于心脏病的第二大疾病，是一个全球性的严重问题。成年人口中的患病率约在3％～5％之间，终生患病率约为7％。根据WHO的统计数据，目前全世界大约有3.5亿人患不同程度的抑郁症。随着社会高节奏的发展，人们的各方面压力增大，预计到2030年，抑郁症将会成为世界疾病负担之首。

　　抑郁症的病因复杂，其中一种机制认为与脑内单胺类的功能失调有关（图6-7）。脑内神经末梢突触前部的囊泡中释放出一些包括5-羟色胺（5-HT）及去甲肾上腺素（Norepinephrine，NE）类的神经介质，这些介质会被再摄取而含量降低。研究认为，当缺乏正常的5-羟色胺和去甲肾上腺素的含量，可导致精神失常。另外，去甲肾上腺素（NE）功能亢进时，表现为躁狂症；去甲肾上腺素功能低下时，表现为抑郁症。所以抗抑郁药和抗躁狂药可通过调节脑内去甲肾上腺素的过多或过低以及提高5-羟色胺的含量，达到治疗效果。综上所述，从作用靶标出发，抗抑郁药按作用机制可分四类：①单胺氧化酶抑制剂；②5-羟色胺再摄取抑制剂；③去甲肾上腺素再摄取抑制剂，也常被称为新三环类抗抑郁药；④其他新发现的及双靶标作用机制的抗抑郁药。

　　抗抑郁药的发展是从20世纪50年代开始，第一个药物从抗结核药异烟肼的副作用发现其有抑制单胺氧化酶的作用，而发展了肼类抗抑郁药。由于其肝脏毒性较大，取而代之的是三环类抗抑郁剂（TCAs），如丙米嗪（Imipramine）等，后发现也有较严重的副作用，目前已不太使用。1972年礼来公司研制出选择性5-HT再摄取抑制剂（Selective Serotonin Reuptake Inhibitors，SSRIs）氟西汀（Fluoxetine），成为应用最为广泛的抗抑郁药。到2000年初，一些新型抗抑郁药相继上市，如去甲肾上腺素和特异性5-HT抗抑郁药（Noradrenergic and Specific Serotonergic Antidepressant，NaSSAs）、5-HT和去甲肾上腺素再摄取抑制剂（Serotonin and Noradrenalin Reuptake Inhibitors，SNRIs）、选择性去甲肾上腺素再摄取抑制剂（Selective Noradrenalin Reputake Inhibitors）等。SSRIs是目前抗抑郁新药中开发最多的一类药物。NaSSAs类药物是近年开发的具有去甲肾上腺素和5-HT双重作用机制的新型抗抑郁药。米氮平（Mirtazapine）是该类药的代表，是首个NaSSAs类药物。

　　抗抑郁药的品种多达几十种，列入2020年最新版国家基本药物的品种有帕罗西汀（Paroxetine）、氟西汀（Fluoxetine）、阿米替林（Amitriptyline）、多塞平（Doxepin）、氯米帕明（Clomipramine）、米氮平（Mirtazapine）、艾司西酞普兰（Escitalopram）和文拉法辛（Venlafaxine）。

一、单胺氧化酶抑制剂（Monoamine Oxidase Inhibitors，MAOIs）

　　单胺氧化酶（MAO）是一种催化体内单胺类递质代谢失活的酶，单胺氧化酶抑制剂可以通过抑制去甲肾上腺素、肾上腺素、多巴胺和5-羟色胺等单胺类递质的代谢失活，而减少脑内5-HT和NE的氧化脱胺代谢，使脑内受体部位神经递质5-HT或NE的浓度增加，促使突触的神经传递而达到抗抑郁的目的。

　　单胺氧化酶抑制剂的发现是一种偶然发现。在治疗肺结核过程中，意外发现肺结核患者服用异烟肼（Isoniazid）后，有与体征不相符的现象，情绪明显提高。研究发现这是由于异烟肼有强烈的抑制单胺氧化酶的作用。受其启发，又合成了苯乙肼（Phenelzine）和异卡波肼（Isocarboxazid）等，由于肼类化合物毒性大，副作用多，在临床上的应用受到限制。

| 异烟肼 | 苯乙肼 | 异卡波肼 | 反苯环丙胺 |

反苯环丙胺（Tranylcypromine）属于为非肼类的单胺氧化酶抑制剂，其作用比肼类药物快，适用于对用三环类药物无效的严重抑郁症患者。

后来发现，单胺氧化酶有两种亚型，分别是 MAO-A 和 MAO-B。MAO-A 与去甲肾上腺素和 5-HT 的代谢有关。所以如果特异性地与 MAO-A 作用，则能提高药物的选择性而增强抗抑郁作用。用于临床的第一个该类药物是吗氯贝胺（Moclobemide），它在体内高度选择性和可逆性地抑制 MAO-A，称为可逆性 MAO-A 抑制剂。

| 吗氯贝胺 | 托洛沙酮 |

吗氯贝胺是特异性单胺氧化酶 A（MAO-A）的可逆性抑制剂，临床用于治疗精神抑郁症。体外实验中吗氯贝胺对大鼠脑内 MAO-A 的抑制作用较弱，但在体内却呈现较明显的抑制作用。因此，推测药物在体内经生物转化，得到有活性的代谢物所起的作用。

吗氯贝胺无催眠副作用，在正常用量情况下无明显的镇静作用。与不可逆的酶抑制剂相比，吗氯贝胺在停药后，单胺氧化酶的活性恢复快，不良反应轻。不过由于其在体内代谢速率快，开始治疗时需要加大剂量。

托洛沙酮（Toloxatone）是一种新型结构的抗抑郁药，作用机制与吗氯贝胺相同，可以选择性地抑制 MAO-A 活性，阻断 5-HT 和 NA 的代谢。与吗氯贝胺相同，也属于可逆性的酶抑制剂。由于其口服吸收迅速，30min 即可达到血液浓度的高峰。

二、去甲肾上腺素再摄取抑制剂（Norepinephrine Reuptake Inhibitors）

脑内去甲肾上腺素功能亢进可表现为狂躁，而功能低下则表现为抑郁。神经突触对去甲肾上腺素的重摄入，可降低脑内去甲肾上腺素的含量，因此去甲肾上腺素重摄入抑制剂是重要的抗抑郁药。按作用分为选择性和非选择性两类。

（一）选择性去甲肾上腺素再摄取抑制剂

瑞波西汀（Reboxetine）是选择性去甲肾上腺素再摄取抑制剂（Selective Noradrenalin Reuptake Inhibitors），对其他受体以及神经递质转运蛋白的亲和力很小，因此副作用很低。

| 瑞波西汀 | (S,S)-瑞波西汀 | 阿莫沙平 |

瑞波西汀分子含有两个手性碳，临床用（R,R）-异构体和（S,S）-异构体的混合物，立体异构对吸收和首过代谢没有显著影响，但（S,S）-异构体抗抑郁活性是（R,R）-异构体的 2 倍。两个异构体的口服生物利用度都大于 90%。通过 CYP3A4，两个异构体主要被代谢成 O-去乙基瑞波西汀。

阿莫沙平（Amoxapine）是 1980 年后推出的"第二代"新型抗抑郁药，结构属于二苯并氮氧杂䓬类，其作用机制与选择性抑制去甲肾上腺素再摄取剂有关，可用于治疗各型抑郁症并有神经安定作用。

马普替林（Maprotiline）属于 9,10-二氢蒽的 9,10-亚乙基桥环衍生物，也称为四环类抗抑郁药。它为选择性去甲肾上腺素再摄取抑制剂，对 5-HT 几乎没有作用。马普替林是广谱的抗抑郁药，副作用比丙米嗪小且起效快。由于它有适度的镇静作用，既不影响白天的活动，解除因抑郁引起的焦虑，晚上还有一定的催眠作用。

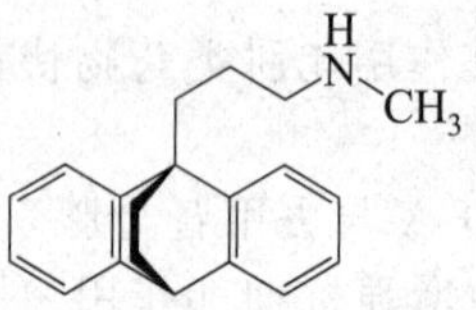

马普替林 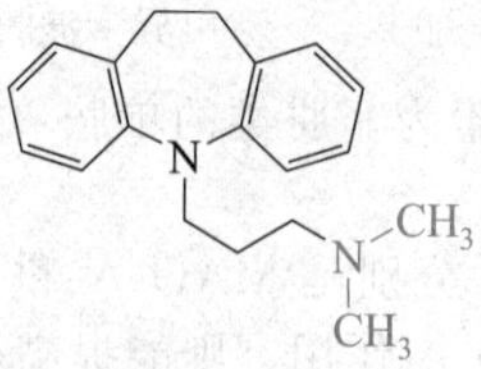　　　　　　　　　　　丙米嗪 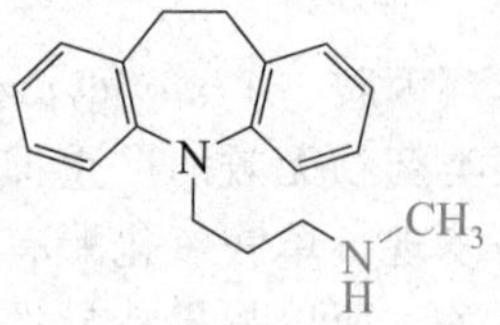　　　　　　　　　　　地昔帕明

丙米嗪本身是非选择性去甲肾上腺素再摄取抑制剂，而其在体内脱甲基生成的活性代谢产物地昔帕明（Desipramine）则是选择性去甲肾上腺素再摄取抑制剂，被开发用于临床治疗抑郁症。

（二）非选择性去甲肾上腺素再摄取抑制剂

非选择性去甲肾上腺素重摄取抑制剂（Nonselective Noradrenalin Reuptake Inhibitors）有三种不同的化学结构类型。

1. 二苯并氮杂䓬类

非选择性去甲肾上腺素再摄取抑制剂的结构主要是三环类，利用生物电子等排原理，将吩噻嗪类分子中的硫原子以生物电子等排体亚乙基—CH_2—CH_2—或亚乙烯基—CH=CH—取代，形成二苯并氮杂䓬类抗抑郁药。

丙米嗪是吩噻嗪类的硫原子以生物电子等排亚乙基—CH_2—CH_2—取代得到的，通过抑制神经末梢对 NE 和 5-HT 的再摄取，减少 NE 和 5-HT 的氧化脱胺代谢，增加突触间隙 NE 和 5-HT 的浓度，促进神经传递而产生抗抑郁作用。丙米嗪抑制 5-HT 再摄取作用强于对去甲肾上腺素的抑制。丙米嗪显效慢，大多数患者在一周以后才显效。它在体内脱甲基生成活性代谢产物地昔帕明，是选择性去甲肾上腺素再摄取抑制剂。丙米嗪和地昔帕明可进一步代谢，生成 2-羟基代谢物后与葡萄糖醛酸结合，失去活性。

将丙米嗪 2 位引入氯原子得到氯米帕明（Clomipramine），它是起效快的抗抑郁药，同时还能抗焦虑。氯米帕明是双重抑制剂，对 5-HT 的再摄取作用也很强，是广谱的抗抑郁药。它在肝脏代谢生成活性的代谢物去甲氯米帕明，其血药浓度是原药的 2 倍，亦具有抑制去甲肾上腺素再摄取的作用。将氯米帕明的侧链增加一个甲基，得到曲米帕明（Trimipramine），对脑内 5-HT 受体有高度亲和力，除用于治疗抑郁症，还对精神分裂症有效。

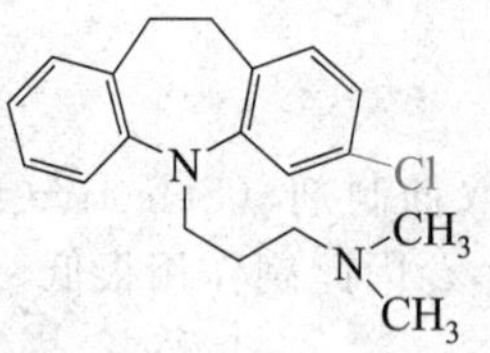

氯米帕明 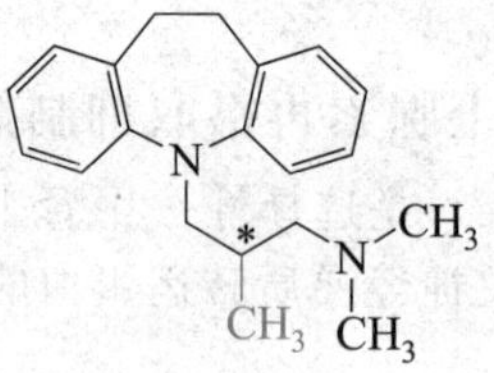　　　　　　　　　　　　　　曲米帕明

2. 二苯并噁庚英类

多塞平（Doxepin）是二苯并噁庚英类，也是三环类抗抑郁药。其作用机制是通过抑制 5-羟色胺及去甲肾上腺素的再摄取，使突触间隙中这两种神经递质含量增加，除具有抗抑郁作用外，也有抗焦虑和镇静作用。

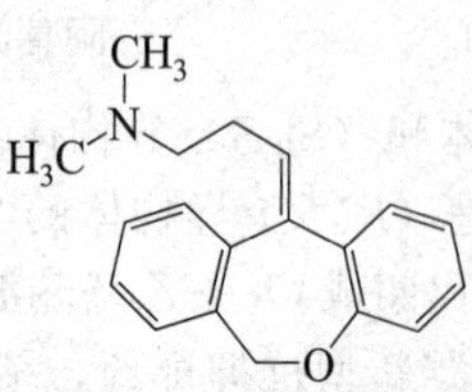

(E)-trans-多塞平 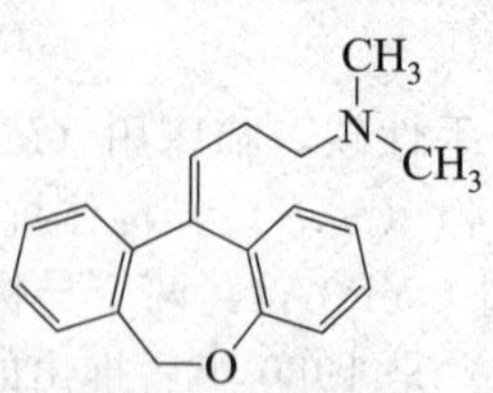　　　　　　　　　　(Z)-cis-多塞平

多塞平由于分子中含双键，有两个几何异构体。临床以顺反异构体混合物给药，其中 E(trans) 和 Z(cis) 的比例是 85∶15，这种比例恰好与其作用机制有关。两个异构体有很大的差别，Z-异构体抑制 5-HT 再摄取的活性较强，而 E-异构体抑制 NE 再摄取的活性强，增加了突触前去甲肾上腺的浓度，故抗抑郁活性与氯米帕明相同。口服给药后，E-和 Z-两个异构体的生物利用度无显著差异，在血浆内的浓度大致与给药时间比例相同。两个异构体均可发生去甲基代谢，N-去甲基多塞平与原药具有相同的抑制 NE 再摄取作用，但两个异构体代谢物 (E)-N-去甲多塞平和 (Z)-N-去甲多塞平的比例几乎为 1∶1。其原因是原药中比例较高的 (E)-多塞平可被 CYP2D6 以及 CYP2C19 同时代谢，而比例小的 (Z)-多塞平只被 CYP2C19 代谢，故使 (Z)-N-去甲基多塞平量较多而更有活性。

3. 二苯并庚二烯类

按照硫杂蒽类结构设计的思路，采用生物电子等排体原理，将二苯并氮䓬母核中的氮原子以碳原子取代，并通过双键与侧链相连，形成二苯并环庚二烯类抗抑郁药。例如阿米替林（Amitriptyline）可选择性地抑制中枢突触部位对去甲肾上腺素的再摄取，它的活性代谢产物去甲替林（Nortriptyline），抗抑郁作用比丙米嗪强，可提高患者的情绪，并且是选择性的去甲肾上腺素再摄取抑制剂。

盐酸阿米替林（Amitriptyline Hydrochloride）

 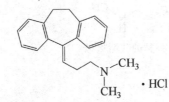

- ◆ 无色油状物，其盐酸为无色结晶；
- ◆ mp 196～197℃，pK_a 为 9.4；
- ◆ 易溶于水、氯仿、醇类；味苦，有烧灼感，随后有麻木感。

化学名为 3-(10,11-二氢-5H-二苯并[a,d]环庚烯-5-亚基)-N,N-二甲基丙-1-胺盐酸盐｛3-(10,11-dihydro-5H-dibenzo[a,d]cycloheptene-5-ylidene)-N,N-dimethylpropan-1-amine hydrochloride｝。

本品具有双苯并稠环共轭体系，且侧链含有脂肪族叔胺结构，故对日光较敏感，易被氧化变成黄色，需避光保存。加氧化剂硫酸时，溶液可显红色。其水溶液不稳定，在缓冲溶液中能分解，某些金属离子能催化本品降解。

阿米替林主要在肝脏代谢，N-脱甲基生成活性代谢产物去甲替林，活性相同而毒性较阿米替林低，已在临床上使用。去甲替林抑制去甲肾上腺素再摄取的选择性比阿米替林强。去甲替林进一步脱甲基的代谢物没有活性，其他的氧化代谢物如氮氧化和羟基化产物也没有活性（图 6-8）。

阿米替林抑制 NE 和 5-HT 再摄取，适用于各种抑郁症的治疗，尤其对内因性精神抑郁症的疗效好。由于不良反应少，是临床最常用的三环类抗抑郁药，能明显改善或消除抑郁症状。

三、选择性 5-羟色胺再摄取抑制剂（Selective Serotonin Reuptake Inhibitors）

5-羟色胺（5-HT）再摄取抑制剂（SRIs）的作用机制是抑制神经细胞对 5-HT 的再摄取，提高其在突触间隙中的浓度，从而可以改善患者的低落情绪。该类药物选择性强，对组胺受体和乙酰胆碱受体亲和力小，故副作用明显低于三环类。选择性 5-HT 再摄取抑制剂（Selective Serotonin Reuptake Inhibitors，SSRIs）的出现推动了抗抑郁药物的发展，在 20 世纪 80 年代发展起来的抗抑郁药物中，5-羟色胺再摄取抑制剂的种类最多。

目前，选择性 5-HT 再摄取抑制剂（SSRIs）类的 5 个产品被我国精神医学界形象地称为 SSRIs 类的"五朵金花"，分别有氟西汀（Fluoxetine）、氟伏沙明（Fluvoxamine）、帕罗西汀（Paroxetine）、西酞普兰（Citalopram）以及舍曲林（Sertraline）。

氟西汀（Fluoxetine）是新一代非三环类的抗抑郁药，与传统三环类相比，具有疗效好、不良反应轻、安全性高、耐受性好等特点，临床上常用其盐酸盐。由于选择性强，安全性大，能明显改善抑郁症状，以及焦虑和睡眠障碍。本品口服吸收好，生物利用度达 100%。

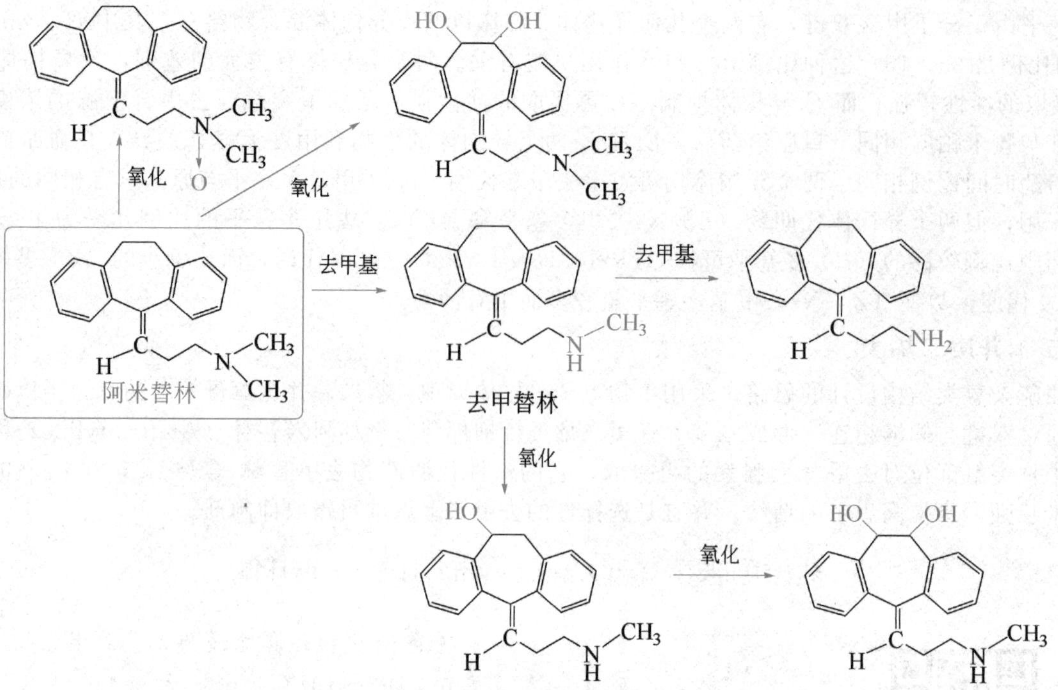

图 6-8　阿米替林的代谢途径

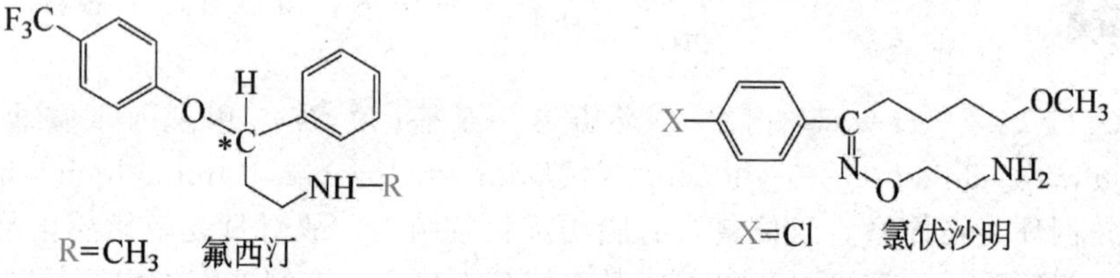

R=CH₃　氟西汀
R=H　去甲氟西汀

X=Cl　氯伏沙明
X=CF₃　氟伏沙明

氟西汀通过 CYP2D6 大部分代谢生成活性代谢物 N-去甲氟西汀（Demethyl Fluoxetine），一小部分经 O-脱烷基得到无活性的对三氟甲酚。但由于其代谢物去甲氟西汀的半衰期很长，会产生药物积蓄及排泄缓慢的现象，因此肝病和肾病患者需要考虑用药安全问题。

氟西汀分子含有一个手性碳原子，作为手性药物，两个对映体对 5-HT 重吸收转运蛋白（Serotonin Reuptake Transporter，SERT）的亲和力相同。但 R 型和 S 型异构体在活性和体内代谢作用上存在着差异，S 型异构体比 R 型作用时间长 3 倍，而 R 型对映体为速效的抗抑郁药，另外 S 型异构体还可用于预防偏头疼。两者主要的代谢产物 N-去甲氟西汀也是 R- 和 S-对映体，具有与氟西汀相同的药理活性，均是 5-HT 再吸收的强效抑制剂。S-对映体抑制 5-HT 再吸收作用强于 R-对映体，S-氟西汀比 R-氟西汀作用强 1.5 倍，而其代谢产物去甲氟西汀则 S-异构体比 R-异构体作用强 20 倍。氟西汀半衰期长达 70h，而其代谢产物半衰期长达 330h，故氟西汀是长效的口服抗抑郁药。过去临床上使用氟西汀的消旋体，现已分离单独使用 S-氟西汀，降低了毒性和副作用，安全性更高。

氯伏沙明（Clovoxamine）和氟伏沙明（Fluvoxamine）都能强烈抑制 5-HT 的再摄取，而对中枢多巴胺的摄取无影响。两者均是非三环类的 SERT 抑制剂，氟伏沙明的优点是没有兴奋和镇静作用，也不影响单胺氧化酶的活性及 NE 的再摄取。构效关系研究认为，氟伏沙明分子中的 4-三氟甲基具电负性，对选择性 5-HT 再摄取的亲和力和选择性起关键作用。另外氟伏沙明有 C═N 双键，只有 E-异构体有活性，但紫外线光照可致异构化产生药理学无效的 Z-异构体。因此，氟伏沙明溶液必须避光保存，防止疗效的损失。

帕罗西汀（Paroxetine）能竞争性地干扰神经递质进入神经元膜的主动转运过程，从而选择性地抑制突触对 5-HT 的重吸收，对用三环类抗抑郁药难以奏效的患者有较好的作用。帕罗西汀为高选择性 5-HT 再摄取抑制剂，可使突触间隙中 5-HT 浓度升高，对去甲肾上腺素和多巴胺的再摄取仅有微弱抑制，而且与其他受体如 M 受体、肾上腺素受体、多巴胺 D_2 受体和 H_1 受体几乎没有亲和力。对单胺氧化酶也没有抑制作用。

帕罗西汀　　　　　　　　　西酞普兰　　　　　　　　　舍曲林

西酞普兰（Citalopram）对 5-HT 再摄取抑制作用的较高选择性，对其他神经受体无亲和性，是一种安全有效的抗抑郁药，可作为治疗老年抑郁症的首选药物。对严重抑郁性障碍、一般性焦虑症、急性焦虑症的患者都具有较好疗效。

舍曲林（Sertraline）是近年发现的新型抗抑郁药。其（1S)-cis-（＋)-异构体具有抗抑郁活性，为强效的特异性 5-HT 吸收抑制剂，而其（－)-异构体的活性要比（＋)-异构体小好几倍。与其他抗抑郁药相比，舍曲林的抑制程度强，通过干扰 5-HT 转运，可预防抑郁症早期发作的复发。舍曲林由于不会改变心脏的传导作用，所以适合老年患者使用。其半衰期在 22～36h，它的代谢产物 N-去甲舍曲林的药理作用低于舍曲林，是其 1/20，但半衰期长达 62～104h。舍曲林治疗抑郁症的效果显著，如果继续服用，可以有预防抑郁症复发的作用。舍曲林有两个手性中心，临床使用（S,S)-（＋)-异构体，其对 5-羟色胺再摄取抑制选择性最强。而（R,R)-异构体、（R,S)-异构体、（S,R)-异构体是较弱的 5-HT 再摄取抑制剂。

曲米帕明（Trimipramine）没有中枢抑制作用，显效快，副作用小。它的特点是与脑内 5-HT$_2$ 受体有高度的亲和力，可直接作用于受体，而不影响 5-HT 及 NE 的再摄取。除治疗抑郁，还用于治疗焦虑、失眠和精神分裂症。曲唑酮（Trazodone）是三唑并吡啶类的抗抑郁药，这两个药物都被称为第二代抗抑郁药。曲唑酮选择性地抑制 5-HT 再摄取，还可能加速脑内多巴胺更新。除有抗抑郁作用外，还有显著的镇静作用。由于对心血管系统的毒性小，比较适合用于老年或有心血管病的抑郁症患者。

曲米帕明　　　　　　　　　　　　　　　　　　　曲唑酮

帕罗西汀（Paroxetine）

◆ 白色或类白色结晶性粉末；
◆ 盐酸盐的 mp 118℃；
◆ 微溶于水。

化学名为(3S,4R)-3-[(2H-1,3-苯并二噁茂-5-基氧)甲基]-4-(4-氟苯基)哌啶{(3S,4R)-3-[(2H-1,3-benzodioxol-5-yloxy)methyl]-4-(4-fluorophenyl)piperidine}。

帕罗西汀有两个手性碳，其 trans-（－)-异构体具有抗抑郁作用，只有（3S,4R）型的活性最高，是其对映异构体的 131 倍。

帕罗西汀有两个手性碳，其合成方法涉及不对称合成手性碳。现有的路线是首个不对称催化合成帕罗西汀的方法，路线简洁，收率高。该不对称催化合成是以 N-叔丁氧羰基（Boc)-N-苯基对氟苯丙烯胺为原料，与正丁基锂（n-BuLi）在左旋司巴丁［（－)-Sparteine]的存在下，经过缩合反应，得到（S,S）构型的缩合物，经 NaBH$_4$ 氢化还原生成，生成（R,S）构型的硝基醇化合物。经钯碳催化氢化，将硝基还原成氨基，随后引入 Boc 保护氨基。得到的化合物在氟化四丁铵（TBAF）存在下，用甲磺酰氯（MsCl）和正丁醇钾环合，得到（S,R）-对氟苯基哌啶化合物。然后以芝麻酚（Sesamol）与羟基脱水，加三氟乙酸（TFA）去 Boc 保护基，得到（S,R）构型的帕罗西汀。

本合成路线为了特定手性碳构型的立体选择，需要使用等物质的量的左旋司巴丁（－）-Sparteine（金雀花碱），成本高是其缺点。

（途中结构式）

n-BuLi，
(−)-sparteine
O₂N ⟶ OTIPS
→ （S,S）

NaBH₄ → （R,S）

(1) Pd/C
(2) Boc₂O
→ （R,S）

MsCl
t-BuOK
TBAF
→ （S,R）

(1) MsCl
(2) NaH,Sesamol
(3) TFA
→ （S,R）

帕罗西汀在体内代谢先被氧化，生成为具有儿茶酚结构的中间体，无活性。然后通过羟基的氧甲基化作用和结合反应，最终与葡萄糖醛酸或硫酸结合排出体外。

帕罗西汀用于治疗各种类型的抑郁症，不良反应少，但停药时应逐渐减量，以免发生停药综合征。

草酸艾司西酞普兰（Escitalopram Oxalate）

（结构式）

◆ 白色或类白色粉末；
◆ mp 152～153℃，pK_a 为 9.57，$[\alpha]_D = +12.31°$（$c=1$，甲醇中）；
◆ 易溶于甲醇和二甲基亚砜，略溶于水和乙醇。

化学名为（S）-1-[3-（二甲基氨基）丙基]-1-(4-氟苯基)-1,3-二氢异苯并呋喃-5-甲腈草酸盐｛(S)-1-[3-(dimethylamino)propyl]-1-(4-fluorophenyl)-1,3-dihydroisobenzofuran-5-carbonitrile oxalate｝，又名依他普仑。

西酞普兰是一种选择性 5-羟色胺再摄取抑制剂（SSRIs），可选择性抑制患者体内 5-羟色胺的再摄取，具有较强的抗抑郁作用。而对机体多巴胺 D_1、多巴胺 D_2 等其他神经介质和肾上腺素能受体具有极低或者无亲和力，所以患者耐受性高。另外对 Na^+、K^+、Cl^- 和 Ca^{2+} 离子通道无作用，对心血管系统无明显反应，是抗抑郁治疗的一线用药。

西酞普兰含有一个手性碳，最初是使用外消旋体的形式，但后来发现只有右旋异构体具有选择性 5-HT 再摄取抑制活性。2003 年上市的 S-异构体艾司西酞普兰（Escitalopram）是西酞普兰的右旋异构体，为高度选择性的 5-HT 再摄取抑制剂，其作用为西酞普兰左旋体的 100 倍，且具有较低的抑制肾上腺素及多巴胺受体的活性。R-异构体不仅活性低，而且是 S-异构体的抑制剂，可抑制 S-异构体的转运。然而由于 R-西酞普兰的清除速率明显慢于 S-异构体，因此当使用消旋体时，无活性的 R-对映体反而占优势。艾司西酞普兰对各 CYP 亚型几乎无影响，故较少产生药物之间的相互作用，不良反应较西酞普兰更轻，艾司西酞普兰是西酞普兰的更新换代产品。

艾司西酞普兰的主要代谢产物是 N-去甲基艾司西酞普兰，其活性约为艾司西酞普兰的 50%，而且血浆浓度低于西酞普兰。进一步代谢后的 N-去二甲基化合物无活性。

艾司西酞普兰对 5-HT 再摄取抑制作用的选择性较高，对其他神经受体无亲和性，是一种安全有效的抗抑郁药，可作为治疗老年抑郁症的首选药物。对严重抑郁性障碍、一般性焦虑症、急性焦虑症的患者都具有较好疗效。

艾司西酞普兰合成方法有多种，下面的合成路线是步骤短、后处理简单的一种方法。

将 1-溴-4-氟苯溶于四氢呋喃，经镁屑反应，得到第一种格氏试剂。另将 3-二甲氨基丙基氯和镁屑反应得到第二种格氏试剂。以 5-氰基苯酞为起始原料，先后与上述两个格氏剂反应，再经酸醋水解，生成混旋的二醇中间体。用（＋）-对甲基二苯甲酰-D-酒石酸 [（＋）-DTTA] 将混旋体进行拆分，得到（＋）-二醇化合物（S）4-[4-二甲氨基-1-(4-氟苯基)-1-羟基-1-丁基]-3-(羟甲基)苯腈。再于甲苯液中，经甲磺酰氯脱水成异苯并呋喃环，得到艾司西酞普兰。最后在丙酮液中与草酸成盐得到草酸艾司西酞普兰。

四、新发展的抗抑郁药（New Antidepressant Drugs）

1. 去甲肾上腺素和特异性 5-HT 抗抑郁药

去甲肾上腺素和特异性 5-HT 抗抑郁药（Noradrenergic and Specific Serotonergic Antidepressant，NaSSAs）是近年发展的新型抗抑郁药，又称 α_2 肾上腺素受体拮抗剂。该类药物是通过阻断 α_2 肾上腺素受体，使两个递质的浓度升高。其作用机制不同于其他抗抑郁药，以前的抗抑郁药均是再摄取的阻断，而 NaSSAs 不是再摄取的阻断，它具有促进 NE 和 5-HT 释放的双重作用，因而是具有崭新药理学特性的药物。

米氮平（Mirtazapine）是第一个去甲肾上腺素和特异性 5-HT 抗抑郁药，也是目前唯一的 NaSSAs 抗抑郁药，代表着抗抑郁药的新进展。米氮平是从抗抑郁药米安色林（Mianserin）出发设计得到。米安色林是哌嗪并二苯并氮杂䓬类抗抑郁药，是有效的 NET 抑制剂，有粒细胞缺乏和白细胞减少的严重不良反应，用生物电子等排体吡啶环替换米安色林中的苯环得到米氮平，由于吡啶环降低了分子的分配系数，增加其分子的极性，使米氮平的作用机制和抗抑郁活性都发生变化，而且降低了不良副作用。

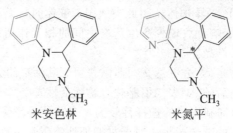

米安色林   米氮平

米氮平（Mirtazapine）

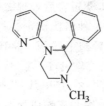

- ◆ 白色结晶；
- ◆ mp 114～116℃；
- ◆ 溶于甲醇、氯仿，微溶于水。

化学名为(±)-2-甲基-1,2,3,4,10,14b-六氢哌嗪并[2,1-a]吡啶并[2,3-c][2]苯并氮䓬{(±)-2-methyl-1,2,3,4,10,14b-hexahydropyrazino[2,1-a]pyrido[2,3-c][2]benzazepine}。

米氮平是新型的抗抑郁药，具有双重作用机制。它是中枢突触前膜 α_2 肾上腺素受体拮抗剂，通过阻断 α_2 受体，使去甲肾上腺素释放的抑制作用减弱，导致去甲肾上腺素释放增加，突触后神经元产生兴奋；同时拮抗 α_2 受体，使 5-HT 释放的抑制作用减弱，导致 5-HT 释放增加；同时由于 NE 的释放增加通过阻滞肾上腺素能 α_2 受体，增强去甲肾上腺素及 5-HT 的释放，并对 5-HT$_2$ 和 5-HT$_3$ 受体有特异性阻断作用。

米氮平有两种光学异构体，均有抗抑郁活性，但活性有差异。其 S-(−)-异构体阻断 α_2 和 5-HT$_2$ 受体，S-(−)-异构体比 R-异构体对突触后 α_2 受体的结合力至少强 10 倍。而 R-(+)-米氮平比 S-米氮平对 5-HT$_3$ 受体的抑制强 140 倍，并有 H$_1$ 受体作用，具镇静作用。米氮平的代谢产物是 N-脱甲基米氮平，仍有活性，另一种代谢产物是其氧化产物，失去活性。S-米氮平通过季铵 N 与葡萄糖醛酸结合清除，而 R-米氮平通过氧化反应 8-羟基化以及与葡萄糖醛酸结合清除。由于季铵 N 葡萄糖醛酸苷难以在体内直接不可逆的清除，更易解离成原药米氮平再循环，导致 R-米氮平清除率大于 S-米氮平。

米氮平具有良好的抗抑郁疗效和可靠的安全性，在起效迅速、良好的耐受性等方面具有突出的优势。既能增强去甲肾上腺素能系统传导，也增强 5-HT$_1$ 介导的 5-羟色胺能神经传导，这是其全面抗抑郁活性的原因。米氮平对 CYP450 酶的同工酶系统基本上不抑制，所以药物间的相互作用少，易于与其他药物合并用药。

米氮平对组胺 H$_1$ 受体有高亲和力，并有镇静作用。此外，还有抗焦虑作用，使用当天即可改善睡眠，适宜老年人及伴有失眠和焦虑的患者。常见的副作用包括镇静和体重增加，但镇静将随着治疗的继续而逐渐消失。本品疗效优于氟西汀，特别是中重度抑郁、伴焦虑、失眠及长期治疗的患者的首选抗抑郁药物，为严重抑郁的一线治疗药物。

2. 5-HT 和去甲肾上腺素再摄取抑制剂

5-羟色胺和去甲肾上腺素再摄取抑制剂（Serontonin and Noradrenalin Reuptake Inhibitors，SNRIs）也是新发展的一类抗抑郁药。

文拉法辛（Venlafaxine）是全球首个 SNRIs 类药物，也是 1993 年获得 FDA 批准的首个该类药物。它具有 5-HT 和去甲肾上腺素再摄取双重抑制作用。

文拉法辛   米那普仑

其他 5-羟色胺和去甲肾上腺素再摄取双重抑制剂还有米那普仑（Milnacipran）和度洛西汀（Duloxetine）。

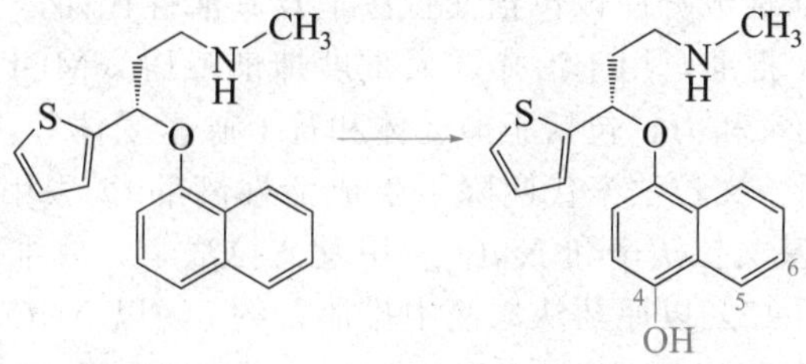

度洛西汀　　　　　　　　4-羟基度洛西汀

米那普仑（Milnacipran）1997 年在法国上市，对 5-HT 及 NE 再摄取具有同等强度的抑制作用，而对突触后 M_1、H_1 和 α_1 等神经受体的亲和力小，故不良反应较少。

度洛西汀（Duloxetine）用于治疗严重抑郁性疾病（MDD），是一种强效的选择性 5-HT 和 NE 双重再摄取抑制剂，对两者都有高度亲和力，用于治疗各种抑郁。临床研究认为，度洛西汀还可用于糖尿病外围的神经性疼痛，起效快，具有较高的有效性与安全性，对于缓解糖尿病伴随抑郁症疼痛的躯体症状特别有效。

度洛西汀在肝脏被 CYP2D6 代谢生成其 *N*-去甲基化活性代谢产物，另外氧化代谢发生在萘环，生成 4、5 或 6 位的羟基化产物，只有 4-羟基度洛西汀与原药有相似的药理活性。上述代谢产物可与葡萄糖醛酸或硫酸结合，主要由尿排出，或羟基生成 *O*-甲基化合物。

盐酸文拉法辛（Venlafaxine Hydrochloride）

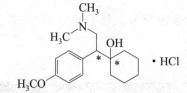

◆ 白色结晶性粉末；
◆ mp 207～209℃，log$P$（辛醇/水）＝0.43；
◆ 易溶于水。

化学名为 1-[2-(二甲胺基)-1-(4-甲氧苯基)乙基]环己醇盐酸盐 {1-[2-(Dimethylamino)-1-(4-methoxyphenyl)ethyl]cyclohexanol Hydrochloride}。

文拉法辛（Venlafaxine）是全球首个 SNRIs 类药物，具有 5-HT 和去甲肾上腺素双重再摄取抑制作用。它的作用特点是小剂量时主要抑制 5-HT 的再摄取，而大剂量时为 5-HT 和 NE 的再摄取双重抑制。文拉法辛是抗抑郁药物中缓解焦虑状态疗效最确切的药物，是混合性焦虑抑郁的首选药物。

文拉法辛虽然以消旋体用药，但两种异构体的药理活性有差异，右旋体主要抑制 5-HT，左旋体同时抑制 5-HT 和 NE 的再摄取。由于文拉法辛对 α_1、M_1 和 H_1 受体无亲和力，故在此类药物中不良反应最少，目前是治疗抑郁症的一线药物。

文拉法辛在体内主要通过肝脏细胞色素 P450 酶代谢，其中最重要和最主要的是经 *O*-去甲基代谢，生成 *O*-去甲基文拉法辛，又称地文拉法辛（Desvenlafaxine）(图 6-9)，它是活性代谢产物，与文拉法辛药理

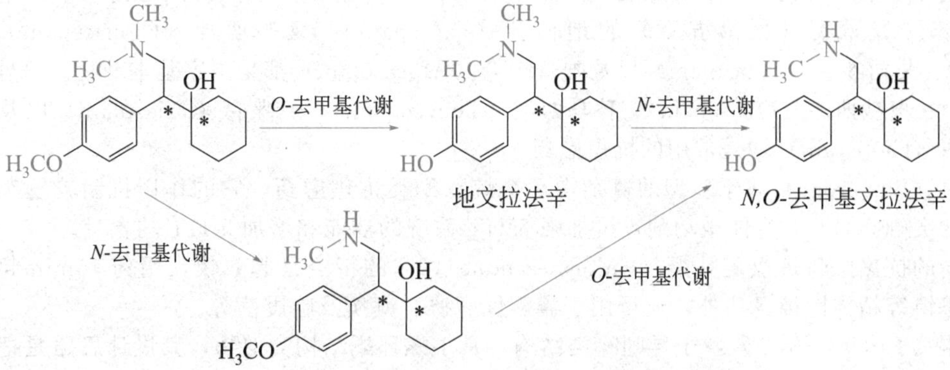

图 6-9　文拉法辛的活性代谢过程及产物

活性等价，亦为双重 5-羟色胺-去甲肾上腺素再摄取抑制剂。而且地文拉法辛的药理活性是原药的 0.2～3.33 倍，故文拉法辛的抗抑郁活性成分应该包括文拉法辛及其活性代谢产物 O-去甲基文拉法辛。该代谢产物于 2008 年 5 月获美国 FDA 批准，用于治疗成人重度抑郁障碍（MDD）和抑郁症的治疗。地文拉法辛口服吸收好，且对许多受体无亲和力，包括胆碱受体和肾上腺素受体等，蛋白结合能力较低，这种特点可明显减少药物之间的相互作用。文拉法辛代谢除了生成活性高的 O-去甲基文拉法辛外，另外还有两种活性低的次要代谢产物 N-去甲基文拉法辛和 N,O-去甲基文拉法辛，故维持疗效时间较长。

口服地文拉法辛 72h 后，约 45％以原药从尿液中排泄，约 5％以 N,O-去甲基文拉法辛排泄。

3. 多巴胺和去甲肾上腺素再摄取抑制剂（Dopamine and Norepinephrine Reuptake Inhibitors，DNRIs）

安非他酮（Bupropion）是唯一的代表药，具氨基酮的结构，1996 年获美国 FDA 批准，对去甲肾上腺素及多巴胺再摄取有弱的抑制作用。

安非他酮

本品除用于治疗抑郁症还可辅助戒烟，戒烟机制可能与去甲肾上腺素能和（或）多巴胺能作用相关。安非他酮主要由 CYP2B6 同工酶催化在人体内被广泛代谢，其中酮基的还原代谢生成羟安非他酮，是有活性的。叔丁基氧化生成羟基化产物，进一步与体内小分子结合生成有活性的代谢产物苏氨酸氢化安非他酮和赤藓糖氢化安非他酮。

本品的缺点是通常需要服用 2～4 周后才能出现明显的疗效，且不能与 MAO 抑制剂同时使用，会增加安非他酮的急性毒性。

第四节　抗焦虑药和抗躁狂药
（Antianxiety Drugs and Antimanic Drugs）

一、抗焦虑药（Antianxiety Drugs）

焦虑症是一种持续性的情绪紧张、惊恐不安，常伴有自主神经功能障碍。各类精神障碍疾病中，焦虑者的发病率最高，在成人中，终身患病率高达 7.6％。抗焦虑药可使精神病患者减轻焦虑和紧张状态，使情绪稳定并改善睡眠。

早期曾用氨基甲酸酯类，如甲丙氨酯（Meprobamate），目前临床上的抗焦虑药以苯二氮䓬类为首选药，如 1,4-苯二氮䓬类（见第五章）的地西泮（Diazepam）、氯硝西泮（Clonazepam）、劳拉西泮（Lorazepam）、艾司唑仑（Estazolam）以及阿普唑仑（Alprazolam）都是国家基本药物。另外还有硝西泮（Nitrazepam）、奥沙西泮（Oxazepam）、替马西泮（Temazepam）、三唑仑（Triazolam）以及 1,5-苯二氮䓬类的氯巴占（Clobazam）均是常用的抗焦虑药。

丁螺环酮（Buspirone）属于新型的氮杂螺环癸烷双酮类抗焦虑药，它的作用机制较复杂，一般认为它是特异性的突触 5-HT$_{1A}$ 受体激动剂，可加强 5-HT 系统的功能和增加 5-HT 的含量。

另一个新的抗焦虑药是氯美扎酮（Chlormezanone），它的特点是起效快，用药 15min 起效，除用于精神紧张、恐惧等精神性神经病外，还可用于震颤性麻痹、瘫痪及脑震荡等。

坦度螺酮（Tandospirone）属于异吲哚类结构，是丁螺环酮结构类似物，其设计思路是把丁螺环酮的 8-氮杂螺[4,5]癸烷-7,9-二酮侧链用酰亚胺片段替代，抗焦虑选择性比丁螺环酮更高。可选择性激动脑内 5-HT$_{1A}$ 受体，适合广泛性焦虑，但有嗜睡的副作用。

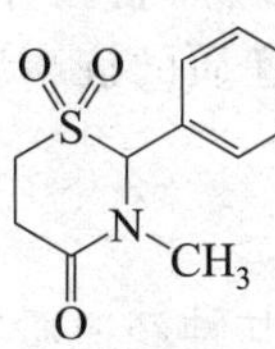

氯美扎酮 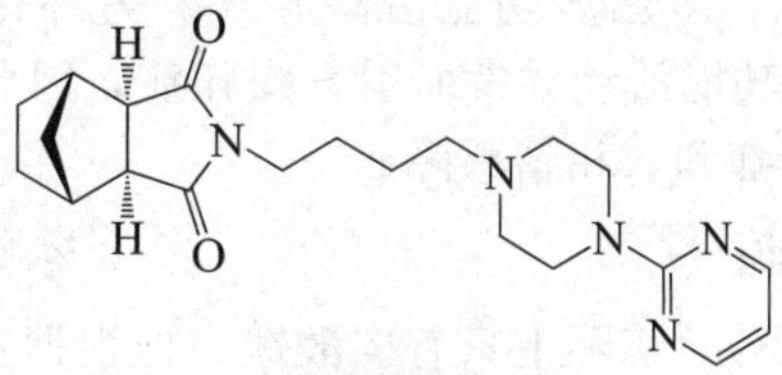　　　　　　　　　　　　坦度螺酮

丁螺环酮（Buspirone）

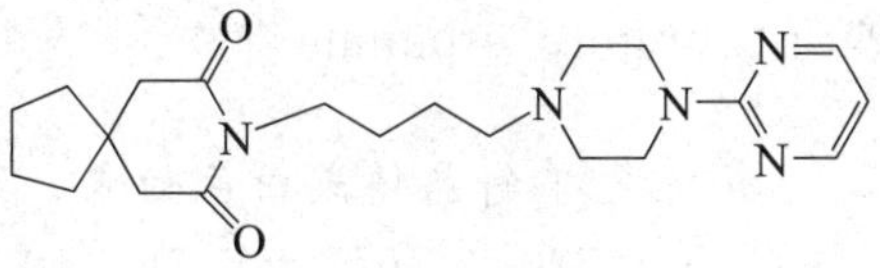

- 白色结晶性粉末；
- 其盐酸盐的 mp 201.5～202.5℃；
- 易溶于水、甲醇和二氯甲烷，微溶于乙酸乙酯。

化学名为 8-[4-(4-嘧啶-2-基哌嗪-1-基）丁基]-8-氮杂螺[4.5]癸烷-7,9-二酮{8-[4-(4-pyrimidin-2-ylpiperazin-1-yl)butyl]-8-azaspiro[4.5]decane-7,9-dione}。

丁螺环酮是第一个非苯二氮䓬类抗焦虑药，最初作为抗精神病药开发，但发现缺乏抗精神病疗效，有很强的抗焦虑活性。丁螺环酮对 5-HT$_{1A}$ 受体具有高亲和性，部分激动 5-HT$_{1A}$ 受体而产生抗焦虑作用，对大脑多巴胺 D$_2$ 受体也有活性。

丁螺环酮易首过代谢，生物利用度仅为 4%。丁螺环酮口服几乎可 100% 迅速吸收，但易代谢，半衰期只有 2～3h。吸收后在肝脏代谢（图 6-10），体内经氧化 N-脱烃基，生成的 1-(嘧啶-2-基)哌嗪仍具有一定的抗焦虑活性，嘧啶环上的氧化代谢 5-羟基丁螺环酮几乎没有活性。而代谢产物 6-羟基丁螺环酮，对 5-HT$_{1A}$ 受体的亲和力接近丁螺环酮，而且 6-羟基丁螺环酮的血药浓度高于丁螺环酮 40 倍，因此认为绝大部分疗效由 6-羟基丁螺环酮贡献。

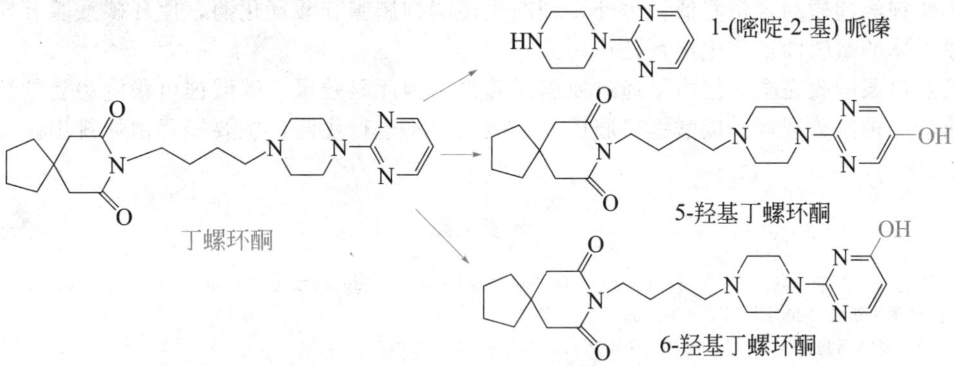

1-(嘧啶-2-基)哌嗪

丁螺环酮

5-羟基丁螺环酮

6-羟基丁螺环酮

图 6-10　丁螺环酮的代谢途径

丁螺环酮的优点是起效快、疗效好，没有镇静催眠作用，无中枢性肌肉松弛作用，不会引起嗜睡的副作用，特别适合于驾驶、高空作业等人员使用。目前未发现有依赖性，适用于长期维持治疗的患者。

二、抗躁狂药（Antimanic Drugs）

1. 躁狂症的发病机制

躁狂症是一种病态的情感活动过于高涨的神经失常，又称情感障碍，发病病因和发病机制有三个方面：第一，可能与遗传因素有关。第二，与心理因素有关。比如不良的生活事件、长时期高度紧张或环境应激事件等均可诱发情感障碍的发作。第三，与体内生物学因素有关。

体内中枢神经递质代谢异常，或者相应受体功能改变可以诱发躁狂。比如 5-HT 功能活动缺乏，去甲肾上腺素功能活动增强，多巴胺功能活动异常。另外作为中枢神经系统抑制性神经递质的 γ-氨基丁酸（GABA），也可能存在功能活动异常而引发躁狂症，因此作用于此神经递质的抗癫痫药也可以作为心境稳定剂，可有效治疗躁狂症和双相情感障碍。

2. 常用的抗躁狂药

目前专门的抗躁狂药，实际上只有碳酸锂。但根据上述作用机制，与神经递质有关的抗癫痫药可有效治疗躁狂症和双相障碍。如卡马西平和丙戊酸钠治疗躁狂症有比较确切的疗效。抗神经失常药氯丙嗪、氟奋乃静和丁酰苯类氟哌啶醇等均可治疗躁狂症，另外，氯硝西泮、氯氮平、利培酮或奥氮平也常与碳酸锂合用，2003 年 FDA 批准奥氮平与锂剂或丙戊酸盐合用于治疗双相情感障碍的急性躁狂发作。

<h3 style="text-align:center">碳酸锂（Lithium Carbonate）</h3>

Li_2CO_3

◆ 无色单斜晶体或白色粉末，无臭，无味；
◆ mp 720℃，$pK_a = 6.38$，10.25；
◆ 在水中微溶，在乙醇中几乎不溶，溶于稀酸。

化学名为碳酸锂（Lithium carbonate）。

碳酸锂作为治疗躁狂症的首选药已经得到肯定。碳酸锂对正常人的精神活动没有影响，但对躁狂症发作有特效。

碳酸锂发挥药理作用的是锂离子，其作用机制主要与神经递质有关。锂离子能抑制脑内神经突触部位的去甲肾上腺素释放，并促进其再摄取，使去甲肾上腺素的含量降低。另外，碳酸锂可以促进 5-HT 合成，通过增加其含量，使情绪稳定。此外，锂离子通过增加神经末梢对胆碱的重吸收，促进乙酰胆碱的生物合成，从而提高乙酰胆碱的功能，缓解躁狂症状。

还有一种机制认为，锂离子可以影响钾、钠离子的三磷酸腺苷活性，使神经元间细胞膜钠离子转换功能改善，从而使神经递质的含量降低。另外，锂离子还能抑制腺苷酸环化酶，使环磷酸腺苷含量降低，从而降低多巴胺受体的敏感性，产生抗躁狂作用。

碳酸锂虽然口服吸收完全，但由于通过血脑屏障慢，因此显效慢。碳酸锂可稳定患者的情绪，除用于躁狂症，还能治疗神经分裂症。碳酸锂口服后易于吸收，不进行代谢，主要经肾由尿排出。

选读文献

［1］ Taylor J B，Triggle D J. Theraperutic Areas Ⅰ：Cerntral Nervous System，Pain. //张礼和. Comprehensive Medicinal Chemistry Ⅱ（导读版）.北京：科学出版社，2007，（6）：1～193.

［2］ 白东鲁，陈凯先. 高等药物化学.北京：化学工业出版社，2011：644～670.

［3］ 乔颖，黄继忠. 艾司西酞普兰治疗抑郁症临床疗效研究进展.国际精神病学杂志，2008，35（3）：971～974.

［4］ Timmer J C，Ad Sitsen T M. Clinical pharmacokinetics of Mirtazapine. *Drug Dispos*，2000，38：461～474.

［5］ Williams D A. "Antidepressants"，In："Foye's Principles of Medicinal Chemistry". 6th edition. Ed by Foye W O，Lemke T L and Williams D A. Baitimor：Williams & Wikns，2008：547～600.

［6］ Booth R G. "Psychotherapeutic Drugs：Antipsychotic and Anxiolytic Agents"，In："Foye's Principles of Medicinal Chemistry". 6th edtion. Ed by Foye W O，Lemke T L and Williams D A. Baitimor：Williams & Wikns，2008：601～630.

［7］ 张道全，王健.氨磺必利治疗精神分裂症的研究进展. 中外医学研究，2019，17（33）：186～188.

［8］ Morphy R，Kay C，Rankovic Z. From magic bullets to designed multiple ligands. *Drug Discov Today*，2004，9：641～651.

［9］ Anighoro A，Bajorath J，Rastelli，G. Polypharmacology：challenges and opportunities in drug discovery. *J Med Chem*，2014，57：7874～7887.

（北京大学药学院　雷小平）

第七章

神经退行性疾病治疗药物

(Drugs for Neurodegeneration Diseas)

神经退行性疾病（Neurodegeneration Disease，ND）是一类原发性神经元退行性病变或凋亡引起的慢性进行性神经系统疾病，主要包括帕金森病、阿尔茨海默病、肌萎缩侧索硬化症等。随着年龄的增长，DNA 损伤的累积、蛋白质变性等其他疾病使神经退行性疾病变得更加常见。本章主要介绍抗帕金森病药（Anti-Parkinson's Disease Drugs）和抗阿尔茨海默病药物（Anti-Alzheimer's Disease Drugs）。

第一节　抗帕金森病药

（Anti -Parkinson's Disease Drugs）

一、抗帕金森病药物的作用机制（Action Mechanism of Anti-Parkinson's Disease Drugs）

帕金森病（Parkinson's Disease，PD）又称震颤麻痹（Paralysis Agitans），是一种多发生于老年人的慢性、进行性神经系统变性疾病。临床表现为经典的三联征：静止性震颤、肌肉强直和运动迟缓，并伴有知觉、识别和记忆障碍。1817 年，James Pakinson 首先描述该病，因而得名。神经药理学研究表明，其病变发生在锥体外系黑质纹状体多巴胺能神经通路上，PD 患者黑质致密区的多巴胺能神经元严重受损，神经细胞明显变性或减少，甚至完全消失。从而导致纹状体区域神经末梢多巴胺（Dopamine，DA）的明显不足。神经生化研究显示，在正常情况下，机体内抑制型神经递质多巴胺与兴奋型神经递质乙酰胆碱（Acetylcholine）之间保持平衡，在维持锥体外系功能上起着重要的作用。在帕金森病患者脑内，由于纹状体中的多巴胺合成减少，导致纹状体中的多巴胺含量显著下降，而乙酰胆碱含量不变，破坏了多巴胺与乙酰胆碱之间的平衡，导致肌张力亢进等的运动障碍。近年研究证实，患者脑内其他神经递质如去甲肾上腺素（Norepinephrine，NE）、5-羟色胺（5-HT）、γ-氨基丁酸（GABA）等也与 PD 有关。

多巴胺在体内生物合成和代谢的主要途径见图 7-1。首先由 L-酪氨酸（L-tyrosine）在酪氨酸羟化酶（Tyrosine Hydroxylase）作用下形成左旋多巴（Levodopa），后者经芳香族 L-氨基酸脱羧酶（Aromatic L-amino Acid Decarboxylase）转化为多巴胺。其体内代谢主要通过单胺氧化酶（Monoamine Oxidase，MAO）、多巴胺 β-羟基酶（Dopamine β-Hydroxylase，DBH）和儿茶酚-*O*-甲基转移酶（Catechol-*O*-

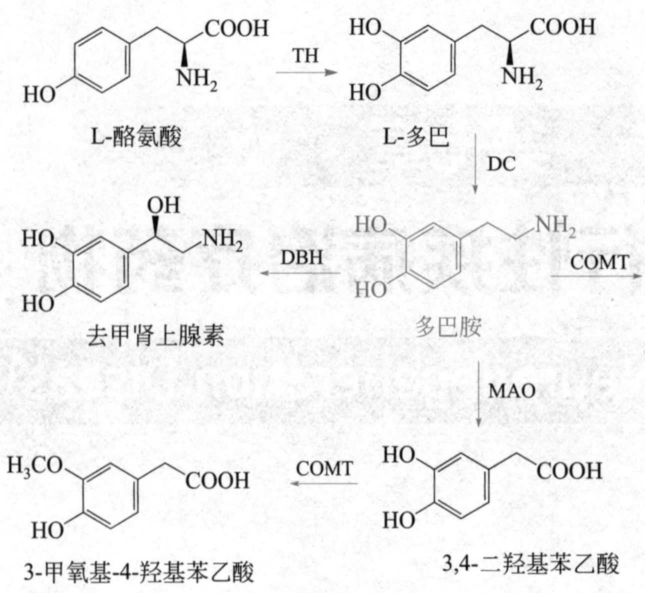

图 7-1　多巴胺在体内生物合成和代谢的主要途径

TH—酪氨酸羟化酶；DC—芳香L-氨基酸脱羧酶；DBH—多巴胺β-羟基化酶；COMT—儿茶酚胺-O-甲基转移酶；
MAO—单胺氧化酶；AD—醛脱氢酶

Methyltransferase，COMT）进行。

　　随着年龄的增长，帕金森病患者的多巴胺能神经元变性比脑部其他神经系统变化快。正常成人纹状体中的多巴胺水平每 10 年下降约 13%。若减少超过 60%～70% 时，则产生明显的帕金森病症状，因此帕金森病是一种开始较晚的进行性失调疾病。研究表明，能够引起中枢神经系统多巴胺-乙酰胆碱失衡的物理、化学因素可以诱发帕金森病。N-甲基-4-苯基-1，2，3，6-四氢吡啶（N-methyl-4-phenyl-1，2，3，6-tetrahydropyridine，MPTP）是一种潜在的和选择性的神经毒素，其静脉、吸入或皮肤小剂量接触后，都能导致帕金森病。MPTP 在体内通过 MAO-B 氧化生成 MPDP$^+$，然后进一步自动氧化为 MPP$^+$（图 7-2），目前认为 MPP$^+$ 是 MPTP 破坏多巴胺神经元的主要代谢物。一氧化碳、锰、二硫化碳等及脑炎、脑外伤亦可引起类似表现，称为帕金森综合征（Parkinsonism）。

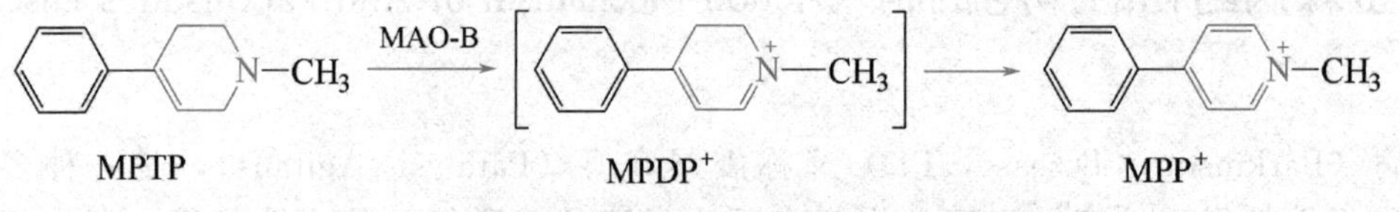

图 7-2　MPTP 在体内的代谢

　　目前没有能够有效减慢帕金森病神经退行性病变的治疗方法，因此，仍然是对症治疗，包括通过一种或者多种途径来补偿纹状体中多巴胺的缺失：①增加脑内多巴胺的合成；②刺激突触前多巴胺的释放；③直接激动多巴胺受体；④减少突触前多巴胺的再摄取；⑤减少多巴胺的分解。

　　临床应用的抗帕金森病药主要有作用于多巴胺能神经系统的药物、谷氨酸受体拮抗剂（NMDA Receptor Antagonists）、腺苷受体 A$_{2A}$ 抑制剂（Adenosine Receptor A$_{2A}$ Inhibitors）和辅助治疗药，其中包括抗胆碱药（Anticholinergics）、5-羟色胺激动剂（5-HT Agonists）和抗抑郁药（Antidepressants）。

二、作用于多巴胺能神经系统的药物（Agents on Dopaminergic Neural System）

1. 多巴胺受体激动剂（Dopamine Receptor Stimulants）

多巴胺能神经元释放出来的多巴胺，以及和 L-多巴在纹状体内经酶作用脱羧形成的多巴胺，必须与多巴胺受体（Dopamine Receptor，D）结合才能发挥生理作用。多巴胺受体可分为 D_1 和 D_2 两个家族，D_1 家族受体包括 D_1 和 D_5 2个亚型，主要位于突触后；D_2 受体家族包括 D_2、D_3 和 D_4 3个亚型，分别位于突触前和突触后。多巴胺受体激动剂能选择性地激动多巴胺受体，特别是选择性地激动 D_2 受体，从而发挥作用。该类药物有麦角生物碱类的溴隐亭（Bromocriptine）、α-二氢麦角隐亭（Dihydro-α-ergocryptine）等。非麦角生物碱类的阿扑吗啡（Apomorphine）、普拉克索（Pramipexole）、罗匹尼罗（Ropinirole）和他利克索（Talipexole）等。

溴隐亭是一半合成的麦角生物碱，对 D_1 受体有轻微拮抗作用，对 D_2 受体有激动作用。最早作为催乳激素抑制剂用于临床，是首先用于治疗帕金森病的多巴胺 D_2 受体激动剂。研究证明，溴隐亭与复方左旋多巴联合使用治疗早期震颤麻痹症，可取得良好疗效，也用于左旋多巴无效的病例。

α-二氢麦角隐亭为 D_1 受体激动剂，D_2 受体部分激动剂，相比其他麦角生物碱类药物副作用小，耐受性好，适用于轻、中度 PD 患者。

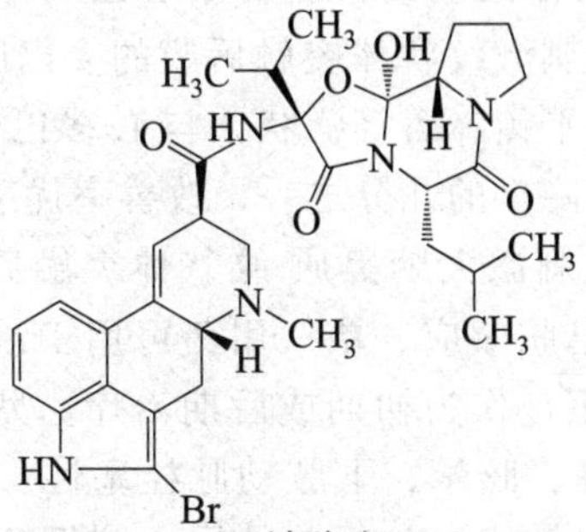

溴隐亭　　　　　　　　　　　　　α-二氢麦角隐亭

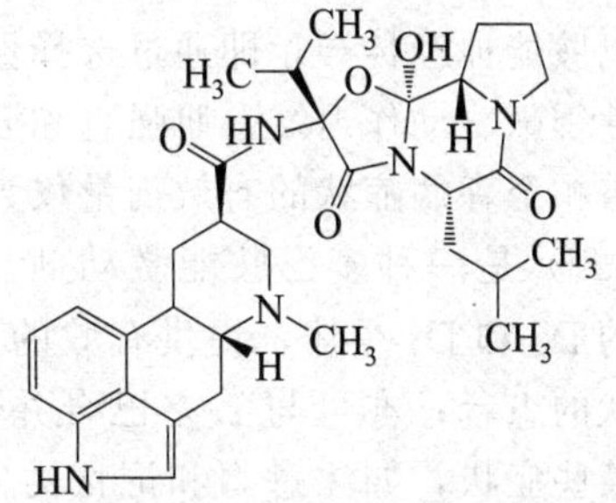

阿扑吗啡（Apomorphine）为吗啡的酸重排产物，原用作催吐药，脂溶性大，可透过血脑屏障，为强效的 D_1、D_2 激动剂，其抗帕金森病作用与 L-多巴相当。研究发现，在阿扑吗啡结构中包含有多巴胺结构，如图 7-3 所示，多巴胺有多种构象，包括构象 *trans-α* 和 *trans-β*，而且多巴胺是以 *trans-α* 旋转构型与受体结合。而阿扑吗啡结构的黑体部分相当于多巴胺的 *trans-α* 构象，从而解释了阿扑吗啡具有多巴胺受体激动作用的原因。

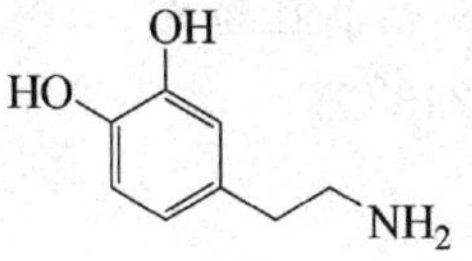

多巴胺　　　　　　　　　　　多巴胺　　　　　　　　　　　阿扑吗啡
(*trans-α*旋转异构体)　　　　　(*trans-β*旋转异构体)

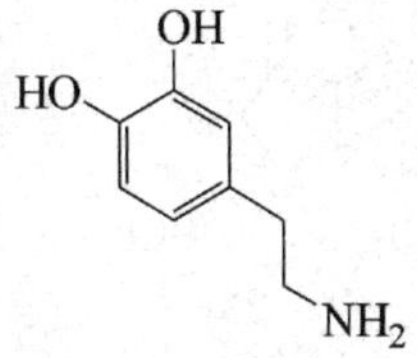

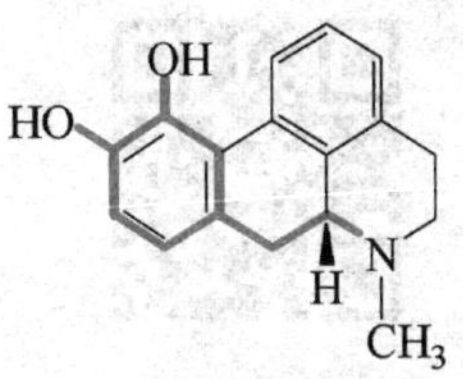

图 7-3　阿扑吗啡及多巴胺药效构象

罗匹尼罗（Ropinirole）为非麦角碱类多巴胺受体激动剂，选择性地激动多巴胺 D_2 和 D_3 受体，作用时间长，单用治疗早期患者，可解除症状并维持患者的自主性与活动力。与左旋多巴合用治疗晚期患者，有突然睡眠的副作用。

普拉克索（Pramipexole）对 D_2 受体的特异性较高并具有完全的内在活性，对 D_3 受体有优先亲和力，并可同时作用于突触前及突触后多巴胺 D_2 受体。单用可治疗未经 L-多巴治疗的早期患者，也可与 L-多巴联用治疗晚期患者，延迟晚期由 L-多巴引起的并发症的发生。最新研究表明，普拉克索具有神经保护作用，能通过减少细胞内多巴胺的含量来阻止谷氨酸对于多巴胺能神经元的毒性。普拉克索还适用于中度及重度原发性不宁腿综合征的症状治疗。

罗匹尼罗

普拉克索

他利克索

吡贝地尔

他利克索（Talipexole）是一种选择性多巴胺 D_2 受体激动剂，能抑制多巴胺神经末梢未受伤区域的多巴胺释放并减少多巴胺能神经传导，即通过选择性地刺激纹状体突触后膜的多巴胺 D_2 受体，有效改善帕金森病引起的静止性震颤、动作迟缓、肌强直和姿势平衡障碍等症状，与 L-多巴合用可产生协同作用。口服或非口服给药改善帕金森病症状的有效剂量仅为溴隐亭的几分之一，改善率优于溴隐亭。

吡贝地尔（Piribedil）是一种多巴胺能激动剂，可刺激大脑黑质-纹状体突触后的 D_2 受体及中脑皮质、中脑边缘叶通路的 D_2 和 D_3 受体，提供有效的多巴胺效应。单一用药可用于治疗帕金森病，特别适用于以震颤为主要症状的患者；亦可与 L-多巴合并使用，作为初期或后期治疗。另外，本品也能改善老年人智能缺陷所致的某些症状，如注意力和记忆力下降、眩晕、下肢动脉栓塞性疾病所致的间歇性跛行（2 期）的辅助治疗。可改善视网膜缺陷性发作患者的视敏度，并改善外周血液循环，对阻塞性或栓塞性眼底病有一定疗效。

在多巴胺受体激动剂类药物中，麦角生物碱类药物长期使用可引起严重副作用，现对其衍生物的研究已少见报道。非麦角生物碱类药物罗匹尼罗、普拉克索和他利克索等是 20 世纪 90 年代上市的药物，对多巴胺受体选择性强，耐受性好。

盐酸罗匹尼罗（Ropinirole Hydrochloride）

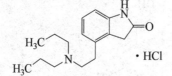

- 白色结晶或结晶性粉末；
- mp 241～243℃；
- 溶于水。

化学名为 4-[2-（二丙氨基）乙基]-1,3-二氢-2H-吲哚-2-酮盐酸盐{4-[2-(dipropylamino)ethyl]-1,3-di-hydro-2H-indol-2-one hydrochloride}。

本品是一种强效的选择性、非麦角碱类多巴胺 D_2 受体激动剂，用于治疗 PD。它作用于纹状体内突触后受体，补偿 DA 的不足，提高交感神经紧张性。动物实验表明，本品对 DA 有直接的中枢性激动活性，作用强度中等，但持续时间较短。

本品还可选择性地与多巴胺 D_3 受体结合，对 D_3 受体的激动作用可治疗记忆或性功能不良症和 PD。

本品口服后吸收迅速而完全，首过效应严重，生物利用度为 50%，血药浓度达到峰值时间约为 1.5h。本品主要通过 N-脱丙基化和氧化代谢失活，经由肾脏排出体外。严禁用于伴有严重肾或肝功能不全者及孕妇和哺乳期患者。

本品耐受性良好，大多数不良反应与它的外周 DA 能活性有关。

本品的合成是以异色满与苯甲酰氯和氯化锌反应，经 Sommelet 反应，硝基甲烷加成反应得 2-(2-苯甲酰氧基乙基)-β-硝基苯乙烯，在三氯化铁和乙酰氯存在下环合得吲哚酮。经水合肼和钯碳脱氯并水解得 4-(2-羟基乙基)-1,3-二氢-2H-吲哚-2-酮，再和对甲苯磺酰氯、二正丙胺反应得罗匹尼罗。

普拉克索合成路线图（反应流程图，略）

盐酸普拉克索（Pramipexole Dihydrochloride）

- 白色或类白色结晶性粉末；
- mp 288～290℃；
- 易溶于水，溶于甲醇，微溶于乙醇（96%），几乎不溶于二氯甲烷。

化学名为 (S)-N^6-丙基-4,5,6,7-四氢-1,3-苯并$[d]$噻唑-2,6-二胺二盐酸盐一水合物$[(S)$-N^6-propyl-4,5,6,7-tetrahydro-1,3-benzo$[d]$thiazole-2,6-diamine dihydrochloride monohydrate]。

普拉克索可高度选择性地作用于多巴胺 D_2 受体，单独使用治疗早期 PD，也可与多巴胺合用治疗晚期症状，还可有效地治疗原发性不宁腿综合征（Restless Leg Syndrome，RLS），而且对 DA 神经有保护作用。口服后，普拉克索迅速吸收，2h 内达到峰浓度，绝对生物利用度约为 90%。在老年人中消除半衰期为 12h，90% 的药物以原药形式经肾脏排泄。

本品的合成是以 4-乙酰氨基环己酮为原料，经与硫脲环合、水解、拆分、丙酰化和还原制得。

（普拉克索合成反应流程图，略）

2. 多巴胺替代物（Dopamine Replacers）

多巴胺作为内源性神经递质，对维护机体正常功能，影响帕金森病的发生、发展等方面有十分重要的作用，但由于多巴胺碱性较强 $[pK_a=10.6(NH_2)]$，在体内 pH 条件下以质子化形式存在，不能透过血脑屏障进入中枢，因此不能直接供药用。Cotzias 及其合作者首次报道口服大剂量消旋多巴可有效改进帕金森病患者的状况，其左旋体左旋多巴（Levodopa，左旋多巴）更为安全有效。如图 7-1 所示，左旋多巴是多巴胺的生物前体，由于碱性较弱 $[pK_a=8.72(NH_2)]$，能以分子形式透过血脑屏障而到达中枢，然后在芳香 L-氨基酸脱羧酶的作用下，生成多巴胺而发挥作用。

左旋多巴（Levodopa）

- 白色或类白色的结晶性粉末，无臭，无味；
- mp 276～278℃（分解）；
- 在水中微溶，在乙醇、氯仿或乙醚中不溶，在稀酸中易溶。

化学名为（S)-2-氨基-3-(3,4-二羟基苯基)丙酸〔(S)-2-amino-3-(3,4-dihydroxy phenyl)propanoic acid〕，别名 L-多巴（L-dopa）。

本品具有邻苯二酚（儿茶酚）结构，极易被空气中的氧氧化变色。水溶液久置后，可变黄、红紫直至黑色。高温、光、碱和重金属离子可加速其变化。本品注射液常加 L-半胱氨酸盐酸盐作抗氧剂。变黄则不能供药用。

左旋多巴在体内透过血脑屏障进入脑内，经代谢转化为多巴胺（图 7-1）发挥药效。口服后，95% 以上被外周组织的脱羧酶（DC）转化为多巴胺，后者不能通过血脑屏障，无治疗作用，同时，由于生成大量多巴胺，引起外周不良反应。口服给药只有不到 1% 的 L-多巴能进入中枢神经系统。临床应用时，需口服大剂量左旋多巴以克服在外周组织中代谢引起的损耗，因此，可与外周脱羧酶抑制剂如卡比多巴（Carbidopa）和苄丝肼（Benserazide）合用，使进入脑内的左旋多巴显著增加，减小外周不良反应。

卡比多巴   苄丝肼

维生素 B_6 是多巴脱羧酶的辅酶，如与左旋多巴同服，则会增加多巴脱羧酶的活性，从而造成外周多巴胺的增加，减少左旋多巴进入脑组织，减低药效而增加外周的不良反应。因此不能与左旋多巴合用。安定、吩噻嗪类药物、氟哌啶醇、利血平等均对左旋多巴有对抗作用，应慎用或不用。

大约 75% 的患者应用左旋多巴治疗有效，治疗初期，疗效更明显。其特点是轻症及较年轻的患者，肌肉强直及运动困难疗效较好；对重症年老体衰及肌肉震颤者疗效较差，奏效较慢，但疗效持久，且随用药时间延长而递增。左旋多巴对其他原因引起的帕金森综合征也有效，但对抗精神病药引起的锥体外系反应，则临床用量无效。

3. 影响多巴胺代谢的药物（Drugs Affecting Dopamine Metabolism）

由图 7-1 所示，多巴胺体内代谢主要通过单胺氧化酶-B（MAO-B）、儿茶酚-O-甲基转移酶（COMT）和多巴胺 β-羟基化酶进行。抑制这三种酶，能够降低脑内多巴胺的代谢，从而提高脑内多巴胺水平，对帕金森病具有治疗作用。

司来吉兰（Selegiline）为 N,α-二甲基-N-2-炔丙基苯乙胺的 R-异构体，为一种高度选择性的 MAO-B 非可逆抑制剂。可阻断多巴胺的代谢，抑制多巴胺的降解，也可抑制突触多巴胺的再摄取，从而延长多巴胺作用的时间。与左旋多巴合用，可增强左旋多巴的作用，并可减轻左旋多巴引起的运动障碍。

雷沙吉兰（Rasagiline）是第二代高选择性的 MAO-B 非可逆抑制剂，能阻滞多巴胺的分解。与司来吉兰相比，其抑制作用强 5～10 倍，被 FDA 批准单独使用作为早期 PD 的一线治疗用药，或与左旋多巴联用治疗中至重度 PD，对长期应用多巴制剂药效出现衰退的患者也有改善作用。与司来吉兰相比，雷沙吉兰的选择性是剂量依赖性的，不良反应较小。研究表明，它的主要代谢产物 (R)-1-氨基茚满具有神经保护作用，是目前临床上治疗 PD 的主要 MAO-B 抑制剂。

近年来，人们非常关注对 MAO-B 选择性更高的可逆性抑制剂研究。沙芬酰胺（Safinamide）是一种高度选择性和可逆的 MAO-B 抑制剂，对 MAO-B 的选择性抑制比 MAO-A 高 5000 倍，并且能够阻断电压依赖的钠、钙通道和抑制谷氨酸的释放，继而选择性、可逆性地抑制 MAO-B。临床显示沙芬酰胺可以提高帕金森病患者的运动和认知功能，防止患者出现运动障碍，且具有良好的耐受性，与左旋多巴或其他帕金森药物合用，用于特发性帕金森病中晚期治疗。

儿茶酚-O-甲基转移酶（COMT）抑制剂是根据内源性底物多巴胺设计，其芳环上的邻苯二酚和硝基的存在对活性十分重要。芳环上含硝基的邻苯二酚衍生物恩他卡朋（Entacapone）和托卡朋（Tolcapone）是近年上市的治疗帕金森病的药物。托卡朋能同时抑制外周和中枢的 COMT，从而减少机体对左旋多巴的代谢，提高进入脑的 L-多巴的量，增强其抗帕金森病疗效，常作为 L-多巴的辅助用药。奈比卡朋（Nebicapone）是托卡朋的类似物，与托卡朋相比，后者抑制活性强，毒性较小。

司来吉兰　　　　　　　　　雷沙吉兰　　　　　　　　　沙芬酰胺

恩他卡朋　　　　　　　　　托卡朋　　　　　　　　　　奈比卡朋

三、NMDA 受体拮抗剂（NMDA Receptor Antagonists）

谷氨酸受体亚型 N-甲基-D-天冬氨酸（N-methyl-D-aspartic acid，NMDA）受体拮抗剂，通过拮抗海马和大脑皮层中较多的兴奋性氨基酸受体——NMDA 受体，防止兴奋性毒素损害黑质-纹状体 DA 神经元，而起治疗 PD 的作用。金刚烷胺（Amantadine）能调节 NMDA 受体的敏感性。美金刚（Memantine）为非竞争性 NMDA 受体拮抗剂。

盐酸金刚烷胺　　　　　　　　　美金刚

盐酸金刚烷胺（Amantadine Hydrochloride）可通过调节 NMDA 受体的敏感性，减少兴奋性毒素损害黑质-纹状体 DA 神经元而发挥治疗 PD 的作用。分子中含有碱性伯胺，在生理条件下多以质子化形式存在，但其非极性笼式结构使得整个分子呈现较强脂溶性，并阻止了氧化酶对氨基的代谢，因而使较多药物能进入中枢而发挥作用。口服吸收快而完全，2～4h 血药浓度达峰值，半衰期（$t_{1/2}$）为 11～15h。口服后 90% 以上以原药经肾随尿排出，部分可被动重吸收，在酸性尿中排泄率增加，老年人肾清除率下降。临床上主要用于治疗帕金森病、帕金森综合征、药物诱发的锥体外系疾患，一氧化碳中毒后帕金森综合征及老年人合并有脑动脉硬化的帕金森综合征，也用于防治 A 型流感病毒所引起的呼吸道感染。

美金刚（Memantine）作用于大脑中的谷酰胺系统，具有中等亲和力的非竞争性 NMDA 受体拮抗剂。当谷氨酸以病理量释放时，美金刚可减少谷氨酸的神经毒性作用，当谷氨酸释放过少时，美金刚可以改善记忆过程所需谷氨酸的传递，临床研究表明美金刚可用于 PD，在精神病理学和行为测定方面中产生温和的有统计学意义的显著改善。此外，它还具有神经保护作用，用于治疗 PD 和 AD。但由于这些药物均属于非特异性 NMDA 受体拮抗剂，作用弱，而且选择性差，小剂量时即有较严重的不良反应，如拟精神病样症状，类似于氯胺酮的分离性麻醉作用。

四、腺苷 A$_{2A}$ 受体抑制剂（Adenosine A$_{2A}$ Receptor Inhibitors）

腺苷 A$_{2A}$ 受体是四个腺苷受体亚型之一，属 G 蛋白偶联受体，参与调控乙酰胆碱和 GABA 在纹状体的释放。腺苷 A$_{2A}$ 受体拮抗剂可抑制神经元纹状体中 GABA 的作用，补偿 PD 患者多巴胺 D$_1$ 受体 GABA 的释放，以及多巴胺 D$_2$ 受体神经元抑制引起的 DA 损失。因此，腺苷 A$_{2A}$ 受体被认为是近年发展的非多巴胺系统治疗 PD 的重要靶标。

伊曲茶碱（Istradefylline）是一个由黄嘌呤 8 位衍生化而得的高选择性腺苷 A$_{2A}$ 受体拮抗剂，于 2013

年在日本上市，是全球首个上市用于治疗 PD 的腺苷 A_{2A} 受体抑制剂。它通过阻断受体在纹状体及苍白球中的表达，改变神经元的活动，从而改善 PD 患者的运动机能，临床用于治疗 PD 和改善 PD 初期的运动障碍，耐受性和安全性良好。当与左旋多巴合用时，可增强左旋多巴的作用，并延长持续作用时间。

伊曲茶碱

虽然腺苷 A_{2A} 受体的三维晶体结构已经在 2012 年成功解析，进一步促进了以腺苷 A_{2A} 受体为靶标的化合物设计，但腺苷 A_{2A} 受体拮抗剂治疗 PD 的研究中还存在着一些盲点，进展缓慢，究其原因，可能是腺苷 A_{2A} 受体在中枢神经系统损伤中作用非常复杂，在不同的组织细胞类型，不同的损伤程度，以及不同的损伤阶段都可能会产生不同的效应。因此，如何尽可能利用腺苷 A_{2A} 受体拮抗剂的有利作用，减少其负面效应，从而将其应用于临床治疗中，需随着对腺苷 A_{2A} 受体拮抗剂的基础和临床研究的深入逐步得到解决。

五、作用于其他靶标的药物（Agents on Other Targets）

1. 抗胆碱药（Anticholinergic Drugs）

多巴胺、乙酰胆碱（ACh）等神经递质失衡学说认为：多巴胺为纹状体内的抑制性递质，乙酰胆碱为兴奋性递质，正常时两者处于动态平衡状态。帕金森综合征患者黑质的多巴胺神经元变性、脱落及黑质-纹状体系统神经通路的神经纤维变性，导致多巴胺显著减少，而乙酰胆碱含量却无明显变化，多巴胺的抑制作用降低，乙酰胆碱的兴奋作用相对增强，两者动态平衡受到破坏，从而出现帕金森症状。

抗胆碱药的作用机制是抑制纹状体内毒蕈碱能神经的活性和输出，使纹状体内多巴胺与乙酰胆碱的消长趋向功能平衡。该类药物对改善肌张力优于震颤和运动障碍，能减轻帕金森病患者的强直和震颤症状，对于有震颤和流涎的患者较为适用，尤适宜 PD 早期，可单用或加服金刚烷胺。

一个多世纪以来，具有中枢抗胆碱能作用的药物为帕金森病药物治疗的主要途径之一，但自从使用左旋多巴和卡比多巴以来，该类药物逐渐成为抗帕金森病的二线药物。常用的抗胆碱药阿托品、东莨菪碱虽具抗震颤麻痹作用，但因其外周抗胆碱作用引起的副作用大，因而合成了中枢性抗胆碱药物以供药用，常用的有盐酸苯海索（Benzhexol Hydrochloride）、丙环定（Procyclidine）、比哌立登（Biperiden）、苯扎托品（Benzatropine）。

氨基醇类衍生物盐酸苯海索和比哌立登属早期开发的 M 受体拮抗剂，具有中枢抗胆碱和抗帕金森作用，选择性阻断纹状体的胆碱能神经通路，而对外周作用相对较少，也可以用于药物引起的锥体外系疾患。这部分内容参见第十章抗胆碱药。

盐酸苯海索　　　　　　　　丙环定

比哌立登　　　　　　　苯扎托品

抗胆碱药常与左旋多巴合用,利用该类药物能抑制纹状体对多巴胺的重吸收和贮存,用于治疗难以控制的震颤,另外,还用于较年轻的震颤型患者的初始治疗。抗胆碱药应谨慎使用,尤其是老年患者和具有识别障碍的患者,因为其具有显著的神经精神毒性包括记忆力减退、思维混乱和幻觉等和所产生的不需要的抗胆碱能作用。

2. 抗抑郁药(Antidepressant)

随着 PD 病情的进展,去甲肾上腺素能和 5-羟色胺能神经元及其通路受到影响,单胺类神经递质含量下降,从而导致抑郁,同时,随病情进展及运动障碍的逐渐加重,患者日常生活能力下降,影响了患者的情绪,因躯体疾病而产生的心理反应,在 PD 患者抑郁的发生中也起一定作用。帕金森病也常有自主神经功能症状和情绪障碍,其中帕金森病患者伴发的抑郁症状的发生率国内外报道达 40%~70%。抑郁症经常伴随 PD,如果患者要从抗 PD 药物中充分获益,抗抑郁症治疗有着积极的意义。

某些抗抑郁药也具有抗帕金森病作用。三环类抗抑郁药阿米替林(Amitriptyline)用于治疗精神抑郁的帕金森病患者有效,其治疗效果与抗胆碱作用有关,也有可能与其抑制儿茶酚胺的再摄取有关。单胺氧化酶-A 抑制剂苯乙肼(Phenelzine)、反苯环丙胺(Tranylcypromine)和异卡波肼(Isocarboxazid)等都具有抗帕金森病作用,但毒性较大限制了它们的应用。

| 阿米替林 | 苯乙肼 | 反苯环丙胺 | 异卡波肼 |

目前,PD 治疗仍以对症治疗为主,主要包括改善症状、阻止疾病进一步发展和神经修复治疗的药物,并无可以彻底治愈或者逆转病程的药物或其他治疗方法。近年来,一些新作用机制的药物,如腺苷 A_{2A} 受体拮抗剂、α_2 肾上腺素受体拮抗剂等,都具有单个或合并用药治疗的潜能。虽然抗 PD 药物大部分都是改善症状的药物,但无疑对患者的生活质量都有所提高和改善。随着基因组学和蛋白质组学的发展,抗 PD 药物潜在靶标的发现,以及 PD 新的动物模型的出现,治疗 PD 的新药将不断涌现。

第二节 抗阿尔茨海默病药物
(Anti-Alzheimer's Disease Drugs)

老年痴呆症是一种由器质性脑损伤导致的智能障碍,表现为记忆力、判断力、抽象思维能力的丧失。老年痴呆症主要分为阿尔茨海默型痴呆、脑血管性老年痴呆及二者并存的混合型痴呆。阿尔茨海默病(Alzheimer's Disease,AD)是老年痴呆的最常见形式,由德国神经病理学家 Alois Alzheimer 于 1906 年首先发现的一种慢性进行性的神经退行性疾病,约占老年痴呆症的 50%~70%。其临床特点是隐袭起病,逐渐出现记忆力减退、认知功能障碍、行为异常和社交障碍。通常病情呈进行性加重,逐渐丧失独立生活能力,发病后 5~10 年因并发症而死亡。近年来,AD 的发病率逐年攀升,在 65 岁以上人群中,约有 5% 的人罹患此病,85 岁以上老年人患病率高达 47%~50%。全世界目前已有 3000 万的 AD 患者,预测至 2040 年,约有超过 8000 万的患者。AD 已经成为继心脏病、癌症、中风之后的老年人第四大杀手,严重危害着人类健康,并带来了大量的社会问题如经济负担、生活照料、医疗保健等。因此,AD 治疗药物的开发和研究是当前国际医药领域的热点和前沿领域。

阿尔茨海默病的在病理方面具有两大显著特征：一是在大脑皮层和海马区神经细胞外出现 β-淀粉样蛋白（β-amyloid，Aβ）聚集形成的老年斑（Senile Plaque，SP）；二是脑神经细胞内 Tau 蛋白异常聚集形成的神经元纤维缠结（Neurofibrillary Tangle，NFT）。另外，神经元突触功能异常，锥体神经细胞丢失，乙酰胆碱（Acetylcholine，Ach）等神经递质的大量降解，皮质动脉和小动脉的血管淀粉样变性也是较为常见的病理改变。

阿尔茨海默病的病因及其发病机制尚不明确，目前普遍认为，阿尔兹海默病与遗传、衰老、免疫功能异常、性激素水平、环境等诸多因素相关。多种病因假说被提出，包括胆碱能假说、Aβ 异常沉积假说、Tau 蛋白假说、自由基损伤假说、钙稳态失调假说、谷氨酸兴奋毒性假说和基因突变假说等，其中以胆碱能假说、Aβ 异常沉积假说和 Tau 蛋白假说影响力最大。

胆碱能假说是较早公认的 AD 学说。乙酰胆碱（ACh）是脑组织中重要的神经递质，各种原因引起的胆碱能神经元损伤以及与此相关的皮层及海马等部位的胆碱能神经传递受损，可使乙酰胆碱的生物合成、释放、转运和摄取减少，学习和记忆力衰退，被认为是老年痴呆症的重要病因。

Aβ 异常沉积假说认为：Aβ 的形成和沉积是 AD 病理的始发因素和中心环节，是多种因素导致 AD 发生发展的共同通路。Aβ 由淀粉样前体蛋白（Amyloid Precursor Protein，APP）水解产生，APP 在体内有两条不同的水解途径：①被 α 分泌酶水解，生成可溶性片段；②极少部分的 APP 在胞质溶酶体经 β 和 γ 分泌酶切割水解得到 Aβ 碎片。正常情况下，Aβ 的产生和降解是平衡的，当 APP 基因突变或过表达时可引起 Aβ 的异常沉积，导致神经元细胞膜破坏，细胞通透性增加，大量 Ca^{2+} 涌入细胞内，依次激活钙依赖性激酶、蛋白酶、脂肪酶、细胞内自由基生成，从而造成细胞损伤乃至死亡。

Tau 蛋白假说：Tau 蛋白是一种微管相关蛋白，通过与微管结合，维持细胞骨架的稳定性。AD 患者脑内 Tau 蛋白异常过度磷酸化，过度磷酸化的 Tau 蛋白聚集成双股螺旋细丝，形成神经元纤维缠结的主要成分，产生神经毒性。另一方面，由于正常的 Tau 蛋白减少，导致微管溃变，使轴浆运输中止或紊乱，导致轴突变性，神经元死亡。但是目前尚不能确定 Tau 蛋白磷酸化是 AD 病理改变的始发环节，还是继发于 Aβ 异常。

根据阿尔茨海默病发病机制假说，人们尝试从不同角度进行 AD 治疗药物的研发和临床应用，主要包括：胆碱能系统改善药物、抑制 Aβ 生成药物、防止 Aβ 聚集药物、抗氧化剂以及自由基清除剂、阻止钙失调药物、兴奋性氨基酸抑制剂、神经营养、生长因子和免疫治疗等。虽然在研药物众多，但是大部分距离实际应用仍有较大距离。目前用于阿尔茨海默病的上市药物共有 6 种，分别为：乙酰胆碱酯酶（AChE）抑制剂他克林（Tacrine）、多奈哌齐（Donepezil）、加兰他敏（Galanthamine）、卡巴拉汀（Rivastigmine）、石杉碱甲（Huperzine A）和 NMDA 受体拮抗剂美金刚（Memantine）。

一、胆碱能系统改善药物（Drugs of Improving Cholinergic System）

乙酰胆碱是中枢胆碱能系统中重要的神经递质之一（图 7-4），其主要功能是维持意识的清醒，在学习记忆中起重要作用。因此，胆碱能神经元的损伤，脑内乙酰胆碱的生物合成、释放、转运、摄取减少，是造成 AD 患者学习和记忆力衰退的重要病因。维持中枢神经系统胆碱能神经功能，增加脑内 ACh 的含量，或激活乙酰胆碱受体，都有利于阻止或延缓 AD 患者认知功能的减退。目前主要有乙酰胆碱酯酶抑制剂和 M_1 受体激动剂。

1. 乙酰胆碱酯酶抑制剂（Acetylcholinesterase Inhibitors）

乙酰胆碱酯酶（Acetylcholinesterase，AChE）的最主要作用是水解神经递质乙酰胆碱从而终止相关神经冲动的传递，抑制该酶，可使突触间隙乙酰胆碱的作用时间延长，从而增强中枢乙酰胆碱能神经的功能，提高 AD 患者的认知能力和日常行为能力。乙酰胆碱酯酶抑制剂（Acetylcholinesterase Inhibitors，AChEI）是目前临床上用于治疗 AD 的主要药物，其疗效明确、应用广泛。

石杉碱甲（Huperzine A）是我国科学家于 1986 年首次从石杉科植物千层塔的酚性部分中分离的一种倍半萜生物碱。石杉碱甲是一种具有刚性三环骨架的手性分子，其右旋异构体能有效抑制乙酰胆碱酯酶的

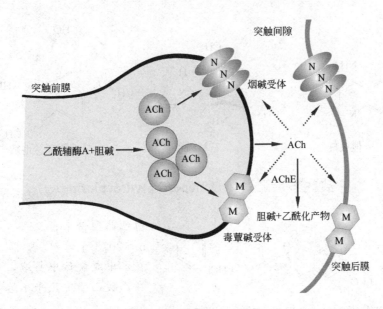

图 7-4 乙酰胆碱作用示意图

活性，左旋异构体没有实质性抑制作用。

药理研究表明，石杉碱甲是一种高效、可逆、高选择性的 AChE 抑制剂，其作用特点与新斯的明相似，但作用维持时间比后者更长。还有良好的神经保护作用，其神经保护作用对 AD 治疗和对抗神经毒性物质的损害起到重要作用。石杉碱甲易通过血脑屏障进入中枢，兼具有中枢及外周治疗作用；有明显促进学习、记忆过程或明显改善记忆障碍的作用。我国于 1996 年批准其上市用于治疗 AD 病。

原先用于治疗重症肌无力的药物加兰他敏（Galanthamine）具有乙酰胆碱酯酶抑制和烟碱受体激动双重作用，并在突触前调节谷氨酸、羟色胺和去甲肾上腺素的释放，对患者的日常学习和活动有明显改善。

加兰他敏又称雪花莲胺碱，是源于石蒜属植物的一种菲啶类生物碱的可逆性胆碱酯酶竞争性抑制剂。20 世纪 60 年代，加兰他敏主要用于脊髓灰质炎（小儿麻痹症）后遗症、肌肉萎缩、术后肠肌麻痹、尿潴留及重症肌无力等症的治疗。20 世纪 90 年代，人们研究发现，加兰他敏能够可逆且特异地结合乙酰胆碱酯酶（AChE）上的活性部位，抑制该酶的活性，导致突触间隙中乙酰胆碱含量增加，从而提高了胆碱能神经的功能传递，提高 AD 患者脑内的胆碱能，改善患者的认知能力和生活自理能力等。加兰他敏的临床应用也由此从以前的治疗肌肉萎缩和肌无力转向了治疗 AD。最新研究表明，加兰他敏具有多重作用机制：它是一种较弱的胆碱酯酶抑制剂，能增加神经肌肉突触间隙内乙酰胆碱的浓度；还具有烟碱样乙酰胆碱受体的变构调节作用，在突触前调节谷氨酸、羟色胺和去甲肾上腺素的释放。加兰他敏易透过血脑屏障，对阿尔茨海默型老年痴呆有肯定的疗效。可改善学习能力、记忆和认知功能，不良反应较少，临床上常用其氢溴酸盐。

他克林（Tacrine），其化学名为 1,2,3,4-四氢-9-氨基吖啶，是第一个用于治疗 AD 患者的乙酰胆碱酯酶抑制剂。他克林可分别与乙酰胆碱酯酶的中心位点和外周部位结合而抑制该酶，从而减缓中枢乙酰胆碱的降解，提高大脑皮质的乙酰胆碱浓度而发挥作用。对 25%～40% 患者的记忆、思维和其他认知功能，以及某些继发精神症状有改善作用，还能明显推迟患者进入医院护理的时间，用于轻度至中度痴呆 AD 患者的治疗。但肝脏毒性较大，服用剂量高、次数多等缺点而限制了它的临床应用。

多奈哌齐（Donepezil）为选择性乙酰胆碱酯酶抑制剂，作用时间长，毒性小，口服剂量低，在临床上广泛应用。

卡巴拉汀（Rivastigmine）对乙酰和丁酰胆碱酯酶具双重抑制作用，已成为 AD 治疗的主要药物之一。

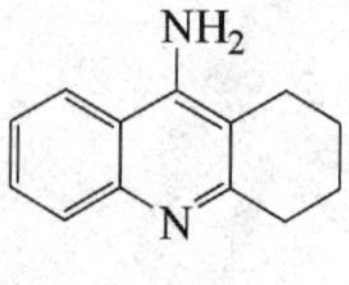

他克林 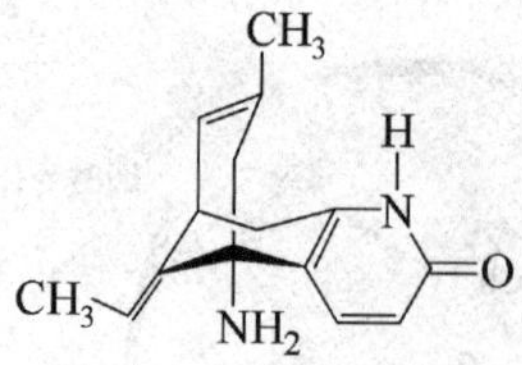　　　　　　　石杉碱甲 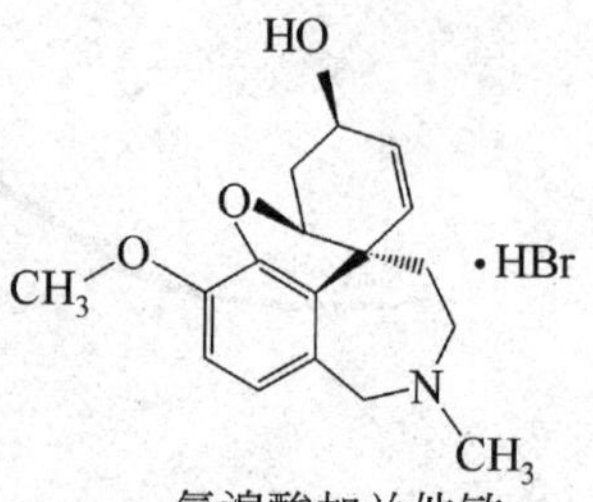　　　　　　氢溴酸加兰他敏

盐酸多奈哌齐 （Donepezil Hydrochloride）

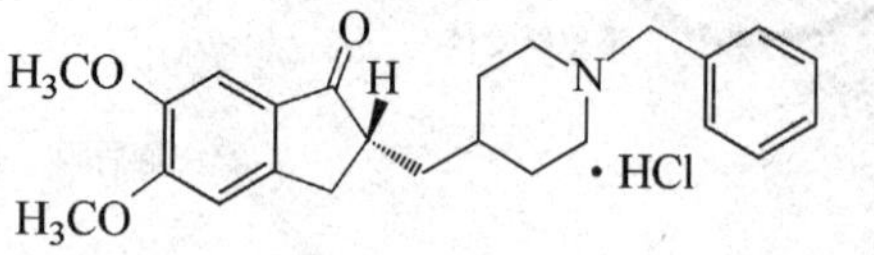

- 白色晶型粉末；
- mp 207℃；
- 在水中或氯仿中易溶，在乙醇中微溶，在乙酸乙酯中几乎不溶。

化学名为 2-[(1-苄基哌啶-4-基)甲基]-5,6-二甲氧基-2,3-二氢-1H-茚-1-酮盐酸盐 [2-((1-benzylpiperi-din-4-yl)methyl)-5,6-dimethoxy-2,3-dihydro-1H-inden-1-one hydrochloride]。

盐酸多奈哌齐是苄基哌啶类衍生物，为高选择性、可逆的乙酰胆碱酯酶抑制剂，抑制乙酰胆碱酯酶活性的强度是抑制丁酰胆碱酯酶的 570 倍，具有很高的选择性，口服 1~10mg/kg 可对脑内胆碱酯酶产生抑制作用，且呈剂量-效应关系，而对消化道和心脏胆碱酯酶没有显著的抑制作用，明显优于他克林和毒扁豆碱。

本品对轻至中度 AD 的治疗显示，在为期超过 24 周的治疗中，有 60%~80% 的患者认知和脑功能得到改善。持续治疗 2 年以上，治疗的 AD 患者精神量表评分持续高于未治疗者。与他克林相比，没有肝毒性，而且不良反应也较少。

盐酸多奈哌齐口服吸收良好，血浆蛋白结合率高于 90%，半衰期为 70~80h。主要由肝脏代谢，主要代谢产物为 6-O-和 5-O-脱甲基衍生物及其葡萄糖醛酸结合物，以及 N-去苯甲基衍生物和 N-氧化物。其中 6-O-脱甲基衍生物在体外的抗胆碱酯酶活性与多奈哌齐相当，其血浆浓度为多奈哌齐的 20%。

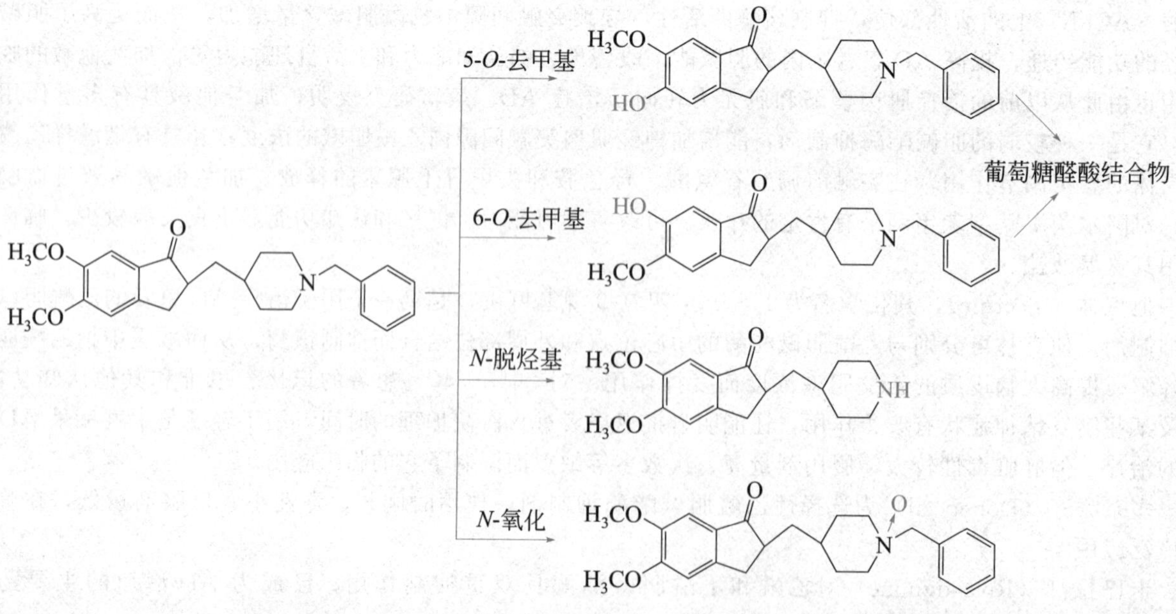

5-O-去甲基

6-O-去甲基

葡萄糖醛酸结合物

N-脱烃基

N-氧化

关于盐酸多奈哌齐的化学合成有多种方法报道，最重要的方法有两种。

方法一：5,6-二甲氧基-2,3-二氢-茚酮与1-苄基哌啶-4-甲醛在甲醇钠作用下发生缩合反应，然后经Pd/C催化氢化以及与盐酸成盐得到盐酸多奈哌齐。

方法二：5,6-二甲氧基-2,3-二氢-茚酮与4-哌啶甲醛在对甲苯磺酸作用下发生缩合反应，得到不饱和酮，然后在Pd/C催化下高压氢化，一步还原双键和吡啶环，得到哌啶衍生物，最后与苄基溴反应，并与盐酸成盐制得盐酸多奈哌齐。

重酒石酸卡巴拉汀（Rivastigmine Hydrogen Tartrate）

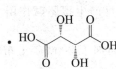

- 白色晶型粉末；
- 从乙醇结晶，mp123～125℃；
- 可溶于水。

化学名为 (S)-3[1-(二甲胺基)乙基]苯基 N-乙基-N-甲基氨基甲酸酯酒石酸盐[(S)-3-[1-(dimethylamino)ethyl]phenyl N-ethyl-N-methylcarbamate tartrate]，又名酒石酸利斯的明。

重酒石酸卡巴拉汀是氨基甲酸酯类化合物，它的结构与乙酰胆碱（ACh）类似，AChE丝氨酸残基上的羟基容易亲核进攻氨基甲酸酯部分，生成氨基甲酰化的AChE，它的水解速率比乙酰化的AChE慢得多，半衰期是后者的上千万倍，呈不可逆抑制作用。重酒石酸卡巴拉汀具有良好的中枢选择性，尤其在皮层及海马区显示出高活性（阿尔茨海默病的病理部位）。与多奈哌齐不同，不仅抑制脑内乙酰胆碱酯酶的活性，并且对脑内丁酰胆碱酯酶也显出高的抑制活性，而对纹状体和心脏中的丁酰胆碱酯酶抑制力很小。对轻、中度早老性痴呆症患者耐受性较好。

重酒石酸卡巴拉汀口服吸收迅速而完全，约1h达到血浆峰浓度，与血浆蛋白结合力较弱（约40%），易通过血脑屏障。重酒石酸卡巴拉汀主要通过胆碱酯酶介导的水解作用而迅速、广泛地被代谢（血浆半衰期约1h），其代谢产物主要通过肾脏排泄。

化学合成方法主要有两种。

方法一：3-(1-二甲胺基乙基)苯酚和甲乙氨基甲酰氯在碱性试剂的作用下发生酰化反应，得到的产物经二对甲基苯甲酰-D-酒石酸（D-DTTA）拆分得卡巴拉汀。

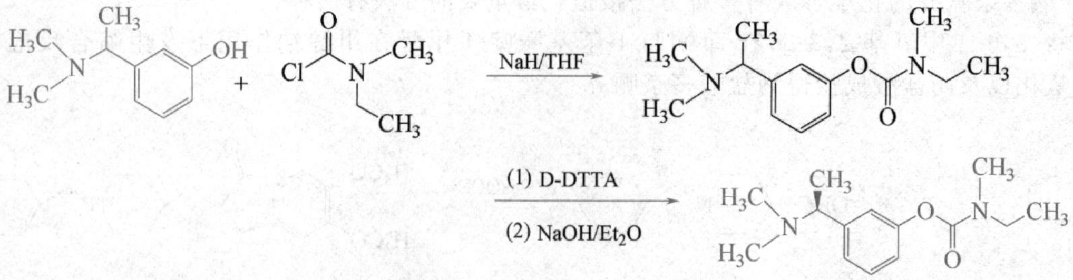

方法二：1-(3-甲氧基苯基)乙胺用 S-扁桃酸拆分得到的 S-异构体，在甲醛、甲酸中进行 Eschweiler-Clark 反应，得到（S)-[1-(3-甲氧基苯基)乙基]二甲胺，经 47% 氢溴酸脱甲基得到酚衍生物，然后以无水 K_2CO_3 为碱，在相转移催化剂溴化四丁铵（TBAB）存在下与甲乙氨基甲酰氯酰化得到目标物。

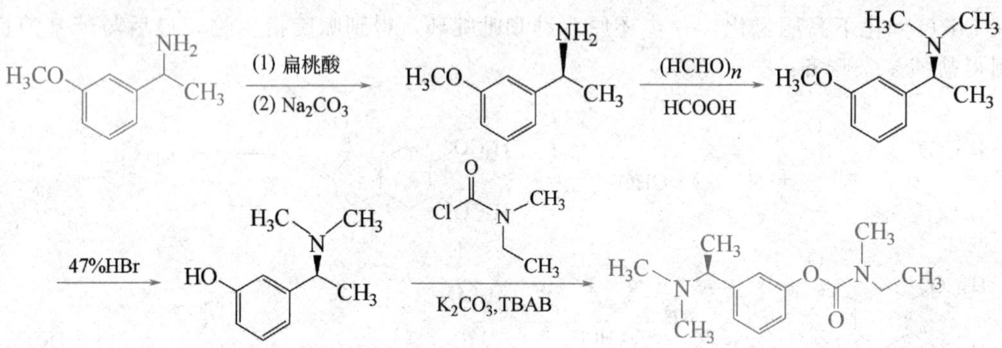

2. 胆碱受体激动剂（Cholinoceptor Agonists）

乙酰胆碱酯酶抑制剂的疗效依赖于胆碱能神经元的完整程度，但 AD 患者胆碱能神经元受到损害，且随着病程进展，能释放 ACh 的神经元越来越少，胆碱酯酶抑制剂的疗效也就逐步降低。而整个病程中，突触后膜毒蕈碱受体（Muscarinic Acetylcholine Receptors，mAChRs，M 受体）大部分完好，因此用毒蕈碱受体激动剂直接刺激突触后毒蕈碱受体，可能绕过胆碱能系统受损的突触前部分，使胆碱能系统的功能得到部分恢复。毒蕈碱受体是一种 G 蛋白偶联受体，可分为五个亚型（$M_1 \sim M_5$），在中枢神经系统占优势的是 M_1 亚型，位于突触后膜，激动 M_1 受体可产生拟胆碱作用。此外，M_1 受体激动剂可减少蛋白质的磷酸化，动物实验表明可提高认知和记忆力。

西维美林（Cevimeline）作为 M_1/M_3 受体激动剂于 2000 年上市，起初用于 AD 的治疗，后被终止，转用于口腔干燥综合征的临床治疗。

占诺美林（Xanomeline）是第一个进入临床研究的噻二唑类衍生物，该化合物对 M_1 受体具有高亲和力，在体内可刺激脑内磷脂酰肌醇水解，适度增加脑内 ACh 水平。由于缺乏 M 受体选择性、较差的生物利用度和有效性、同时对胃肠道有副作用，临床试验失败。

目前仅有沙可美林（Sabcomeline）作为 M_1 受体激动剂已完成 Ⅲ 期临床试验。

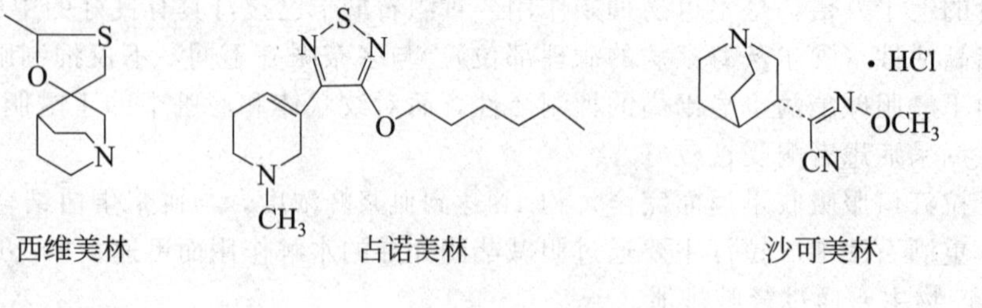

西维美林　　　　　　　占诺美林　　　　　　　沙可美林

二、β-、γ-分泌酶抑制剂（β-，γ-Secretase Inhibitors）

根据 Aβ 学说，Aβ 的形成和沉积是 AD 病理的始发因素和中心环节，Aβ 是多种因素导致 AD 发生发展的共同通路。Aβ 由淀粉样前体蛋白 APP 水解产生，体内 APP 水解的两条途径分别为：①被 α-分泌酶水解，产生可溶性的 APP 片段 α-APPs 和 C83 肽（α-CTF），后者进而被 γ-分泌酶切割为 p3 肽链，这是 APP 在生命体中的主要代谢途径；②极少部分的 APP 在胞质溶酶体经 β-分泌酶将 APP 催化水解为可溶性的 APP 片段 β-APPs 和 C99 肽（β-CTF），后者被 γ-分泌酶切割为 Aβ40 和 Aβ42。根据 APP 被蛋白酶水解的途径，发现能激动 α-分泌酶或抑制 β- 和 γ-分泌酶水解 APP 活性的化合物是减少或阻断 Aβ 生成并进而发展为 AD 治疗药物的有效途径（图 7-5）。

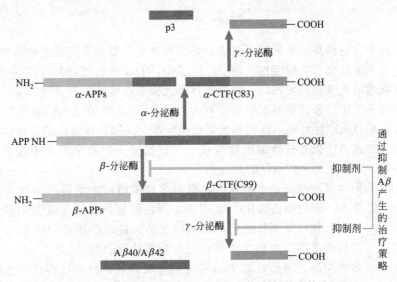

图 7-5 分泌酶的作用示意图及其抑制剂治疗策略

1. β-分泌酶抑制剂（β-Secretase Inhibitors）

β-分泌酶是 1999 年发现的含有 501 个氨基酸残基的跨膜天冬氨酸蛋白酶，被证实是 Aβ 生成过程中起决定作用的限速酶之一。β-分泌酶有两种亚型，分别为 BACE 1（β-site APP Cleaving Enzyme 1）和 BACE 2（β-site APP Cleaving Enzyme 2），根据其组织分布和功能，在脑内水解 APP 的 β-分泌酶主要为 BACE 1。研究表明，在大多数 AD 患者脑内的 BACE 1 含量升高或活性增强，而且该现象与 Aβ 的聚集直接相关。这为 β-分泌酶抑制剂用于 AD 治疗提供了实验依据。虽然 β-分泌酶抑制剂的研究起步较晚，但是由于其具有良好的选择性，不易产生毒副作用，目前已经为 AD 治疗药物研究十分活跃的领域。

近年来，有多类小分子抑制剂先导结构被报道，主要包括 1,3,5-三取代芳香类、芳香脒类、氨基杂环类、苯基哌嗪类等，其中很多化合物表现出良好的活性。然而多个减少脑内 Aβ 药物Ⅱ、Ⅲ期临床试验失败对该假说带来了极大冲击。

1,3,5-三取代芳香类　　　　　　　氨基杂环类

2. γ-分泌酶抑制剂（γ-Secretase Inhibitors）

γ-分泌酶是一种天冬氨酰蛋白酶，其负责 Aβ 产生的最后一步裂解，对调节 Aβ40 与 Aβ42 的比例起着关键作用。早期模拟 γ-分泌酶发现了一系列拟肽化合物抑制剂，如肽醛类、双氟酮拟肽类等，进一步发展到内酰胺类、羟乙基类、芳香磺胺类、芳香砜类衍生物等。目前 γ-分泌酶的抑制剂均在临床研究

阶段。

由于 γ-分泌酶复合物的组成部分不仅参与 APP 的水解，而且也是 Notch 代谢过程的关键因素，使用 γ-分泌酶抑制剂治疗 AD 会干扰 Notch 信号系统可影响到造血功能和胸腺细胞的成长，从而产生一些副作用，可能会限制该类药物的进一步发展。

三、Tau 蛋白抑制剂（Tau Protein Inhibitors）

Tau 蛋白是神经元中含量最高的微管相关蛋白，是维系神经元骨架系统稳定的重要分子，其经典生物学功能是促进微管组装和维持微管的稳定性。在 AD 患者中，Tau 蛋白被异常过度磷酸化，并以配对螺旋丝结构形成神经元纤维缠结在细胞内聚积，从而造成神经元突触连接的丢失。研究表明，AD 患者脑内神经元纤维缠结的数量与其临床痴呆程度呈正相关；异常 Tau/缠结从内嗅皮质向海马和大脑皮层传播发展与患者临床表现吻合，是目前国际评估 AD 病程进展的金标准。β-淀粉样蛋白的毒性作用需要 Tau 蛋白介导。因此，Tau 蛋白异常在 AD 患者神经细胞变性和学习记忆障碍的发生发展中起重要作用。抑制 Tau 蛋白聚集和过度磷酸化，可能成为治疗 AD 的另一途径。

目前以 Tau 蛋白作为阿尔茨海默病治疗靶标已经提出多种策略：主要包括抑制 Tau 蛋白聚集，抑制 Tau 蛋白过度磷酸化、促进 Tau 蛋白脱磷酸化，加速 Tau 蛋白解聚，增加 Tau 蛋白的清除等。根据作用方式的特点可以分为 Tau 蛋白直接抑制剂和间接抑制剂两大类，目前在研发中的 Tau 蛋白直接抑制剂根据其作用机制主要是 Tau 蛋白聚集抑制剂及 Tau 蛋白过度磷酸化抑制剂。

研究证明，抑制 Tau 聚集可阻止可溶性的 Tau 转变成寡聚体和纤维丝过程中产生的毒性，同时还能增加单体 Tau 的含量以稳定微管。虽然经过多年的不懈努力，已成功构建了 Tau 蛋白聚集的体外实验平台，并利用高通量筛选等方法对大量小分子进行筛选，得到了一些抑制效果很好的小分子抑制剂，然而多数小分子能否在体内实验中发挥作用还需要进一步的研究。

亚甲基蓝（Methylthioninium Chloride）是一种常用的染料，具有抗自由基的活性，并能直接抑制 Tau 的聚合，且易通过血脑屏障，构效关系研究表明，不带电荷的吩噻嗪平面共轭的结构对于 Tau 聚集的抑制能力非常重要。在动物实验中，单独或与乙酰胆碱酯酶抑制剂卡巴拉汀合用可扭转记忆力缺失和学习能力损伤。尽管在 II 期临床试验中亚甲基蓝可减缓轻中度 AD 患者疾病进展并具预防作用，但提高其剂量后却几乎没有疗效。

另一方面，正常的 Tau 蛋白在个别残基上有磷酸化修饰，而过度磷酸化能导致 Tau 功能的丧失。近年来的研究表明，Tau 蛋白除被磷酸化修饰外，也被 O-连接的 N-乙酰葡萄糖胺糖基化修饰，且 Tau 蛋白的糖基化修饰可以影响其磷酸化水平，二者存在一个动态平衡。氨基葡萄糖衍生物 Thiamet-G 可抑制氧位 N-乙酰葡糖胺水解酶，有效提高 Tau 蛋白的 O-连接的 N-乙酰葡萄糖胺糖基化修饰水平，减少其磷酸化作用，从而防止 Tau 蛋白聚集，减缓神经性退化。

Tau 蛋白间接抑制剂研究集中在对 Tau 蛋白磷酸化相关酶的研究，包括分裂原活化蛋白激酶-1（MAPK1）、糖原合成酶激酶-3（GSK-3β）和细胞周期依赖性蛋白激酶-5（CDK5）等。

p38 是一种促分裂素原活化蛋白激酶（Mitogenactivated Protein Kinases，MAPK），可磷酸化 Tau 蛋白、GSK3β，并参与炎性反应。p38α 抑制剂奈韦拉莫德（Neflamapimod）是一种能够穿过血脑屏障的小分子抑制剂，能改善神经突触功能，降低大脑淀粉样蛋白斑块的积聚，显著提高情景记忆和学习能力，并且在大脑中起到抑制炎症反应的作用，现已进入 II 期临床试验。

亚甲基蓝　　　　　　　　　　　　　　奈韦拉莫德

四、H₃受体拮抗剂（H₃ Receptor Antagonists）

组胺是广泛存在人体组织中的一种内源活性物质，通过与其受体结合发挥广泛的生理作用。目前已发现的组胺受体有 4 种亚型，分别是 H_1、H_2、H_3 和 H_4 受体，它们都是 G 蛋白偶联受体。1983 年，H_3 受体被 Arrang 等发现，并在 1999 年被 Lovenberg 等成功克隆。H_3 受体主要分布在中枢神经系统组胺能神经元密集的区域，如大脑皮层、海马体、杏仁核、纹状体、下丘脑等；在周围组织中也有分布，如胃肠道、心血管系统等。它是一种突触前自身受体，可以调控组胺的释放，同时它也是一种异身受体，可以调控其他神经递质，如乙酰胆碱、多巴胺、去甲肾上腺素、5-羟色胺等的释放。组胺 H_3 受体可以调剂中枢神经系统的多种神经行为功能，诸如学习记忆、癫痫、自发运动饮食行为、觉醒与睡眠等。

H_3 受体拮抗剂和反向激动剂不仅能够促使乙酰胆碱及其他神经递质的释放，而且能够抑制 $GSK3\beta$，降低 Tau 蛋白磷酸化程度，发挥治疗 AD 的作用，已成为治疗 AD 的重要靶标之一。

组胺 H_3 受体拮抗剂根据结构分为咪唑类和非咪唑类两类。早期研究以组胺为先导物进行结构修饰和改造，在保留咪唑片段的基础上，对其侧链进行改造和修饰。该类拮抗剂由于分子中含有咪唑环，因此常称为咪唑类组胺 H_3 受体拮抗剂和反向激动剂，并发现了不少高活性化合物，噻普酰胺（Thioperamide）是第 1 个强效选择性 H_3 受体拮抗剂，其与 H_3 受体具有较强的亲和力，但其副作用较强，故未作为药物进一步开发。现常作为典型的 H_3 受体拮抗剂工具药用于研究 H_3 受体在体内的多种生物学作用。之后又开发了氯苯丙替（Clobenpropit）和普罗昔方（Proxyfan）等多个 H_3 受体拮抗剂。但由于该类化合物对 H_4 受体选择性差，且分子中存在咪唑环，易与亚铁血红素产生相互作用；抑制多种 CYP450 同工酶，表现为临床上的药物交叉反应及锥体外系症状。

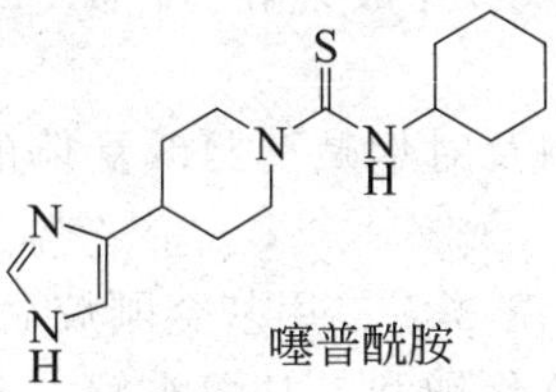

噻普酰胺 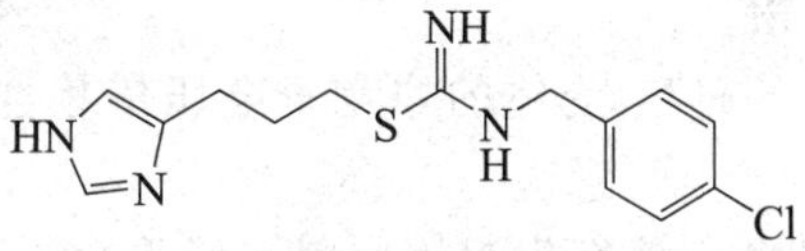　　　　　　　氯苯丙替 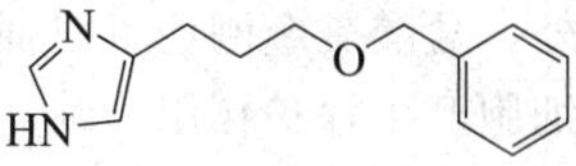　　　　　　　普罗昔方

为了克服咪唑类 H_3 受体拮抗剂的缺点，人们开始寻找非咪唑类的 H_3 受体拮抗剂，利用各种药物设计策略，发现了多种不同结构类型的 H_3 受体拮抗剂，在总结构效关系的基础上，提出了非咪唑类组胺 H_3 受体拮抗剂药效团的基本结构特点，主要包括四个部分（图 7-6）。

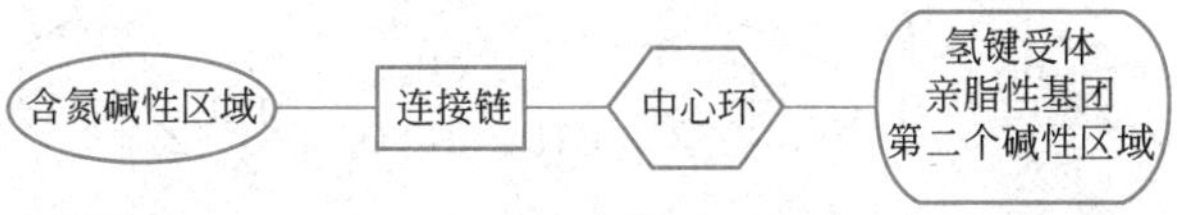

图 7-6　非咪唑类组胺 H_3 受体拮抗剂药效团基本结构

图中左侧含氮碱性区域主要为脂肪叔胺，其中以环状脂肪胺类如吗啉、哌啶、吡咯烷等为佳，该碱性区域是维持活性必不可少的关键结构片段。碱性区域常通过一连接链与中心环连接，连接链通常为烷基醚、酰胺以及烃基、环烷基等。中心环一般是脂溶性的芳香（芳杂）环，结构类型众多，包括：苯环、吡啶等单芳（杂）环；联苯、苯基吡啶等双芳（杂）环；以及稠合芳（杂）环，如萘、喹啉、四氢喹啉、喹唑啉酮、苯并呋喃、苯并咪唑、吲哚、异吲哚等。右侧部分可以是氢键受体、亲脂性基团或者第二个碱性区域：氢键受体以酰胺基团最为常见，此外还有酰基、磺酰基等；亲脂性基团为取代芳环或芳杂环，如苯环、吡啶环等；第二个碱性区域与第一个碱性区域类似，以环状脂肪胺为佳。

匹托利生（Pitolisant）是人们开发非咪唑类组胺 H_3 受体拮抗剂时，用哌啶环代替咪唑基得到的活性分子。匹托利生对组胺 H_3 受体表现出较强的亲和力和选择性，其对 H_3 受体的亲和力比对 H_1、H_2 和 H_4 受体高 200 倍以上，对 110 种其他受体、通道、酶几乎不显示活性。其已进入多项临床前及临床试验，试验表明可以提高认知能力；2019 年 8 月 FDA 批准其上市用于治疗成人嗜睡症患者白天过度嗜睡（EDS）。

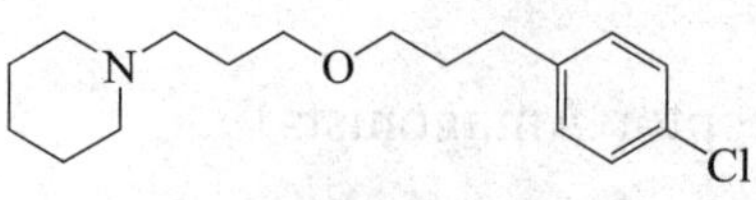

匹托利生

五、NMDA 受体拮抗剂（NMDA Receptor Antagonists）

N-甲基-D-天冬氨酸（NMDA）受体是中枢神经系统内重要的兴奋性神经递质受体，参与突触传递，在学习和记忆以及突触可塑性方面起重要作用。在 AD 患者脑内，NMDA 被过度激活而产生兴奋性毒性，导致神经细胞死亡。NMDA 受体拮抗剂可以阻止过量的兴奋性神经递质谷氨酸传递而达到保护神经元的作用。目前美金刚已经作为 NMDA 受体拮抗剂在美国批准上市。

盐酸美金刚（Memantine Hydrochloride）

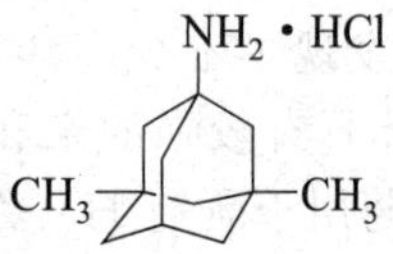

- 白色结晶或粉末；
- mp 290～295℃；
- 溶于水。

化学名为 3,5-二甲基金刚烷-1-胺盐酸盐 [3,5-dimethyladamantan-1-amine hydrochloride]。

盐酸美金刚是一种电压依赖性、低中等程度亲和力的非竞争性 NMDA 受体拮抗剂，能显著改善 AD 患者认知功能障碍、人格情感障碍，提高其日常生活能力和社交活动。于 2003 年成为第一个被 FDA 批准用于治疗中、重度阿尔茨海默病的药物。

此外，盐酸美金刚还可以通过对 5-HT$_3$ 受体的非竞争电压依赖性抑制及对烟碱型胆碱受体的抑制，对神经细胞产生保护作用。

盐酸美金刚的合成以 1,3-二甲基金刚烷作为起始原料，经溴化得到 1-溴-3,5-二甲基金刚烷后，在硫酸作用下和乙腈室温反应得到 1-乙酰胺基-3,5-二甲基金刚烷，然后用氢氧化钠和二甘醇水解、苯提取、浓缩得到美金刚粗品，再经干燥氯化氢成盐、乙醇-乙醚重结晶纯化制得盐酸美金刚。

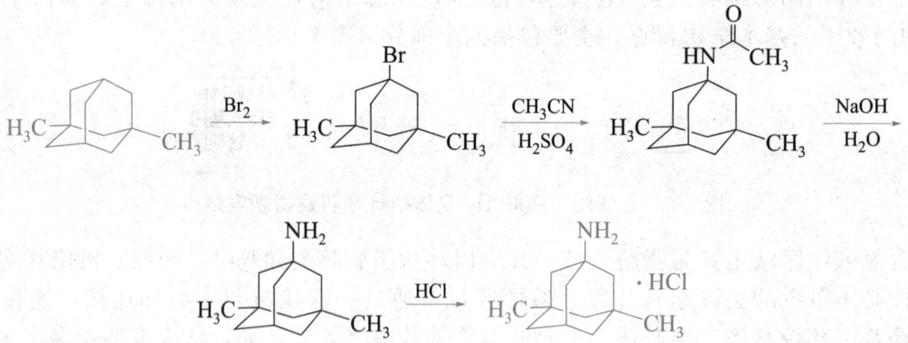

六、其他药物（Other Drugs）

1. 作用于谷氨酸能神经的药物

谷氨酸是一种兴奋性神经递质，突触间谷氨酸蓄积引起的长时间去极化可导致神经细胞死亡。利鲁唑（Riluzole）是一种兴奋性氨基酸转移酶-2（excitatory amino acid transporter 2，EAAT 2）激动剂，可清除突触间过量的谷氨酸，用于治疗肌萎缩侧索硬化症。利鲁唑用于轻度 AD 患者治疗的临床前研究显示，利鲁唑可恢复在 AD 病变中减少的与神经传导及可塑性有关的基因表达，已完成 Ⅱ 期临床试验。

2. 调节 Ca^{2+} 水平的药物

AD 患者脑内 Ca^{2+} 稳态遭破坏，影响胞内钙蛋白酶（Calpain）等一系列酶的功能，并可促进 $A\beta$ 产生和 Tau 蛋白高度磷酸化。钙蛋白酶是一种 Ca^{2+} 激动的神经蛋白酶，当其被异常激活后可导致神经退化。Sigma-1 受体镶嵌在内质网的脂筏中，可与线粒体相关的内质网作用，调节胞内稳态 Ca^{2+}，保护神经，或还具有平衡异常递质、刺激突触生长起神经修复的作用。ANAVEX-2-73，化学名称为 1-(2,2-二苯基四氢呋喃-3-基)-N,N-二甲基甲胺盐酸盐，它既是 Sigma-1 受体激动剂，也是 M 受体激动剂，可抑制激酶 GSK3β 活性，减少 Tau 蛋白的过度磷酸化和 $A\beta$ 的聚集，能有效减少 AD 患者大脑中常出现的蛋白质错误折叠、氧化应激以及线粒体功能障碍和炎症等。Ⅱa 期临床试验显示其安全耐受，并可剂量依赖性提高轻中度 AD 患者的认知功能，现已开始 Ⅱb/Ⅲ 期临床试验。

3. 减少氧化应激的药物

轻度认知损伤的 AD 患者在未出现明显的 SP、NFT 时即表现出明显的氧化失衡，能量利用降低。AD 患者单胺氧化酶 B（Monoamine Oxidase B，MAOB）活性增加，可能对氧化应激有一定影响，其抑制剂与 AChE 抑制剂联用可增强认知功能。Vafidemstat（ORY-2001）是一种赖氨酸特异性组蛋白去甲基化酶（LSD1）/MAOB 双重抑制剂，其临床前实验结果显示其具有良好的安全性和治疗指数，并可阻止或预防小鼠的认知功能减退，Vafidemstat 的 Ⅱ 期临床研究已在进行中。

利鲁唑　　　　　ANAVEX-2-73　　　　　Vafidemstat

　　总结抗 AD 药物的研发现状及经验教训，结合现代药物研发理论及最新技术进展，研发抗 AD 药物应注重以下几个方面：①新发病机制的探究。通过基础研究，探明 AD 发病机制，有助于确立最佳干预时间及位点，提供药物研发的生物药理机制和有效靶标。②新研发思路的应用。AD 作为一种复杂的系统性退行性疾病，在药物研发中需有效运用系统生物学及网络药理的研究成果以及包括表型筛选在内的药物发现新技术。③新生物标记物的发现。早期干预有益于疾病治疗，有效的生物标记物可实现 AD 的早期预测诊断及干预效果评价。④新治疗药物的开发。在化学药物研发的同时，加快实现包括免疫治疗、基因治疗的生物药物研究突破，从多种药物途径预防、预测、治疗 AD。⑤新研究方案的设计。重新思考目前 AD 临床试验的方案设计，更多应用精准医学、转化医学的最新成果，有效选择病患人群。AD 药物研发是一项艰巨的任务，耗时长、费用高，但预防、控制乃至治愈 AD 的紧迫性和挑战性是人类健康事业中无法回避的一个现实问题，需要全球各政府、制药企业、学术界联手共同解决。

选读文献

[1] 胡有洪. 抗帕金森病和抗阿尔茨海默病药物.//白东鲁，陈凯先主编. 高等药物化学. 北京：化学工业出版社，2011：671～693.
[2] Booth R G. "Drugs Used to Treat Neuromuscular Disorders：Antiparkinsonian and Spasmolytic Agents", In："Foye's Principles of Medicinal Chemistry". 6th edition. Ed by Lemke T L，William D A. Baltimore：Lippincott Williams & Wilkins，2008：679～697.
[3] Fox S H. Non-dopaminergic Treatments for Motor Control in Parkinson's Disease. *Drugs*，2013，73：1405～1415.
[4] 高善云，顾为，聂爱华. 以分泌酶为靶点的老年痴呆防治药物研究进展. 中国药物化学杂志，2010，20（2）：133～145.
[5] 王欢，郑志兵，李松. 组胺 H_3 受体拮抗剂的研究进展. 国际药学研究杂志，2012，39（6）：455～463.
[6] 郑易林，谢琼，肖立等. 抗阿尔茨海默病药物研发进展. 药学进展，2019，43（2）：100～110.

（浙江大学药学院　胡永洲）

第八章

镇痛药

(Analgesics)

疼痛是人类的一个基本感觉，任何疾病或机能失调，特别是机体损伤，或外界的刺激都可能使人产生疼痛的感觉。镇痛药是指能解除或缓解疼痛感觉的药物。它主要分两大类：阿片类镇痛药（Opioid A-gents），主要作用于中枢神经系统（CNS）的阿片受体，能选择性减轻痛觉而不影响其他感觉的药物；非阿片类镇痛药，如非甾体抗炎药（NSAID），主要作用于外周神经系统。

本章主要介绍阿片类镇痛药。阿片，又称鸦片，是罂粟未成熟的果实被划破后流出的白色浆汁干燥后形成的棕黑色膏状物。其主要活性成分为生物碱，包括吗啡、可待因、那可丁和罂粟碱等。1805 年，德国药师 Sertürner 从阿片中分离出了其主要活性成分吗啡。吗啡具有良好的镇痛、镇静效果，在临床上应用已经有近二百多年的历史，但同时也具有很强的成瘾性及呼吸抑制、血压降低、恶心、呕吐、便秘、排尿困难等副作用，而连续使用易产生耐受性和成瘾性是该类药物最严重的不良反应。

尽管非甾体抗炎药也有一定的镇痛效果，但对于手术后和癌症等引起的剧烈锐痛效果不明显。因此，长期以来基于阿片结构的新型高效、低成瘾性、低副作用的镇痛药的研究与开发一直没有停止。

近年来，随着分子生物学、药理学、结构生物学等学科的发展，阿片受体相继被成功克隆，并且在1994 年发现第四种阿片样受体（N/OFQ 受体），尤其是阿片受体各亚型的晶体结构的成功解析，令基于结构研究的镇痛药的设计和发现出现新的机遇。

第一节　吗啡及其衍生物

(Morphine and Its Derivatives)

尽管德国药师 Sertürner 早在 1805 年就从阿片中分离出了其主要活性成分吗啡，但直到 1923 年才由Gulland 和 Robinson 确定了吗啡的化学结构。从此，天然吗啡类镇痛药的研究得以迅速发展，并为吗啡的结构修饰、简化和合成镇痛药的研究开发打下了基础。

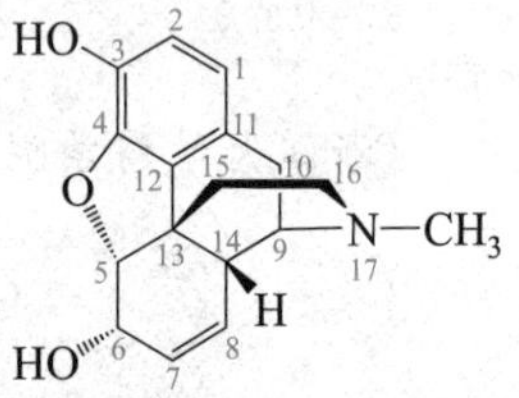

吗啡 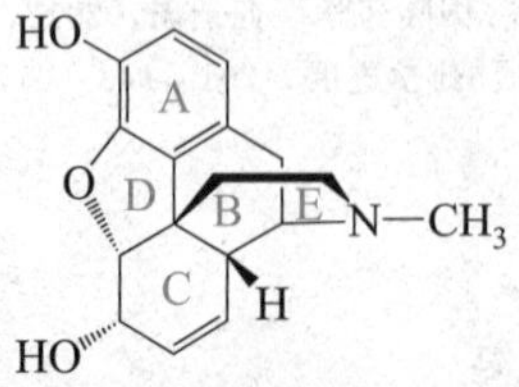　　　　　　　　吗啡环的编号 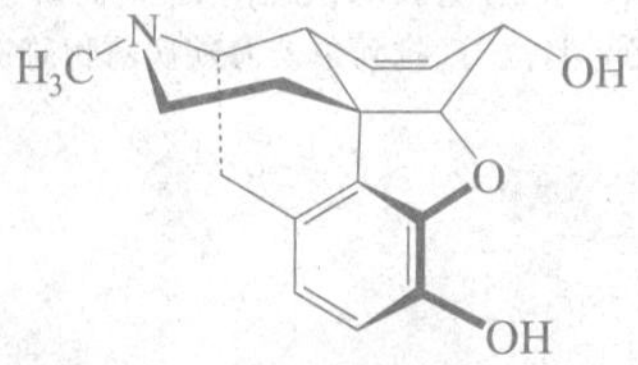　　　　　　　吗啡的 "T" 型立体构象

吗啡生物碱由 5 个环稠合而成，并含有 5 个手性中心（5R,6S,9R,13S,14R）。五个环稠合的方式为：B/C 环呈顺式，C/D 环呈顺式，C/E 环呈反式，这样的稠合方式使吗啡环的立体构象呈"T"型。天然吗啡是左旋吗啡，而非天然的右旋吗啡则完全没有镇痛及其他生理活性。

吗啡的结构中含有五个重要的官能团，即 3,6 位的羟基、7,8 位的双键、4,5 位的氧桥和 17 位叔胺，这些官能团决定了吗啡的理化性质。吗啡结构的 3 位是具有弱酸性的酚羟基，17 位是碱性的 N-甲基叔胺，因此，吗啡具有酸碱两性，有两个 pK_a，分别为 9.9(HA) 和 8.0(HB^+)。通常将吗啡的碱性基团与酸如盐酸、硫酸等成盐后供药用，如临床常用的盐酸吗啡。

吗啡结构的 6,7,8 位为烯丙醇的结构体系，而 D 环是由连接 A 环和 C 环的氧桥形成的，相当于二氢呋喃环。烯丙醇和氧桥结构使得吗啡对酸性条件比较敏感。当吗啡在酸性条件下加热时，6 位羟基和 14 位氢处于反式易发生脱水，随后与 D 环发生分子内重排，生成阿扑吗啡（Apomorphine）。

吗啡   阿扑吗啡

吗啡结构中的 3 位酚羟基除具酸性外，还易被氧化。吗啡遇空气和光照发生氧化生成伪吗啡（Pseudomorphine），又称双吗啡（Dimorphine）和 N-氧化吗啡。其中，伪吗啡的毒性较大。因此，吗啡应避光保存。

伪吗啡   N-氧化吗啡

吗啡临床用作镇痛药物，由于严重的成瘾性和呼吸抑制等毒副作用，需要对吗啡进行结构改造，希望得到镇痛活性和毒副作用相分离的更为高效的镇痛药物。为此研究人员合成了大量的吗啡衍生物。

吗啡结构中含有三个极性基团：3 位的酚羟基，6 位的羟基和叔胺，对它们进行简单的衍生可以得到一系列吗啡类似物。如将 3 位酚羟基烷基化后得到可待因（Codeine）、乙基吗啡（Ethylmorphine）和苄基吗啡（Peronine）等。3 位酚羟基烷基化后，镇痛活性降低，成瘾性也相应降低。可待因的镇痛作用是吗啡的 1/10，成瘾性小，临床上主要用作中枢性镇咳药。乙基吗啡的镇痛强度与副反应介于可待因及吗啡之间。可待因在体外实验中显示其活性仅有吗啡的 0.1%，而体内实验显示为吗啡活性的 20%，将可待因直接注入中枢神经系统，没有生理活性现象，这表明酚羟基甲基化后的可待因在体内可以转化为吗啡而产生生理活性，同时说明 3 位酚羟基是重要的活性结构。

R=CH₃   可待因

R=C₂H₅   乙基吗啡

R=CH₂C₆H₅   苄基吗啡

将 6 位上的羟基进行烷基化或者酰基化等衍生化后，得到一系列化合物，其镇痛活性并没有减弱，而是得到增强，同时成瘾性等副作用也有所增大。如异可待因（Heterocodeine），是 6 位甲基化的产物，其镇痛活性是吗啡的 5 倍，而 6-去羟基吗啡的活性与吗啡相似或略强。这表明 6 位羟基不是活性必需基团。吗啡的 3,6-二乙酸酯是海洛因（Heroin），它的活性是吗啡的两倍，成瘾性也显著增加，是中枢麻醉性主要毒品之一。

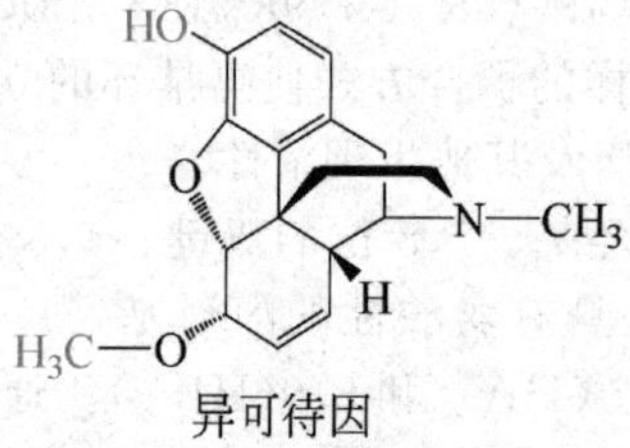

异可待因

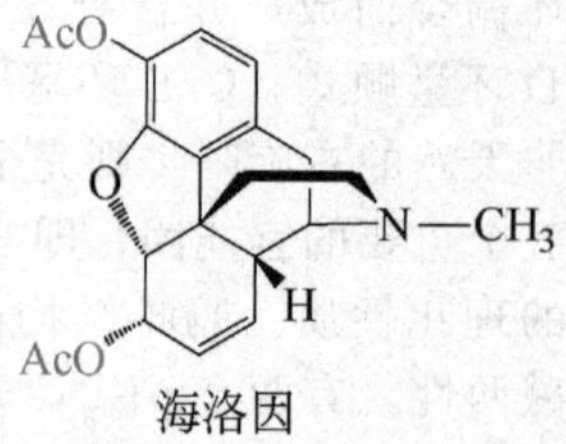

海洛因

对 17 位叔胺的研究表明，叔胺结构是活性必需基团。去甲基后形成仲胺，活性下降 75%，而将叔胺改为季铵盐后，则完全没有活性。将氮上的烷基取代，从甲基到丁基，取代吗啡的活性逐步减弱，而连接上更大的基团时，活性又会增加。苯乙基吗啡（N-苯乙基去甲吗啡），它的镇痛作用为吗啡的 14 倍。

除了吗啡结构中的三个极性基团，研究人员对吗啡结构中的其他部分进行合成及药理活性对比研究后，发现 7,8 位双键并不是活性位点。

氢吗啡酮（Hydromorphone）是将吗啡结构中的 7,8 位双键还原及 6 位羟基氧化成酮而得到的，其镇痛活性是吗啡的 8 倍。当氢吗啡酮 14 位上的氢原子用羟基取代，得到羟吗啡酮（Oxymorphone），镇痛作用显著增加。

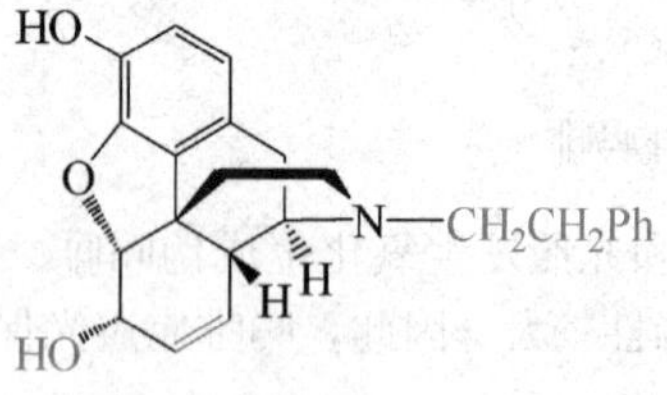

苯乙基吗啡

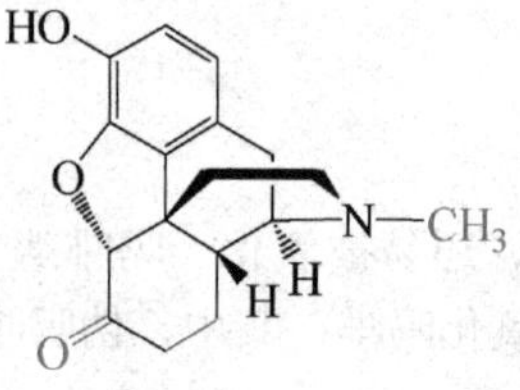

氢吗啡酮

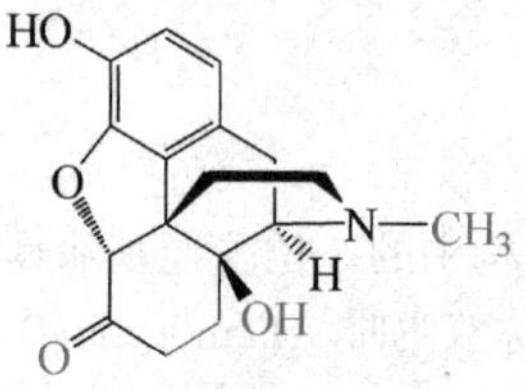

羟吗啡酮

蒂巴因（Thebaine）是天然阿片的成分之一，也有较强的镇痛活性，但同时会产生惊厥副作用。蒂巴因具双烯结构可与单烯烃化合物进行 Diels-Alder 反应，形成一个新的稠环，得到埃托啡（Etorphine）等。埃托啡的镇痛作用为吗啡的 2000～10000 倍，但埃托啡的治疗指数低，其呼吸抑制作用难以被阿片受体拮抗剂逆转，故未能用于临床。二氢埃托啡（Dihydroetorphine）的镇痛作用强于埃托啡，其戒断症状及精神依赖性均明显轻于吗啡。但易形成耐受性，且成瘾性强、易被滥用。

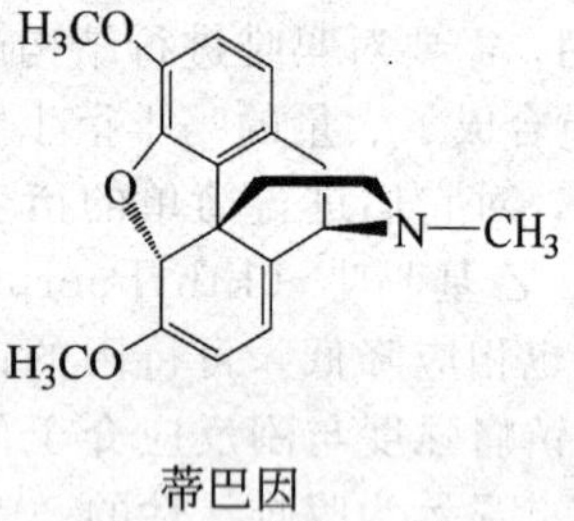

蒂巴因

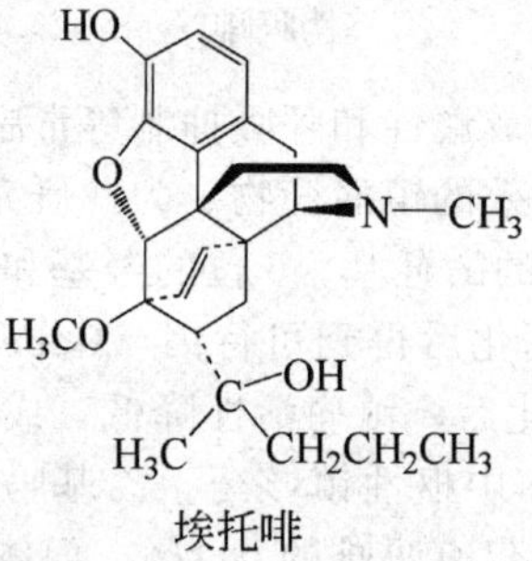

埃托啡

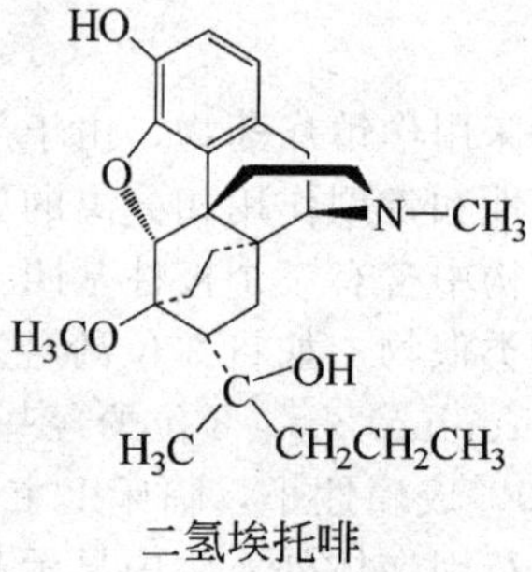

二氢埃托啡

人们在对吗啡的构效关系研究中发现，若将吗啡结构中的 N-甲基换成 N-烯丙基、N-环丙甲基或 N-环丁甲基，则导致吗啡对受体的活性作用发生逆转，由激动剂转为拮抗剂。如阿片受体拮抗剂纳洛酮（Naloxone）及纳曲酮（Naltrexone），小剂量即能迅速逆转吗啡类药物的作用，是研究阿片受体的理想工具药，临床上还用于吗啡类药物中毒后的解救。

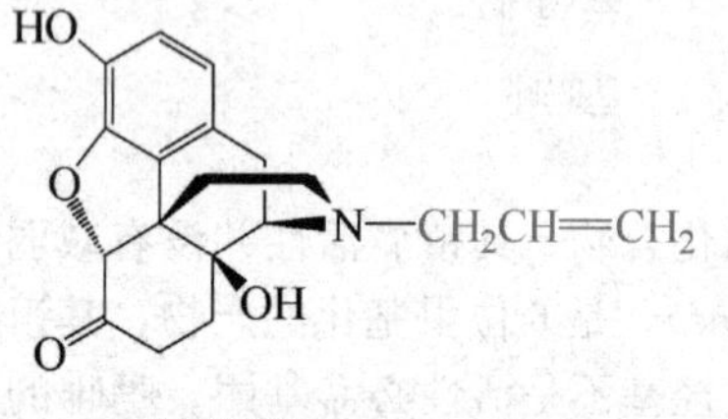

纳洛酮

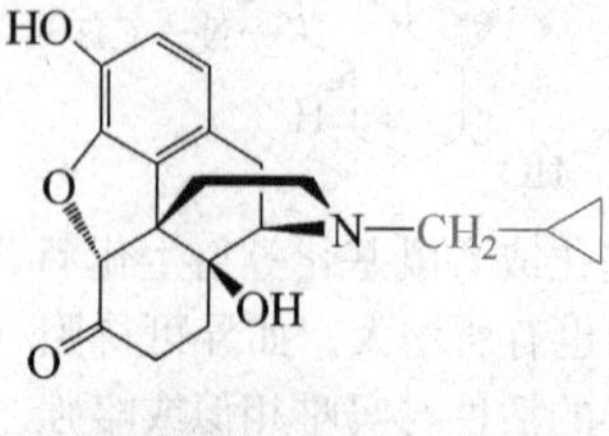

纳曲酮

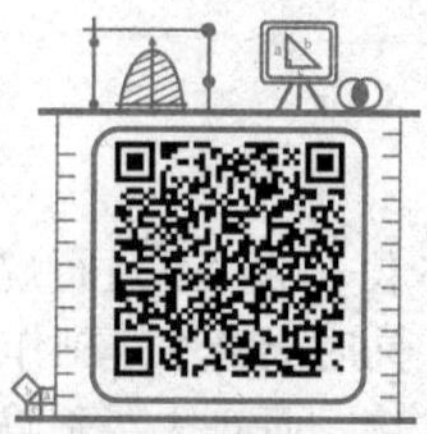

看微课

经过早期对吗啡结构的改造和修饰，得到了一系列具有类似（相反）活性的吗啡衍生物，从而也基本确定了吗啡的构效关系如图 8-1 所示。

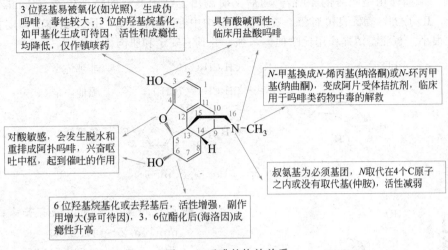

3 位羟基易被氧化（如光照），生成伪吗啡，毒性较大；3 位的羟基烷基化，如甲基化生成可待因，活性和成瘾性均降低，仅作镇咳药

具有酸碱两性，临床用盐酸吗啡

N-甲基换成N-烯丙基(纳洛酮)或N-环丙甲基(纳曲酮)，变成阿片受体拮抗剂，临床用于吗啡类药物中毒的解救

对酸敏感，会发生脱水和重排成阿扑吗啡，兴奋呕吐中枢，起到催吐的作用

叔氨基为必须基团，N取代在4个C原子之内或没有取代基(仲胺)，活性减弱

6 位羟基烷基化或去羟基后，活性增强，副作用增大(异可待因)，3，6 位酯化后(海洛因)成瘾性升高

图 8-1　吗啡的构效关系

第二节　合成镇痛药
（Synthetic Analgesics）

合成镇痛药是对吗啡结构进行结构简化所得到的非天然镇痛药物。按其化学结构分类，主要有吗啡烃类及苯并吗喃类、哌啶类、氨基酮类、氨基四氢萘等类型。

一、吗啡烃类及苯并吗喃类（Morphinanes and Benzomorphanes）

吗啡烃（Morphinane），又称吗啡喃，是吗啡分子去除呋喃环（D环）后的衍生物，其立体结构与吗啡相同。N-甲基吗啡喃（N-Methylmorphinan）镇痛作用弱，在其结构中引入 3-羟基后得到左啡诺（Levorphanol），其镇痛作用约为吗啡的 4 倍，研究认为是其对 μ 受体的亲和性增加和具较大的亲脂性所引起的。布托啡诺（Butorphanol）分子中具有 N-环丁甲基，是 μ 受体拮抗剂、κ 受体激动剂。这种具有激动-拮抗作用的药物也称为拮抗性镇痛药。

N-甲基吗啡喃　　左啡诺　　左啡诺构型

吗啡构型　　布托啡诺

将吗啡的 C 环和 D 环同时去除，形成苯并吗喃（Benzomorphane）。研究发现 C 环裂开后在原处保留小的烃基作为 C 环残基，立体构型与吗啡相似，镇痛作用增强。1959 年首先研制出了非那佐辛（Phenazocine），为 μ 受体激动剂，镇痛作用是吗啡的 10 倍。随后又研制出了结构类似的喷他佐辛（Pentazocine）、氟痛新（Fluopentazocine，ID-1229）等优良镇痛药。喷他佐辛结构中有 N-烯丙基，是 μ 受体的微弱拮抗剂、κ 受体激动剂，成瘾性很小。氟痛新镇痛作用比喷他佐辛强，并具有安定和肌肉松弛作用。

R＝—CH₂CH₂C₆H₅　　　　非那佐辛

$R=-CH_2CH_2C_6H_5$　　　　非那佐辛

$R=-CH_2CH=C(CH_3)_2$　　　喷他佐辛

$R=-(CH_2)_3-C(=O)-C_6H_4-F$　氟痛新

喷他佐辛（Pentazocine）

◆ 白色粉末，无臭，微有苦味；
◆ mp 145.2～147.2℃；
◆ 易溶于氯仿，可溶于甲醇、乙醇、乙醚及丙酮，微溶于苯及乙酸乙酯，不溶于水。

化学名为（2R*,6R*,11R*）-1,2,3,4,5,6-六氢-6,11-二甲基-3-(3-甲基-2-丁烯基)-2,6-亚甲基-3-苯并吖辛因-8-醇 [(2R*,6R*,11R*)-1,2,3,4,5,6-hexahydro-6,11-dimethyl-3-(3-methyl-2-butenyl)-2,6-methano-3-benzazocin-8-ol]，又名镇痛新。

本品的镇痛活性为吗啡的 1/6。口服给药，由于首过效应，生物利用度仅为 20%～50%。本品在肝脏中代谢后的产物均没有活性。临床上口服剂型一般用其盐酸盐，皮下、肌内注射、静脉注射给药剂型用其乳酸盐。用于减轻中度至重度疼痛，成瘾性小，为非麻醉药品，但应防止滥用。

本品合成是以丁酮为原料，在乙酸中与氰乙酸进行缩合及脱羧反应后，生成 3-甲基戊烯-3-腈及 3-甲基戊烯-2-腈，前者在催化氢化中生成 3-甲基戊烯-3-胺，后者因双键和腈基共轭而同时被还原，生成饱和的 3-甲基戊胺。对甲氧苯基缩水甘油酸甲酯经重排后得到对甲氧基苯乙醛，再与 3-甲基戊烯-3-胺环合生成 2-对甲氧基苄基-3,4-二甲基-4-羟基哌啶，再与 48% 的氢溴酸作用，首先哌啶环上叔醇脱水成双键，然后环合及脱 O-甲基生成 2′-羟基-5,9-二甲基-6,7-苯并吗喃，最后与 1-溴异戊-2-烯进行 N-烯丙基化反应得到喷他佐辛。

二、 哌啶类（Piperidines）

哌替啶（Pethidine）是第一个哌啶类合成镇痛药，是 1939 年在研究阿托品的类似物时意外发现的。这类药物都具有苯基哌啶的结构，被称为 4-苯基哌啶类，也可以把它看作是吗啡结构中的 A、E 环类似物。哌替啶的活性构象与吗啡结构中 4-芳基哌啶部分的空间结构一致。

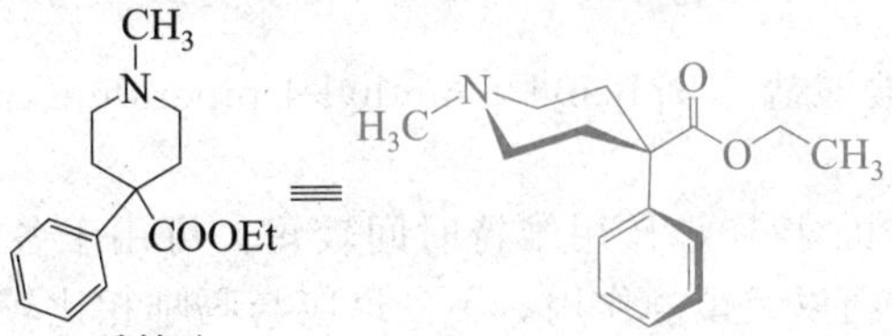

哌替啶 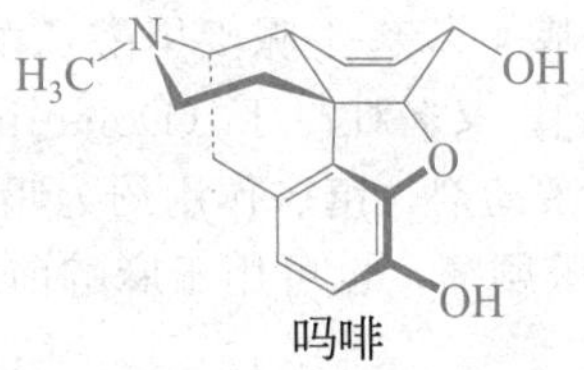 ≡ 吗啡

与吗啡结构修饰研究中苯乙基吗啡相似，哌替啶的 N-苯烷基衍生物的镇痛作用也同样增强。阿尼利定（Anileridine）、苯哌利定（Phenoperidine）及匹米诺定（Piminodine）等均已应用于临床。

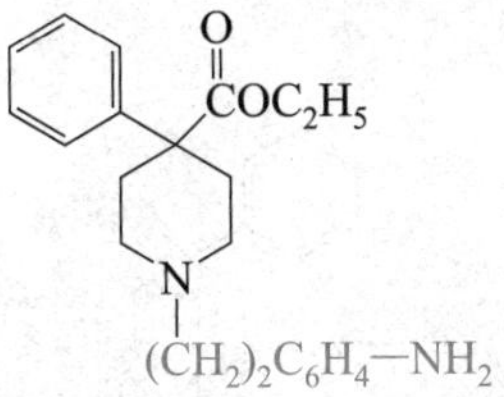

阿尼利定 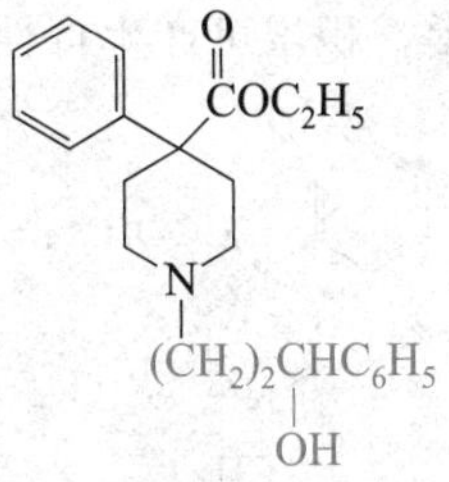　　　苯哌利定 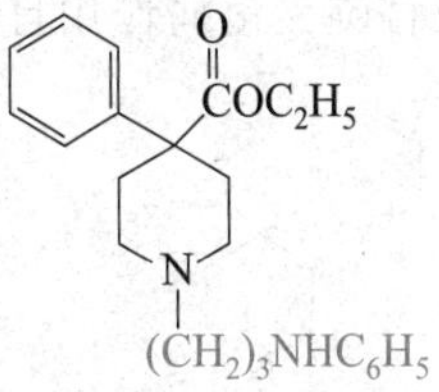　　　匹米诺定

将哌替啶的 4-甲酸乙酯部分转变为同分异构的 4-哌啶醇丙酸酯，同时在哌啶环 3 位引入甲基得到了阿法罗定（Alphaprodine，α-Prodine）和倍他罗定（Betaprodine，β-Prodine）。动物实验表明阿法罗定作用与吗啡相当，而倍他罗定则是吗啡的 5 倍。但由于两者在人体内均能发生消除反应，生成类似神经毒剂的有害物质，在临床上已经停止使用。

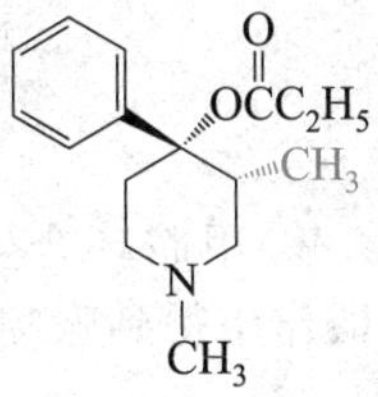

阿法罗定 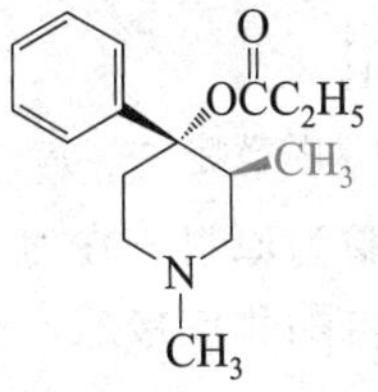　　　　　　倍他罗定

进一步对哌替啶的 4 位进行结构修饰，用苯氨基替代苯基，并将 4 位酯基移到苯氨基的 N 原子上形成酰胺，得到芬太尼（Fentanyl）结构，也称之为 4-苯氨基哌啶类。芬太尼是 μ 受体激动剂，镇痛作用约为哌替啶的 500 倍，吗啡的 80 倍。进一步的结构优化，将芬太尼哌啶环的 4 位碳原子由叔碳改为季碳原子后，开发了一系列芬太尼类药物，如阿芬太尼（Alfentanil）、舒芬太尼（Sufentanil）、卡芬太尼（Carfentanil）、瑞芬太尼（Remifentanil）等。舒芬太尼的治疗指数高达 25200，安全性好。阿芬太尼和舒芬太尼起效快，维持时间短，临床可以用于手术中辅助麻醉。瑞芬太尼因为分子结构中的丙酸酯键可迅速被非特异性血浆酯酶和组织酯酶水解，作用时间短促，适用于诱导和维持全身麻醉期间止痛、插管和手术切口止痛等。

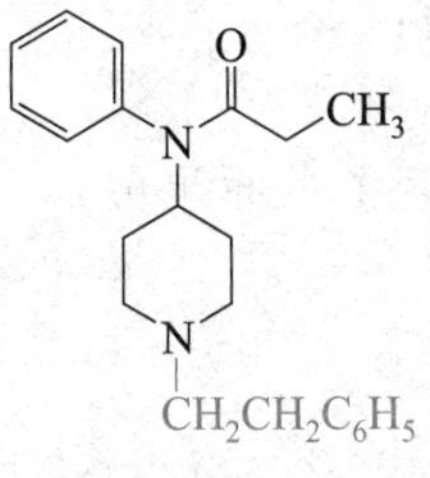

芬太尼 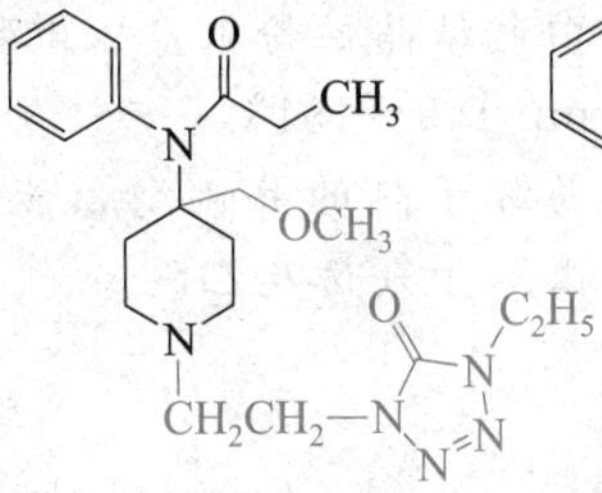　　　阿芬太尼 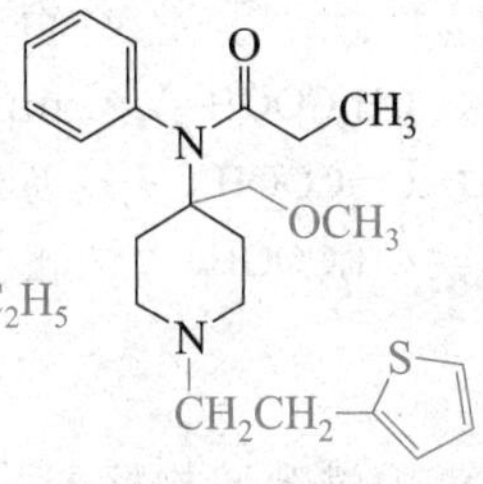　　　舒芬太尼 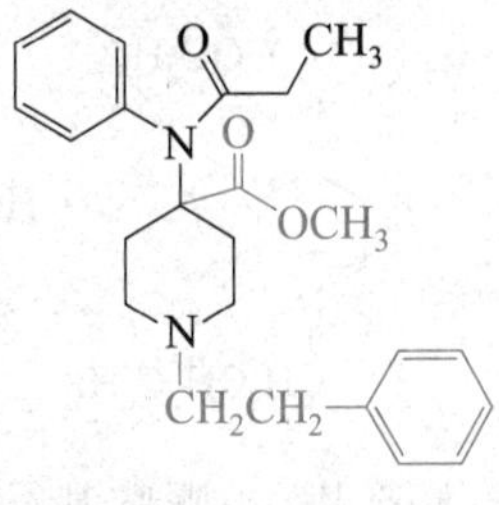　　　卡芬太尼 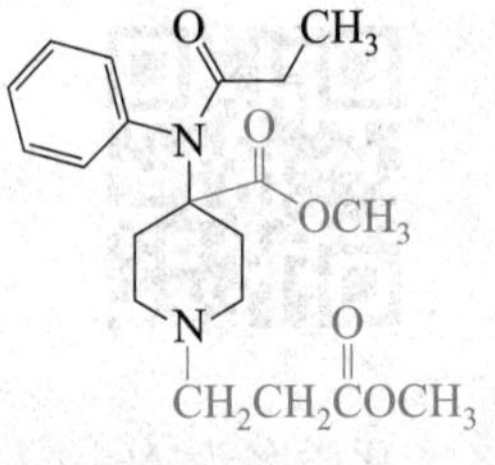　　　瑞芬太尼

盐酸哌替啶（Pethidine Hydrochloride）

- 白色结晶粉末，味微苦、易吸潮，遇光易变黄，无臭或几乎无臭；
- mp 185～189℃；
- 水及乙醇中易溶，在氯仿中溶解，乙醚中几乎不溶。

化学名为 1-甲基-4-苯基-4-哌啶甲酸乙酯盐酸盐 [4-phenyl-1-methyl-4-piperidine-carboxylic acid ethyl ester hydrochloride]，又名杜冷丁（Dolantin）。

本品为 μ 受体激动剂，镇痛作用约为吗啡的 1/10，作用维持时间较短，可用于各种创伤性疼痛及平滑肌痉挛引起的内脏剧痛，也可用于麻醉前给药以起镇静作用。不良反应与吗啡相比较轻，有成瘾性不宜长期使用。

本品代谢迅速，在肝脏中经酯酶水解生成无活性的哌替啶酸（Pethidinic Acid）或者脱甲基生成去甲基哌替啶（Norpethidine），再水解生成去甲基哌替啶酸（Norpethidinic Acid），与葡萄糖醛酸结合后由肾脏排泄。去甲基哌替啶无镇痛作用且消除很慢，积累可产生毒性。

哌替啶的合成以苯乙腈为原料，在氨基钠存在下与二(β-氯乙基)甲胺环合生成 1-甲基-4-苯基-4-氰基哌啶，然后经酸性水解，再酯化成羧酸乙酯，最后在乙醇中与盐酸作用得到哌啶盐酸盐。

枸橼酸芬太尼（Fentanyl Citrate）

- 白色结晶性粉末，味微酸；
- mp 149～151℃；
- 易溶于热的异丙醇，能溶于水和甲醇，微溶于氯仿及乙醚。

化学名为 N-[1-(2-苯乙基)-4-哌啶基]-N-丙酰苯胺枸橼酸盐[N-(1-(2-phenylethyl)-4-piperidinyl)-Nphenylpropanamide citrate]。

本品为强效镇痛药，适用于各种剧痛如外科手术前后的镇痛和肿瘤后期的镇痛等。

本品为 4-苯氨基哌啶骨架结构，在合成策略上，需先制备得到 4-哌啶酮，再与苯胺缩合还原即可。本合成方法是通过苯乙胺与丙烯酸甲酯加成，得到 N,N-二(β-甲氧羰乙基)苯乙胺，在甲醇钠中环合成 1-苯乙基-3-甲氧羰基-4-哌啶酮，经盐酸水解和脱羧反应生成 1-苯乙基-4-哌啶酮。然后在哌啶催化下与苯胺缩合生成 N-(1-苯乙基-4-亚哌啶基)苯胺。加压催化氢化得 N-(1-苯乙基-4-哌啶基)苯胺，用丙酸酐进行丙酰化得芬太尼。最后在异丙醇中与枸橼酸成盐即得。

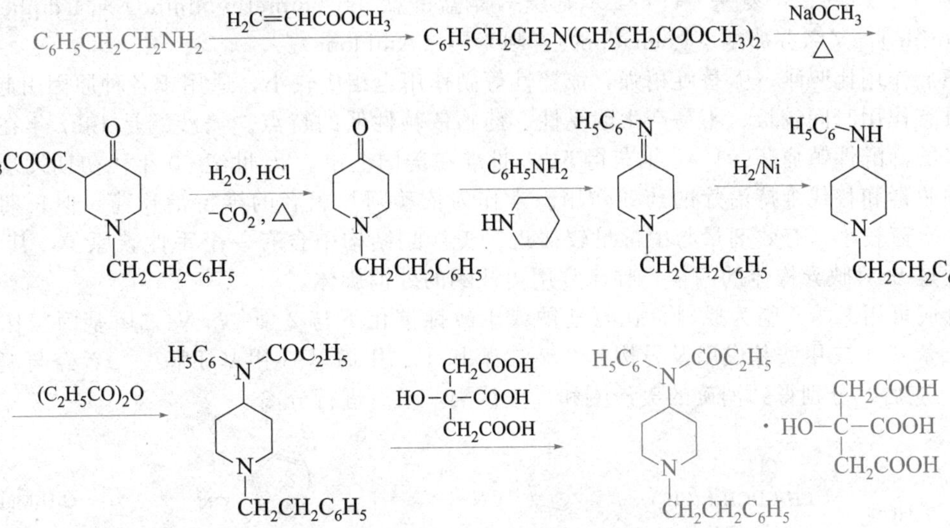

三、氨基酮类（Aminoketones）

具有碱性侧链的芴-9-羧酸酯类化合物具有一定的镇痛作用。在此类化合物的构效关系研究基础上获得了镇痛药美沙酮（Methadone），作用与吗啡相当，但耐受性、成瘾性发生较慢，戒断症状轻，可用作戒毒药。美沙酮是一个高度柔性分子，但质子化后氮原子上带有正电荷，能与羰基氧原子上的孤对电子相互吸引，通过非共价键的相互作用可使之与哌替啶构象相似。

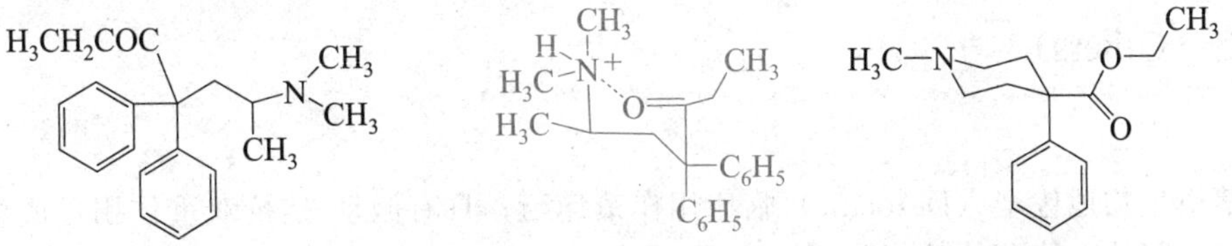

美沙酮　　　　　　　美沙酮活性构象　　　　　　哌替啶

进一步的结构改造得到美沙酮类似物右吗拉胺（Dextromoramide），它的镇痛作用较吗啡强，且口服效果良好，成瘾性等副作用也较小。用氧原子替代碳原子得到美沙酮的酯类似物右丙氧芬（Dextropropoxyphene），它是成瘾性很小的镇痛药，适用于由慢性病引起的疼痛。

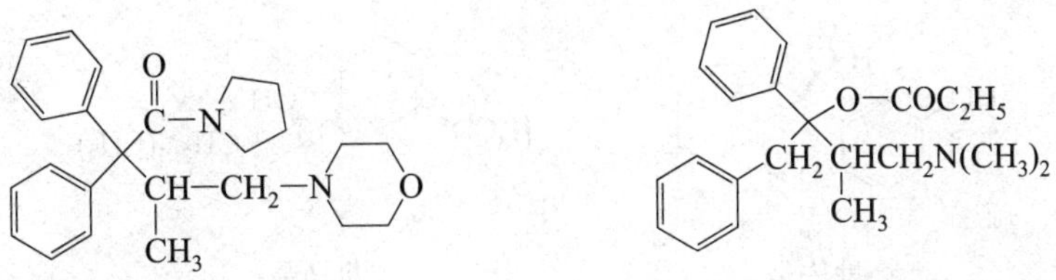

右吗拉胺　　　　　　　　　　　　右丙氧芬

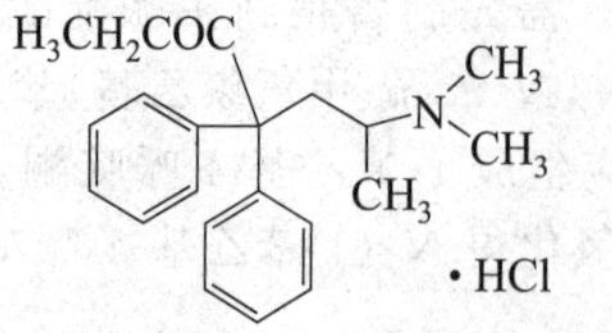

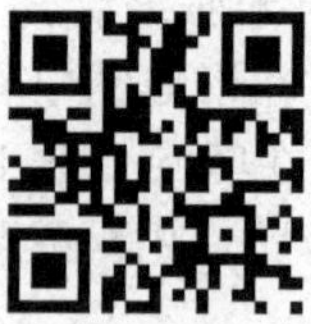

◆ 无色结晶或白色结晶性粉末，无臭；

◆ mp 230～234℃；

◆ 乙醇及氯仿中易溶，水中溶解，在乙醚中几乎不溶。

化学名为（±）-6-(二甲氨基)-4,4-二苯基庚-3-酮盐酸盐 [6-(dimethylamino)-4,4-diphenylheptan-3-one hydrochloride]，又名芬那酮（Phenadone）、阿米酮（Amidone）。

本品的镇痛作用比吗啡、哌替啶稍强，成瘾性等副作用也相应较小，适用于各种原因引起的剧痛。与吗啡比较，具有作用时间较长、不易产生耐受性、药物依赖性低的特点。美沙酮是 1937 年在德国发展起来的替代吗啡的麻醉性镇痛药。1947 年获得 FDA 批准在美国上市。20 世纪 60 年代初期发现此药具有治疗海洛因依赖脱毒和替代维持治疗的药效作用。常作为依赖阿片患者的维持治疗药。但长期应用也能成瘾。本品的安全窗较小，有效剂量与中毒量较接近。美沙酮结构中含有一个手性碳原子，其 R-对映异构体的镇痛活性是 S-对映异构体的两倍，临床常用美沙酮的外消旋体。

本品的合成可用二苯乙腈为原料，在氨基钠或丁醇钾催化下与2-氯-N,N-二甲基丙胺作用生成几乎等量的2,2-二苯基-4-二甲胺基戊腈及异构体2,2-二苯基-4-二甲胺基-3-甲基丁腈。二者经与溴化乙基镁进行 Grignard 反应后，分别得到消旋的美沙酮和异美沙酮，最后进行分离。

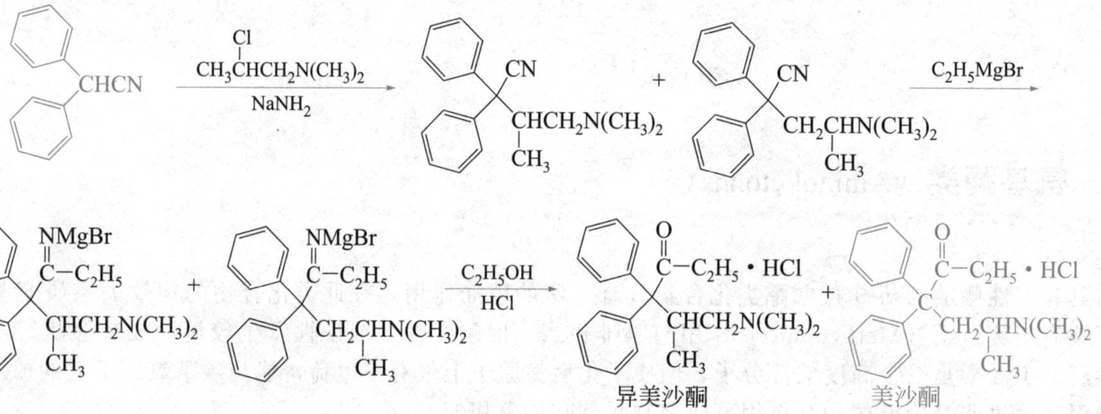

异美沙酮   美沙酮

四、其他类（Others）

氨基四氢萘衍生物地佐辛（Dezocine）临床用作镇痛药，具有激动-拮抗双重作用，成瘾性小。它的 β 取向的氨基相当于阿片受体配体的叔胺碱性基团。

曲马朵（Tramadol）为具有吗啡样作用的环己烷衍生物，也可看作是 4-苯基哌啶类似物，为 μ 阿片受体激动剂。它还能通过对单胺重摄取的抑制作用，阻断疼痛脉冲的传导，为中枢性镇痛药。它对呼吸抑制作用低，短时间应用时成瘾性小，可以替代吗啡、哌替啶，用于中、重度以及急、慢性疼痛的止痛。临床上使用其外消旋混合物。

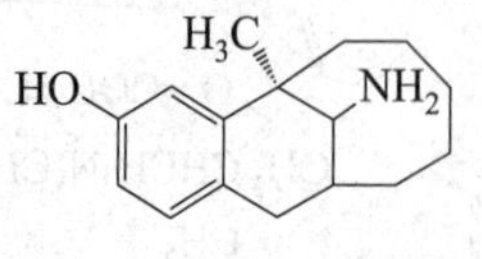

地佐辛 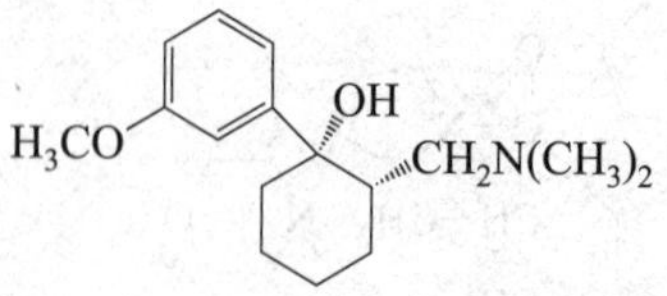   曲马朵

第三节　阿片受体和阿片样物质
（Opiate Receptors and Opiate -Like Substances）

一、阿片受体及其晶体结构（Opiate Receptors and Their Crystal Structures）

吗啡等阿片类药物的镇痛作用的高效性、选择性及立体专一性说明该类药物可能是通过相应的受体起作用。20 世纪 70 年代初期，研究人员证实了阿片受体的存在，并揭示了吗啡类药物的作用机理。目前，研究发现共有 4 种不同类型的阿片受体，分别为 μ、δ、κ 和阿片样受体 1（ORL1），它们相互之间拥有 60％的同源性。阿片受体属于 G 蛋白偶联受体（GPCR）γ-亚族的 A 类受体，并可进一步细分为 μ_1、μ_2；δ_1、δ_2；κ_1、κ_2、κ_3 等亚型。研究发现尽管 μ 受体镇痛活性最强，但成瘾性也最强，是产生副作用的主要原因；δ 受体成瘾性小，镇痛作用也不明显；而 κ 受体镇痛活性介于前两者之间，但在镇痛的同时有明显的致焦虑作用。μ 受体中的亚型 μ_1 受体为调节痛觉神经传导的高度亲和结合位点；而 μ_2 受体控制呼吸抑制作用，μ 受体的典型激动剂为吗啡、舒芬太尼等。κ 受体激动剂有喷他佐辛等。而 δ 受体的激动剂多半为肽类化合物。

自从 1973 年阿片受体证实以来，研究人员对基于阿片受体的安全有效、低成瘾性的镇痛药物开展了系列的研究，并且逐步把关注点由 μ 受体转向 κ 受体或者 δ 受体。

人们对阿片受体研究已有 30 多年，它们的许多药理特性也已弄清。目前，受体家族代表性成员的基因均已被克隆成功，并确认了它们的基因编码和功能。

在镇痛药的研究的过程中，由于受体结构的缺乏，导致药物与受体的相互作用模式一直处于假设的过程中。Becket 和 Casy 于 1954 年根据吗啡及合成镇痛药的共同药效构象提出了吗啡受体活性部位模型（图 8-2），该模型的模型，主要结合点为：①一个负离子部位；②一个适合芳环的平坦区；③一个与哌啶环相适应的凹槽部位；④一个氢键接受部位。

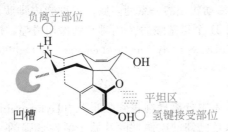

图 8-2　吗啡受体活性部位模型

Portoghese 等注意到对于刚性结构的吗啡、吗啡喃和苯吗喃类，当 N-取代基改变时，镇痛活性相应改变，说明刚性结构的吗啡化合物以相同的方式与受体结合。而柔性结构的哌替啶等，N-取代基的改变不能产生像刚性结构的吗啡等那样的活性改变。因此推测，刚性和非刚性的阿片样镇痛药的 N-取代基部分分别结合在受体的不同部位。吗啡的苯环上有 3 位羟基时，活性增大，而哌替啶的苯环相应位置上有羟基时，活性消失，因此认为，两者的芳环结构部分也是分别结合在受体表面的不同部位。结合苯乙基吗啡中第四个结合点的猜测，认为吗啡阿片受体尚存在两个分离的芳基识别部位。这个模型可以与脑啡肽和内啡肽的结构进行关联，还能较好地解释埃托啡及其衍生物的高镇痛活性。正是由于这些结合点，才使得受体能很好地和吗啡及其衍生物结合在一起，使药物发挥其镇痛活性。

2012 年是阿片受体研究历史上的具有里程碑意义的一年，《自然》（Nature）杂志在同一期分别报道了四种阿片受体亚型与拮抗剂所形成的共晶体的单晶结构。这些晶体结构信息的披露首次为阿片药物与受体之间的作用模式提供了最直接的证据。尽管这些晶体结构全部是受体与相应拮抗剂的共晶结构，属于非活性状态，但已经为基于结构的新型安全、低副作用的镇痛药物的开发奠定了很好的研究基础。

二、阿片样物质（Opiate-Like Substances，OLS）

阿片受体作为调节疼痛神经信号传导的重要生物靶标，需要内源性的配体来激活相应的生理过程，而吗啡是人体无法自身合成的用于激动阿片受体的外源性配体，所以人体内必然存在能激动阿片受体的内源性配体（Endogenous Ligand），从而实现疼痛神经信号传导的调节。1975 年 Hughes 和 Kosterlitz 等首先从猪脑中分离提纯得到两种具有吗啡样镇痛活性的多肽，称为脑啡肽（Enkephaline），即亮氨酸脑啡肽（Leucine Enkephaline，LE）和甲硫氨酸脑啡肽（Methionine Enkephaline，ME），这是两个结构相似的五肽，仅碳端氨基酸残基不同，一个为亮氨酸（Leu），另一个为甲硫氨酸（Met），其余四个氨基酸依次为酪氨酸（Tyr）、甘氨酸（Gly）、甘氨酸（Gly）和苯丙氨酸（Phe）。

H-Tyr-Gly-Gly-Phe-Met-OH   H-Tyr-Gly-Gly-Phe-Leu-OH
ME   LE

研究表明，这些多肽在脑内的分布与阿片受体的分布相一致，并能与阿片受体结合产生吗啡样激动作用。脑啡肽是多肽，而吗啡是生物碱，从化学结构上来看，两者迥异，但空间构象上，X 射线衍射法分析证实，LE 和 ME 分子中两个甘氨酸之间的 β 转折形成一个与吗啡结构相仿的活性作用构象。

吗啡结构   ME结构

目前，研究人员已经发现的内源性阿片肽至少有 15 种，尽管它们长度从 5 个到 33 个氨基酸不等，但它们的氮端都连接着 ME 或者 LE。因此，ME 和 LE 是很有可能是内源性阿片肽与受体结合的重要药效结构。从垂体中分离得到的与镇痛及精神活动相关的一系列多肽，统称为内啡肽（Endorphin），它们的结构中 N 端 1～5 肽片段具有 ME 序列，其中以 31 个氨基酸的 β-内啡肽的作用最强，镇痛活性 10 倍于吗啡。

Tyr-Gly-Gly-Phe-Met-Thr-Ser-Glu-Lys-Ser-Gly-Thr-Pro-Leu-Val-Thr-Leu-Phe-Lys-Asn-Ala-Ile-Ile-Lys-Asn-Ala-Tyr-Lys-Lys-Lys-Gly-Glu

内啡肽

另外，研究人员还从猪脑及垂体中分离提纯得到强啡肽（Dynorphin），含 17 个氨基酸，结构中 N 端 1～5 肽片段具有 LE 序列。强啡肽是已知的内源性阿片肽中活性最强的一个，并具有独特的调节作用，有可能用来治疗阿片成瘾的患者。

Tyr-Gly-Gly-Phe-Leu-Arg-Arg-Ile-Arg-Pro-Lys-Leu-Lys-Trp-Asp-Asn-Gln

强啡肽

脑啡肽对 δ 受体有较强的选择性，被认为是 δ 受体的内源性配体；强啡肽对 κ 受体选择性强，故认为是 κ 受体的内源性配体；而 β-内啡肽对 μ 受体和 δ 受体均有较强的结合力，不是 μ 受体的专一性配体。尽管，吗啡是 μ 受体的外源性配体。但直至 1997 年，Zadina 等才发现在脑内存在着 μ 型阿片受体高选择性的、强效的内源性配体，该配体化学上属于四肽，其性能类似吗啡，被命名为 Endomorphine，译为内吗啡肽。该四肽类化合物有两种结构，分别为内吗啡肽-1（Tyr-Pro-Trp-Phe-NH$_2$，EM-1）和内吗啡肽-2（Tyr-Pro-Phe-Phe-NH$_2$，EM-2）。

鉴于阿片受体各亚型内源性配体的发现，研究人员就开始致力于多肽类镇痛药物的开发，并取得了较大的进展，合成了数以千计的多肽类似物。然而，考虑到多肽类物质容易在肽酶的作用下降解，很难应用于临床，因此，改变内阿片肽分子部分结构，阻断或延长其酶解作用时间可增强其药理效应，这为寻找高效非成瘾性镇痛药的研究提供了新思路。将 Gly^2 用 $D-Ala^2$ 取代，对 Gly^3-Phe^4 分别予以甲基化，对 Met^5 或 Leu^5 分别进行酰胺化等，都可阻断或延缓肽酶的作用。如美克法胺（Metkefamide）及 FK-33824 都具有较高镇痛活性。FK-33824 脑室注射镇痛作用为吗啡的 1000 倍，为 ME 的 30000 倍，β-内啡肽的 23 倍，且口服也有效，剂量约为吗啡的 1/5。

Tyr-D-Ala-Gly-Phe-Me-Met-NH₂　　美克法胺

FK-33824

增强多肽类化合物在体内稳定性的另一种方法是对多肽酶进行抑制。Thiorphan 是二肽羧肽酶的抑制剂，可显著地加强电针的镇痛效应，而这种加强可被纳洛酮逆转。

Thiorphan

当前，针对阿片受体开发新型镇痛药一个新的研究方向是新作用口袋的发现，尤其变构调节口袋的发现和利用。变构调节口袋在阿片受体的信号转导中起着不可或缺的作用，2013 年 Fenalti 和 Giguere 等通过对 δ 阿片受体的晶体结构解析发现钠离子不仅存在于 δ 阿片受体的变构口袋中，而且还对受体的功能选择性以及内在活性的变构调节起主要作用，并通过对钠离子结合的氨基酸残基进行定点突变促使纳曲吲哚（Naltrindole）从经典 δ 阿片受体拮抗剂向激动剂的转变来进一步阐明钠离子的变构调节对阿片受体的信号转导的重要作用，该发现无疑将对开发新的阿片镇痛药有十分重要的意义。

选读文献

[1] David S. "Fries 'Opioid Analgesics'", In："Foye's Medicinal Chemistry". 7th edition. Ed by Willams D A, Lemake T L, Roche V F. Lippincott Williams& Wilkins, 2012：658～699.

[2] Patrick G L. "The Opium Analgesics", In："An Introduction to Medicinal Chemistry". 5th edition. Oxford：Oxford Univ. Press, 2013：632～658.

[3] Filizola M, Devi L A. How Opioid Drugs Bind to Receptors. *Nature*, 2012, 485：314～317.

[4] Fenalti G, Giguere P M, Katritch V, Huang X-P, Thompson A A, Cherezov V, Roth B L & Stevens R C. Molecular Control of δ-Opioid Receptor Signalling. *Nature*, 2014, 506：191～196.

（华东理工大学药学院　邓卫平）

第九章

非甾体抗炎药

(Nonsteroidal Antiinflammatory Drugs)

炎症是一种常见的病理过程，主要表现为红肿、疼痛等症状。一般而言，炎症是机体的自动防御反应，但炎症有时也表现出危害性，如对人体自身组织的攻击、发生在透明组织的炎症等。在炎症过程中，虽然损伤因子会直接或间接造成组织和细胞的破坏，但通过炎症充血和渗出反应，可稀释、杀伤和包围损伤因子，另一方面，通过实质和间质细胞的再生使受损组织得以修复和愈合，因此，炎症是机体损伤和抗损伤过程的统一。

临床上对于炎症的治疗，主要有甾体抗炎药（糖皮质激素类）和非甾体抗炎药（Nonsteroidal Antiinflammatory Drugs，NSAIDs）两大类。糖皮质激素类药物虽然具有较好的抗炎效果，但长期使用会产生依赖性，且易引起肾上腺皮质功能衰退等严重的副作用。非甾体抗炎药是一类不含有甾体结构的抗炎药，无皮质激素样副作用，临床上主要用于治疗关节炎、类风湿性关节炎和多种免疫功能紊乱的炎性疾病等，并能缓解各种疼痛症状。自 20 世纪 50～60 年代出现保泰松（Phenylbutazone）、吲哚美辛（Indomethacin）和布洛芬（Ibuprofen）等药物后，非甾体抗炎药引起了人们的关注。20 世纪 70 年代初，人们发现非甾体抗炎药的作用机制是通过抑制环氧合酶（Cyclooxygenase，COX），从而阻断前列腺素（Prostaglandins，PG）的生物合成，由此，促进了非甾体抗炎药的发展，并逐渐成为抗炎药研究和开发的重点。随后人们进一步认识到 COX-2 亚型酶是非甾体抗炎药的重要作用靶标，20 世纪 90 年代开发了一批 COX-2 选择性较强的非甾体抗炎药，但在应用过程中，其安全性也越来越受到人们的关注，特别是默沙东公司于 2004 年 10 月宣布主动从全球市场撤回选择性的 COX-2 抑制剂罗非昔布（Rofecoxib）；最近美国食品药品监督管理局（FDA）认为，选择性的 COX-2 抑制剂类非甾体抗炎药存在潜在的心血管和消化道出血风险，要求这些药品生产厂家在其说明书中提出警示，这使非甾体抗炎药的安全性成为目前全球医药界的热点关注问题。

非甾体抗炎药是全球用量最大的一类药物，以抗炎作用为主，兼有解热镇痛作用，临床主要用于抗炎、抗风湿；而通常所说的解热镇痛药（苯胺类药物除外）大多也具有抗炎作用。另外，风湿性关节炎的治疗除了用非甾体抗炎药外，还可使用抗痛风药物，因此，本章主要介绍解热镇痛药、抗炎药和抗痛风药。

第一节　非甾体抗炎药的作用机制
（Mechanism of Action for NSAIDs）

一、花生四烯酸代谢途径和炎症介质
（Metabolism of Arachidonic Acid and Inflammatory Mediator）

炎症是一个复杂过程，多种因素均能生成"致炎物质"，其中一种机制解释为花生四烯酸（Arachidonic Acid，AA）的体内代谢途径在炎症过程中起着重要作用。当细胞膜受刺激时，由磷脂酶 A_2 和磷脂酶 C 催化细胞膜磷脂水解释放花生四烯酸，经释放的花生四烯酸可进一步通过两条途径完成生物转化：①在环氧合酶的催化下，氧化代谢成前列腺素（Prostaglandins，PGs）和血栓素（Thromboxanes，TXs）等；②在脂氧合酶（Lipoxygenase，LOX）的催化下生成白三烯（Leukotrienes，LTs），这些代谢产物对炎症的发生发展起着重要作用。

花生四烯酸的代谢途径见图 9-1。

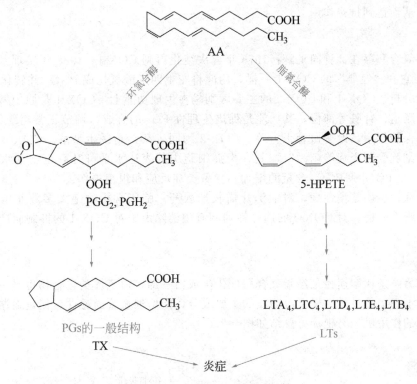

图 9-1　与炎症有关的花生四烯酸代谢途径

1. 前列腺素

前列腺素是天然存在的一类含有 20 个碳原子的不饱和脂肪酸，分子中有一个环戊烷环和两条分别含 7 个和 8 个碳原子的侧链。按环戊烷环上的取代基团和双键位置的不同，可分为 PGA、PGB、PGC、PGD、PGE、PGF、PGG、PGH、PGI 九种类型。前列腺素具有广泛而复杂的生物活性，其中 PGE_2、PGI_2 和 PGD_2（下标的阿拉伯数字代表侧链双键的数目）具有较强的血管扩张作用，能降低血管张力，提高血管通透性，并能增加其他炎症介质的致炎作用，促进炎症发展；PGE_2 还是最强的致热物质之一，可引起体温升高。

如前所述，花生四烯酸的代谢途径之一是在环氧合酶催化下经环氧化、过氧化生成 PGG_2 和 PGH_2 等内过氧化物，再在相应的组织和细胞中继续代谢生成不同的前列腺素和血栓素，发挥特定的生物活性。

2. 白三烯

白三烯是一类含有 20 个碳原子的羟基酸总称，结构中无环、具 3 个共轭双键。根据化学结构的不同，可分为 LTA、LTB、LTC、LTD、LTE 等，分子中的双键数目以阿拉伯数字在右下角标注。白三烯可调节白细胞的功能，其中白三烯 C_4(LTC_4)、白三烯 D_4(LTD_4) 和白三烯 E_4(LTE_4) 可增加血管的通透性，促进血浆渗出而导致水肿；白三烯 B_4(LTB_4) 是目前所知最强的白细胞趋化因子，可引起炎症部位白细胞的聚集，加重炎症症状。

花生四烯酸除了可经代谢转化为前列腺素外，还可在 5-脂氧合酶催化下生成 5-过氧化氢二十碳-四烯酸（5-HPETE），再经一系列的代谢过程生成白三烯。

二、非甾体抗炎药的作用靶标（Target of NSAIDs）

通过对炎症介质化学结构及其生物合成途经和活性的了解，有针对性地设计炎症介质合成酶的抑制剂，是开发非甾体抗炎药的重要途径之一。在花生四烯酸的代谢途径中，与炎症介质生成相关的酶主要是环氧合酶和脂氧合酶，目前已有的解热镇痛药和非甾体抗炎药都是通过抑制这两种酶，阻断前列腺素和白三烯的生物合成，从而达到抗炎作用。

1. 环氧合酶

研究表明，环氧合酶存在 2 种同工酶：1976 年首次纯化得到 COX-1，1988 年实现其人工克隆；1991 年分离到 COX-2，它和"经典"的 COX-1 一样，均能将花生四烯酸氧化成 PGG_2 并转化成 PGH_2。

从治疗学角度分析，COX-1 和 COX-2 的主要区别是在生理功能上：COX-1 是原生型的酶，在正常的状态下就存在于胃肠道、肾脏等部位，其功能是促进生理性 PGs 的合成，调节正常组织细胞的生理活动，如对消化道黏膜起保护作用，改变血管张力等。COX-2 为同工酶，是诱生型酶。COX-2 在正常组织细胞内的活性极低，当细胞受到炎症等刺激时，其在炎症细胞中的表达水平可升高至正常水平的 10～80 倍，引起炎症部位 PEG_2、PGI_2 和 PGE_1 含量的增加，导致炎症反应和组织损伤。

由于风湿等炎症性疾病是慢性病，对症治疗需长期服药。临床常用的绝大多数非甾体抗炎药可抑制 COX-1，会引起胃肠道溃疡。对 COX-2 的选择性抑制有望消除由于对 COX-1 的抑制而产生的胃肠道损伤等副作用。

2. 脂氧合酶

花生四烯酸的另一条代谢途径是经脂氧合酶催化生成白三烯，白三烯类化合物也是一类炎症介质，其中 LTC_4、LTD_4、LTE_4 是过敏性慢反应物质的主要成分，能增加血管通透性，促进血浆渗出。

非甾体抗炎药的作用机理与靶标可总结如图 9-2。

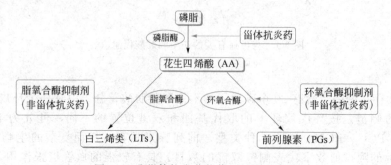

图 9-2　非甾体抗炎药物作用机理示意图

从作用机制分析，非甾体抗炎药的作用靶标与甾体抗炎药不同，甾体抗炎药的作用是阻断花生四烯酸的释放，而非甾体抗炎药的作用是阻断花生四烯酸的代谢过程。

环氧合酶与脂氧合酶催化的代谢产物间存在着一定的平衡制约关系，单纯抑制其中一条代谢途径将引起花生四烯酸进入其他代谢途径，从而造成炎症的进一步发展。因此，设计对环氧合酶和脂氧合酶具双重阻断作用的抑制剂，通过同时阻断炎症介质前列腺素和白三烯的形成，产生协同的抗炎作用，有望提高疗效，同时避免 COX 抑制剂引发的副作用，是目前抗炎药研究的热点方向之一。

第二节 解热镇痛药
（Antipyretic Analgesics）

解热镇痛药作用于下丘脑的体温调节中枢，可使发热患者的体温降至正常而不影响正常人的体温。该类药物对头痛、牙痛、神经痛和关节痛等常见的慢性钝痛效果较好，而对创伤性剧痛及内脏平滑肌痉挛引起的绞痛无效。该类药物从化学结构上可分为苯胺类、水杨酸类和吡唑酮类。除苯胺类无抗炎作用外，其他两类中多数药物还兼有抗炎作用。

一、苯胺类（Anilines）

乙酰苯胺（Acetanilide）又称退热冰，在 1886 年就用于解热镇痛，但不久发现其毒性较大，尤其是高剂量应用时，后被淘汰。在研究乙酰苯胺体内代谢的过程中，发现其氧化代谢产物对氨基酚（p-Aminophenol）亦具有解热镇痛效果，但毒性仍较大。进一步将对氨基酚的羟基醚化，氨基乙酰化得到非那西丁（Phenacetin），它的解热镇痛作用增强，曾广泛用于临床，但长期用药时，发现它对肾脏及膀胱有致癌作用，对血红蛋白与视网膜有毒性，各国先后废除使用，我国在 1983 年淘汰了该药物。1948 年 Brodie 发现非那西丁的代谢产物对乙酰氨基酚（Paracetamol，扑热息痛）的毒性及副作用都较低，临床上广泛用于镇痛和退烧，是目前苯胺类化合物中唯一在临床应用的解热镇痛药。

乙酰苯胺   非那西丁   对乙酰氨基酚

对乙酰氨基酚（Paracetamol）

- 白色结晶或结晶性粉末，无臭，味微苦；
- mp 168～172℃，$pK_a = 9.51$；
- 在热水或乙醇中易溶，在丙酮中溶解，在冷水中略溶。

化学名为 N-(4-羟基苯基)乙酰胺［N-(4-hydroxyphenyl)acetamide］，又名扑热息痛。

对乙酰氨基酚具弱酸性，在空气中稳定，水溶液的稳定性与溶液的 pH 有关，pH＝6 时最稳定，半衰期可达 21.8 年（25℃）；在酸及碱性条件下，稳定性较差。在潮湿条件下易水解成对氨基酚，该水解产物可进一步发生氧化降解，生成亚胺醌类化合物，颜色逐渐变深，由黄色变成红色至棕色，最后成黑色，故在贮存及制剂过程要特别注意。

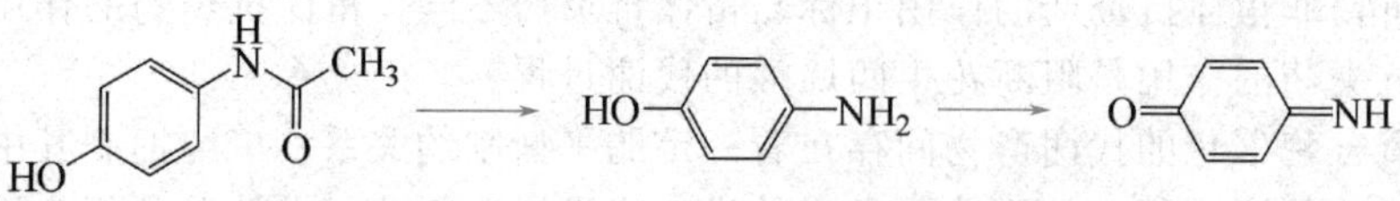

对乙酰氨基酚的合成方法很多，最关键的是对氨基酚中间体的制备。最早的合成路线是以苯酚为原料，经硝化、还原生成对氨基酚，最后用冰醋酸乙酰化得到。

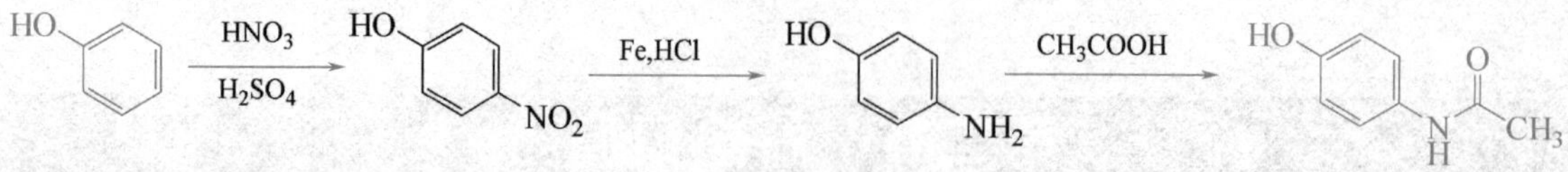

20世纪90年代，又将此路线进行改造，以苯酚为原料，经乙酰化、Fries重排、肟化、Beckmann重排得到对乙酰氨基酚。

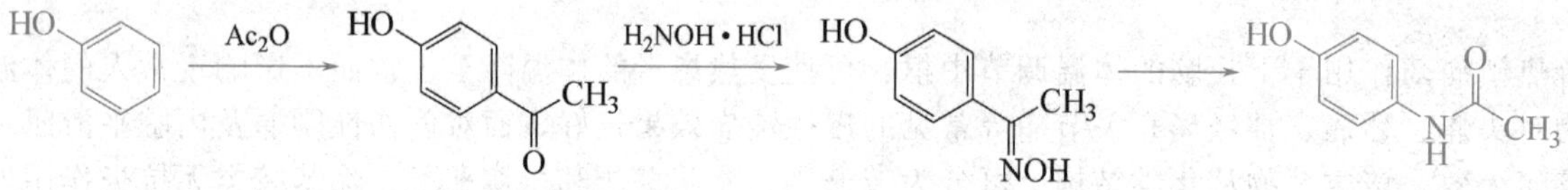

2010年俄国科学家又提出了新的合成方法，以苯酚为原料，在多聚磷酸中与硝基乙烷反应即得对乙酰氨基酚。

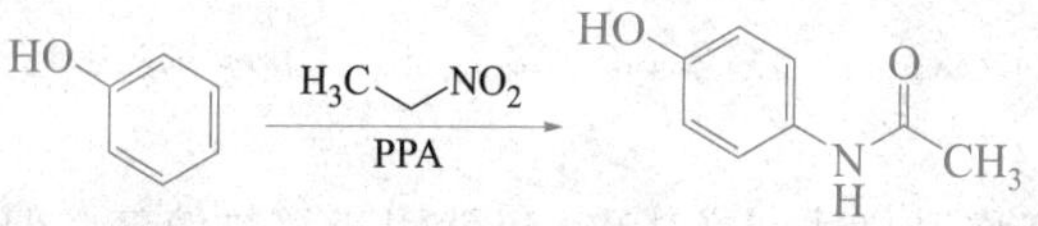

对氨基酚是制备过程的中间体，也是贮存过程中的水解产物。由于对氨基酚毒性较大，故药典规定应检查其含量。检查原理是利用对氨基酚具有的芳香伯胺与亚硝基铁氰化钠在碱性条件下生成蓝紫色配位化合物。

对乙酰氨基酚的体内代谢主要受CYP450酶催化，主要代谢途径是酚羟基与葡萄糖醛酸结合（55%～75%）以及与硫酸结合（20%～24%），还有少量生成对肝细胞有毒害的N-羟基乙酰氨基酚，并进一步转化成具毒性的N-乙酰基亚胺醌。正常情况下该代谢产物可与内源性的谷胱甘肽结合而解毒，但在大量或过量服用对乙酰氨基酚后，肝脏内的谷胱甘肽会被耗竭，N-乙酰亚胺醌可进一步与肝蛋白的亲核基团（如—SH）结合而引起肝坏死（图9-3）。这也是过量服用对乙酰氨基酚导致肝坏死、低血糖和昏迷的主要原因。因此，对乙酰氨基酚的服用时间不宜过长，剂量也不宜太大。各种含巯基的药物可用作对乙酰氨基酚过量的解毒剂。

对乙酰氨基酚具有较强的解热镇痛作用，临床上主要用于发热、头痛、神经痛等。它还是多种抗感冒复方制剂的活性成分。

二、水杨酸类（Salicylic Acids）

水杨酸是人类最早使用的药物之一。1828年，人们从柳树皮中分离得到了水杨苷，进而经水解获得了水杨酸，1860年Kolbe首次用苯酚钠和二氧化碳成功合成了水杨酸，1875年Buss首次将水杨酸钠作为解热镇痛和抗风湿药物用于临床。

由于水杨酸的酸性较强（$pK_a = 3.0$），胃肠道刺激性较大，因此，对水杨酸的结构改造一直是人们关注的重点。1859年Gilm首次合成乙酰水杨酸，但直到1899年才由Bayer公司将其应用到临床，命名为阿司匹林（Aspirin），至今已有100多年的历史。

阿司匹林呈弱酸性（$pK_a = 3.5$），解热镇痛作用比水杨酸钠强，副作用相对较少，但若大剂量或长期使用仍对胃黏膜有刺激，甚至引起胃出血、胃穿孔。

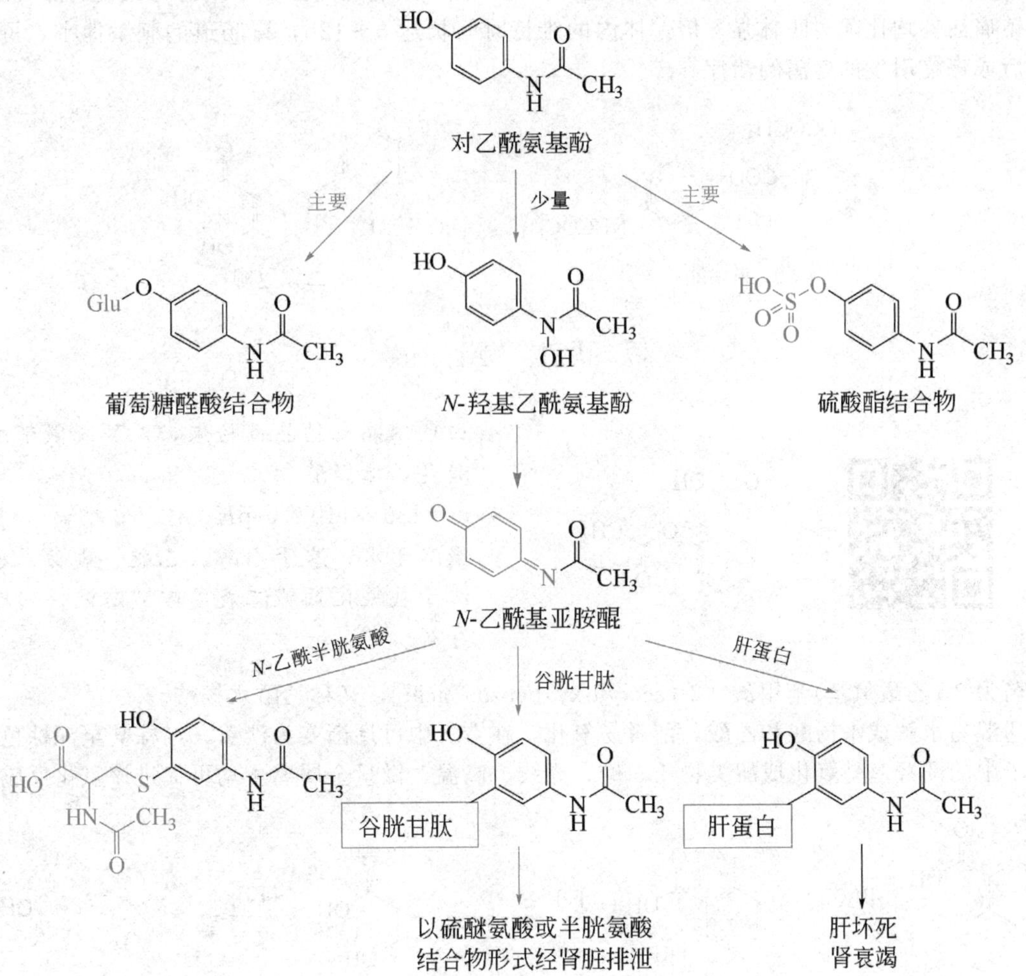

图 9-3 对乙酰氨基酚的代谢途径

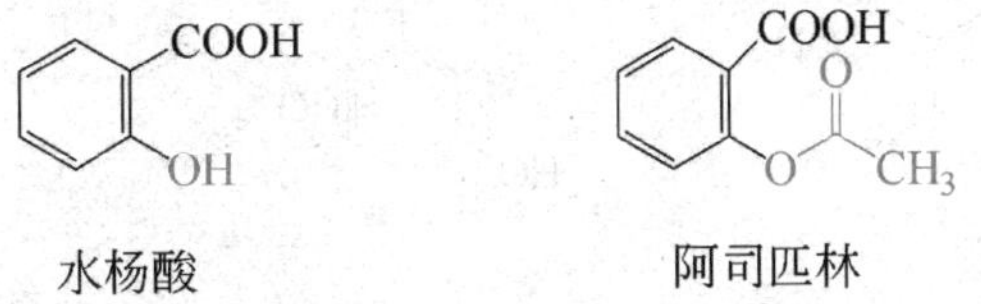

水杨酸

阿司匹林

在未揭示非甾体抗炎药的作用机制前，人们普遍认为水杨酸类化合物对胃肠道的刺激性是由游离羧基的酸性产生的，因此研制了大量的水杨酸及阿司匹林的盐、酰胺或酯的衍生物以克服此缺点。利用阿司匹林中羧基的酸性，将它制成盐的形式，如阿司匹林铝（Aluminum Acetylsalicylate）、赖氨匹林（Lysine Acetylsalicylate）等。其中赖氨匹林吸收良好，对胃肠道的刺激性小，且水溶性增大，可以制成注射剂使用；水杨酰胺（Salicylamide）保留了镇痛作用，对胃肠道几乎无刺激性，但抗炎作用消失。为了减少阿司匹林的副作用，采用前药原理和拼合原理，将阿司匹林和对乙酰氨基酚缩合得到贝诺酯（Benorilate，扑炎痛，又名苯乐来），口服对胃无刺激作用，在体内经分解重新生成原来的两个母体药物，共同发挥解热镇痛作用。贝诺酯的副作用较小，适合老人和儿童使用。

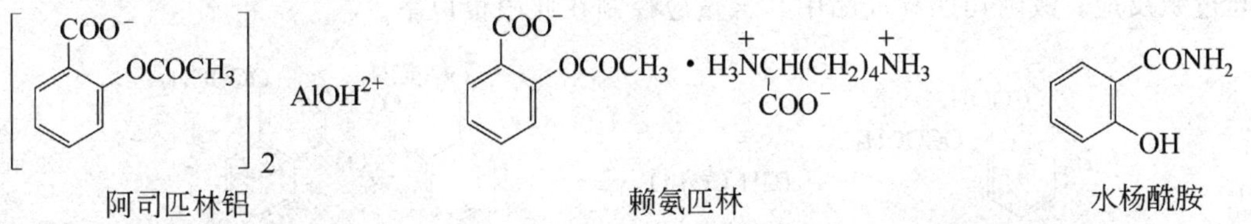

阿司匹林铝

赖氨匹林

水杨酰胺

在水杨酸的5位引入芳香环，可以增强其抗炎活性。例如，引入间二氟苯基得到二氟尼柳（Diflunisal），其抗炎和镇痛活性均比阿司匹林强4倍，体内的维持时间长达8～12h；胃肠道的刺激性小，可用于关节炎、手术后或癌症引发的疼痛的治疗。

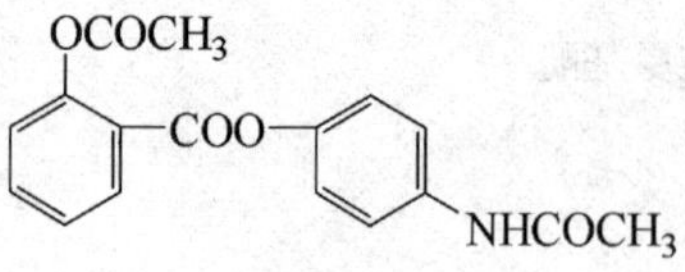

贝诺酯 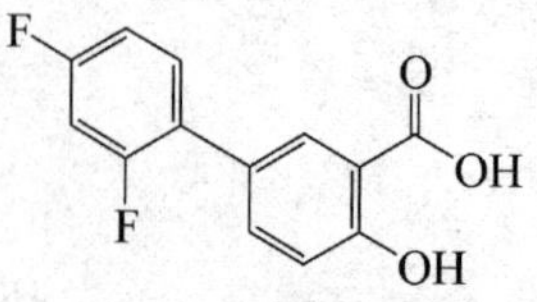　　　　　　　　　　　二氟尼柳

阿司匹林（Aspirin）

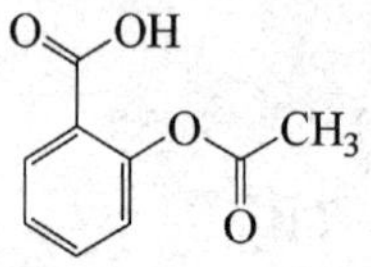

- 白色结晶或结晶性粉末，无臭或微带醋酸臭，味微酸。
- mp 135～140℃，$pK_a=3.5$；
- 微溶于水，溶于乙醇、乙醚、氯仿，也溶于氢氧化钠碱溶液或碳酸溶液，同时分解。

化学名为2-(乙酰氧基)苯甲酸［2-(acetyloxy)benzoic acid］，又称乙酰水杨酸。

本品遇湿易水解成水杨酸和乙酸，前者易氧化，在空气中可逐渐变为淡黄、红棕甚至深棕色，其原因是由于分子中的酚羟基易氧化成醌类物质。碱、光线、高温、微量金属离子均可促进该氧化反应。

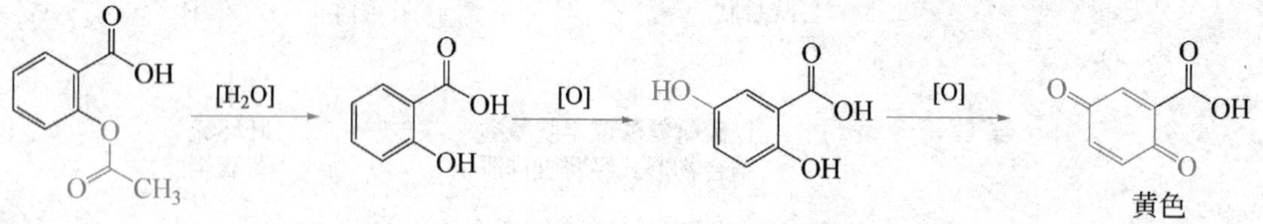

黄色

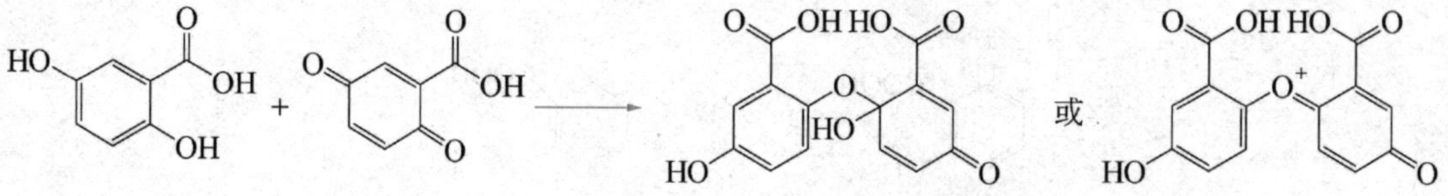

蓝至黑色

本品的制备是以水杨酸为原料，在硫酸催化下用醋酐乙酰化得到。

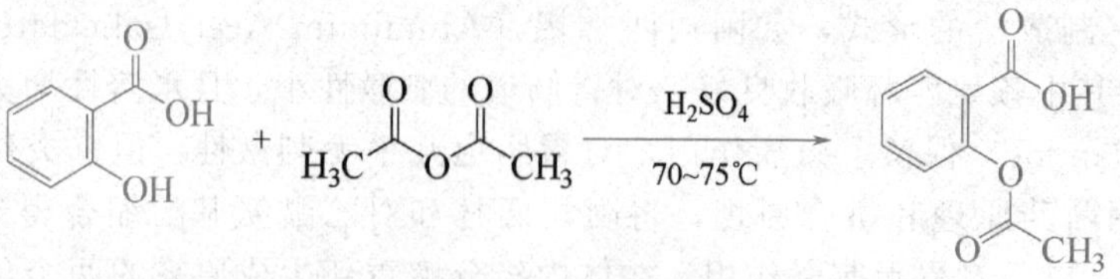

在阿司匹林的合成过程中可能会产生副产物乙酰水杨酸酐，该副产物的含量超过0.003%（质量分数）可引起过敏反应，故阿司匹林成品中其含量应控制在此限量以下。

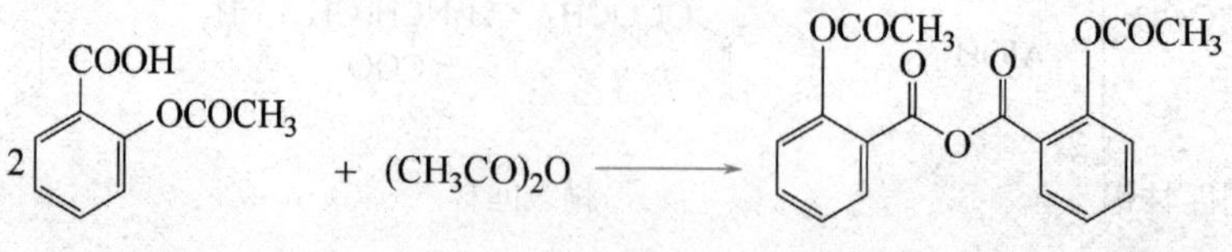

本品口服易吸收，服药后 2h，血药浓度达到峰值。被吸收的阿司匹林易在酯酶作用下水解成水杨酸。生成的水杨酸大部分和甘氨酸或葡萄糖醛酸结合，以结合物的形式排出体外，仅一小部分氧化为 2,5-二羟基苯甲酸（龙胆酸）、2,3-二羟基苯甲酸和 2,3,5-三羟基苯甲酸（图 9-4）。

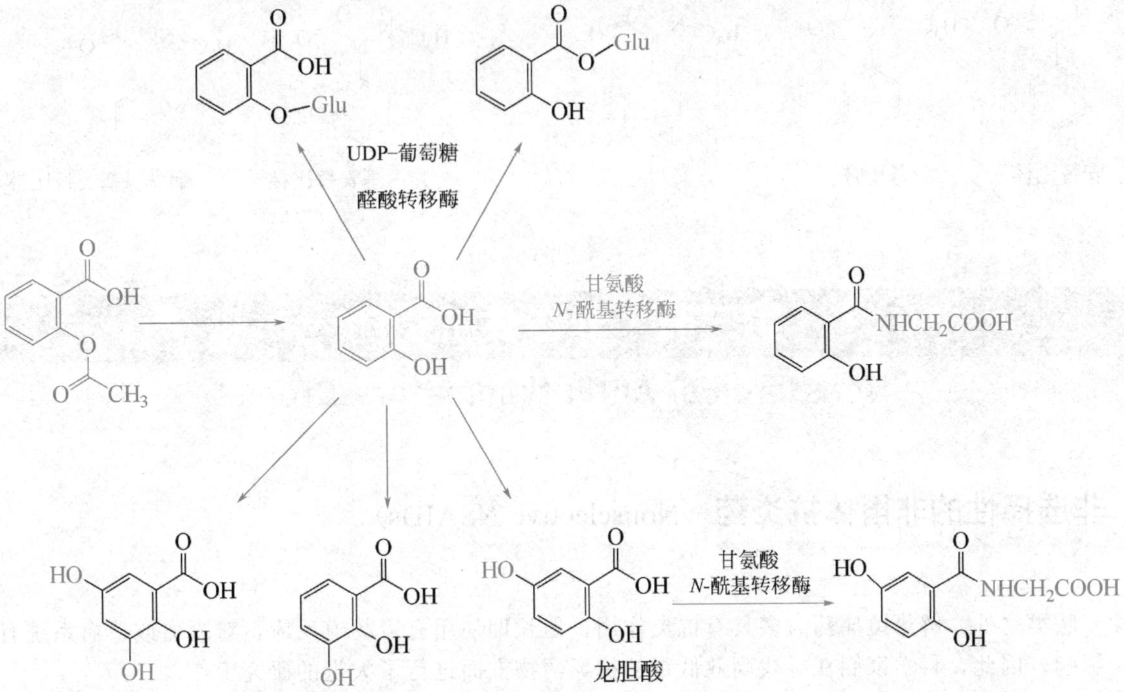

图 9-4　阿司匹林的代谢途径

本品具有较强的解热镇痛作用和抗炎、抗风湿作用。临床上用于感冒发烧、头痛、牙痛、神经痛、肌肉痛和痛经等，是风湿及活动型风湿性关节炎的首选药物。本品是环氧合酶的不可逆性抑制剂，结构中的乙酰基能使环氧合酶活性中心的丝氨酸乙酰化，从而阻断酶的催化作用；而且形成的乙酰化丝氨酸的乙酰基较难脱落，酶活性不能恢复，抑制了前列腺素的生物合成。

本品还能抑制血小板中血栓素（TXA_2）的合成，具有强效的抗血小板聚集作用，因此可用于心血管系统疾病的预防和治疗。

研究还表明，本品及其他非甾体抗炎药对结肠癌亦有预防作用。

本品长期服用会引起胃肠道出血，这主要是由于本品抑制了胃壁前列腺素的生物合成，致使黏膜易受损伤。另外，本品较常见的过敏性哮喘副作用也与前列腺素的生物合成受抑制有关，这是因为前列腺素 E 对支气管平滑肌有很强的舒张作用。

三、吡唑酮类（Pyrazolones）

德国化学家 Knorr 在研究抗疟药奎宁类似物的过程中偶然发现了具有解热镇痛作用的药物——安替比林（Phenazone, Antipyrine），1884 年该药首次用于临床，由于其毒性大，未能在临床长期使用。受吗啡结构中具有甲氨基的启发，在安替比林的 4 位引入二甲氨基，得到氨基比林（Aminophenazone, Aminopyrine）。氨基比林的解热镇痛作用比安替比林优良，曾广泛用于临床，但该药可引起白细胞减少及粒细胞缺乏症等，现已淘汰。为了寻找水溶性更好的药物，将氨基比林结构中二甲氨基的一个甲基换成亚甲基磺酸钠，得到水溶性的安乃近（Analgin），可供注射用。虽然其解热镇痛作用强而迅速，但仍会引起粒细胞减少，对造血系统毒性较大，目前在美国等国家已完全禁用。为了增加这类药物的解热镇痛作用，降低毒副作用，合成了一系列的 5-吡唑酮类化合物，如异丙基安替比林（Isopropyl Antipyrine）、烟酰氨基安替比林（Nicotinoylamino Antipyrine）等，它们的解热镇痛作用较强，毒性较小。

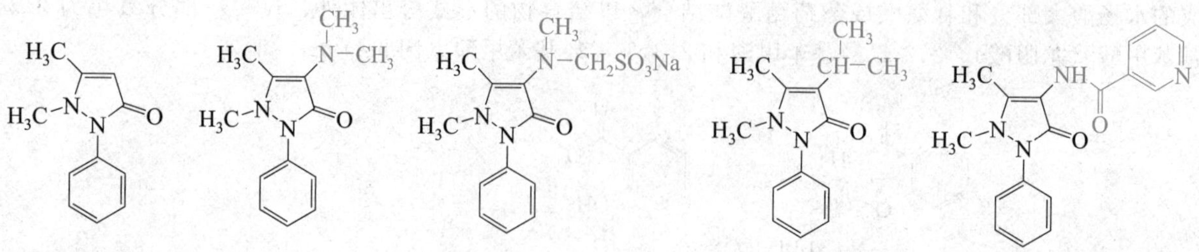

| 安替比林 | 氨基比林 | 安乃近 | 异丙基安替比林 | 烟酰氨基安替比林 |

第三节　非甾体抗炎药
（Nonsteroidal Antiinflammatory Drugs）

一、非选择性的非甾体抗炎药（Nonselective NSAIDs）

除苯胺类之外，解热镇痛药大多具有抗炎作用，但长期使用有胃肠道反应，对凝血或造血系统有严重的不良影响。因此，科学家们在寻找高效低毒的抗炎药物方面进行了大量的研究工作。

非甾体抗炎药的研究始于19世纪末水杨酸钠的使用，20世纪40年代后非甾体抗炎药迅速发展。早期的非甾体抗炎药多数为非选择性环氧合酶抑制剂，对环氧合酶的2个亚型（COX-1和COX-2）均有作用，因而易引起胃肠道的刺激性。其主要结构类型有3,5-吡唑烷二酮类、芳基烷酸类、邻氨基苯甲酸类和1,2-苯并噻嗪类。

1. 3,5-吡唑烷二酮类

为了提高吡唑酮类化合物的镇痛活性，瑞士科学家在解热镇痛药吡唑酮的结构中引入了第二个酮基即得到3,5-吡唑烷二酮类化合物。研究发现，由于结构中具有两个羰基，分子酸性增强的同时抗炎作用也增强。1949年发现的保泰松（Phenylbutazone），抗炎作用较强，镇痛作用弱，兼具促尿酸排泄作用，被认为是关节炎治疗研究中具有里程碑意义的发现。由于该药物的酸性与阿司匹林相似，对胃肠道刺激较大，且长期用药对肝、肾及心脏均有不良影响，也可引起再生障碍性贫血和粒细胞缺乏症。1961年发现它的代谢产物羟布宗（Oxyphenbutazone，羟基保泰松）同样具有抗炎抗风湿作用，且毒副作用较小。它的另一个代谢产物γ-酮基保泰松（γ-Ketophenylbutazone）也有较强的消炎镇痛作用和促尿酸排泄作用。

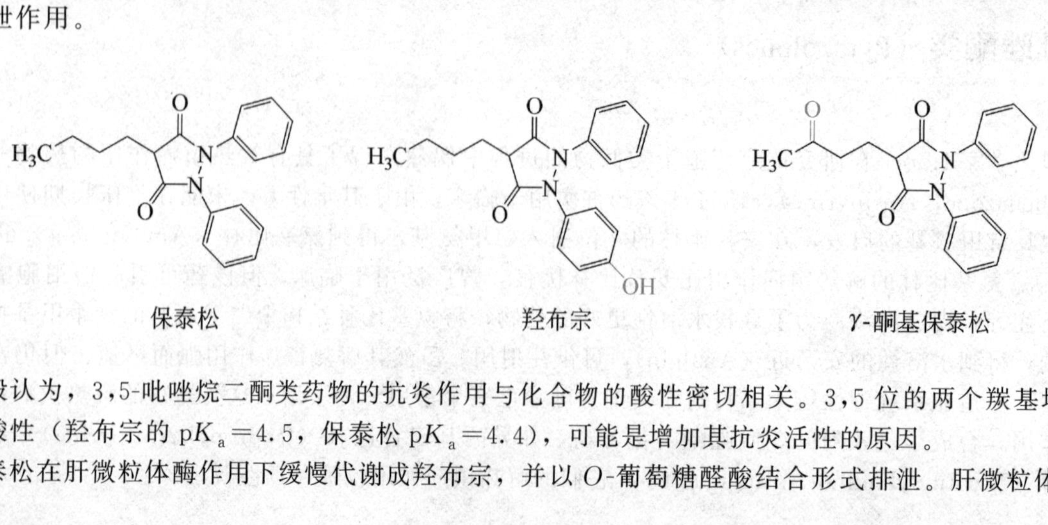

| 保泰松 | 羟布宗 | γ-酮基保泰松 |

一般认为，3,5-吡唑烷二酮类药物的抗炎作用与化合物的酸性密切相关。3,5位的两个羰基增强了4位氢的酸性（羟布宗的$pK_a=4.5$，保泰松$pK_a=4.4$），可能是增加其抗炎活性的原因。

保泰松在肝微粒体酶作用下缓慢代谢成羟布宗，并以O-葡萄糖醛酸结合形式排泄。肝微粒体能将正

丁基的 γ 位氧化，产生另一活性代谢物 γ-羟基保泰松，其后又被代谢为 γ-酮基保泰松和 ρ，γ-二羟基保泰松。保泰松和 γ-羟基保泰松也可与葡萄糖醛酸在 4 位形成 C-葡萄糖醛酸，见图 9-5。

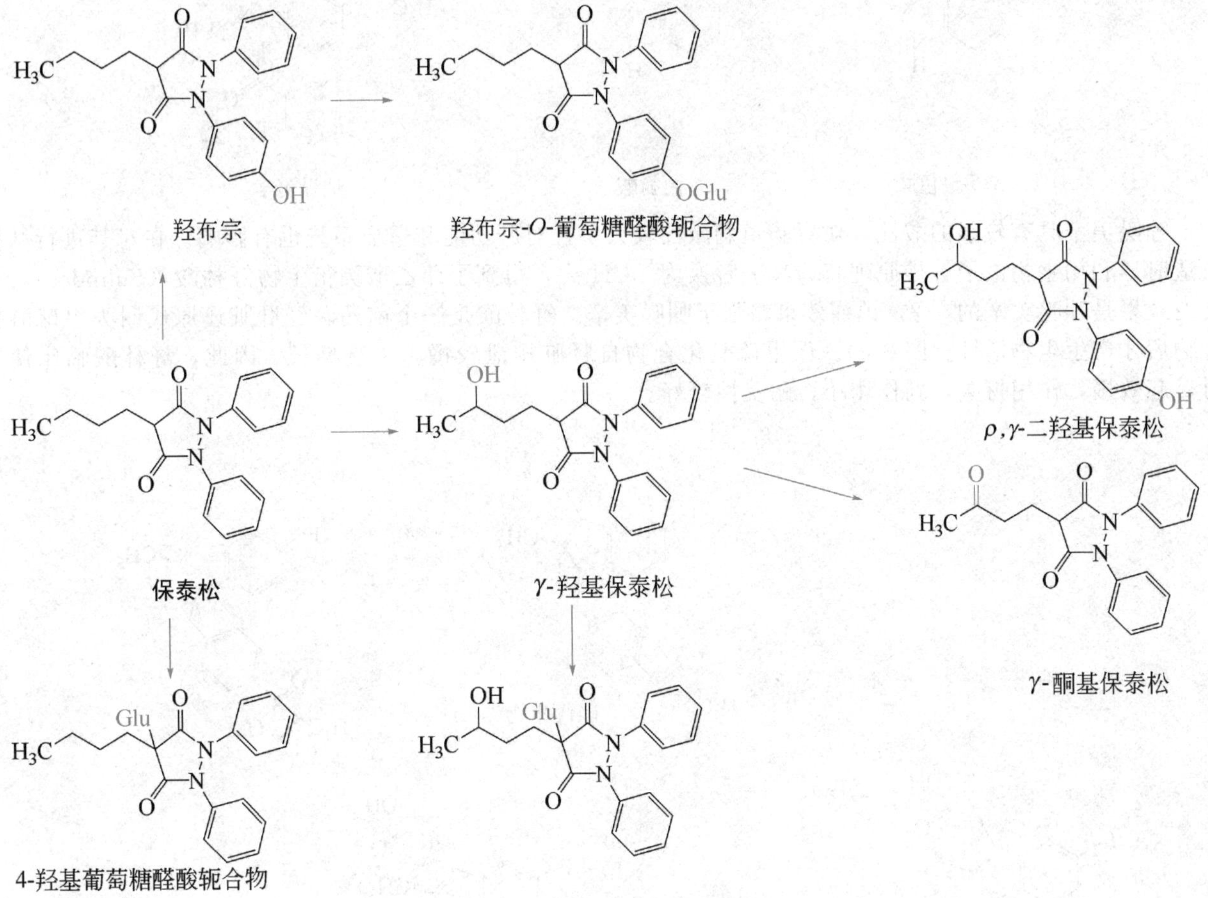

图 9-5 保泰松的体内代谢

2. 芳基烷酸类

芳基烷酸类是 20 世纪 50～60 年代后陆续上市的一类数量众多的非甾体抗炎药。根据结构特点可分为芳基乙酸类和芳基丙酸类，结构通式如下：

20 世纪 50 年代，吲哚美辛（Indomethacin）的上市引起了人们对芳基烷酸类药物的极大兴趣。20 世纪 70 年代 Upjohn 公司成功发现布洛芬（Ibuprofen）后，一大批同类型药物纷纷上市，如非诺洛芬（Fenoprofen）、托美丁（Tolmetin）、舒林酸（Sulindac）、酮洛芬（Ketoprofen）、氟比洛芬（Flurbiprofen）和舒洛芬（Suprofen）。到 20 世纪 90 年代，依托度酸（Etodolac）和萘丁美酮（Nabumetone）被批准上市。

（1）芳基乙酸类 吲哚乙酸类药物吲哚美辛是基于 5-羟色胺（5-Hydroxytryptamine, Serotonin, 5-HT）和色氨酸（Tryptophan）的结构而设计的。考虑到 5-羟色胺是重要的炎症介质之一，它的生物来源与色氨酸有关，同时发现风湿患者体内色氨酸的代谢水平较高。Merck 公司的研究小组由此设计合成了近 350 个吲哚乙酸衍生物，从中筛选出了吲哚美辛，其抗炎活性比保泰松强 2.5 倍。后来的研究发现，吲哚美辛的抗炎作用并不是所设想的对抗 5-HT，而是和其他大多数非甾体抗炎药一样，通过作用于环氧合酶，抑制前列腺素的生物合成而具有抗炎活性。

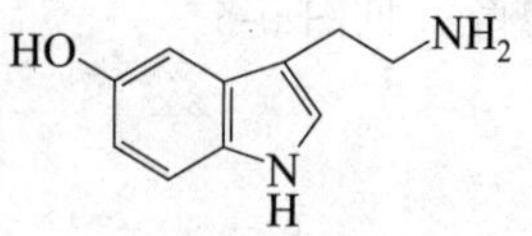

5-羟色胺 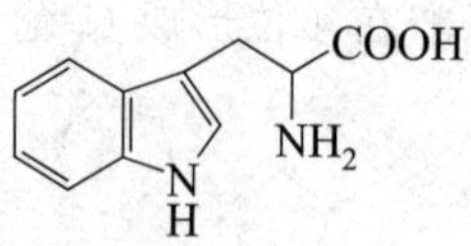　　　　　　色氨酸 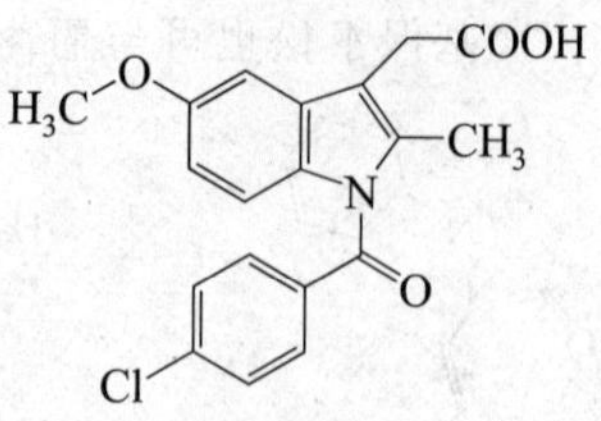　　　　　　吲哚美辛

吲哚美辛具有较强的酸性，对胃肠道刺激性较大，且对肝功能和造血系统也有影响。在对其进行结构改造时，利用生物电子等排原理将—N＝替换为—CH＝，得到了茚乙酸类衍生物舒林酸（Sulindac），其抗炎效果是吲哚美辛的1/2，镇痛效果略强于吲哚美辛。舒林酸是一个前药，经肝脏还原代谢为甲硫醚化合物后才产生生物活性（图9-6）。而甲硫醚化合物自肾脏排泄较慢，半衰期长。因此，舒林酸临床使用时，起效慢，作用持久，副作用小，耐受性较好。

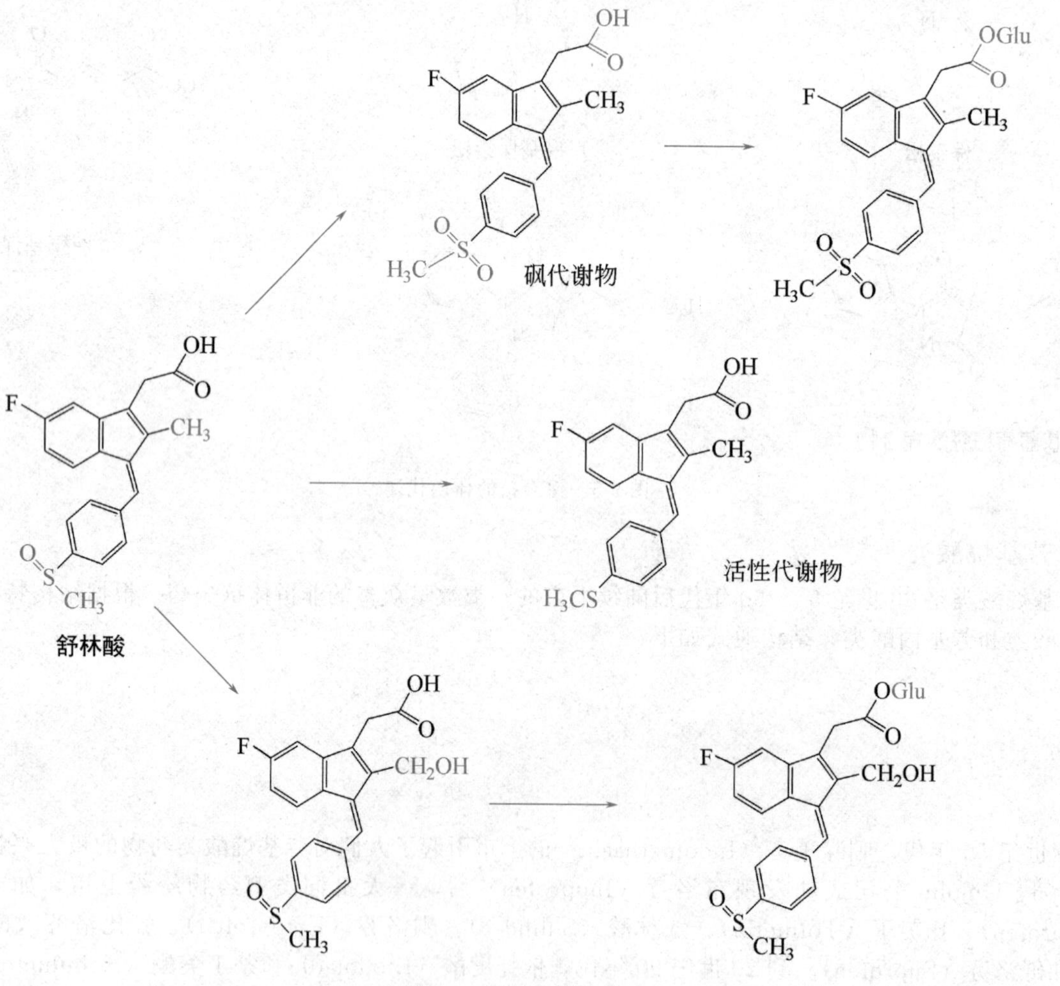

砜代谢物

活性代谢物

舒林酸

图9-6　舒林酸的代谢

将吲哚乙酸结构中的苯环去除，并在吡咯环上引入对甲基苯甲酰基侧链得到吡咯乙酸类化合物托美丁（Tolmetin），其消炎和镇痛作用分别为保泰松的3～13倍和8～15倍。该药口服后几乎可完全吸收，血浆半衰期较短，约为1h，与血浆蛋白高度结合，在体内约有70％的化合物被代谢为二羧酸代谢物，是一种安全、速效、副作用小的药物，临床上用于治疗类风湿性关节炎、强直性脊椎炎等。

双氯芬酸钠（Diclofenac Sodium）是苯乙酸衍生物，具有抗炎、镇痛、解热和抗风湿等作用。特点为药效强，不良反应轻，剂量小，个体差异小。

依托度酸（Etodolac）是吡喃并吲哚衍生物，可以选择性地抑制炎症部位前列腺素的生物合成，而对胃和肾脏的前列腺素合成没有影响，因此尽管依托度酸的活性与其他非甾体抗炎药相比并没有突出的特点，但胃肠道不良反应小是较为明显的优势。

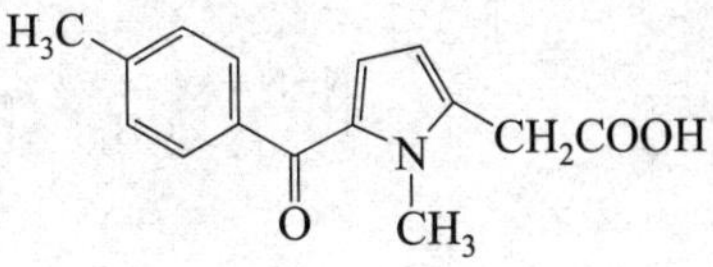

托美丁 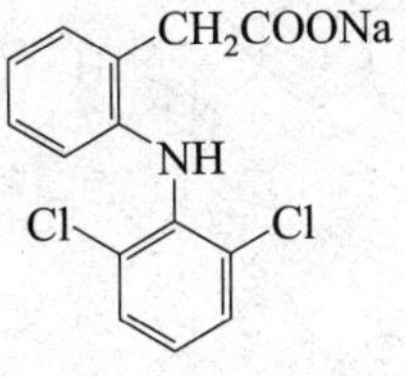　　　　　　双氯芬酸钠 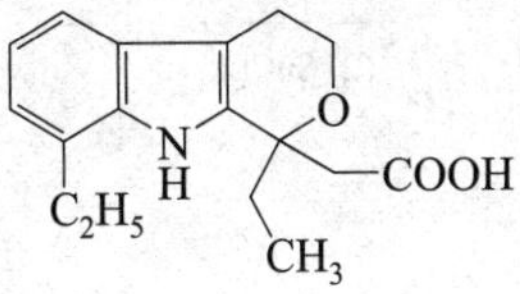　　　　　　依托度酸

萘丁美酮（Nabumetone）是非酸性的前体化合物，在体内经肝脏代谢后产生活性代谢物 6-甲氧基-2-萘乙酸而起效。因其本身不具酸性，不会对胃肠道产生原发性损伤（直接的酸损伤），而且可选择性地作用于引起炎症反应的 COX-2，对胃肠道的 COX-1 无影响，因此萘丁美酮是一个典型的前药设计实例。其抗炎作用是阿司匹林的 13 倍，吲哚美辛的 1/3，临床上主要用于类风湿性关节炎的治疗。

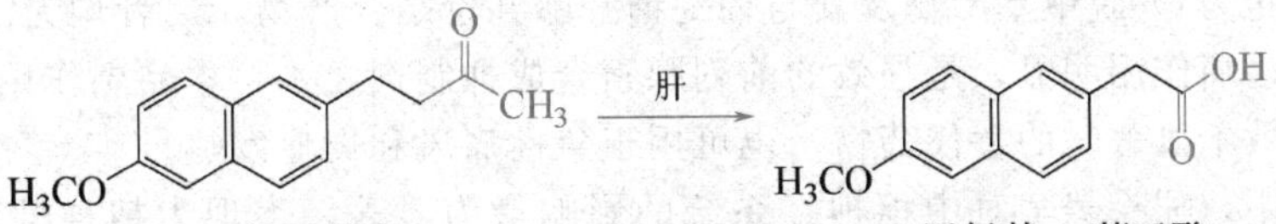

萘丁美酮　　　$\xrightarrow{\text{肝}}$　　　6-甲氧基-2-萘乙酸

芬布芬（Fenbufen）是酮酸类的前体药物，在体内代谢生成联苯乙酸而发挥作用。联苯乙酸是环氧合酶抑制剂，其消炎作用的强度介于吲哚美辛与阿司匹林之间。口服芬布芬可避免直接服用联苯乙酸对胃肠道产生的原发性损伤，故胃肠道副反应较小。芬布芬临床上用于类风湿性关节炎、风湿性关节炎；亦可用于牙痛、手术后疼痛及外伤疼痛。

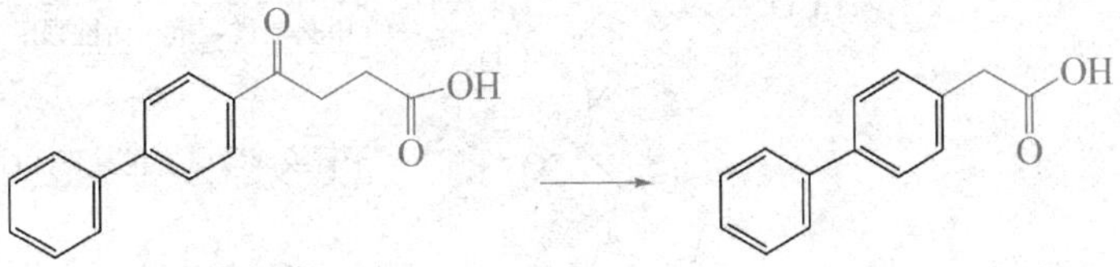

芬布芬

吲哚美辛（Indomethacin）

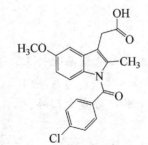

- 类白色或微黄色结晶性粉末，几乎无臭，无味；
- mp 158～162℃，$pK_a=4.5$；
- 溶于丙酮，略溶于乙醇、乙醚、氯仿和甲醇，微溶于苯，极微溶于甲苯，几乎不溶于水，可溶于氢氧化钠溶液。

化学名为 2-甲基-1-(4-氯苯甲酰基)-5-甲氧基-1H-吲哚-3-乙酸［2-methyl-1-(4-chlorobenzoyl)-5-methoxy-1H-indol-3-acetic acid］。

本品室温下在空气中稳定，但对光敏感。水溶液在 pH＝2～8 时较稳定，强酸或强碱条件下会发生水解。

吲哚美辛的合成是以对甲氧基苯胺为原料，经重氮化、还原得对甲氧基苯肼，再与乙醛缩合得乙醛缩对甲氧基苯肼，进而经对氯苯甲酰氯酰化，酸水解去保护基，得 *N*-对甲氧基苯基对氯苯甲酰肼，最后与4-氧代戊酸环合得吲哚美辛。

(1) NaNO₂,HCl
(2) SnCl₂
HCl
HAc

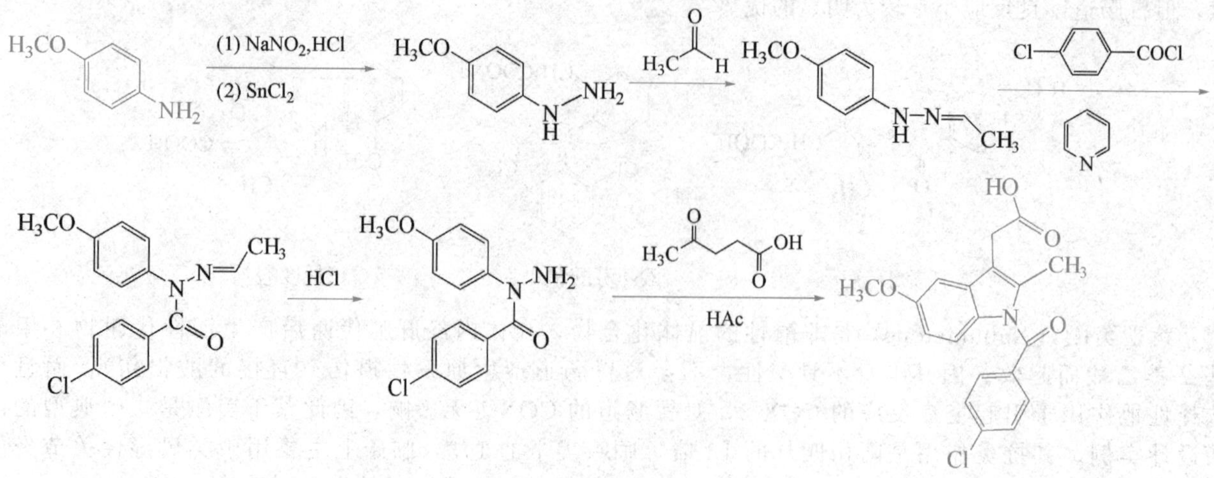

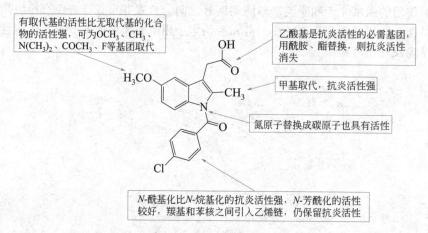

吲哚美辛口服吸收较好，一般2～3h后血药浓度达到峰值。在体内与血浆蛋白具有高度的结合力。吲哚美辛体内可代谢转化为 *O*-脱甲基产物及其与葡萄糖醛酸共价结合产物，二者均无活性。

本品对缓解炎症疼痛作用明显，是强效的前列腺素合成抑制剂之一。本品副作用较大，主要作为对水杨酸类有耐受性、疗效不显著时的替代药物，也可用于急性痛风和炎症发热。

在非甾体抗炎药中，吲哚美辛对中枢神经系统的影响最为显著，表现为精神抑郁、幻觉和精神错乱等，对肝功能与造血系统也有影响，过敏反应和胃肠道反应亦较常见。

吲哚美辛类化合物的构效关系如下：

有取代基的活性比无取代基的化合物的活性强，可为OCH₃、CH₃、N(CH₃)₂、COCH₃、F等基团取代
乙酸基是抗炎活性的必需基团，用酰胺、酯替换，则抗炎活性消失
甲基取代，抗炎活性强
氮原子替换成碳原子也具有活性
N-酰基化比N-烷基化的抗炎活性强，N-芳酰化的活性较好，羰基和苯核之间引入乙烯链，仍保留抗炎活性

双氯芬酸钠（Diclofenac Sodium）

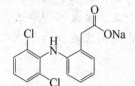

- 白色或类白色结晶性粉末，无臭；
- mp 283～285℃，pK_a=4.5；
- 略溶于水，易溶于乙醇。

化学名为2-[[(2,6-二氯苯基)氨基]苯基]乙酸钠{Sodium 2-[[(2,6-dichlorophenyl)amino]phenyl]acetate}，又名双氯灭痛。

双氯芬酸钠的合成是将2,6-二氯苯酚和苯胺缩合得到2,6-二氯二苯胺，再与氯乙酰氯缩合得到 *N*-(2,6-二氯苯基)-2,3-二氢吲哚-2-酮，最后水解得到本品。该合成路线是众多合成方法中成本最低廉的一种。

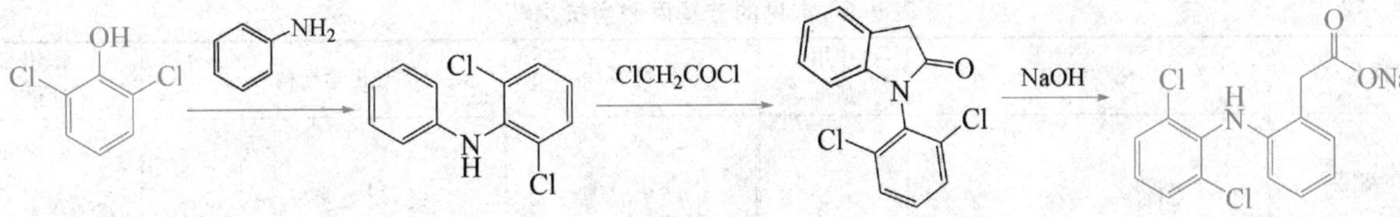

本品口服吸收完全迅速，服药后 1~2h 内血药浓度可达到峰值。其游离酸与血清白蛋白具有很强的结合力。排泄快，长期应用无蓄积作用。本品在体内的代谢以苯环的氧化为主，主要代谢产物是 4'-羟基代谢物，占 20%~30%，其他的 3 种代谢产物为 5-羟基代谢物、3'-羟基代谢物和 4',5-二羟基代谢物，占 10%~20%，其余的以硫酸酯的形式排出。所有代谢物的活性均低于双氯芬酸钠。

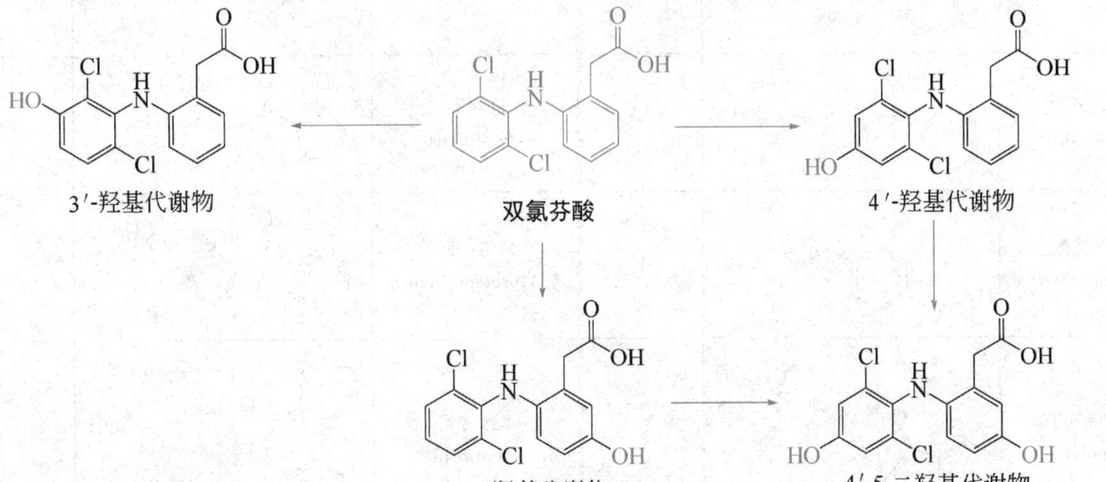

3'-羟基代谢物　　　双氯芬酸　　　4'-羟基代谢物

5-羟基代谢物　　　4',5-二羟基代谢物

本品的抗炎、镇痛和解热作用很强。其镇痛活性为吲哚美辛的 6 倍，阿司匹林的 40 倍；解热作用为吲哚美辛的 2 倍，阿司匹林的 350 倍。双氯芬酸是国际上使用最广泛的非甾体抗炎药之一。临床上主要用于类风湿性关节炎、神经炎、红斑狼疮及癌症和手术后疼痛以及各种原因引起的发热。主要副作用为胃肠道反应、肝肾损害，因此有溃疡病史者慎用。

双氯芬酸钠是非甾体抗炎药中唯一一个具有三种作用机理的药物：①抑制环氧合酶，减少前列腺素的生物合成和血小板的生成；②抑制脂氧合酶，减少白三烯尤其是 LTB_4 的生成，这种双重的抑制作用可避免由于单纯抑制环氧合酶而导致脂氧合酶活性突增而引起的不良反应；③抑制花生四烯酸的释放，同时刺激花生四烯酸的再摄取。

双氯芬酸钠类化合物的构效关系研究表明，两个间位氯原子的存在迫使苯胺的苯环与苯乙酸的苯环非共平面，对抗炎活性是十分重要的，而这种构象确保其能与环氧合酶的活性位点更好地作用。

（2）芳基丙酸类　20 世纪 60 年代末，人们在研究植物生长刺激素时发现一些芳基乙酸类化合物，如吲哚乙酸、苯乙酸等具有消炎作用。在对芳基乙酸类化合物进行结构改造的过程中发现，在苯环上增加疏水性基团可使抗炎作用增强。4-异丁基苯乙酸是这类化合物中首先用于临床的镇痛消炎药，但长期或大剂量使用后，会导致谷草转氨酶增高而显示肝脏毒性。进一步的结构改造发现，在乙酸基的 α 碳原子上引入甲基得 4-异丁基-α-甲基苯乙酸，又称布洛芬，不但解热镇痛作用增强，毒性也有所降低，为临床上常用的镇痛抗炎药，适用于治疗风湿性及类风湿性关节炎、骨关节炎、神经炎等疾病。

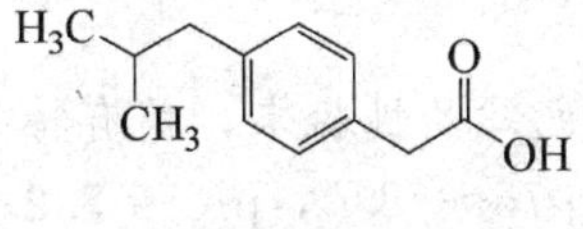

4-异丁基苯乙酸 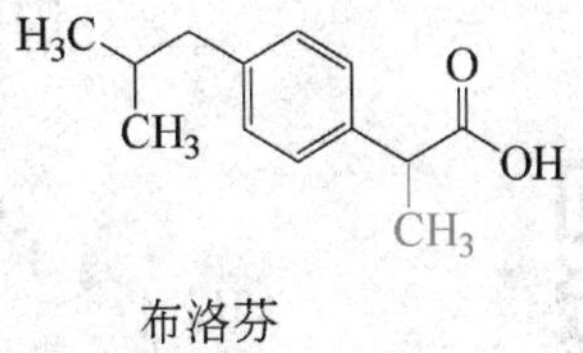　　　　　　　布洛芬

自布洛芬发现后，人们相继开发了许多优良的芳基丙酸类抗炎药，它们的抗炎镇痛作用大都强于布洛芬，其应用范围与布洛芬相似（表 9-1）。

表 9-1　常见的芳基丙酸类抗炎药

药物名称	化学结构	作用强度	药物名称	化学结构	作用强度
布洛芬 (Ibuprofen)		0.1	非诺洛芬 (Fenoprofen)		0.1
氟比洛芬 (Flurbiprofen)		5	吡洛芬 (Pirprofen)		1
酮洛芬 (Ketoprofen)		1.5	舒洛芬 (Suprofen)		0.5
萘普生 (Naproxen)		1	噻洛芬酸 (Tiaprofenic Acid)		—
吲哚布芬 (Indobufen)		2	奥沙普秦 (Oxaprozin)		—

通过对大量芳基丙酸类药物的研究得出下述构效关系：

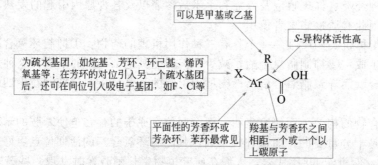

值得注意的是，该类化合物的羧基 α 位碳原子为手性原子，同一化合物的对映异构体之间在生理活性、毒性、体内分布及代谢等方面均有差异。通常 S-异构体的活性高于 R-异构体，如萘普生 S-异构体的活性比 R-异构体强 35 倍，布洛芬 S-异构体的活性比 R-异构体强 28 倍。目前上市药物大多数为消旋体。该类药物有一个特殊的现象，在体内手性异构体间会发生转化，通常是无效的 R-异构体转化为有效的 S-异构体，尤以布洛芬最为显著，而酮洛芬约有 10% 的 R-异构体转化为 S-异构体。

布洛芬（Ibuprofen）

◆ 白色结晶性粉末，稍有特异臭；
◆ mp 75～78℃，$pK_a = 5.2$；
◆ 几乎不溶于水，可溶于丙酮、乙醚、二氯甲烷，可溶于氢氧化钠或碳酸钠水溶液。

化学名为 2-[4-(2-甲基丙基)苯基]丙酸 {2-[4-(2-methylpropyl)phenyl]propionic acid}。

布洛芬的合成是由甲苯与丙烯在钠-碳（钠-氧化铝）催化下制得异丁基苯，经 Friedel-Crafts 酰化反应得 4-异丁基苯乙酮，再与氯乙酸乙酯进行 Darzens 缩合，生成 3-(4′-异丁基苯)-2,3-环氧丁酸乙酯，再经水解、脱羧、重排为 2-(4′-异丁基苯)丙醛，最后在碱性溶液中用 $Na_2Cr_2O_7$ 氧化得到布洛芬。

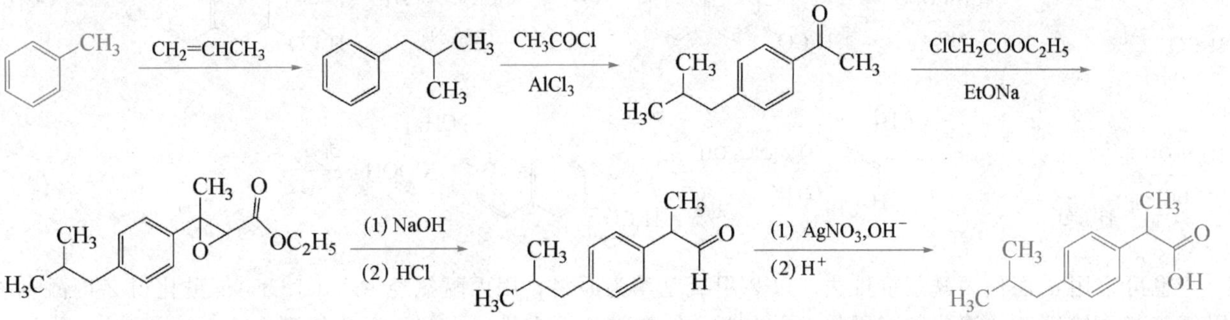

本品口服吸收快，约 2h 血药浓度达到峰值。与血浆蛋白的结合率较高。体内消除快速，在服药 24h 后，药物基本上以原型和氧化产物形式被完全排出。代谢物包括对异丁基侧链的氧化羟基化，进而羟基化产物进一步被氧化成羧酸代谢物，所有的代谢物均无活性。

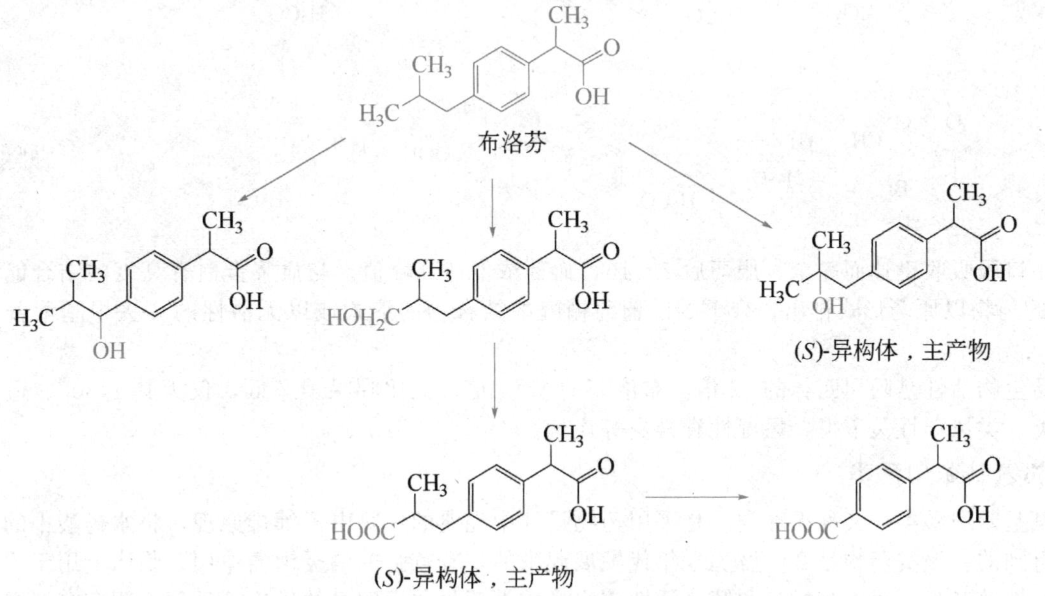

布洛芬

(S)-异构体，主产物

(S)-异构体，主产物

无效的 R-(−)-布洛芬在体内酶的催化下，通过形成辅酶 A 硫酯中间体，发生构型逆转，可转变为 S-(＋)-布洛芬（参见第三章第二节"氨基酸结合反应"），而且布洛芬在消化道滞留的时间越长，其 $S：R$ 的比值就越大，故通常布洛芬以外消旋形式应用。考虑到患者机体差异对这种转化的影响，已有 S-(＋)-布洛芬上市，其用药剂量仅为消旋体的 1/2。

本品的消炎、镇痛和解热作用是阿司匹林的 16～32 倍，胃肠道副作用小，对肝、胃及造血系统无明显副作用。临床上广泛用于类风湿关节炎、风湿性关节炎等，一般患者耐受性良好，治疗期间血液常规及生化值均未见异常。

萘普生（Naproxen）

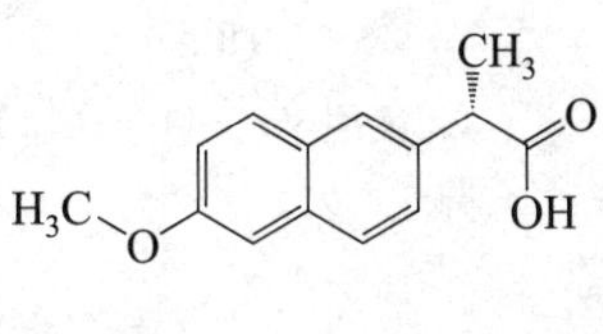

◆ 白色或类白色的结晶性粉末；
◆ mp 153～158℃，$pK_a＝4.2$；
◆ 几乎不溶于水，溶于醇，略溶于醚。

化学名为（＋）-(S)-2-(6-甲氧基萘-2-基)丙酸 [（＋）-(S)-2-(6-methoxynaphthalen-2-yl)propanoic acid]。

萘普生的合成方法较多，较经典的方法有：采用类似于布洛芬的合成方法，经 Darzens 缩合制备。

方法一：

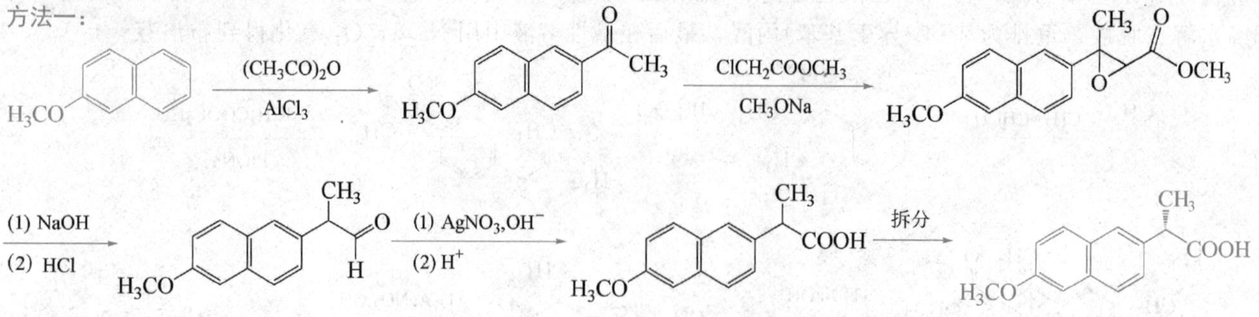

也可采用 α-卤代丙酰萘重排法。以 2-甲氧基萘为原料，用丙酰氯经 Friedel-Crafts 酰化得 2-丙酰基-6-甲氧基萘，然后经 α-溴代、缩酮化，再在 Lewis 酸催化下重排、水解、拆分得到。

方法二：

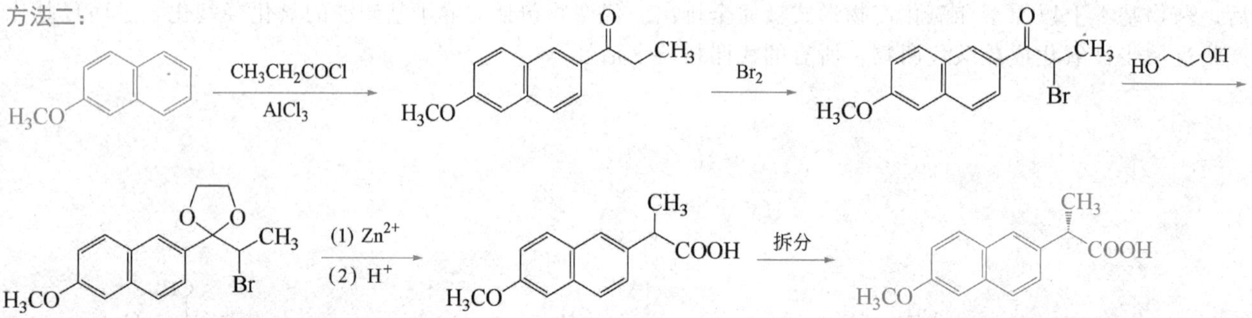

本品口服吸收迅速而完全，服药后 2～4h，血药浓度达到峰值。与血浆蛋白有高度的结合能力。大约有 70％的药物以原药形式排出，余下的以葡萄糖醛酸结合物的形式或以无活性的 6-去甲基萘普生从尿中排出。

本品生物活性是阿司匹林的 12 倍，布洛芬的 3～4 倍，但比吲哚美辛低，仅为其 1/300。适用于风湿性关节炎、类风湿性关节炎、风湿性脊椎炎等疾病。

3. 邻氨基苯甲酸类

邻氨基苯甲酸类，又称灭酸类，是采用药物设计中经典的生物电子等排原理，将水杨酸中的羟基换成氨基而得到的。该类药物是 20 世纪 60 年代发展起来的，有较强的消炎镇痛作用，临床上用于治疗风湿性及类风湿性关节炎。由于其抗炎和镇痛活性较水杨酸类药物并无明显的优势，且副作用较多，因此在临床上的应用已大大减少。

甲芬那酸（Mefenamic Acid）是 1947 年在美国上市的第一个邻氨基苯甲酸类药物，抗炎活性是保泰松的 1.5 倍；甲氯芬酸（Meclofenamic Acid）是邻氨基苯甲酸类药物中活性最强的，为甲芬那酸的 25 倍。苯甲酸也可用 3-吡啶甲酸（烟酸）替换，如氯尼辛（Clonixin）和氟尼辛（Flunixin）。

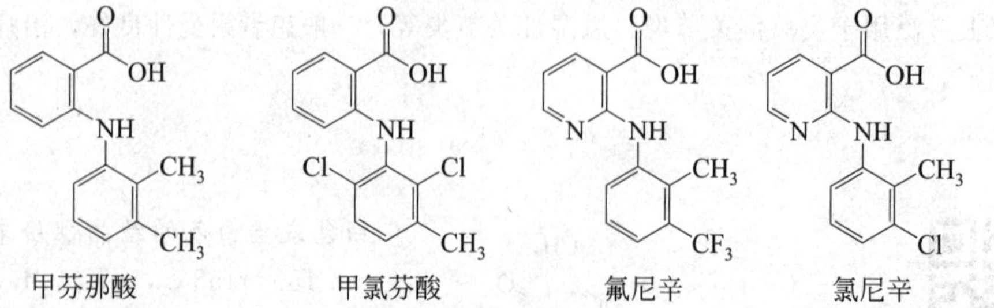

| 甲芬那酸 | 甲氯芬酸 | 氟尼辛 | 氯尼辛 |

这类药物的构效关系如下：

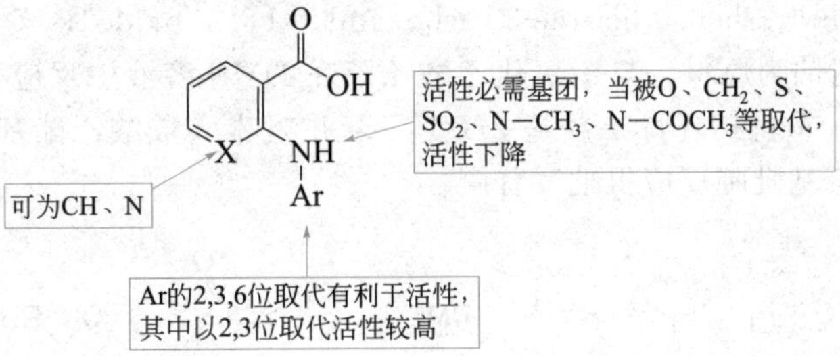

活性必需基团，当被O、CH₂、S、SO₂、N—CH₃、N—COCH₃等取代，活性下降

可为CH、N

Ar的2,3,6位取代有利于活性，其中以2,3位取代活性较高

4. 1,2-苯并噻嗪类

具 1,2-苯并噻嗪结构的抗炎药被称为昔康类（Oxicams），是一类结构中含有烯醇型羟基的化合物。该类药物是 20 世纪 70 年代 Pfizer 公司为了得到不含羧基的抗炎药，筛选了不同结构的苯并杂环化合物后得到的。本类药物虽无羧基，但亦有酸性，pKₐ 在 4～6 之间。该类药物的副反应发生率较高，但意外的是，该类药物引起胃肠道刺激反应比常见的非甾体抗炎药要小。进一步研究发现，该类药物对 COX-2 的抑制作用比对 COX-1 的作用强，有一定的选择性，且半衰期较长。代表药物有吡罗昔康（Piroxicam）、辛诺昔康（Cinnoxicam）、安吡昔康（Ampiroxicam）、舒多昔康（Sudoxicam）、美洛昔康（Meloxicam）、替诺昔康（Tenoxicam）和氯诺昔康（Lornoxicam）。

吡罗昔康（Piroxicam）是这类化合物中第一个上市的药物，抗炎作用与吲哚美辛相似，还能抑制多核白细胞向炎症部位迁移并抑制这些细胞中溶酶体的释放，具有显效迅速且持久，长期服用耐受性好，副反应较小等特点。辛诺昔康（Cinnoxicam）是吡罗昔康 4-羟基的肉桂酸酯前药，可改善母体的胃肠道耐受性。与此类似的还有安吡昔康（Ampiroxicam），口服后在胃肠道中转化为吡罗昔康产生作用，副作用比原药低。

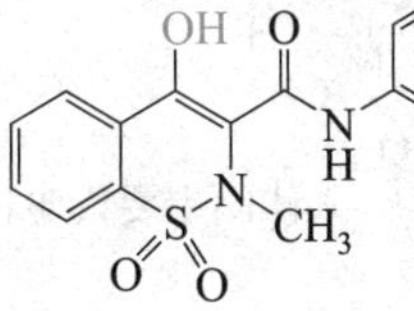

吡罗昔康 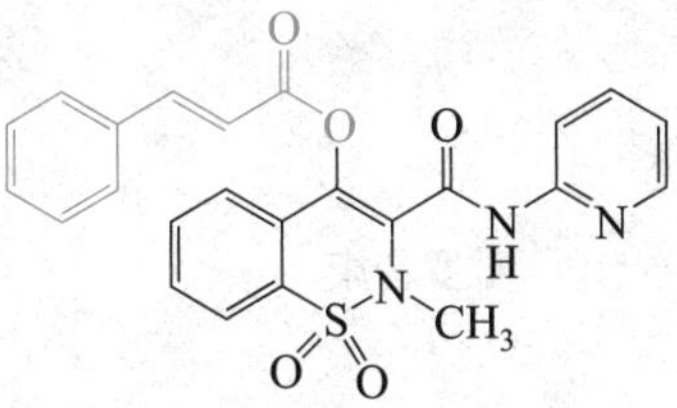　　　　　辛诺昔康 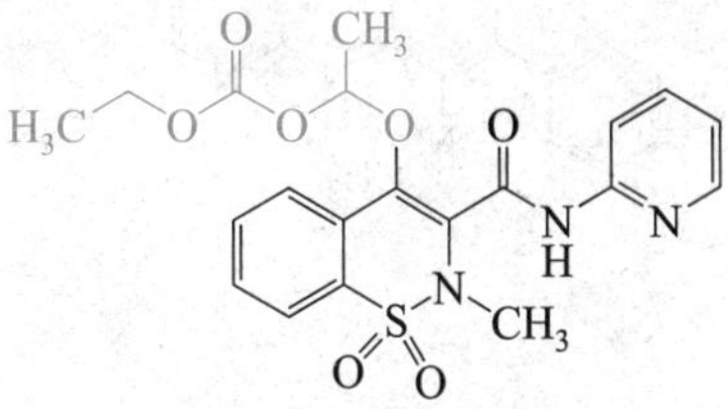　　　　　安吡昔康

舒多昔康（Sudoxicam）口服吸收快，胃肠道耐受性好。美洛昔康（Meloxicam）对 COX-2 的选择性较高，因而致溃疡的副作用小。替诺昔康（Tenoxicam）和氯诺昔康（Lornoxicam）是用电子等排体噻吩替代吡罗昔康的苯环而得到的衍生物，也是长效的抗炎药。

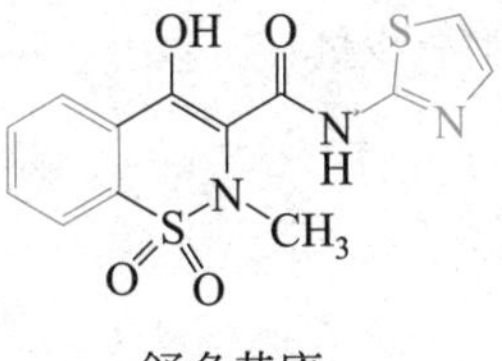

舒多昔康 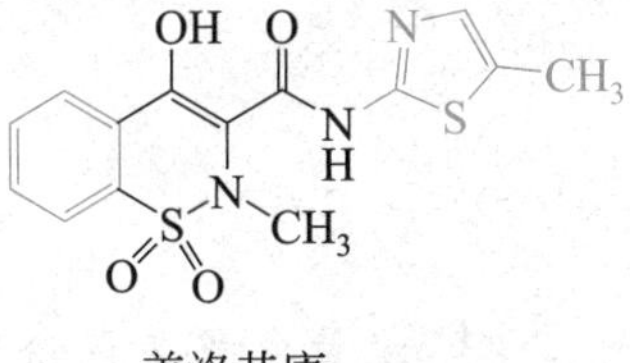　　　　　美洛昔康 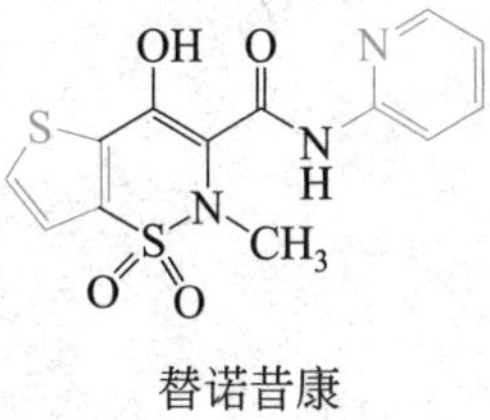　　　　　替诺昔康 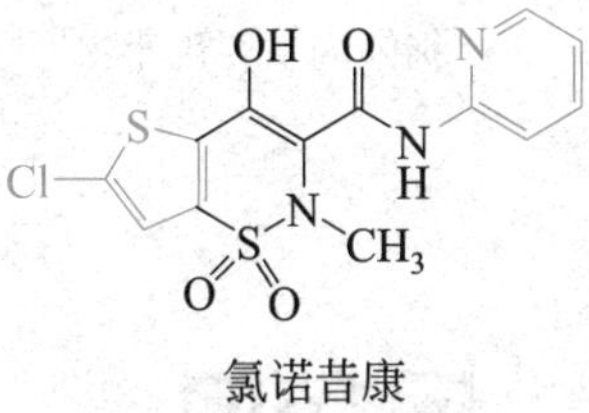　　　　　氯诺昔康

吡罗昔康（Piroxicam）

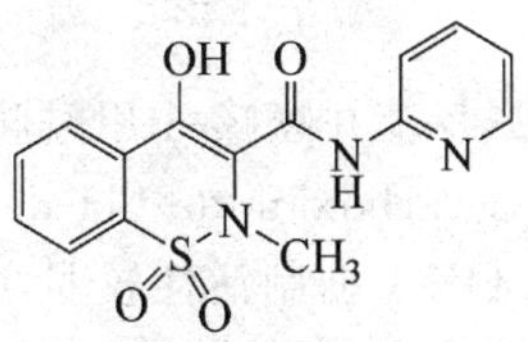

◆ 类白色结晶性粉末；
◆ mp 198～202℃，pKₐ 为 6.3；
◆ 氯仿中易溶，丙酮中略溶，乙醇或乙醚中微溶，水中难溶，在酸中溶解，碱中略溶。

化学名为 4-羟基-2-甲基-N-(2-吡啶基)-2H-1,2-苯并噻嗪-3-甲酰胺-1,1-二氧化物 [4-Hydroxy-2-methyl-N-(2-pyridinyl)-2H-1,2-benzothiazine-3-carboxamide-1,1-dioxide]，又名炎痛喜康。

吡罗昔康的合成以糖精钠为原料，与 α-氯代乙酸乙酯在 DMF 溶液中反应得到糖精的 N-乙氧羰甲基衍生物，经 Gabriel-Colman 重排扩环得 4-羟基-2H-1,2-苯并噻嗪-3-羧酸乙酯基-1,1-二氧化物，最后用硫酸二甲酯甲基化，再与 α-氨基吡啶反应得吡罗昔康。

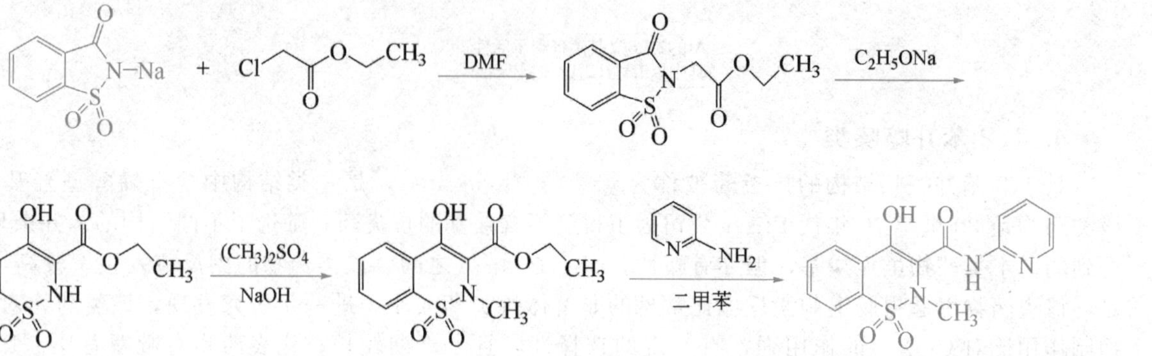

吡罗昔康口服后很快吸收，约 2h 后血药浓度达到峰值。作为酸性药物，其与血浆蛋白有极强的结合力，血浆半衰期很长，约为 38h，因此用药基本为一日给药一次。本品抗炎活性略强于吲哚美辛。镇痛作用比布洛芬、萘普生、保泰松强，与阿司匹林相似，副作用较轻微，用于治疗风湿性及类风湿性关节炎。

吡罗昔康在人、犬、猴、鼠中的代谢途径基本相似，但在不同种属之间的代谢程度有较大的差别。其在人体中代谢程度很大，只有约 5% 的药物以原型被排出。人体内主要代谢为在吡啶环上的羟基化及与葡萄糖醛酸结合物，只有小部分为芳环上的羟基化，还有水解及脱羧等产物。所有的代谢物都无抗炎活性。

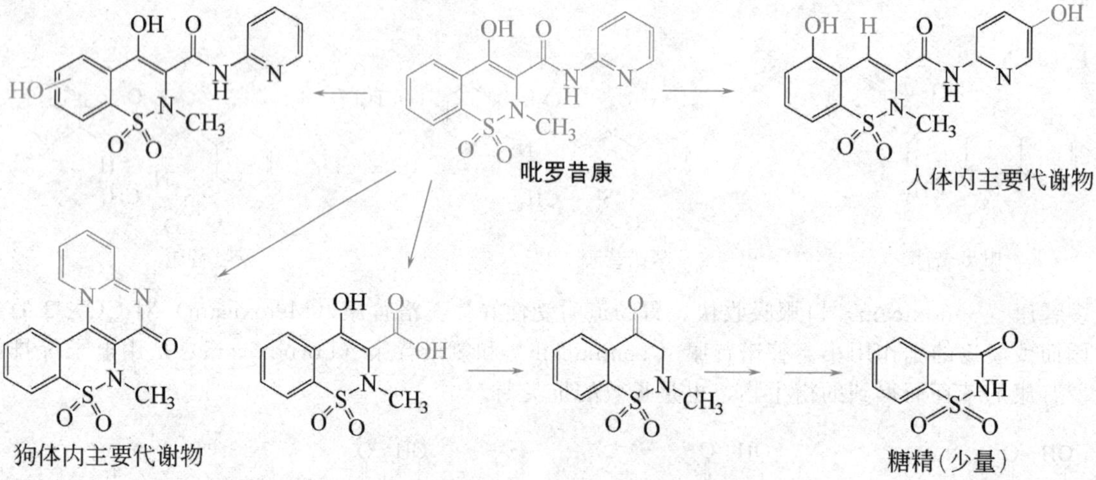

吡罗昔康

人体内主要代谢物

狗体内主要代谢物

糖精（少量）

美洛昔康（Meloxicam）

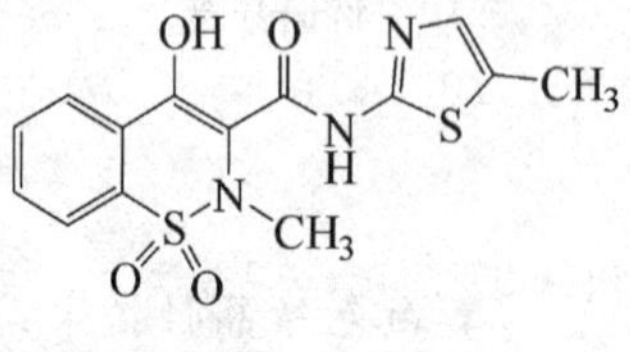

- 淡黄色或黄色粉末；
- mp 254℃（分解）；
- 在二甲基甲酰胺中溶解，在丙酮中微溶，在甲醇或乙醇中极微溶解，在水中几乎不溶。

化学名为 4-羟基-2-甲基-N-(5-甲基-2-噻唑基)-2H-1,2-苯并噻嗪-3-甲酰胺-1,1-二氧代 [4-Hydroxy-2-methyl-N-(5-methyl-2-thiazolyl)-2H-1,2-benzothiazine-3-carboxamide-1,1-dioxide]。

本品对与炎症有关的 COX-2 抑制活性较强，而对 COX-1 抑制活性较弱，因而具有强的抗炎作用和较少的胃肠道、肾脏副作用，可有效地治疗类风湿性关节炎和骨关节炎。

1,2-苯并噻嗪类的构效关系如下图所示：

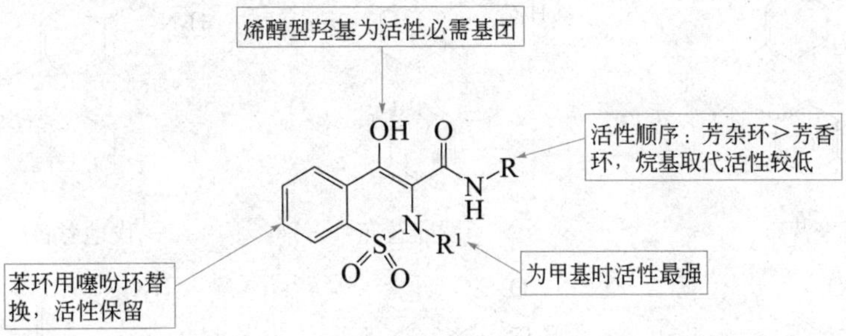

烯醇型羟基为活性必需基团

活性顺序：芳杂环>芳香环，烷基取代活性较低

苯环用噻吩环替换，活性保留

为甲基时活性最强

该类化合物具有酸性，pK_a 大多为 4～6，N-杂环氨甲酰化合物的酸性通常强于 N-芳环氨甲酰化合物。这种增强的酸性是由于吡啶氮原子可进一步稳定烯醇负离子，使产生的 B 异构体更为稳定。

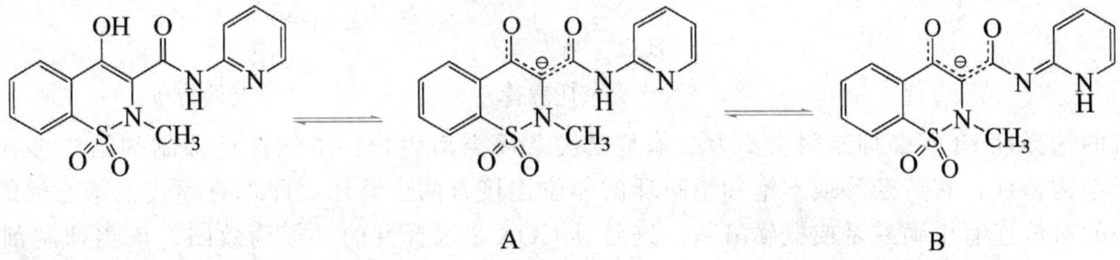

A

B

二、选择性环氧合酶-2 抑制剂 （Selective Cycloxygenase-2 Inhibitors）

非甾体抗炎药通过抑制环氧合酶，抑制炎症部位前列腺素的生物合成，从而产生抗炎作用，但由于胃肠道的前列腺素合成也受到了抑制，因而副作用较多。20 世纪 90 年代末，研究者确认了 COX 存在两种同工酶——COX-1 和 COX-2。进一步研究发现：COX-1 存在于大多数组织中，是参与正常生理作用的结构酶，其功能是合成前列腺素来调节细胞的正常生理功能，对胃肠道黏膜起保护作用。COX-2 是一个诱导酶，在生理状态下，体内大多数组织中检测不到 COX-2，在炎症因子的诱导下可以大量表达，继而促进各种前列腺素合成，介导疼痛、炎症和发热等反应。

X 射线晶体衍射结构分析表明，COX 是以同源二聚体的形式存在，每个单体都包含三个独立的结构域：N 末端类表皮生长因子区、膜结合区和 C 端酶活性区。COX-1 和 COX-2 在形状上相似，它们的活性部位都是由末端带有发夹弯曲的疏水通道组成，中间的通道可以让花生四烯酸进入，并被转化为前列腺素。COX-1 和 COX-2 分别由位于不同染色体上的独立基因编码，二者在序列长度上较相似：在人和鼠类体内，COX-1 分别由 599 和 602 个氨基酸残基组成，而 COX-2 均为 603 个氨基酸残基。二者的分子质量在 70～74kDa，在同种属中有 60% 以上的同源性。两者结构上主要的区别在于：COX-2 在 N 端较 COX-1 少一段含 17 个氨基酸残基的片段，而在 C 端较 COX-1 多一段含 18 个氨基酸残基的片段。在 COX-1 和 COX-2 通道一侧的 120 位是精氨酸残基，在通道另一侧的 523 位上，COX-1 和 COX-2 分别是异亮氨酸和缬氨酸残基，因缬氨酸结构较小，故在 COX-2 通道上形成了一个侧袋，能与相对较大的底物结合；另外，在通道开口处的 513 位，COX-1 是组氨酸，而 COX-2 是柔韧性更好的精氨酸，并且 COX-2 的开口比 COX-1 大，使底物与 COX-2 结合更容易。这些结构上的差别为 COX-2 选择性抑制剂的发现提供了可能。

1998 年和 1999 年，根据 COX 同工酶理论开发的两个选择性 COX-2 抑制剂相继诞生，即 Pfizer 公司的塞来昔布（Celecoxib）和 Merck 公司的罗非昔布（Rofecoxib）。随后，国外的一些制药公司又开发了第二代的 COX-2 抑制剂，主要产品有伐地昔布（Valdecoxib）、帕瑞昔布（Parecoxib）和依托昔布（Etoricoxib）等。临床证明第二代的 COX-2 抑制剂对疼痛和炎症有效，溃疡的发生率与安慰剂相同。伐地昔布在正式批准上市后，出现了临床试验未曾观察到的严重全身和皮肤过敏反应。帕瑞昔布是伐地昔布的前药，作为一种可注射且具有高选择性的 COX-2 抑制剂，用于手术后的疼痛治疗。依托昔布是 Merck 公司开发的又一个选择性 COX-2 抑制剂。艾瑞昔布（Imrecoxib）是我国自主研发的国家一类新药，用于缓解骨关节炎的疼痛症状。

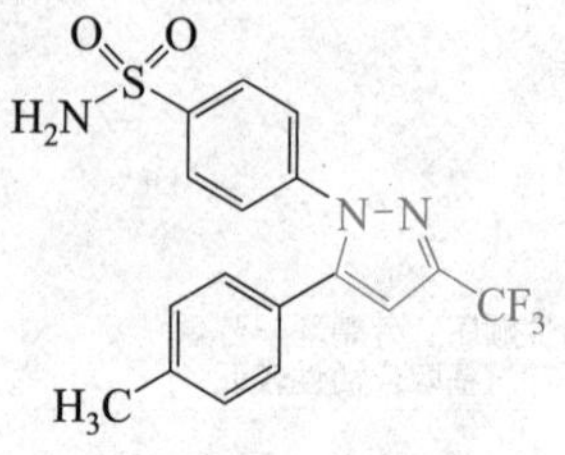

塞来昔布 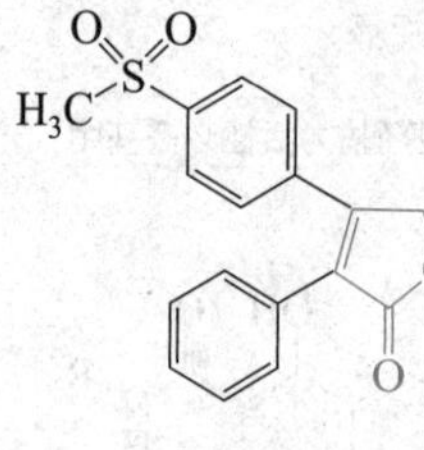　　　　　　　　　　　　罗非昔布 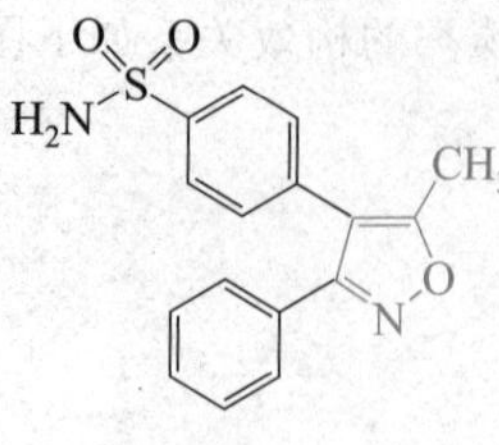　　　　　　　　　　伐地考昔

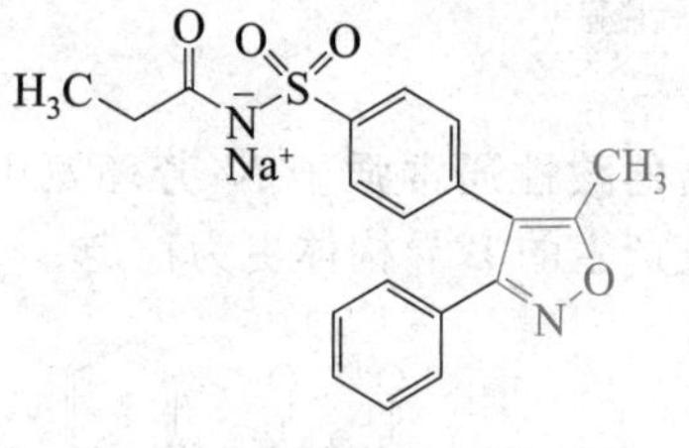

帕瑞考昔 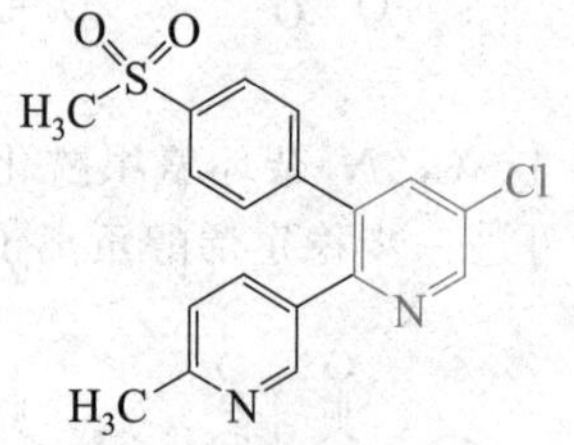　　　　　　　　　　　　依托考昔 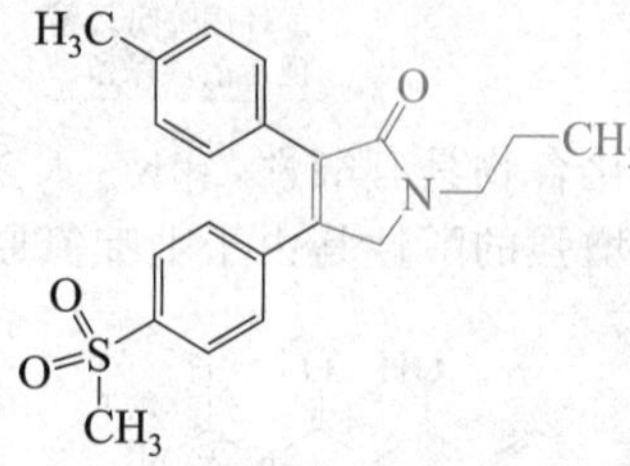　　　　　　　　　　艾瑞昔布

已上市的选择性 COX-2 抑制剂主要为二苯基取代杂环类衍生物，虽然这类抑制剂结构多样，但往往都具有以下结构特征：在芳杂环或不饱和脂肪环的邻位连接有两个苯环，即含有顺式二苯乙烯的结构，其中一个苯环的对位连有甲磺酰基或氨磺酰基，这是具 COX-2 选择性的必需药效团。该类抑制剂与 COX-2 蛋白质的共晶结构表明，甲磺酰基或氨磺酰基可作用于 COX-2 通道上由缬氨酸 523 所形成的侧袋。

塞来昔布（Celecoxib）

◆ 白色粉末或浅黄色粉末；

◆ mp 160～163℃；

◆ 不溶于水，溶于甲醇、乙醇、二甲亚砜等。

化学名为 4-[5-(4-甲基苯基)-3-(三氟甲基)吡唑-1-基]-苯磺酰胺 {4-[5-(4-methylphenyl)-3-(trifluoromethyl)pyrazol-1-yl]benzenesulfonamide}。

塞来昔布的合成以 4-甲基苯乙酮为原料，与三氟乙酸甲酯反应，得到中间体苯丙酮衍生物，再与 4-氨磺酰基苯肼盐酸盐缩合成环。但在环合过程中，存在两种缩合方式，可得到两个产物，互为位置异构体，因此需要进行分离。

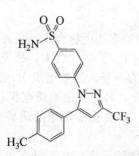

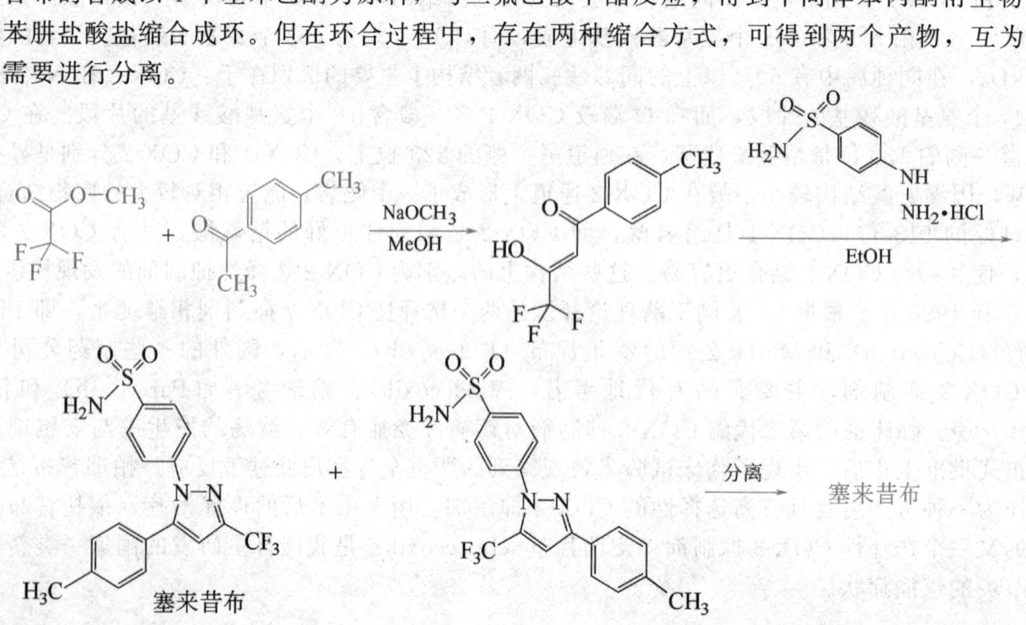

本品口服吸收快且完全，生物利用度大约为 99%，吸收后广泛分布于全身各组织，在肝中经 CYP2C9 氧化代谢，即苯环上 4-甲基的羟基化，并进一步氧化成羧酸，羧酸代谢物可与葡萄糖醛酸结合，随尿液排泄。

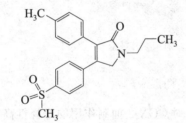

本品清除半衰期为 8～12h，因本品经 CYP2C9 代谢，但可抑制 CYP2D6 代谢酶，当合并使用的药物其代谢与 CYP2C9 或 CYP2D6 等有关时，需注意药物之间的相互影响。如扎鲁司特、氟康唑和氟伐他汀等与本品同时服用，可使本品代谢减慢而升高血药浓度。

本品于 1999 年经 FDA 批准上市，用于治疗风湿性关节炎和骨关节炎引起的疼痛，其对 COX-2 的抑制作用是对 COX-1 的 400 倍。

艾瑞昔布（Imrecoxib）

◆ 白色结晶；
◆ mp 181.5～183℃；
◆ 微溶于水，溶于甲醇、乙醇等。

化学名为 4-(4-甲磺酰基苯基)-3-(4-甲基苯基)-1-丙基-2,5-二氢-1*H*-吡咯-2-酮 [4-(4-methanesulfonylphenyl)-3-(4-methylphenyl)-1-propyl-2,5-dihydro-1*H*-pyrrol-2-one]。

我国药物化学家郭宗儒教授在研究选择性 COX-2 抑制剂时，基于已有 COX-2 抑制剂的结构构建了药效团，并根据药效团特征及其分布，在检索专利的基础上，设计合成了以不饱和吡咯烷酮为中间环，连接两个取代苯环的化合物，其中，系列 A 甲磺酰苯基在吡咯烷酮的 3 位，系列 B 甲磺酰苯基在吡咯烷酮的 4 位。测定了这两个系列化合物对 COX-2 和 COX-1 的抑制活性，发现系列 B 化合物对 COX-2 的抑制活性比系列 A 化合物强 1 个数量级，选择性活性（IC_{50} COX-2/IC_{50} COX-1）大都在 2～30nmol/L 之间。而系列 A 化合物不仅对 COX-2 活性强度弱，而且未能有效地控制选择性作用。鉴于过度抑制 COX-2 会导致 PGI_2 水平降低，扰乱 PGI_2 和 TXA_2 之间的平衡，造成心血管的异常状态，郭宗儒教授提出了"适度抑制"的理念作为研制 COX 抑制剂的原则，即对 COX-2 有选择性抑制作用，但选择性不宜过强，对 COX-2 和 COX-1 的抑制活性调节在一定的范围内，在消除炎症的同时，应维持 PGI_2 和 TXA_2 之间功能的平衡。根据适度抑制的原则，选择与阳性对照药塞来昔布的活性相近、对 COX-2 和 COX-1 有适度抑制的化合物，评价受试化合物对大鼠的体内抗炎活性。在此基础上，选择了化合物 A、B 作为候选药物开展了体内外药效学、药代动力学、初步安全性等评价，最终确定候选药物 A 进入临床前和临床研究，定名为艾瑞昔布。经过临床Ⅰ、Ⅱ和Ⅲ期研究，艾瑞昔布于 2011 年 5 月经国家食品药品监督管理局批准上市（图 9-7）。

艾瑞昔布的合成以 4-甲磺酰基溴代苯乙酮为原料，经与对甲基苯乙酰氯在碱性条件下缩合成内酯，再用正丙胺氨解而得。

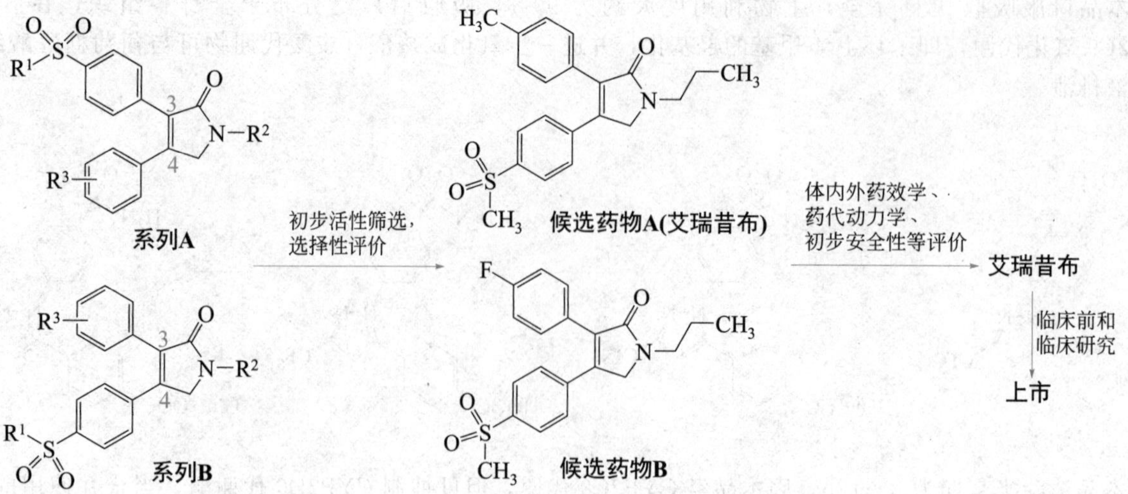

图 9-7 艾瑞昔布的发现过程

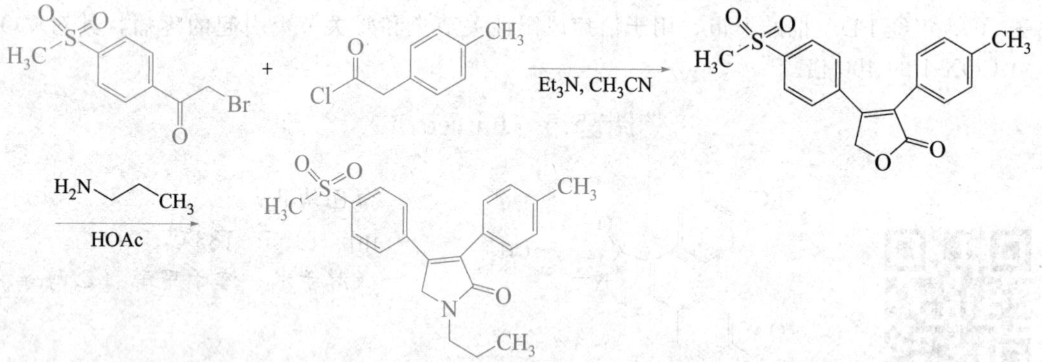

艾瑞昔布对 COX-2 的抑制作用强于 COX-1，对 COX-2 抑制作用的选择性高于吲哚美辛，略强于美洛昔康，但低于塞来昔布。在体内经 CYP2C9 代谢氧化成 4′-羟甲基物，并进一步迅速氧化代谢为 4′-羧基化合物，后者直接或以葡萄糖醛酸结合物形式排出，半衰期约为 20h，尿中游离型代谢物排泄率为 40%。两个代谢产物的抗炎活性和选择性与艾瑞昔布相近。

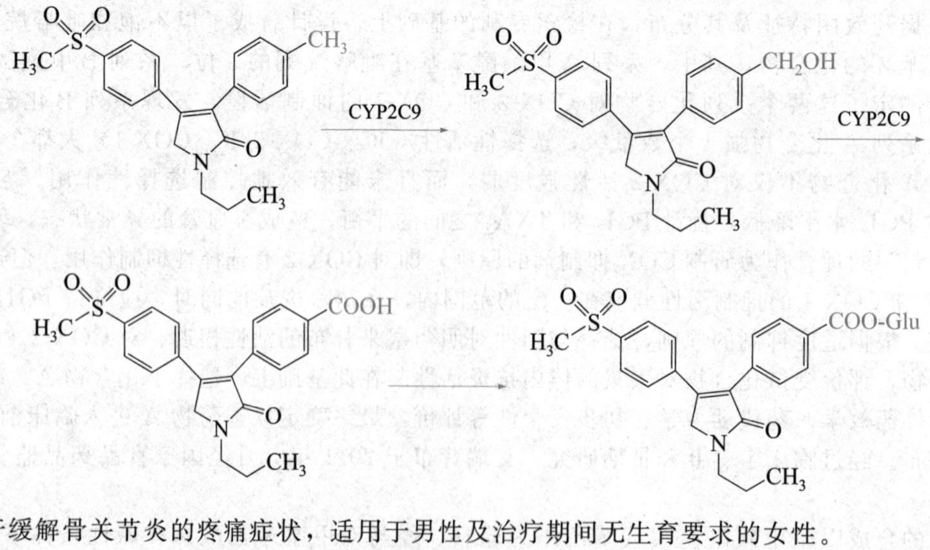

本品用于缓解骨关节炎的疼痛症状，适用于男性及治疗期间无生育要求的女性。

在 20 世纪 90 年代末，针对 COX-1 和 COX-2 在功能上的差别，人们研制出大量的选择性 COX-2 抑制剂，经过数年的临床验证，表明这些选择性 COX-2 抑制剂在疗效及胃肠道不良反应方面优于传统的非甾体抗炎药。但同时发现肾脏、心血管的不良反应依然存在，甚至有用药导致死亡的个体报道，并无预期高效低毒的特性。罗非昔布上市仅短短 5 年，因严重的心血管事件，2004 年 Merck 公司宣布全球撤回；随后伐地考昔也被美国 FDA 勒令撤出市场；FDA 还要求修改塞来昔布的说明书，强调其心血管不良反应的风险，建议在效益超过风险的情况下选择使用。出现预期与现实的巨大反差，其原因在于当初对 COX 两种同工酶作用的认识存在偏差：血小板中的 COX-1 能催化合成血栓素 TXA_2，其具有促血小板聚集和血管收缩的作用；在内皮细胞中，由 COX-2 催化产生的前列腺素 PGI_2 可抑制血小板聚集，促使血管舒张，防止血栓形成。正常情况下，TXA_2 和 PGI_2 处于平衡状态。然而，选择性 COX-2 抑制剂强力抑制 COX-2 而不抑制 COX-1，导致 PGI_2 产生受阻而 TXA_2 不受影响，从而增强了血小板聚集和血管收缩，引发血管栓塞事件。这一机制被用于解释与选择性 COX-2 抑制剂相关的血管栓塞事件。另外，还发现 COX-2 在维持肾脏的结构、功能方面发挥重要作用，可调节电解质平衡，并维持肾血流量，使用选择性 COX-2 抑制剂可影响对肾脏具有保护作用的前列腺素的生成，导致药物相关的肾脏不良反应。

综上所述，虽然选择性 COX-2 抑制剂已经广泛用于镇痛和抗炎治疗，但临床应用产生的心血管和肾脏等方面的副作用，依然没有解决人们对非甾体抗炎药高效低毒的需求，因此还需要投入更多的资金和人力去研究环氧合酶，开发出疗效更好、毒副作用更低的 COX 抑制剂。

第四节 痛风治疗药
（Agents Used to Treat Gout）

痛风是一种以持续性高尿酸血症导致尿酸钠晶体在关节及其周围组织沉积为特征的嘌呤代谢性疾病。人体的尿酸是由嘌呤类化合物如腺嘌呤或鸟嘌呤经代谢产生，其生物合成途径如图 9-8 所示。

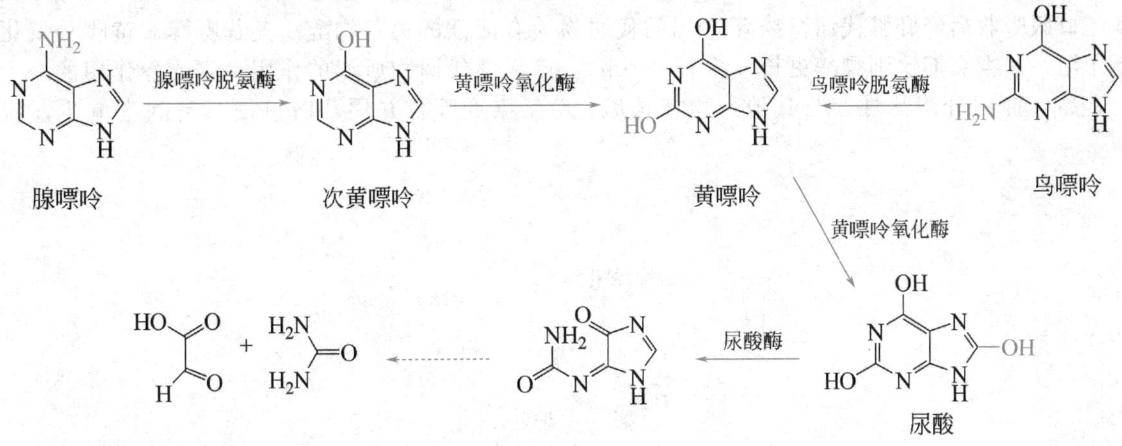

图 9-8　尿酸的生物合成途径

尿酸具弱酸性（$pK_{a_1}=5.7$，$pK_{a_2}=10.3$），水溶性很小。在生理 pH 条件下，以较易溶解的尿酸钠形式存在。在肾脏中，尿酸可被重吸收。当体内尿酸的生成增加或排泄减少时，可导致尿酸水平增加。当超出其溶解限度后，尿酸钠会沉积在关节组织里，引起炎症反应。慢性痛风可因尿酸钠的侵蚀导致永久的关节损害。

临床上使用的抗痛风药根据作用机制可分为以下三类：①通过抑制黄嘌呤氧化酶从而抑制尿酸生成的药物，如别嘌醇（Allopurinol）、奥昔嘌醇（Oxypurinol）和非布司他（Febuxostat）；②促进尿酸排泄的药物，如丙磺舒（Probenecid）、苯溴马隆（Benzbromarone）、磺唑酮（Sulfinpyrazone），这两类药物可减少血液中的尿酸水平，用于慢性痛风的治疗；③急性痛风期治疗药物，该类药物治疗的主要目的是控制症状，常用药主要有秋水仙碱（Colchicine）、解热镇痛药、糖皮质激素和其他镇痛药等。

一、抑制尿酸生成的药物（Drugs that Decrease Uric Acid Formation）

该类药物可阻断尿酸体内生物合成的最终阶段，从而减少尿酸的产生。在尿酸的生物合成途径中，黄嘌呤氧化酶是关键酶。次黄嘌呤及黄嘌呤的类似物别嘌醇（Allopurinol）、奥昔嘌醇（Oxypurinol）及非嘌呤类的非布司他（Febuxostat）、托吡司特（Topiroxostat）为黄嘌呤氧化酶的抑制剂，可适用于尿酸生成过多者。

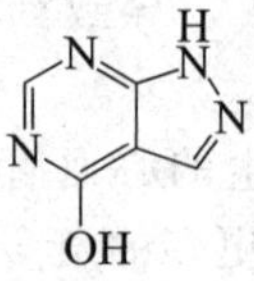

别嘌醇 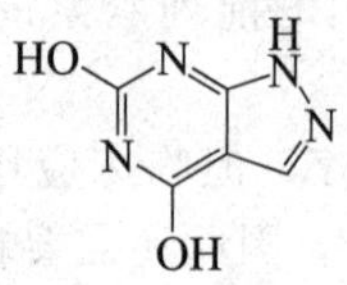　　　　　　　奥昔嘌醇 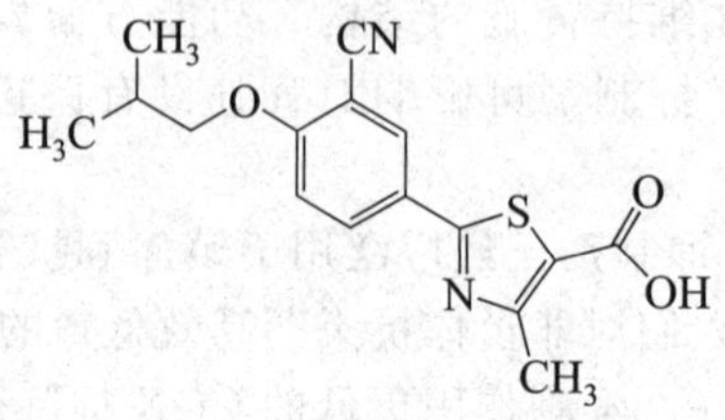　　　　　　　　非布司他 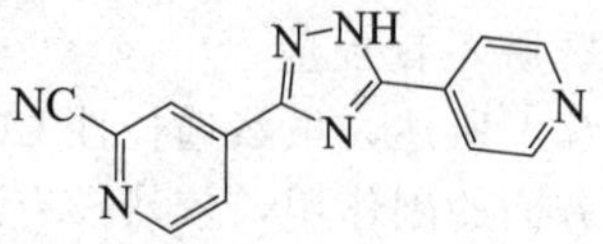　　　　　　　　　托吡司特

别嘌醇（Allopurinol）

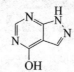

◆ 白色或类白色结晶性粉末，无臭；
◆ mp > 350℃；
◆ 在碱液中易溶，微溶于水或乙醇，不溶于氯仿。

化学名为 1H-吡唑并[3,4-d]嘧啶-4-醇｛1H-pyrazolo[3,4-d]pyrimidin-4-ol｝。

别嘌醇在 pH＝3.1～3.4 时最稳定，pH 升高时本品分解成 3-氨基吡唑-4-羧酸铵。

本品口服吸收后经肝脏代谢，约有 70% 的代谢物为有活性的奥昔嘌醇。奥昔嘌醇对黄嘌呤氧化酶也有抑制作用，其半衰期比别嘌醇更长（约 18～30h）。该活性代谢物所起的作用是别嘌醇作用的一个重要部分。本品可抑制肝酶活性，与其他药物如茶碱、6-巯嘌呤等合并用药时可使其清除率减少，需加以注意。

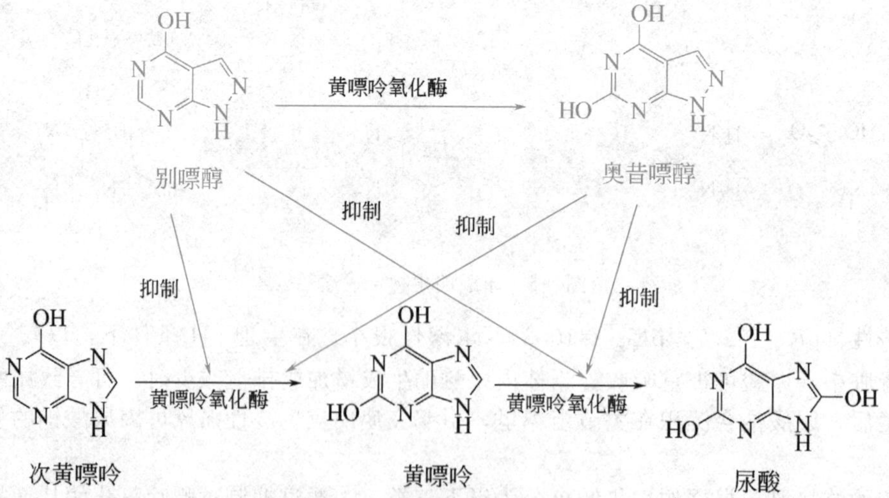

別嘌醇 ——黄嘌呤氧化酶—→ 奥昔嘌醇

抑制　　　抑制　　　抑制

次黄嘌呤 ——黄嘌呤氧化酶—→ 黄嘌呤 ——黄嘌呤氧化酶—→ 尿酸

本品及其代谢产物，可抑制黄嘌呤氧化酶，进而使尿酸的生物合成减少，降低血液中尿酸浓度，减少尿酸盐在骨、关节及肾脏的沉着。临床用于痛风、痛风性肾病。

本品的合成系由氰乙酸乙酯与原甲酸三乙酯缩合得 2-氰基-3-乙氧基丙烯酸乙酯，再依次与水合肼、甲酰胺二次环合而成。

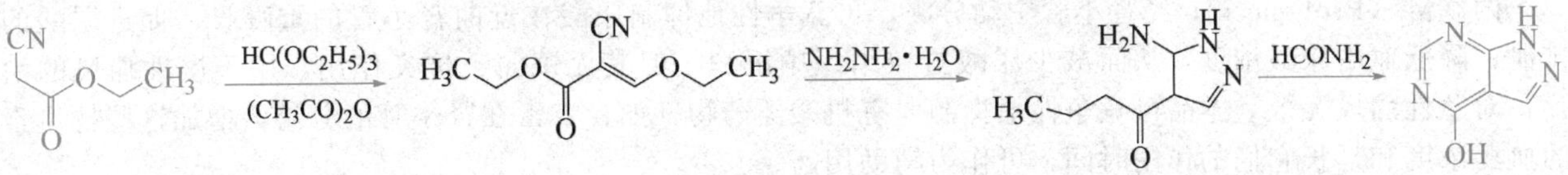

非布司他（Febuxostat）

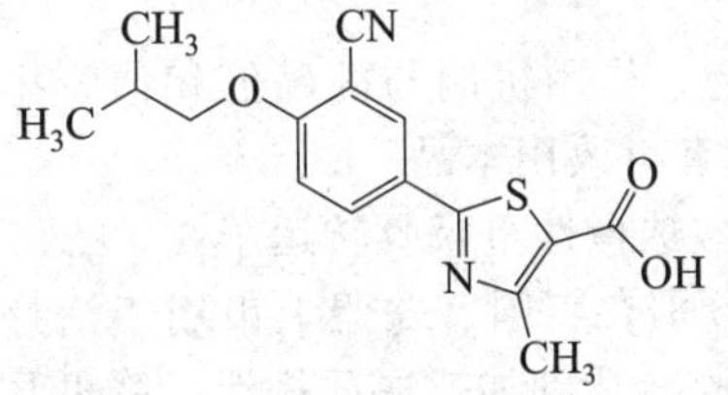

◆ 白色结晶性粉末；
◆ mp 238~239℃；
◆ 在乙腈、丙酮、甲醇中溶解，在 0.1mol/L HCl 略溶，在 0.1mol/L NaOH 中溶解，在水中微溶。

化学名为 2-(3-氰基-4-异丁氧基苯基)-4-甲基-噻唑-5-羧酸[2-(3-cyano-4-isobutoxy phenyl)-4-methyl thiazole-5-carboxylic acid]。

本品是一种新型的非嘌呤类黄嘌呤氧化酶抑制剂，既能抑制氧化型黄嘌呤氧化酶又能抑制还原型黄嘌呤氧化酶，从而减少尿酸的生成，降低血清中尿酸的浓度，对痛风有显著治疗作用。本品还对黄嘌呤氧化酶具高度选择性，对涉及体内嘌呤和嘧啶代谢的酶，如鸟嘌呤脱氨酶、次黄嘌呤-鸟嘌呤磷酸核糖转移酶、嘌呤核苷磷酸化酶、芳香磷酸核糖转移酶以及乳清酸核苷酸脱羧酶等均无影响。

本品口服吸收完全，给药后约 1h 血药浓度达到峰值。

本品耐受性好，对大部分患有高尿酸血症和痛风的患者安全有效。不良反应大多轻微，常见的有腹泻、疼痛、头痛、关节及肌肉骨骼系统症状。

托匹司他（Topiroxostat）是一种非嘌呤类黄嘌呤氧化酶抑制剂，2013 年在日本批准上市。本品对氧化型和还原型的黄嘌呤氧化酶均有显著的抑制作用，因而降低尿酸的作用强而持久，心血管系统的不良反应少，安全性较好。临床上用于治疗痛风的慢性高尿酸血症。

二、促进尿酸排泄药物（Drugs that Increase Uric Acid Secretion）

丙磺舒（Probenecid）、苯溴马隆（Benzbromarone）、磺吡酮（Sulfinpyrazone）等药物主要通过抑制近端肾小管对尿酸的重吸收而促进尿酸排泄。该类药物适用于血尿酸增高，肾功能尚好，每日尿酸排出不多的患者。由于使用该类药物的患者尿中尿酸浓度增加，因此在服药期间应多饮水，服用碱性药物碱化尿液。该类药物最大的缺点是能引起尿酸盐晶体在尿路的沉积，引发肾绞痛和肾功能损害。

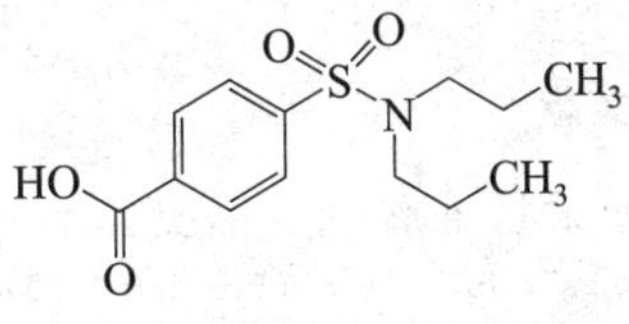

丙磺舒

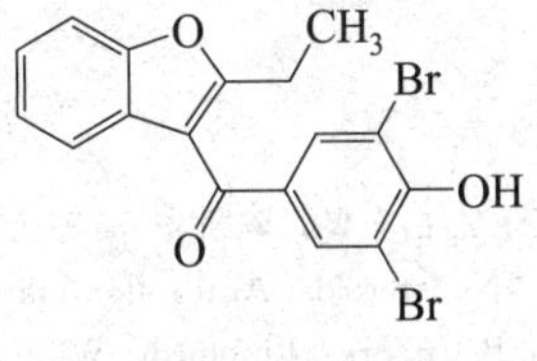

苯溴马隆

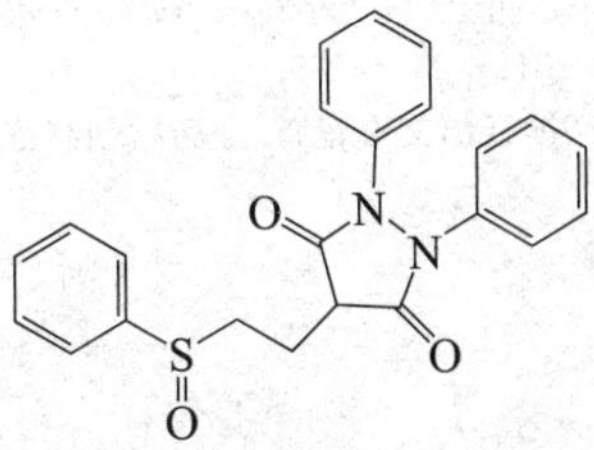

磺吡酮

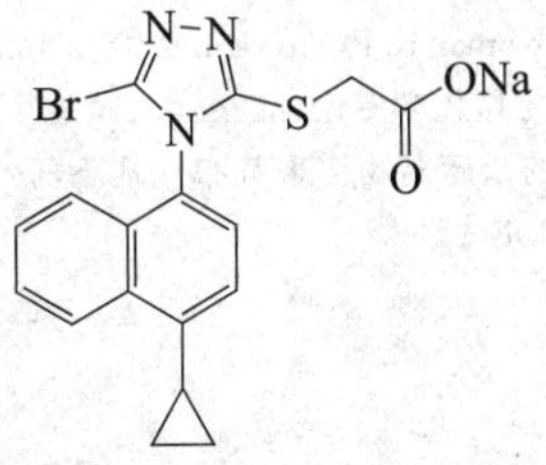

来司诺雷钠

丙磺舒（Probenecid）经肾小管主动分泌，可竞争性地抑制尿酸在近曲肾小管的重吸收，促进尿酸的排泄，降低血中尿酸浓度，从而减少尿酸盐在组织中沉积，但其无镇痛、抗炎作用，用于慢性痛风的治疗，对急性痛风无效。本品可竞争性地抑制弱有机酸类药物，如青霉素在肾小管的分泌，增加这些抗生素的血药浓度和延长它们的作用时间，可作为辅助用药。

苯溴马隆（Benzbromarone）为苯并呋喃衍生物，作用机制与丙磺舒相似，但比丙磺舒具有更强的降低血尿酸作用，主要用于慢性痛风、原发性和继发性高尿酸血症的治疗。在肾功能不全患者中比丙磺舒更有效。

磺吡酮（Sulfinpyrazone）为保泰松的衍生物，作用机制与丙磺舒相似，排尿酸作用较丙磺舒强。亦无抗炎，镇痛作用。对丙磺舒有过敏或毒性反应者可改用本品。

来司诺雷钠（Lesinurad sodium）是首个尿酸选择性重吸收转运子-1（Uric Acid Reabsorption Transporter 1，URAT1）抑制剂，2015年、2016年分别在美国、欧盟上市用于治疗高尿酸血症及痛风。来司诺雷钠通过抑制URAT1，进而阻止尿酸的重吸收，达到加速尿酸排泄、降低尿酸的作用。其不影响其他基底转运蛋白，药物相互作用的风险较低。来司诺雷钠起效迅速，口服1～4h内达到最高血药浓度。来司诺雷钠与别嘌呤醇、非布司他联用可用于单独使用黄嘌呤氧化酶抑制剂后尿酸未降低的患者。

三、急性痛风期治疗药物（Drugs for Acute Gout Treatment）

急性痛风期药物治疗的主要目的是控制症状，常用药主要有秋水仙碱、非甾体抗炎药、糖皮质激素和其他镇痛药等。急性痛风的首选药物为秋水仙碱和非甾体抗炎药，由于后者副作用较前者小，临床应用相对较多。

秋水仙碱

秋水仙碱（Colchicine）是从秋水仙的球茎和种子中提取的一种生物碱，它能与微管蛋白结合形成二聚体，阻止有丝分裂纺锤体形成，阻止趋化因子的释放，使多形核白细胞的游动、趋化、黏附及吞噬活动降低从而达到消炎止痛、治疗痛风的目的。本品为治疗痛风急性发作的特效药，对痛风的急性发作有选择性抗炎作用，但安全窗较窄，副作用很大，常见不良反应有恶心、呕吐、腹泻、痉挛性腹痛。

选读文献

［1］俞娟红，沈竞康.非甾体抗炎药.//白东鲁，陈凯先.高等药物化学.北京：化学工业出版社，2011：612～631.

［2］Borne R，Levi M，Wilson N. "Nonsteroidal Anti-inflammatory Drugs", In："Foye's Principles of Medicinal Chemistry". 6th edition. Ed by Lemke T L, Williams D A. Baltimore：Lippincott Williams & Wilkins，2008：954～1003.

［3］Al-Hourani B J，Sharma S K，Suresh M. Cyclooxygenase-2 inhibitors：a literature and patent review (2009—2010). *Expert Opin The Pat*，2011，21（9）：1339～1432.

［4］Chakraborti A K，Garg S K，Kumar R. Progress in COX-2 Inhibitors：A Journey So Far. *Curr Med Chem*，2010，17（15）：1563～1593.

［5］郭宗儒.艾瑞昔布的研制.//药物化学专论.北京：人民卫生出版社，2012：251～265.

［6］郭宗儒.选择性抑制COX-2的重磅药物塞来昔布；基于药效团和骨架跃迁的艾瑞昔布.//药物创制范例简析.北京：中国协和医科大学出版社，2018：184～192，198～202.

（浙江大学药学院　胡永洲）

第十章

拟胆碱药和抗胆碱药

(Cholinergic Agents and Anticholinergic Agents)

外周神经分为传入神经和传出神经。传出神经系统包括自主神经系统（含交感神经系统和副交感神经系统）和运动神经系统。根据神经末梢释放的递质不同，传出神经可分为胆碱能神经和肾上腺素能神经，前者主要释放乙酰胆碱，后者主要释放去甲肾上腺素和肾上腺素（见第十四章）。

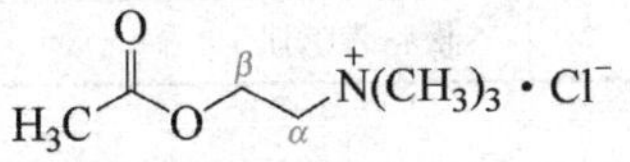

氯化乙酰胆碱 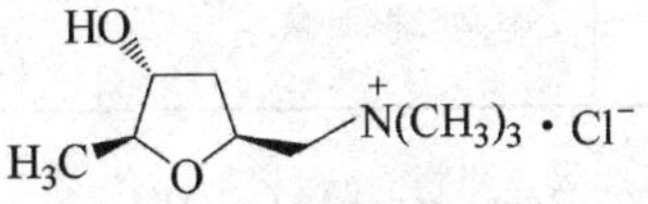　　　　　　　　　氯化-(+)-毒蕈碱 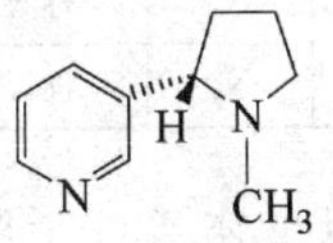　　　　　　　　　S-(+)-烟碱

乙酰胆碱（Acetylcholine，ACh）是绝大多数传出神经纤维的递质。乙酰胆碱由乙酰辅酶 A（Ac-S-CoA）和胆碱（Ch）在胆碱乙酰基转移酶（ChAT）的催化下合成，贮存于胆碱能神经末梢近膜处的囊泡内。当神经冲动到达神经末梢，引起递质释放，乙酰胆碱与突触前、后膜上的胆碱能受体（Cholinergic Receptor），也称乙酰胆碱受体（Acetylcholine Receptor，AChR），或称胆碱受体（Cholinoceptor）结合，使之激动而产生效应。释放的乙酰胆碱大部分被神经末梢再摄取，另一小部分很快地被乙酰胆碱酯酶（Acetylcholinesterase，AChE）水解为胆碱和乙酸而灭活（图 10-1）。

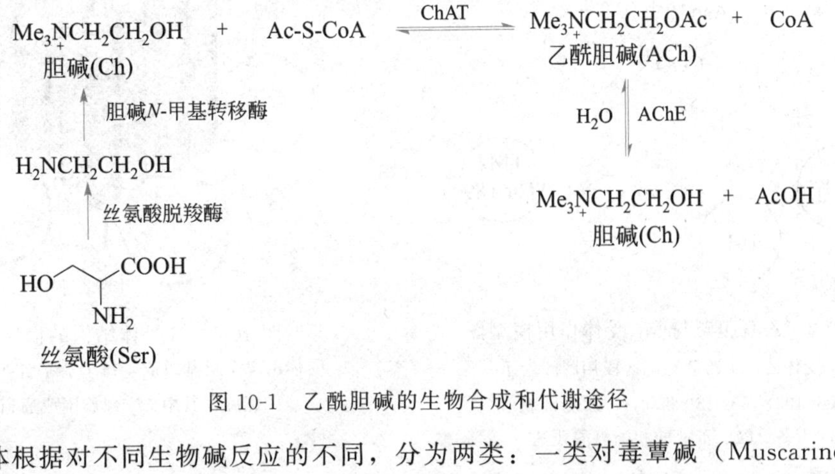

图 10-1　乙酰胆碱的生物合成和代谢途径

乙酰胆碱受体根据对不同生物碱反应的不同，分为两类：一类对毒蕈碱（Muscarine）较为敏感，称为毒蕈碱乙酰胆碱受体（Muscarinic Acetylcholine Receptor，mAChR），简称毒蕈碱受体（Muscarinic Receptor），即 M 受体；另一类对烟碱（Nicotine）更敏感，称为烟碱乙酰胆碱受体（Nicotinic Acetylcholine Receptor，nAChR），简称烟碱受体（Nicotinic Receptor），即 N 受体。乙酰胆碱本身可产生 M 样作用和 N 样作用，在一定程度上，乙酰胆碱的药理作用与烟碱和毒蕈碱的混合作用相似。

M 受体广泛分布于中枢和周围神经系统，它在调节副交感神经系统靶器官的功能中起着关键性的作用。现已确认 M 受体有 5 个亚型，各亚型有着不同的解剖部位分布、化学特异性和作用，见表 10-1。配基（或药物）与受体结合后，根据其产生的内在活性，可分为受体激动剂和受体拮抗剂。

表 10-1　乙酰胆碱受体分型及其性质

亚型		分布	生理功能	激动剂药理作用	拮抗剂药理作用
M	M_1	神经节、分泌腺体	与传递神经元的兴奋冲动有关，调节大脑的各种功能，调节汗腺、消化腺体的分泌	治疗早老性痴呆症	治疗消化道溃疡
	M_2	心肌、平滑肌	引起心肌收缩力减弱、心率降低、传导减慢	可用于治疗冠心病和心动过速	治疗心动过缓性心律失常
	M_3	分泌腺体、平滑肌	血管平滑肌舒张、胃肠道和膀胱平滑肌收缩、括约肌松弛、瞳孔缩小、腺体分泌增加	治疗痉挛性血管病、手术后腹气胀、尿潴留	治疗慢性阻塞性呼吸道疾病，尿失禁等
	M_4	分泌腺体、平滑肌	抑制钙离子通道	缺乏特异性配基	
	M_5	大脑	孤儿受体	缺乏特异性配基	
N	N_1	神经节	释放乙酰胆碱	治疗早老性痴呆症药物的开发	治疗高血压
	N_2	神经骨骼肌接头			松弛骨骼肌

M 受体属 G 蛋白偶联受体（G Protein-coupled Receptor，GPCR），氨基酸残基以 α 螺旋组成 7 个跨膜区段，配基结合部位在第 3 跨膜螺旋（TM_3）。比如乙酰胆碱的季铵氮原子与 M_1 受体的 TM_3 区段上天冬氨酸（Asp 105）的羧基阴离子形成离子键，参见图 10-2。激动剂与 M 受体结合后，通过 G 蛋白介导，再经过第二信使，诱导一系列生化反应。

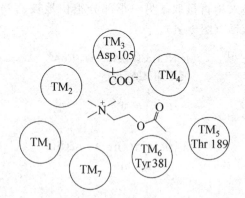

图 10-2　乙酰胆碱与 M_1 受体作用模型图

M_1 受体的 7 个跨膜螺旋区段用圆圈表示；

Asp 105、Thr 189 和 Tyr 381 分别表示

天冬氨酸、苏氨酸和酪氨酸残基

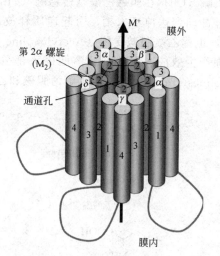

图 10-3　N 受体结构的横切面

受体由 5 个亚基组成，每个亚基含 $M_1 \sim M_4$

螺旋，其中 M_2 螺旋围成通道

N 受体分为 N_1 受体和 N_2 受体。N_1 受体又称为 N_N 受体（Nicotinic Neuronal Receptor），N_2 受体又称为 N_M 受体（Nicotinic Muscle Receptor）。它们的分布、功能、激动剂和拮抗剂的作用见表 10-1。

N 受体为通道性受体 (Channel-linked Receptor)，由 5 个亚基（二个 α，一个 β，一个 γ 和一个 δ）组成。每个亚基都含有 4 个跨膜 α 螺旋（$M_1 \sim M_4$），5 个亚基的 M_2 侧面绕中心轴围成通道（图 10-3）。乙酰胆碱的结合部位在受体的质膜外表面上 2 个 α 亚基 N 端的 Cys 192 和 Cys 193 之间的二硫键附近，当 2 个 α 亚基上的位点都结合上乙酰胆碱分子时，受体可发生分子构象改变，离子通道打开，阳离子可选择性通过，产生膜电位变化，从而引发细胞膜的去极化 (Depolarizing)，触发动作电位，产生生物效应。由于受体通道受配基调控，所以又称为配基门控离子通道 (Ligand-Gated Ion Channel)。

近年来的研究表明，乙酰胆碱受体与许多人类重大疾病和病理生理现象如阿尔茨海默病、帕金森综合征、精神分裂症、抑郁症等诸多中枢神经系统 (CNS) 疾病的发病机制有密切关系，因此该受体成为神经功能障碍调节药的重要作用靶标（参第六、七章）。

第一节　拟胆碱药
（Cholinergic Agents）

拟胆碱药 (Cholinomimetic Drugs)，又称胆碱能药物 (Cholinergic Agents)，是一类能产生与乙酰胆碱相似作用的药物。按其作用机制的不同，可分为直接作用于胆碱受体的拟胆碱药（称胆碱受体激动剂，Cholinoceptor Agonists），和通过抑制内源性乙酰胆碱的水解反应而发挥间接作用的乙酰胆碱酯酶抑制剂 (Acetylcholinesterase Inhibitors) 两类。

一、胆碱受体激动剂（Cholinoceptor Agonists）

由于乙酰胆碱在体内很快被乙酰胆碱酯酶水解而丧失活性，并且作用选择性不高，因此它不能作为药物使用。临床上使用的拟胆碱药必须性质较稳定，同时具有较高的选择性。

1. 完全拟胆碱药

完全拟胆碱药的作用与乙酰胆碱相似，既能作用于 M 受体，也能作用于 N 受体。卡巴胆碱 (Carbachol Chloride) 又名氯化氨甲酰胆碱，对 M 受体和 N 受体作用均很强，对平滑肌作用强。临床用于降低平滑肌张力，治疗青光眼。

$$H_2N-CO-O-CH_2CH_2-\overset{+}{N}(CH_3)_3 \cdot Cl^-$$

卡巴胆碱

2. 毒蕈碱样作用拟胆碱药

毒蕈碱样作用拟胆碱药即为 M 受体激动剂。除毒蕈碱外，还有氯贝胆碱 (Bethanechol Chloride)、氯醋甲胆碱 (Methacholine Chloride)、氧特莫林 (Oxotremorine，氧化震颤素) 和毛果芸香碱等。它们只有 M 样作用而无 N 样作用，但对 M 受体亚型无选择性作用。

氯贝胆碱　　　　　　　　　　氯醋甲胆碱　　　　　　　　　　氧特莫林

硝酸毛果芸香碱 （Pilocarpine Nitrate）

♦ 无色结晶或白色结晶性粉末，无臭，味略苦，遇光易变质；

♦ mp 173.5～174℃（分解）；$pK_{a_1} = 7.15$，$pK_{a_2} = 12.57$（20℃）；$[\alpha]_D = +80° \sim +83°$（$c=10$，$H_2O$）；

♦ 在水中易溶，在乙醇中略溶，在氯仿或乙醚中不溶。

化学名为 （3S,4R）-3-乙基-4-[（1-甲基-1H-咪唑-5-基）甲基]二氢呋喃-2(3H)-酮硝酸盐 {(3S,4R)-3-ethyl-4-[(1-methyl-1H-imidazol-5-yl)methyl]dihydrofuran-2(3H)-one nitrate}，又名匹鲁卡品，是芸香科植物毛果芸香（*Pilocarpus Jaborandi*）的叶中提取的一种生物碱，也可人工合成。

本品主要表现为毒蕈碱样作用，是 M_1 受体的部分激动剂和弱的 M_2 受体拮抗剂。对汗腺、唾液腺的作用特别强，有缩小瞳孔和降低眼压的作用。临床上主要用于缓解或消除青光眼的各种症状。

毛果芸香碱的分子结构与乙酰胆碱相差很大。分子中含有两个手性碳原子，可有 4 个立体异构体。在天然产物中主要存在的是毛果芸香碱和异毛果芸香碱（Isopilocarpine）。后者是毛果芸香碱的差向异构体，其药理作用与毛果芸香碱相似，但活性仅为毛果芸香碱的 1/20～1/6。毛果芸香碱结构中五元内酯环上的两个取代基处于顺式构型，空间位阻较大，不甚稳定，当加热或在碱中温热时可迅速地发生 C-3 位差向异构化成异毛果芸香碱。在稀氢氧化钠溶液中，内酯环被开环成无药理活性的毛果芸香酸钠而溶解。毛果芸香碱在中性或微酸性溶液中也能缓缓分解变质，pH=4.0～5.5 时较稳定。

毛果芸香碱 —H₂O/NaOH→ 毛果芸香酸钠

毛果芸香碱 —差向异构化→ 异毛果芸香碱

3. 烟碱样作用拟胆碱药

烟碱从烟草浸出液中提取，可兴奋 N 受体，包括 N_1 受体和 N_2 受体，一般出现先兴奋后抑制的双相作用。在烟草中的天然存在形式为 S-（−）-异构体，药理活性比 R-（+）-异构体更强。由于烟碱作用广泛且复杂，故无临床实用价值。烟草燃烧的烟雾中含有烟碱和其他致病物质，可引发多种疾病如癌症、溃疡病、心血管系统疾病和呼吸系统疾病。近年研究发现，对 N 受体特别是其中的 α7 和 α4β2 两种亚型的激动可以对阿尔茨海默病的认知记忆损伤起改善作用，目前已经开发出多种选择性的 N 受体激动剂，其中一些已经进入了临床试验阶段，如奈非西坦（Nefiracetam）等，用于治疗阿尔茨海默病。

二、胆碱受体激动剂的构效关系
（Structure-Activity Relationships of Cholinoceptor Agonists）

乙酰胆碱是 M 胆碱受体的天然配基，研究并理解乙酰胆碱结构和性质的关系有助于揭示配基与受体作用的本质，为基于结构的 M 胆碱受体激动剂和拮抗剂的设计提供指导。

乙酰胆碱为直链柔性分子。以分子轨道计算、X 射线晶体衍射结构测定和核磁共振谱（NMR）测定对乙酰胆碱分子构象做理论计算和实验测定，结果都表明乙酰胆碱分子的优势构象为顺错式，α-C 上的季铵氮原子和 β-C 上的酰基氧原子的二面角 τ 接近于 60°（图 10-4）。处于此优势构象时，季铵氮原子上正电荷可以和酰基氧原子的 δ^- 电荷发生静电作用，从而使能量较低。但是刚性的环状类似物的立体化学研究表明，配基与 M 受体作用时，季铵氮原子与酰基氧原子的二面角 τ 为 137°，接近于反错式，与优势构象式的二面角 $\tau=60°$ 相差很大。这说明配基与受体作用的药效构象并不一定是能量稳定的优势构象式。对于 M 受体，药效构象是呈反式的反错式。这种柔性分子的药效构象，随受体亚型不同而表现出明显差异。

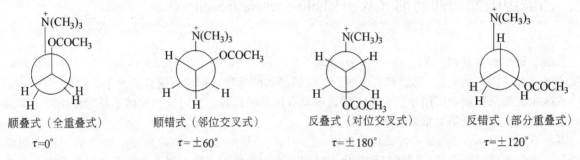

图 10-4　乙酰胆碱构象异构体的 Newman 投影式

从 M 受体激动剂与 M 受体作用模型图（图 10-5）可见：激动剂含有带正电荷的氮原子，与受体上羧基阴离子结合；所含的酯基氧原子，可与受体形成氢键；酰基末端的烃基与受体的疏水口袋发生疏水作用；氮原子与酯氧原子以 1,2-亚乙基（—CH$_2$CH$_2$—）相连。这些结构构成了 M 受体激动剂的基本药效基团。

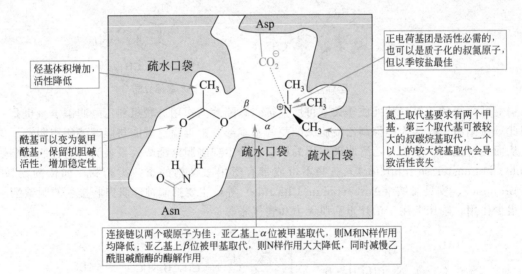

图 10-5　M 受体与其激动剂的作用模型及 M 受体激动剂的基本药效基团

根据大量配基的结构与活性研究，M 受体激动剂结构的改变能引起胆碱活性的变化，其构效关系总结如图 10-5。其中两个活性必需基团季铵原子和酯基由 2 个碳原子的连接基相连，即氮原子与酰基末端的烃基上氢原子之间相距 5 个原子会产生最大的活性。这一规律称为"五原子规则"。连接基亚乙基上连上甲基，将会产生手性碳原子。不同构型的分子表现出的拟胆碱活性有极大的差异，说明配基与受体的结合具有空间特异性。将酰基变换成氨甲酰基，比如卡巴胆碱和氯贝胆碱，由于氨基甲酸酯的亲电性较弱，水解活性比羧酸酯小，因此不易被乙酰胆碱酯酶催化水解，也不易在胃肠道中水解，可以口服给药。

配基对于 N 受体活性所需的立体构象与对于 M 受体不同。乙酰胆碱的刚性类似物反式环丙烷基衍生物具有与乙酰胆碱相近的 N 受体活性，但其顺式异构体的活性则大大降低。地棘蛙素（Epibatidine）既是 N 受体激动剂又具中枢镇痛作用，它比（一）-烟碱对 N 受体的亲和力大 24 倍，研究表明地棘蛙素分子的半刚性结构与烟碱的结构密切相关。

具有反式取代环丙烷结构
的乙酰胆碱衍生物

地棘蛙素

三、乙酰胆碱酯酶抑制剂（Acetylcholinesterase Inhibitors）

乙酰胆碱酯酶抑制剂（Acetylcholinesterase Inhibitors，AChEIs）的作用机制是通过抑制突触间乙酰胆碱酯酶（AChE）的活性，延缓释放出的乙酰胆碱的水解速率，提高乙酰胆碱水平，达到治疗目的。

乙酰胆碱酯酶抑制剂可用于治疗青光眼，解除有机磷中毒等。还可作为胆碱能补偿疗法的主要药物治疗阿尔茨海默病（参见第七章第二节）。

毒扁豆碱（Physostigmine），又名依色林（Eserine），是西非出产的毒扁豆中提取的一种生物碱。它是最早发现的抗胆碱酯酶药，拟胆碱作用比乙酰胆碱大 300 倍。临床上用于治疗青光眼和缩瞳。由于天然资源有限，又不易合成，且其水溶液不稳定，放置后会水解成毒扁豆酚（Physostigmol）而失去酶抑制作用。此外，该药毒性较大，药理作用特异性差，并有成瘾性等缺点，限制了临床应用，人们对其进行了合成代用品的研究。

毒扁豆碱   毒扁豆酚

将毒扁豆碱分子的叔氨基替换成季铵基可增强抗胆碱酯酶的作用。联想到乙酰胆碱本身也是一季铵化合物，因此季铵阳离子被认为是抑制乙酰胆碱酯酶的基本部分。毒扁豆碱能与胆碱酯酶中阴离子位点竞争性结合，从而相对地减少了酶与乙酰胆碱作用的机会，产生抑制胆碱酯酶效果，为可逆性胆碱酯酶抑制剂（Reversible Cholinesterase Inhibitor）。一些不带或带有氨甲酰结构的季铵类药物，如依酚溴铵（Edrophonium Bromide）、安贝氯铵（Ambenonium Chloride）等，主要抑制神经肌肉联接处的胆碱酯酶，而对其他部位很少作用，临床上用于治疗重症肌无力和腹气胀等。

依酚溴铵   安贝氯铵

毒扁豆碱水解成毒扁豆酚后失去酶抑制活性的事实，提示了氨基甲酸酯基团对酶抑制作用的重要性，因而合成了大量酚类的氨基甲酸酯类化合物进行研究。结果发现毒扁豆碱结构中两个杂环对抑制胆碱酯酶活性并不是必要的，最简单的 N-甲基氨基甲酸苯酯也有相当程度的抗胆碱酯酶作用。构效关系研究表明，季铵盐的作用更为明显，苯环母核上引入二甲氨基能使作用增强。N-甲基氨基甲酸酯衍生物的药理作用虽强，但不稳定，在水中很易水解而失去活性，经改变成 N,N-二甲基氨基甲酸酯后则不易水解，从而找到疗效较好的药物新斯的明（Neostigmine），其溴化物溴新斯的明（Neostigmine Bromide）在临床上广泛应用。新斯的明类似物还有溴吡斯的明（Pyridostigmine Bromide）和苄吡溴铵（Benzpyrinium Bromide）等。

(CH₃)₂NCOO— [pyridine ring] ·Br⁻

R=CH₃　　　溴吡斯的明

R=CH₂C₆H₅　苄吡溴铵

溴新斯的明（Neostigmine Bromide）

◆ 本品为白色结晶性粉末，无臭，味苦，有引湿性；

◆ mp 171～176℃（分解）；

◆ 在水中极易溶解，在乙醇或氯仿中易溶，在乙醚中几乎不溶。

化学名为溴化 3-[[（二甲氨基）羰酰基]氧基]-*N*,*N*,*N*-三甲基苯铵 {3-[[(dimethylamino)carbonyl]oxy]-*N*,*N*,*N*-trimethylbenzenaminium bromide}。

本品是可逆性胆碱酯酶抑制剂，有兴奋平滑肌、骨骼肌的作用。由于结构中含季铵基团，不易通过血脑屏障。临床上主要用于腹气胀、重症肌无力和尿潴留等，并可作为非去极化肌松药的拮抗剂。

本品合成的关键是氨基甲酸酯的制备，可用间二甲氨基苯酚在苯或氯仿中与光气反应制得氯甲酸酯，再与二甲胺反应后，以溴甲烷季铵化，即得产品。也可将间二甲氨基苯酚用氢氧化钠成盐后与二甲氨基甲酰氯酯化，再经季铵化制得。因气态的光气有剧毒不易操作，在工艺上多用更为稳定的固态三光气（Triphosgene）代替光气。

有机磷酸酯由于可与乙酰胆碱酯酶的酶解部位反应生成磷酰化乙酰胆碱酯酶，从而抑制酶对乙酰胆碱的催化水解，属不可逆性抑制剂（Irreversible Inhibitors），如碘依可酯（Ecothiopate Iodide）。由于其不可逆酶抑制性导致的毒性，仅限于局部使用，用于治疗原发性开角型青光眼和内斜视的调节。有些生成的磷酰化乙酰胆碱酯酶更不易被水解，甚至不能被恢复，故用作杀虫剂和神经毒剂，如有机磷酸酯类杀虫剂美曲膦酯（Metrifonate，敌百虫，Dipterex）、敌敌畏（Dichlorvos，DDVP）、乐果（Dimethoate，Rogor）和神经毒剂沙林（Sarin）等。

R=R'=CH₂CH₃；	X=—S—CH₂CH₂—N⁺(CH₃)₃	碘依可酯
R=R'=CH₃；	X=—CH(OH)CCl₃	美曲膦酯
R=R'=CH₃；	X=—OCH=CCl₂	敌敌畏
R=R'=CH₃；	X=—SCH₂CONHCH₃	乐果

沙林

综上所述，胆碱酯酶抑制剂按化学结构可分为三类：第一类具有一个季铵阳离子部分，可与胆碱酯酶负离子部位形成离子键，很容易从酶部位离去，所以作用时间很短，一般仅 5～15min，为可逆酶抑制剂；第二类结构中含有氨甲酰基，虽结构与乙酰胆碱相似，与胆碱酯酶反应后生成氨甲酰化胆碱酯酶，但水解恢复成胆碱酯酶的速率比乙酰胆碱与胆碱酯酶反应生成的乙酰化胆碱酯酶的水解速率慢得多，故作用时间较长，可维持数小时，为拟不可逆酶抑制剂（Pseudo-irreversible Inhibitors）；而第三类磷酸酯与胆碱酯酶作用生成的磷酰化胆碱酯酶更不易被水解，所以作用时间可长达 100h 以上，属不可逆酶抑制剂。

乙酰胆碱酯酶对乙酰胆碱的酶解机理和乙酰胆碱酯酶三维结构的研究表明，酶的单体含有 537 个氨基酸，其 Trp 84 残基的色胺芳环中心是相应于乙酰胆碱季铵氮阳离子的阴离子受点，两者相距 0.48nm，与阳离子相互作用；季铵氮原子与 Phe 330 的苯环中心相距 0.52nm，是阳离子和芳香环的第二个相互作用部位。该酶和其他丝氨酸水解酶一样，有一个三体（Ser 200-His 440-Glu 327）催化中心（Catalytic Triad），位于由 14 个芳香氨基酸残基组成的芳香峡谷的底部，参图 10-6。

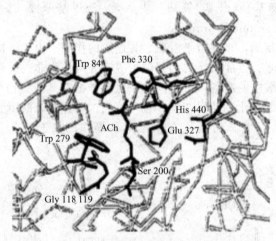

图 10-6　AChE 和 ACh 复合物模型

乙酰胆碱酯酶三体催化中心 Glu 327 的游离羧基作为阴离子位点与乙酰胆碱的季铵离子相互作用，通过 Ser 200 羟基氧亲核进攻乙酰胆碱分子的酯羰基。这一反应同时受到 His 440 残基活化，His 440 残基的咪唑环可使羰基氧发生部分质子化，增加羰基碳原子的正电荷而使反应变得容易。胆碱酯酶乙酰化后暂时失去了酶的催化活性。生成的酰化丝氨酸可进一步被水解，重新生成乙酰胆碱酯酶，见图 10-7。重新生成的乙酰胆碱酯酶恢复原来催化的活性，因此去酰化反应过程又称为酶的复能（Reactivation）。如果底物为毒扁豆碱等氨基甲酸酯类化合物，则生成中间体氨基甲酸酯。由于氨基甲酸酯的氮原子上孤对电子与羰基共轭，氨基甲酸酯更为稳定，不易发生水解，乙酰胆碱酯酶则较长时间处于无催化活性的氨甲酰化形式，可产生乙酰胆碱积聚的效应。如果乙酰胆碱酯酶被杀虫剂或神经毒剂磷酰化，则更不易水解，使酶在很长时间失去活性，导致体内乙酰胆碱浓度异常增高，引起支气管收缩和惊厥等反应，直至死亡。

四、有机磷酸酯的抗胆碱酯酶作用和胆碱酯酶复能药
（Cholinesterase Inhibition of Organophosphates and Cholinesterase Reactivators）

有机磷酸酯、磷酸胺、磷酰氟等是一类强烈的不可逆胆碱酯酶抑制剂，可与乙酰胆碱酯酶酶解部位反应形成磷酰化酶。生成的磷酰化酶还可继续向两个方向转化，发生酶的复能，或者发生酶的老化（Ageing）。老化是指磷酰化胆碱酯酶分子中磷酸酯键水解开裂，脱去烷基，生成磷酸酯阴离子。由于分子中磷原子亲电性进一步减小，难以再发生水解去磷酰基，因此必须在酶的老化之前及时救治。胆碱酯酶复能药（Cholinesterase Reactivator）可使磷酰化乙酰胆碱酯酶复活，解救杀虫剂和神经毒剂中毒，它本身应能通过血脑屏障，在 CNS 可达到治疗浓度，本身毒性小，化学和制剂稳定性好。

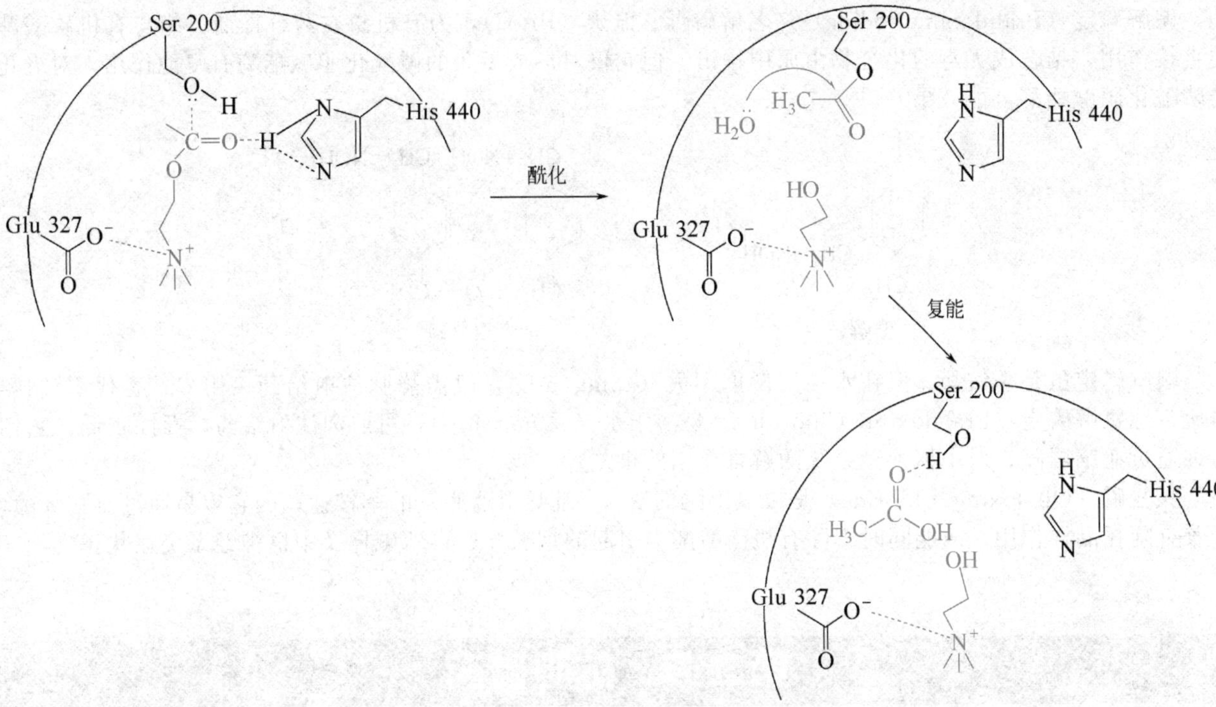

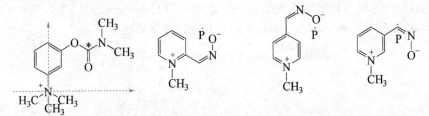

图 10-7　AChE 上三体催化中心及催化水解机理

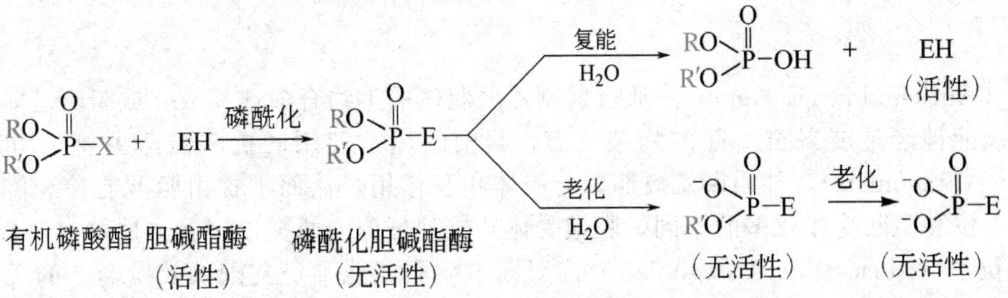

$$RO \backslash P(=O)-X + EH \xrightarrow{\text{磷酰化}} RO \backslash P(=O)-E$$

复能 H_2O → $RO \backslash P(=O)-OH$ + EH（活性）

老化 H_2O → （无活性） 老化 → （无活性）

有机磷酸酯　胆碱酯酶　　　磷酰化胆碱酯酶
（活性）　　　　　　　（无活性）　　　　　（无活性）　　　　（无活性）

　　由于磷酰化胆碱酯酶的水解速率很慢，所以需要采用比水更强的亲核试剂分解磷酸酯键，使酶复能。理想的复能药应与胆碱酯酶有强的选择性结合作用，并含有强的亲核基团，且其位置接近于酶中磷酰化丝氨酸残基。根据酶-配基契合原理设计出吡啶甲醛肟季铵盐结构。分子中的季铵可与胆碱酯酶结合，固定于酶的阴离子部位上，这时如果分子中的亲核基团肟基氧原子与磷酰化胆碱酯酶的磷原子处于适宜的距离，就能进行亲核取代反应，发挥复能的作用。新斯的明分子中二甲酰氨基甲酸酯的羰基碳原子位置可能就相当于磷酰化胆碱酯酶的磷原子的位置，从新斯的明与胆碱酯酶作用的模型出发（图 10-8），并以季铵氮原子为平面坐标的零点，可计算羰基碳原子在 XY 坐标上位置，为（0.342nm，0.332nm）。根据计算三种吡啶甲醛肟碘甲烷季铵盐的六个可能构型异构体中 2-吡啶甲醛肟碘甲烷季铵盐（碘解磷定）的反式（anti）构型最为合适，实验结果证明其复能效力也最强。4 位异构体也有顺（syn）、反两种构型，但仅反式构型具有胆碱酯酶的复能活性。3 位异构体的顺、反构型均不适合空间要求，无复能活性。

新斯的明　　　　　　2-吡啶甲醛肟碘　　4-吡啶甲醛肟碘　　3-吡啶甲醛肟碘
　　　　　　　　　甲烷季铵盐反式构型　甲烷季铵盐反式构型　甲烷季铵盐

C^*原子坐标（0.342nm，0.332nm）

图 10-8　以新斯的明分子为母版，胆碱酯酶复能药的原子间距计算值

碘解磷定（Pralidoxime Iodide）又名解磷毒、派姆（PAM），为有机磷农药解毒剂，能与有机磷酸酯类直接作用，结合成无毒的化合物由尿中排出。但它仅对形成不久的磷酰化胆碱酯酶有复能作用，对老化的磷酰化胆碱酯酶复能效果差。

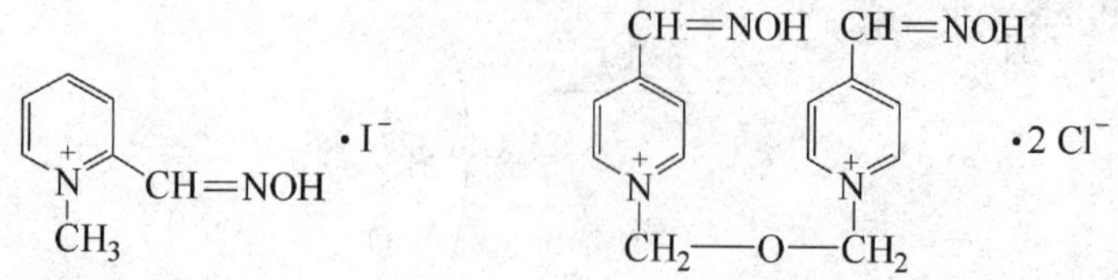

碘解磷定   双复磷

碘解磷定虽是季铵盐，但在水中溶解度不大（48mg/mL），故需静脉注射给药。用 Cl^- 替代 I^- 制得的盐，称氯解磷定（Pralidoxime Chloride），易溶于水（640mg/mL），可肌肉注射给药，毒性较低。它们均难通过血脑屏障，对中枢神经系统的解毒作用效果差。

双复磷（Obidoxime Chloride）是二氯甲醚的双（4-吡啶甲醛肟）的季铵盐，因它容易通过血脑屏障，并兼有阿托品样作用，故能同时解除有机磷酸酯类引起的烟碱样、毒蕈碱样及中枢神经系统症状。

第二节　抗胆碱药
（Anticholinergic Agents）

抗胆碱药（Anticholinergic Agents）通过抑制乙酰胆碱的生物合成或释放，或阻断乙酰胆碱与受体的作用，治疗胆碱能神经过度兴奋引起的病理状态。目前临床上使用的抗胆碱药主要是胆碱受体拮抗剂（Cholinoceptor Antagonists），能阻断乙酰胆碱与受体相互作用，从而干扰由胆碱能神经传递引起的生理功能。按作用部位和阻断受体亚型的不同，胆碱受体拮抗剂可分为两类：M 受体拮抗剂和 N 受体拮抗剂。

M 受体拮抗剂（Muscarinic Antagonists）能阻断节后胆碱能神经支配的效应器上的胆碱受体，产生扩大瞳孔、加快心率、抑制腺体分泌、松弛平滑肌等效应。临床上主要用于解痉，也可散瞳、扩张支气管。临床最早使用的 M 受体拮抗剂是以阿托品为代表的颠茄生物碱。对阿托品的结构改造和优化也得到了大量合成抗胆碱药。

一、M 受体拮抗剂（Muscarinic Antagonists）

1. 颠茄生物碱类抗胆碱药（Belladonna Alkaloids Anticholinergic Agents）

颠茄生物碱是一类从茄科（*Solanaceae*）植物，如颠茄（*Atropa belladonna*）、莨菪（*Hyoscyamus niger*）和曼陀罗（*Datura stramonium*）等中提取的生物碱，对 M 受体具有阻断作用。这类生物碱都是由莨菪醇（Tropine）与不同有机酸所成的酯。（−）-莨菪碱（Hyoscyamine）又名天仙子胺，是 *S*-莨菪酸（*S*-Tropic Acid，又名 *S*-托品酸，*S*-Scopolic Acid）与莨菪醇所成的酯。

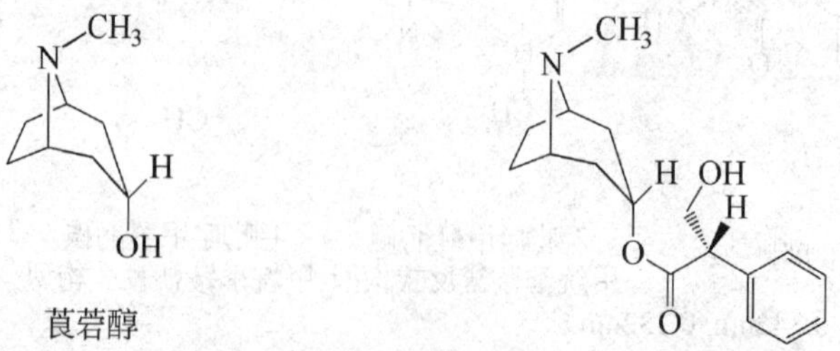

莨菪醇   （−)-莨菪碱

莨菪醇结构的基本骨架为莨菪烷（托品烷，Tropane），莨菪烷结构中的哌啶环部分存在椅式和船式两种构象，其中椅式能量稍小。莨菪酸的羧基 α 碳原子是一手性碳原子，天然（一）-莨菪碱在分离提取过程中容易发生消旋化。

硫酸阿托品（Atropine Sulfate）

◆ 本品为无色或白色结晶性粉末，
无臭，味苦；
◆ mp 190～194℃；
◆ 在水或乙醇中易溶，其水溶液呈中性，在乙醚或氯仿中不溶。

化学名为（±）-内型-α-(羟甲基)苯乙酸-8-甲基-8-氮杂双环[3.2.1]-3-辛酯硫酸盐一水合物 {(±)-endo-α-(hydroxymethyl) benzeneacetic acid 8-methyl-8-azabicyclo [3.2.1] oct-3-yl ester sulfate monohydrate}。本品是莨菪碱的外消旋体，即（$1\alpha H$, $5\alpha H$）-托品烷-3α-醇（±）-托品酸酯硫酸盐单水合物。

阿托品分子结构中含有 4 个手性碳原子，但莨菪醇部分有一个对称平面，无手性，整个分子的手性来自于托品酸部分的 α 碳原子。虽然天然存在的（一）-莨菪碱的抗毒蕈碱样作用比外消旋的阿托品强 2 倍，但左旋体的中枢兴奋作用比右旋体强 8～10 倍，为减少中枢副作用，供临床使用的为外消旋体的阿托品。

本品是选择性 M 受体拮抗剂，临床用其硫酸盐水合物。具有兴奋中枢神经、散瞳、解痉和抑制腺体分泌等广泛的药理作用，副作用较多，临床上主要用于各种内脏绞痛（如胃痛、肠绞痛、肾绞痛）和散瞳，对有机磷酸酯的中毒可以迅速解救。目前我国阿托品是从颠茄、曼陀罗或莨菪中提取得到粗品后，经氯仿回流或冷稀碱处理使之消旋后制得。

在阿托品结构的基础上进行改造，得到一些临床上常用的药物，如溴甲阿托品（Atropine Methobromide），又名胃疡平（Tropin），为阿托品的 N-甲基溴化物。其作用与阿托品相似，因其化学结构属季铵盐结构，不易通过血脑屏障，对中枢神经系统几乎没有影响。用于治疗胃及十二指肠溃疡、胃酸过多、胃炎等。异丙托溴铵（Ipratropium Bromide），为阿托品的 N-异丙基溴化物，具有较强的松弛支气管平滑肌作用，用于治疗支气管哮喘。后马托品（Homatropine）是半合成的阿托品类似物（莨菪醇杏仁酸酯），扩瞳作用好，且无抑制分泌的副作用。噻托溴铵（Tiotropium Bromide）是一种新型的吸入型长效支气管扩张剂，治疗慢性阻塞性呼吸道疾病疗效显著。噻托溴铵与异丙托溴铵分子相比，因其分子 α 位空间位阻较大而部分影响药物与受体的结合，因而选择性好，作用时间持久，不良反应轻微。含季铵氮原子的药物如溴甲阿托品、异丙托溴铵、噻托溴铵、甲溴东莨菪碱、丁溴东莨菪碱和曲司氯铵等中枢作用均很小。

溴甲阿托品 异丙托溴铵 后马托品 噻托溴铵

东莨菪碱（Scopolamine）是从分离莨菪碱后剩留的母液中提取得到的。游离碱为黏稠液体，市售品是氢溴酸东莨菪碱（Scopolamine Hydrobromide）三水合物，常含有一些外消旋体（因碱处理时莨菪酸结构部分的手性碳原子易被消旋）。本品是选择性 M_1 受体拮抗剂，具中枢抑制作用。用于麻醉前给药、眩晕病、震颤麻痹、精神病和狂躁症等。

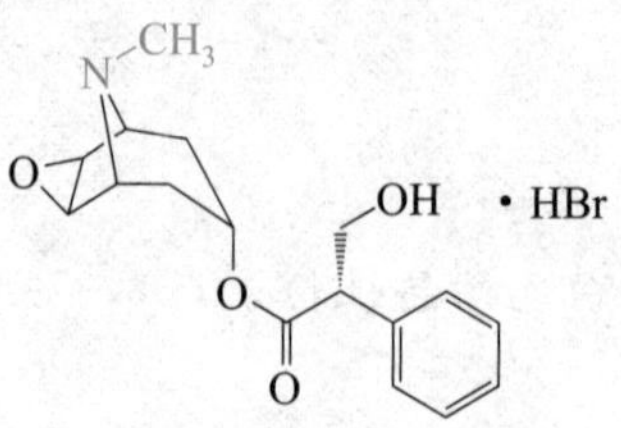

| 氢溴酸东莨菪碱 | 氧化东莨菪碱 | 甲溴东莨菪碱 | 丁溴东莨菪碱 |

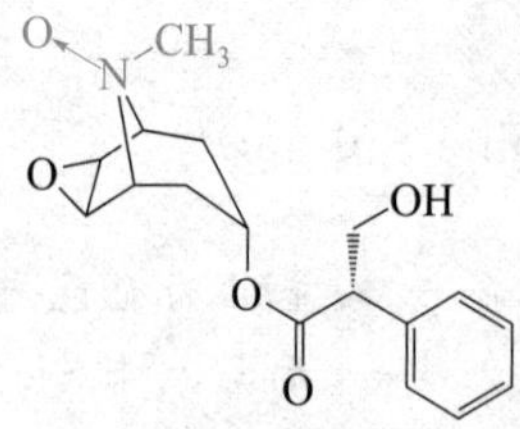

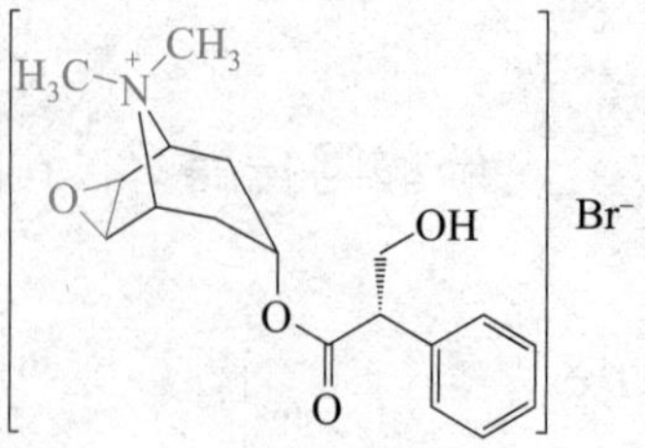

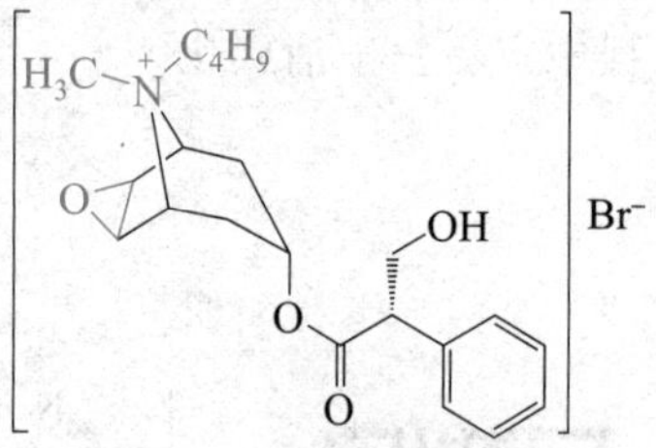

当分子中存在环氧基时，由于脂溶性增大，易进入中枢，产生中枢样副作用；若环氧基开环，形成羟基，则由于极性较大，而使中枢作用减弱。东莨菪碱有环氧基，其产生精神样副作用强于阿托品。东莨菪碱的 N-氧化物为氧化东莨菪碱（Genoscopolamine），进入体内转变成东莨菪碱，故毒性减小。因此氧化东莨菪碱可看成是东莨菪碱的前药。甲溴东莨菪碱（Scopolamine Methobromide）和丁溴东莨菪碱（Scopolamine Butylbromide）分别是东莨菪碱与溴甲烷和溴丁烷所成的季铵盐，极性增加，故无中枢抑制作用。前者用于溃疡和胃肠道痉挛等，后者除具有平滑肌解痉作用外，尚有神经肌肉接头和神经节阻滞作用，可作胃肠道内窥镜检查的术前用药。

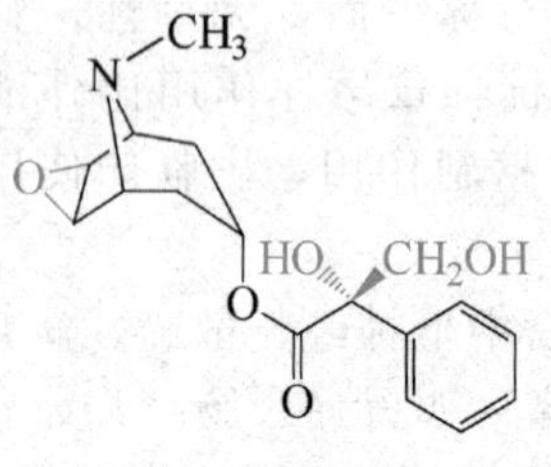

| 樟柳碱 | 氢溴酸山莨菪碱 |

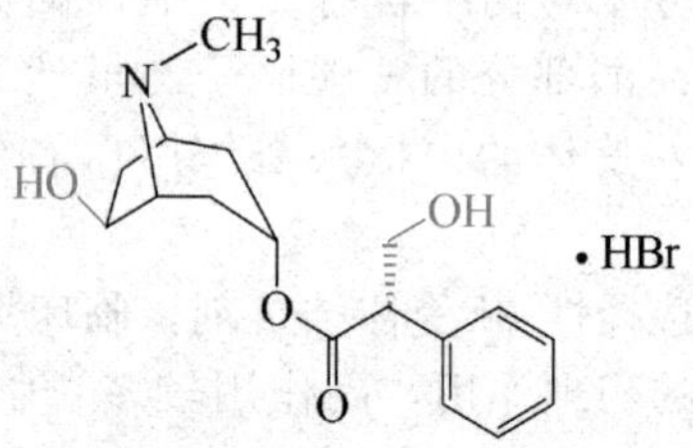

樟柳碱（Anisodine）是我国从唐古特莨菪中分离出的生物碱，解痉作用与山莨菪碱相似，对有机磷农药中毒有明显的解毒作用。樟柳碱的结构中同时具有环氧基及羧酸 α 位羟基，其中枢作用弱于东莨菪碱，但比山莨菪碱强。这说明在东莨菪碱的托品酸 α 位，或在托品烷环上 6 位引入羟基均能减小中枢作用。

氢溴酸山莨菪碱（Anisodamine Hydrobromide）是从茄科植物山莨菪根中提取得到的一种生物碱的氢溴酸盐。将东莨菪碱的环氧基开环形成羟基，即为山莨菪碱，中枢作用显著减弱。临床上使用外消旋的人工合成品，又称 654-2。药理作用与阿托品类似，具有明显的外周抗胆碱作用。有松弛平滑肌作用，并有镇痛作用，也能解除血管痉挛，改善微循环。其抑制唾液分泌、散瞳作用约为阿托品的 $1/20 \sim 1/10$，中枢作用较弱。

盐酸戊乙奎醚（Penehyclidine Hydrochloride，商品名为长托宁）为我国自行研制的抗胆碱新药，有对抗有机磷中毒患者毒蕈碱样症状的作用，临床用于救治有机磷农药中毒。该药能选择性作用于 M_1、M_3，而对 M_2 无明显作用，主要作用部位是脑、腺体和平滑肌，而对心脏及神经元突触前膜 M_2 无明显作用，故对心率影响小。该药见效快，用量小，给药间隔较长，安全可靠。

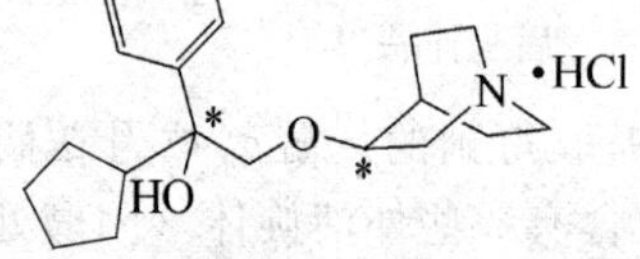

| 盐酸戊乙奎醚 | 曲司氯铵 |

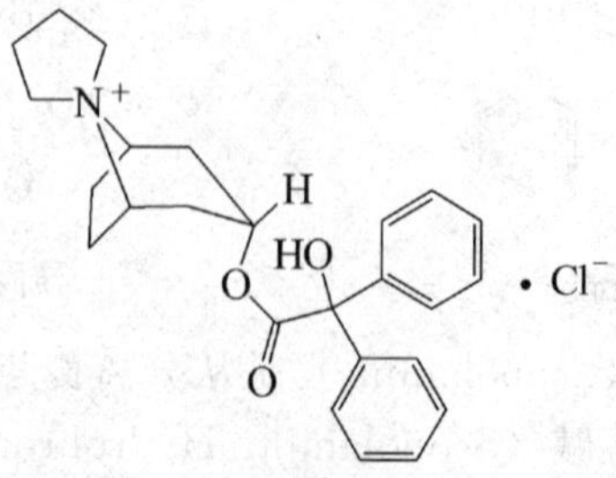

曲司氯铵（Trospium Chloride）为新型的用于治疗尿失禁症的阿托品类抗胆碱药物，具有拮抗M受体的作用，从而拮抗乙酰胆碱对膀胱平滑肌的收缩效应，有效降低膀胱平滑肌的紧张度，解除痉挛状态。该药起效快，长期使用疗效优良。因分子结构中含有季铵基团，水溶性大，生物利用度低，不能通过血脑屏障，没有中枢神经系统毒性，但有抗胆碱药物的外周常见不良反应，如口干、便秘等。

2. 合成抗胆碱药（Synthetic Anticholinergic Agents）

颠茄生物碱虽是强效的抗胆碱药，但由于它们药理活性广泛，在应用时常导致如口干、心悸、视力模糊等副作用。随着对 M 受体亚型的分类和功能的进一步了解，研究开发了选择性更高的 M 受体拮抗剂。

将阿托品的结构简化、衍化得到的氨基醇酯类衍生物，是主要的结构类型。临床应用的合成 M 受体拮抗剂根据氨基醇酯类的氨基不同，可分为叔胺和季铵两类。

（1）叔胺类 叔胺类 M 受体拮抗剂口服较易吸收，解痉作用较明显，也具胃酸分泌的抑制作用。临床品种多，结构上主要有两种。

① 双环丙醇胺类 双环丙醇胺类药物因疏水性较大，更易进入中枢，被列为中枢性抗胆碱药，用以抑制中枢内乙酰胆碱的作用，改善多巴胺含量减少而失调的状态；用于治疗帕金森症引起的震颤、肌肉强直和运动功能障碍。

盐酸苯海索（Benzhexol Hydrochloride）

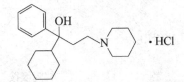

◆ 白色轻质结晶性粉末，无臭、味微苦，后有刺痛麻痹感；
◆ mp 250～256℃（分解）；
◆ 微溶于水，饱和水溶液的 pH 为 5～6，在甲醇、乙醇或氯仿中溶解，在乙醚中不溶。

化学名为 1-环己基-1-苯基-3-(1-哌啶基)丙-1-醇盐酸盐 ［1-cyclohexyl-1-phenyl-3-(1-piperidyl)propan-1-ol hydrochloride］，又名安坦（Artane）、盐酸三己芬迪（Trihexyphenidyl Hydrochloride）。

本品能阻断中枢神经系统和周围神经系统中的 M 受体，且对前者有较好的选择性，外周作用较弱。故临床主要用于治疗震颤麻痹（详见第七章第一节）。

本品合成是以苯乙酮为原料，与甲醛、盐酸哌啶在乙醇中进行 Mannich 反应得 β-哌啶基苯丙酮盐酸盐，再与氯代环己基镁进行 Grignard 反应而得到苯海索。

该类中枢性拟胆碱药物还有丙环定（Procyclidine）和比哌立登（Biperiden）。

丙环定

比哌立登

② **取代苯乙酸酯类**　贝那替秦（Benactyzine）又名胃复康，具有阿托品样的解痉作用，强度为阿托品的 1/5～1/4。可用于胃酸过多症、胃和十二指肠溃疡病等。可出现妄想、幻觉、感觉迟钝等较强的拟精神副作用。

盐酸贝那替秦　　　　　　　　　　　甲溴贝那替秦

贝那替秦用溴甲烷季铵化成季铵类药物甲溴贝那替秦（Benactyzine Methobromide），则不仅能增强解痉作用，还因不易透过血脑屏障，减弱了中枢副作用。

哌仑西平（Pirenzepine）是一选择性 M_1 受体拮抗剂。虽然在化学结构上哌仑西平不同于上述两种结构类型，而与抗抑郁药丙米嗪（Imipramine）相似，但仅有毒蕈碱样作用而无丙米嗪样其他药理作用。该化合物七元环结构中—NHCO—和侧链酰基是对 M 受体有高度选择性的重要因素，并且侧链的哌嗪乙酰基由于柔性较差，增加了对 M_1 受体的选择性。而当侧链为高度自由柔性的烷氨丙基〔如—$CH_2CH_2CH_2N(CH_3)_2$〕时，则对 M_1 受体没有选择性。

哌仑西平　　　　　　丙米嗪　　　　　　　　格隆溴铵

哌仑西平对胃黏膜的 M_1 受体有高度亲和力，而对平滑肌、心肌和唾液腺等 M 受体亲和力低。在一般治疗剂量时，能显著抑制胃酸分泌和减少胃蛋白酶原和胃蛋白酶的分泌，而很少有扩瞳、心悸、口干、排尿困难等副作用。由于该药不能透过血脑屏障，故无中枢作用。哌仑西平还具有 H_2 受体拮抗作用，也可减少胃酸分泌，起到双重阻滞作用。治疗胃溃疡疗效与 H_2 受体拮抗剂西咪替丁相仿。哌仑西平分子中含有 2 个酰胺键，易在酸或碱催化下水解而失效。

(2) 季铵类　季铵类药物因不易通过血脑屏障，很少发生中枢作用，对胃肠道平滑肌的解痉作用较强，并有不同程度的神经节阻断作用。中毒量时可致神经肌肉传递阻断，引起呼吸麻痹。但本类药物口服吸收较差。

格隆溴铵（Glycopyrronium Bromide）为突触节后抗胆碱药，抑制胃酸分泌的作用显著，而对胃肠道解痉作用不明显。适用于胃及十二指肠溃疡、慢性胃炎、胃酸分泌过多及痉挛等。

溴丙胺太林（Propantheline Bromide）

◆ 白色或类白色结晶性粉末，无臭、味极苦，微有引湿性；
◆ mp 157～164℃（分解）；
◆ 在水、乙醇或氯仿中极易溶解，在乙醚中不溶。

化学名为溴化 N-异丙基-N-甲基-N-[2-[（9H-呫吨-9-基羰酰基）氧基]乙基]丙-2-鎓{N-isopropyl-N-methyl-N-[2-[（9H-xanthen-9-ylcarbonyl)oxy]ethyl]propan-2-aminium bromide}，又名普鲁本辛（Probanthine）。

本品具有胃肠道选择性，抑制胃肠道平滑肌的作用较强，且较持久，很少发生中枢作用。适用于胃及十二指肠溃疡、胃炎、幽门痉挛、胰腺炎、结肠痉挛、妊娠呕吐及多汗等。

本品的合成关键是构造呫吨酮环，能以水杨酸苯酯为原料经高温裂解环合制成，也可将邻氯苯甲酸与苯酚在氢氧化钠和铜粉催化下制成邻苯氧基苯甲酸，再用浓硫酸加热环合制得。得到的呫吨酮用锌粉碱性还原成呫吨醇，再经氰化、水解得呫吨-9-羧酸，后者与二异丙氨基乙醇在二甲苯中蒸馏脱水酯化，最后用溴甲烷季铵化得溴丙胺太林。

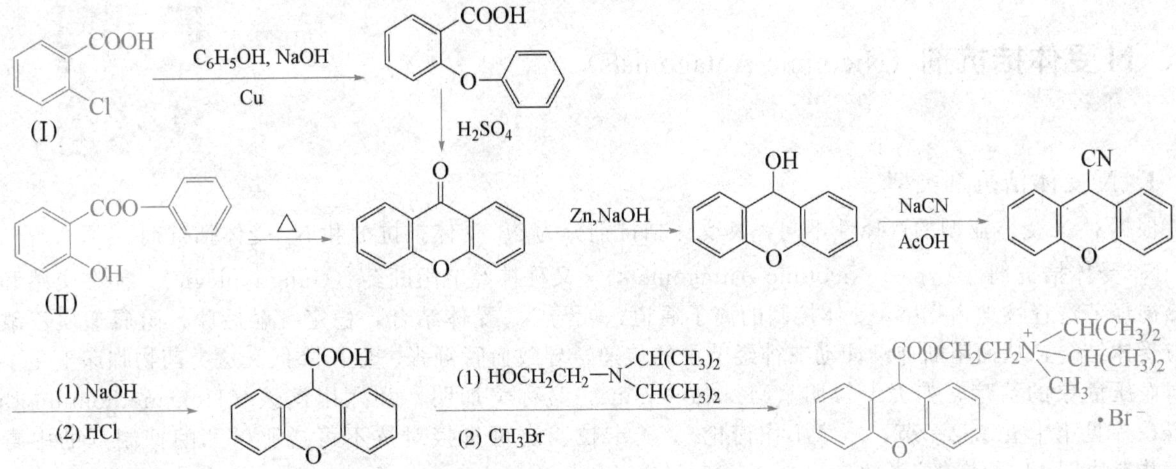

临床上应用的季铵盐类合成抗胆碱药还有奥芬溴铵（Oxyphenonium Bromide）等。

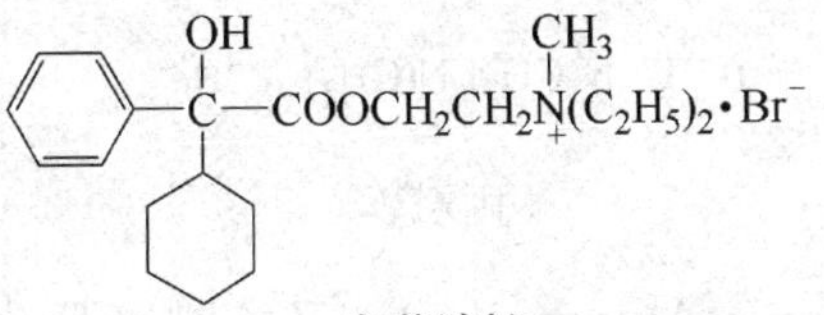

奥芬溴铵

3. M 受体拮抗剂的构效关系（Structure-Activity Relationships of Muscarinic Antagonists）

阿托品作为抗胆碱药的原型，为指导设计合成抗胆碱药提供了结构模板（图 10-9）。阿托品分子中的虚线框部分为氨基醇酯结构，与乙酰胆碱相似，是产生拮抗作用的药效基本结构。虽然氮原子与酯基氧原

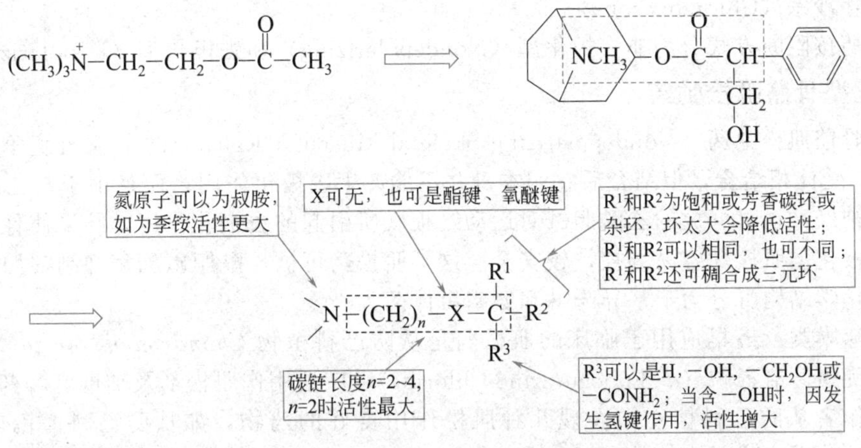

图 10-9　乙酰胆碱、阿托品结构中的乙酰胆碱类似部分和
合成 M 胆碱受体拮抗剂的基本结构及其构效关系

子相隔 2 个以上原子，但在空间上距离近似于乙酰胆碱分子的长度。阿托品和乙酰胆碱的结构中最重要的差异在于分子中酰基的大小。可以假定拮抗作用的主要因素是酰基上的大基团，因此通过变换这些基团，可以设计新的 M 受体拮抗剂。

合成 M 受体拮抗剂的结构特征为：分子具含氮正离子基团，质子化的叔胺或季铵可以与 M 受体的负离子结合部位结合；分子末端具有较大的阻断基团，与 M 受体上相应的亲脂性结合部位作用；阻断基团附近的羟基可增加与受体形成氢键的作用力，从而使活性增大；正电基团和阻断基团借连接链以合适的间距相连。

二、N 受体拮抗剂（Nicotinic Antagonists）

1. N 受体拮抗剂类型

根据对 N 受体亚型的选择性不同，N 受体拮抗剂分为 N_1 受体拮抗剂和 N_2 受体拮抗剂。

N_1 受体拮抗剂（Type-1 Nicotinic Antagonists），又称神经节阻断药（Ganglioplegic），能在交感和副交感神经节选择性地占据 N_1 受体控制的离子通道，或与 N_1 受体结合，稳定突触后膜，阻碍递质乙酰胆碱与受体结合，从而阻断神经冲动在神经节中的传递，导致血管舒张、血压降低。这类药物临床上主要用于高血压危象的治疗，如美卡拉明（Mecamylamine，又称美加明）和六甲溴铵（Hexamethonium Bromide，参见第十五章第一节，本章不作讨论）。美卡拉明还可直接对抗不可逆胆碱酯酶抑制剂的中毒效应，并有协同 M 受体的抗毒效应。

美卡拉明　　　　　　　六甲溴铵　　　　　　　氯唑沙宗

N_2 受体拮抗剂（Type-2 Nicotinic Antagonists），又称神经肌肉阻断药（Neuromuscular Blocking Agents），能阻止乙酰胆碱与骨骼肌神经肌肉接头处（运动终板）上的 N_2 受体结合，阻碍神经冲动的传递，引起骨骼肌的松弛。临床上作为全麻辅助药，因此 N_2 受体拮抗剂又称骨骼肌松弛药（Skeletal Muscular Relaxants）。

广义上的肌肉松弛药（Muscle Relaxants）简称肌松药，除了主要的骨骼肌松弛药之外，还包括中枢性肌松药（Central Muscle Relaxants）。后者作用于中枢神经系统的多突触神经通道，阻滞冲动传递而产生肌松作用，用于治疗骨骼肌疾病及神经肌肉疾病的肌肉疼痛、痉挛或强直。代表性药物有口服中枢性强效肌肉松弛药氯唑沙宗（Chlorzoxazone）。

骨骼肌松弛药按阻断方式分为非去极化型（Nondepolarizing）和去极化型（Depolarizing）两类。

2. 非去极化型骨骼肌松弛药

非去极化型骨骼肌松弛药（Nondepolarizing Skeletal Muscular Relaxants），又称竞争型肌松药，能与运动终板膜的 N_2 受体相结合，但结合后它们本身并不能产生去极化作用，而且由于与乙酰胆碱竞争同一受体，故能阻止神经冲动时释放的乙酰胆碱对运动终板膜所引起的去极化作用，结果使骨骼肌松弛。在临床使用中，非去极化型肌松药容易调控，较安全。这类肌松药可被乙酰胆碱酯酶抑制剂如新斯的明等所拮抗。此类药物按化学结构可分为苄基异喹啉和氨基甾体两大类。

（1）苄基异喹啉类　最早应用于临床的肌松药是从防己科植物 *Chondrodendron tomentosum* 中提取出的有效成分右旋氯筒箭毒碱（d-Tubocurarine Chloride），广泛用作肌松剂及辅助麻醉药。

我国药学工作者从防己科植物中发现几种肌松作用良好的药物，如从防己科海南轮环藤（*Cyclea heinanensis aeyr*）中分离出的左旋箭毒碱（l-Tubocurarine）经季铵化制成的氯甲左箭毒碱（l-Tubocurarine Methochloride），肌松作用与右旋氯筒箭毒碱相似，可代替右旋氯筒箭毒碱使用。又如从我国防己科植物粉防己（*Stephania tetrandra*）的根中分离得到的汉防己甲素（Tetrandrine），经季铵化制成汉肌松

（Tetrandrine Dimethiodide），具有明显的骨骼肌松弛作用，而对呼吸肌无明显影响，能较好地克服腹部手术时中药麻醉肌肉松弛不足的缺点。此外，从我国中草药锡生藤（*Cissampelos pareira* L. *var typica diels*）中分离出锡生藤碱（Hayatine），经季铵化得无旋光性的傣肌松（Hayatine Methiodide），效价也与右旋氯筒箭毒碱相似。

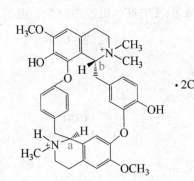

汉肌松   傣肌松

右旋氯筒箭毒碱（*d*-Tubocurarine Chloride）

◆ 本品为白色或类白色结晶性粉末，无臭；

◆ mp 268℃（部分分解），$[\alpha]_D = +210° \sim +224°$；

◆ 可溶于水和乙醇，不溶于丙酮、乙醚和氯仿，水溶液稳定，1%水溶液 pH＝4～6。

右旋氯筒箭毒碱有 2 个手性碳原子 a 和 b，构型分别为 *S* 和 *R*。X 射线晶体结构表明，整个分子呈折叠构象，两个四氢异喹啉环平面近似平行，中间两个取代苯环与之相垂直。两个氮原子的距离为 0.897nm（图 10-10）。

右旋氯筒箭毒碱作用较强，主要用于外科手术时增加肌肉的松弛。将右旋氯筒箭毒碱甲基化，得到双季铵结构的生物碱，其肌松作用更强。氯甲左箭毒碱（*l*-Tubocurarine Methochloride）作用比右旋氯筒箭毒碱强 1.5～4 倍。氯甲左箭毒碱起效快，维持时间长，临床上可代替右旋氯筒箭毒碱。

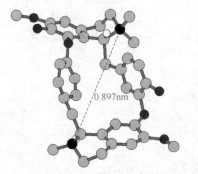

图 10-10　右旋氯筒箭毒碱的优势构象式　　　　　　氯甲左箭毒碱

上述含苄基四氢异喹啉结构的天然生物碱类肌松药的特征为双季铵，两个季铵氮原子间隔 10～12 个原子。以此结构为先导，药物化学家们设计合成了一系列苄基四氢异喹啉类肌松药。

苯磺酸阿曲库铵（Atracurium Besylate）

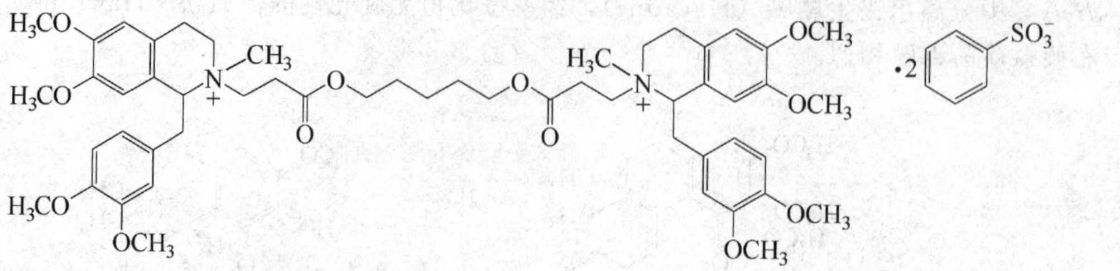

化学名为 2,2'-{1,5-亚戊基双[氧-(3-氧代-3,1-亚丙基)]}双[1-[(3,4-二甲氧基苄基)-6,7-二甲氧基-2-甲基-1,2,3,4-四氢异喹啉鎓]二苯磺酸盐 {2,2'-{1,5-pentanediylbis[oxy-(3-oxy-3,1-propanediyl)]} bis[1-(3,4-dimethoxybenzyl)-6,7-dimethoxy-2-methyl-1,2,3,4-tetrahydroisoquinolinium] dibenzenesulfonate}。

本品为具对称分子结构的双季铵神经肌肉阻断药。临床上用作全身麻醉辅助药，作用较强，约为氯筒箭毒碱的 1.5 倍，不良反应小。分子中的 2 个季铵氮原子的 β 位上均有吸电子的酯基，在体液中可发生 Hofmann 消除反应，成为无活性的代谢物 N-甲基四氢罂粟碱（Laudanosine）；还可在血浆酯酶作用下发生非特异性酯水解反应，迅速代谢为无活性的代谢物季铵羧酸（图 10-11）。它在体内代谢失活并不经过肝和肾的酶催化反应，因此不影响肝、肾功能，不会产生积蓄中毒，副作用减少，可用于肾衰竭患者。

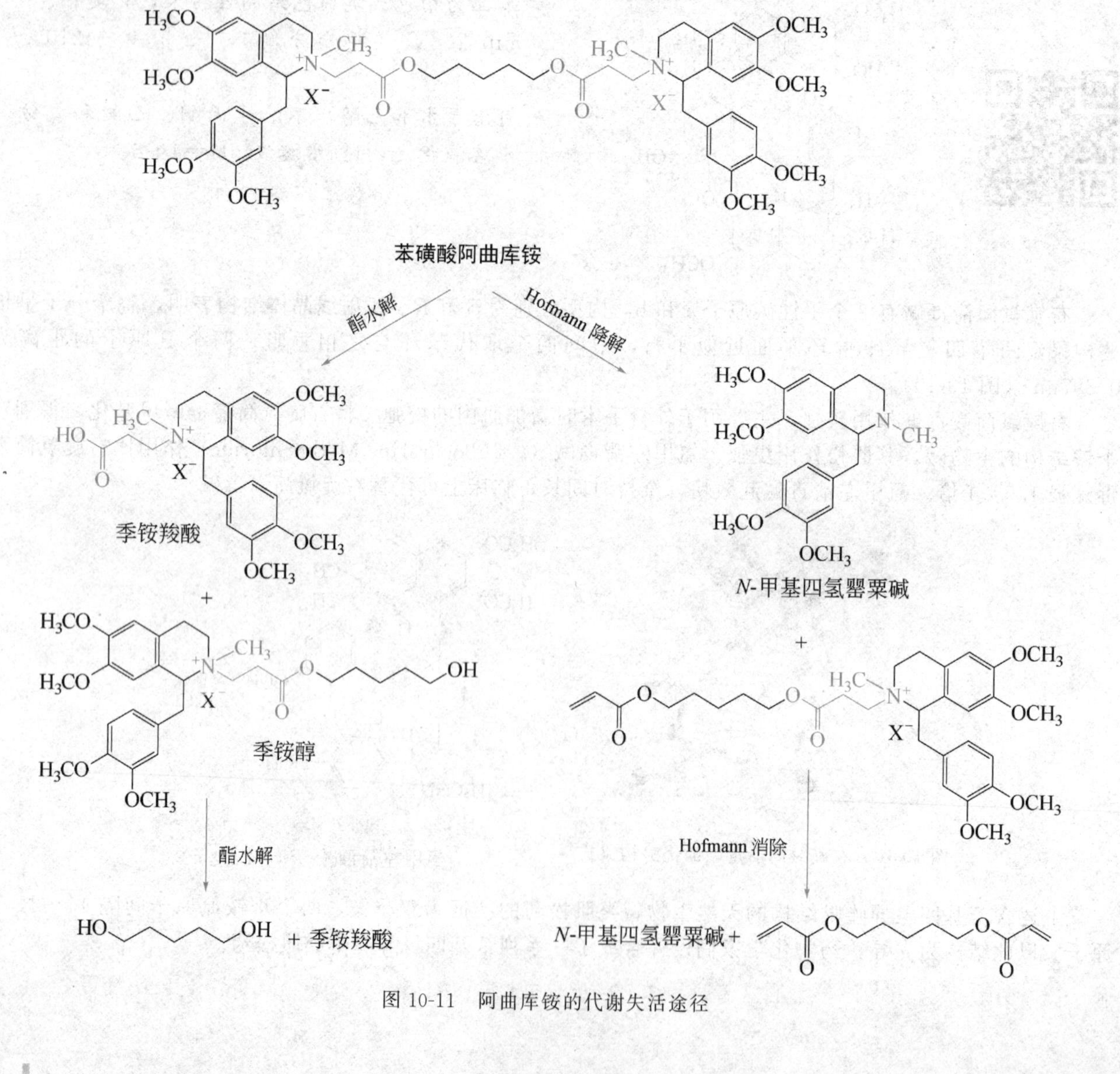

图 10-11　阿曲库铵的代谢失活途径

由于阿曲库铵碘化物水溶性较小，不适合制备注射剂，因此合成产物阿曲库铵碘化物需转化为苯磺酸盐。本品因易发生碱催化的 Hofmann 消除反应和酸、碱催化的酯水解反应，因此制备注射剂应调至最稳定的 pH=3.5，并应在低温贮藏。

阿曲库铵分子含有 C-1、N-2、C-1′和 N-2′共 4 个手性原子，理论上可有 16 个光学异构体，但由于分子对称因素，只有 10 个立体异构体，其中以（1R-cis，1′R-cis）异构体顺苯磺阿曲库铵（cis-Atracurium Besylate）活性最强，为阿曲库铵的 3 倍，在等效剂量下所产生的副作用也小，现已成为上市新药。

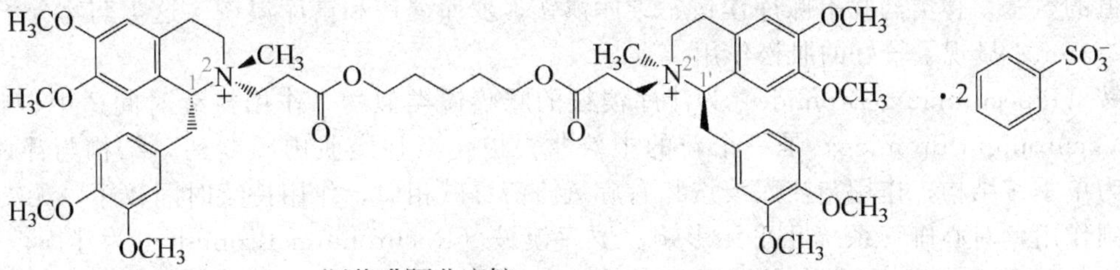

顺苯磺阿曲库铵

多库氯铵（Doxacurium Chloride）为长效非去极化型神经肌肉阻断药，临床前药理研究发现它的神经肌肉作用与心血管作用的安全性比值较高，重复用药似无蓄积作用，肌松作用容易被逆转，是一种强效、起效慢、作用时间长的药物。

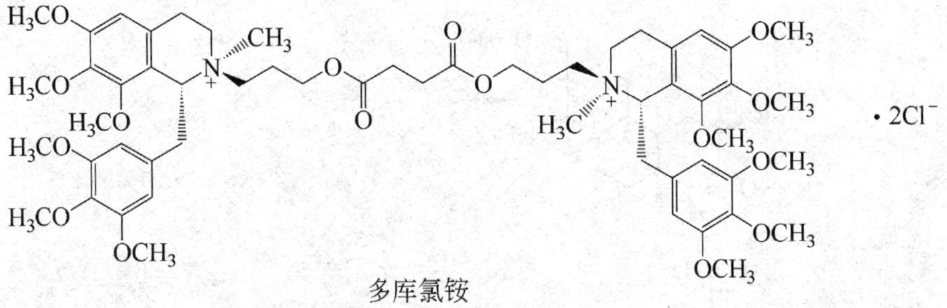

多库氯铵

米库氯铵（Mivacurium Chloride）是一种短效肌松药，起效快，作用维持时间短，可被血浆酯酶水解代谢。为作用时间最短的非去极化型肌松药。

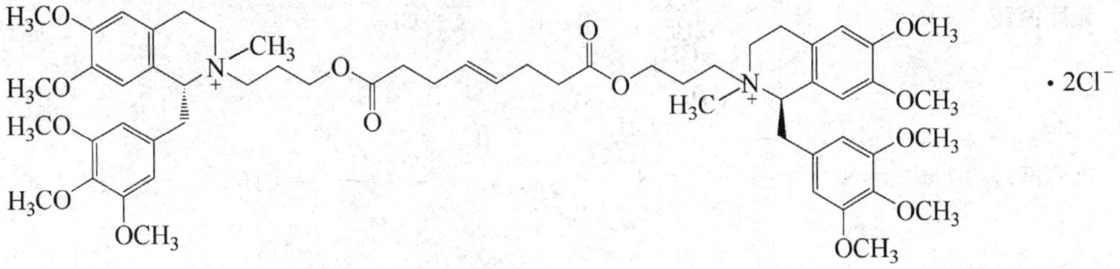

米库氯铵

（2）氨基甾体类 人们发现从中非雨林植物 *Malouetis bequaertiana* 中提取的具有雄甾烷母核的季铵生物碱马洛易亭（Malouetine）和双吡咯烷鎓（Dipyranium）有较强的肌肉松弛作用，但是作用时间太短。对其结构改造时发现结构中应有 2 个氮原子，其中至少 1 个必须是季铵氮原子，并在氮原子的邻位有适当的附加取代基。随后进行结构修饰合成了泮库溴铵等合成物。这些化合物分子中甾环的 2 位和 16 位存在着季铵氮原子，其邻位（3 位和 17 位）被乙酰氧基取代，因此可看成具有乙酰胆碱结构片段。虽然此类药物属雄甾烷衍生物，但无雄性激素样作用，也无神经节阻滞作用。

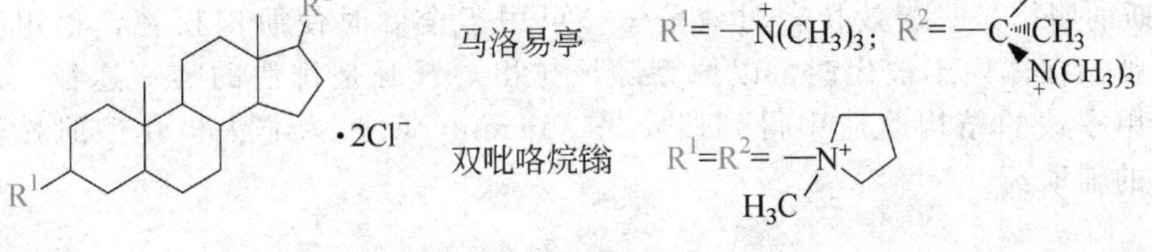

泮库溴铵（Pancuronium Bromide）属非去极化型肌肉松弛药，起效快，无激素样作用，亦无乙酰胆碱样作用，因此对心血管系统作用小，不释放组胺，无明显副作用。其作用强度约为右旋氯筒箭毒碱的5～10倍，作用持续时间与右旋氯筒箭毒碱相近。由于季铵盐β位有吸电子基团取代，因此容易发生Hofmann消除反应，受热不稳定。本品约30％在肝脏内分解失活，主要代谢物为3-脱乙酰基物及少量的17-脱乙酰基物和3,17-双脱乙酰基物，大部分以原形经肾脏排出。适用于外科手术麻醉的辅助用药，也可用于惊厥疾病导致的肌肉痉挛。

　　近年报道的氨基甾体类药物有哌库溴铵、维库溴铵、罗库溴铵和雷库溴铵。这类药物分子结构中两个季铵的间距＞1nm，显现了较好的肌松作用。

　　哌库溴铵（Pipecuronium Bromide）为泮库溴铵的哌嗪鎓类似物，作用持续时间适中，副作用较小。维库溴铵（Vecuronium Bromide）是一个新的中效非去极化型神经肌肉阻断药，结构与泮库溴铵相似，区别仅在于为单季铵结构，作用与泮库溴铵和右旋氯筒箭毒碱相似，作用持续时间较短，无支气管痉挛和血压下降等副作用，对心血管系统几乎无影响。罗库溴铵（Rocuronium Bromide）为泮库溴铵的3-脱乙酰基类似物，起效迅速，但对神经接头处胆碱受体亲和力较低，故效价较弱，仅为哌库溴铵的1/8，作用时间与维库溴铵和阿曲库铵相似。雷库溴铵（Rapacuronium Bromide）是新上市的非去极化型甾醇类肌松药，起效快，时效短，体内代谢产物为具有活性的3位水解羟化物，该代谢产物可使术后肌张力恢复延迟。

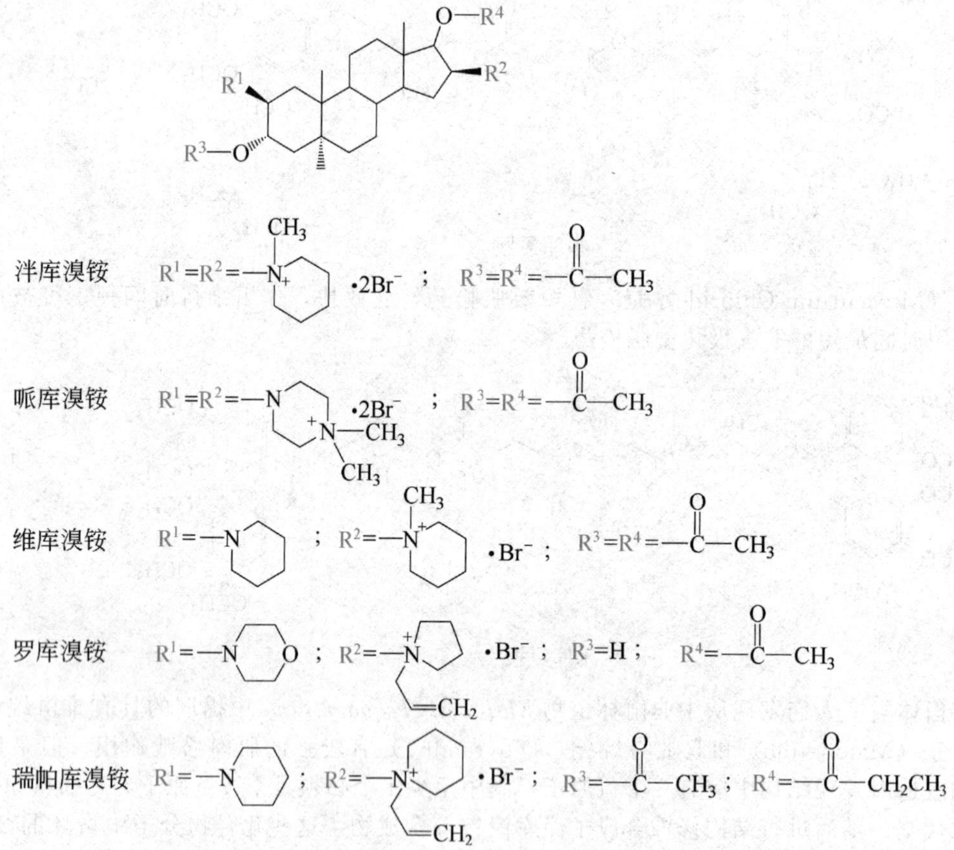

　　（3）其他类　其他结构类型的非去极化型肌松药有戈拉碘铵（Gallamine Triethiodide），它是在研究胆碱酚醚时发现的三乙基胆碱没食子酚醚。本品作用与右旋氯筒箭毒碱相似，但强度仅为后者的1/5，能被新斯的明拮抗。起效快，时效较短，可用于全麻时使肌肉松弛，也用于气管插管或中药麻醉的肌肉松弛。在体内不被代谢，以原型随尿排出，肾脏是排泄的唯一途径，故肾功能不全者禁用。在研究十甲季铵的结构改造中得到肌安松（Paramyon），为非去极化型肌松药，用作中药麻醉、针刺麻醉时的辅助药。

$$OCH_2CH_2\overset{+}{N}(C_2H_5)_3$$
$$OCH_2CH_2\overset{+}{N}(C_2H_5)_3 \cdot 3I^-$$
$$OCH_2CH_2\overset{+}{N}(C_2H_5)_3$$

戈拉碘铵

肌安松

3. 去极化型骨骼肌松弛药

去极化型肌松药（Depolarizing Skeletal Muscular Relaxants）能与运动终板膜上的 N_2 受体牢固而持久地结合，产生持久的去极化状态，并使运动终板膜对乙酰胆碱的反应性降低，阻断神经冲动的传递，使骨骼肌张力下降而产生肌肉松弛。乙酰胆碱酯酶抑制剂不仅不能对抗这类肌松药的作用，反而能加强之，因此不能用新斯的明来解毒。

N 受体拮抗剂的药理作用与两个季铵之间的距离有关。当 $n=9\sim12$ 时，呈现箭毒样作用，如十烃溴铵（Decamethonium Bromide），临床用作肌肉松弛剂；$n>12$ 时，箭毒样作用减弱；当 $n=5\sim6$ 时，为 N_1 受体拮抗剂，用于治疗高血压症，如六甲溴铵（Hexamethonium Bromide）。后来发现十烃溴铵分子碳链中的次甲基被氧原子或硫原子取代的双季铵盐也都有肌肉松弛作用，如常用的氯琥珀胆碱。这说明拮抗作用主要取决于季铵之间的距离。

$$(CH_3)_3\overset{+}{N}(CH_2)_{10}\overset{+}{N}(CH_3)_3 \cdot 2Br^-$$

十烃溴铵

$$CH_2COOCH_2CH_2\overset{+}{N}(CH_3)_3$$
$$| \cdot 2Cl^-$$
$$CH_2COOCH_2CH_2\overset{+}{N}(CH_3)_3$$

氯琥珀胆碱

氯琥珀胆碱（Suxamethonium Chloride）为去极化类肌松药，临床静注用于气管内插管，静滴用于手术肌松。氯琥珀胆碱是一个典型的软药，易在体内代谢为无活性和无毒的代谢物，因此作用时间短，可控性好，副作用少。在血液中迅速地被胆碱酯酶水解，因此给药后琥珀胆碱仅有少量能到达神经肌肉接头处。该水解分两步进行：先水解为琥珀单胆碱，然后进一步水解成琥珀酸和胆碱。

此外，有的肌松药还具有去极化和非去极化双重作用。典型的双相型肌松药有溴己氨胆碱（Hexacarbacholine Bromide），对神经肌肉阻滞具有双重性质，起初发生短时间的去极化，持续几分钟，继之为较长时间的非去极化的类箭毒样肌松作用，此时可用新斯的明拮抗其作用。适用心脏血管大手术。缺点为抑制呼吸，不易控制。

$$NHCOOCH_2CH_2\overset{+}{N}(CH_3)_3$$
$$(H_2C)_6 \cdot 2Br^-$$
$$NHCOOCH_2CH_2\overset{+}{N}(CH_3)_3$$

溴己氨胆碱

4. 非去极化肌松药拮抗药

肌肉松弛药广泛用于临床手术的辅助麻醉，而术后肌松药的残留具有很多危害。传统上多采用乙酰胆碱酯酶抑制剂，比如新斯的明进行肌松药的拮抗。但新斯的明等乙酰胆碱酯酶抑制剂在使用过程中仍存在一些不足，诸如腺体分泌增加、窦性心动过缓等。

舒更葡糖（Sufammadex）是首个甾体类肌松药的选择性拮抗剂。2008 年在瑞典上市，2015 年 12 月获得美国 FDA 批准。用于逆转氨基甾体类肌松药如罗库溴铵、维库溴铵等导致的肌肉松弛症状。舒更葡糖是人工合成改良的 γ-环糊精衍生物，γ-环糊精有一个由 8 个糖分子构成的亲脂环，在每个糖分子上均增加了一个巯基乙酸形成亲水外端，亲脂环像套筒一样能够容纳氨基甾体类肌松药的分子骨架，巯基乙酸的亲水外端与甾体类肌松药的季铵基团形成较强电性的相互作用，从而将氨基甾体类肌松药牢牢地固定在舒更葡糖的 γ-环糊精环中（图 10-12），然后从尿中排除，阻断了氨基甾体类肌松药的药物作用。而苄异喹啉类肌松药由于分子体积过大无法被舒更葡糖包裹。舒更葡糖经由静脉注射给药，可以高亲和性的、高选择性地在血浆中与氨基甾体类非去极化肌松药物紧密结合形成稳定螯合物，再经肾脏排出，快速降低血液和组织中肌松药浓度，显著改善手术后肌松的恢复，短时间内迅速逆转甾体类肌松药的神经肌肉阻滞作用，对于提高全身麻醉的安全性具有积极的意义。

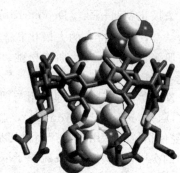

图 10-12　舒更葡糖的作用示意图

舒更葡糖

选读文献

[1] Oppitz M，Boss A，Drews U. Muscarinic acetylcholine receptors as effector sites for present and future therapeutic applications：focus on non-neural cholinergic systems. *Expert Opin. Ther. Pat.*，2006，16（4）：481～491.

[2] Wess J，Eglen R M，Gautam D. Muscrinic acetylcholine receptors：mutant mice provide new insights for drug development. *Nat. Rev. Drug Discov.*，2007，6：721～733.

[3] Kuca K，Jun D and Musilek K. Structural requirements of acetylcholinesterase reactivators. *Mini-Rev. Med. Chem.*，2006，6(3)：269～277.

[4] Antokhin，A M，Gainullina，E T，Taranchenko，V F，et al. Cholinesterases：structure of the active site and mechanism of the effect of cholinergic receptor blockers on the rate of interaction with ligands. *Russ. Chem. Rev.*，2010，79（8）：713～727.

[5] Fifer E K. "Drugs affecting cholinergic neurotransmission"，In："Foye's Principles of Medicinal Chemistry". 6th edition. Ed by Lemke T L，Williams D A. Baltimore：Lippincott Williams & Wilkins，2008：361～391.

[6] Miller R D. Sugammadex：an opportunity to change the practice of anesthesiology? *Anesth Analg*，2007，104（3）：477～478.

[7] Fink H，Hollmann M W. Myths and facts in neuromuscular pharmacology. New developments in reversing neuromuscular blockade，*Minerva Anestesiol*，2012，78（4）：473～482.

（中国药科大学　郭小可；复旦大学药学院　叶德泳）

第十一章

抗变态反应药物

(Antiallergic Agents)

变态反应（Allergy）是一种即刻的超敏反应（Hypersensitivity Reaction），与曾接触过的某外源性抗原再次接触时发生的一种以机体生理功能紊乱或组织细胞损伤为主的特异性免疫应答。变态反应也称过敏（Anaphylaxis），常见有荨麻疹、支气管收缩、哮喘和过敏性休克等。当抗原与人体 B 细胞结合后，产生免疫球蛋白（Immunoglobulin E，IgE），IgE 与人体自身的肥大细胞和血清嗜碱性粒细胞表面的 IgE 高亲和力受体 FcεRI 结合，而成为致敏细胞。当再次遇到抗原时，FcεRI 被抗原桥接使致敏细胞二聚化，导致细胞膜损伤和细胞脱颗粒，释放出过敏介质。过敏介质有组胺、白三烯、缓激肽、血小板活化因子、前列腺素、血栓素、内皮素、趋化因子、白介素、细胞因子等。组胺与分布于组织器官的 H_1 受体作用，H_1 受体被激活后，通过 G 蛋白激活磷脂酶 C，进而促使胞内 Ca^{2+} 浓度增加，从而使血管舒张、毛细血管渗透性增强，导致血浆渗出、局部组织红肿、支气管和胃肠道平滑肌收缩等变态反应。因此，拮抗和/或抑制组胺和过敏介质可产生抗变态反应作用（图 11-1）。

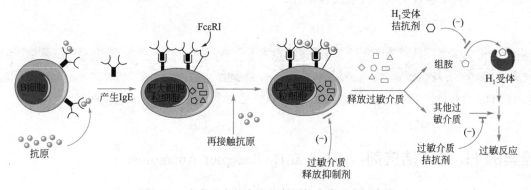

图 11-1　变态反应的发生机制和抗变态反应示意图

组胺（Histamine），化学名为 4(5)-(2-氨乙基)咪唑，是一种内源性的生物活性物质，作为重要的化学递质参与多种复杂的生理过程。组胺呈碱性，$N^{\pi}pK_a = 5.80$；$N^{\alpha}pK_a = 9.40$；$N^{\tau}pK_a = 14.0$。分子存在互变异构现象，在水溶液中 80% 以 N^{τ}-H 的形式（I），20% 以 N^{π}-H 的形式（III）存在，通过质子化中间体（II）达到互变异构平衡。

组胺存在于外周组织，也存在于外周和中枢神经。新合成的外周组织和外周神经系统的组胺以与肝素蛋白络合的形式存在于肥大细胞和嗜碱性粒细胞的颗粒中，不具有活性。组胺在内源性和外源性刺激下释放，并与受体作用。组胺受体有 H_1、H_2、H_3 和 H_4 等亚型，它们均为 G 蛋白偶联受体（G Protein Coupling Receptor，GPCR），参与免疫调节和炎性反应。抗组胺药（Anti-histamines）通过与组胺之间竞争性结合组胺受体，或通过反激动剂样作用使组胺受体处于非活化状态，从而发挥拮抗组胺的作用，治疗相应疾病。根据与组胺竞争的受体不同，抗组胺药主要分为 H_1 受体拮抗剂和 H_2 受体拮抗剂两大类。

组胺 1 型受体（Histamine 1 Receptor，H_1 受体），主要分布于皮肤和黏膜的血管内皮细胞、平滑肌细胞、神经元及免疫细胞表面，参与调节血管扩张、血管通透性、睡眠、记忆、血压、头痛、心动过速等。H_1 受体拮抗剂在临床上作为抗变态反应药物，本章将作详细讨论。

H_2 受体兴奋时能促进胃酸分泌，还能兴奋心脏，抑制子宫收缩。在胃黏膜壁细胞底膜表面存在组胺（H_2）、乙酰胆碱（M）和胃泌素（G）受体，当相应的配基与这些受体作用后，可激活泌酸作用。H_2 受体拮抗剂在临床上主要用作抗胃溃疡，将在第十二章讨论。

H_3 受体主要分布于中枢神经系统，也在一定程度上分布于外周组织，参与调节脑内各种神经递质的释放。已有一批 H_3 受体拮抗剂类药物进入临床研究，用于治疗脑缺血、认知性疾病、癫痫等中枢神经系统疾病和神经退化性疾病。H_3 受体拮抗剂倍他司汀（Betahistine）为临床使用的血管扩张药，对脑血管、心血管等有扩张作用，可增加心、脑及周围循环血流量，用于治疗内耳眩晕症、脑供血不足引起的眩晕、呕吐或耳鸣等。

倍他司汀

H_4 受体发现的时间不长，它主要存在于外周免疫组织中，参与免疫和炎症过程，还存在于脊髓、背根神经节、海马和大脑皮层等中枢神经系统中，参与调节疼痛、焦虑和记忆。激动 H_4 受体，会触发 Ca^{2+} 的释放，激活 PI3K/Akt 通路，抑制炎症因子合成和释放。其拮抗剂可用于治疗哮喘、皮炎、瘙痒症、关节炎、肠炎、自身免疫性脑脊髓炎和疼痛，不少已进入临床研究阶段。另有实验室研究结果表明，H_1/H_4 双重拮抗剂可增强抗炎和抗变态反应活性。

第一节　组胺 H_1 受体拮抗剂和抗变态反应药物

（Histamine H_1-Receptor Antagonists and Related Antiallergic Agents）

一、经典的 H_1 受体拮抗剂（Classical H_1-Receptor Antagonists）

1933 年，Forneau 和 Bovet 在动物试验中发现哌罗克生（Piperoxan）对组胺诱导的支气管痉挛有缓解作用，引起了世界各国科学家的研究兴趣，在进行了大量结构改造和构效关系研究后，陆续上市了一批经典的抗过敏药，在其发展史上被列为第一代抗组胺药，又称为经典的 H_1 受体拮抗剂。它们按化学结构可分为乙二胺类、氨烷基醚类、丙胺类和三环类。

哌罗克生

1. 乙二胺类（Ethylenediamines）

1943 年，Mosnier 报道了第一个有临床应用价值的乙二胺类抗组胺药芬苯扎胺（Phenbenzamine）。在此基础上用吡啶和噻吩对苯环进行生物电子等排交换，得到了活性更大和副作用更小的抗过敏药。如曲吡那敏（Tripelennamine）的抗组胺作用强而持久，且副作用较小；而西尼二胺（Thenyldiamine）则更优于曲吡那敏。

$$R^1—CH_2—N—CH_2CH_2—N(CH_3)_2$$
$$R^2$$

R¹ = （苯基）   R² = （苯基）   芬苯扎胺

（苯基）   （吡啶基）   曲吡那敏

（噻吩基）   （吡啶基）   西尼二胺

将乙二胺结构环化成哌嗪环后，同样具有很好的抗组胺活性，且作用时间较长，如氯环利嗪（Chlorcyclizine）。而布克利嗪（Buclizine）还具有抗晕动作用。分子中引入亲水性基团羧甲氧烷基，得到西替利嗪（Cetirizine）。该药为抗焦虑药羟嗪（Hydroxyzine）的代谢物，其分子侧链末端的羟甲基在体内氧化成羧基，分子呈两性离子，不易穿透血脑屏障，故大大减少了镇静作用，发展为第二代抗组胺药物，即非镇静 H_1 受体拮抗剂。本品的左旋体（R 型）称为左西替利嗪（Levocetirizine），对 H_1 受体拮抗活性比右旋体更强，不良反应更少，为第三代抗组胺药物（亦称第二代新型抗组胺药）。

R=—H   氯环利嗪

R=—（苯基）—C(CH₃)₃   布克利嗪

R=—CH₂OCH₂CH₂OH   羟嗪

R=—CH₂OCH₂C—OH   西替利嗪
　　　　　　‖
　　　　　　O

2. 氨烷基醚类（Aminoalkyl Ether Analogs）

用 Ar_2CHO一代替乙二胺类的 $ArCH_2N(Ar)$一部分，发现了氨烷基醚类 H_1 受体拮抗剂。

CHOCH₂CH₂N(CH₃)₂·HCl

盐酸苯海拉明

CHOCH₂CH₂NH(CH₃)₂·（8-氯茶碱）

茶苯海明

盐酸苯海拉明（Diphenhydramine Hydrochloride）能竞争性阻断组胺 H_1 受体而产生抗组胺作用，中枢抑制作用显著，有镇静、防晕动和止吐作用，可缓解支气管平滑肌痉挛。临床上主要用于荨麻疹、过敏性鼻炎和皮肤瘙痒等皮肤、黏膜变态性疾病，预防晕动病及治疗妊娠呕吐。

为了克服苯海拉明的嗜睡和中枢抑制副作用，将其与具有中枢兴奋作用的嘌呤衍生物结合成盐，如 8-氯茶碱（8-Chlorotheopylline）与苯海拉明形成的盐称为茶苯海明（Dimenhydrinate，晕海宁），已广泛用于晕动病。

在结构改造中还获得若干个更优的抗过敏药，如卡比沙明（Carbinoxamine）和氯马斯汀（Clemastine）。它们的分子中含有手性中心，对受体有着立体选择性。卡比沙明的优映体（Eutomer）是 S-(＋)-异构体，ER（对映体活性比，Eudismic Ratio）=30；氯马斯汀（R,R）和（R,S）构型活性较大，优映体是（R,R）-(＋)-异构体，ER=29，（S,R）构型次之，（S,S）构型活性最小。

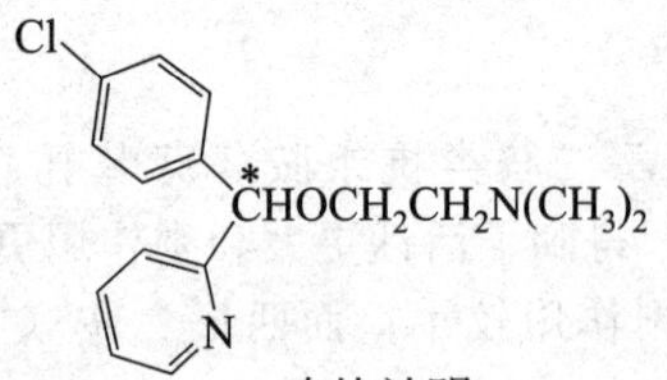

卡比沙明 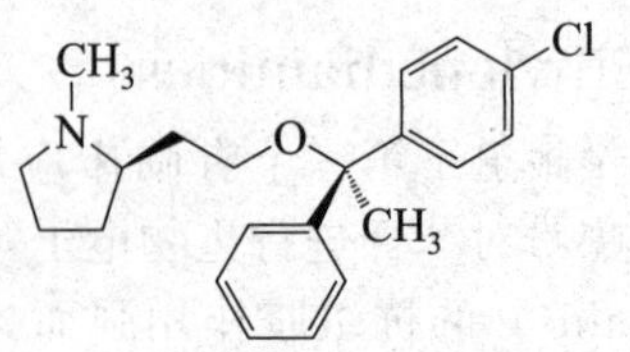 氯马斯汀

3. 丙胺类（Monoaminopropyl Analogs）

运用生物电子等排原理，将乙二胺和氨烷基醚类结构中 N 和 O 用—CH—替代，获得一系列芳香基取代的丙胺类衍生物。1949 年发现了非尼拉敏（Pheniramine），其拮抗 H_1 受体的作用虽较弱，但毒性也较低，治疗指数反而比曲吡那敏约大 4 倍。随后又找到它的氯代类似物氯苯那敏（Chlorphenamine）和溴代类似物溴苯那敏（Bromphenamine）。这三个药物的 H_1 受体优映体均为 S-(＋)-异构体，与氨烷基醚类的卡比沙明和氯马斯汀的优映体构型标记及旋光方向虽然不同，但它们有着相同的空间排列。

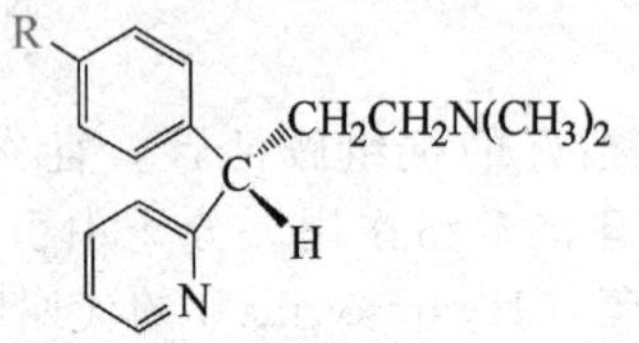

R=H 非尼拉敏
R=Cl 氯苯那敏
R=Br 溴苯那敏

马来酸氯苯那敏（Chlorphenamine Maleate）

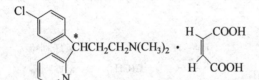

- 白色结晶性粉末，无臭，味苦；
- mp 131～135℃，有升华性；水溶液的 pH 为 4.0～5.0；
- 易溶于水、乙醇或氯仿，微溶于乙醚及苯。

化学名为 （±）-3-(4-氯苯基)-N,N-二甲基-3-(吡啶-2-基)丙-1-胺 顺丁烯二酸盐 [（±）-3-(4-chloro-phenyl)-N,N-dimethyl-3-(pyridine-2-yl)-propan-1-amine （Z）-2-butenedioate]，又名扑尔敏。

氯苯那敏结构中含有一个手性碳原子，优映体 S-(＋)-异构体的 ER 值为 5～63。临床使用氯苯那敏外消旋体的马来酸盐，对组胺 H_1 受体的竞争性阻断作用甚强，且作用持久。对中枢抑制作用较轻，嗜睡副作用较小，抗胆碱作用也较弱，适用于日间服用，治疗荨麻疹、过敏性鼻炎、结膜炎等。也用在多种复方制剂和化妆品中。

本品的合成可从 2-甲基吡啶出发，经氯化，然后与苯胺缩合，经 Sandmeyer 反应得 2-对氯苄基吡啶，与溴代乙醛缩二乙醇进行烷基化，再与二甲基甲酰胺和甲酸经 Leuckart 反应缩合得氯苯那敏。后两步反应工业上已采用"一锅炒"方法，由于反应终点易掌握，两步反应连续进行，收率几乎定量。最后与马来酸成盐，得到本品。也可将 2-对氯苄基吡啶与二甲氨基氯乙烷用强碱或相转移反应一步制备氯苯那敏。

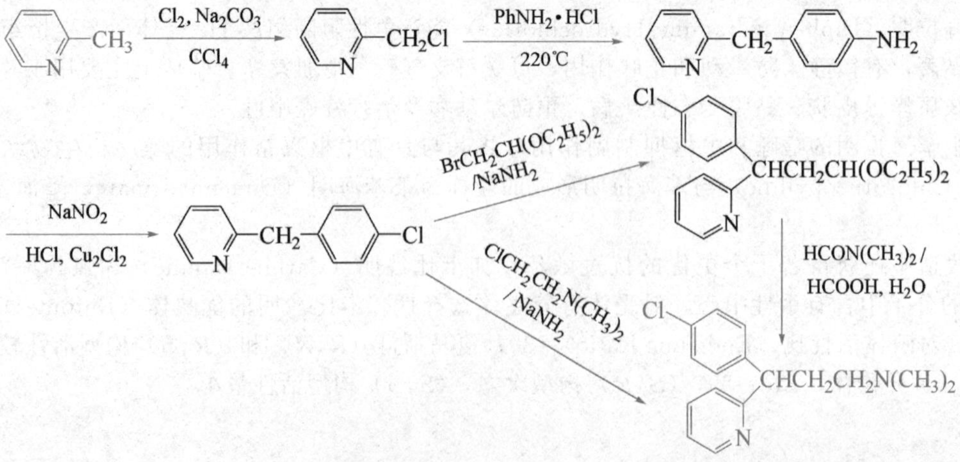

在对丙胺类化合物的结构改造研究中发现分子中引入不饱和双键同样有很好的抗组胺活性，如曲普利啶（Triprolidine）和阿伐斯汀（Acrivastine），但它们的顺、反几何异构体的 H_1 受体拮抗活性显著不同，E 型活性一般高于 Z 型。曲普利啶为 E 型，其 H_1 受体活性比 Z 型异构体大 1000 倍。

阿伐斯汀是在曲普利啶的吡啶环上增加一个亲水的丙烯酸基团，$\log P$ 值从 3.92 降为 0.33。因分子呈两性离子，故难以通过血脑屏障，中枢副作用较小。本品无镇静作用，属非镇静 H_1 受体拮抗剂。临床用于治疗枯草热和风疹热等。

R = H   曲普利啶

R = ⌇COOH   阿伐斯汀

4. 三环类（Tricyclines）

将乙二胺类、氨烷基醚类和丙胺类 H_1 受体拮抗剂的两个芳环部分以不同基团邻位相连，形成三环结构，再运用生物电子等排等方法加以修饰，获得了很多新的三环类抗过敏药。

异丙嗪

氯普噻吨

通过硫原子相连的吩噻嗪类（Phenothiazines）化合物仍有拮抗 H_1 受体作用，其中异丙嗪（Promethazine，又名非那根）作用强而持久，镇静和安定副作用较明显。后来在此基础上发现了抗精神病药氯丙嗪（Chlorpromazine）。吩噻嗪母核的氮原子被 sp^2 杂化的碳原子代替后，得反式（E 型）构型的氯普噻吨（Chlorprothixene），仍保持了抗组胺活性。顺式（Z 型）构型的氯普噻吨的安定作用比反式（E 型）大，为抗精神病药。

盐酸赛庚啶（Cyproheptadine Hydrochloride）

◆ 白色或微黄色结晶性粉末，几乎无臭，味微苦；
◆ mp 183～198℃；
◆ 在甲醇中易溶，氯仿中溶解，水中微溶。

化学名为 4-(5H-二苯并[a,d]环庚三烯-5-亚基)-1-甲基哌啶盐酸盐倍半水合物{4-(5H-dibenzo[a,d]cyclohepten-5-ylidene)-1-methylpiperidine hydrochloride sesqihydrate}。

本品可被看成是吩噻嗪环的 S 和 N 原子分别被生物电子等排体—CH=CH—和 ＼C= 代替的三环化合物，它对 H_1 受体的拮抗作用比氯苯那敏和异丙嗪强，可治疗荨麻疹、湿疹、过敏性和接触性皮炎、皮肤瘙痒、过敏性鼻炎、支气管哮喘等。它尚有抗 5-羟色胺和抗胆碱作用，并可抑制醛固酮和促肾上腺皮质激素（Adrenocorticotrophin，ACTH）的分泌，故亦可用于治疗偏头痛、肾上腺皮质功能亢进症及肢端肥大症等。

本品在体内的主要代谢物是其季铵葡萄糖醛酸苷，还有芳环羟化和 N-去甲基化产物。

工业生产采用苯乙酸与邻苯二甲酸酐反应得亚苄基酞，经水解、还原、脱水、氢化、环合等反应制得二苯并环庚酮，再经溴代、消除、格氏反应和脱水反应而制得。

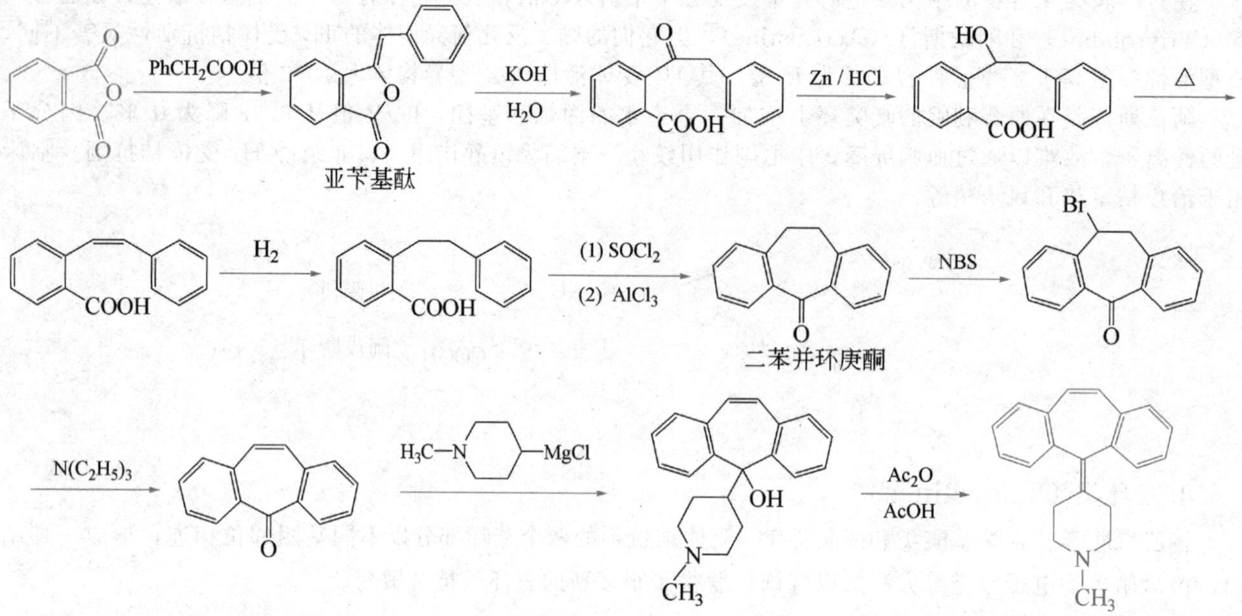

二苯并环庚酮

富马酸酮替芬（Ketotifen Fumarate）是赛庚啶的七元环—CH＝CH—部分用—CH₂CO—替代，近羰基侧的苯环换以噻吩环而得。本品既是 H₁ 受体拮抗剂，又是过敏介质释放抑制剂，能抑制支气管黏膜下肥大细胞释放过敏介质，还能抑制嗜碱性细胞和中性粒细胞释放组胺及慢反应物质，有很强的抗过敏作用，对哮喘、过敏性鼻炎、皮炎、结膜炎及荨麻疹等均有效。但本品有较强的中枢抑制、嗜睡副作用。

赛庚啶的—CH＝CH—用—CH₂CH₂—替代不影响抗组胺活性，仅降低抗 5-羟色胺活性，若同时将其中一个苯环用吡啶环替换所得的生物电子等排体为阿扎他定（Azatadine），其 H₁ 受体拮抗作用为马来酸氯苯那敏的 3.4 倍。

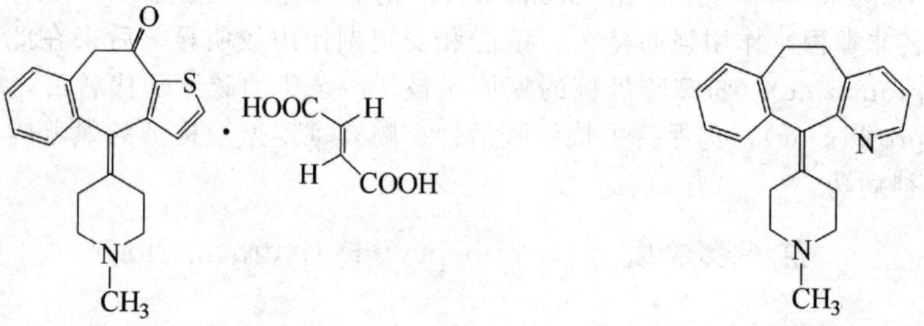

富马酸酮替芬

阿扎他定

二、非镇静 H₁ 受体拮抗剂（Nonsedative H₁-Receptor Antagonists）

经典的 H₁ 受体拮抗剂均含脂溶性较强的基团，易于通过血脑屏障而进入中枢，同时这些药物不是血脑屏障内皮细胞 P 糖蛋白的底物，P 糖蛋白不能发挥清除泵的作用而使药物长时间存留中枢，产生中枢抑制和镇静作用；此外，它们在结构上与局部麻醉药、安定药、抗 M 受体药相近，故 H₁ 受体专一性不强，常呈现不同程度的局部麻醉、抗肾上腺素能、拟交感、镇痛和抗 5-羟色胺等作用，有的还由于抗胆碱作用出现胃肠道不适或口干等副作用；此外，多数药物作用时间较短，使临床应用受到限制。

提高药物对 H₁ 受体的选择性以及限制药物进入中枢是解决上述问题的关键。20 世纪 80 年代后开发和生产的第二代抗组胺药物具有 H₁ 受体选择性高、无镇静作用和易被 P 糖蛋白清除等特点，因此中枢镇静副作用显著减轻，又称为非镇静抗过敏药。前述的阿伐斯汀和西替利嗪都属于该类药物。抗组胺药物有无中枢副作用取决于药物的结构及其药动学特征。阿伐斯汀和西替利嗪是通过引入亲水性基团和增加氢键的键合能力，使药物难以通过血脑屏障而克服中枢镇静副作用的。

特非那定（Terfenadine）是从中枢抑制药研究中发现的一个新型的选择性外周组胺 H_1 受体拮抗剂，由于不进入大脑，故无中枢镇静作用，不影响精神运动行为。体外试验证明它对 α、β、M 或 H_2 受体的亲和力很低；动物试验表明它具微弱或几乎无抗 5-羟色胺能、抗胆碱能和抗肾上腺能活性；与受体结合、解离均较缓慢，药效持久。临床用于治疗过敏性鼻炎、皮肤病（如荨麻疹）和哮喘。特非那定分子中丁醇羟基的碳原子为 S 构型的异构体 S-特非那定，具高活性。近年来发现特非那定有心脏不良反应，已从市场上撤消。特非那定在体内 99.5％很快被代谢成羧酸化合物和二苯基-4-哌啶甲醇。后者无拮抗 H_1 受体活性，而羧酸代谢物具较强的抗组胺活性，之后被开发为新的抗组胺药非索非那定（Fexofenadine）。

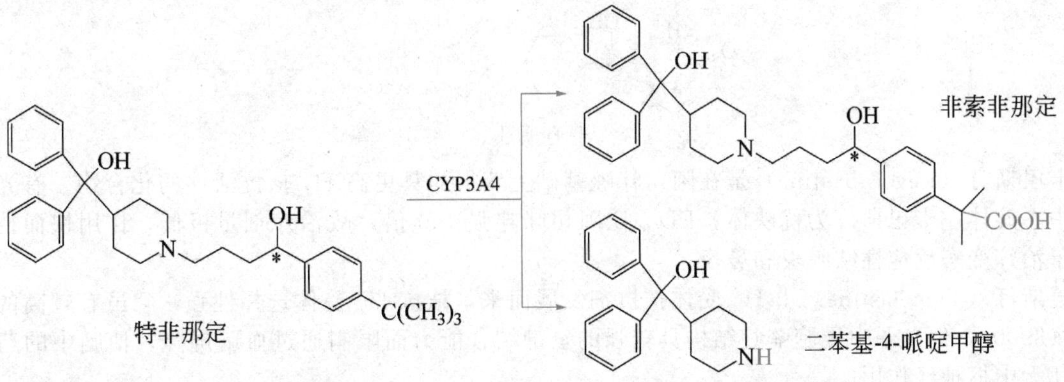

非索非那定

特非那定

CYP3A4

二苯基-4-哌啶甲醇

将特非那定分子中二苯羟甲基替换为二苯甲氧基，并将羟基换为羰基，得到其生物电子等排体依巴斯汀（Ebastine），一个比特非那定更有效且作用持续时间更长的非镇静抗过敏药，可治疗各种过敏性疾病。

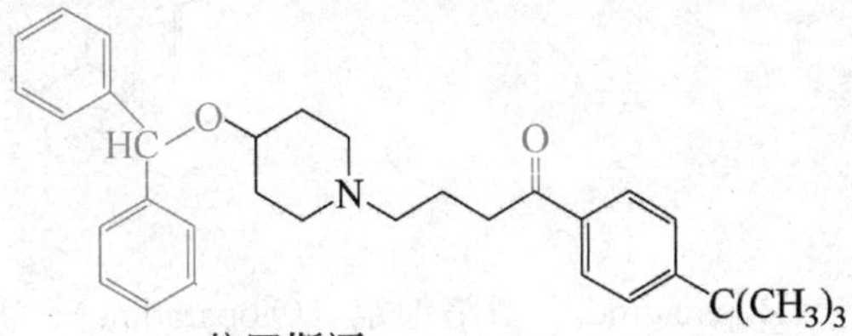

依巴斯汀

阿司咪唑（Astemizole）含苯并咪唑胺结构。在研究安定药时发现这类结构有抗组胺活性，其结构与已知的 H_1 拮抗剂类似。本品较难通过血脑屏障，为无中枢镇静和无抗胆碱作用的 H_1 受体拮抗剂。由于本品存在严重不良反应，表现为心律失常和过敏性休克等，已从市场上撤销。本品在肝脏以一级动力学过程代谢成几种产物，其中去甲阿司咪唑（Desmethylastemizole）和诺阿司咪唑（Norastemizole）均有抗组胺作用，后者对 H_1 受体选择性更高，作用强度相当于阿司咪唑的 40 倍，已开发成新药上市。

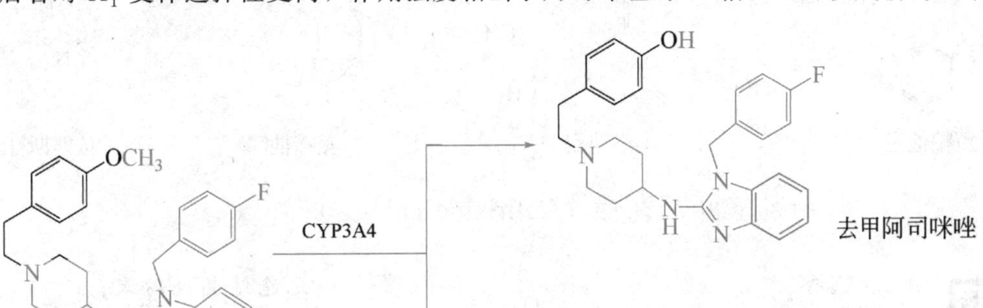

CYP3A4

去甲阿司咪唑

阿司咪唑

诺阿司咪唑

富马酸依美斯汀（Emedastine Difumarate）比拉斯汀（Bilastine）和咪唑斯汀（Mizolastine）的结构与阿司咪唑分子中的苯并咪唑结构类似，具较强的选择性 H_1 受体拮抗作用，起效快，而对其他受体亲和力低，抗胆碱能和抗 5-HT 等中枢副作用较弱。适用于过敏性鼻炎和荨麻疹。

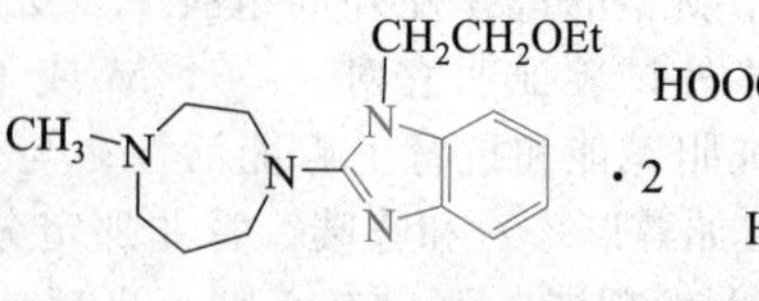

富马酸依美斯汀

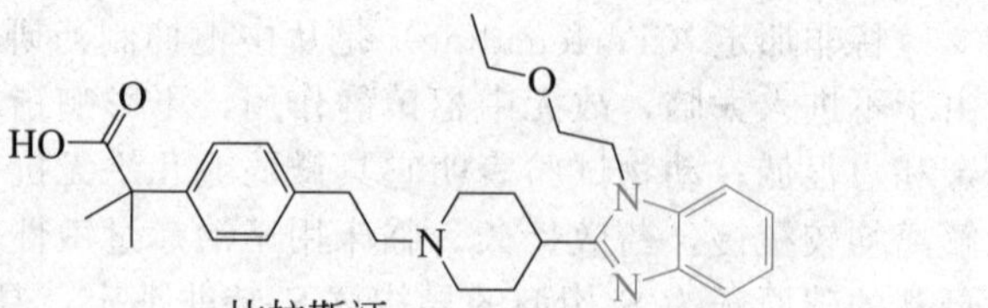

比拉斯汀

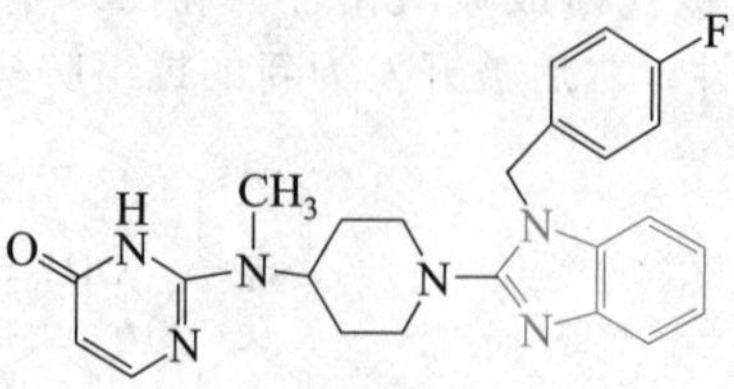

咪唑斯汀

左卡巴斯汀（Levocabastine）是在阿司咪唑基础上获得的具更高 H_1 拮抗活性的化合物。有光学异构体，其中左旋体左卡巴斯汀为优映体，ED_{50} 比阿司咪唑强 100 倍，故治疗剂量极低，作用快而持久，临床上用于治疗变态反应性结膜炎和鼻炎。

替美斯汀（Temelastine）由 H_2 受体拮抗剂发展而来，拮抗 H_1 受体选择性强，它虽有较高的脂水分配系数（3900），但分子中异胞嘧啶结构具较强的氢键结合能力而限制通过血脑屏障，使脑中的药物浓度降低，几无中枢神经作用。

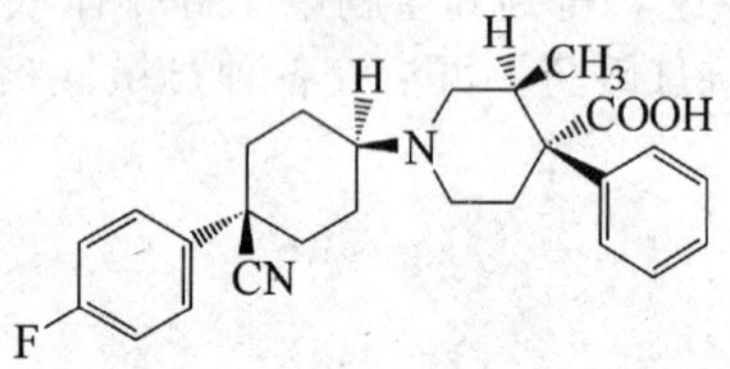

左卡巴斯汀

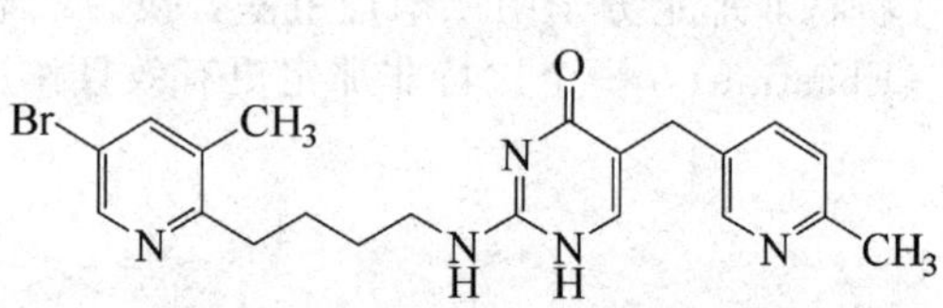

替美斯汀

三环类的氯雷他定、芦帕他定（Rupatadine）、奥洛他定（Olopatadine）、美喹他嗪（Mequitazine）和依匹斯汀（Epinastine）也是有效的非镇静 H_1 受体拮抗剂，后者的优映体为 S-异构体，临床上均使用外消旋体。

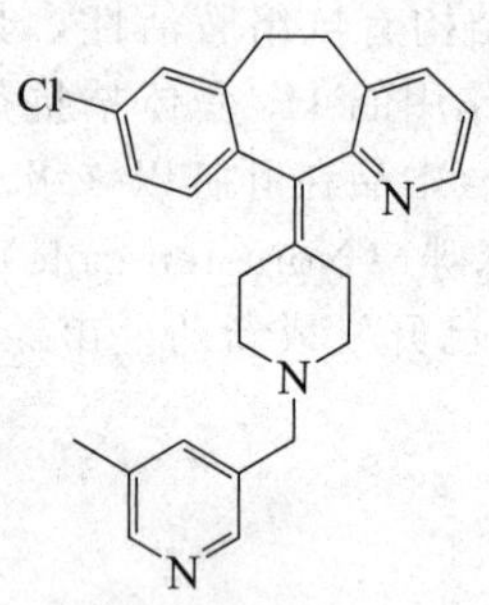

芦帕他定

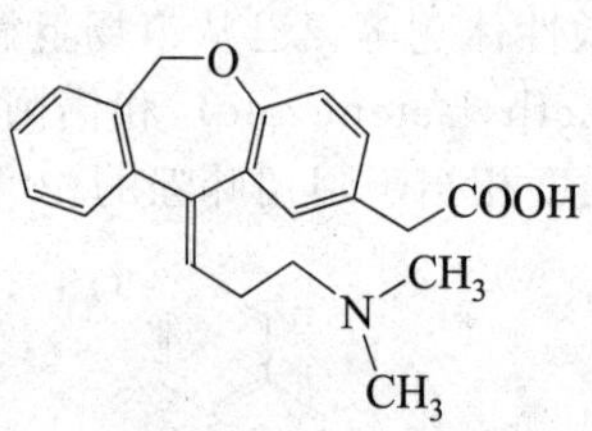

奥洛他定

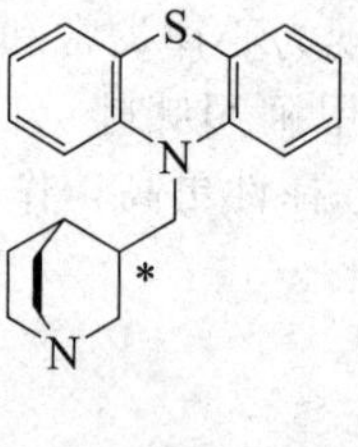

美喹他嗪

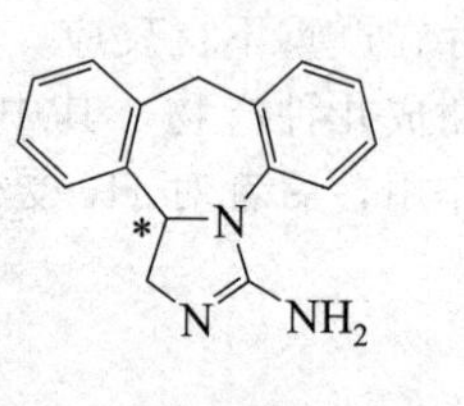

依匹斯汀

盐酸西替利嗪（Cetirizine Dihydrochloride）

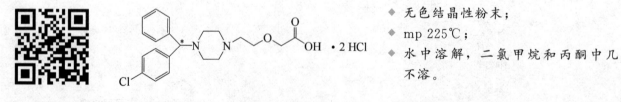

◆ 无色结晶性粉末；

◆ mp 225℃；

◆ 水中溶解，二氯甲烷和丙酮中几不溶。

化学名为（±）-2-[4-[（4-氯苯基)苯甲基]-1-哌嗪基]乙氧基]乙酸二盐酸盐{（±)-2-[4-[（4-chlorophe-nyl)phenylmethyl]-1-piperazinyl]ethoxy]acetic acid dihydrochloride}。

本品为羟嗪的人体代谢物，是第二代抗组胺药中分子量最小的一种，可选择性拮抗 H_1 受体。本品可抑制组胺介导的早期反应，同时还可明显减少嗜酸细胞向过敏反应部位的迁移及炎症介质的释放，从而抑制后期过敏反应，还具有一定抗胆碱作用。本品不易通过血脑屏障，对中枢无镇静作用，适用于过敏性鼻炎、过敏性结膜炎、荨麻疹等。偶见嗜睡、头晕等副作用。口服吸收快，1.5h后起效，可维持24h，在体内基本不代谢，以原药排出。

本品合成方法：以氯苯为起始原料，经傅-克苯甲酰基化、Leuckart反应和水解，得中间体4-氯苯基苯甲胺，再经环化、去保护、N-烷基化、水解得到本品。如将中间体4-氯苯基苯甲胺拆分，可制备左西替利嗪。

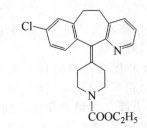

氯雷他定（Loratadine）

- 无色晶体性粉末；
- mp 134～136℃；
- 不溶于水，易溶于乙醇、丙酮和三氯甲烷。

化学名 4-(8-氯-5,6-二氢-11H-苯并[5,6]环庚并[1,2-b]吡啶-11-亚基)-1-哌啶甲酸乙酯 {ethyl 4-(8-chloro-5,6-dihydro-11H-benzo[5,6]cyclohepta[1,2-b]pyridine-11-ylidene)-1-piperidine carboxylate}。

本品可看成是在阿扎他定的苯环上氯代，并将碱性氮甲基部分换以中性的氨基甲酸乙酯得到。本品为强效、长效、选择性对抗外周 H_1 受体的非镇静类 H_1 受体拮抗剂，为第二代抗组胺药。无抗肾上腺素能和抗胆碱能活性及中枢神经抑制作用。同时还具有抑制过敏介质血小板活化因子 PAF 的作用。临床上用于治疗过敏性鼻炎、慢性荨麻疹及其他过敏性皮肤病。本品口服吸收迅速，1～3h起效，持续时间达24h以上，半衰期8.4h，血浆蛋白结合率98%，不能通过血脑屏障。抑制肝药物代谢酶活性的药物能使本品的代谢减慢。无明显镇静作用，罕见嗜睡、肝功能改变等不良反应。

氯雷他定　　CYP3A4 / CYP2D6 →　　地氯雷他定

本品在体内的主要代谢产物为去乙氧羰基氯雷他定（Descarboethoxyloratadine），对 H_1 受体选择性更好，药效更强，现已开发成新的抗组胺药地氯雷他定（Desloratadine），是第三代抗组胺药，无心脏毒性，且有起效快、效力强、药物相互作用少等优点。许多临床试验证实了地氯雷他定对过敏性鼻炎和慢性荨麻疹的疗效和安全性。氯雷他定可用 2-氰基-3-甲基吡啶为原料，经醇解、烷基化、脱醇、格氏反应、环合和乙氧羰基化制得。氯雷他定经氢氧化钾水解可得到地氯雷他定。

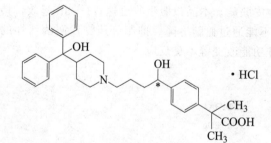

氯雷他定　　　　　　　地氯雷他定

氯雷他定分子中哌啶氮上的乙氧羰基以甲基吡啶基甲基取代，则为芦帕他定，与氯雷他定一样，也是具有抗组胺和抑制血小板活化因子 PAF 双重作用的抗过敏药物。

虽然第二代抗组胺药在药效学和药动学均有极大的优点，但仍有一些不良反应，还会引起一定程度的嗜睡，并有明显的心脏毒性，这与抗组胺药的相互作用和个体差异等有关。第三代 H_1 受体拮抗剂则表现出了更多的优点：对 H_1 受体的选择性更高；无镇静作用；同时具有抗过敏介质作用；无肝脏的首过效应，很少与通过 CYPP450 代谢的药物发生竞争性拮抗。因此更安全有效，治疗过敏性疾病的疗效好。许多第三代 H_1 受体拮抗剂是第二代 H_1 受体拮抗剂的体内活性代谢物，如非索非那定、地氯雷他定和诺阿司咪唑，还有一些是第二代 H_1 受体拮抗剂的活性光学异构体，如左卡巴斯汀和左西替利嗪。

盐酸非索非那定（Fexofenadine Hydrochloride）

- ◆ 白色或类白色粉末；
- ◆ mp 148～150℃；
- ◆ 溶于甲醇和乙醇，微溶于氯仿和水，不溶于己烷。

化学名为（±）-4-[1-羟基-4-[4-（羟基二苯甲基）-1-哌啶基]丁基]-α,α-二甲基苯乙酸盐酸盐 {（±）-4-[1-hydroxy-4-[4-(hydroxydiphenylmethyl)-1-piperidyl]butyl]-α,α-dimethyl benzeneacetic acid}。

本品为从特非那定的羧基化代谢物所开发出的新一代高度选择性的非镇静 H_1 受体拮抗剂，无中枢副作用，且无特非那定可能出现的心血管毒性。能选择性地阻断 H_1 受体，具有良好的抗组胺作用，但无抗 5-HT、抗胆碱和抗肾上腺素作用。本品呈酸碱两性，不能通过血脑屏障，因此无镇静作用及其他中枢神经系统作用。本品不抑制心肌钾离子通道，无心脏毒性。本品无肝脏首过效应，对肝毒性小，很少与通过 CYPP450 代谢的药物发生竞争性拮抗。口服吸收迅速，口服后约 1～3h 血药浓度达峰值，蛋白结合率约为 $60\%～70\%$，在体内仅约 5% 的药物经肝脏代谢为酮酸代谢物，其余大部分药物以原型由尿和粪便排泄，消除半衰期约为 14.4h。本品还具有抑制肥大细胞释放各种过敏性介质的作用。临床上适用于减轻季节性过敏性鼻炎和慢性特发性荨麻疹引起的症状。

三、组胺 H_1 受体拮抗剂的构效关系
（Structure-Activity Relationships of Histamine H_1-Receptor Antagonists）

1. H_1 受体拮抗剂的基本结构（General Structure of H_1-Receptor Antagonists）

经典的 H_1 受体拮抗剂结构类似，大多数乙二胺类、氨烷基醚类和丙胺类药物具有以下共同的基本结构（图 11-2）。

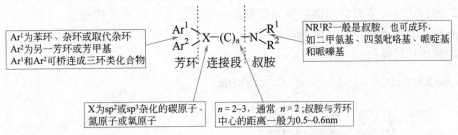

图 11-2　组胺 H_1 受体拮抗剂的基本结构与构效关系

2. 药效基团模型研究（Pharmacophore Model Studies）

从以上基本结构，可得到药效基团，其药效基团单元为叔胺及两个芳环，见图 11-3。

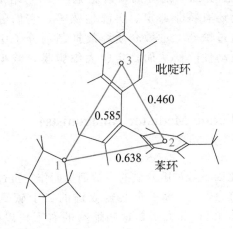

图 11-3　H_1 受体拮抗剂曲普利啶的药效基团

吡啶环与叔胺氮原子的间距为 0.585nm，其中一个芳香环与 H_1 受体 Phe 433 和 Phe 436 残基相互作用，另一个芳环与 Trp 167 相互作用，碱性氮原子与 Asp 116 残基羧酸形成离子键

以半刚性的 H_1 受体拮抗剂的活性构象和受体受点相互作用为基础，推测出药物作用模型，表明受体 Asp 116 残基羧酸的 C_α 和 C_β 链具柔性，与药物作用时有一定的自由度。不同药物的 Ar^1 和 Ar^2 两个芳环空间位置，决定了药物与受体疏水区和静电吸引区相互作用时质子化氮原子与受体形成氢键的方向，从而影响氢键的键合能力，表现出拮抗活性的差异。

第二节 过敏介质与抗变态反应药物
（Allergic Mediators and Antiallergic Agents）

抗原抗体反应除使靶细胞释放组胺之外，还能释放其他过敏介质，如白三烯、缓激肽、血小板活化因子（Platelet Activating Factor，PAF）等，这些体内活性物质均可引发各种过敏反应。组胺释放剂，比如蛇毒、蜂毒、皂苷、右旋糖酐、氯筒箭毒等，也能促使靶细胞释放组胺。因此抑制变态反应除拮抗组胺 H_1 受体之外，也可以选择非抗组胺类抗变态反应药物。

一、过敏介质释放抑制剂（Inhibitors of Allergic Medicator Release）

色甘酸钠（Cromolyn Sodium）可通过抑制磷酸二酯酶，使细胞内 cAMP 水平升高，抑制 Ca^{2+} 进入细胞，增加细胞膜稳定性，从而抑制颗粒膜与浆膜的融合，阻止过敏介质的释放。该药用于治疗过敏性哮喘、过敏性鼻炎和季节性花粉症等。曲尼司特（Tranilast）作用机理与色甘酸钠相似。这两种药物分子中均含有羧基，为酸性抗过敏药。

色甘酸钠　　　　　　　　　　　　　　曲尼司特

酮替芬（Ketotifen）除具有 H_1 受体拮抗剂作用，还有过敏介质阻释作用。该阻释作用通过抑制肥大细胞摄取胞外 Ca^{2+} 和抑制胞内 Ca^{2+} 的释放，避免胞内 Ca^{2+} 增加而造成的组胺释放的启动。具有此类过敏介质阻释作用的药物还有特非那定、美喹他嗪等，它们的分子结构中一般具有疏水性的芳环和亲水性的氨基，为碱性抗过敏药。过敏介质释放抑制剂分子中疏水基能与肥大细胞膜磷脂的疏水区相互作用，使细胞膜的流动性降低从而稳定肥大细胞膜，减少抗原攻击肥大细胞引起的过敏介质的游离和释放。

二、过敏介质拮抗剂（Allergic Mediator Antagonists）

白三烯、缓激肽、血小板活化因子等过敏介质的拮抗剂也能作为抗过敏药。

白三烯（Leukotrienes，LTs）是一类含三个共轭双键的二十碳直链羟基酸的总称，化学结构有 LTA、LTB、LTC、LTD、LTE、LTF 等大类，这些缩写的右下角以数字标示出分子中双键的数目。LTC_4、LTD_4、LTE_4 和 LTF_4 的结构中都含有半胱氨酸残基，称半胱氨酰白三烯（cysLT），有着比组胺更强的收缩支气管和增加微血管通透性的活性，是重要的过敏介质，也称过敏的慢反应物质（Slow-reacting Substance of Anaphylaxis，SRS-A）。花生四烯酸为 LTs 生物合成的前体物质。抗原抗体反应会激发肥大细胞或嗜碱性细胞内磷脂酶 A_2 的活化，裂解为膜磷脂，释放出花生四烯酸，5-脂氧合酶激活蛋白（5-Lipoxygenase-activation Protein，FLAP）促进花生四烯酸的转移，在关键酶 5-脂氧合酶（5-Lipoxygenase，5-LO）催化下花生四烯酸被氧化，进而经一系列酶促反应，形成 LTs。

抗白三烯药物有直接 LTs 受体拮抗剂和抑制 LTs 生成的药物，包括 5-LO 抑制剂、FLAP 抑制剂和磷脂酶 A_2 抑制剂。

扎鲁司特（Zafirlukast）以天然白三烯为模型化合物，经结构衍化而得。它是有效的 LTD$_4$ 拮抗剂，亲和力约为天然配基的 2 倍，可作为轻中度哮喘的有效治疗药物。孟鲁司特（Montelukast）和普鲁司特（Pranlukast）为特异性 cysLT 受体拮抗剂，药理作用和临床应用同扎鲁司特。

齐留通（Zileuton）主要作用是选择性地抑制 5-LO，从而抑制 LTs 的合成，同时还能抑制过敏反应引起的嗜酸性细胞向肺部浸润。给药后可产生快速支气管扩张作用，明显降低血中嗜酸性细胞的水平，还有扩张支气管和抗炎作用。可作为哮喘的长期用药。

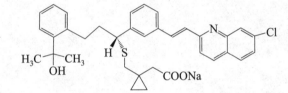

扎鲁司特　　　　　　　　　　　　　　普鲁司特　　　　齐留通

抗白三烯药物可有效地用于过敏性反应。但白三烯毕竟仅是构成过敏反应的过敏介质之一，从病因出发联合使用其他药物才能全面控制疾病。

孟鲁司特钠（Montelukast Sodium）

◆ 白色或类白色粉末，有吸湿性；

◆ mp 112～115℃；

◆ 易溶于乙醇、甲醇或水，几乎不溶于乙腈。

化学名为 (R,E)-2-(1-((1-(3-(2-(7-氯喹啉-2-基)乙烯基)苯基)-3-(2-(2-羟基丙-2-基)苯基)丙基硫基)甲基)环丙基)乙酸钠 [(R,E)-2-(1-((1-(3-(2-(7-chloroquinolin-2-yl)vinyl)phenyl)-3-(2-(2-hydroxypropan-2-yl)phenyl)propylthio)methyl)cyclopropyl)acetic acid sodium salt]。

本品为选择性强效 LTD$_4$ 受体拮抗剂，与气道白三烯受体选择性结合，阻断过敏介质介导的气道收缩、气管嗜酸性粒细胞的浸润和支气管痉挛，可改善呼吸道炎症，使气管通畅。孟鲁司特口服吸收迅速，生物利用度 63%～73%，绝大部分与血浆蛋白结合。本品经肝脏几乎被完全代谢，CYP3A4 和 CYP2C9 为主要代谢酶，代谢产物主要为与葡萄糖醛酸的结合物，此外还有亚砜、21-羟基和羟甲基代谢物，半衰期为 2.7～5.5h，原药及其代谢物几乎全经由胆汁排泄。本品一般耐受性良好，不良反应轻微，常见有头痛、腹痛等，通常不需要终止治疗。临床用于哮喘的预防和长期治疗，也用于过敏性鼻炎的治疗。

三、钙通道阻滞剂（Calcium Channel Blockers）

肥大细胞内 Ca^{2+} 增加可导致过敏介质释放，Ca^{2+} 进入胞浆也可导致支气管平滑肌收缩，因此钙通道阻滞剂可抑制 Ca^{2+} 内流，作为潜在的治疗过敏性疾病药物。抗高血压药物维拉帕米（Verapamil）和硝苯地平（Nifedipine，参见第十五章）能抑制哮喘，但由于治疗剂量大于心血管剂量而不适用，由此提示应设计对肥大细胞亲和力强的药物。

除 H$_1$ 受体拮抗剂和抗过敏介质药物外，抑制过敏反应还可应用糖皮质激素抗炎症、抑制免疫和抗休克，以及应用 β$_2$ 受体激动剂（参见第十四章）和/或 M 受体拮抗剂（参见第十章）松弛平滑肌及抑制过敏介质释放。

选读文献

[1] Mandola A，Nozawa A and Eiwegger T. Histamine，histamine receptors，and anti-histamines in the context of allergic respon-ses. *Lympho Sign Journal*，2019，6：35～51.

[2] Timmerman H，"Histamine H_1 blockers：from relative failures to blockbusters within series of analogues"，In："Analogue-based Drug Discovery"，Ed by Fischer F. and Ganelling C R.，Weinheim：Wiley-VCH，2006：401～418.

[3] Thurmond R L，Gelfand E W and Dunford P J. The role of histamine H_1 and H_4 receptors in allergic inflammation：the search for new antihistamines. *Nat. Rev. Drug Discov.*，2008，7（1）：41～53.

[4] Sa'nchez-Borges M，Ansotegui I J. Second generation antihistamines：an update. *Curr. Opin. Allergy Clin. Immunol.*，2019，19：358～364.

[5] Singh S and Rajput S K，Histamine subtype 3 receptor antagonists：Current status with future prospects in drug discovery and drug de-velopment. *Int. J. Pharm. Sci. Res.*，2015，6（2）：502～509.

[6] Thurmond R L，The Histamine H_4 receptor：from orphan to the clinic. *Front. Pharmacol.*，2015，6（65）：1～11.

[7] Kiss R and Keserü G M. Structure-based discovery and binding site analysis of histamine receptor ligands. *Expert Opin. Drug Discov.*，2016，11（12）：1165～1185.

（复旦大学药学院　叶德泳）

第十二章

消化系统药物

（Digestive System Agents）

消化系统疾病为常见病、多发病，临床上通指发生在食管、胃、肠、肝、胆、胰腺、腹膜及网膜等脏器的疾病。消化系统药物针对消化系统疾病的病因和症状作对症药物治疗。消化系统药物大致分为：抗消化性溃疡药、黏膜保护剂、胃肠促动药、食欲刺激药、助消化药、镇吐药和催吐药、泻药和止泻药、抗胆碱药、抗幽门螺旋杆菌药、抗慢性肝炎药和肝胆疾病辅助治疗药等。本章着重介绍抗溃疡药、胃肠促动药和镇吐药。

第一节　抗溃疡药

（Antiulcer Agents）

消化性溃疡主要指发生于胃和十二指肠的被胃酸或胃蛋白酶破坏而造成的胃肠道黏膜溃疡。引发溃疡的侵袭因素有胃酸、胃蛋白酶、幽门螺旋杆菌感染、吸烟、刺激性食物和药物等，其中酸性胃液对黏膜的消化作用是溃疡形成的基本因素。组胺 H_2 受体拮抗剂和质子泵抑制剂能有效地抑制胃酸分泌而成为临床上常用的抗溃疡药物。

在胃黏膜壁细胞底膜表面存在组胺 2 型受体（Histamine H_2 Receptor）、毒蕈碱乙酰胆碱受体（Muscarinic Acetylcholine Receptor，M Receptor）和胃泌素受体（Gastrin Receptor，G Receptor），当相应的配基与这些受体作用后，可激活胃壁细胞的泌酸作用。组胺与受体结合后通过腺苷环化酶使环腺苷酸（cAMP）浓度升高或直接增高 Ca^{2+} 浓度，引发胞内一系列生化和生物物理过程，最后在蛋白激酶参与下，激活位于胃壁细胞小管膜上的 H^+/K^+-ATP 酶（又称质子泵），将 H^+ 泵出细胞外，分泌胃酸。前列腺素类（Prostaglandins，PG）药物可抑制胃壁细胞中腺苷环化酶，从而导致胃酸分泌减少，还可增加黏膜血流量和黏液分泌，加强黏膜保护作用。抗酸、抑制胃酸分泌和保护黏膜是药物治疗消化性溃疡的有效途径，例如：制酸剂（如水合氢氧化铝，Algeldnote）；抗胆碱药（见第十章）；胃泌素受体拮抗剂（如丙谷胺，Proglumide）；前列腺素类药物（如 PGE_1 类似物米索前列醇，Misoprostol）；胃黏膜保护剂（如硫糖铝，Sucralfate 和枸橼酸铋钾，Bismuth Potassium Citrate）；特别是 H_2 受体拮抗剂和随后发现的质子泵抑制剂，其作用更为直接（图 12-1）。

一、H_2 受体拮抗剂 （H_2-Receptor Antagonists）

长期以来，药物化学家企图通过对组胺结构的改变，获得具有组胺 H_2 受体拮抗活性的治疗消化性溃

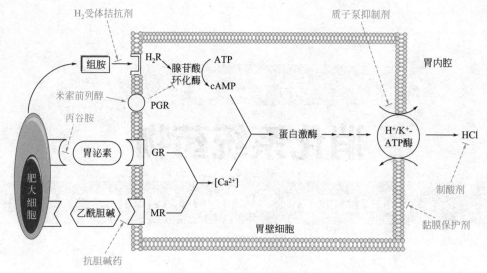

图 12-1　胃壁细胞的泌酸过程及抗溃疡药物的作用示意图

H₂R—组胺 H₂ 受体；PGR—前列腺素受体；GR—胃泌素受体；MR—M 胆碱受体；

-----▶—抑制作用

疡的药物。在改变组胺的侧链中发现组胺的胍类似物 N^α-脒基组胺（N^α-Guanylhistamine）是一个组胺部分激动剂，且大剂量使用时具有拮抗胃酸分泌的作用。尽管拮抗作用很微弱，但为继续研究提供了线索，于是以 N^α-脒基组胺为先导化合物，开始寻找 H₂ 受体拮抗剂。

通过将先导化合物上的胍基替换为脒基、N-取代脒基、异硫脲基，以及改变侧链的长度，得到了同时具有部分拮抗和激动两种活性的化合物，因此后续工作是要将激动活性和拮抗活性分开。研究发现分子侧链的长度会影响激动活性和拮抗活性（图 12-2）。

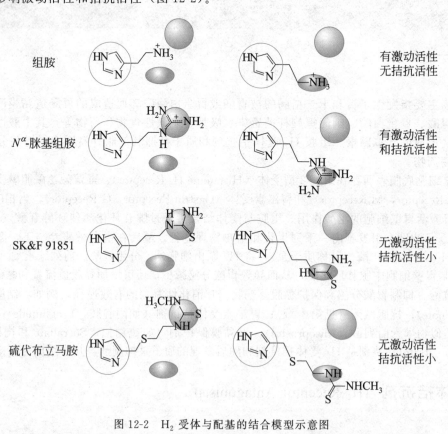

图 12-2　H₂ 受体与配基的结合模型示意图

○—咪唑基结合位点　　●—激动作用结合位点　　○—拮抗作用结合位点

H_2 受体中咪唑结合位点与产生激动作用的结合位点相距较近，约间隔 2 个原子，而与产生拮抗作用的结合位点相距较远，约间隔 4 个原子。当侧链长度改变时，造成 N^α-基团与结合位点键合作用有无或大小不同，引起激动和拮抗活性的改变。

$n=2$, Z=NH, R=H	N^α-胍基组胺
$n=3$, Z=S, R=H	SK&F 91851
$n=4$, Z=S, R=H	SK&F 91863
$n=4$, Z=S, R=CH$_3$	布立马胺

考虑到胍基是一个强碱性基团，在体内易质子化而带电荷。以极性较大但不带电荷的非碱性基团取代强碱性胍基，得到硫脲化合物 SK&F 91851，因分子结构中碳硫双键的吸电子作用，化合物呈近中性。该化合物无激动作用，仅有微弱的拮抗作用。延长分子侧链至四个碳原子，得到同系物 SK&F 91863，其拮抗活性显著增加。在此基础上，为提高亲脂性对硫脲基作 N-甲基化修饰，得到高度选择性 H_2 受体拮抗剂布立马胺（Burimamide），布立马胺成为第一个投入临床使用的 H_2 受体拮抗剂，但口服活性小，难以有效治疗消化道疾病。布立马胺咪唑环的碱性较强（$pK_a=7.25$），大于组胺咪唑环（$pK_a=5.80$），离子化倾向较大。如在侧链引入吸电子基，使咪唑环的 pK_a 值接近于组胺，可与受体更好作用，增加拮抗性。以电子等排体硫醚基团（—S—）代替咪唑环侧链的 β 位次甲基（—CH$_2$—），得到硫代布立马胺（Thiaburimamide），其咪唑环的 pK_a 值为 6.25，拮抗活性高于布立马胺。根据 4-甲基组胺为高选择性 H_2 受体激动剂的提示，在硫代布立马胺的咪唑环上引入 4(5)-甲基，产生了具较高活性的药物甲硫米特（Metiamide），它抑制胃酸分泌作用比布立马胺强 10 倍。但高剂量慢性毒性试验发现，甲硫米特对肾脏有损害作用，并能引起粒细胞减少，这一副作用可能由分子中的硫脲基所致，于是转而寻找非硫脲结构的 H_2 受体拮抗剂。用性质类似的脲基和胍基来取代甲硫米特的硫脲基，但所得脲类衍生物活性太低，而胍类衍生物因胍基的碱性太强造成活性降低。因此设想在胍基的亚氨基氮原子上引入强吸电子的氰基和硝基，降低胍基的碱性。合成了甲硫米特的硝基胍和氰基胍的衍生物后，发现都具拮抗活性，其中氰胍衍生物西咪替丁（Cimetidine）活性最强，且无甲硫米特的毒副作用，成为第一个上市的选择性的强效 H_2 受体拮抗剂。西咪替丁的发现，是药物设计的一个成功范例。

X=H, Z=S	硫代布立马胺
X=Me, Z=S	甲硫米特
X=Me, Z=NCN	西咪替丁

在第一代 H_2 受体拮抗剂西咪替丁的结构基础上，进一步进行改造，分子中的咪唑环以含有碱性取代基的呋喃、噻吩或氨烷基苯等替换，或改变侧链及末端基团，形成了一批新结构类型的抗溃疡药，其性能逐渐提高，选择性更强，疗效更好、毒副作用更小。第二代 H_2 受体拮抗剂代表性药物有雷尼替丁，第三代 H_2 受体拮抗剂代表性药物有法莫替丁、尼扎替丁、罗沙替丁和乙溴替丁等。

1. 组胺 H_2 受体拮抗剂的基本结构 (General Structure of H_2-Receptor Antagonists)

组胺 H_2 受体拮抗剂的基本结构分为三部分：芳环（或芳杂环）、连接链和极性基团 G，其中连接链按其结构不同，可将组胺 H_2 受体拮抗剂分成两大类：含柔性连接链类和含芳环（或芳杂环）连接链两类。

（1）含柔性连接链类（Linking by Flexible Chain） 此类结构中的芳环和极性基团这两个药效基团以柔性链状的连接区段相连。

咪唑类

二甲氨基呋喃类

胍基噻唑类

哌啶甲苯醚类

西咪替丁 (Cimetidine)

- 白色粉末，几乎无臭，味苦；
- mp 139～144℃；
- 易溶于甲醇，溶解于乙醇，微溶于水，在稀盐酸中易溶。

化学名为 N-氰基-N′-甲基-N″-[2-[[(5-甲基-1H-咪唑-4-基)甲基]硫代]乙基]胍 {N-cyano-N′-methyl-N″-[2-[[(5-methyl-1H-imidazol-4-yl)methyl]thio]ethyl]guanidine}，又名甲氰咪胍，是咪唑类 H_2 受体拮抗剂的代表药。

本品能抑制基础胃酸分泌和各种刺激引起的胃酸分泌，亦可防止应激状态下的胃黏膜出血和胃黏多糖成分减少。抗组胺 H_2 受体作用比甲硫米特强，对 H_1 和 M 受体几乎没有作用。临床用于治疗胃及十二指肠球部溃疡，应用中发现中断用药后复发率高，故需维持治疗。长期应用因抑制雄激素作用，可引起男性轻微性功能障碍和乳房发育，妇女溢乳，还可引起精神紊乱等副作用。

本品口服吸收迅速，生物利用度约为 70%，服药后 45～90min 血药浓度达高峰，血浆蛋白结合率为 15%～20%，$t_{1/2}$ 为 1.5～2.3h。药物进入体内后，一半代谢为无活性的亚砜，另一半以原型从尿中排出。

本品的合成有多条途径。但归纳起来大致上是两种策略。

第一种策略是由 5-甲基-4-咪唑甲醇 (Ⅰ) 与半胱胺脱水制得关键中间体 2-[[(5-甲基-1H-咪唑-4-基)甲硫基]乙胺 (Ⅱ)，再与氰亚胺荒酸二甲酯 (Ⅲ) 或 N-氰基-N,S-二甲基异硫脲 (Ⅳ) 反应后，制得西咪替丁。

第二种策略是由 N-氰基-N′-甲基-N″-(2-巯基乙基)胍 (Ⅴ) 与 4-氯甲基-5-甲基咪唑 (Ⅵ) 或碘化1-甲基-1-[(5-甲基-1H-咪唑-4-基)甲基]哌啶鎓 (Ⅶ) 进行 S-烷基化的反应制备西咪替丁。

$$CH_3COCH_2COOC_2H_5 \xrightarrow{SO_2Cl_2} CH_3COCHCOOC_2H_5 \xrightarrow{HCONH_2}$$

本品有 A、B、C、Z、H 等多种晶型。从有机溶剂中可得 A 型晶，mp 为 139～144℃，其生物利用度及疗效最佳。生产中用水结晶可降低成本，但产品为混晶型，mp 为 136～144℃，影响产品质量和疗效。

西咪替丁分子具极性和亲水性质，限制了它对生物膜的穿透作用，故如何提高药物脂溶性，改善药代动力学的性质显得尤为重要。采用前药方法，对咪唑环的 N-1 和 N-3 进行丁酰氧甲基化（n-Pro-COOCH$_2$—）和烷氧羰基化（—COOEt）可达到增加活性的目的。另一种方法是改造氢键键合的极性基团，用脂水分配系数大的取代异胞嘧啶基团代替氰胍基团获得奥美替丁（Oxmetidine）。由于脂溶性提高（分配系数增加 50 倍），其抑制胃酸分泌作用增加 15 倍，且维持时间更长，但有 H$_1$ 拮抗副作用。

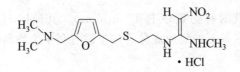

奥美替丁

盐酸雷尼替丁 （Ranitidine Hydrochloride）

- 类白色至淡黄棕色结晶性粉末，有异臭，味微苦带涩，极易潮解；
- mp 127～143℃（分解）；
- 水或甲醇中易溶，乙醇中略溶，在丙酮中几乎不溶。

化学名为 N-[2-[[5-[（二甲氨基）甲基]呋喃-2-基]甲硫基]乙基]-N′-甲基-2-硝基乙烯-1,1-二胺盐酸盐 {N-[2-[[5-[(dimethylamino)methyl]furan-2-yl]methylthio]ethyl]-N′-methyl-2-nitroethene-1,1-diamine hydrochloride}。

本品分子结构中二甲氨基甲基呋喃环代替西咪替丁的咪唑环，用二氨基硝基乙烯结构替代氰胍结构作为氢键键合的极性基团，是呋喃类 H$_2$ 受体拮抗剂的代表药，于 1981 年上市，到 1987 年全球销量超过西咪替丁，连续几年排在世界畅销药物的首位。

雷尼替丁是竞争性 H$_2$ 受体拮抗剂，作为第二代替丁类药物，性能优于第一代药物西咪替丁：抑制胃酸分泌的强度约为西咪替丁的 5～10 倍，对 H$_1$ 受体和胆碱受体均无拮抗作用，无抗雄激素不良反应，对内分泌的影响小，也未见西咪替丁具有的中枢副作用，药物滞留时间长，为长效药物。临床用于治疗胃及十二指肠溃疡、消化道出血、胃炎、反流性食管炎及卓-艾氏综合征。停药后也可能出现复发，但复发率低于西咪替丁。

本品口服吸收很快，1～2h 达血药浓度高峰，不受食物和抗酸药影响，生物利用度为 50%～60%，体内分布广泛，$t_{1/2}$ 为 2.8～3.1h。本品 30% 经肝脏代谢为氮氧化物、去甲基物和硫氧化物等，至少有 50% 以原型由肾脏经尿排泄。

本品的合成以 2-呋喃甲醇为起始原料，经 Mannich 反应和氯代反应得到中间体 2-氯甲基-5-二甲氨基甲基呋喃，再与半胱胺缩合，得到 S-烷基化物，最后与 N-甲基-1-甲硫基-2-硝基乙烯胺反应而制得。也可用合成西咪替丁的类似方法——汇聚法，以中间体 2-氯甲基-5-二甲氨基甲基呋喃与 N-甲基-N′-(2-巯乙基)-2-硝基乙烯胺直接缩合制得。

$$2\text{-氯甲基-5-二甲氨基甲基呋喃} \xrightarrow{\ HSCH_2CH_2NH_2\ } \quad\quad\quad\quad$$

$$\Big\downarrow$$

$$\xrightarrow[\text{NaOH}]{}$$

对雷尼替丁作结构改造发现，用脂水分配系数大的 5-取代异胞嘧啶基团代替二氨基硝基乙烯结构作为氢键键合的极性基团，可获得抑制胃酸分泌作用大于雷尼替丁的 H_2 受体拮抗剂，如鲁匹替丁（Lupitidine）。雷尼替丁生物利用度不高，将亲脂性较大的噻唑环代替雷尼替丁分子中的呋喃环所得的尼扎替丁（Nizatidine），其活性与雷尼替丁相仿，而生物利用度高达 95%。

鲁匹替丁　　　　　　　　　　　　　　　尼扎替丁

西咪替丁的咪唑环由胍基噻唑环替代时称为硫替丁（Tiotidine），其拮抗 H_2 受体作用可提高 10 倍。胍基噻唑部分中，环上氮原子与胍基中氨基上的氢形成分子内氢键有利于生物活性。但本药因长期服用可产生壁细胞萎缩和致癌等毒性作用而停用。

$$G=$$

硫替丁　　　　　　法莫替丁　　　　　　乙溴替丁

硫替丁的类似物法莫替丁（Famotidine）为噻唑类 H_2 受体拮抗剂的代表药，其氢键键合的极性基团为氨磺酰脒基。作为第三代替丁类药物，性能更为优良，作用强度为西咪替丁的 20～160 倍。本品是目前选择性最高和作用最强的首选 H_2 受体拮抗剂。它对 H_1、M、N、5-HT 以及 α、β 受体均无协同或拮抗作用，无抗雄激素作用，是专一性很高的 H_2 受体拮抗剂。与细胞色素 P450 无相互作用，几乎不影响其他药物经该系统的代谢，故配伍禁忌少。法莫替丁还能增加胃黏膜的血流，加强防御机制，提高止血效果。临床用于治疗胃及十二指肠溃疡、消化道出血、胃炎、反流性食管炎以及卓-艾氏综合征。不同的合成路线得到的法莫替丁按不同的结晶条件可有 A、B 两种晶型。B 型晶为短小三菱棒状结晶，表观密度为 0.2g/mL，mp 为 150～160℃，A 型晶为长针状结晶，表观密度为 0.78g/mL，mp 为 167～170℃。B 型晶的活性和疗效均优于 A 型晶。A 型晶较稳定，在结晶时若处理不当，B 型可转变为 A 型而出现混晶，使产品熔点不稳定，熔距变长。

乙溴替丁（Ebrotidine）是具有胃黏膜保护作用的新一代 H_2 受体拮抗剂。本品可提高上皮细胞增生活性，保护胃黏膜，抗胃酸分泌作用与雷尼替丁相似。本品与细胞色素 P450 的结合较少，从而排除了形成有致突变作用的亚硝胺的可能。此外本品具抗幽门螺旋杆菌的活性。

将雷尼替丁结构中呋喃环氧原子移到环外，变为醚结构，并用哌啶替代二甲氨基的结构，可得到一系列强效长效药物，如兰替丁（Lamtidine），抑制胃酸分泌的作用较雷尼替丁强 8 倍，作用持续达 24h。罗沙替丁（Roxatidine）是哌啶甲苯醚类的代表药，具强效抑制胃酸分泌作用，且有更好的生物利用度（90% 以上）。也可制成其乙酸酯，名为吡法替丁（Pifatidine），其作用快，用量小，不良反应少，复发率低。

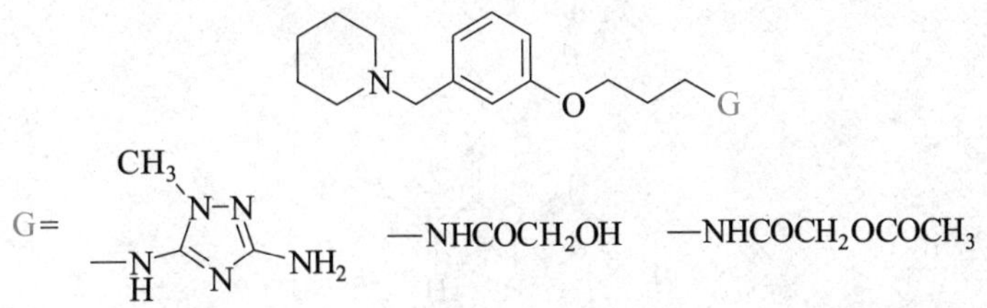

G＝

兰替丁 　　　罗沙替丁 　　　吡法替丁

拉呋替丁（Lafutidine）是一种新的哌啶甲苯醚类 H_2 受体拮抗剂，2000 年首次在国外上市。本品具有持续的抗分泌作用和潜在的胃黏膜保护作用，口服生物利用度低，但作用时间长。临床适应证包括胃溃疡、十二指肠溃疡及胃炎。

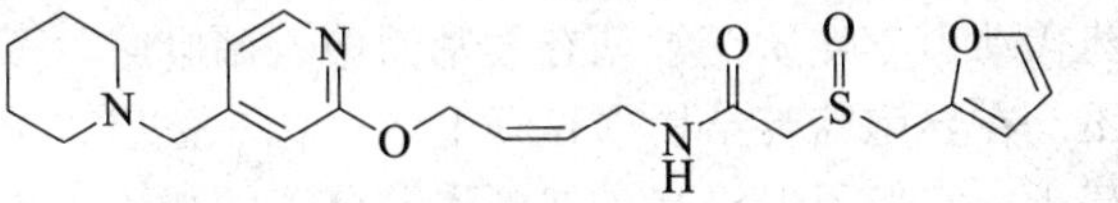

拉呋替丁

（2）含芳环或芳杂环连接链类（Linking by Aryl or Aromatic Heterocyclic Rings）　以组胺的咪唑环和末端极性基团作为寻找新型拮抗剂的研究起点，将原来的柔性链用刚性芳环（或芳杂环）取代，或将芳环和氢键键合的极性基团直接连接，或通过刚性芳环相连，达到构象限制的目的，发现了一批含二元芳环杂环类的 H_2 受体拮抗剂。

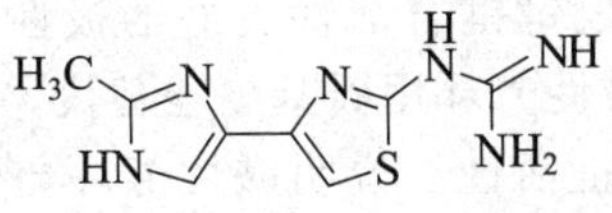

唑替丁 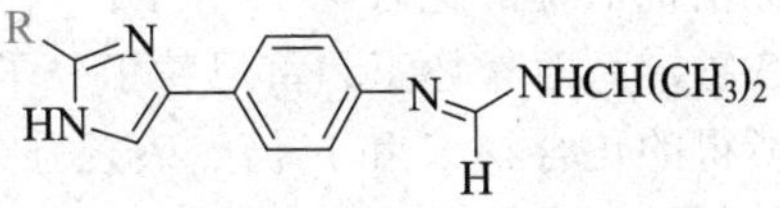 　　　　　　　　R＝H 　咪芬替丁
　　　　　　　　　　　R＝CH₃ 比芬替丁

唑替丁（Zaltidine）是以咪唑环与氢键键合极性基团胍基通过噻唑环相连而成，噻唑环既起到连接作用，又起到降低胍基碱性的作用，其体外抑酸作用与法莫替丁相仿，口服作用长达 24h。咪芬替丁（Mifentidine）和比芬替丁（Bisfentidine）以部分激动剂 N^{α}-脒基组胺为先导化合物，将咪唑环通过苯环与脒基相连，使分子更为刚性。它们抑制胃酸分泌的作用与法莫替丁相当。

2. 组胺 H_2 受体拮抗剂的构效关系　(SAR of Histamine H_2-Receptor Antagonists)

H_2 受体拮抗剂都具有两个药效部位：具碱性的芳环结构和平面的极性基团。受体上谷氨酸残基阴离子作为碱性芳环的共同的受点，而平面极性基团可能与受体发生氢键键合的相互作用。两个药效基团按其连接方式的不同，分成柔性的链状连接和刚性的芳环连接两大类，其活性都与整个分子的几何形状和药效基团的立体定向密切相关。而药物的脂溶性与其药代过程相关，影响着疗效和生物利用度。

常见有效的氢键键合的极性基团（Polar Hydrogen-bonding Group）如下：

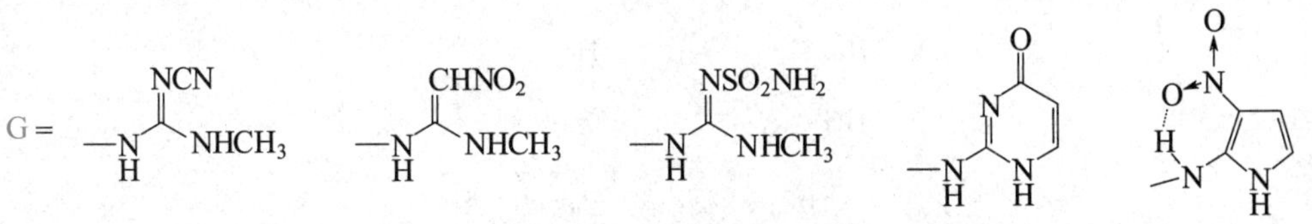

氰胍 　　二氨基硝基乙烯 　　氨磺酰胺 　　异胞嘧啶 　　氨硝吡咯
Ⅰ 　　　　　Ⅱ 　　　　　　Ⅲ 　　　　Ⅳ 　　　　　Ⅴ

这些药效基团都有相似几何形状的平面 π 电子系统，与药效学密切相关。它们的特点有：①不易旋转，呈平面状排列；②弱两性结构，在生理 pH（7.4）时处于非离子化状态；③具偶极和亲水性质。

定量构效关系研究表明对 H_2 受体的拮抗活性主要与基团脂水分配系数 $\log P$ 和偶极定向（Dipole Orientation）参数 θ 相关，如图 12-3 所示。其 QSAR 方程式为：

$$-\log K_D = 9.12\cos\theta + 0.60\log P - 2.71 \qquad (n=13,\ \gamma=0.91,\ s=0.41)$$

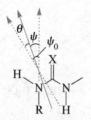

图 12-3　西咪替丁类似物偶极定向示意图

ψ 为偶极定向和侧链 R—N 键方向的夹角，最佳值 ψ_0 为 $30°$；

θ 为偏离最佳 ψ 程度的定向参数，即 $\theta=30°-\psi$

　　一定的偶极定向，有利于提高与受体官能团进行氢键键合的匹配能力，是影响药效学的重要因素。而提高药物脂溶性，可改善其药代动力学性质。常见有效基团中氨硝吡咯（V）能满足这两方面的要求，是一种优良的氢键键合极性基团。在异胞嘧啶结构（IV）上，可在 5 位引入分配系数大的取代基，提高基团亲脂性，如奥美替丁和鲁匹替丁，它们不但提高了抑制胃酸分泌的能力，而且还可维持更长的作用时间。

　　连接芳环结构和极性基团的连接链长度以 4 个原子为宜。在西咪替丁分子中，氰胍 NH 可与咪唑环 N^{π} 原子通过分子内氢键成十元环形式，使两个药效基团相互靠近，类似于组胺以邻位交叉构象作用于 H_2 受体。西咪替丁分子中硫原子和咪唑环间的亚甲基如连接上一烷基，将减小链的柔性，化合物活性降低。如把此亚甲基和咪唑 5 位甲基用亚乙基连接成六元环，使侧链构象固定，则该化合物完全失去抗胃酸分泌的作用。

　　对柔性侧链进行构象限制的结构改造研究发现，将西咪替丁和雷尼替丁分子中的两个药效基团分别以苯环的间位连接得到无拮抗活性的化合物 A 和 B；当换以氢键键合活性更好的极性基团，得到化合物 C 和 D，拮抗活性则又恢复；而西咪替丁和雷尼替丁分子中碱性芳环用胍基噻唑替代，再通过苯环的间位与各自的极性基团相接所得的化合物 E 和 F 仍然表现强效拮抗活性。说明碱性芳环与受体上受点相互作用可影响极性基团与受体氢键键合的方向和能力，它们与受体相互作用时具协同性。

　　运用生物电子等排和拼合原理，将不同的药效基团，采用不同的连接方式，获得新型的药物是该类药物研究的特点之一。H_2 受体拮抗剂的构效关系总结如图 12-4。

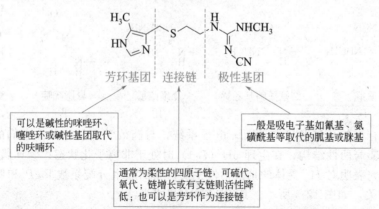

图 12-4　组胺 H_2 受体拮抗剂的基本结构与构效关系

二、质子泵抑制剂 (Proton Pump Inhibitors)

1972 年，在研究 2-吡啶硫代乙酰胺抗病毒作用时偶然发现它有抑制胃酸分泌的作用，该化合物对肝脏的毒性作用可能与硫代酰胺（—$CSNH_2$）基团有关。改用硫脒取代—$CSNH_2$ 得到 H7767，具有抗胃酸分泌作用。以此为基础，将结构分为 X—Y—Z 三部分进行改造研究，发现含亚砜连接链和苯并咪唑环结构的替莫拉唑（Timoprazole）抗酸分泌的作用很强，但它因阻断甲状腺对碘的摄取而失去临床价值。为分离阻断碘摄取作用，再进行结构改造，在两个环上引入合适取代基得到吡考拉唑（Picoprazole），消除了该副作用。以后发现吡考拉唑并不拮抗 H_2 受体，其抗酸分泌作用是抑制 H^+/K^+-ATP 酶的结果，从而开辟了 H^+/K^+-ATP 酶抑制剂研究开发的新领域。

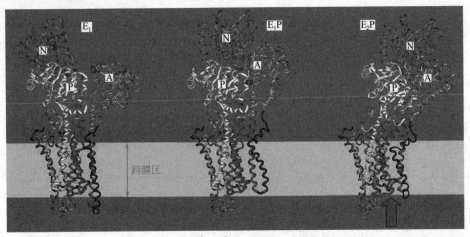

$R=$ （结构）NH_2 2-吡啶硫代乙酰胺

$R=$ （结构）H7767

$R^1=R^2=R^3=H$ 替莫拉唑

$R^1=R^3=CH_3$；$R^2=COOCH_3$ 吡考拉唑

现在研究认为，该酶是一种存在于胃壁中可伸入到分泌细管膜的微绒毛内的跨膜蛋白，由 α 和 β 两个亚单位组成，α 亚单位作为触酶，使 ATP 水解，产生能量输出 H^+，故 H^+/K^+-ATP 酶又称为质子泵，其抑制剂称为质子泵抑制剂（Proton Pump Inhibitors，PPIs）。H^+/K^+-ATP 酶可经历磷酸化和去磷酸化，同时发生 H^+ 的向外和 K^+ 的向内输送。图 12-5 显示了胞浆区域和跨膜部分的运动催化质子的输送。在酶的基态 E_1 中，离子结合部位朝向胞浆，E_1P 为输出质子前的磷酸化酶的构象，当分泌出质子后磷酸化酶转化为构象 E_2P，去磷酸化后回复成构象 E_1。箭头表示 PPI 的进入区域。PPI 进入酶跨膜部分与酶结合部位氨基酸残基上巯基发生共价结合。

图 12-5 H^+/K^+-ATP 酶的三维结构

质子泵抑制剂是抑制胃酸分泌的最后一个环节，能够抑制各种因素引起的胃酸分泌，临床治疗效果明显优于 H_2 受体拮抗剂。根据质子泵抑制剂与 H^+/K^+-ATP 酶作用的不同方式，分为不可逆性和可逆性两大类。

1. 不可逆性质子泵抑制剂 (Irreversible Proton Pump Inhibitors)

不可逆性质子泵抑制剂为弱碱性化合物，容易通过细胞膜。到达胃壁细胞后，在酸性环境下被 H^+ 激活，形成活性形式在体内胃中泌酸小管口与质子泵发生共价结合，因此这一结合为不可逆的。现在临床使用的绝大部分不可逆质子泵抑制剂的结构类型为苯并咪唑类。吡考拉唑是苯并咪唑类药物的先驱，由于其结构中苯并咪唑环上酯基的化学性质不甚稳定，继续研究发现了一批成药性优良的衍生物，作为第一代质子泵抑制剂成功上市，如奥美拉唑、兰索拉唑和泮托拉唑等。随后又对奥美拉唑分子结构优化，发现了一批药效性质和药代性质更优良的第二代拉唑类药物，如艾司奥美拉唑、雷贝拉唑、艾普拉唑和来明拉唑等。

奥美拉唑 (Omeprazole)

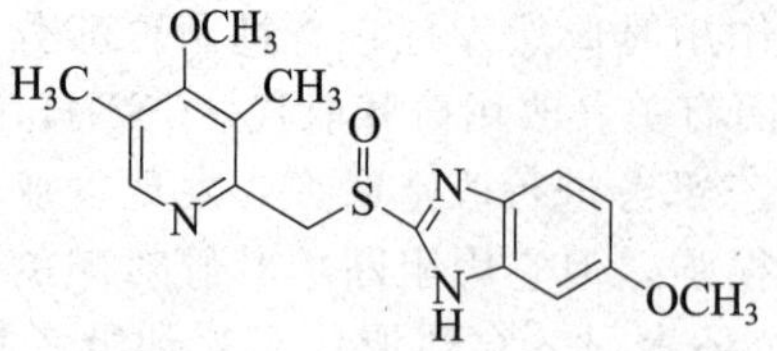

◆ 白色结晶或结晶性粉末；

◆ mp 156℃；

◆ 甲醇、三氯甲烷中易溶，水中难溶。

化学名为 6-甲氧基-2[(4-甲氧基-3,5-二甲基吡啶-2-基)甲亚硫酰基]-1H-1,3-苯并咪唑 {6-methoxy-2[(4-methoxy-3,5-dimethylpyridin-2-yl)methanesulfinyl]-1H-1,3-benzodiazole}。

本品为第一个质子泵抑制剂，于 1987 年上市。

本品与以往临床应用的 H_2 受体拮抗剂相比较，夜间的抑酸作用好、抑酸作用强且时间长，能抑制基础胃酸的分泌及组胺、乙酰胆碱、胃泌素和食物刺激引起的酸分泌。在治疗胃和十二指肠溃疡的愈合率、症状缓解程度、疗程长短、耐受性和复发率方面均优于 H_2 受体拮抗剂西咪替丁和雷尼替丁。口服本品生物利用度 54%，$t_{1/2}$ 为 1h，给药 16h 后大部分从体内排出，几乎全部以代谢物形式排出。本品的临床适应证有胃和十二指肠溃疡、反流性食管炎、卓-艾氏综合征、幽门螺杆菌感染。本品抑制幽门螺旋杆菌的机制为：药物在酸性环境中活性增强，并可穿透黏液层与幽门螺旋杆菌表层的尿素酶结合，抑制尿素酶活性而达到抑制和根除幽门螺旋杆菌的作用。在治疗幽门螺杆菌感染时常与 2～3 种抗生素联合使用，如克拉霉素、阿莫西林和甲硝唑。不良反应主要有：胃肠道反应，包括腹痛、腹胀、食欲减退、恶心、腹泻；皮肤损害，如皮疹、皮肤瘙痒；神经内分泌系统反应，如头痛、头晕、口干、失眠、疲倦、嗜睡；长期用药抑制胃酸分泌；易出现夜间酸突破。

本品的合成通过 2-巯基-6-甲氧基苯并咪唑与 3,5-二甲基-2-氯甲基-4-甲氧基吡啶反应得到关键中间体硫醚（Ⅰ），再以间氯过氧苯甲酸（MCPBA）将硫醚氧化成亚砜即得。

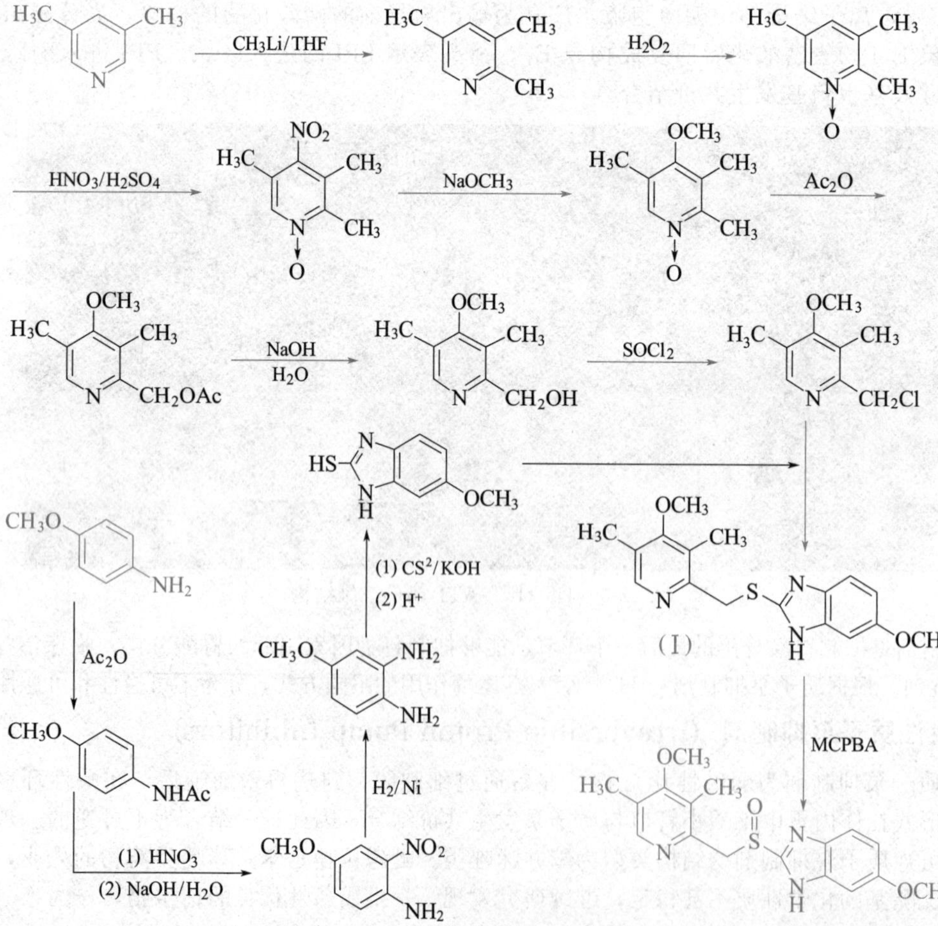

奥美拉唑的不可逆酶抑制作用机制为：由于分子具较弱的碱性，在碱性环境中不易解离，保持游离的非活性状态，可通过细胞膜进入强酸性的胃壁细胞泌酸小管中，酸质子对苯并咪唑环上氮原子质子化而活化，发生分子内的亲核反应，即 Smiles 重排，形成两种不易通过膜的活性形式次磺酸和次磺酰胺，然后与 H^+/K^+-ATP 酶上 Cys 813 和 Cys 892 的巯基共价结合，形成二硫化酶抑制剂复合物而阻断质子泵分泌 H^+ 的作用。因此奥美拉唑可看成是两种活性物的前药，表现出选择性和专一性的抑制胃酸分泌作用。酶-抑制剂复合物在 pH < 6 时相当稳定，但可被谷胱甘肽和半胱氨酸等内源性巯基化合物相竞争而复活，但在胃壁细胞酸性空室中谷胱甘肽极少，故本品的抑酶作用可以持久。复活生成的代谢物，经碱催化的 Smiles 重排得硫醚化合物，在肝脏可再被氧化成奥美拉唑。这种奥美拉唑体内循环（图 12-6），称为前药循环（Prodrug Cycle）。体外试验表明奥美拉唑对幽门螺旋杆菌的抑制，也是这两种活性形式与该菌脲酶上半胱氨酸的巯基结合的结果。

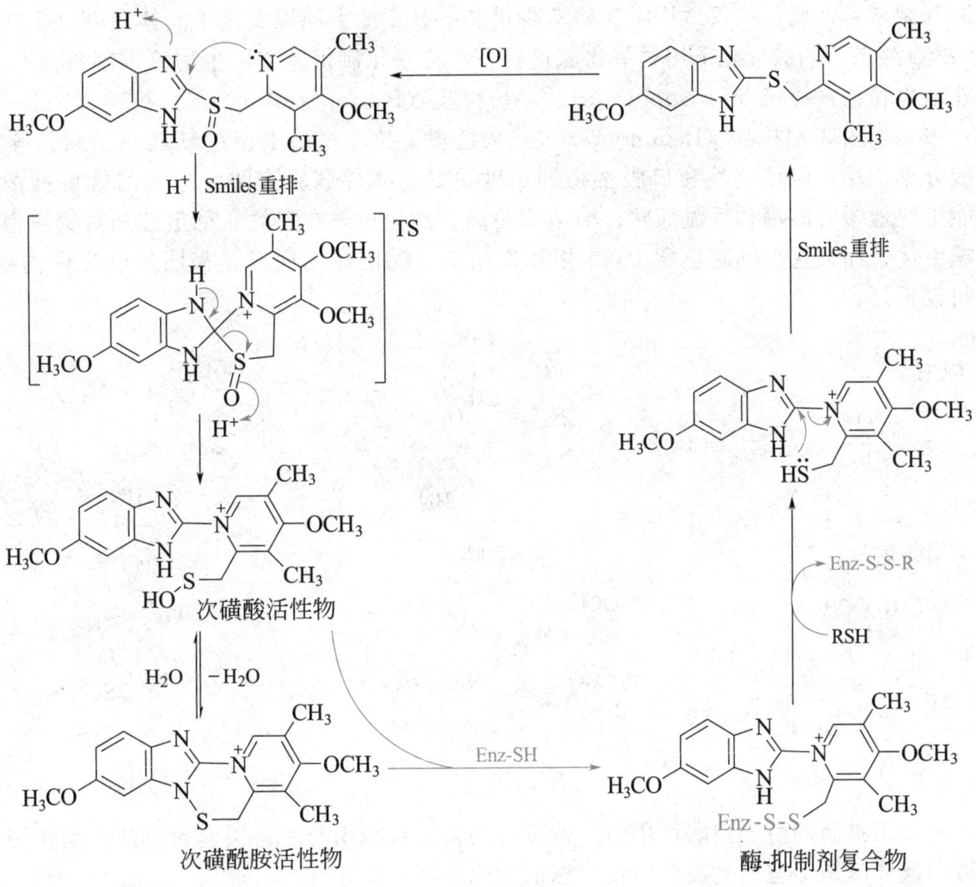

图 12-6　奥美拉唑体内循环

Enz-SH—H^+/K^+-ATP；RSH—谷胱甘肽或半胱氨酸；[O]—肝脏中氧化

　　分子中的亚砜硫原子为手性原子，存在一对对映异构体。分子的外消旋化的能垒为 10.41kJ/mol，即使在高温下也不会产生外消旋化。临床使用外消旋奥美拉唑时，在体内 R 型和 S 型异构体经前药循环生成相同的活性体，作用于 H^+/K^+-ATP 酶，产生作用强度相同的抗酸分泌作用。但是两种异构体的代谢途径有立体选择性差异，R-异构体在体内 98% 经由 CYP2C19 催化代谢，大部分代谢产物为羟基化物，被清除至体外。而 S-异构体对 CYP2C19 依赖性下降，经由 CYP3A4 途径代谢的比例增加至 27%（图 12-7）。S-异构体比 R-异构体在体内的代谢清除率低，经体内循环更易重复循环，维持时间更长，有更优良的药理性质。

　　艾司奥美拉唑（Esomeprazole）为奥美拉唑的 S-异构体，是第一个上市的光学活性质子泵抑制剂。与消旋的奥美拉唑相比，本品抑酸作用强 1.6 倍，持续控制胃酸时间更长，肝脏首过效应较小，内在清除

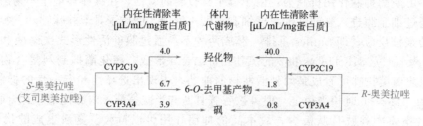

内在性清除率
[μL/mL/mg蛋白质]
体内
代谢物
内在性清除率
[μL/mL/mg蛋白质]
4.0
羟化物
40.0
CYP2C19
CYP2C19
S-奥美拉唑
(艾司奥美拉唑)
6.7
6-O-去甲基产物
1.8
R-奥美拉唑
CYP3A4
3.9
砜
0.8
CYP3A4

图 12-7 奥美拉唑的两种异构体在离体人肝微粒体中的代谢动力学结果

率低，代谢较慢，易经体内循环重复生成，血药浓度较高，$t_{1/2}$ 更长。本品可用奥美拉唑为原料通过手性柱拆分制得，或在奥美拉唑分子中引入手性辅助基（−）-扁桃酸，生成非对映异构体，通过高效液相分离后再除去辅助基制得，但此二法仅适用于实验室少量制备。工业上能以关键中间体硫醚（Ⅰ）在异丙氧基钛和 D-（−）-酒石酸二乙酯的催化下用过氧化氢进行不对称氧化制得，或以生物氧化制备。

奥美拉唑衍生物兰索拉唑（Lansoprazole）、泮托拉唑（Pantoprazole）、雷贝拉唑（Rabeprazole）、艾普拉唑（Ilaprazole）和来明拉唑（Leminoprazole）为继奥美拉唑之后上市的新药。兰索拉唑与奥美拉唑有相似的抗酸分泌作用，但稳定性和口服生物利用度更好，体外试验表明清除幽门螺旋杆菌能力提高 4 倍，临床上能更快地缓解溃疡和反流症状，治愈率更高。泮托拉唑在疗效、稳定性和对壁细胞的选择性方面比兰索拉唑更优，而且它与细胞色素 P450 相互作用少，配伍应用面广。来明拉唑在体内稳定性较好，因此作用时间较长。

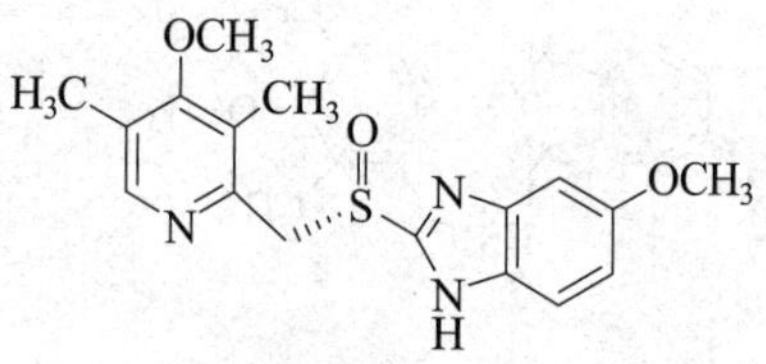

艾司奥美拉唑

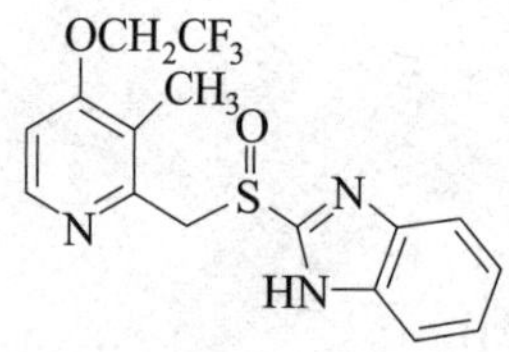

兰索拉唑

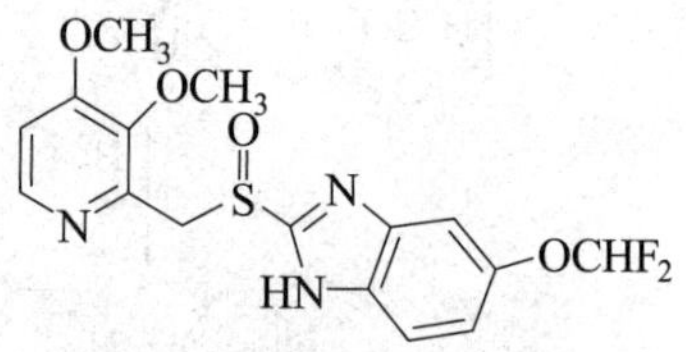

泮托拉唑

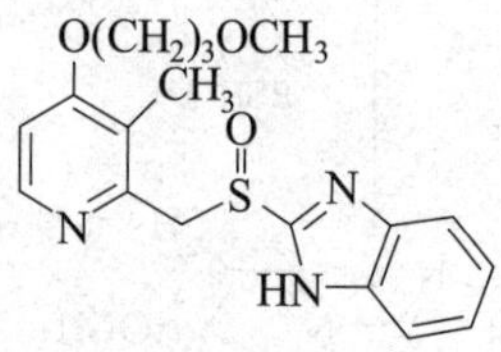

雷贝拉唑

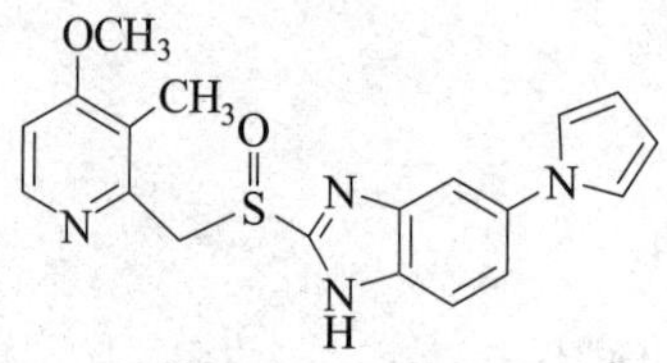

艾普拉唑

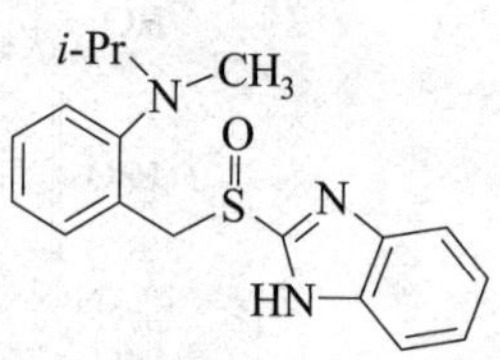

来明拉唑

不可逆性质子泵抑制剂由于抑酶作用强，持续时间长，长期用药后易引起胃酸缺乏副作用，当胃酸严重缺乏时，可引起肠嗜铬细胞增生甚至导致胃癌的发生。

2. 不可逆性质子泵抑制剂的构效关系 (SAR of Irreversible Proton Pump Inhibitors)

苯并咪唑类不可逆性质子泵抑制剂的基本药效基团（图 12-8）为取代的芳环（如吡啶环）、取代的苯并咪唑环和硫甲基或亚砜甲基。这些基团都是与质子泵结合必需的基团，且在酸性环境中容易活化，

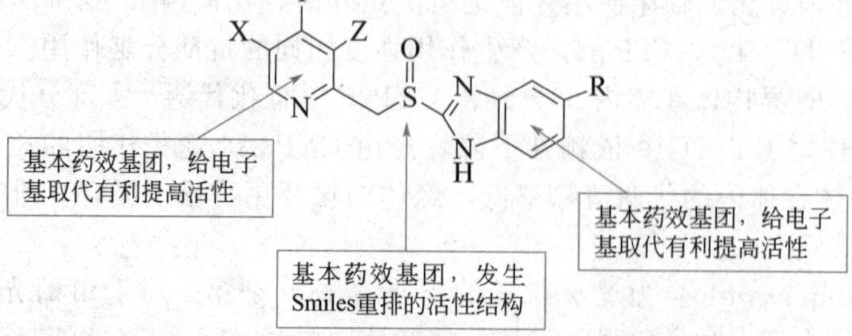

基本药效基团，给电子
基取代有利提高活性
基本药效基团，发生
Smiles重排的活性结构
基本药效基团，给电子
基取代有利提高活性

图 12-8 质子泵抑制剂的基本结构与构效关系

发生 Smiles 重排。Smiles 重排的活性取决于苯并咪唑的解离常数，在 6 位引入给电子基团如甲氧基可以提高活性，而如引入强吸电子基团可使 2 位更缺电子，导致吡啶环上氮原子更易对其做亲核进攻，即非酸催化的反应活性增加，从而使大量药物在未进入胃壁细胞前即转化为活性形式，整体活性反而下降。在吡啶环 3′、4′ 和 5′ 位引入推电子基，则吡啶氮原子的亲核性增大，将利于形成螺环中间体进行 Smiles 重排，药物活性增加。但在吡啶环 6′ 位引入取代基将因空间位阻效应而不利于螺环中间体的形成。连接链亚砜甲基以其他基团如—CH_2CH_2—、—SCH_2—、—SO_2CH_2—、—SCH_2CH_2—等不同的含碳链或含氧碳链等替代，将失去活性。延长连接链成—$SOCH_2CH_2$—，则生成无活性的酸稳定的化合物。

3. 可逆性质子泵抑制剂 (Reversible Proton Pump Inhibitors)

由于不可逆性 PPI 的长期或过多使用会造成安全性问题，如前述的胃酸缺乏及其由此导致的胃癌发生，还有局部黏膜分泌紊乱、肠道感染和影响骨代谢等。可逆性质子泵抑制剂（Reversible Proton Pump Inhibitors，rPPI）不需要进行转化激活，即可与质子泵的钾离子区域进行离子化的竞争性结合，从而阻断胃酸分泌，因此该类抑制剂又称钾离子竞争性酸阻滞剂（Potassium-competitive Acid Blocker，P-CAB）。它对 H^+/K^+-ATP 酶的抑制是可逆的，起效快，持续时间短，有剂量依赖性，能调节性减少胃酸的分泌，而不会造成过度抑制，因此能避免不可逆性质子泵抑制剂造成的胃酸缺乏症，减少相应的副作用，产生较 H_2 受体拮抗剂更快的愈合作用。此类药物的代表有瑞普拉生（Revaprazan），用于治疗十二指肠溃疡和胃炎。瑞普拉生对 H^+/K^+-ATP 酶的选择性比 Na^+/K^+-ATP 酶高 100 倍以上，选择性高，对机体生理功能影响小，其作用强且完全可逆，体内抑制 H^+/K^+-ATP 酶活性强（IC_{50}＝0.19μmol/L），抑酸的起效速度、强度及持久度均超过艾司奥美拉唑。rPPI 的代表性药物还有伏诺拉生（Vonoprazan），可长时间停留于胃壁细胞，从而快速且持久抑制胃酸的分泌，临床用于治疗反流性食管炎。

瑞普拉生　　　　　　　　　　　　伏诺拉生

第二节　胃肠促动药和镇吐药
(Prokinetic Drugs and Antiemetic Drugs)

一、胃肠促动药 (Prokinetic Drugs)

胃动力为消化道运动所需的胃部肌肉的收缩蠕动力，包括胃部肌肉收缩的力量和频率。精神情绪变化、胃分泌功能紊乱和功能性消化不良等会导致胃动力障碍，产生易饱、腹胀、恶心、呕吐等消化不良症状，影响食欲、进食和机体吸收营养，还可导致食物在胃中滞留延长，胃酸分泌增加，进而造成黏膜损害，加重胃炎和减缓胃动力，形成恶性循环。

胃肠促动药（Gastro-prokinetic Drugs，Prokinetic Drugs）能增加胃肠蠕动，增强食管下段括约肌张力，协调胃肠运动。临床上用于胃肠胀满、食管反流、功能性消化不良及放化疗患者恶心呕吐的治疗。

1. 胃肠促动药的类别及作用机制 (The Classification and the Mechanism of Prokinetic Drugs)

胃肠动力障碍性疾病的发生可能与中枢神经系统、自主神经系统、肠肌间神经丛、胃肠道平滑肌等调节功能障碍有关。胃收缩蠕动力受神经、体液等调节，神经调节的主要神经递质有乙酰胆碱（Acetyl Choline，ACh）、多巴胺（Dopamine，DA）和5-羟色胺（5-Hydroxytryptamin，5-HT）等，体液调节因子有胃动素（Motilin）等。多巴胺通过兴奋多巴胺受体抑制平滑肌收缩；乙酰胆碱与胆碱受体结合产生平滑肌兴奋作用；5-羟色胺受体有多种亚型，其中5-HT$_3$和5-HT$_4$分布于胃肠道，与ACh释放、平滑肌运动和神经反射有关。某些肽类激素释放和离子通道开放也调节着胃肠道的运动功能。

从胃肠促动药发展的阶段来分，分为第一、第二、第三代的胃肠促动药：第一代，甲氧氯普胺为1964年问世的第一个胃肠促动药，能拮抗中枢与外周多巴胺受体，兼有胆碱能效应，但有锥体外系反应（出现肌张力增高、肌震颤、运动障碍等症状）副作用；第二代，多潘立酮（Domperidone）是第一个外周多巴胺受体拮抗剂，作用较强，无锥体外系反应副作用；第三代，西沙必利为20世纪80年代推出的胃肠促动药，无抗多巴胺作用，通过激动5-HT$_4$受体和增加肠肌神经丛末梢释放乙酰胆碱而增强全胃肠道的推进性运动，但易发心律失常副作用；新型的第三代胃肠促动药，如莫沙必利为选择性5-HT$_4$受体激动剂，能增强胃肠运动，但不影响胃酸分泌，无锥体外系反应等副作用；伊托必利为1995年在日本上市的新型胃肠促动药，具有D$_2$受体拮抗和乙酰胆碱酯酶抑制的双重作用，能刺激ACh释放并抑制其水解，无锥体外系反应副作用。但此种分类法并不能反映药物的作用类型。

现胃肠促动药主要按药物的作用机制来分类，主要有多巴胺D$_2$受体拮抗剂、5-HT$_4$受体激动剂、胃动素受体激动剂和生长激素释放肽受体激动剂等。

目前临床主要使用胃肠促动药为多巴胺D$_2$受体拮抗剂和5-HT$_4$受体激动剂。这些胃肠促动药按化学结构来分，有苯甲酰胺类（如甲氧氯普胺、西沙必利、莫沙必利和伊托必利）；苯并咪唑类（如多潘立酮）；苯并呋喃酰胺类（如普芦卡必利）；吲哚烷基胺类（如替加色罗）。

胃动素（Motilin）是由22个氨基酸组成的脑肠肽，由肠黏膜细胞合成，呈周期性释放，作用于胃动素受体，也可激动乙酰胆碱受体，促进胃肠道蠕动。生长激素释放肽（Ghrelin）是生长激素（Growth Hormone，GH）促分泌物质受体（Growth Hormone Secretagogue Receptor，GHSR）的内源性配体，由28个氨基酸残基组成，能有效促进GH分泌，具调节进食等作用。生长激素释放肽与胃动素在结构上有高度相似性，其受体与胃动素受体也有同源性，又被称为胃动素相关肽，或胃饥饿素，其作用为释放饥饿信号，增加食欲和促进肠胃运动。胃动素受体激动剂卡米西那（Camicinal）和生长激素释放肽受体激动剂尤利瑞林（Ulimorelin）均作为新型胃肠促动药进入临床研究。此外，胆碱能受体激动剂、胆碱酯酶抑制剂、阿片受体拮抗剂也有促胃肠动力作用。拟胆碱药可明显兴奋胃肠道，增加其收缩幅度和张力，也可增加胃肠平滑肌蠕动，促进胃肠分泌，但也能提高副交感神经紧张性，有胃酸分泌、腹痛及排便等副作用，因而临床应用受限。

2. 多巴胺D$_2$受体拮抗剂 (Dopamine D$_2$ Receptor Antagonists)

多巴胺属于儿茶酚胺类神经递质，通过相应膜受体发挥作用。多巴胺受体是一种G蛋白偶联受体，可分为D$_1$类和D$_2$类受体。D$_1$类受体包括D$_1$和D$_5$受体，主要位于突触后效应细胞膜上，D$_2$类受体包括D$_2$、D$_3$和D$_4$受体，在突触前、后细胞膜上均有分布。D$_2$受体与胃肠动力的关系最为密切，D$_2$受体的兴奋可抑制乙酰胆碱的释放，使胃平滑肌松弛，还能抑制胃体运动，使幽门收缩，延迟胃排空。多巴胺D$_2$受体拮抗剂可提高胃肠肌细胞对乙酰胆碱的敏感性，增加胃肠蠕动，促进胃排空，而不影响胃酸分泌。

甲氧氯普胺（Metoclopramide），又名胃复安，分子含苯甲酰胺类结构，作用于D$_1$受体和D$_2$受体产生拮抗多巴胺的作用。由于除了拮抗外周多巴胺受体，也能拮抗中枢多巴胺受体，所以还有镇吐作用，但由此也带来很多副作用，主要为锥体外系反应、失眠、焦虑、昏睡、肌张力障碍、帕金森氏综合征、烦躁、定向障碍、泌乳等，限制了临床上的广泛应用。后续研究发现甲氧氯普胺对5-HT$_3$受体也有轻度抑制作用，从而具有中枢性镇吐作用。

甲氧氯普胺

多潘立酮 (Domperidone)

- 白色或类白色粉末；
- mp 242.5℃；
- 几乎不溶于水，微溶于乙醇，溶于 DMF。

化学名为 5-氯-1-[1-[3-(2,3-二氢-2-氧代-1*H*-苯并[*d*]咪唑-1-基)丙基]-4-哌啶基]-2,3-二氢-1*H*-苯并[*d*]咪唑-2-酮 {5-chloro-1-[1-[3-(2,3-dihydro-2-oxo-1*H*-benzo[*d*]imidazol-1-yl)propyl]-4-piperidinyl]-2,3-dihydro-1*H*-benzo[*d*]imidazol-2-one}。

其分子具苯并咪唑结构，它是 D_2 受体的竞争性拮抗剂，主要作用于外周受体触发区，选择性阻断 D_2 受体。由于分子极性较大，不易通过血脑屏障，因此无锥体外系反应。但由于无胆碱能活性，对下消化道无作用，还有口干、头痛、恶心等副作用。本品口服吸收迅速，生物利用度约 15%，药物半衰期约 8h。口服吸收后主要在肝脏通过 CYP3A4 酶代谢，生成无活性的 *N*-脱烷基代谢产物和芳环氧化代谢产物，经胆汁排出。本品可降低近端胃肠蠕动阈值，促进胃的紧张性收缩和蠕动，加速胃排空，防止十二指肠胃反流，广泛用于治疗功能性消化不良及胃食管反流病。

盐酸伊托必利 (Itopride Hydrochloride)

- 白色或淡黄色结晶性粉末，无臭，味苦；
- mp 194～195℃；
- 易溶于水，溶于甲醇，微溶于乙醇。

化学名为 *N*-[4-[2-(二甲氨基乙氧基)苯基]甲基]-3,4-二甲氧基苯甲酰胺盐酸盐 {*N*-[4-[2-(dimethyl-aminoethoxy)phenyl]methyl]-3,4-dimethoxybenzamide hydrochloride}。

本品是一种新型胃肠促动药，具苯甲酰胺类结构。与以前的胃肠促动药作用不同，具有独特的双重作用机制，既能通过阻断 D_2 受体活性刺激内源性 ACh 的释放，又可抑制乙酰胆碱酯酶（AChE）活性，减少 ACh 的降解。拮抗多巴胺的活性与甲氧氯普胺和多潘立酮作用相同，对乙酰胆碱酯酶的抑制强烈且具有选择性和可逆性，避免了不必要的副反应。能增加胃十二指肠运动，加速胃排空，减少十二指肠胃反流，可明显缩短药物的起效时间，迅速缓解患者症状。本品无甲氧氯普胺的锥体外系反应副作用，又克服了多潘立酮药理作用的局限性，综合疗效优于西沙必利，亦无西沙必利的心律失常不良反应。本品不受细胞色素 P450 代谢以及血清蛋白结合率的影响，代谢主要经肝脏黄素单氧化物酶途径进行，生成二甲氨基被代谢的 *N*-去甲基、脱氨基或氧化产物。临床上主要用于治疗非溃疡性消化不良和慢性胃炎所引起的各种消化不良症状，增加胃、小肠动力，提高消化功能，还有镇吐作用。主要不良反应有腹泻、腹痛、唾液分泌增加、促乳素升高等。

3. 5-HT$_4$ 受体激动剂 (5-HT$_4$ Receptor Agonists)

5-羟色胺是广泛的神经递质，人体中 90% 的 5-HT 存在于消化道黏膜，外周神经系统的 5-HT 几乎全部由位于胃肠腺腔底部的肠嗜铬细胞生成、贮存和再摄取。5-HT 通过与受体的相互作用，在胃肠道动力、感觉和分泌中发挥重要作用。5-HT 受体族系是神经递质受体中最复杂的族系之一，根据分子结构、作用机制及功能不同，5-HT 受体族系分为 7 个成员（5-HT$_1$～5-HT$_7$），共 15 个亚型。存在于胃肠道的有 5-HT$_{1P}$、5-HT$_{2A}$、5-HT$_3$ 和 5-HT$_4$ 受体，其中 5-HT$_3$ 和 5-HT$_4$ 受体与胃肠道运动和感觉功能的关系最为密切。5-HT$_3$ 受体不仅可调控肌间神经元、促使副交感神经末梢释放乙酰胆碱，还能调节中枢性和外周性呕吐反射，改善内脏高敏感性，其拮抗剂临床上用于化疗后止吐。5-HT$_4$ 受体通过激活腺苷酸环化酶使 cAMP 产生增多，开放电压敏感性 Ca^{2+} 通道，可增强食道、胃、十二指肠以及小肠的协调运动，促进胃肠道的排空。5-HT$_4$ 受体激动剂的代表药物有西沙必利、莫沙必利、伦扎必利和普芦卡必利等。

西沙必利

伦扎必利

普芦卡必利

替加色罗

苯甲酰胺类 5-HT$_4$ 受体激动剂是在甲氧氯普胺的基础上发展起来的，主要通过兴奋 5-HT$_4$ 受体，增加乙酰胆碱释放，还有轻微的 5-HT$_3$ 受体拮抗和 D$_2$ 受体拮抗作用。5-HT$_4$ 受体激动剂对离体回肠的兴奋作用强度次序依次为西沙必利、莫沙必利、伦扎必利和甲氧氯普胺。由于 5-HT$_4$ 受体分布于全胃肠道，所以能加快食管、胃、小肠和大肠的排空，治疗便秘副作用为稀便、肠鸣、腹痛。

西沙必利（Cisapride）通过对甲氧氯普胺的分子侧链进行改造而得到。它能激动 5-HT$_4$ 受体，对全胃肠道均有促动作用。由于本品不抑制乙酰胆碱酶的活性，也无多巴胺受体阻断作用，因此不增加胃酸分泌。本品通过 CYP3A4 酶代谢，当与红霉素、氟康唑等抑制 CYP3A4 酶的药物同服，会加重本品的副作用。本品会致 QT 间期延长，引起尖端扭转型室性心动过速甚至心搏骤停，在欧洲很多国家和北美已被撤除或限制，应予以警戒。

伦扎必利（Renzapride）也是甲氧氯普胺的分子侧链改造物，为混合型 5-HT$_4$ 受体激动剂和 5-HT$_3$ 受体拮抗剂，可通过激活 5-HT$_4$ 受体刺激胃肠道收缩，同时通过抑制 5-HT$_3$ 受体降低内脏敏感性，目前多用于治疗便秘型肠易激综合征。该药主要不良反应有腹痛、腹泻等，未见明显心律失常等严重不良反应。但伦扎必利可使缺血性结肠炎的发生风险增高。

苯并呋喃酰胺类药物普芦卡必利（Prucalopride）可选择性地作用于结肠神经系统的 5-HT$_4$ 受体，增加 ACh 的释放，刺激肠收缩，促进近端结肠的排空。对健康人的胃排空无影响。

吲哚烷基胺类药物替加色罗（Tegaserod）是人工合成的高选择性 5-HT$_4$ 受体部分激动剂，能促进胃肠道蠕动反射和肠道分泌，增强胃肠动力，加速胃排空，能显著改善便秘型肠易激综合征的临床症状。因在治疗中存在增加心血管缺血事件的风险，国内已停止使用。

枸橼酸莫沙必利 (Mosapride Citrate)

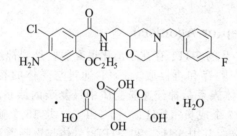

◆ 白色或类白色结晶性粉末，无臭；
◆ mp 110～113℃；
◆ 游离莫沙必利的 mp 151～153℃；
◆ 在乙醇中微溶，在水和三氯甲烷中几乎不溶，在冰醋酸中易溶。

化学名为 4-氨基-5-氯-2-乙氧基-N-[[4-(4-氟苯甲基)-2-吗啉基]甲基]苯甲酰胺枸橼酸盐二水合物｛4-amino-5-chloro-2-ethoxy-N-[[4-(4-fluorobenzyl)morpholin-2-yl]methyl]benzamide citrate dihydrate｝。游离化合物呈碱性，与酸成盐后更加稳定。

化学结构与西沙必利相似，药理作用机制也相似，为强效选择性 5-HT$_4$ 受体激动剂，通过兴奋胃肠道胆碱能中间神经元和肌间神经丛的 5-HT$_4$ 受体促进 ACh 释放，刺激胃肠道而发挥促动作用，从而改善功能性消化不良患者的胃肠道症状，但不影响胃酸分泌。本品与中枢多巴胺 D$_2$ 受体、肾上腺素 α_1 受体、5-HT$_1$ 及 5-HT$_2$ 受体均无亲和力，故不会引起锥体外系反应及心律失常不良反应。与西沙必利不同的是其选择性作用于上消化道，对结肠无影响。临床上用于治疗功能性消化不良伴有胃灼热、嗳气、恶心、呕吐、早饱、上腹胀、上腹痛等消化道症状，也用于胃食管反流性疾病。主要不良反应有腹泻、腹痛、口干、皮疹、头晕等。与抗胆碱药（如硫酸阿托品、溴化丁基东莨菪碱等）合用，可能会减弱本药的作用。

二、镇吐药 (Antiemetic Drugs)

呕吐为复杂的机体反射反应，可将有害物质从胃排出从而起保护作用。但持久而剧烈的呕吐会引起失水、电解质紊乱和营养失调。呕吐的成因有反射性（如消化系统疾病、急性中毒）、中枢性（如神经系统疾病、早期妊娠、药物副作用、化学治疗、放射治疗等）、前庭障碍性（如美尼尔病、晕动症等）和神经官能性（如神经官能症、癔症）等。镇吐药可通过不同环节而有效防止或减轻恶心和呕吐，广泛用于临床治疗。

化疗诱发的恶心和呕吐是癌症治疗中令患者非常痛苦的严重的副作用，降低了患者的生活质量，并影响了术后治疗。抗癌药诱发恶心、呕吐的机制还不十分清楚，目前一般认为化疗后恶心呕吐反应主要通过化疗药物刺激胃肠道，引起胃肠嗜铬细胞大量释放神经递质，神经递质与相应受体结合产生的神经冲动由迷走神经和交感神经传入呕吐中枢而导致呕吐；化疗药物还能直接刺激催吐化学感受区（Chemoreceptor Trigger Zone，CTZ），进而传递至呕吐中枢引发呕吐；此外感觉和精神因素也能直接刺激大脑皮质通路导致呕吐。导致呕吐的神经递质主要有乙酰胆碱、组胺、多巴胺、5-HT 和 P 物质等。在不同类型和阶段的呕吐反应中发挥主导作用的神经递质及其受体是变化的，其中多巴胺、5-HT 和 P 物质为重要的组合，多巴胺通过结合多巴胺 D$_2$ 受体、5-HT 通过结合 5-HT$_3$ 受体、P 物质通过结合神经激肽-1 受体（Neurokinin-1 Receptor，NK$_1$ Receptor），刺激 CTZ 及呕吐中枢，激发呕吐反应。对神经递质及其受体的认识，为发现镇吐药药物筛选和药物设计奠定了基础。

1. 镇吐药的类别及作用机制 (The Classification and the Mechanism of Antiemetic Drugs)

早期的镇吐药主要有：类固醇类（如地塞米松、强的松），能抑制体内缓激肽、5-HT 和前列腺素释放，从而抑制恶心呕吐；噻嗪类（如氯丙嗪、异丙嗪、三氟拉嗪等），主要抑制催吐化学感受区，对各种呕吐均有效；抗组胺药（如苯海拉明、茶苯海明等），能抑制呕吐中枢，兼有止吐和镇静作用，常用于晕动病呕吐；抗胆碱能药（如东莨菪碱等），通过抑制迷走神经和前庭神经而起作用，可用于防治晕动病呕吐；丁酰苯类（如氟哌啶醇），通过阻滞中枢多巴胺受体而发挥镇静、镇吐作用；多巴胺 D$_2$ 受体拮抗剂（如甲氧氯普胺和多潘立酮），具促胃动和镇吐作用。

自 20 世纪 90 年代起，开发出了一系列新型的 5-HT$_3$ 受体拮抗剂镇吐药。5-HT$_3$ 受体拮抗剂通过阻断中枢和外周神经中的 5-HT$_3$ 受体而发挥止吐效应，效率高、耐受性好，且无锥体外系反应，已成为目前主要的镇吐药物，特别是用于预防和治疗化疗引起的恶心、呕吐。随着 P 物质及其 NK$_1$ 受体的研究深入，NK$_1$ 受体成了开发镇吐药物的新靶标，开发出了全新的镇吐药 NK$_1$ 受体拮抗剂。

2. 5-HT$_3$ 受体拮抗剂 (5-HT$_3$ Receptor Antagonists)

最初发现可卡因（Cocaine）和胃肠促动药甲氧氯普胺也能拮抗 5-HT$_3$ 受体，以此分子结构出发，并参考 5-HT 化学结构，寻找活性更高、选择性更好的 5-HT$_3$ 受体拮抗剂。分别对吲哚环和氨基侧链进行电子等排，得到了托烷司琼（Tropisetron）、格拉司琼（Granisetron）、多拉司琼（Dolasetron）、阿扎司琼（Azasetron）和雷莫司琼（Ramosetron）等药物。与此同时以四氢咔唑酮结构为先导，氨基侧链替换成甲基咪唑，所得的化合物即昂丹司琼（Ondansetron），因分子的构象得到限制，提高了药物的活性和选择性。将昂丹司琼中的吲哚环和苯环稠合得到西兰司琼（Cilansetron），活性提高了 10 倍。另在昂丹司琼母核的环己酮环上引入氮原子并改造侧链咪唑基，得到阿洛司琼（Alosetron）。以奎宁环代替阿洛司琼分子侧链咪唑环，并将吲哚环与四氢吡啶酮稠合，得到更高活性的吲哚并萘啶酮（化合物 A）。以苯环替代化合物 A 中的吲哚环，得到第二代 5-HT$_3$ 受体拮抗剂帕洛诺司琼（Palonosetron）。

5-羟色胺

可卡因

甲氧氯普胺

托烷司琼

格拉司琼

阿扎司琼

雷莫司琼

多拉司琼

昂丹司琼

西兰司琼

阿洛司琼

化合物A

帕洛诺司琼

现有的 5-HT$_3$ 受体拮抗剂按化学结构大致分为以下类型：①苯甲酸或取代苯甲酸的酯和酰胺，如可卡因和甲氧氯普胺等；②芳杂环羧酸的酯和酰胺，如托烷司琼、格拉司琼、多拉司琼、阿扎司琼、阿洛司琼和帕洛诺司琼等；③芳杂环的酮，如雷莫司琼、昂丹司琼、西兰司琼等；另外还有芳基哌嗪衍生物以及其他一些类型。

5-HT$_3$ 受体拮抗剂与 5-HT 竞争性结合分布于迷走神经末梢、肠嗜铬细胞及 CTZ 的 5-HT$_3$ 受体，从而阻止动作电位的发生和冲动的传导，产生抗呕吐的作用。昂丹司琼为首个上市的 5-HT$_3$ 受体拮抗剂类镇吐药。格拉司琼是高选择性、高效性、作用时间持久的 5-HT$_3$ 受体拮抗剂，受体结合试验表明因不与多巴胺受体 D$_2$ 结合，故无锥体外系副作用，药效学活性比昂丹司琼强 5～11 倍，作用持久，药动学具有分布广、快速消除的特性，能有效地预防化疗引起的恶心、呕吐。托烷司琼具有副作用轻、耐受性好、药物间反应低和作用时间长的特点。第一代 5-HT$_3$ 受体拮抗剂类镇吐药共有十余种，作用机制相似，抗呕吐、有效性和耐受性方面也类似，对于化疗所致恶心、呕吐的预防作用在急性期有效，但延迟期效果不佳。帕洛诺司琼为第二代 5-HT$_3$ 受体拮抗剂，对 5-HT$_3$ 受体的亲和力是第一代药物的 30～100 倍，对于化疗所致急性和迟发性恶心、呕吐的预防作用均优于第一代 5-HT$_3$ 受体拮抗剂。

盐酸昂丹司琼 (Ondansetron Hydrochloride)

· HCl · 2H$_2$O

◆ 白色或类白色结晶性粉末；
◆ mp 178.5～179.5℃（分解），游离碱 mp 231～232℃；
◆ 略溶于水和乙醇，溶于甲醇，微溶于异丙醇及二氯甲烷。

化学名为 9-甲基-3-[（2-甲基-1H-咪唑-1-基）甲基]-2,3-二氢-1H-咔唑-4（9H）-酮盐酸盐二水合物 ｛9-

methyl-3-[（2-methyl-1*H*-imidazol-1-yl）methyl]-2，3-dihydro-1*H*-carbazol-4（9*H*）-one hydrochloride dihydrate}。

昂丹司琼分子中 3 位碳原子为手性碳，优映体（Eutomer）为 *R* 型，临床上使用外消旋体。

它为高度选择性的外周神经元和中枢神经系统内 5-HT$_3$ 受体拮抗剂，对 5-HT$_1$ 受体，5-HT$_2$ 受体，肾上腺素 α_1、α_2 和 β_1 受体，胆碱受体，GABA 受体，组胺 H$_1$ 和 H$_2$ 受体以及神经激肽 NK$_1$ 等均无拮抗作用。细胞毒性药物化疗引起小肠嗜铬细胞释放 5-HT，通过 5-HT$_3$ 受体引起迷走传入神经兴奋从而导致呕吐反射，而本品可阻断这一反射发生，临床上用于化疗和放射治疗引起的恶心呕吐，也用于预防和治疗手术后的恶心呕吐。

本品口服吸收迅速，口服生物利用度约为 60%，消除半衰期约 3h，血浆蛋白结合率为 75%，主要自肝脏代谢，代谢产物主要经尿（75%）排泄，50% 以内的本品以原型自尿排出。由于本品的高选择性作用，因而不具有经典镇吐药的副作用，如锥体外系反应、过度镇静等。常见副作用有头痛、腹部不适、腹泻、口干、发疹、便秘、短暂性无症状转氨酶增加等。

昂丹司琼为第一个上市的 5-HT$_3$ 受体拮抗剂类镇吐药，是近代生理、生化和药理研究上发现新药的成功典范。

盐酸托烷司琼 （Tropisetron Hydrochloride）

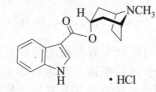

- 白色结晶；
- mp 201～202℃，其盐酸盐 mp 283～285℃（分解）；
- 本品在水、DMSO 和甲醇中溶解。

化学名为内型-8-甲基-8-氮杂双环[3.2.1]-3-辛基-1*H*-吲哚-3-羧酸酯 {*endo*-8-methyl-8-aza-bicyclo[3.2.1]oct-3-yl-1*H*-indol-3-carboxylate}。

本品作用于外周神经元以及中枢神经系统内 5-HT$_3$ 受体，能特异性地与之结合。止吐作用时间长，耐受性好，副作用小。口服托烷司琼优于肌内注射，提示本品可直接在肠道起作用，也可由肠道吸收后通过血循环产生作用。止吐作用除了 5-HT$_3$ 受体机制外，可能还与激动 5-HT$_4$ 受体有关。本品口服吸收迅速，3h 达血药峰值，消除半衰期为 7～10h。本品代谢主要为吲哚环上 5、6 和 7 位的羟化，再进一步形成葡萄糖醛酸和硫酸的结合产物，然后经尿或胆汁排泄（代谢物经尿和粪排出的比例为 5∶1）。本品代谢与 CYP2D6 相关，代谢物对 5-HT$_3$ 受体的作用极弱，不呈现药理作用。本品广泛应用于预防放化疗引起的恶心呕吐。常见不良反应是头晕和疲劳。

盐酸帕洛诺司琼 （Palonosetron Hydrochloride）

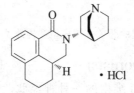

- 白色或类白色结晶性粉末；
- mp 296～297 ℃，$[\alpha]_D = -98.9°$（$c=0.53$，H$_2$O）；
- 本品易溶于水，溶于丙二醇，微溶于乙醇和异丙醇。

化学名为 （3*aS*）-2-[（3*S*）-1-氮杂双环[2,2,2]辛烷-3-基]-2,3,3*a*,4,5,6-六氢-1*H*-苯并[*de*]异喹啉-1-酮盐酸盐 {（3*aS*）-2-[（3*S*）-1-azabicyclo[2,2,2]oct-3-yl]-2,3,3*a*,4,5,6-hexahydro-1*H*-benzo[*de*]isoquinolin -1-one hydrochloride}。

帕洛诺司琼作为第二代 5-HT$_3$ 受体拮抗剂，其化学结构与第一代 5-HT$_3$ 受体拮抗剂不同，由一个稠合的三环酰胺结构与奎宁环相连；其与 5-HT$_3$ 受体的结合力是第一代 5-HT$_3$ 受体拮抗剂的 30～100 倍；半衰期也较第一代 5-HT$_3$ 受体拮抗剂明显延长，约为 40h。帕洛诺司琼的高度亲和力以及较长的滞留时间，比第一代 5-HT$_3$ 受体拮抗剂有更好的疗效，具有用量小、疗效高等特点。用于治疗化疗引起的急性期恶心、呕吐。因持续时间更长，可用于预防迟发性化疗所致恶心、呕吐。

本品在体内通过肾排泄和多种 CYP 酶参与的代谢两种途径进行消除。本品与临床药物相互作用的可能性很低，能安全地与皮质类固醇类、镇痛药、解痉药和抗胆碱药物一起使用。本品引起不良反应的发生率及严重程度与昂丹司琼或多拉司琼相似。

本品分子结构有两个手性中心，因此有 4 个异构体，分别为 (R,S)、(R,R)、(S,S) 和 (S,R) 型异构体，其中帕洛诺司琼为 (S,S) 构型。以 1,2,3,4-四氢-1-萘甲酸为起始原料，用盐酸奎宁拆分出 (−)-1S-1,2,3,4-四氢-1-萘甲酸，经酰氯化，对 1-氮杂-3S-双环 [2,2,2] 辛胺进行酰化生成酰胺，再以 LiAlH₄ 或 NaBH₄ 还原酰胺成仲胺，加入三光气 [双(三氯甲基)碳酸酯] 进行环合，最后成盐制得盐酸帕洛诺司琼。

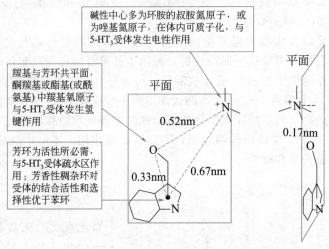

虽然 5-HT₃ 受体拮抗剂有着不同的结构类型，但它们有着共同的药效基团，其基本单元是：一个芳环、一个碱性中心和一个羰基。其中羰基与芳环处于同一平面，而碱性中心高于该平面 0.17nm（见图 12-9）。总结该药效基团模型，对设计新的 5-HT₃ 受体拮抗剂分子具有指导作用。

碱性中心多为环胺的叔胺氮原子，或为唑基氮原子，在体内可质子化，与 5-HT₃ 受体发生电性作用

羰基与芳环共平面，酮羰基或酯基(或酰氨基)中羰基氧原子与 5-HT₃ 受体发生氢键作用

芳环为活性所必需，与 5-HT₃ 受体疏水区作用；芳香性稠杂环对受体的结合活性和选择性优于苯环

图 12-9　5-HT₃ 受体拮抗剂的药效基团模型和构效关系

3. NK₁ 受体拮抗剂 (NK₁ Receptor Antagonists)

P 物质（Substance P, SP）为广泛分布于神经纤维内的一种神经肽，是由 11 个氨基酸组成的多肽，为重要的神经递质之一，与神经激肽（Neurokinin, NK）同属于速激肽（Tachykinins）家族，而速激肽受体有 NK₁、NK₂ 和 NK₃，其中 P 物质与 NK₁ 受体的选择性和亲和力最强，因而 NK₁ 受体也称为 SP 受体。P 物质和 P 物质免疫反应样物质存在于嗜铬细胞、迷走神经、孤束核、最后区等化疗呕吐的关键部位，当接受外来刺激后 P 物质可在中枢端和外周端末梢释放，与 NK₁ 受体结合发挥生理作用，参与感觉、运动和情绪等的调节。P 物质与 NK₁ 受体结合可产生致吐作用，而选择性 NK₁ 受体拮抗剂则能抑制其致吐，同时 NK₁ 受体拮抗剂还具有抗抑郁和抗焦虑等作用。NK₁ 受体成为新药开发的新靶标。2003 年阿瑞匹坦（Aprepitant）的上市，标志着新一代化疗镇吐药 NK₁ 受体拮抗剂正式进入临床应用，继而不断有新的 NK₁ 受体拮抗剂类药物被开发，如罗拉匹坦（Rolapitant）、卡索匹坦（Casopitant）、马罗匹坦

（Maropitant）、贝非匹坦（Befetupitant）、奈妥匹坦（Netupitant）和维替匹坦（Vestipitant）等。

罗拉匹坦

卡索匹坦

马罗匹坦

贝非匹坦

奈妥匹坦

维替匹坦

阿瑞匹坦 （Aprepitant）

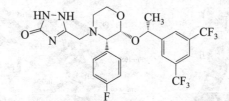

◆ 白色或微白色晶体；
◆ mp 244～246℃；
◆ 不溶于水，微溶于乙腈，可溶于乙醇。

化学名为 5-[[(2R,3S)-2-[(R)-1-[3,5-二(三氟甲基)苯基]乙氧基]-3-(4-氟苯基)吗啉基]甲基]-1H-1,2,4-三氮唑-3(2H)-酮 {5-[[(2R,3S)-2-[(R)-1-[3,5-bis(trifluoromethyl)phenyl]ethoxy]-3-(4-fluoro-phenyl)morpholino]methyl]-1H-1,2,4-triazol-3(2H)-one}。

阿瑞匹坦通过与 NK$_1$ 受体（主要存在于中枢神经系统及其外围）的结合来阻滞 P 物质的作用，具有选择性和高亲和性（IC$_{50}$ 值为 0.1nmol/L），而对 NK$_2$ 和 NK$_3$ 受体亲和性很低。

本品口服后约 4h 达到血药浓度峰值，平均绝对生物利用度 60%～65%，血浆蛋白结合率为 95%，可透过血脑屏障，与大脑中的 NK$_1$ 受体结合。半衰期为 9～13h，在体内可广泛代谢，主要经 CPY3A4，少部分经 CPY1A2 和 CPY2C9 代谢，分子代谢部位主要在吗啉环和侧链，中间代谢产物均无药理活性。对延迟性呕吐效果也很好。临床上与 5-HT$_3$ 受体拮抗剂、地塞米松联用，作为三联药物预防急性或迟发性化疗诱发的恶心和呕吐，对术后恶心和呕吐也非常有效。本品的不良反应大多是轻微或中等强度的，有厌食、虚弱、疲劳、便秘、腹泻和恶心呕吐等。

阿瑞匹坦的水溶性很小，将其磷酰化则生成前药福沙匹坦（Fosaprepitant），临床上使用水溶性的福沙匹坦二甲葡胺盐（Fosaprepitant Dimeglumine）注射液，经口服给药福沙匹坦迅速发生磷酰基的水解而释放出原药。

福沙匹坦克服了阿瑞匹坦只能口服的缺点，适用于严重呕吐患者和与化疗药物联合用药。

福沙匹坦二甲葡胺盐

$\xrightarrow{H_2O}$

阿瑞匹坦

为了更好地理解抑制剂分子识别和选择性的结构基础，对人类 NK_1 受体蛋白与特异性拮抗剂 L760735（$IC_{50}=0.19nmol/L$）复合物的晶体结构进行了解析。L760735 的结构［图 12-10(a)］与药物阿瑞吡坦高度相似，仅三氮唑取代基有所不同。晶体结构揭示了受体的结合口袋［图 12-10(b)］，抑制剂处于 GPCR7 次跨膜结构第二细胞外环（the Second Extracellular Loop，ECL2)［图 12-10(c)］。分析结构模型［图 12-10(d)］中拮抗剂与受体氨基酸残基的相互作用特征，可为进一步合理设计新的抑制剂奠定结构基础。

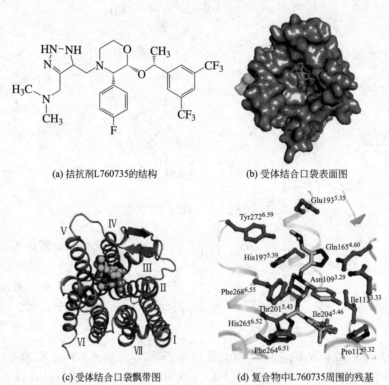

(a) 拮抗剂L760735的结构   (b) 受体结合口袋表面图

(c) 受体结合口袋飘带图   (d) 复合物中L760735周围的残基

图 12-10　L760735 及其与人类 NK_1 受体复合物的相互作用模型

选读文献

［1］ Monczor F，Fernandez N. Current knowledge and perspectives on histamine H_1 and H_2 receptor pharmacology：Functional selectivity，receptor crosstalk，and repositioning of classic histaminergic ligands. *Mol. Pharmacol*.，2016，90：640～648.

［2］ Ganellin C R. "Development of anti-ulcer H_2-receptor histamine antagonists"，In："Analogue-based Drug Discovery"，Ed by Fischer F and Ganelling C R，Weinheim：Wiley-VCH，2006，115～136.

［3］ Rawla P，Sunkara T，Ofosu A，Gaduputi V. Potassium-competitive acid blockers—are they the next generation of proton pump inhibitors? *World J. Gastrointest Pharmacol. Ther*.，2018，13；9 (7)：63～68.

［4］ Sanger G J，Translating 5-HT$_4$ receptor pharmacology. *Neurogastroenterol Motil*.，2009，21，1235～1238.

［5］ Sanger J S and Andrews P L R. A history of drug discovery for treatment of nausea and vomiting and the implications for future research. *Front. Pharmacol*.，2018，9 (913)：1～35.

［6］ 祝丽萍，黄莉，江相清，叶德泳. 5-HT$_3$ 受体及其药物进展. //彭司勋主编，药物化学进展4，北京：化学工业出版社，2005.

（复旦大学药学院　叶德泳）

第十三章

降血糖药和骨质疏松治疗药

（Hypoglycemic Drugs and Drugs Used to Treat Osteoporosis）

糖尿病是一种由于胰岛素分泌缺陷和/或胰岛素作用减低以及细胞功能障碍所致的以高血糖为特征的代谢性疾病。这种系统代谢性疾病引起的并发症几乎累及机体各个组织，糖尿病患者中骨质疏松的发生较普遍并且随着病程延长而加重。骨质疏松由多种因素所致，其基本病理机理是骨代谢过程中骨吸收和骨形成的偶联出现缺陷，导致体内钙磷代谢失衡，骨密度逐渐减少而引起的症状。本章将降血糖药和骨质疏松治疗药放在一起介绍。

第一节　降血糖药

(Hypoglycemic Drugs)

糖尿病是由于人体对碳水化合物、蛋白质和脂肪代谢出现障碍性所致，其发病率高，危害性较大。现分为两大类：胰岛素依赖型（Insulin-Dependent Diabetes Mellitus，IDDM，即Ⅰ型糖尿病）和非胰岛素依赖型（Noninsulin-Dependent Diabetes Mellitus，NIDDM，即Ⅱ型糖尿病）。胰岛素依赖型患者的体内胰岛素细胞受损，致使血浆中的胰岛素水平远低于正常值。该类疾病主要用胰岛素及其类似物的制剂进行治疗。而非胰岛素依赖型患者的体内胰岛素分泌障碍较轻，血浆中胰岛素水平正常或稍低，机体内靶组织对胰岛素的反应不敏感，因胰岛素量的相对不足，导致高血糖症状。非胰岛素依赖型患者约占患者总数的90％，治疗使用的主要药物是胰岛素分泌促进剂、胰岛素增敏剂和 α-葡萄糖苷酶抑制剂。除主要采用注射方式给药的胰岛素外，其他用于Ⅱ型糖尿病的各类药物，均可口服，故又称为口服降糖药。

一、胰岛素及其类似物 (Insulin and Its Analogs)

胰岛素是一种由胰岛细胞分泌的肽类激素。1925 年，加拿大科学家 Banting 和 Best 从狗胰腺中提取得到胰岛素并发现其降血糖作用，其粗提物用于糖尿病患者的治疗获得成功。由此开始了糖尿病的药物治疗，胰岛素成了糖尿病患者控制血糖的主要用药。之后胰岛素被纯化结晶。1958 年，Sanger 确定了牛胰岛素的一级结构；1969 年，Hodgkin 确定了它的三级结构；1965 年，我国科学家完成了结晶牛胰岛素的全合成；1977 年，Boyer 等实现了基因工程合成人胰岛素。20 世纪 80 年代之前，临床一直使用猪或牛胰岛素治疗糖尿病。近年来，采用基因工程方法制备的人胰岛素已成为胰岛素生产的重要手段。

胰岛素属多肽类激素，分子较大，一般认为它不易进入靶细胞而只作用于膜受体。胰岛素受体是一种存在于各种细胞膜上的跨膜受体，它的基本化学结构是由 α、β 亚基组成的二聚体，杂二聚体进一步聚合产生杂四聚体 $\alpha_2\beta_2$，四个亚基用二硫键形成对称的具有 α-S—S-β 构型的复合物。α 亚基由 719 个或 713 个氨基酸组成。当 α 亚基在细胞外时，它的富半胱氨酸区域可与胰岛素结合。β 亚基由 620 个氨基酸组成，此亚基中的 194 个氨基酸在细胞外与 α 亚基连接，23 个氨基酸固定在膜上，403 个氨基酸在胞浆内。其胞内部分含酪氨酸蛋白激酶，所以胰岛素受体是酪氨酸激酶家族中的一员，在功能上是一种经典的变构酶，具有调节亚基（α 亚基）和催化亚基（β 亚基）的功能。胰岛素与 α 亚基结合后受体结构改变，引起 β 亚基内多个酪氨酸分子快速自身磷酸化，β 亚基的酪氨酸激酶被激活，并相继续激活一系列激酶级联反应和信号转导通路。最终引起葡萄糖转运系统（Glucose Transporters，GLUT）从细胞内转运到浆膜上，从而易于葡萄糖的吸收和分解。

胰岛素（Insulin）

A 链
H-Gly-Ile-Val-Glu-Gln-N ··· Thr-Ser-Ile-N ··· Ser-Leu-Tyr-Gln-Leu-Glu-Asn-Tyr-N ··· Asn-OH

B 链
His-Leu-N ··· Gly-Ser-His-Leu-Val-Glu-Ala-Leu-Tyr-Leu-Val-N ··· Gly-Glu-Arg-Gly-Phe
Gln-Asn-Val-Phe-H
HO-Thr-Lys-Pro-Thr-Tyr-Phe

人胰岛素的化学结构由 51 个氨基酸组成，分成两个肽链：A 链含 21 个氨基酸；B 链含 30 个氨基酸。两链的 A7 和 B7、A20 和 B19 以两个半胱氨酸的二硫键连接。此外，A6 和 A11 也以两个半胱氨酸的二硫键连接成环。分子量为 5807.69，药品中每毫克不少于 27.5 单位。胰岛素分子的三维结构排列已由 X 射线衍射结晶分析法确证。在中性 pH 条件下，胰岛素结晶由六个胰岛素分子组成三个二聚体。这三个二聚体与两个锌原子都结合在 B 链 10 位组氨酸咪唑环的 N 上，所以可以推测，胰岛素在 β 细胞中以六聚物颗粒形式存在，但生物活性形式是胰岛素单体。

本品为白色或类白色的结晶粉末，直径通常在 $10\mu m$ 以下。当它与氯化锌共存时，形成胰岛素锌结晶，结晶随 pH 变化得到不同的晶型。pH=5.8～6.2 时，所得结晶为六面体或斜六面体；pH=5.2 时为楔型、双晶或哑铃型；若 pH 在 6.2 以上时为斜六面体。本品在水、乙醇、氯仿或乙醚中几乎不溶，在矿酸或氢氧化碱溶液中易溶。具有典型的蛋白质性质。等电点 pI=5.1～5.3，在微酸性（pH=2.5～3.5）中稳定，在碱性溶液中及遇热不稳定。mp 233℃（分解）。比旋度为（-64±8）°（$c=2$，0.03mol/L NaOH）。

胰岛素是由胰脏 β 细胞受内源或外源性物质如葡萄糖、乳糖、核糖、精氨酸、胰高血糖素（Glucogon）等刺激而分泌的一种蛋白质激素。它在体内起调节糖代谢作用，可增加葡萄糖的利用，加速葡萄糖的酵解和氧化，促进糖原的合成和贮存，并能促进葡萄糖转变为脂肪，抑制糖异生和糖原分解，从而降低血糖。此外，还能促进脂肪合成并抑制其分解，因而，胰岛素是治疗 I 型糖尿病的有效药物。

不同种物种（人、牛、羊、猪等）的胰岛素分子中的氨基酸种类稍有差异，其中以猪胰岛素与人胰岛素最为相似，仅 B 链 C 末端（B30）一个氨基酸的差别。猪胰岛素为丙氨酸（Ala），人胰岛素为苏氨酸（Thr），而牛胰岛素有 3 个氨基酸不同，见表 13-1。

表 13-1　动物和人胰岛素的结构差异

来源	A 链		B 链
	8 位	10 位	30 位
人	Thr	Ile	Thr
猪	Thr	Ile	Ala
牛	Ala	Val	Ala

目前用基因工程方法制备人胰岛素，现成为生产胰岛素的重要手段。

此外还有一些胰岛素的类似物，通常是将普通胰岛素的某个氨基酸进行更换，或增加一些氨基酸。天然胰岛素 C 末端 B26～B30 的氨基酸与其受体的结合不起关键性作用，但对它的修饰可改变其聚合的倾向。这些胰岛素类似物，都使用基因重组技术得到。其作用相似，但吸收速率有变化，可适用于特殊的患者。胰岛素及上市的主要类似物的化学结构和作用特点见表 13-2。

表 13-2　胰岛素及类似物的化学结构特点和作用特点

药物名	化学结构特点	作用特点
普通胰岛素（Regular Insulin）	未作特别处理的动物或人胰岛素，注射后形成六聚体，解聚后产生作用	短效、皮下注射，且可静脉注射
门冬胰岛素（Insulin Aspart）	B28 脯氨酸换为门冬氨酸，注射后形成六聚体的倾向减少	起效快，作用时间短
赖脯胰岛素（Insulin Lispro）	将人胰岛素的 B28 脯氨酸和 B29 赖氨酸的顺序进行交换	超短效，吸收较人胰岛素快 3 倍
甘精胰岛素（Insulin Glagine）	将人胰岛素的 A21 门冬氨酸换成甘氨酸，B30 苏氨酸后加两个精氨酸	可一日一次的超长效制剂

二、胰岛素分泌促进剂　(Promoters to Insulin Secretion)

胰岛素分泌促进剂可促进胰岛分泌胰岛素，原特指磺酰脲类降糖药，后发现一些结构类似于磺酰脲，但并无磺酰脲结构的药物也具有相应的作用，这些药物被称为非磺酰脲类降糖药。

1. 磺酰脲类降糖药

20 世纪 40 年代，法国药理学家 Marcel Janbon 在研究磺酰胺类抗菌药物时，发现磺酰脲化合物会使动物产生低血糖的反应，其中氨磺丁脲（Carbutamide）可诱导动物的血糖迅速降低。在糖尿病患者身体上进一步试验发现，氨磺丁脲可降低他们的血糖水平，从而诱发了不同程度的低血糖。之后，发现这类化合物可与胰岛 β 细胞表面的磺酰脲受体相结合，刺激胰腺分泌胰岛素。

氨磺丁脲　　　　　　　　甲苯磺丁脲　　　　　　　　氯磺丙脲

通过对氨磺丁脲的这一作用进行较深入的研究，合成了成千上万个磺酰脲类化合物，约有 10 多个开发成为口服磺酰脲类降血糖药。该类药物的研究进展可以划分成三代。

20 世纪 50 年代开发的第一代磺酰脲类降血糖药，其代表药物是甲苯磺丁脲（Tolbutamide）、氯磺丙脲（Chlorpropamide），但它们与受体的亲和力小，服药剂量大，作用时间过长，药物相互作用较多，存在严重而持久的低血糖反应等。

第二代磺酰脲类降血糖药为 20 世纪 70 年代上市的格列本脲（Glibenclamide）、格列吡嗪（Glipizide）、格列齐特（Gliclazide）和格列喹酮（Gliquidone）等。与第一代磺酰脲类降血糖药相比较，第二代药物对受体的亲和力高，脂溶性及细胞通透性提高，给药剂量减少，药物相互作用较少；但也引起体重增加，低血糖反应发生率仍较高。

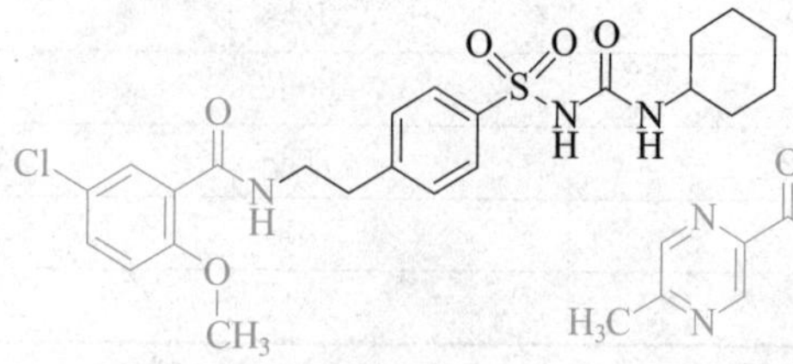

格列本脲 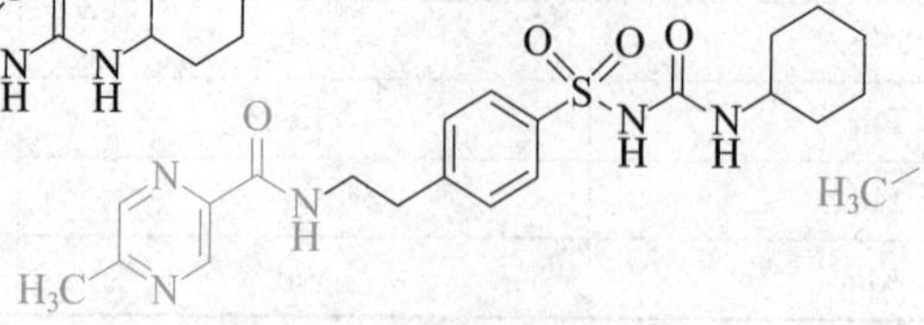　　　　　　　　　格列吡嗪 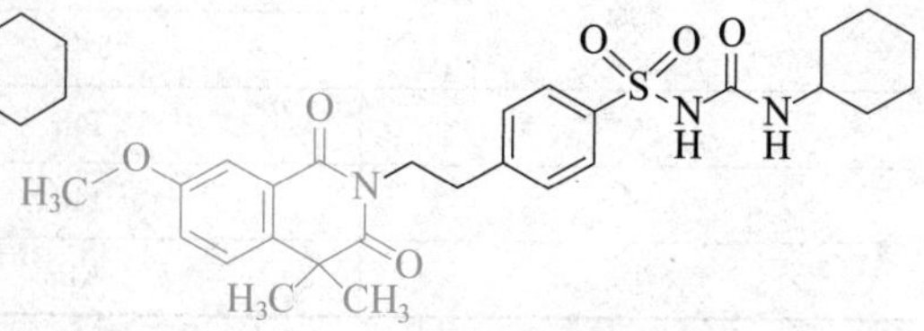　　　　　　　　　格列喹酮

1996 年上市的格列美脲（Glimepiride）为第三代磺酰脲类降血糖药，其对磺酰脲受体亲和力更高，与受体结合速率比第二代磺酰脲类快 3 倍，解离速率快 8 倍，降血糖活性更强，给药剂量更小。与第二代磺酰脲类相比，可有效改善胰岛素抗性。

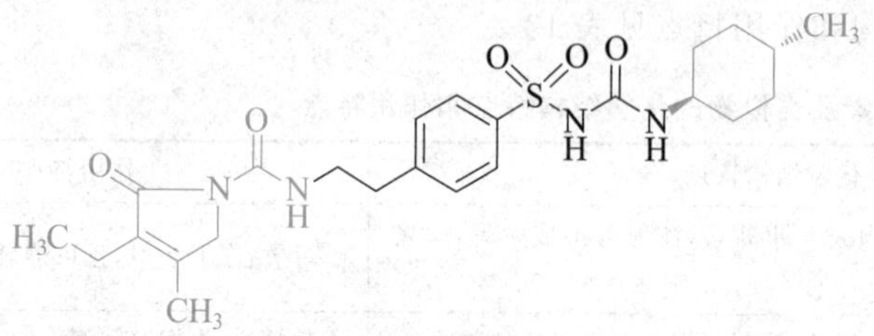

格列美脲 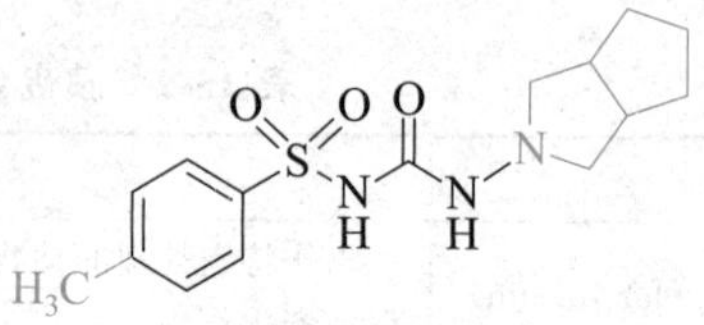　　　　　　　　　　　　格列齐特

磺酰脲类降血糖药物的促胰岛素分泌机制是这类药物先与胰岛 β 细胞表面的受体相结合，然后与胰岛 β 细胞表面的 ATP 敏感钾通道偶联，通过降低 K^+ 的通透性使胰岛 β 细胞的细胞膜去极化，促使胰岛分泌胰岛素，产生降血糖作用。

磺酰脲受体在胰岛 β 细胞膜外侧，可与磺酰脲类药物产生特异性结合。目前已发现两类磺酰脲受体：SUR1 和 SUR2。SUR2 受体又分为 SUR2A 和 SUR2B 两种亚型。已发现 SUR1 受体存在于胰岛细胞中，而 SUR2A 存在于心脏细胞和骨骼肌细胞中，SUR2B 则存在于平滑肌细胞中。磺酰脲类降血糖药与 SUR1 受体比 SUR2 结合力高，心脏风险小。SUR 和内向整流钾离子通道（Inward Rectifier K^+ Channel，Kir 6.2）共同组成了 ATP 敏感的 K^+ 通道（K_{ATP}）。磺酰脲类降血糖药与磺酰脲受体结合后，胰岛 β 细胞膜上 K_{ATP} 通道闭合，使 K^+ 外流受限，胞内 K^+ 浓度升高，细胞膜去极化，从而使细胞膜上 L 型电压依赖的 Ca^{2+} 通道开放，胞外的 Ca^{2+} 进入胰岛 β 细胞，细胞内 Ca^{2+} 浓度上升，促使胰岛素的小囊泡由胰岛 β 细胞骨架向细胞表面运动，并向细胞外释放胰岛素。此时，胞质内升高的 Ca^{2+} 水平活化了另一种 K^+ 通道——Ca^{2+} 依赖的 K^+ 通道，它的开放，导致了膜电位复极化，再次关闭细胞膜上 L 型电压依赖的 Ca^{2+} 通道，为下次胰岛素的分泌做准备。研究还发现，SUR1 基因多态性与 Ⅱ 型糖尿病密切相关。

构效关系研究表明，磺酰脲类降血糖药结构（图 13-1）中的磺酰脲基团为酸性基团，这对促胰岛素活性是必需的，在酸性基团上连接悬挂亲脂性基团（Pendant Lipophilic Group）取代基，可大大增强与 SUR1 受体的亲和力，并且提高对 SUR1 受体相对于 SUR2A 和 SUR2B 亚型的选择性。在早期的磺酰脲类化合物中，酸性基团的取代基一般是 N-丁基或 N-丙基，如甲苯磺丁脲、氯磺丙脲，而后期的化合物连接酸性基团的取代基多为环烷基。磺酰基团通常与苯环相连，对位常有取代基，在第一代磺酰脲类化合物中，对位取代基为小的基团，如甲基、乙酰基、卤素；在第二代磺酰脲类药物中引入酰氨基连接臂，连接

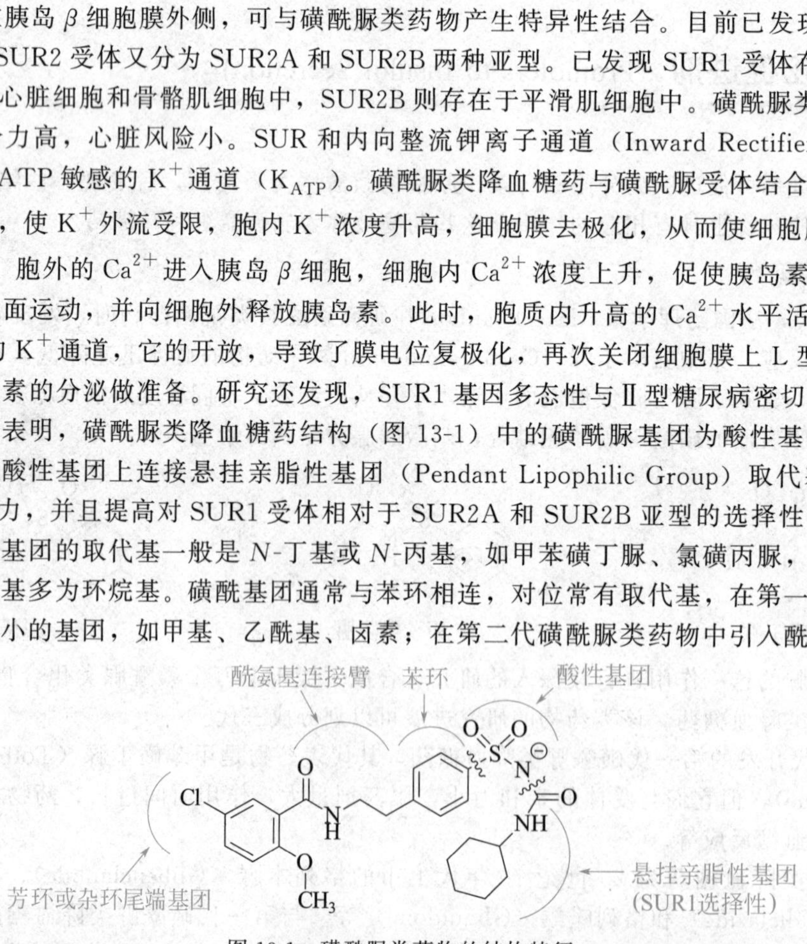

图 13-1　磺酰脲类药物的结构特征

尾端芳环或杂环等更大的基团，大大增强了第二代磺酰脲类药物的效力。在酰氨基连接臂中，是包括酰胺的羰基碳和氮原子在内的四原子链，格列齐特、格列本脲和格列美脲都有类似的排布。

磺酰脲类药物对血糖的影响是诸因素和依赖于治疗时程的联合作用的结果。在治疗初期，它能刺激胰岛素分泌，导致循环中的胰岛素水平升高，从而改善高血糖症。在治疗后期，它通过提高靶细胞对胰岛素的敏感性而维持其降血糖作用。

磺酰脲类降血糖药是一种弱酸，pK_a 约 5.0，与其他弱酸性药物一样，蛋白质结合力强，因此，可与其他弱酸性药物竞争血浆蛋白的结合部位，导致后者游离药物浓度的提高。例如甲苯磺丁脲与双香豆素药物合用，可延长后者的抗凝血时间，甚至导致出血。在临床联合用药时，应注意这种药物间的相互作用。

格列吡嗪 (Glipizide)

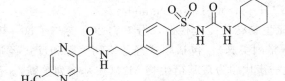

♦ 白色或类白色结晶性粉末；无臭，几乎无味；
♦ mp 203～206℃；
♦ 不溶于水，略溶于乙醚和氯仿。

化学名为 N-[4-[N-(环己基氨甲酰基)氨磺酰基]苯乙基]-5-甲基吡嗪-2-甲酰胺 {N-[4-[N-(cyclohexylcarbamoyl)sulfamoyl]phenethyl]-5-methylpyrazine-2-carboxamide}。

本品系第二代磺酰脲类口服降糖药，主要作用于胰岛细胞，促进内源性胰岛素分泌；抑制肝糖原分解并促进肌肉利用葡萄糖。此外，还可能改变胰岛素靶组织对胰岛素的敏感性，增强胰岛素的作用。用于非胰岛素依赖性糖尿病。

本品在体内代谢为环己烷上的氧化和吡嗪环的裂解，代谢产物均无活性。

格列吡嗪的合成从 5-甲基吡嗪甲酰胺出发，与 4-氨乙基苯磺酰胺缩合。得到的磺胺衍生物与环己基异氰酸酯按照常规的方法，反应制得格列吡嗪。合成路线如下：

格列美脲 (Glimepiride)

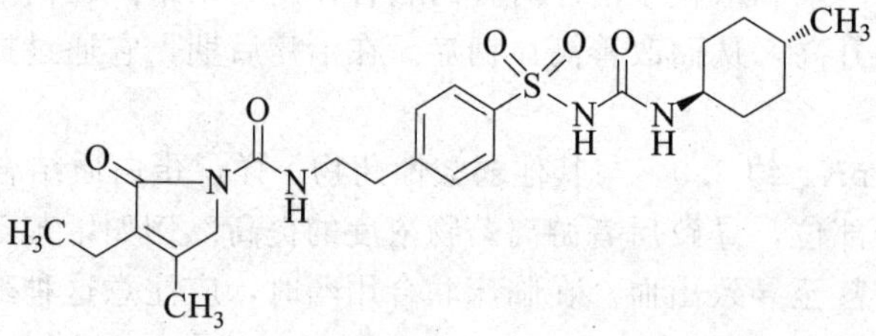

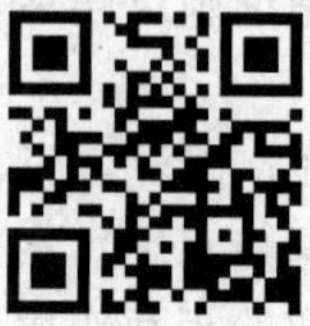

- 白色或类白色结晶性粉末；
- mp 207℃，$pK_a = 4.32$，$\log P = 3.5$；
- 几乎不溶于水，可溶于二甲基甲酰胺，微溶于二氯甲烷，极微溶于甲醇。

化学名称为 3-乙基-4-甲基-N-[4-[N-[(1R,4R)-4-甲基环己基氨甲酰基]氨磺酰基]苯乙基]-2-氧-2,5-二氢-1H-吡咯烷-1-甲酰胺｛3-ethyl-4-methyl-N-[4-[N-[(1R,4R)-4-methylcyclohexylcarbamoyl]sulfamoyl]phenethyl]-2-oxo-2,5-dihydro-1H-pyrrole-1-carboxamide｝。

格列美脲口服或注射后通过氧化生物转化完全代谢，肝 CYP2C9 参与了这一生物转化过程。主要活性代谢物是羟甲基衍生物 M1（羟基格列美脲），包括顺式羟基格列美脲和反式羟基格列美脲。在一种或几种细胞色素 P450 酶催化下 M1 进一步代谢为羧基衍生物 M2（羧基格列美脲）。代谢物 M1 仍有母药活性的三分之一。

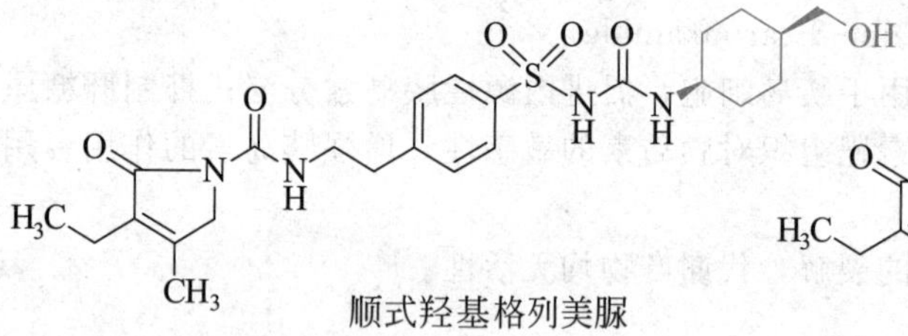

顺式羟基格列美脲 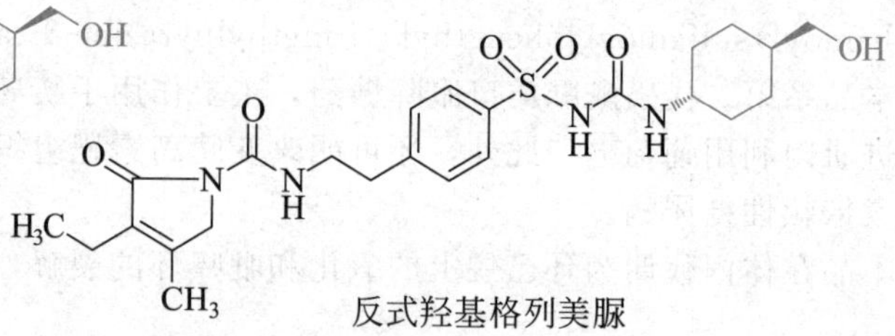　　　　　　反式羟基格列美脲

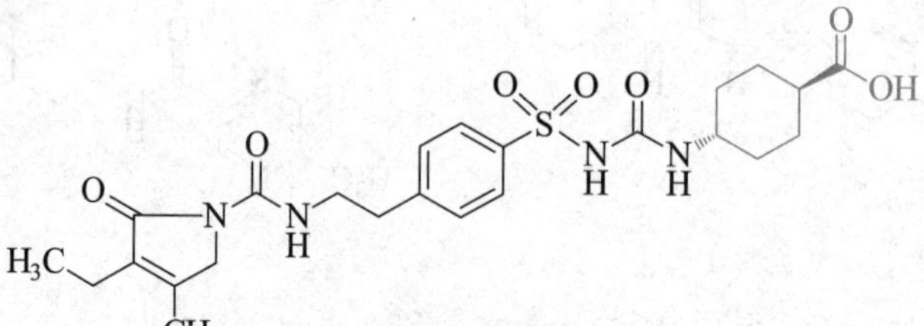

羧基格列美脲

格列美脲的合成以乙酰乙酸乙酯为起始原料，依次经乙基化、氰醇化、还原、水解、环合，得到 3-乙基-4-甲基-3-吡咯啉-2-酮，再与 2-苯基乙基异氰酸酯缩合，得到 3-乙基-4-甲基-2-氧代-N-(2-苯基乙基)-3-吡咯啉-1-甲酰胺，然后磺化、胺化，得到磺酰胺前体，最后与 4-甲基环己基异氰酸酯缩合得到目标分子格列美脲。

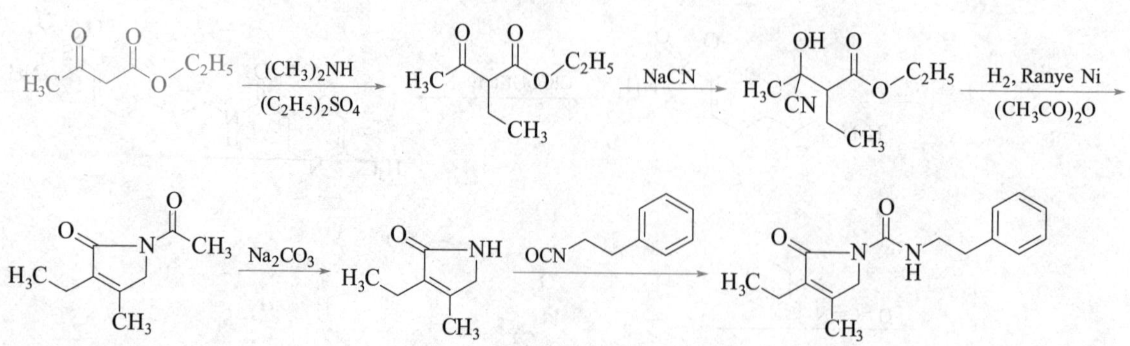

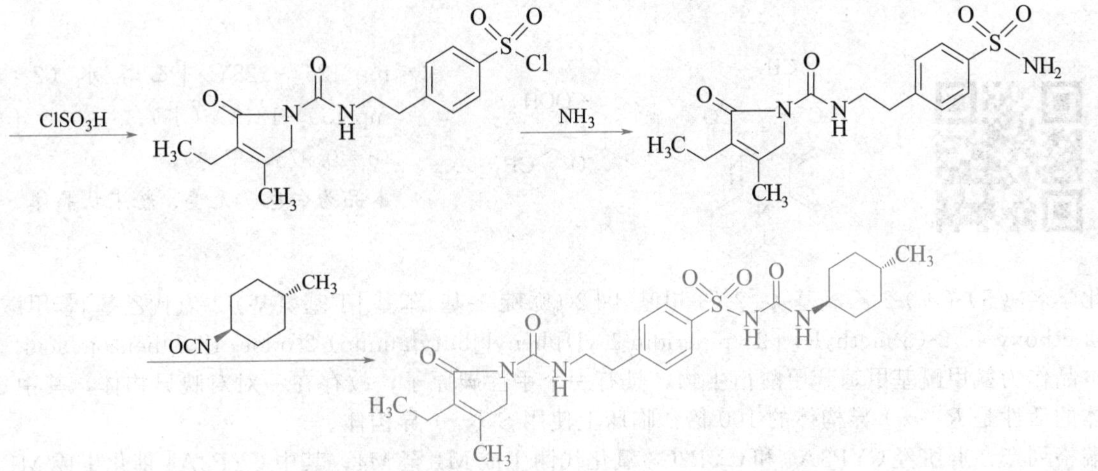

格列美脲用于治疗节制饮食和从事运动而未能控制的 II 型糖尿病，它是第一个可与胰岛素同时使用的磺酰脲类药物。由于该药与受体的作用时间较短，使胰岛素分泌时间缩短，因此具有较强的节省胰岛素的作用，在一定程度上可克服胰岛细胞的继发性衰竭。格列美脲具有高效、长效、用量少、副作用小等优点，它是目前临床评价最优的磺酰脲类降血糖药。

2. 非磺酰脲类降糖药

用电子等排体取代磺酰胺脲结构的研究，促成了非磺酰脲类的类似药物发现，这类药物和磺酰脲类药物的化学结构虽然不同，但有相似的作用机制，通过阻断胰岛 β 细胞上对 ATP 敏感的钾通道，引起钙通道开放，钙离子内流，使胞浆内钙离子浓度升高，从而刺激胰岛素分泌。与磺酰脲类不同的是，该类药物在胰岛 β 细胞中另有其亲和力和结合位点。

在研究格列本脲的活性片段时用电子等排体羧酸部分替换磺酰脲部分，得到美格列奈（Meglinide），发现其可通过阻断 K_{ATP} 通道，增强胰岛素分泌并且能够降低血糖。这就导致发现了一类非磺酰脲类降血糖药。美格列奈的类似物包括瑞格列奈（Repaglinide）和那格列奈（Nateglinide），它们通过阻断胰岛 β 细胞上 K_{ATP} 通道，引起钙通道开放，钙离子内流，使胞浆内钙离子浓度升高，从而刺激胰岛素分泌。构效关系研究表明，与磺酰脲类降血糖药一样，它们也含有对促胰岛素分泌活性有利的羧酸部分，羧酸部分均与一个苯环相连。非磺酰脲类也具有与 SUR1 受体结合的悬挂亲脂性基团，苯甲酸衍生物瑞格列奈的类似基团是乙氧基，其可占据受体类似的结合部位，而苯丙氨酸衍生物那格列奈含与羧基相邻的手性中心，其中 R 构型对受体结合和生物活性有利。

瑞格列奈和那格列奈与磺酰脲类降血糖药的不同之处在于很少诱发低血糖副作用。给药后，它们很快从胃肠道吸收，经肝脏代谢酶如 CYP2C9 和 CYP3A4 代谢后快速消除。另外，它们呈现胰岛素依赖模式起效，并且与受体的解离速率更快，以便更迅速地再次活化 Ca^{2+} 依赖的 K^+ 通道。由于它们是短效促胰岛素分泌剂，须每次餐前给药，使之更符合胰岛素分泌的生理模式，同时也减少了因误餐引起的低血糖反应。

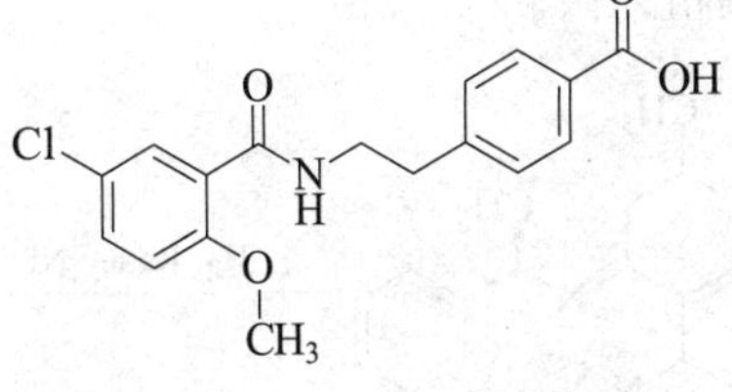

| 美格列奈 | 瑞格列奈 | 那格列奈 |

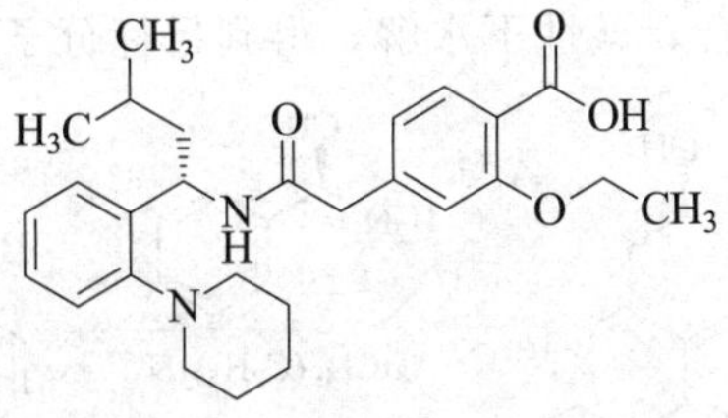

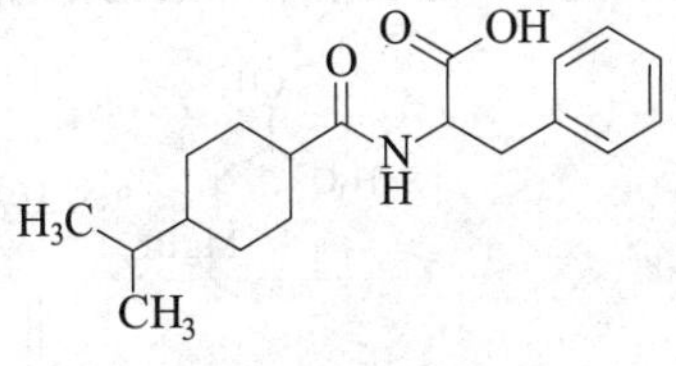

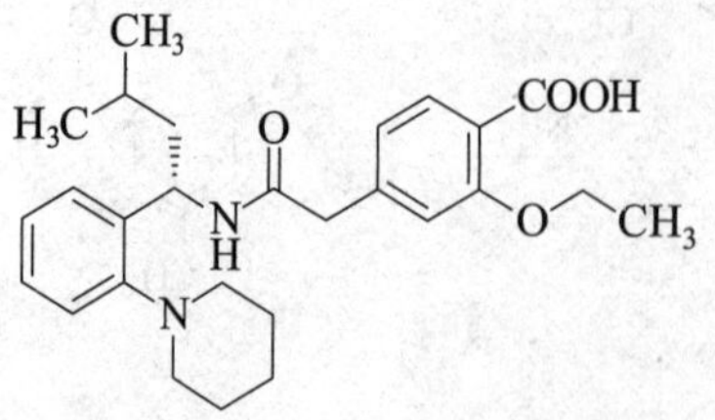

◆ mp 126～128℃ ［乙醇/水（2:1）］；
 mp 130～131℃（水）；$[\alpha]_D^{20}=+6.97°$
 （$c=0.975$，甲醇）；
◆ 本品为白色、无嗅、粉末状晶体。

化学名 （S）-（+）-2-乙氧基-4-[2-(3-甲基-1-[2-(哌啶-1-基)苯基]丁基氨基)-2-氧代乙基]苯甲酸 {(S)-(+)-2-ethoxy-4-[2-(3-methyl-1-[2-(piperidin-1-yl)phenyl]butylamino)-2-oxoe- thyl]benzoic acid}。

本品作为氨甲酰基甲基苯甲酸衍生物，具有一个手性碳原子，故存在一对对映异构体，其中 S-（+）-异构体的活性是 R-（−）-异构体的 100 倍，临床上使用 S-（+）-异构体。

瑞格列奈在肝脏经 CYP3A4 和 CYP2C8 氧化代谢生成 M1 至 M4，其中 CYP3A4 催化生成 M1 至 M3，CYP2C8 主要催化生成 M4。这些代谢物对瑞格列奈的降低血糖活性没有贡献，然后经胆汁排泄。

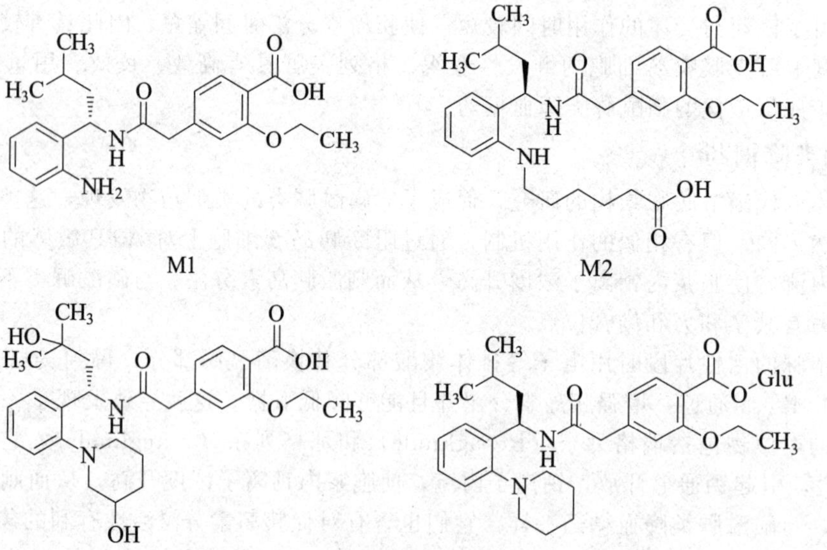

M1

M2

M3

M4

本品的作用机制与磺酰脲类降糖药类似，与胰岛 β 细胞膜上依赖 ATP 的钾离子通道的蛋白特异性结合，使钾离子通道关闭，钙离子通道开放，钙离子内流，从而促进胰岛素分泌。

瑞格列奈作为餐时血糖调节剂，在餐前 15min 服用，经胃肠道迅速吸收，起效快、血浆半衰期短，起效时间 30min，可持续时间不到 4h，因而发生低血糖的概率低。本品代谢在肝脏，通过 CYP3A4 氧化，代谢物无活性，主要通过肾脏排泄。

瑞格列奈的合成路线有 2 条。

一条路线采用 2-(1-哌啶基)苯甲腈作为原料，先与异丁基溴化镁发生格氏反应，再与 1-(S)-苯乙胺缩合形成亚胺，Raney 镍为催化剂催化氢化还原碳氮双键，再在钯碳和氢气中还原脱去氮上保护基团，与 4-(羧基甲基)-2-乙氧基苯甲酸乙酯缩合，碱性下水解，得到目标分子瑞格列奈。

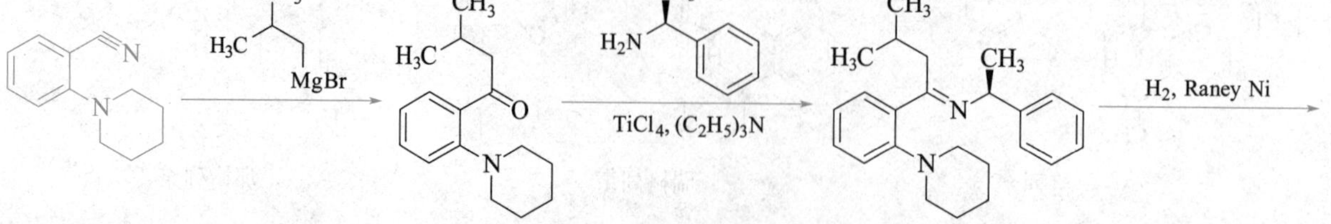

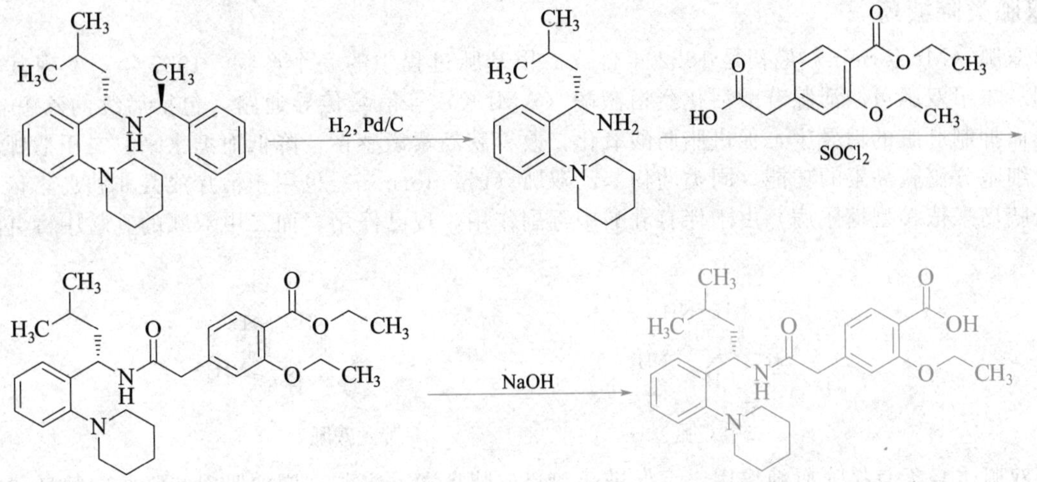

另一条路线改用邻氟苯甲醛作为原料，先与异丁基溴化镁发生格氏反应，再用次氯酸钠氧化为羰基，引入哌啶环，肟化，用硼氢化钠还原羟基亚氨基，拆分，之后采取与路线一相似的步骤，合成得到目标分子瑞格列奈。

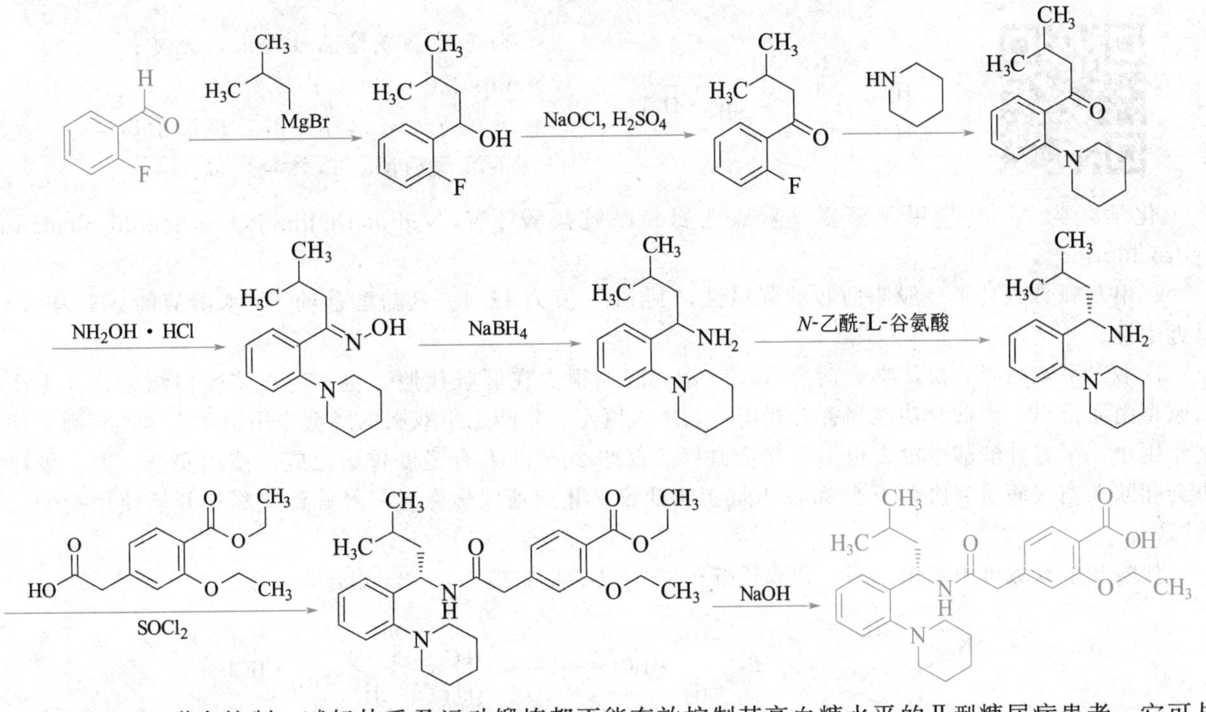

本品用于经膳食控制、减轻体重及运动锻炼都不能有效控制其高血糖水平的Ⅱ型糖尿病患者。它可与二甲双胍合用，两者合用产生的协同疗效比各自单独使用时更能有效控制血糖水平。

三、胰岛素增敏剂 (Insulin Enhancers)

近年来的研究表明，胰岛素抵抗在Ⅱ型糖尿病的发生、发展中起着极为重要的作用。胰岛素抵抗的主要原因是：胰岛素抗体与胰岛素结合后妨碍胰岛素的靶部位转运，高胰岛素血症使靶细胞上的胰岛素受体减少，酸中毒使机体对胰岛素的敏感性下降。因此，开发和使用能提高患者胰岛素敏感性的药物，改善胰岛素抵抗状态，对糖尿病的治疗有非常重要的意义。

胰岛素增敏剂按照化学结构可分为两类：双胍类和噻唑烷二酮类。

1. 双胍类降糖药

二甲双胍（Metformin）最初是 1922 年合成二甲基胍过程中的一个产物。1957 年，发现其具有降低血糖作用。二甲双胍可激活腺苷酸活化蛋白激酶（AMPK）等信号传导通路，包括后续的乙酰辅酶 A 羧化酶，继而抑制肝脏的糖异生，促进脂肪酸氧化，改善胰岛素敏感性，降低血糖水平。二甲双胍不具有促进胰岛 β 细胞分泌胰岛素的功能。同类药物苯乙双胍（Phenformin）也用于治疗成人非胰岛素依赖型糖尿病及部分胰岛素依赖型糖尿病，由于伴有乳酸中毒副作用，现已停用，而二甲双胍的乳酸中毒并发症发生率较小。

二甲双胍　　　　　　　　　　　　　　苯乙双胍

二甲双胍本身无直接降血糖作用，不促进胰腺释放胰岛素，主要靠增加肌肉和脂肪中胰岛素的作用来降低血糖。一般不发生低血糖的副作用。

盐酸二甲双胍 (Metformin Hydrochloride)

◆ 白色结晶或结晶性粉末，无臭；
◆ mp 220～225℃；
◆ 易溶于水，溶于甲醇，微溶于乙醇，不溶于丙酮、乙醚和氯仿。

化学名为 N, N-二甲基亚氨基双碳亚氨二酰胺盐酸 $[N, N$-dimethylimidodicarbonimi dicdiamide hydrochloride]。

二甲双胍具有高于一般脂肪胺的强碱性，其 pK_a 值为 12.4。其盐酸盐的 1% 水溶液的 pH 为 6.68，呈近中性。

盐酸二甲双胍吸收快，半衰期短（1.5～2.8h），很少在肝脏代谢，也不与血浆蛋白结合，几乎全部以原型由尿排出，因此肾功能损害者禁用，老年人慎用。盐酸二甲双胍的降糖作用虽弱于苯乙双胍，但其副作用小，罕有乳酸酸中毒，也不引起低血糖。仅约 20% 的人有轻度胃肠反应，使用安全。美国糖尿病协会和欧洲糖尿病研究协会于 2006 年共同提出建议，Ⅱ 型糖尿病患者一经确诊应尽早开始使用盐酸二甲双胍。

盐酸二甲双胍可由氯化二基铵和双氰胺在 130～150℃加热 0.5～2h 缩合来制备。

反应中生成的二甲双胍可能经历分子内重排，分解产生二甲基胍和氰胺。

几十年来人们对双胍类作用机制的研究屡有新的发现。双胍类的降糖机制与磺酰脲类不同，不是促进胰岛素的分泌，而主要是增加葡萄糖的无氧酵解和利用，增加骨骼肌和脂肪组织的葡萄糖氧化和代谢，减少肠道对葡萄糖的吸收，有利于降低餐后血糖；同时能抑制肝糖原的产生和输出，有利于控制空腹血糖；并能改善外周组织胰岛素与其受体的结合后作用，改善胰岛素抵抗。因此确切地说，盐酸二甲双胍应为抗高血糖药，对正常人无降糖作用。盐酸二甲双胍还具有降低血脂、血压，控制体重的作用，成为肥胖伴胰岛素抵抗的Ⅱ型糖尿病患者的首选药。近来，盐酸二甲双胍还用于多囊卵巢综合征和非酒精性脂肪肝的治疗。

2. 噻唑烷二酮类降糖药

噻唑烷二酮类降血糖药通过结合于一组过氧化物酶体-增殖体活化受体（Peroxisome Proliferator-Ac-tivatedreceptors，PPARs）起效，并且特异性与其中 PPARγ 亚型结合。过氧化物酶体-增殖体活化受体属于核受体家族，它们的配体为游离脂肪酸（FFA）和前列腺素。当活化时，PPAR 受体迁移至 DNA，激活特异的基因转录。这类药物又称之为胰岛素受体增敏剂。20 世纪 80 年代初期，Hiroshi Imoto 和 Takashi Sohda 最早发现 2,4-噻唑烷二酮类化合物环格列酮（Ciglitazone）对胰岛素抗性的动物具有降血糖活性，但由于不能促进胰岛素分泌，故在胰岛素不足的动物模型上无效，未能上市。后对 2,4-噻唑烷二酮类及其相关化合物的构效关系研究，发现了若干高活性的化合物，如曲格列酮（Troglitazone）。

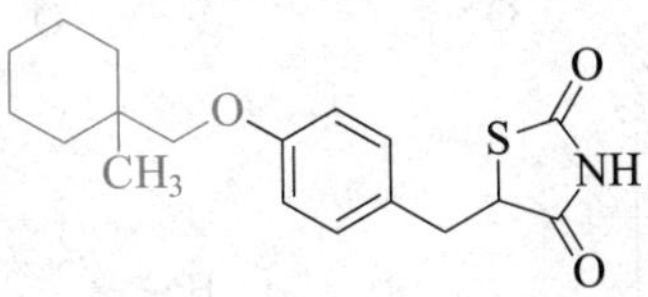

环格列酮 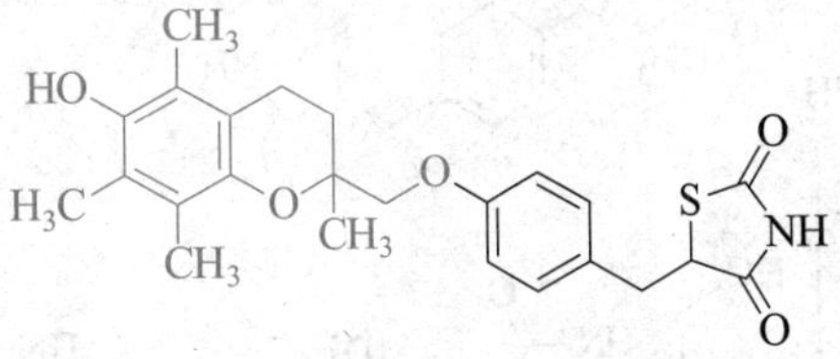   曲格列酮

由于曲格列酮临床应用存在缺陷，在其基础上进一步结构优化，合成了吡格列酮（Pioglitazone）和罗格列酮（Rosiglitazone）。

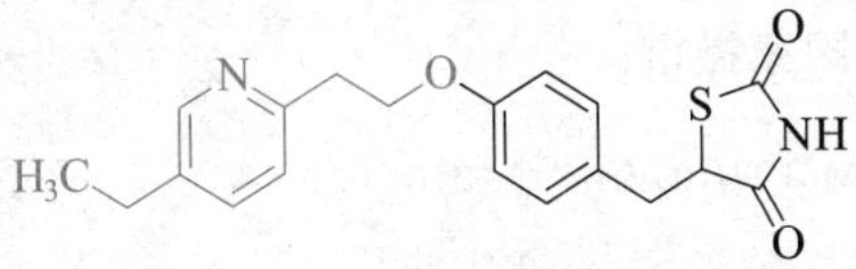

吡格列酮 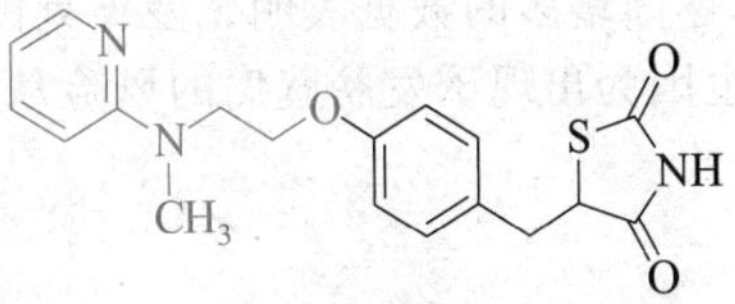   罗格列酮

在 2000 年，曲格列酮由于严重的肝脏毒性从市场撤出。从分子角度分析这一药物结构，它是将维生素 E 的抗氧化和亲脂性苯并二氢吡喃骨架通过连接臂与噻唑烷二酮相连。在 CYP2C8 和 CYP3A4 的作用下，曲格列酮发生单电子氧化，形成氧自由基及其共振式半醌式碳自由基，形成的氧自由基会进一步氧化为 o-亚甲基醌，这一强亲电子试剂可与谷胱甘肽形成轭合物，更易与蛋白质形成共价键结合；半醌式碳自由基也可以经历单电子氧化，经羟基半醌开环生成对醌，也是强亲电子试剂（图 13-2）。

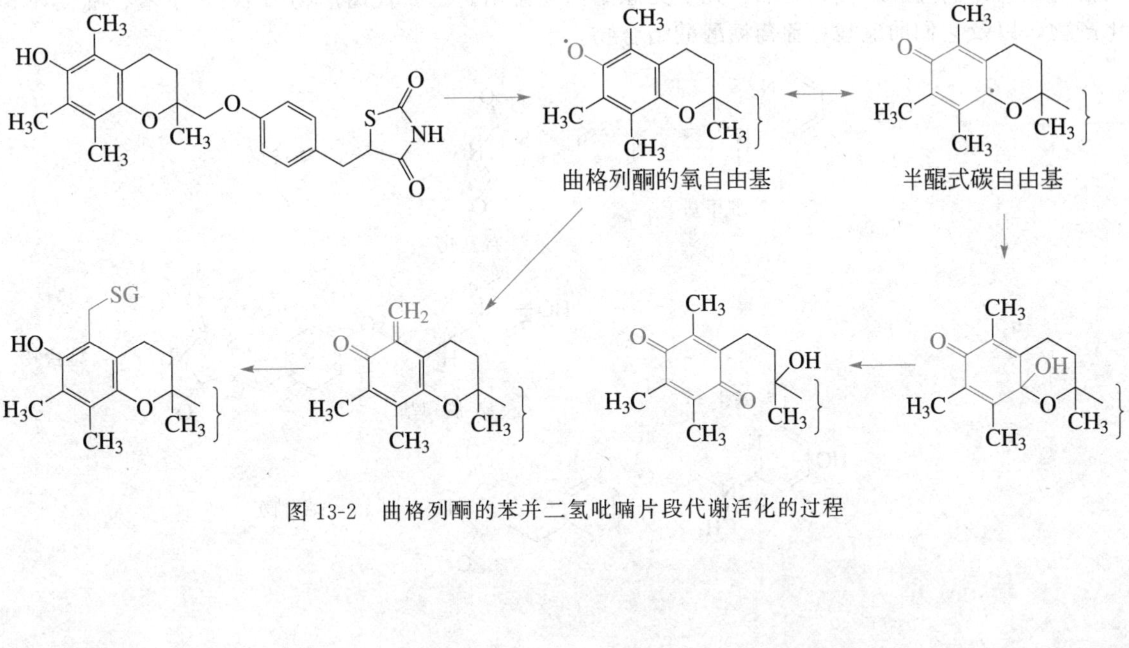

图 13-2 曲格列酮的苯并二氢吡喃片段代谢活化的过程

曲格列酮的毒性还与杂环噻唑烷二酮代谢活化有关。杂环上的硫原子经 CYP3A4 氧化成亚砜，发生异构化并且开环生成含异氰酸酯及亚磺酸两个亲电子基团的活泼中间体，从而产生毒性作用（图 13-3）。

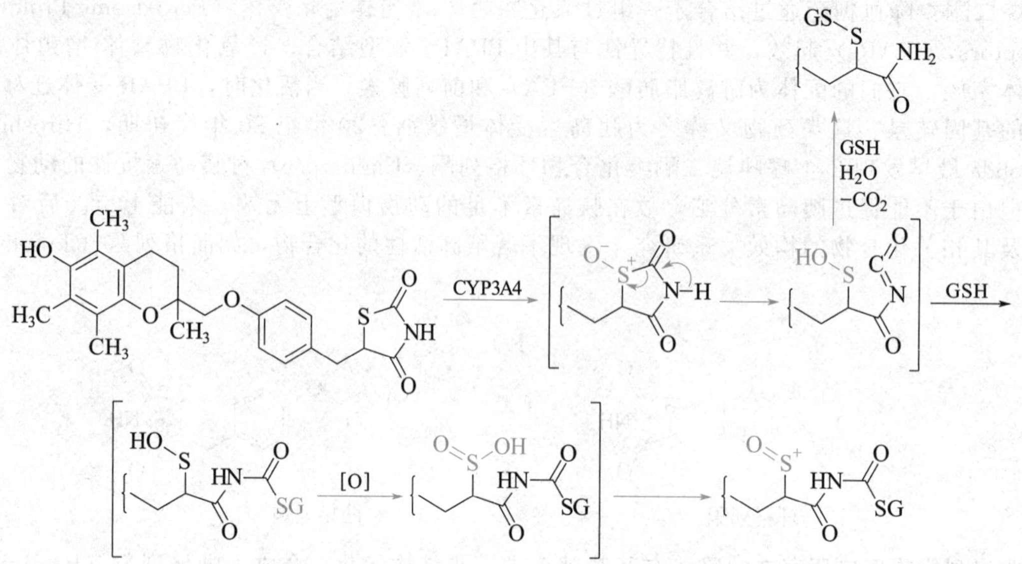

图 13-3　曲格列酮的噻唑烷二酮片段代谢活化的过程

至 2010 年，逐渐增多的数据表明，罗格列酮有显著增加心肌梗死的风险，在临床使用受到限制或者禁用。吡格列酮也因为出现诱发膀胱癌的风险从某些国家撤市。

马来酸罗格列酮 (Rosiglitazone Maleate)

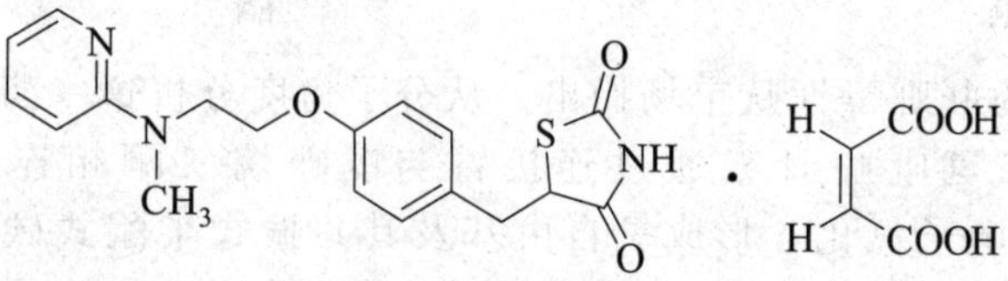

- 白色或类白色粉末；
- mp 122～123℃，pK_a＝6.1～6.8；
- 可溶于乙醇和 pH＝2.3 的水性缓冲液，在生理 pH 范围内溶解性随 pH 升高而降低。

化学名为 5-[4-(2-[甲基(吡啶-2-基)氨基]乙氧基)苄基]噻唑烷-2,4-二酮马来酸盐 {5-[4-(2-[methyl(pyridin-2-yl)amino]ethoxy)benzyl]thiazolidine-2,4-dione maleate}。

罗格列酮在体内经肝脏代谢失活，几乎无原型药物排出。主要代谢产物为 N-脱甲基、吡啶环 3-或 5-羟基化产物，以及它们的硫酸、葡萄糖醛酸结合物。

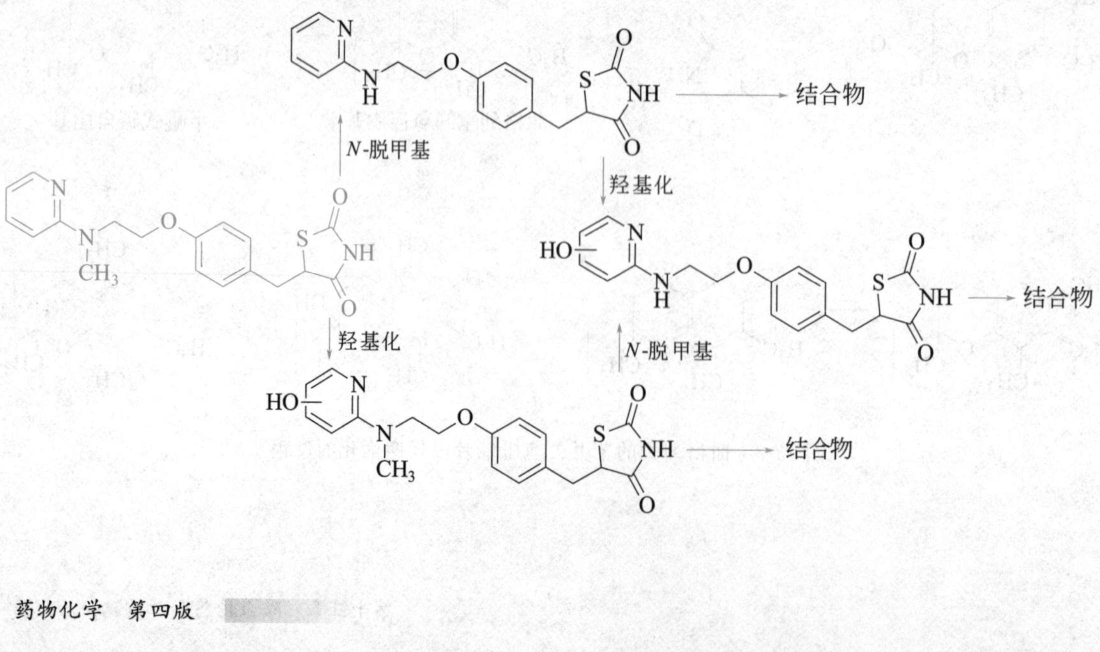

结合物

N-脱甲基

羟基化

结合物

羟基化

N-脱甲基

结合物

结合物

马来酸罗格列酮可由 2-氯吡啶和 2-甲氨基乙醇反应制得 N-2-吡啶基-N-甲基氨基乙醇，再与 4-氟苯甲醛反应进行 N-2-吡啶基-N-甲基氨基乙醇的 O-芳基化，然后和 2,4-噻唑烷二酮缩合，还原，成盐即可制得。

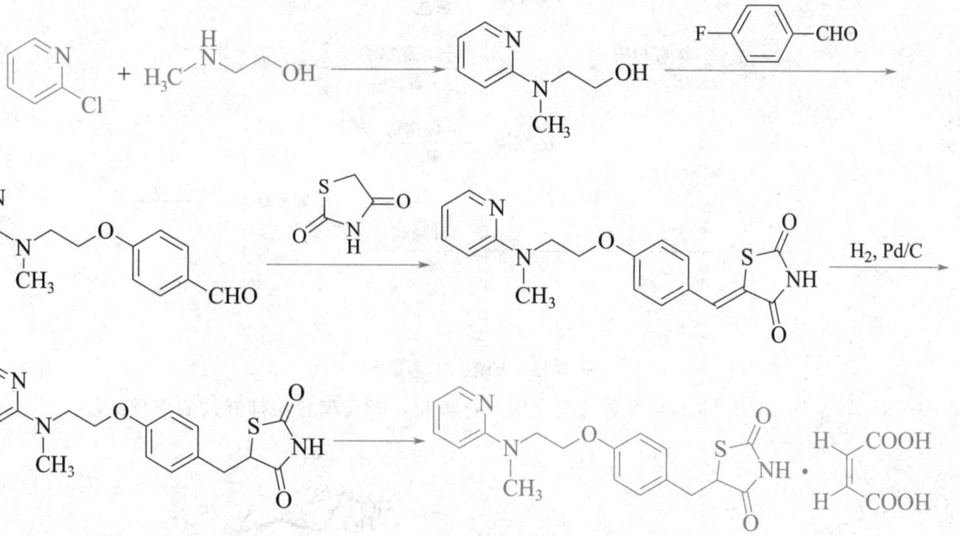

罗格列酮的作用机制是激动过氧化物酶体-增殖体活化受体 γ（Peroxisome-Proliferator activated receptor γ，PPARγ），增加脂肪细胞、肝细胞及骨骼肌细胞对胰岛素的敏感性，促进胰岛素靶细胞对血糖的摄取、转运和氧化利用；同时降低血糖及游离脂肪酸的水平。此外，罗格列酮还可以增强葡萄糖转运子-1和葡萄糖转运子-4 对葡萄糖的摄取。

罗格列酮适用于饮食管理和运动治疗未能满意控制血糖水平或对其他口服抗糖尿病药物或胰岛素疗效欠佳的Ⅱ型糖尿病患者。罗格列酮还可改善动脉粥样硬化、纠正血脂紊乱、抗炎、抗水肿、抗肿瘤和抗脏器纤维化。罗格列酮的主要不良反应是引起肝脏转氨酶水平升高，轻度水肿及贫血。罗格列酮有显著增加心肌梗死的风险。

四、α-葡萄糖苷酶抑制剂 (α-Glucosidase Inhibitors)

食物中的碳水化合物主要是淀粉和蔗糖，淀粉及蔗糖都必须被水解成单糖才能被吸收利用，水解依赖于 α-葡萄糖苷酶的作用。

α-葡萄糖苷酶是位于小肠黏膜细胞刷状缘内的一组水解酶（如麦芽糖酶、蔗糖酶、淀粉酶），其主要作用是促进肠道食物中碳水化合物如淀粉、多糖、蔗糖、麦芽糖等分解成单糖（葡萄糖、果糖），经小肠上段上皮细胞吸收后进入血循环，引起餐后血糖升高。α-葡萄糖苷酶抑制剂的作用机制为：①口服后，在小肠内通过竞争性和可逆性地抑制上段小肠上皮细胞刷状边缘上的 α-葡萄糖淀粉酶、蔗糖酶和麦芽糖酶的活性，阻断淀粉和低聚糖（如蔗糖、糊精和麦芽糖）等碳水化合物的 1,4-糖苷键裂解成单个葡萄糖；②增加和延长在回肠远端储量丰富的胰高血糖素样肽-1（GLP-1）的释放，GLP-1 能刺激胰岛素分泌，抑制胰高血糖素释放，改善餐后高血糖；③通过降低餐后血糖水平而减轻"葡萄糖毒性"，进而改善胰岛素敏感性，并使胰岛素抵抗降低（图 13-4）。

α-葡萄糖苷酶抑制剂（α-Glucosidase Inhibitors）可竞争性地与 α-葡萄糖苷酶结合，抑制该酶的活性，从而减慢糖类水解产生葡萄糖的速度，并延缓葡萄糖的吸收。此类药物对Ⅰ、Ⅱ型糖尿病均适用，临床常用的主要有微生物发酵的低聚糖阿卡波糖（Acarbose）、伏格列波糖（Voglibose）和山梨糖衍生物的还原产物米格列醇（Miglitol）。

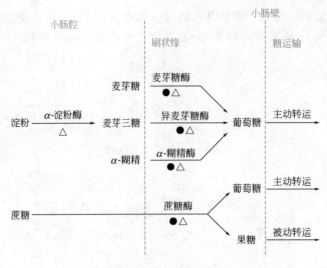

图 13-4　碳水化合物的消化吸收过程和 α-葡萄糖苷酶抑制剂的作用部位

阿卡波糖　　　　　　　　　　伏格列波糖　　　　　　　　米格列醇

阿卡波糖是从放线菌属微生物中分离得到的低聚糖,主要作用于淀粉、葡萄糖水解的最后阶段,它可通过降低单糖的吸收速率而显著降低餐后血糖水平以及血浆高胰岛素水平,减少甘油三酯的生成及肝糖原的生成。构效关系研究表明,其活性部位包括取代的环己烷和 4,6-脱氧-4-氨基-D-葡萄糖。临床应用于 I 型和 II 型糖尿病患者。主要副作用为胃肠道反应。该类药物既可提高单纯饮食治疗的疗效,也可与其他口服降糖药和胰岛素合用。

伏格列波糖是氨基糖类似物,作用特点是对小肠上皮绒毛膜刷状缘上的双糖水解酶抑制作用非常强,而对 α-淀粉酶几乎无抑制作用。由于伏格列波糖在肠道内选择性的抑制作用,因而用小剂量即能使血糖曲线的峰值降低且较平坦,改善餐后高血糖,同时胃肠道的副作用较小。

米格列醇的结构类似葡萄糖,对 α-葡萄糖苷酶有强效抑制作用,当其浓度为 $0.1 \sim 0.5 \mu g/mL$ 时,对蔗糖酶和葡萄糖淀粉酶的抑制率高达 97.1% 和 9.7%,同时使 α-葡萄糖苷酶活性降低 56.4%。口服吸收迅速,低剂量吸收安全,高剂量时,则出现明显饱和状态,服药后血糖、血胰岛素水平可明显改善。

五、二肽基肽酶-4 抑制剂 (Dipeptidyl Peptidase-4 Inhibitors)

人二肽基肽酶-4（Dipeptidyl Peptidase-4,DPP-4）属于丝氨酸肽酶中脯氨酸寡肽酶家族,可选择性地除去底物 N 末端含脯氨酸或丙氨酸残基的二肽。DPP-4 最重要的底物是多肽肠促胰岛素,如胰高血糖素样肽-1（Glucagon-like Peptide-1,GLP-1）和葡萄糖依赖性胰岛素释放多肽（Glucose-dependent Insulinotropic Polypeptide,GIP）。正常人开始进餐后,GLP-1 自肠道 L 细胞分泌并发挥作用,包括刺激胰岛素的合成与分泌,降低胰高血糖素的释放,延缓胃排空,降低食欲,并刺激胰岛 β 细胞再生和分化。另外,GIP 从十二指肠 K 细胞产生并通过促进胰岛素分泌进而广泛参与糖代谢。由于 DPP-4 能迅速降解 GLP-1 和 GIP,使这两种肽的半衰期很短,失去诱导胰岛素分泌活性。抑制 DPP-4 作用可延长内源性 GLP-1 和 GIP 的作用,改善血糖稳态,降低血糖过低的风险。因此,DPP-4 抑制剂通过与靶酶的催化区结合,抑制其活性,保护内源性 GLP-1 和 GIP 免受酶 DPP-4 的降解,升高血中 GLP-1 和 GIP 的水平,增加葡萄糖刺激的胰岛素分泌。抑制人二肽基肽酶-4（Dipeptidyl peptidase-4，DPP-4）已成为一种治疗Ⅱ型糖尿病新的选择。

DPP-4 抑制剂用于治疗 Ⅱ 型糖尿病的优势包括可改善葡萄糖耐受度以及增加体内胰岛素分泌，可增加 GIP 以及 GLP-1 生物活性的累积程度，可改善胰岛 β 细胞的葡萄糖反应，以及可改善 Ⅱ 型糖尿病患者对胰岛素的敏感性。按照化学结构不同，DPP-4 抑制剂可分为拟肽类和非肽类两类。

DPP-4 在 1967 年被发现，DPP-4 酶抑制剂的早期研究策略是模拟 DPP-4 的天然底物结构，围绕基于脯氨酸的化合物进行简单修饰，当意识到 DPP-4 有可能成为重要的药物设计的靶标时，通过高通量筛选化合物库，得到了结构呈多样性的酶抑制剂。各种酶晶体结构和复合物相互作用的信息逐步增多，使得基于 DPP-4 靶标的全新药物设计得以开展。

根据天然底物抑二肽素 B（Diprotin B）的结构设计了一系列 α-氨基酰基吡咯烷类衍生物。构效关系研究表明，吡咯烷环并非活性必需基团，当用噻唑烷环取代时，所得化合物与酶 DPP-4 的亲和性更高，得到的拟肽类化合物 P32/98 进入临床，但由于出现毒性遭到淘汰，尽管毒性与抑制 DPP-4 无关。

抑二肽素B

P32/98

通过高通量筛选化合物库，得到一系列基于脯氨酸片段的 β-氨基酸类化合物。以 DPP-4 有选择性的 β-氨基酸衍生物 A 作为先导物，IC_{50} 为 1900nmol/L。通过改变烷氧基取代位置得到先导物 B，IC_{50} 为 0.4nmol/L，并且对 DPP-4 的选择性较 DPP-8 和 DPP-9 高 100000 倍以上，但口服几乎不吸收。

β-氨基酸衍生物A

β-氨基酸衍生物B

考虑到拟肽 P32/98 含有五元杂环，并且含哌嗪环的 β-氨基酸也有较好的抑酶活性，但代谢都不稳定，于是用稠合的三氮唑并[4,3-a]哌嗪环替换吡咯烷环，并且在酰胺侧链上引入 3,4-二氟苯基，得到 β-氨基酰胺类衍生物 C，其代谢稳定，但口服生物利用度约为 2%。改用三氟甲基取代三氮唑并哌嗪环上的乙基得衍生物 D，口服生物利用度增至 44%。用 2,4,5-三氟苯基替换含氟的苯环，得到西格列汀（Sitagliptin），其口服生物利用度为 76%，对 DPP-4、DPP-8 和 DPP-9 的 IC_{50} 分别为 18nmol/L、48000nmol/L 和 100000nmol/L。鉴于它对 DPP-4 具有高度选择性，2006 年西格列汀作为第一个 DPP-4 酶抑制剂上市。

β-氨基酸衍生物C

β-氨基酸衍生物D

西格列汀

β-氨基酰胺类化合物的构效关系如下：

① β-氨基及其手性碳原子的构型对生物活性是必需的，R 构型的活性优于 S 构型。

② 1 位羰基是活性必需基团，如果用亚甲基替代则没有抑酶活性。

③ 苯基是活性必需基团，若用芳杂环或环烷基取代，活性下降。苯环上引入取代基可提高活性，取代基为氟原子或甲基时，活性优于其他基团；多取代活性优于单取代。

④ 化合物的结构中酰胺的氨基部分原为取代吡咯烷基团，该基团为非活性必需基团，可用其他杂环或芳杂环如噻唑环、哌嗪环、三氮唑并哌嗪环等替换。在杂环或芳杂环上引入适当的取代基，可使抑制 DPP-4 活性增强。

在研究过程中，当增加或减少苯基与氨基之间连接子的碳原子都会使抑制 DPP-4 活性降低，得到 α-氨基酰基吡咯烷类衍生物。发现在吡咯烷 2 位引入氰基，酰胺侧链引入带有氰基取代的吡啶环，得到先导物 NVP-DPP728，但是氰基易与 α-氨基在生理环境下构成六元环，化学性质不稳定，活性降低。于是将大位阻的金刚烷基连接到 α-氨基上，使之不易与氰基发生环合反应，得到化学稳定性好，活性更强的维格列汀（Vildagliptin），其对 DPP-4 的选择性较 DPP-2 高，IC_{50} 为 500000 倍以上。对先导物 NVP-DPP728 的优化也可在吡咯烷 3,4 位或 4,5 位引入环丙基，这导致分子内产生范德华相互作用，避免不合适的环合反应。进一步的研究表明，氰基与环丙基处于同侧时活性优于异侧。在金刚烷基引入羟基，增加化合物对微粒体的稳定性，这样也可提高化合物的化学稳定性。沙格列汀（Saxagliptin）是这类化合物的典型代表，其为长效、共价可逆 DPP-4 抑制剂，结合常数 K_i 为 0.6nmol/L。

NVP-DPP728　　　　　　　　　维格列汀　　　　　　　　　沙格列汀

非肽类 DPP-4 抑制剂主要以黄嘌呤类衍生物为代表，其中喹唑啉结构片段被认为是与 DPP-4 复合物的活性部位相互作用的必需基团，但是化合物的代谢半衰期短，主要是苯环的氧化，引起半衰期变短。故在苯环上引入氟原子取代基，可使代谢稳定性得到改善，但发现该化合物会产生抑制代谢酶 CYP3A4 并阻断 hERG 钾通道。后用嘧啶二酮环替换喹唑啉环，得到阿格列汀（Alogliptin），其半衰期延长，代谢稳定性增加，对靶酶具有高度选择性。阿格列汀对 DPP-4 的选择性较对 DPP-8 和 DPP-9 高 10000 倍以上，即使浓度达 $30\mu mol/L$ 也不抑制 CYP3A4 和 hERG 钾通道。将阿格列汀结构中的嘧啶二酮用嘌呤环取代可以得到较好的降血糖效果。研究表明，在嘌呤环 7 位氮上的取代基对活性必需的，多以苄基、丁烯基、丁炔基取代；8 位的哌嗪或 3-氨基哌啶取代基对活性也是必要的，例如利格列汀（Linagliptin）就是嘌呤环的 8 位引入了 3-氨基哌啶环，对 DPP-4 的 IC_{50} 为 1nmol/L。该化合物与酶的复合物单晶结构表明，哌啶环的氨基与氨基酸残基 Glu 205、Glu 206 和 Tyr 662 可形成氢键，丁炔基占据 S1 疏水口袋，黄嘌呤部分与氨基酸残基 Tyr 547 形成 π 键堆积作用，1 位的喹唑啉环与氨基酸残基 Trp 629 形成 π 键重叠；而母环本身不是活性的必需片段，其可由尿嘧啶、咪唑等杂环替代。

阿格列汀　　　　　　　　　　　利格列汀

磷酸西格列汀 (Sitagliptin Phosphate)

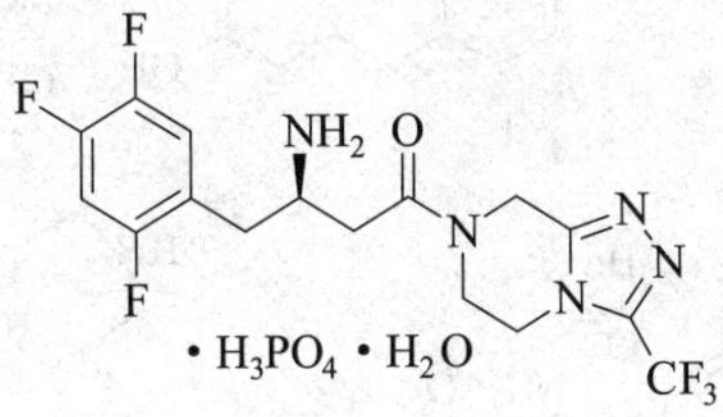

· H₃PO₄ · H₂O

◆ 白色或类白色结晶性粉末；
◆ pK_a=8.78，log$P$=1.5；
◆ 溶于二甲基甲酰胺和水，微溶于甲醇，极微溶于乙醇、丙酮和乙腈。

化学名为 (R)-4-氧代-4-[3-(三氟甲基)-5,6-二氢 [1,2,4]三氮唑并[4,3-a] 吡嗪-7(8H)-基]-1-(2,4,5-三氟苯基)丁烷-2-胺磷酸盐(1∶1)一水合物 {(R)-4-oxo-4-[3-(trifluoromethyl)-5,6-dihydro[1,2,4]tri-azolo[4,3-a] pyrazin-7 (8H)-yl]-1-(2,4,5-trifluorophenyl) butan-2-amine phosphate (1∶1) mono-hydrate}。

本品的 β-氨基所连接的碳原子为手性碳原子，应有两个旋光异构体。临床主要使用其 R-异构体，S-异构体被视为杂质。

西格列汀主要以原型药物的形式（约 79%）经尿液排出体外。给予¹⁴C 同位素标记的西格列汀后，血液中共检出 M1～M6 共 6 种微量代谢物（图 13-5），但它们无助于西格列汀对血中 DPP-4 的抑制活性。体外研究显示，细胞色素氧化酶 CYP3A4 参与西格列汀的代谢过程，另外 CYP2C8 也涉及其中。

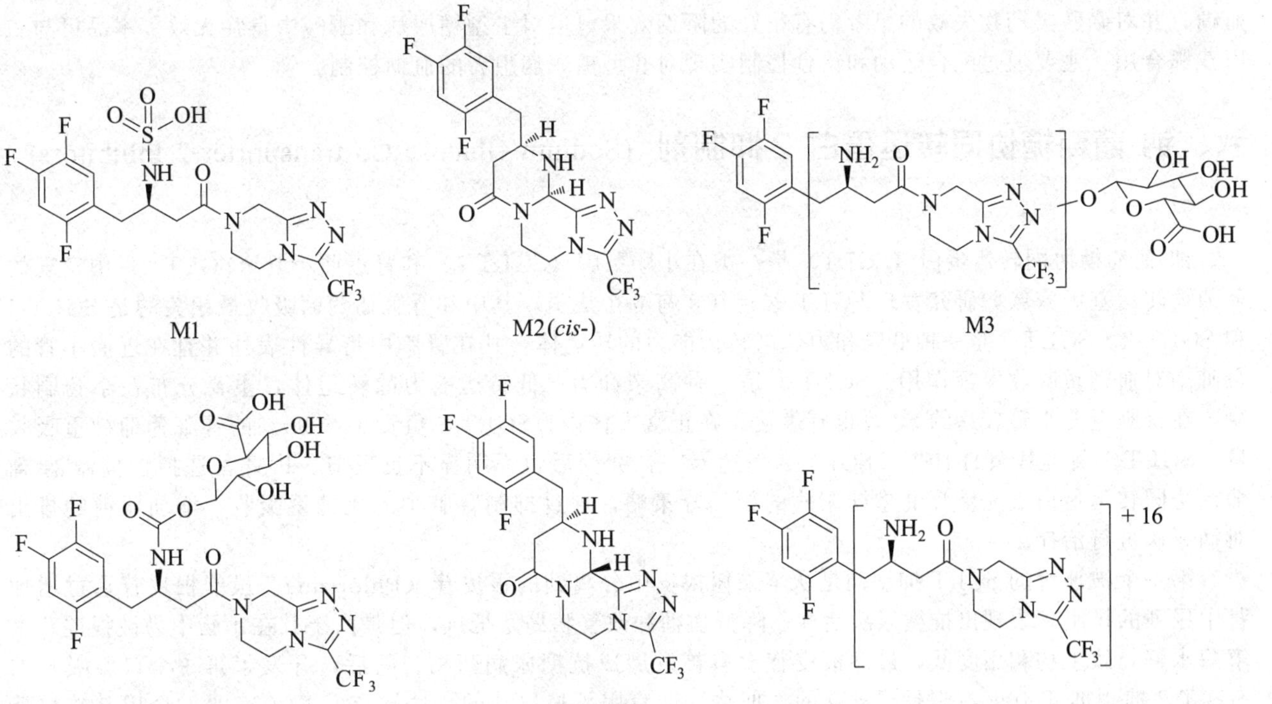

M1

M2(cis-)

M3

M4

M5(trans-)

M6

图 13-5　¹⁴C 标记同位素的西格列汀的代谢过程

西格列汀化学合成的关键是杂环 3-(三氟甲基)-1,2,4-三氮唑并[4,3-a]哌嗪的制备和手性氨基的引入。以 2,4,5-三氟苯基丁酮酸甲酯为原料，在催化量的氢溴酸中用 (S)-联萘二苯膦-氯化钌[(S)-Binap-RuCl₂] 催化不对称氢化将丁酮酸酯还原得到羟基丁酸酯，在氢氧化钠的甲醇溶液中水解得羟基丁酸，两步收率为 83%，光学纯度 94%e.e.。在 N-乙基-N′-二甲胺基丙胺碳二亚胺（EDC）存在下，与 O-苄基羟胺缩合得到中间体，在三苯基膦和偶氮二甲酸二异丙酯（DIAD）中脱水环合，得 β-内酰胺类化合物（>99%e.e.），再经氢氧化锂水解开环，缩合等反应，得到西格列汀，总收率达 52%。

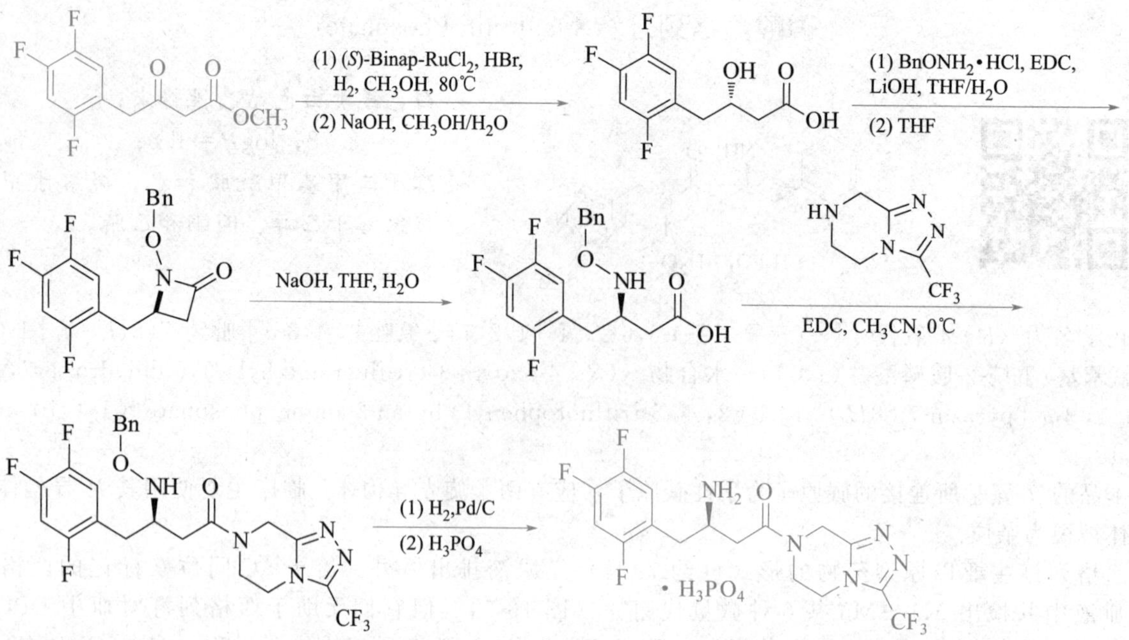

本品是第一个用于治疗Ⅱ型糖尿病的DPP-4抑制剂，通过保护内源性肠降血糖素和增强其作用而控制血糖水平。可抑制胰岛β细胞凋亡，促进胰岛β细胞新生，增加糖尿病患者胰岛β细胞数量，明显降低血糖，并对磺胺类药物失效的患者仍有很好的降糖效果，但对Ⅰ型糖尿病和酮酸中毒症无效。本品可与二甲双胍合用，主要通过配合运动和饮食控制实现对Ⅱ型糖尿病患者的血糖控制。

六、钠-葡萄糖协同转运蛋白-2抑制剂 (Sodium-Glucose Co-transporter-2 Inhibitors)

钠-葡萄糖协同转运蛋白（SGLT）是一类在小肠黏膜（SGLT-1）和肾近曲小管（SGLT-2）中发现的葡萄糖转运基因家族，研究发现SGLT家族其实有6个成员，其中和肾脏葡萄糖吸收最相关的是SGLT-1和SGLT-2。SGLT-2是一种低亲和力、高转运能力的转运体，其在肾脏中特异性表达并且在近曲小管的肾脏中对血糖重吸收发挥作用。SGLT-1是一种高亲和力、低转运能力的转运体，主要分布在小肠刷状缘，在肾脏近曲小管较远的S3段也有表达。在正常人体内，SGLT-2负责了约90%的肾脏葡萄糖重吸收量，SGLT-1负责其余的10%。SGLT-2表达专一，突变后也无明显不良反应。因此，选择性抑制钠-葡萄糖协同转运蛋白-2是治疗Ⅱ型糖尿病的新治疗策略，通过抑制肾脏中的血糖重吸收，增加尿糖的排出对糖尿病进行治疗。

第一个被评价的SGLT抑制剂是从苹果树根皮中分离到的根皮苷（Phlorizin）。虽然根皮苷通过增加肾中尿糖的排出，表现出抗糖尿病活性、降低血糖和改善胰岛素抵抗，但是由于其在小肠中易被根皮苷水解酶水解导致生物利用度低，最终根皮苷没有被发展成抗糖尿病药物。随后，开发了第一个口服吸收的SGLT-2抑制剂T-1095，它是根皮苷的类似物，但克服了根皮苷的一些缺点。T-1095是一个甲基碳酸酯前药，口服后在小肠内很快就转化为活性体T-1095A。而T-1095A是SGLT1和SGLT2的双抑制剂，其对SGLT-2抑制活性仅仅是对SGLT-1的4倍，选择性不高。

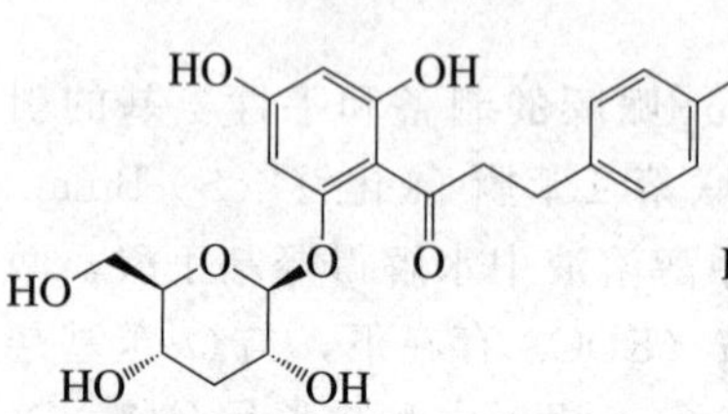

根皮苷 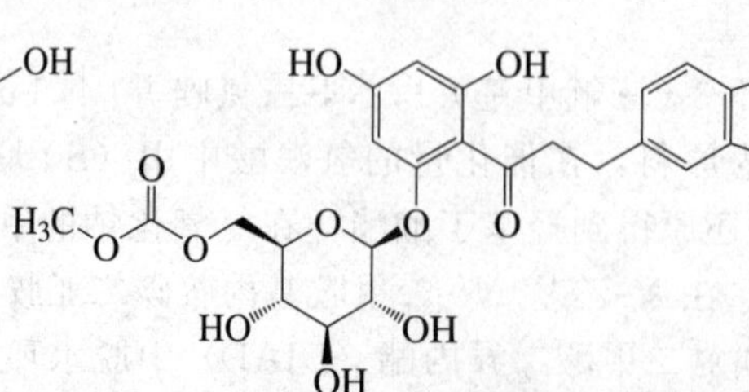　　　　　　　　　　T-1095 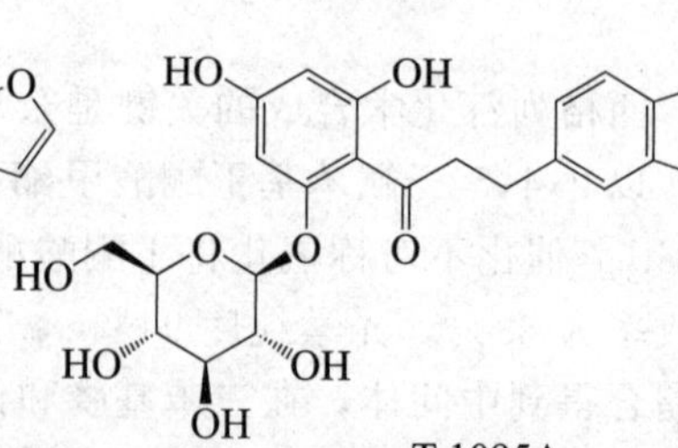　　　　　　　　　　T-1095A

为了克服根皮苷选择性差和口服利用率低的缺点，通过将根皮苷分子结构中的糖基部分转变为碳酸酯前药的形式，同时对芳香性糖配基进行结构修饰，开发了活性较好 *O*-糖苷类 SGLT-2 抑制剂舍格列净（Sergliflozin）和瑞格列净（Remogliflozin）。舍格列净对 SGLT-2 的选择性较 SGLT-1 高出 296 倍，并且还被作为潜在的治疗肥胖药处于临床研究阶段。瑞格列净对 SGLT-2 的选择性高于舍格列净，是 SGLT-1 的 365 倍。舍格列净和瑞格列净因连接有 *O*-葡萄糖苷使其容易被胃肠道的 *β*-葡萄糖苷酶水解。此外，通过临床研究发现，舍格列净和瑞格列净的药代动力学稳定性较差。

舍格列净   瑞格列净

考虑到 *O*-葡萄糖苷的稳定性，制备了稳定性强的 *C*-糖苷类似物，如达格列净（Dapagliflozin）、卡格列净（Canagliflozin）、恩格列净（Empagliflozin）、伊格列净（Ipragliflozin）等。

卡格列净是首个上市的 SGLT-2 抑制剂，其 SGLT-2 的选择性约是 SGLT-1 的 400 倍。将卡格列净分子中的噻吩基团用烷基苯基醚取代得到达格列净，它具有高效的 SGLT-2 亲和力和较长的半衰期，对 SGLT-2 的选择性是 SGLT-1 的 3000 倍。此外，达格列净对 SGLT-2 的抑制活性是根皮苷的 32 倍。达格列净单用或与二甲双胍、吡格列酮、格列美脲、胰岛素等药物联用，能够显著降低 Ⅱ 型糖尿病患者的糖化血红蛋白 Alc（HbAlc）和空腹血糖。达格列净常见的不良反应主要有低血糖、生殖器感染以及尿路感染等。恩格列净是将达格列净分子中的乙基醚改为 3-四氢呋喃醚，该药对 SGLT-2 的选择性约是 SGLT-1 的 2700 倍，降血糖效果显著。通过临床研究发现恩格列净能够显著降低了心血管死亡风险，具有较高的安全性。

卡格列净   达格列净   恩格列净

伊格列净、芦格列净（Luseogliflozin）和托格列净（Tofogliflozin）为日本研发的三个选择性 SGLT-2 抑制剂，属于 *C*-芳基糖苷类化合物，具有强效和高选择性优点。伊格列净是在卡格列净基础上，将卡格列净分子中的甲苯基和噻吩基替换为氟苯基和苯并噻吩基得到的。伊格列净单用或与其他降糖药联用时耐受性良好。主要不良反应是生殖器感染、尿路感染及低血糖等。芦格列净是将达格列净分子中的糖吡喃环中氧以硫替换得到的，对 SGLT-2 的选择性抑制活性是对 SGLT-1 的 1765 倍。芦格列净口服吸收快，不受食物的影响，尿量也不受剂量的影响。托格列净对 SGLT-2 的选择性极高，通过在分子结构的糖基和苯环间引入二氢呋喃环结构，抑制了糖基的旋转，使其保持构象稳定性。其抑制 SGLT-2 的活性是 SGLT-1 的 2900 多倍。单药治疗和联合用药治疗均可使受试者的 HbAlc 水平和体重降低。长期服用托格列净具有良好的安全性和有效性。

伊格列净   芦格列净   托格列净

通过对 C-糖苷类选择性 SGLT-2 抑制剂的构效关系研究发现：糖环 C-2、C-3 位引入取代基不利于提高 SGLT-2 的抑制活性；将 C-6 进行结构修饰通常也降低 SGLT-2 的抑制活性。多数情况下糖基 C-1、C-4、C-5 位以及将糖环上的氧原子用其他杂原子替换是选择性 SGLT-2 抑制剂修饰的主要位点。在远端芳香环的对位引入烷基或烷氧基能够提高 SGLT-2 的选择性和抑制活性，而在该位置引入亲水性基团导致活性降低；与糖基直接相连的芳香环为苯环时对 SGLT-2 的选择性最好，将苯环用芳杂环或脂肪环代替导致活性降低。

第二节　骨质疏松治疗药
(Drugs Used to Treat Osteoporosis)

骨质疏松症（Osteoporosis）与体内对钙磷代谢的调节密切相关，人体与钙磷调节失调所引起的疾病主要有佝偻病、软骨病和骨质疏松症。因社会经济和医学的进步，佝偻病、软骨病的发病率已大大降低；而随着社会的老龄化，骨质疏松症成了多发病和常见病，近年来引起人们的重视。

骨质疏松的产生与体内钙磷代谢的骨吸收和骨形成两个方面相关，故目前把骨质疏松的治疗药物按照作用机制分为两大类：抑制骨吸收和刺激骨形成的药物。抑制骨吸收的药物，有降钙素、雌激素、二膦酸盐类、依普黄酮；刺激骨形成的药物，有甲状旁腺激素等。钙制剂、维生素 D 等可促进骨的矿化，对抑制骨吸收和刺激骨形成都起作用。

在治疗骨质疏松的临床应用中，目前主要是使用激素及相关药物和双膦酸盐两大类药物。

一、激素及相关药物 (Hormones and Related Agents)

已发现维持骨骼的钙生化功能远比维持骨矿物质更重要。所有的细胞都有严格控制钙离子进出细胞的钙通道，因此紧密调控体内血钙水平对防治骨质疏松疾病非常必要，这主要由三种激素即甲状旁腺激素（Parathyriod Hormone，PTH）、降钙素（Calcitonin，CT）和骨化三醇（Calcitriol）参与进行。这些激素通过调节骨靶器官钙的释放，调节肠道对钙的吸收、肾脏对钙的排泄。甲状旁腺激素、降钙素、维生素 D 及其相关药物作为替补治疗，用于治疗骨质疏松疾病。

1. 甲状旁腺激素

甲状旁腺激素是由位于甲状腺后面的甲状旁腺主细胞分泌的含 87 个氨基酸的单链多肽激素。甲状旁腺存在监控血钙水平的钙敏感受体，当血钙水平过低，甲状旁腺主细胞就释放甲状旁腺激素以提高破骨细胞活性来增加骨吸收。甲状旁腺激素也可作用于肾脏，使肾小管重吸收钙最大化，并激活 CYP450 混合功能氧化酶使骨化二醇（Calcidiol）羟基化后转化为骨化三醇（Calcitriol）。骨化三醇转运至肠道黏膜作为配体与维生素 D 受体（Vitamin D Receptor，VDR）结合，从而使饮食中钙主动转运至全身循环。除了体内调节膳食中钙自肠道的摄取，甲状旁腺还与骨化三醇一起增强骨的钙流动。

甲状旁腺激素可以调节骨代谢，直接刺激成骨细胞和破骨细胞，小剂量下具有明显的成骨作用。

甲状旁腺激素受体（Parathyriod Hormone Receptor）为 G 蛋白偶联受体，目前已鉴定两种亚型 PTH1 和 PTH2，其中 PTH1 主要位于肾脏和骨骼。甲状旁腺激素与 PTH1 亚型结合发挥其主要生理功能。由于甲状旁腺激素 N 端 1～34 片段保留了全部的成骨活性，因此，其结构研究主要集中在 N 端。特立帕肽（Teriparatide）是人工合成的甲状旁腺激素 N 端 1～34 片段，作为甲状旁腺激素类似物已用于治疗骨质疏松症，现为临床推荐使用的唯一有效的骨形成刺激剂。

2. 骨化醇类似物

骨化三醇（Calcitriol）是维生素 D 的代谢活化形式，可激活维生素 D 受体（VDR）发挥生理作用。

VDR存在于靶细胞表面，活化的VDR可作为转录因子调节运载蛋白如TRPV6和钙结合蛋白的表达，参与小肠内钙的吸收。

可认为骨化三醇是一种肾脏激素。由于肾衰竭患者不能通过CYP450将骨化二醇代谢羟基化，故给予骨化三醇可预防佝偻病和软骨病。对于肾缺损或肾切除的患者，给予骨化三醇则作用甚微，而需由甲状旁腺过度分泌甲状旁腺激素来维持血钙水平。为更好地调节甲状旁腺功能，基于麦角骨化醇结构修饰先后得到度骨化醇（Doxercalciferol）和帕立骨化醇（Paricalcitol），它们可以调节甲状旁腺，降低血液中钙的含量。度骨化醇、帕立骨化醇与骨化三醇的结构差异很小，虽然度骨化醇比骨化三醇多一个C-22烯键，但不带有侧链羟基，而帕立骨化醇与度骨化醇相比则缺少一个环外双键。

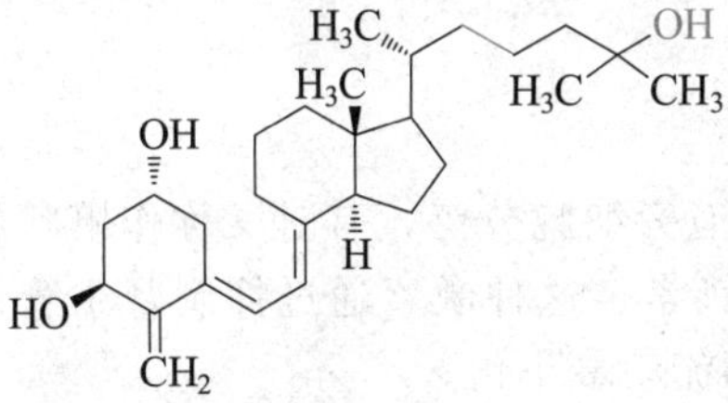

骨化三醇 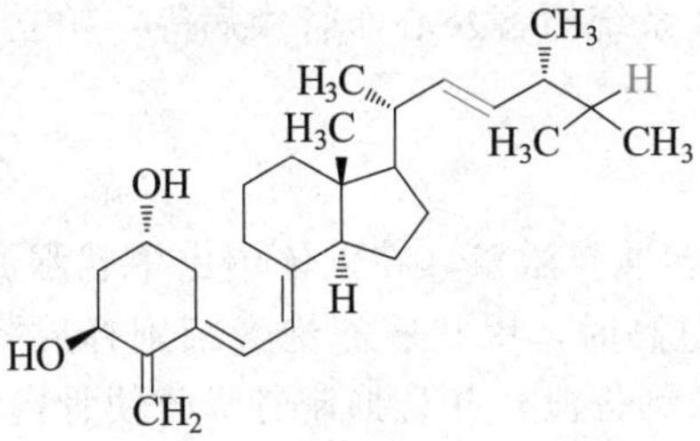   度骨化醇 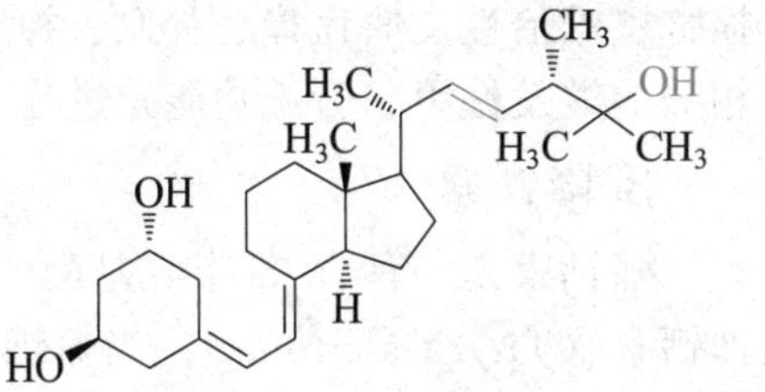   帕立骨化醇

西那卡塞（Cinacalcet）是一种拟钙剂（Calcimimetic），它也是甲状旁腺的钙敏感受体的配体，其作用的结果是使甲状旁腺分泌更少的激素，临床用于治疗慢性肾功衰竭透析患者的继发性甲状旁腺功能亢进和副甲状腺癌患者的高血钙症。

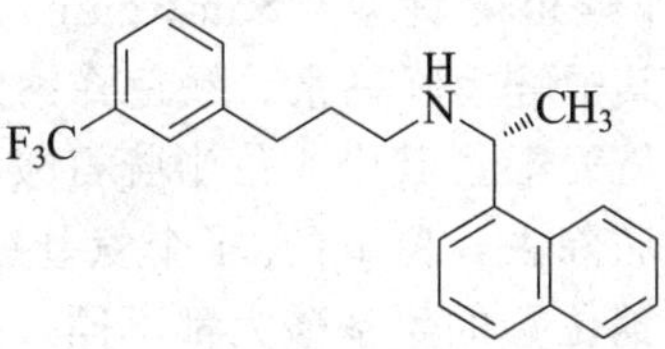

西那卡塞

帕立骨化醇 （Paricalcitol）

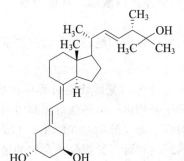

- 白色结晶性粉末；
- 酸中的pK_a为14.81，碱中的pK_a为-1；其$\log P$为5.83；
- 在水溶解度很小（≤50ng/mL）。

化学名为（1R,3R,7E,17β)-17-[(1R,2E,4S)-5-羟基-1,4,5-三甲基己-2-烯-1-基]-9,10-开环雌甾-5,7-二烯-1,3-二醇 {(1R,3R,7E,17β)-17-[(1R,2E,4S)-5-hydroxy-1,4,5-trimethylhex-2-en-1-yl]-9,10-secoestra-5,7-diene-1,3-diol}。

本品通过选择性激活维生素D受体的反应途径，抑制甲状旁腺激素的合成和释放，从而降低甲状旁腺激素水平。

帕立骨化醇吸收良好，经肝微粒体酶CYP24、CYP3A4和尿苷二磷酸葡萄糖醛酸转移酶（UGT)1A4广泛代谢，检测到的代谢物为有活性的24-(R)-羟基帕立骨化醇。

24-(*R*)-羟基帕立骨化醇

继发性甲状旁腺功能亢进症是慢性肾功能衰竭患者常见的并发症，也是慢性肾衰竭终末期血液透析时最主要、最严重的并发症之一。其主要表现为甲状旁腺激素水平升高和甲状旁腺增生，可导致严重的骨骼损害、难治性皮肤瘙痒、贫血、神经系统损害及心血管疾病等。帕立骨化醇可用于预防和治疗与慢性肾病相关的继发性甲状旁腺功能亢进症。

3. 降钙素

降钙素是一种含 32 个氨基酸的多肽类激素，在人体内由甲状腺滤泡旁细胞分泌，有时又称作甲状腺抑钙素（Thyrocalcitonin）。当血钙过高时，甲状腺滤泡旁细胞释放降钙素。这种激素通过抑制肾小管重吸收钙来降低血钙水平，从而增强尿钙排泄，并且抑制骨吸收使骨内钙流动最小化。

降钙素 (Calcitonin)

H-Cys-Ser-Asn-Leu-Ser-Thr-Cys-Val-Leu-Gly-Lys-Leu-Ser-Gln-Glu-Leu-
His-Lys-Leu-Gln-Thr-Tyr-Pro-Arg-Thr-Asn-Thr-Gly-Ser-Gly-Thr-Pro-NH_2

目前人工合成的降钙素有 4 种，即鲑鱼降钙素（Salcatonin）、鳗鱼降钙素（Elcatonin）、人降钙素（Calcitonin）和猪降钙素（Caltonin），其中鲑鱼降钙素、鳗鱼降钙素较为常用。

来源不同的降钙素的氨基末端为半胱氨酸，其中 1 位半胱氨酸与 7 位半胱氨酸形成二硫键桥。降钙素的羧基末端均为脯氨酰胺，若将脯氨酰胺除去，留下的 31 个氨基酸几乎没有活性，从而表明是降钙素整个分子起作用。不同来源的降钙素的其他位置的氨基酸大都不同，这样导致三级结构出现差异。基于这样的差异，鲑鱼降钙素降低哺乳动物的血钙水平比人降钙素高出一个数量级。然而，这些氨基酸序列的明显差异也增加了引起患者的免疫系统不良反应的风险。

这些合成的降钙素可与破骨细胞上的降钙素受体结合，激活霍乱毒素敏感蛋白，进而活化腺苷酸环化酶，导致 cAMP 水平提高，后者再激活 cAMP 依赖性蛋白激酶，从而引发一系列蛋白磷酸化和脱磷酸化的级联反应，发挥抑制骨吸收的作用。

经批准的鲑鱼降钙素的适应证为血钙过多、佩吉特病和绝经后骨质疏松症。

4. 异黄酮衍生物

异黄酮是一类存在于植物中的天然化合物，它是苯丙氨酸代谢过程中由肉桂酰辅酶 A 侧链延长后环化形成以苯色酮环为基础的酚类化合物。异黄酮化合物由一个环状吡喃酮将两个芳环连接在一起形成的骨架，其中两个芳环的 C-7 位和 C-4′位各有一个对应于雌二醇的 C-3 位和 C-17β 位羟基的取代基，而且两个取代基之间的距离几乎与雌二醇的两个羟基间的距离相等。异黄酮化合物的结构与雌激素类似，是产生雌激素样抗骨质疏松活性的基础，却没有雌激素对生殖系统的影响。

异黄酮   雌二醇   依普黄酮

依普黄酮（Ipriflavone，CT）是一种异黄酮衍生物，能与雌激素受体结合发挥生物效应。其可促进成骨细胞的增殖、骨胶原合成及骨基质的矿化，维持骨密度。依普黄酮能减少破骨细胞前体细胞的增殖和分化，抑制成熟破骨细胞活性，从而降低骨吸收。并且通过雌激素样作用增加降钙素的分泌，间接产生抗骨吸收作用。依普黄酮主要用于预防绝经后妇女骨质疏松症。

二、双膦酸盐类药物 (Bisphosphonates)

双膦酸盐类是治疗骨质疏松症的重要药物，主要用于治疗和预防各种骨病，如骨质疏松症、变形性骨炎、恶性肿瘤引起的高血钙症及骨痛症等。双膦酸盐类药物是一种高效的骨吸收抑制剂，可有效地抑制破骨细胞介导的骨吸收，增加骨密度和骨量，从而降低骨质疏松性骨折的发病率，提高患者的生活质量。双膦酸盐现已成为恶性高钙血症和变形性骨炎的一线治疗药物。

早在 20 世纪 60 年代，人们就发现无机焦磷酸盐存在于体液中，并且是通过与羟磷灰石相互作用来阻止钙化的天然抑制剂。除了抑制磷酸钙的形成以外，焦磷酸盐还抑制羟基磷灰石晶体的溶解，这引起了它对治疗与过度骨吸收有关疾病的药理作用的关注。但是，焦磷酸盐的 P—O—P 骨架在胃肠道的水解酶催化下快速水解，从而使它变得代谢不稳定。

在寻找代谢更稳定的焦磷酸盐类似物时，一类称之为双膦酸盐（Bisphosphonates）的化合物引起人们的关注。双膦酸盐又称偕二磷酸盐，与内源性焦磷酸盐结构类似，是焦磷酸分子中连接两个磷酸根的氧原子被碳原子置换并对该原子的侧链进行结构修饰后产生的一类化合物。第一个双膦酸盐在 19 世纪即被合成并在工业中广泛应用。衍生于内源性焦磷酸盐的双膦酸盐用碳原子置换焦磷酸盐的桥氧原子，形成耐水解的 P—C—P 部分，从而解决了稳定性问题。另外，与焦磷酸盐不同的是，双膦酸盐的中心碳原子连接有两个取代基，其中取代基 R^1 为羟基时，两个膦酸基团和偕碳原子上的羟基作为与钙特异性结合的三齿配体以骨钩（Bone Hook）的形式迅速而有效地吸附于骨矿物表面，取代基 R^2 则担负抗骨吸收活性。当定位于骨时，分子内的双膦酸基团、侧链结构及三维构型将决定药物与特定的分子靶标的结合能力以及分子的生物活性。

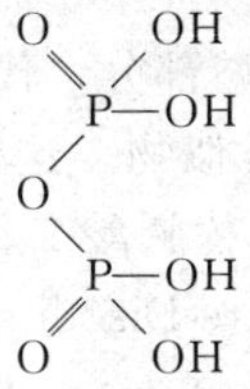

焦磷酸 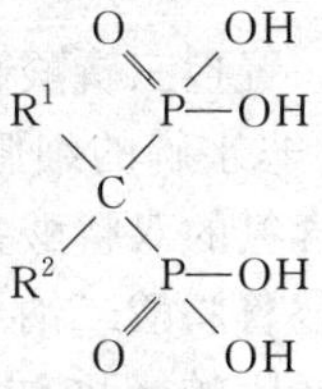　　　　双膦酸

按照化学结构和分子作用机制，双膦酸盐可分为不含氮的双膦酸盐和含氮的双膦酸盐两类（表 13-3）。

表 13-3　常用双膦酸类药物

通用名	结构式	抗骨吸收强度
依替膦酸二钠（Etidronate Disodium）	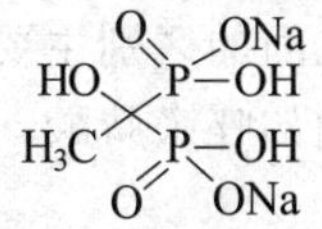	1
氯屈膦酸二钠（Clodronate Disodium）	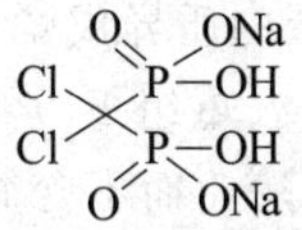	10
帕米膦酸二钠（Pamidronate Disodium）	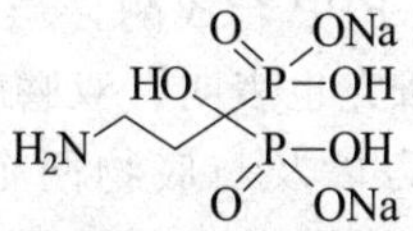	100
替鲁膦酸二钠（Tiludronate Disodium）	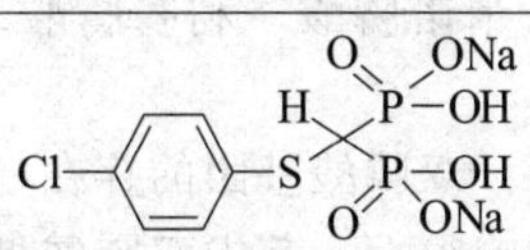	10

続表

通用名	结构式	抗骨吸收强度
阿仑膦酸钠（Alendronate Sodium）		1000
伊班膦酸二钠（Ibandronate Disodium）		8000～10000
利塞膦酸二钠（Risedronate Disodium）		5000
奥帕膦酸二钠（Olpadronate Disodium）		10000
斯孟膦酸二钠（Cimdronate Disodium）		9000～10000
唑来膦酸二钠（Zoledronate Disodium）		20000

不含氮的双膦酸盐进入细胞后，置换三磷酸腺苷的焦磷酸部分，代谢形成非功能性分子，同细胞能量代谢中的 ATP 竞争，因而可以视为非水解的细胞毒 ATP 类似物。这样，破骨细胞活化启动凋亡并程序性死亡，导致骨损伤全面降低。不含氮的双膦酸盐主要有依替膦酸二钠（Etidronate Disodium）、氯屈膦酸二钠（Clodronate Disodium）和替鲁膦酸二钠（Tiludronate Disodium）。

更为有效的含氮的双膦酸盐包括帕米膦酸二钠（Pamidronate Disodium）、奈立膦酸（Neridronic acid）、奥帕膦酸（Olpadronic acid）、阿仑膦酸（Alendronic acid）、伊班膦酸（Ibandronic acid）、利塞膦酸（Risedronic acid）、唑来膦酸（Zoledronic acid）。含氮双膦酸盐通过结合和阻断甲羟戊酸途径关键酶法呢基焦磷酸酯合成酶（Farnesyl Pyrophosphate Synthase，FPP 合成酶），使破骨细胞活性降低，凋亡增加。

不含氮的双膦酸盐和含氮的双膦酸盐之间的区别主要是后者在生理 pH 条件下在化合物的氮原子上形成正电荷。带有更多正电荷的双膦酸盐，例如唑来膦酸、伊班膦酸和阿仑膦酸，在骨矿物上形成正电性表面，吸引更多的双膦酸盐到骨上。

双膦酸盐抑制 FPP 合成酶与体外抑制蛋白质异戊烯化及体内抑制骨重吸收能力之间存在密切的相关性。例如，含氮的双膦酸盐阿仑膦酸可抑制人重组 FPP 合成酶，IC_{50} 为 $0.460\mu mol/L$，但它不抑制异戊烯焦磷酸酯异构酶或牻牛儿基焦磷酸酯合成酶，而不含氮的双膦酸盐依替膦酸的 IC_{50} 为 $80\mu mol/L$，氯屈膦酸则没有抑制作用。利塞膦酸亦能抑制 FPP 合成酶，当用羧基置换利塞膦酸的一个磷酸基团后，其抑制 FPP 合成酶能力大大降低。酶动力学研究也表明，双膦酸盐 FPP 合成酶的机制非常复杂，抑制 FPP 合成酶的能力取决于化合物与酶的亲和能力以及与底物两个结合位点的结合方式。双膦酸盐抑制重组人 FPP 合成酶的顺序依次为：唑来膦酸＞米诺膦酸＞利塞膦酸＞伊班膦酸＞阿仑膦酸＞帕米膦酸，这与药物抑制骨重吸收的能力相一致。

双膦酸类药物的构效关系研究表明：双膦酸基团的存在是抗骨吸收活性的必要条件；含氮双膦酸类结构中偕碳原子上的取代基对生物活性影响很大，其中双膦酸偕碳原子上含有羟基则活性较高，原因是双膦酸基团与偕碳原子上的羟基能以骨钩的方式快速高效地结合到骨矿物表面；侧链为氨烷基或者含氮杂环的活性比较高,侧链的长度对氨基直链系列双膦酸的活性非常重要,例如帕米膦酸钠侧链延长一个碳,就成为阿仑膦酸,其抗骨重吸收活性增加 100 倍;含氮侧链的化学结构和三维构象会影响化合物和 FPP 合成酶的结合。

口服双膦酸盐口服生物利用度很差,用药方式存在局限,口服给予双膦酸盐时需要空腹并采取立姿和坐姿。

阿仑膦酸钠 (Alendronate Sodium)

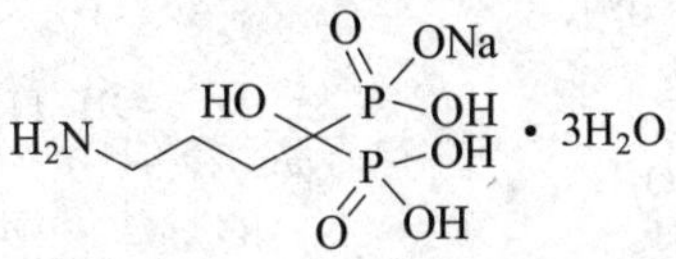

◆ 白色晶状,不吸湿粉末;
◆ 微溶于乙醇,几不溶于氯仿。

化学名为 (4-氨基-1-羟基亚丁基)双膦酸单钠盐三水合物[(4-amino-1-hydroxybuty-lidene) bisphos-phonic acid monosodium salt trihydrate]。

本品的合成从 4-氨基丁酸出发,与亚磷酸和三氯氧磷作用,一步可得到阿仑膦酸,再转换成单钠盐的三水合物。路线如下:

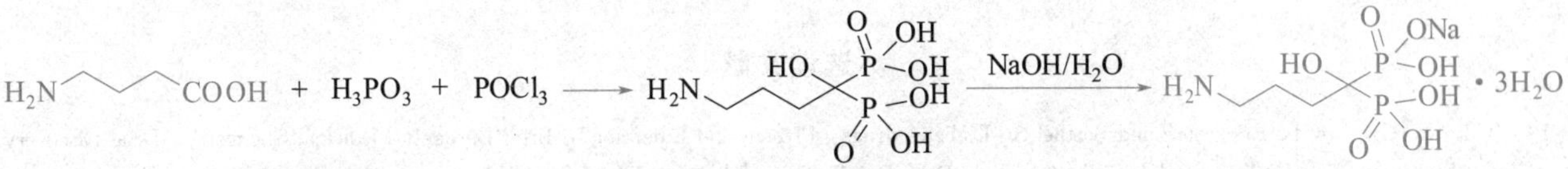

本品是第三代的双膦酸盐,为骨吸收抑制药,与骨内羟磷灰石有强亲和力,可抑制破骨细胞的活性,减慢骨吸收,防止骨丢失。同时抗骨吸收的活性强,无抑制骨矿化的作用。

本品口服后主要在小肠内吸收,吸收差,生物利用度仅为 $0.5\% \sim 1\%$。吸收后的药物大约 $20\% \sim 60\%$ 被骨组织迅速摄取,未被吸收的以原型经肾脏排出。

本品主要用于绝经后妇女的骨质疏松症。

利塞膦酸钠 (Risedronate Sodium)

◆ 白色或类白色结晶性粉末;
◆ 在酸中的 pK_a 为 0.68,在碱中的 pK_a 为 4.91;
◆ 可溶于水,几乎不溶于甲醇,可溶于碱金属氢氧化物和矿物酸的稀溶液。

化学名为 [1-羟基-1-膦酰基-2-(吡啶-3-基)乙基]膦酸一钠盐 [(1-hydroxy-1-phosphono-2-pyridin-3-yl-ethyl)phosphonic acid monosodium salt]。

利塞膦酸的合成路线主要有两条路线,其中 3-吡啶乙酸是制备利塞膦酸钠的重要中间体。方法一是以 3-甲基吡啶为起始原料,经氯化、氰化、水解得 3-吡啶乙酸,再与三氯化磷和亚磷酸反应制得。

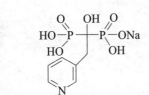

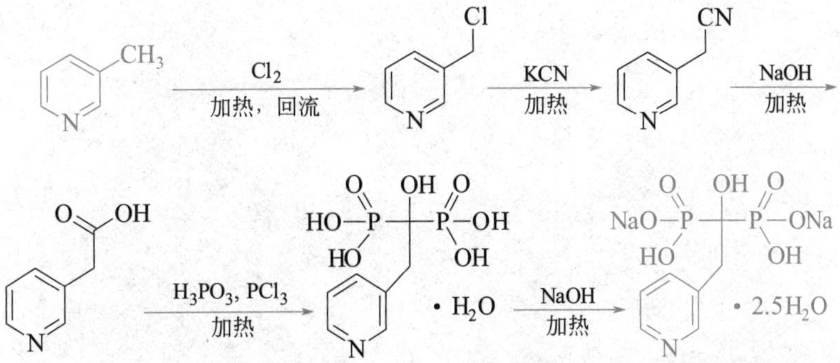

方法二是以 3-乙酰吡啶为起始原料，与吗啡啉和硫经 Willgerodt-Kindler 重排反应、水解得 3-吡啶乙酸，再与三氯化磷和亚磷酸反应制得。

本品不仅应用于治疗骨质疏松症，也用于治疗骨佩吉特病。它的效果是第二代双膦酸盐的 100 倍，是第一代帕米膦酸的 1000～5000 倍。

选读文献

[1] Tilley J，Grimsby J，Erickson S and Berthel S. "Diabetes drugs：Present and Emerging"，In："Burger's Medicinal Chemistry，Drug Discovery & Development". 7th edition. Vol 4. Ed by Abraham D J，Rotella D P. Hoboken：John Wiley & Sons Inc.，2010：1981～2018.

[2] Weber A E，Thornberry N A. "Dipeptidyl peptidase 4 inhibitors"，In："Burger's Medicinal Chemistry，Drug Discovery & Development". 7th edition. Vol 5. Ed by Abraham D J，Rotella D P. Hoboken：John Wiley & Sons Inc.，2010：2019～2050.

[3] David A. Foye's Principles of Medecinal Chemistry. 8th edition. New York：Wolters Kluwer，2020.

[4] Rogers M J，Crockett J C，Coxon F P，Mönkkönen J. Biochemical and molecular mechanisms of action of bisphosphonates. *Bone*，2011,49：34～41.

[5] Papapoulos S E. Bisphosphonates：how do they work. *Best Practice & Research Clinical Endocrinology & Metabolism*，2008，22（5）：831～847.

[6] Ebetino F H，Hogan A-M L，Sun S T. The relationship between the chemistry and biological activity of the bisphosphonates. *Bone*，2011,49：20～33.

（沈阳药科大学　孙铁民）

第十四章

作用于肾上腺素受体的药物

（Drugs Affecting Adrenergic Receptor）

肾上腺素受体（Adrenergic Receptor 或 Adrenoceptor），是能与去甲肾上腺素（Norepinephrine，NE，旧称 Noradrenaline，NA）或肾上腺素（Epinephrine，E，旧称 Adrenaline，AD）结合的受体的总称。肾上腺素药物（Adrenergic Drugs）是一类作用于肾上腺素受体的药物，分为拟肾上腺素药（Adrenergic Agents）和抗肾上腺素药（Adrenergic Antagonists）。药物与肾上腺素受体结合后，如果产生与 NE 相似的作用，就称为拟肾上腺素药；如果结合后不产生或较少产生拟似 NE 的作用，但阻断 NE 与受体结合，产生与 NE 相反的作用，称为抗肾上腺素药。去甲肾上腺素、肾上腺素和多巴胺（Dopamine，DA），均为含有邻苯二酚（即儿茶酚，Catechol）结构的生物胺神经递质，所以又称为儿茶酚胺（Catecholamine）此类结构具苯乙胺（Pheylethylamine）骨架，当氨基的 β 位有羟基时，则结构骨架为苯乙醇胺（Phenylethanolamine）。去甲肾上腺素和肾上腺素在机体应激时，由神经末梢释放，作用于肾上腺素受体而产生效应。

$$HO-\text{苯环}-CH-CH_2-NHR^1$$

多巴胺　　$R^1=H; R^2=H$
去甲肾上腺素　$R^1=H; R^2=OH$
肾上腺素　　$R^1=CH_3; R^2=OH$

儿茶酚胺类神经递质

肾上腺素能神经系统在调节血压、心率、心力、胃肠运动和支气管平滑肌张力等方面起着重要作用。肾上腺素受体可分为 α 和 β 两大类，各有 α_1、α_2 和 β_1、β_2、β_3、β_4 等几种亚型。近年来发现，α_1 和 α_2 受体又可进一步细分为 α_{1A}、α_{1B}、α_{1D}、α_{2A}、α_{2B} 和 α_{2C} 等亚型（表 14-1）。

表 14-1　肾上腺素受体的分类、分布、效应和典型配基

特征	肾上腺素受体				
受体	α 受体		β 受体		
亚型受体	α_1	α_2	β_1	β_2	β_3
偶联 G 蛋白	Gp	Gi	Gs		
主要分布	心脏效应细胞、血管平滑肌、扩瞳肌、毛发运动平滑肌，前列腺、尿道和膀胱颈平滑肌	突触前膜和后膜、血小板、血管平滑肌、脂肪细胞	心脏、肾脏、脑干	子宫、气管、胃肠道、血管壁、肝脏效应细胞	脂肪组织
激动后效应	收缩平滑肌，增加心收缩力，升压，缩瞳，毛发竖立	抑制去甲肾上腺素释放，降压，血小板凝集，抑制脂肪分解	增强心脏功能，升压	舒张支气管、子宫和血管平滑肌，平喘，加强糖原分解	分解脂肪，增加氧耗，松弛膀胱平滑肌
激动剂	去氧肾上腺素	可乐定	多巴酚丁胺	特布他林	米拉贝隆
阻断剂	哌唑嗪	育亨宾	美托洛尔	ICI 118551	LGP 20712A

具有兴奋 α_1 受体作用的药物，临床上用于升高血压和抗休克；具有兴奋中枢 α_2 受体作用的药物，临床上用于降低血压；具有兴奋 β_1 受体作用的药物用于强心和抗休克；具有兴奋 β_2 受体作用的药物，临床上用于平喘和改善微循环；β_3 受体激动剂临床上用于治疗膀胱过度活动症。

三种儿茶酚胺递质在体内有着共同的合成代谢途径（图 14-1）。L-酪氨酸是合成的起始原料，在胞浆内经酪氨酸羟化酶作用形成左旋多巴，再经多巴脱羧酶催化而形成多巴胺。多巴胺进入囊泡后经多巴胺-β-羟化酶转化形成去甲肾上腺素，后者在苯乙醇胺-N-甲基转移酶的作用下，可进一步形成肾上腺素。

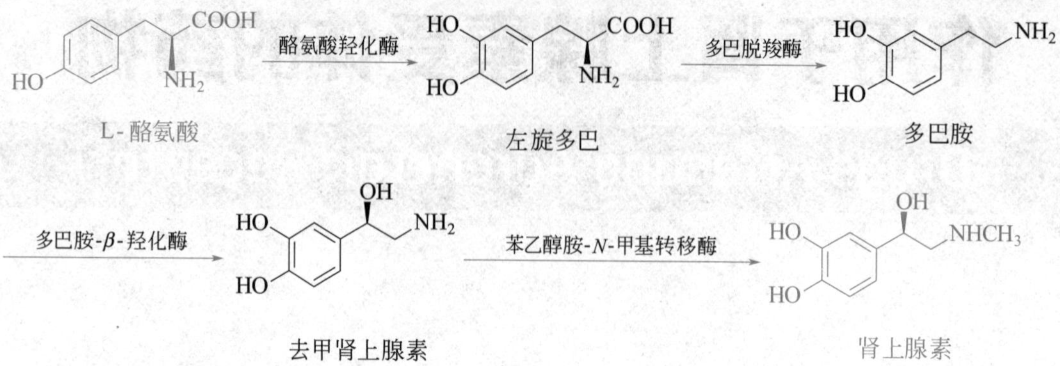

图 14-1 儿茶酚胺的生物合成途径

儿茶酚胺递质合成后储存于囊泡，神经冲动传导到达神经末梢后，产生去极化，递质释放到突触间隙，与受体发生结合，继而激活下游信号通路特定生化反应。儿茶酚胺递质与受体的结合是可逆的。递质的消除途径主要为重摄取，其余约 1/5 的递质经儿茶酚-O-甲基转移酶（COMT）或单胺氧化酶（MAO）酶解失活（图 14-2）。

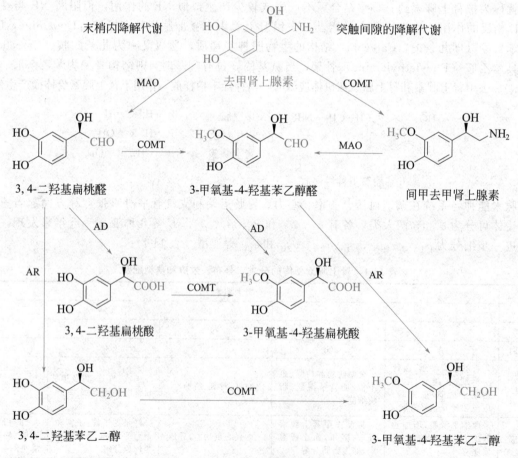

图 14-2 去甲肾上腺素的代谢途径
MAO—单胺氧化酶；COMT—儿茶酚胺-O-甲基转移酶；AR—醛还原酶；AD—醛脱氢酶

酶解作用因底物所处部位不同而异。释放到突触间隙的去甲肾上腺素，首先被甲基化，再氧化脱氨；而在胞浆中的酶解次序则正好相反。去甲肾上腺素在脑内的最终代谢产物是3-甲氧基-4-苯乙二醇；而外周的最终代谢产物是3-甲氧基-4-羟基扁桃酸。肾上腺素的代谢途径和步骤与去甲肾上腺素相同。

肾上腺素受体各亚型均为G蛋白偶联受体，与配基结合后，受体分子构象发生改变，在膜上位移，在胞内侧与G蛋白结合，活化与受体相偶联的腺苷酸环化酶系统，引发一系列生理效应。不同受体亚型的分子结构、作用机制和生理效应均有所差别。不同亚型的受体蛋白由不同数量的氨基酸残基组成，如 α_1 为466～560个；α_2 为450～461个；β_2 为388～477个；肽链以 α 螺旋7次跨越细胞膜，环绕排列成袋状以适合与配基的结合（图14-3）。受体与配基相互作用时，配基上质子化的氮原子与第3跨膜螺旋（TM3）上天冬氨酸残基相对应，儿茶酚胺类的对位和间位酚羟基与受体的第5跨膜螺旋（TM5）上两个丝氨酸残基成氢键；苯乙醇结构上的 β 位羟基可与第4跨膜螺旋（TM4）上的丝氨酸残基成氢键；芳环结构则与受体苯丙氨酸残基相互作用。排列在跨膜螺旋上的受点氨基酸序号，各亚型均有所不同，如天冬氨酸序号：β_1 为138，β_2 为113，β_3 为117。因此，各亚型对配基具选择性。

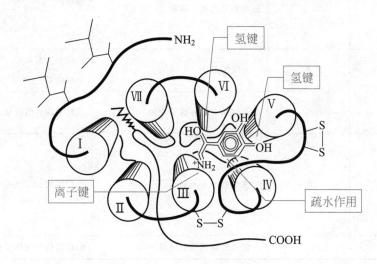

图 14-3　β_2 肾上腺素受体的 7 次跨膜结构及其与肾上腺素结合的模型图（从细胞外侧观察）

第一节　拟肾上腺素药物

(Adrenergic Agents)

拟肾上腺素药物（Adrenergic Agents，Adrenergics）或称肾上腺素受体激动剂（Adrenergic Agonists），是一类化学结构与肾上腺素相似的胺类药物，能产生与肾上腺素能神经兴奋相似的效应，故又称拟交感作用药（Sympathomimetics）或拟交感胺（Sympathomimetic Amines）。根据药物的结构和作用机制不同，分为直接作用药、间接作用药和混合作用药三类。直接作用药在化学结构上属儿茶酚胺类，如异丙肾上腺素，能直接与肾上腺素受体结合发挥兴奋作用；间接作用药在化学结构上为非儿茶酚胺类，如可乐定，具芳基咪唑啉（Arylimidazoline）结构，本身不直接与肾上腺素受体反应，但能促进肾上腺素能神经末梢释放递质，即增加受体部位递质的浓度而间接地发挥作用。混合作用药是一类兼有直接和间接作用的药物，如麻黄碱。拟肾上腺素药物作用的类型，取决于药物的结构及其对受体的选择性。

临床上使用的肾上腺素药物多达上百种，选择主要的列于表14-2，并按作用类型分述。

表 14-2　拟肾上腺素药物的受体选择性、药理作用和临床用途

典型药物	受体	主要作用	主要适应证
去甲肾上腺素(Norepinephrine) 肾上腺素(Epinephrine) 多巴胺(Dopamine) 麻黄碱(Ephedrine)	α、β	拟肾上腺素作用	抗休克,治疗哮喘
萘甲唑林(Naphazoline)	α	局部血管收缩	减除鼻黏膜充血
去氧肾上腺素(Phenylephirine) 甲氧明(Methoxamine) 间羟胺(Metaraminol)	α_1	血管收缩,外周阻力增加	防治低血压,抗休克
甲基多巴(Methyldopa) 可乐定(Clonidine) 利美尼定(Rilmenidine) 胍法辛(Guanfacine) 胍那苄(Guanabenz)	α_2	兴奋突触后α_2受体,使心率、心输出量和外周阻力降低	抗高血压
异丙肾上腺素(Isoprenaline)	β	支气管舒张	治疗心力衰竭 治疗哮喘
多巴酚丁胺(Dobutamine) 普瑞特罗(Prenalterol)	β_1	正性肌力和心搏量增加	治疗周围血管疾病
沙丁胺醇(Salbutamol) 特布他林(Terbutaline) 克仑特罗(Clenbuterol) 马布特罗(Mabuterol) 福莫特罗(Fomoterol)	β_2	支气管平滑肌舒张	治疗哮喘和支气管痉挛,慢性阻塞性肺疾病
米拉贝隆(Mirabegron)	β_3	促进膀胱充盈和储尿	治疗膀胱过度活动症

一、拟肾上腺素药物 (Adrenergic Agents)

肾上腺素 (Epinephrine)

♦ 白色或类白色结晶性粉末;
♦ mp 211～212℃(分解),盐酸盐 mp 157℃;$[\alpha]^{25}$ 为 $-50.0°$～$-53.5°$ (4%,1mol/L 盐酸);
♦ 在水中极微溶解,乙醇、氯仿、乙醚、脂肪油中不溶。

化学名为 (R)-4-[1-羟基-2-(甲氨基)乙基]-1,2-苯二酚 {(R)-4-[(1-hydroxy-2-methylamino)ethyl]-1,2-benzenediol}。

本品在无机强酸或强碱溶液中易溶,氨溶液或碳酸钠溶液中不溶,饱和水溶液显弱碱性反应。在中性或碱性水溶液中不稳定,遇碱性肠液能分解,故口服无效。与空气或日光接触易氧化成醌,进而聚合成棕色多聚体而失效。

本品水溶液加热或室温放置后可发生消旋化而降低效用。尤其在酸性（pH＜4）情况下，消旋速度更快。对酸、碱、氧化剂和温度的敏感性和不稳定性是儿茶酚胺类药物的化学通性。

本品是内源性活性物质，能兴奋心脏，收缩血管，松弛支气管平滑肌。临床上用于过敏性休克、心搏骤停的急救，控制支气管哮喘的急性发作。

临床上使用的形式为盐酸盐或酒石酸盐注射液。合成方法可将邻苯二酚在氧氯化磷存在下用氯乙酸进行氯乙酰化，反应生成 α-氯-3,4-二羟基苯乙酮中间体，再经甲胺胺化，氢化，最后用 d-酒石酸拆分制得肾上腺素。

多巴胺（Dopamine）是体内合成去甲肾上腺素及肾上腺素的前体，亦为神经递质，但因不易透过血脑屏障，主要表现为外周作用。可直接兴奋 α 和 β 受体，但对 β_2 受体作用较弱。对外周血管有轻微收缩作用，对肾脏、肠系膜及冠状血管表现为扩张作用，为选择性血管扩张药。临床上应用其盐酸盐，作为抗休克药，常用于急性心肌梗死、创伤、肾功能衰竭及心脏手术等引起的休克。本品口服无效，作用持续时间短暂。

盐酸多巴胺

盐酸麻黄碱 (Ephedrine Hydrochloride)

- 白色针状结晶或结晶性粉末，无臭，味苦；
- mp 217～222℃，$[\alpha]^{20}$ 为 $-33.0°$～$-35.5°$（5%，H_2O）；
- 在水中易溶，乙醇中溶解，不溶于乙醚和氯仿。

化学名为（1*R*，2*S*）-2-甲氨基-1-苯丙-1-醇盐酸盐 [（1*R*，2*S*）-2-methylamino-1-phenyl-1-propanol hydrochloride]，又称盐酸麻黄素。

麻黄碱含有 2 个手性碳原子，共有四个光学异构体：一对为赤藓糖型对映异构体，称为麻黄碱；另一对为苏阿糖型，称为伪麻黄碱。药用麻黄碱为（1*R*，2*S*）-赤藓糖型，分子中与羟基相连的碳原子与去甲肾上腺素 *R* 构型一致。本品能兴奋 α、β 两种受体，同时还能促进肾上腺素能神经末梢释放递质，直接和间接地发挥拟肾上腺素作用。但麻黄碱的右旋对映体（1*S*，2*R*）没有直接作用，只有间接作用。临床上使用的伪麻黄碱（Pseudoephedrine）为（1*S*，2*S*）-苏阿糖型，没有直接作用，拟肾上腺素作用比麻黄碱稍弱，但中枢副作用较小，广泛用作鼻充血减轻剂，也是很多复方感冒药的主要成分。

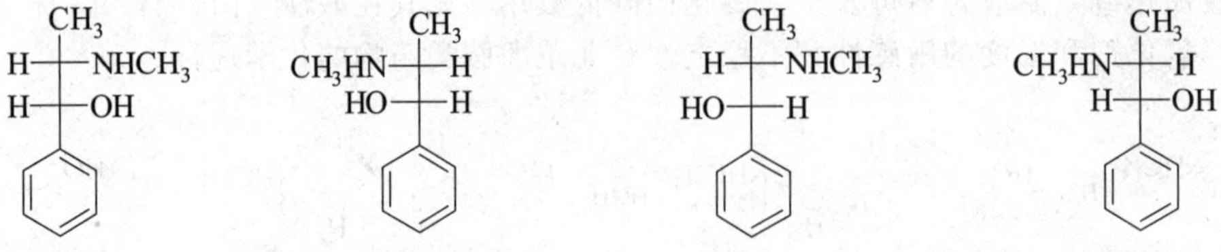

（1*R*，2*S*）　　　（1*S*，2*R*）　　　（1*S*，2*S*）　　　（1*R*，2*R*）
(−)-麻黄碱　　　(+)-麻黄碱　　　(+)-伪麻黄碱　　　(−)-伪麻黄碱

麻黄碱口服后易被肠道吸收，大部分以原型从尿中排泄。由于代谢和排泄较慢，故作用持久。临床上用于支气管哮喘，也用于过敏性反应及鼻黏膜充血肿胀引起的鼻塞等的治疗。

我国具有较好的麻黄资源，麻黄内麻黄碱的含量很高，麻黄碱可直接从麻黄中提取。将麻黄科植物木贼麻黄或草麻黄用水浸煮，水溶液用氢氧化钠碱化后以甲苯提取，加草酸中和至 pH＝6～7，减压浓缩，析出的草酸麻黄碱用氯化钙饱和溶液置换即得盐酸麻黄碱粗品，经重结晶制得成品。麻黄碱亦可用生物转化或化学合成的方法制取。

麻黄碱为二类精神药品，同时又是多种毒品，如 *N*-甲基苯丙胺（俗称冰毒）、3,4-亚甲基双氧基甲基安非他明（3,4-methylenedioxymethamphetamine，MDMA）及其类似物（统称摇头丸）的合成中间体，因此对生产和处方剂量均有特殊管理要求，被列为"易制毒品"。

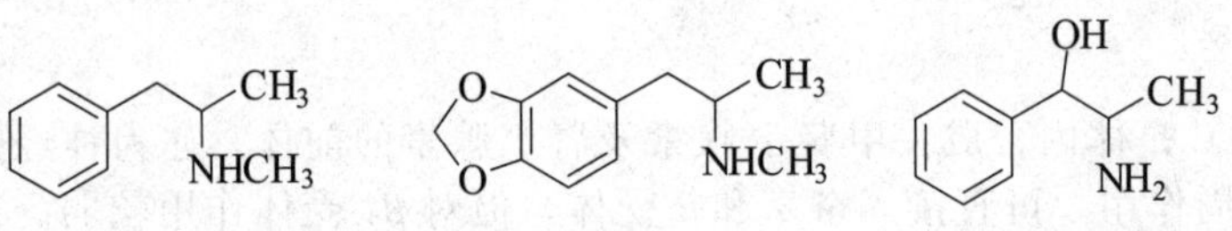

N-甲基苯丙胺　　　　　　MDMA　　　　　　苯丙醇胺

苯丙醇胺（Phenylpropanolamine，PPA），即去甲麻黄碱，能激动肾上腺素受体，有松弛支气管平滑肌、收缩血管及中枢兴奋作用，曾广泛用于治疗鼻黏膜充血和作为复方感冒药的配伍，近年因发现能诱发心律失常、心肌损害等严重不良反应，在国内外市场上被紧急撤除。

二、α 受体激动剂 (α-Receptor Agonists)

α 受体激动剂分为选择性 α₁、α₂ 受体激动剂和缺乏选择性的 α 受体激动剂三类。

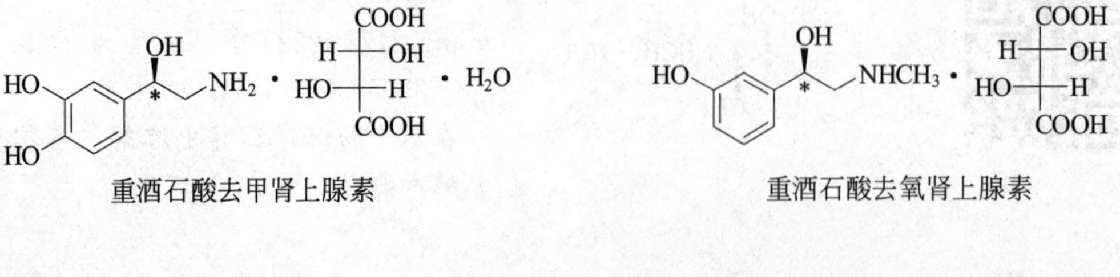

重酒石酸去甲肾上腺素　　　　　　　　　重酒石酸去氧肾上腺素

盐酸甲氧明

重酒石酸间羟胺

去甲肾上腺素也是内源性活性物质，对 α_1 和 α_2 受体均有激动作用，也能激动 β_1 受体，对受体 β_2 几乎无作用，药物制剂形式为重酒石酸去甲肾上腺素（Norepinephrine Bitartrate）。其收缩血管和升高血压作用较肾上腺素强，而兴奋心脏、扩张支气管作用较弱，用于治疗各种原因引起的周围循环衰竭。

重酒石酸去氧肾上腺素（Phenylephirine Bitartrate）和盐酸甲氧明（Methoxamine Hydrochloride）是选择性地直接作用于 α_1 受体的拟肾上腺素药，具有收缩血管、升高血压的作用。因无儿茶酚结构，故不被 COMT 所代谢，作用时间比儿茶酚胺类药物长得多，可口服。由于它们的升压作用中等，并不增加心输出量，用于抗休克无突出优点。甲氧明用于低血压患者升压。去氧肾上腺素可兴奋虹膜瞳孔扩大肌引起散瞳，用于散瞳检查眼底。

重酒石酸间羟胺（Metaraminol Bitartrate）可直接作用于 α 和 β 受体，但主要作用于 α 受体。它可被肾上腺素能神经末梢摄取，进入突触前膜附近囊泡，通过置换作用促使囊泡中储存的去甲肾上腺素释放，间接地发挥拟交感作用。本品有较强的收缩周围血管和中度增加心肌收缩力作用，不被 COMT 代谢，作用持久，临床上用于防治低血压和休克的辅助治疗。

R=CH₃ 甲基多巴
R=H 左旋多巴

α-甲基去甲肾上腺素

萘甲唑林

甲基多巴（Methyldopa）是左旋多巴的同系物，为中枢性降压药，临床使用外消旋体，其中 S-（＋）-异构体的活性较强，特别对 α_2 受体有高度立体选择性，其 α_2 受体活性是 R-（－）-异构体的 23 倍，α_1 受体活性是 R-（－）-异构体的 2 倍。甲基多巴为前体药物，可通过血脑屏障，当它进入中枢神经系统后，在芳香族氨基酸脱羧酶（Aromatic Amino Acid Decarboxylase，AAADC）及多巴胺-β-羟基化酶（DBH）的作用下被代谢成类似于去甲肾上腺素的假递质 α-甲基去甲肾上腺素，后者与中枢突触后膜 α_2 受体相互作用，抑制交感神经冲动的传出，导致血压下降。甲基多巴口服吸收较好，服后 4h 血药浓度达峰值。由于它须经代谢成 α-甲基去甲肾上腺素（α-Methylnorepinephrine）后发挥作用，在服后 12～24h 内起效，作用可维持 2 天。

左旋多巴（Levodopa）是去甲肾上腺素和肾上腺素体内合成的中间体。它能通过血脑屏障，在中枢经多巴脱羧酶脱羧成多巴胺作用于中枢 D_1 受体。临床上用于抗震颤麻痹和治疗肝昏迷。

萘甲唑林（Naphazoline，又名鼻眼净），为可乐定类衍生物，不含苯乙醇胺结构，为非选择性 α 受体激动剂，具局部血管收缩作用，用于治疗过敏性及炎症性鼻充血，急慢性鼻炎，对麻黄碱有耐受性者可选用。

盐酸可乐定 (Clonidine Hydrochloride)

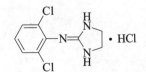

◆ 白色结晶性粉末，无臭，略有甜味；
◆ mp 305℃，游离碱 mp 130℃；
◆ 在水或乙醇中溶解，在氯仿中极微溶解，在乙醚中几乎不溶。

化学名为 N-(2,6-二氯苯基)-4,5-二氢-1H-咪唑-2-胺盐酸盐 ［N-(2,6-dichlorophenyl)-4,5-dihydro-

1H-imidazol-2-amine hydrochloride]，又名氯压定。

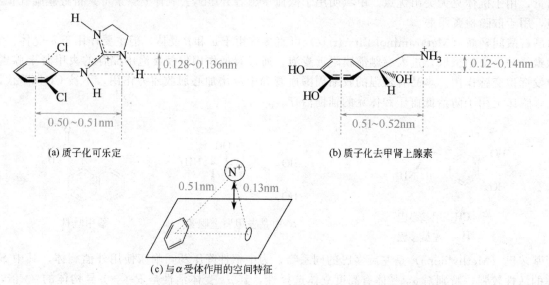

氨基型　　　　　　　　亚胺型

可乐定的 pK_a 为 8.3，在生理 pH 条件下约 80％电离成阳离子形式。中性的可乐定分子有着亚胺型和氨基型两种互变异构体，主要以亚胺型形式存在。在亚胺型形式中，因苯环的 2 个邻位氯原子立体位阻效应，苯环与咪唑环难以处在共轭的共平面状态。用量子化学半经验方法计算得到苯环平面与咪唑环平面的二面角为 74°，盐酸可乐定晶体 X 衍射结果显示二面角呈 76°，实验值与计算值基本一致。可乐定质子化后，正电荷约有一半位于胍基碳原子上，其余通过共振均匀分布于胍基的 3 个氮原子上，分子呈非平面构象 [图 14-4(a)]。在与 α 受体作用的活性构象中，该构象与去甲肾上腺素的构象 [图 14-4(b)] 有着共同特征 [图 14-4(c)]。

0.128~0.136nm

0.50~0.51nm

(a) 质子化可乐定

0.12~0.14nm

0.51~0.52nm

(b) 质子化去甲肾上腺素

0.51nm　0.13nm

(c) 与α受体作用的空间特征

图 14-4　去甲肾上腺素和可乐定与 α 受体相互作用的分子构象
药物分子的芳环中心与质子化氮原子的平均距离为 0.51nm，氮原子或胍基正离子电荷中心高出芳环平面约 0.13nm

本品为良好的中枢性降压药，直接激动脑内 α_2 受体，使外周交感神经的张力降低，心率减慢，心输出量减少，外周阻力降低，从而导致血压下降。由于也能兴奋 α_1 受体、胆碱受体、阿片受体和多巴胺受体，从而产生镇静、口干、嗜睡等副作用。临床上主要用于原发性及继发性高血压。

本品口服迅速吸收，生物利用度达 95％以上。本品大部分在肝脏代谢，主要代谢物为无活性的 4-羟基可乐定和 4-羟基可乐定的葡萄糖醛酸酯和硫酸酯。

合成本品的关键是 2-氨基咪唑啉环的成环反应，可通过制备 N-(2,6-二氯苯基)-S-甲基异硫脲，然后与乙二胺环合而得到咪唑啉环。

盐酸可乐定

莫索尼定（Moxonidine）为 α_2 受体激动剂，使外周血管阻力下降，可直接产生中枢性降压作用。临床用于治疗原发性高血压，不良反应有口干、疲乏等。

利美尼定（Rilmenidine）以噁唑环作为咪唑环的电子等排体，该药副作用较小，不抑制心脏收缩，不改变肾功能。胍那苄（Guanabenz）和胍法辛（Guanfacine）为可乐定的咪唑环开环类似物，作用与可乐定相似，但胍法辛活性较弱。它们均适用于中、轻度高血压，不良反应也与可乐定相似，但很轻微。

莫索尼定　　　　利美尼定　　　　　胍那苄　　　　　　胍法辛

三、选择性 β 受体激动剂 (Selective β-Receptor Agonists)

异丙肾上腺素（Isoprenaline）为最早使用的人工合成品，其外消旋体盐酸盐临床用于治疗支气管哮喘发作。该药能兴奋 β_1 和 β_2 受体，有松弛支气管平滑肌的作用，同时可兴奋心脏而加快心率，产生心悸、心动过速等较强的心脏副作用。因此寻找具有良好受体亚型选择性，具正性肌力作用而无异丙肾上腺素加快心率等副作用的选择性 β_1 受体激动剂，以及具舒张支气管平滑肌而无异丙肾上腺素心脏兴奋副作用的选择性 β_2 受体激动剂，是开发新的强心药和平喘药的目标。

盐酸异丙肾上腺素

1. 选择性 β_1 受体激动剂

盐酸多巴酚丁胺 (Dobutamine Hydrochloride)

- 白色或类白色结晶性粉末，几乎无臭，味微苦；
- mp 184～186℃；
- 在水或无水乙醇中略溶，在氯仿中几乎不溶。

化学名为（±）-4-[2-[[3-(4-羟基苯基)-1-甲基丙基]氨基]乙基]-1,2-苯二酚盐酸盐 {(±)-4-[2-[[3-(4-hydroxyphenyl)-1-methylpropyl]amino]ethyl]-1,2-benzenediol hydrochloride}。

本品遇热及放置空气中能保持稳定，但游离碱露置空气中及遇光颜色渐变深。本品为选择性兴奋心脏的 β_1 受体激动剂，可增加心肌收缩力和心搏量，而不影响动脉压和心率。分子结构中含 1 个手性碳原子，右旋体和左旋体对 β_1 受体均有激动作用，且右旋体比左旋体作用更强。左旋体还有激动 α_1 作用，而右旋体对 α_1 受体显阻断作用。临床上使用的为外消旋体，这样使兴奋 α_1 受体产生的血管收缩副作用与兴奋 β 受体产生的血管舒张作用药效相抵，药理作用互补，故不影响心率和升高血压。缺点是作用时间短，口服无效，易产生耐受性和增加心肌耗氧量。

合成本品可用茴香醛为起始原料，经与丙酮缩合、双键氢化得到关键中间体 4-(4-甲氧基苯基)-丁-2-酮后，再与 3,4-二甲氧基苯乙胺缩合成席夫碱，经氢化还原亚胺双键，再以氢溴酸脱去 O-甲基，得到多巴酚丁胺，最后制成盐酸盐。

本页顶部为化学合成路线图。

反应路线（从左到右，自上而下）：

$$\text{（4-OCH}_3\text{苯甲醛）} \xrightarrow{\text{CH}_3\text{COCH}_3} \text{（HC=CHCOCH}_3\text{）} \xrightarrow{\text{H}_2/\text{Ni}} \text{（CH}_2\text{CH}_2\text{COCH}_3\text{）} \xrightarrow{\text{H}_3\text{CO,H}_3\text{CO-CH}_2\text{CH}_2\text{NH}_2}$$

$$\text{CH}_3\text{O,CH}_3\text{O—CH}_2\text{CH}_2\text{N=C(CH}_3\text{)CH}_2\text{CH}_2\text{—OCH}_3 \xrightarrow{\text{H}_2,\text{Pd/C}}$$

$$\text{CH}_3\text{O,CH}_3\text{O—CH}_2\text{CH}_2\text{NHC(H)(CH}_3\text{)CH}_2\text{CH}_2\text{—OCH}_3 \xrightarrow{\text{42\% HBr}} \xrightarrow{\text{HCl}}$$

$$\text{HO,HO—CH}_2\text{CH}_2\text{NHC(H)(CH}_3\text{)CH}_2\text{CH}_2\text{—OH} \cdot \text{HCl}$$

盐酸多巴酚丁胺

普瑞特罗（Prenalterol）的化学结构与 β 受体阻断剂相似，为芳氧基丙醇胺类化合物。本品是选择性 β_1 受体激动剂，对肺及血管 β_2 受体无明显作用。分子中不含儿茶酚结构，故可静注，亦可口服。适用于急慢性心力衰竭患者的治疗。

$$\text{HO—}\bigcirc\text{—O-CH}_2\text{CH(OH)CH}_2\text{NHCH(CH}_3\text{)}_2$$

普瑞特罗

$$\text{HO—}\bigcirc\text{—O-CH}_2\text{CH(OH)CH}_2\text{NHCH}_2\text{CH}_2\text{NHC(O)-N(morpholine)}$$

扎莫特罗

扎莫特罗（Xamoterol）可选择性作用于心脏 β_1 受体，使心脏兴奋。当交感神经功能低下时，可产生正性肌力和正性频率作用；而当交感神经功能亢进时，则产生负性肌力作用，因此具有良好的双重作用。临床用于伴有心肌梗死的心力衰竭。

2. 选择性 β_2 受体激动剂

儿茶酚胺类药物分子中氮原子上取代基的改变可以影响对不同亚型受体的亲和力。氮原子上取代基增大将减少心血管作用，而增加 β_2 受体激动作用（详见本章肾上腺素受体激动剂的构效关系）。针对儿茶酚胺结构类药物在体内易代谢分解的特点，从 20 世纪 60 年代起开发出一系列非儿茶酚胺结构的选择性 β_2 受体激动剂。此类药物对 β_2 受体的选择性强，对心脏的不良反应轻微，不易被 COMT 或 MAO 代谢，作用时间延长，为中效平喘药。代表性药物为沙丁胺醇和特布他林。

硫酸沙丁胺醇 （Salbutamol Sulfate）

$$\left[\text{HOH}_2\text{C,HO—}\bigcirc\text{—CH(OH)CH}_2\text{NHC(CH}_3\text{)}_3\right]_2 \cdot \text{H}_2\text{SO}_4$$

- 本品为外消旋体，白色或近白色结晶性粉末；
- mp 151~155℃（分解）；
- 水中易溶，乙醇中极微溶解，氯仿或乙醚中几乎不溶。

化学名为 2-(叔丁氨基)-1-(4-羟基-3-羟甲基苯基)乙醇硫酸盐（2:1）[2-(*tert*-butylamino)-1-(4-hydroxy-3-hydroxymethylphenyl)ethanol sulfate（2:1）]，又名 Albutarol、舒喘灵。

本品能选择性地激动支气管平滑肌的 β_2 受体，有明显的支气管舒张作用，较异丙肾上腺素强 10 倍以上，且作用持久。对心脏的 β_1 受体激动作用较弱，增加心率的作用仅为异丙肾上腺素的 1/7。由于不含儿茶酚胺结构，故口服有效，且作用时间较长。临床上主要用于治疗喘息型支气管炎、支气管哮喘、肺气肿患者的支气管痉挛等。

本品消旋体中的右旋体激动骨骼肌慢收缩纤维的 β_2 受体产生肌肉震颤等不良反应，而左旋体无此不良反应，且对 β_2 受体的亲和力较大，为右旋体的 100 倍。左旋沙丁胺醇（Levalbuterol）作为缓解急性哮喘发作的首选药物，将取代沙丁胺醇。

本品分子中含有苯乙醇胺结构，可通过取代的苯乙酮经溴代和胺化而制得。具体合成路线为：以对羟基苯乙酮为原料，在酚羟基邻位引入氯甲基，再与乙酸酐反应得到 4-乙酰氧基-3-乙酰氧甲基苯乙酮，经溴代、胺化反应后，再酸性水解除去乙酰保护基，催化氢解除去苄基保护基，制成游离碱，最后以硫酸酸化成盐。整条路线虽步骤较多，但反应可控性好，收率高，是一条较通用的合成路线。但由于较多使用保护基，反应原子利用率较低。

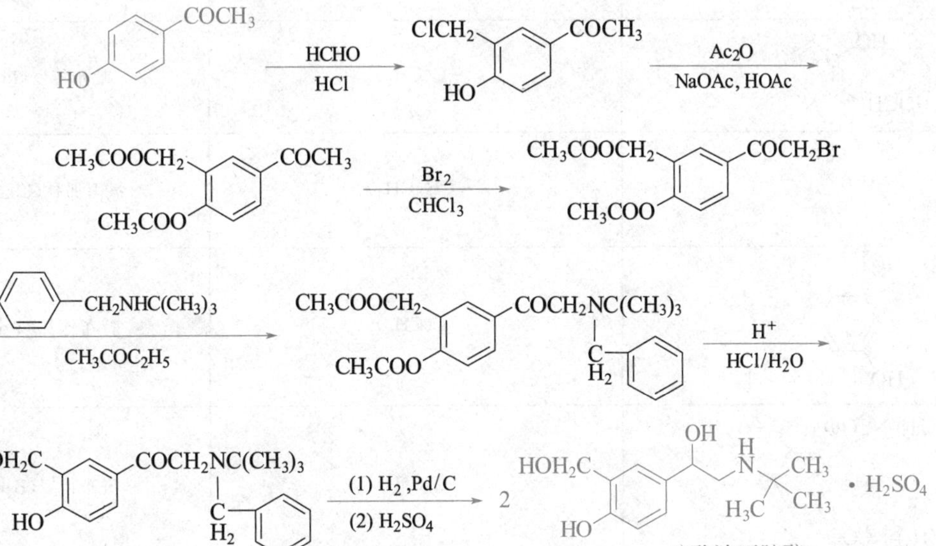

硫酸沙丁胺醇

特布他林（Terbutaline）又名博利康尼，临床用外消旋体的硫酸盐，对气管 β_2 受体选择性较高，扩张支气管作用与沙丁胺醇相近。对心脏的作用仅为异丙肾上腺素的 1/100。临床用于治疗支气管哮喘和支气管痉挛。

进入 20 世纪 70 年代，开发了一批受体选择性更高、作用时间更长、可口服给药的 β_2 受体激动剂，同时还有抗炎作用以及抑制过敏性介质释放的作用。这类药物对呼吸道的作用较全面，是一类优良的长效平喘药，也用于缓解慢性阻塞性肺疾病患者的气道阻塞症状。代表性药物有克仑特罗、马布特罗、吡布特罗、非诺特罗、福莫特罗、沙美特罗和班布特罗等（表 14-3）。一些 β_2 受体激动剂，比如克仑特罗，可促进动物体内蛋白质合成，加速脂肪的转化和分解，提高瘦肉率，曾被用作饲养畜类中添加的瘦肉精。当人食用了摄入瘦肉精过多的动物时，会产生异常生理反应的中毒现象，因此国际上已经禁止将其作为饲料添加剂。

表 14-3　β_2 受体激动剂

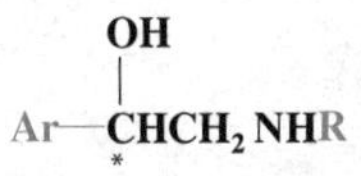

$$\text{Ar}-\overset{\text{OH}}{\underset{*}{\text{CH}}}\text{CH}_2\text{NHR}$$

—Ar	—R	药物名称
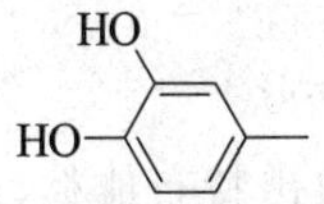	—C(CH$_3$)$_3$	可尔特罗（Colterol）
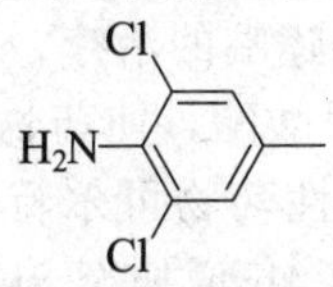	—C(CH$_3$)$_3$	克仑特罗（Clenbuterol）

—Ar	—R	药物名称
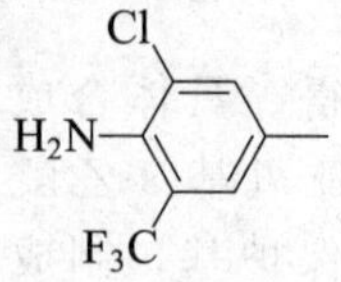 Cl / H₂N- / F₃C (芳环结构)	—C(CH₃)₃	马布特罗(Mabuterol)
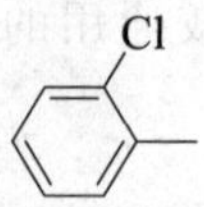 Cl (芳环结构)	—C(CH₃)₃	妥洛特罗(Tulobuterol)
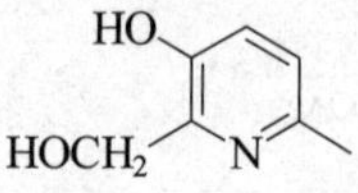 HO / HOCH₂ / N (吡啶结构)	—C(CH₃)₃	吡布特罗(Pirbuterol)
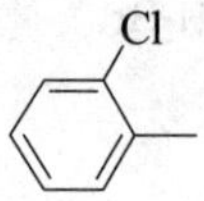 Cl (芳环结构)	—CH(CH₃)₂	氯丙那林(Clorprenaline)
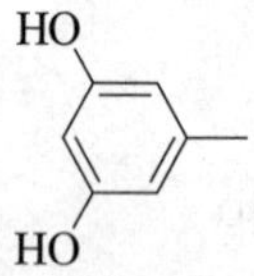 HO / HO (芳环结构)	—C(CH₃)₃	特布他林(Terbutaline)
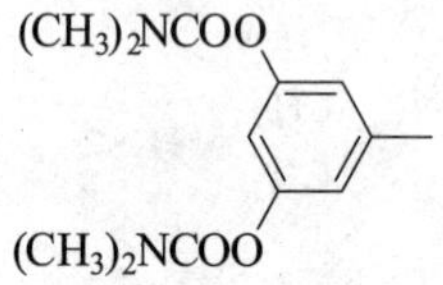 (CH₃)₂NCOO / (CH₃)₂NCOO (芳环结构)	—C(CH₃)₃	班布特罗(Bambuterol)
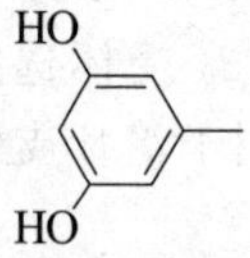 HO / HO (芳环结构)	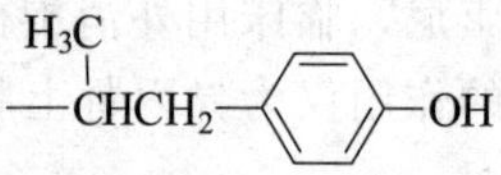 —CH(CH₃)CH₂—C₆H₄—OH	非诺特罗(Fenoterol)
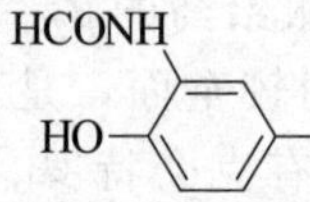 HCONH / HO (芳环结构)	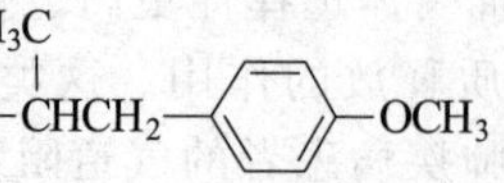 —CH(CH₃)CH₂—C₆H₄—OCH₃	福莫特罗(Fomoterol)
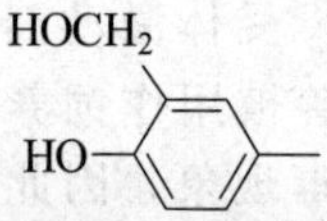 HOCH₂ / HO (芳环结构)	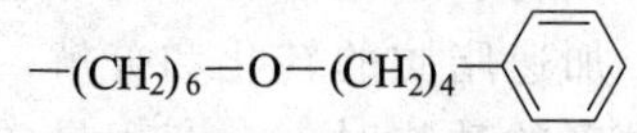 —(CH₂)₆—O—(CH₂)₄—C₆H₅	沙美特罗(Salmeterol)

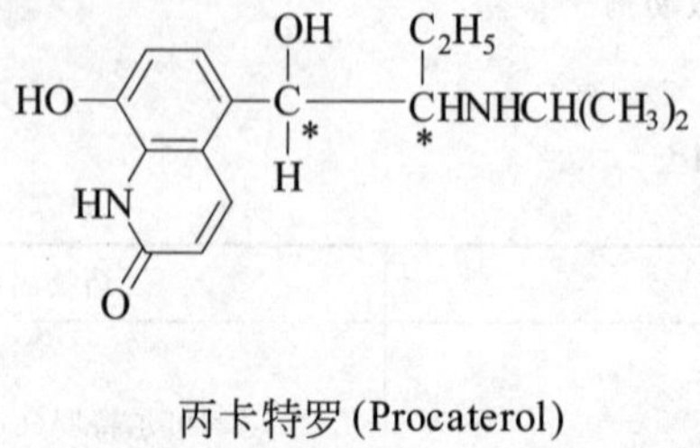

丙卡特罗(Procaterol)

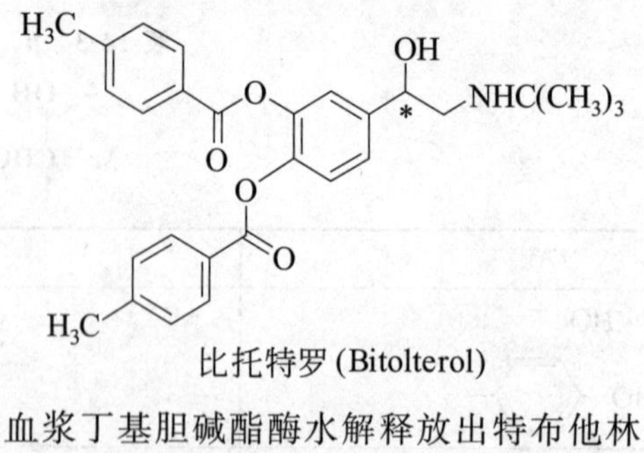

比托特罗(Bitolterol)

班布特罗是特布他林的前体药,口服后在体内经血浆丁基胆碱酯酶水解释放出特布他林,发挥支气管扩张作用,其半衰期长,持续时间可达24h,副作用少,适用于夜间哮喘及老年哮喘的治疗。

比托特罗是可尔特罗的前药形式,其中将儿茶酚胺双羟基转化为对甲基苯甲酸酯,使药物的脂溶性增大,作用时间延长。本品吸入给药后,其结构中的酯键被酯酶水解,释放出活性药物可尔特罗而产生药效,后者在COMT的作用下可进一步灭活。比托特罗的作用时间由可尔特罗的4h增加至8h,可减少给药间隔时间，方便用药。

这些药物的合成，多以取代苯乙酮为原料，经过取代基转换，再引入氨基等步骤。如福莫特罗，可以用对羟基苯乙酮为原料，经 4′-苄氧基-3′-硝基苯乙酮中间体而合成。又如沙美特罗，经过 4-羟基-3-甲氧羰基苯乙酮关键中间体合成。

β_2 受体激动剂虽然以 R 型异构体为优映体，但都以消旋体上市。药物研究需要合成单一构型的化合物，除拆分外，还可用不对称合成方法合成。手性噁唑硼烷 CBS 试剂（Coery-Bakshi-Shibata Reagents）能成功地用于光学活性 β_2 受体激动剂的合成，如合成 (R)-异丙肾上腺素 e. e. 值可达 96%，合成 (R)-沙美特罗和合成 (R,R)-福莫特罗均可获 94% e. e. 值。

四、肾上腺素受体激动剂的构效关系 (Structure-Activity Relationships of Adrenergic Receptor Agonists)

直接作用于受体的拟肾上腺素药的化学结构必须与受体活性部位相契合，使之能形成药物-受体复合物，继而发生特定的生理活性作用。在拟肾上腺素药物的发展过程中，构效关系研究起着重要的指导作用。

该类药物具有苯乙胺的母体结构，大多为苯乙醇胺。分子中苯环可与受体形成疏水键，质子化氨基可形成离子键，苯环上间位酚羟基和侧链的 β-羟基是与受体形成氢键的作用位点（见图 14-5）。

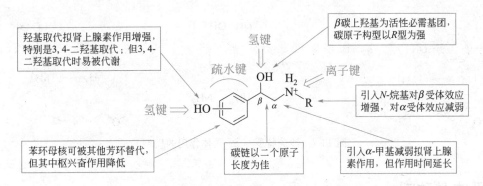

图 14-5　肾上腺素受体激动剂的作用模型及构效关系

含有儿茶酚胺（3,4-二羟基苯乙胺）结构的药物可显著地增强拟肾上腺素作用，比含一个羟基的药物活性显著增大；苯环上无羟基时，作用较弱，如肾上腺素的作用强度为麻黄碱的 100 倍。但儿茶酚胺结构在体内易被 COMT 或 MAO 催化代谢破坏，作用时间短暂，不宜口服。

在苯乙醇胺结构侧链的 α 碳原子上无烷基取代，将更有利于支气管扩张作用。大多数 α-烷基取代物的 β_2 受体活性下降，可能是由于 α-烷基取代物在构象上存在苯环与烷基间的斥力，影响药物与 β 受体结合的立体互补性。但 α-甲基的引入可阻碍 MAO 对氨基的氧化脱氨代谢而有利于延长作用时间，如麻黄碱、甲氧明、间羟胺。

侧链氨基上烷基取代基的大小与药物对受体的选择性有密切关系。在一定范围内，N-取代基越大，对 β 受体选择性也越大，相对地对 α 受体的亲和力就越小。但氨基上必须保留一个氢未被取代。比如去甲肾上腺素对 β_2 受体无作用，为 α 受体激动剂；肾上腺素对 α 受体和 β 受体均有激动作用；异丙肾上腺素对 β 受体有强大的激动作用；而沙丁胺醇等则为选择性的 β_2 受体激动剂。N-烷基的引入导致对 β 受体的结合力增强是由于配基中 N-烷基与 β_2 受体可发生有利的结合（见图 14-6）。

α 或 β 碳原子可被杂原子取代，如可乐定、利美尼定、胍那苄和胍法辛。α 碳原子和侧链氨基氮原子可构成杂环的一部分，如咪唑啉类的可乐定和萘甲唑林，噁唑啉类的利美尼定。咪唑环也可开环成

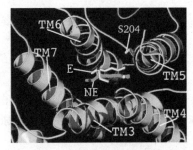

图 14-6　去甲肾上腺素和肾上腺素与 β_{2A} 受体结合的作用模型

［肾上腺素（E）与第 5 跨膜螺旋（TM5）上的丝氨酸残基 S204 发生较强作用；而去甲肾上腺素（NE）则远离 S204，不能产生有利的结合，这一模型解释了肾上腺素对 β_2 受体有激动作用，而去甲肾上腺素无此作用，为 α 受体激动剂］

胍基，如胍法辛和胍那苄。它们均为直接作用的 α_2 受体激动剂。

　　苯乙醇胺结构的 β 位碳原子的立体构型与活性有关。R 构型为优映体（Eutomer），S 构型为劣映体（Distomer）。例如支气管扩张作用，肾上腺素的 R 与 S 的优/劣对映体活性比（Eudismic Ratio，ER）为 45；异丙肾上腺素的 R 与 S 的 ER 值为 800。又如去甲肾上腺素 R 对 S 的 ER 值为 100。因为药物分子通过以上作用位点与受体相互作用，构型的差异可造成某些作用位点在空间上不能与受体匹配。当 α 碳原子上引入烷基时，α 碳原子成为手性中心，其构型对受体选择性也有影响，表明受体上存在着对苯乙胺类 α 碳原子的另一个识别位点。药物的空间构象也影响活性。R-（－）-去甲肾上腺素对受体 α_1 和 α_2 均有活性，其活性构象为苯基与氨基处于反式位置，而具相似空间排列的可乐定分子则是 α_2 受体选择性激动剂。构效关系研究表明，可乐定分子中苯环和咪唑氮原子是以二点结合的方式与 α_2 受体作用的（图 14-4）。

　　当选择性 β_2 受体激动剂上 N-取代基为很长的亲脂性基团时，药物脂溶性和作用时间大大增加。如沙丁胺醇的脂水分配系数 $\log P$ 值为 0.66，作用时间为 4h，而沙美特罗的 $\log P$ 值为 3.88，作用时间增加至 12h。沙美特罗与 β_2 受体结合时，分子中处于长链取代基末端的苯环可以与 β_2 受体发生亲脂结合，作为定位基团起到固定药物分子的作用。受体中相应的作用部位处于第 4 跨膜螺旋（TM4）区段肽链 149～158 位氨基酸残基，药物通过特殊亲脂作用力固定于受体后，分子中其余部位可以绕着固定点转动，脱离正常的 β_2 受体结合位点 TM3 的 Asp^{113} 和 TM5 的 $Ser^{204/207}$，也可再转回到正常结合位点，再次兴奋受体，因此可增加与受体的结合力，延长作用时间（图 14-7）。

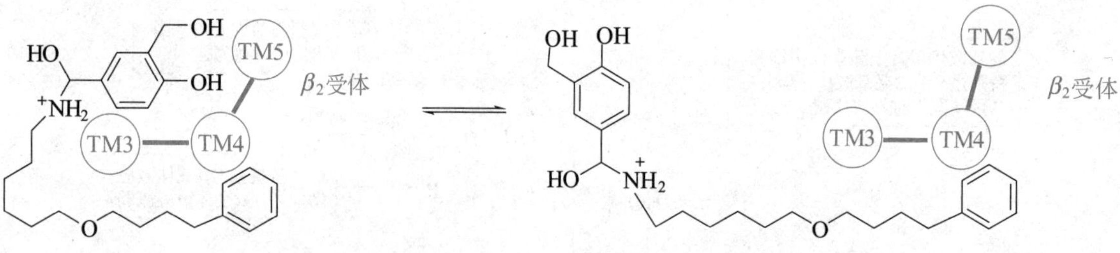

图 14-7　沙美特罗与 β_2 受体作用的模型

五、β_3 受体激动剂（β_3-Receptor Agonists）

　　β_3 受体主要存在于脂肪组织、胆囊、小肠和膀胱中，膀胱逼尿肌细胞和尿道上皮细胞的 β_3 受体占其所有 β 受体亚型的 97%。米拉贝隆（Mirabegron）可选择性地激活膀胱肌组织 β_3 受体而松弛膀胱逼尿肌，是一类全新的治疗膀胱过度活动症的新药。

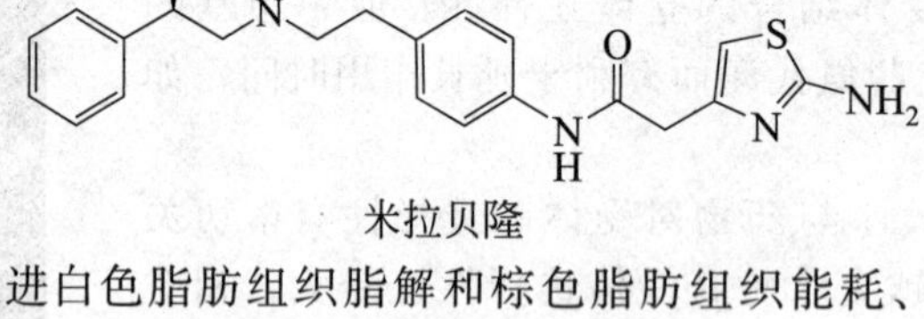

米拉贝隆

　　β_3 受体激动剂由于具有促进白色脂肪组织脂解和棕色脂肪组织能耗、降低血糖且不影响食物摄入的作用，因此成为抗肥胖症和抗糖尿病的新药研发热点。

第二节　抗肾上腺素药
(Adrenergic Antagonists)

　　抗肾上腺素药（Adrenergic Antagonists），又称肾上腺受体阻断药，是一类能与肾上腺素受体结合，不产生或较少产生拟肾上腺素作用，却能阻断肾上腺素能神经递质或外源性肾上腺素药与受体作用的药物。根据药物对 α 和 β 两种肾上腺素受体的选择性不同，分为 α 受体阻断剂和 β 受体阻断剂。

一、α 受体阻断剂 (α-Receptor Blockers)

α 受体阻断剂按对受体亚型的选择性不同分为 α_1 受体阻断剂、α_2 受体阻断剂和非选择性 α 受体阻断剂 (Non Selective α-Receptor Blockers)，后者通常称为一般 α 受体阻断剂 (General α-Receptor Blockers)。

1. 非选择性 α 受体阻断剂

妥拉唑啉   酚妥拉明

妥拉唑林 (Tolazoline) 和酚妥拉明 (Phentolamine) 可与 α 受体发生竞争性结合，作用较短暂，属短效 α 受体阻断剂。临床适用于治疗外周血管痉挛性疾病，如肢端动脉痉挛症、手足发绀等。由于分子中含有组胺的部分结构，它们均有较强的组胺样作用，常见皮肤潮红、胃酸分泌增加、易诱发溃疡病等不良反应。

盐酸酚苄明

盐酸酚苄明 (Phenoxybenzamine Hydrochloride) 是最早发现的 β-卤代烷胺类 α 受体阻断剂，其化学结构中含一个 β-卤代烷基。该药物在生理 pH 条件下存在着质子化药物和游离碱的平衡，游离碱形式中的氨基为一亲核试剂，可发生分子内反应取代 β-氯原子形成吖丙啶鎓离子，该鎓离子可作为亲电试剂与受体的氨基酸残基上亲核基团发生烷基化反应，生成稳定的共价键，此结合不能被肾上腺素递质逆转。所以本品是一种不可逆的 α 受体阻断剂，作用持久，属长效 α 受体阻断剂。由于酚苄明中含有活性较大的 β-氯乙胺结构，它在体内易与其他酶发生反应，故毒性和副作用较多。此外它还可抑制已释放的去甲肾上腺素再摄取。

R′ 或 R″为芳烷基；R—X—H 为受体；—XH 为受体中的亲核基团，
如 —OH，—NH_2，—COOH，—OPO_3H_2

由于前列腺增生组织中富含 α 受体，酚苄明能选择性阻断前列腺中 α 受体，使前列腺体纤维组织松弛。酚苄明还能扩张周围血管。临床上用于治疗前列腺增生引起的排尿困难，改善外周血管痉挛性疾病，如手足发绀及冻疮后遗症等。

非选择性 α 受体阻断剂在阻滞 α_1 受体的同时阻滞突触前 α_2 受体，从而促使去甲肾上腺素释放，引起心率和心肌收缩力的增加，部分抵消了阻滞 α_1 受体产生的降压作用，因此降压作用弱，时间短，不良反应多。

2. 选择性 α_1 受体阻断剂

选择性 α_1 受体阻断剂能通过扩张血管，降低总外周血管阻力，使血压下降，而心排血量无明显变化，并较少引起心动过速副作用，降压效果良好。α_1 受体还可细分为 3 种亚型，其中尿道及前列腺平滑肌主要分布着 α_{1A} 受体，功能亢进时造成梗阻；膀胱主要分布着 α_{1D} 受体，功能亢进时导致膀胱逼尿肌不稳定。选择性 α_{1A} 受体阻断剂在临床用于治疗前列腺增生和改善其所致的排尿困难。

盐酸哌唑嗪 (Prazosin Hydrochloride)

- 白色或类白色结晶性粉末，无臭、味苦；
- mp 275℃（分解）；
- 在乙醇中微溶，在水中几乎不溶。

化学名为 2-[4-(2-呋喃甲酰基)哌嗪-1-基]-6,7-二甲氧基喹唑啉-4-胺盐酸盐 {2-[4-(2-furoyl)piperazin-1-yl]-6,7-dimethoxyquinazolin-4-amine hydrochloride}，又名脉宁平、降压嗪。

哌唑嗪在 20 世纪 60 年代末发现的第一个选择性的 α_1 受体阻断剂，临床用于治疗各种病因引起的高血压和充血性心力衰竭。

本品的合成关键是喹唑啉环的形成。用取代的邻氨基苯甲酸为原料，与氰酸钠反应，环合形成取代的 1,3-二羟基喹唑啉，再经氯代，氨解，得 4-氨基-2-氯代-6,7-二甲氧基喹唑啉。该中间体与 1-(2-呋喃甲酰基)哌嗪反应可得盐酸哌唑嗪。盐酸哌唑嗪可产生同质多晶现象，在不同溶剂和条件下结晶，会生成结构不同的晶体，有 α、β、γ 和 δ 等多种晶型。不同晶型的稳定性、生物利用度和药理活性强度不同，其中以 α 晶型的抗高血压作用最好，因此产品对晶型有要求。

盐酸哌唑嗪

还有多种喹唑嗪类药物，如特拉唑嗪（Terazosin）和多沙唑嗪（Doxazosin）。哌唑嗪、特拉唑嗪和多沙唑嗪三种药物均含有 4-氨基-6,7-二甲氧基喹唑啉环，并在 2 位与哌嗪氮原子相连，结构差异仅在哌嗪 4'-氮原子上所连的基团不同，这导致了药物的药动学性质的不同。当哌唑嗪分子中的呋喃环还原成四氢呋喃环，得到特拉唑嗪，亲水性增加，与 α_1 受体亲和力稍减小，毒性降低，半衰期是哌唑嗪的 2~3 倍，因此特拉唑嗪 1 日只需服用 1 次。特拉唑嗪还可使前列腺平滑肌舒张，用于治疗良性前列腺肥大。将哌唑嗪的呋喃环转换为苯并二氧六环，即为多沙唑嗪，半衰期更长，血药浓度较低。

特拉唑嗪

多沙唑嗪

坦洛新（Tamsulosin）和吲哚拉明（Indoramin）是非喹唑啉类的 α_1 受体阻断剂。前者具有高度 α_{1A} 受体选择性，用于治疗良性前列腺增生；后者能选择性地竞争周围血管突触后的 α_1 受体，用于治疗原发性高血压、肾性高血压等症。

坦洛新　　　　　　　　　　　吲哚拉明

3. 选择性 α_2 受体阻断剂

育亨宾（Yohimbine）是从植物萝芙木根中提取的一种吲哚生物碱，为选择性的 α_{2A} 受体阻断剂，能使血管平滑肌扩张，增加外周副交感神经张力，降低交感神经张力，因而扩张阴茎动脉，增加阴茎海绵体血流量。育亨宾常用作研究 α_2 受体的工具药，也用于治疗体位低血压、动脉硬化、男性性功能障碍。

育亨宾

抗抑郁药米氮平（Mirtazapine）具有 α_2 受体阻断作用，使 NE 和 5-HT 递质浓度高而产生抗抑郁作用（第六章）。

二、β 受体阻断剂 (β-Receptor Blockers)

β 受体阻断剂是 20 世纪 60 年代发展起来的一类治疗心血管疾病的药物，它能对抗兴奋心脏的作用，降低血压，减慢心率，减弱心肌收缩力，降低心肌耗氧量，临床上主要用于治疗心律失常、心绞痛、高血压、心肌梗死等心血管疾病。

β 受体阻断剂可分为有内源性拟交感活性和无内源性拟交感活性两类。有内源性拟交感活性的阻断剂对心率、心功能和房室传导影响较小。β 受体阻断剂按脂溶性大小可分为亲脂性和亲水性两类。亲脂性 β 受体阻断剂多为非心脏选择性的，如普萘洛尔、希丙洛尔，一般经肝脏代谢，易通过血脑屏障。水溶性 β 受体阻断剂，如阿替洛尔、索他洛尔，多属心脏选择性的，通常不经肝脏代谢，由肾脏排泄，半衰期长，首过效应小。根据半衰期长短可分为长效类（如阿替洛尔）、短效类（如美托洛尔）和超短效类（如艾司洛尔）。

能同时阻断 β_1 和 β_2 受体的非选择性 β 受体阻断剂（Non Selective β-Receptor Blockers）也称为一般 β 受体阻断剂（General β-Receptor Blockers），临床使用时会产生 β_2 受体阻断副作用。例如第一代 β 受体阻断剂的代表药物普萘洛尔，在治疗心血管疾病时，因 β_2 受体同时被阻断而引起支气管痉挛和血糖降低的副反应，故禁用于哮喘和糖尿病患者。另一类称为选择性 β_1 受体阻断剂（Selective β_1-Receptor Blockers），它对 β_1 受体具有较高的选择性，例如第二代 β 受体阻断剂阿替洛尔、美托洛尔和比索洛尔等，主要影响心脏，对气管和糖代谢影响较少，可慎用于哮喘和糖尿病患者。第三代 β 受体阻断剂与第二代药物的不同之处在于它们具有舒张血管的属性，如拉贝洛尔、卡维地洛和奈必洛尔，拉贝洛尔和卡维地洛同时具有 α 受体阻断作用而产生舒张血管作用，而奈必洛尔无肾上腺素 α 受体阻断作用，主要通过加强一氧化氮的作用来发挥其扩血管作用。

在衰竭心脏中，β_2 受体比例相较正常心肌中有所上调，如果 β 受体阻断剂能同时阻断 β_1 和 β_2 两个亚型的受体，在治疗心衰中将发挥重要作用。在排除支气管哮喘、外周血管阻塞性疾病的情况下，采用一般

β 受体阻断剂可能会产生比选择性 β_1 受体阻断剂更强的抗高血压作用。

异丙肾上腺素是一个较强的 β 受体激动剂，当苯环上 3,4-位羟基移至 2,3-位或 3,5-位后，其 β 受体兴奋作用减弱。如除去两个酚羟基，内源性拟交感活性将大大减弱。异丙肾上腺素结构中两个酚羟基分别被氯原子取代得到二氯特诺（Dichloroisoproterenol），这是第一个发现的 β 受体阻断剂，由于有较强的内源性拟交感活性而未能应用于临床。经构效关系分析，这种拟交感活性与儿茶酚胺芳环上的极性取代基的结构有关。因此将二氯特诺结构上的两个氯原子以稠合的苯环取代，得到丙萘洛尔（Pronethalol），该药有很强的 β 受体阻断作用，且几乎没有内源性拟交感作用，但由于存在中枢神经系统的副作用及致癌作用，未被临床应用。

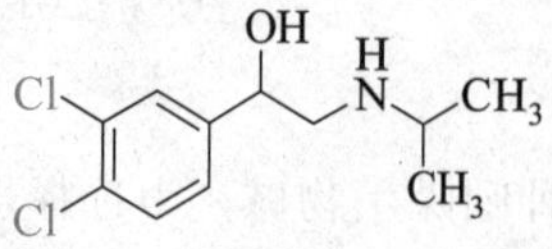

二氯特诺 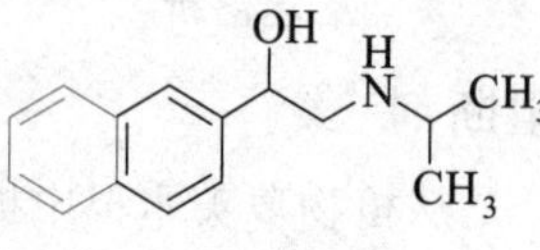　　　　　　　　丙萘洛尔

研究发现，在苯乙醇胺的芳环和 β 碳原子之间插入次甲氧基—OCH_2—，得芳氧丙醇胺类，其中许多化合物无拟交感活性，并且阻断 β 受体作用强于苯乙醇胺类。比如丙萘洛尔分子的 β-萘基改为 α-萘基取代，并插入—OCH_2—基，得到 β 受体阻断剂普萘洛尔。

1. β 受体阻断剂的基本结构类型和常用药物

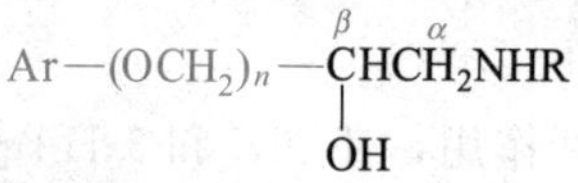

$$Ar-(OCH_2)_n-\overset{\beta}{C}H\overset{\alpha}{C}H_2NHR$$
$$\underset{OH}{|}$$

$n=0$ 苯乙醇胺类

$n=1$ 芳氧丙醇胺类

（1）非选择性 β 受体阻断剂

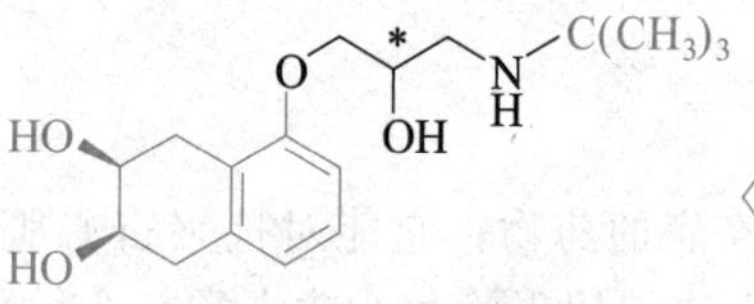

纳多洛尔（Nadolol） 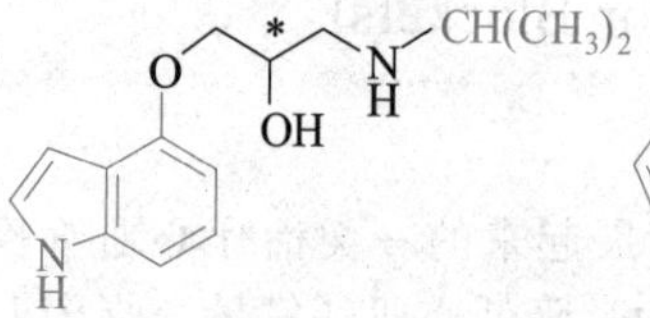　　　　吲哚洛尔（Pindolol） 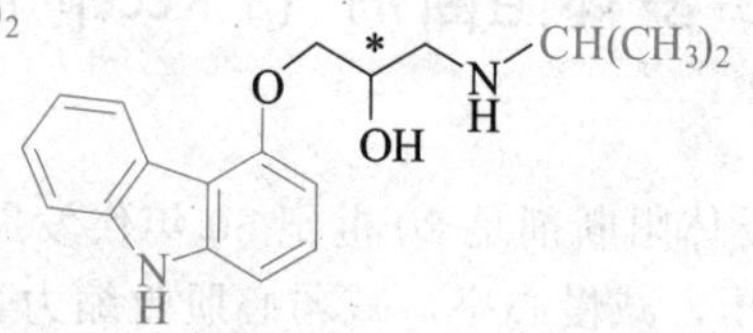　　　　卡拉洛尔（Carazolol）

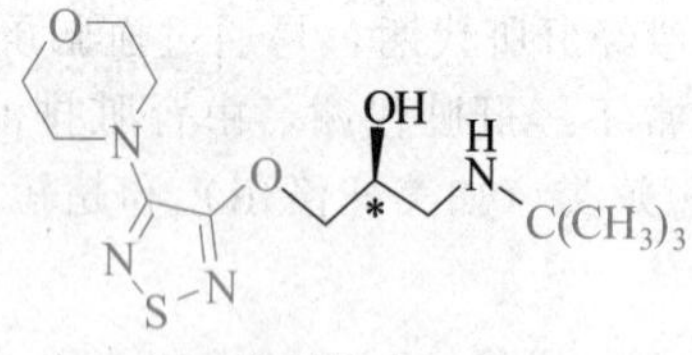

（S）-噻吗洛尔（Timolol） 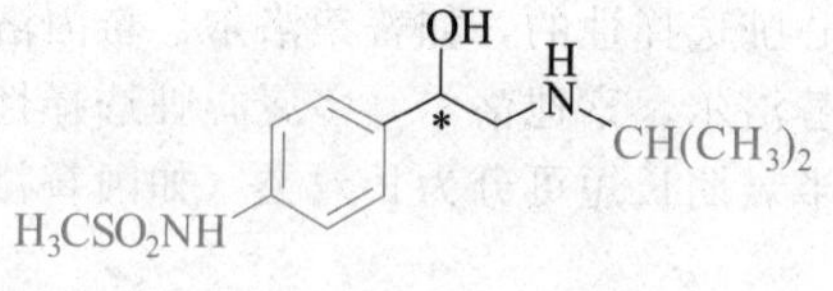　　　　索他洛尔（Sotalol）

（2）选择性 β_1 受体阻断剂

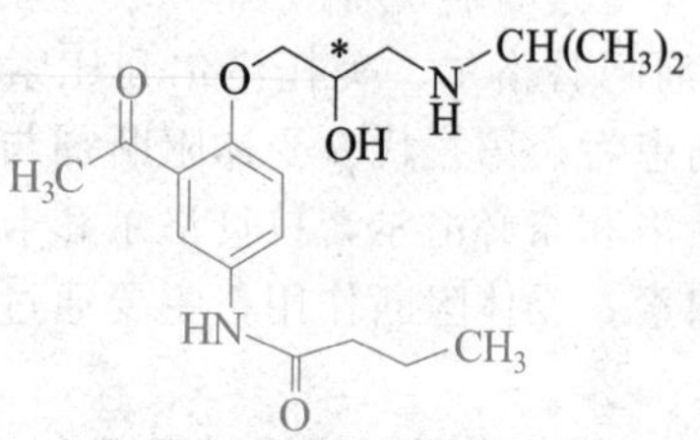

醋丁洛尔（Acebutolol） 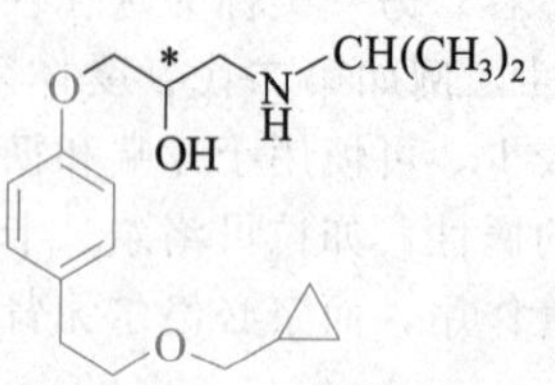　　　倍他洛尔（Betaxolol） 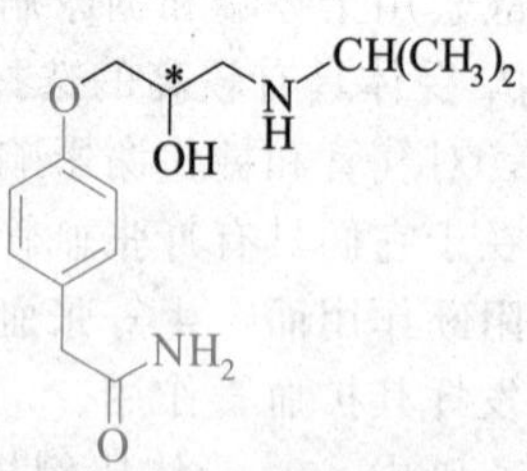　　　阿替洛尔（Atenolol）

艾司洛尔 (Esmolol)　　　　美托洛尔 (Metoprolol)　　　　比索洛尔 (Bisoprolol)

盐酸普萘洛尔 (Propranolol Hydrochloride)

- 白色或类白色结晶性粉末；无臭，味微甜后苦；
- mp 161~165℃；
- 水或乙醇中溶解，氯仿中微溶。

化学名为 (RS)-1-[(1-甲基乙基)氨基]-3-(1-萘氧基)丙-2-醇盐酸盐 [(RS)-1-(1-methylethylamino)-3-(1-naphthyloxy)propan-2-ol hydrochloride]，又名心得安。

本品 1% 水溶液 pH 为 5.0~6.5。在稀酸中易分解，碱性时较稳定。本品可使心率减慢，心肌收缩力减弱，心输出量减少，心肌耗氧量下降，能降低心肌自律性，还可使血压下降。临床上用于预防心绞痛，治疗心律失常。

普萘洛尔对 β_1 受体和 β_2 受体均有阻断作用（β_1 受体/β_2 受体亲和力＝1.9）。分子侧链含一个手性碳原子，其 S 构型具有强效的 β 受体阻断作用，而 R 构型的阻断作用很弱，对映体活性比 ER 为 40。临床上应用其外消旋体。研究发现 R 构型在体内竞争性取代 S 构型，导致后者血浆蛋白结合率下降，发生药动学相互作用，外消旋体的毒性比单个对映体强。

普萘洛尔游离碱的亲脂性较大（脂水分配系数为 20.40），主要在肝脏代谢，因此肝损伤者慎用。此外由于游离碱的高度脂溶性，易产生中枢效应，还有较强的抑制心肌收缩力和引起支气管痉挛及哮喘的副作用。

本品合成可在碱性条件下用环氧氯丙烷对 α-萘酚进行 O-烃化反应，得中间体 1,2-环氧-3-(α-萘氧基)丙烷，再以异丙胺胺化，成盐后即得。

盐酸普萘洛尔

本路线是合成芳氧丙醇胺类 β 受体阻断剂时引入侧链的通用方法。在 O-烃化反应中 α-萘酚在强碱下形成酚盐，优先进攻含正电荷较多的环氧氯丙烷中的氯甲基碳原子，而很少发生环氧基的开环反应，反应有较好的化学选择性。如果先将环氧氯丙烷与脂肪胺反应制成氯代氨基丙醇，然后再与酚类缩合，由于氯代氨基丙醇在碱性条件下与酚缩合前易形成碳正离子，会发生异构化，生成 β-羟甲基异构体副产物。

氯代氨基丙醇　　　　　　　　　　　　　　　　　　　　　　普萘洛尔　　　β-羟甲基异构体

如果先制成烷氨基环氧丙烷侧链，再与酚盐反应，由于在碱性条件下环氧化物分子内的碱性部分能发生重排，形成氮丙环衍生物，开环后可生成副产物 β-羟甲基异构体和 α-羟甲基异构体。

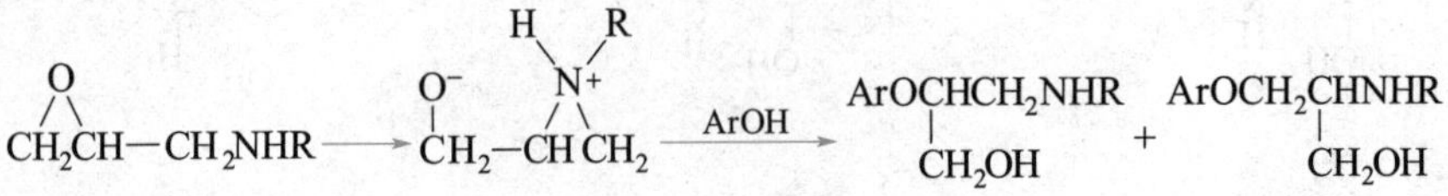

$$\underset{CH_2-CH_2NHR}{O} \longrightarrow \underset{\overset{-}{O}}{CH_2-CH_2} \overset{+}{\underset{\overset{|}{H}}{\overset{H\quad R}{N}}} \xrightarrow{ArOH} \underset{CH_2OH}{ArOCHCH_2NHR} + \underset{CH_2OH}{ArOCH_2CHNHR}$$

酒石酸美托洛尔 (Metoprolol Tartrate)

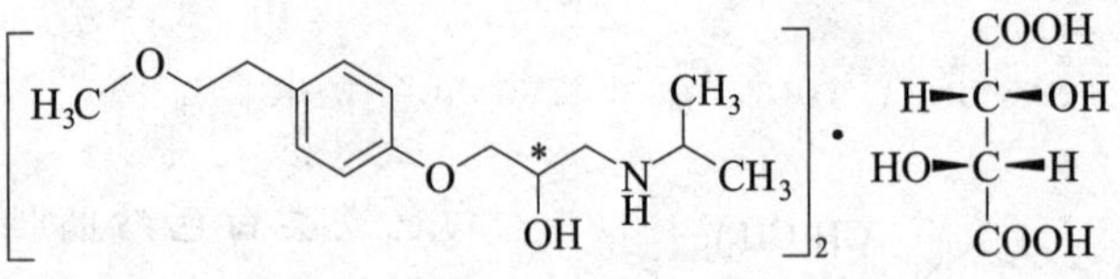

◆ 白色结晶性粉末；无臭；
◆ mp 121～122℃，$[\alpha]_D = +8.5°$；
◆ 极易溶于水，易溶于甲醇、乙醇和氯仿。

化学名为 (RS)-1-(异丙氨基)-3-[4-(2-甲氧乙基)苯氧基]丙-2-醇 L-(+)-酒石酸盐 (2：1) {(RS)-1-(isopropylamino)-3-[4-(2-methoxyethyl)phenoxy]propan-2-ol L-(+)-tartrate (2：1) salt}，又名倍他洛克。

本品分子中含有一手性碳原子，药物使用其外消旋体的 L-(+)-酒石酸盐，故测得的比旋光度为右旋。该药物分子具有 4-甲氧乙基取代芳氧丙醇胺结构。本品属第二代 β 受体阻断剂，β_1 受体选择性好，阻断 β_1 受体的强度与普萘洛尔相仿，但阻断 β_2 受体的作用比普萘洛尔弱，只有普萘洛尔的 1/50～1/100，无内源性拟交感活性。临床用于治疗心绞痛、心肌梗死、心律失常和高血压等。

酒石酸美托洛尔口服吸收迅速、完全，首过效应约 50%，口服后 1.5h 血浓度达峰值。在肝内代谢，主要以代谢物经肾排泄，$t_{1/2}$ 为 3～4h。体内代谢主要发生在氨基、苯环 4 位侧链的 α 碳和醚基。代谢途径如下：

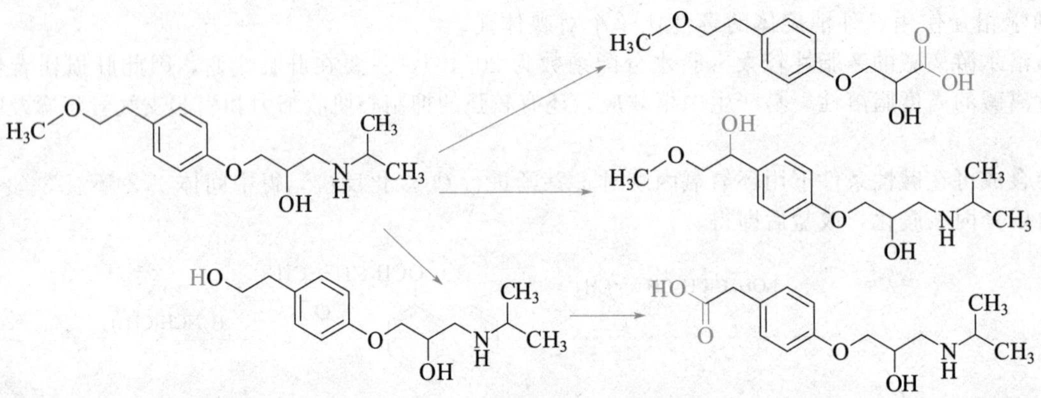

本品合成采用类似于普萘洛尔方法。以 4-(2-甲氧乙基)苯酚在碱性条件下以环氧氯丙烷进行 O-烃化反应，所得中间体再以异丙胺胺化，最后与酒石酸成盐即得。

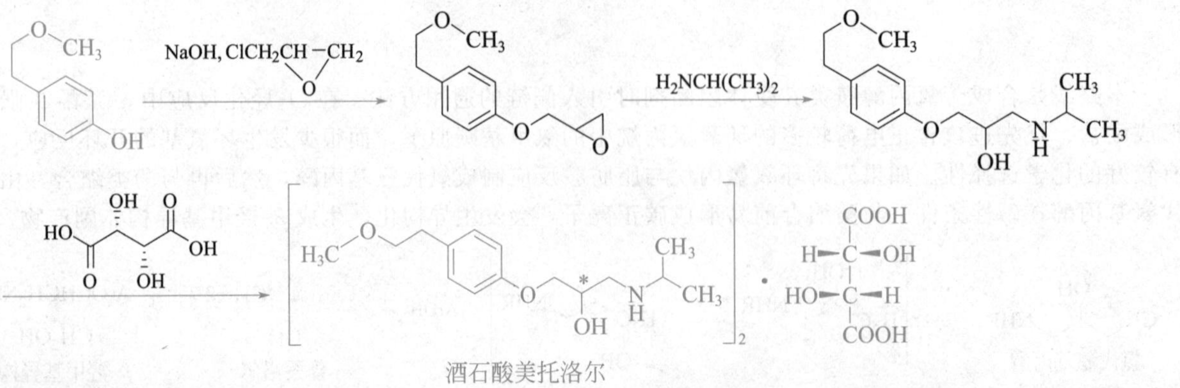

酒石酸美托洛尔

马来酸噻吗洛尔 (Timolol Maleate) 为强效非选择性 β 受体阻断剂，作用比普萘洛尔强 8 倍以上。无内源性拟交感活性，临床上可用于治疗心绞痛和高血压。本品还能减少眼房水生成、降低眼内压，用于治疗青光眼。在治疗心绞痛、高血压方面优对映体是 S-(－)-异构体，ER 值为 50～90；但在减少眼液生成的作用方面，优对映体 S-(－)-异构体的 ER 值仅为 3。用于治疗青光眼时，使用 R-(＋)-异构体，虽然抑制眼液生成的作用较 S-(－)-异构体弱，但由于几乎没有 β 受体阻断作用，且不缩小瞳孔，为较理想的降眼压药物。

盐酸索他洛尔（Sotalol Hydrochloride），又名甲磺胺心定，是一个强效非选择性 β 受体阻断剂。临床使用外消旋体，但仅 l-索他洛尔有 β 受体阻断活性，故本品的作用低于普萘洛尔。

倍他洛尔（Betaxolol）的结构类型同美托洛尔，临床应用的是其盐酸盐。为选择性 β_1 受体阻断剂，其 β_1 受体阻断作用为普萘洛尔的 4 倍。脂溶性较大，口服后在胃肠道易于吸收，生物利用度较高，无首过效应，半衰期为 14～22h。每天给药一次，可控制血压与心率达 24h。

盐酸艾司洛尔（Esmolol Hydrochloride），因其化学结构中含有酯的侧链，易被酯酶水解，血浆内半衰期约为 10min，是一超短作用的 β_1 受体阻断剂。静脉滴注给药，停药后 20min 内作用全部或基本消失。

阿替洛尔（Atenolol）是选择性较高的 β_1 受体阻断剂（β_1 受体/β_2 受体亲和力＝15），它对血管和支气管的作用很小，可使心脏收缩力减弱，心率减慢。阿替洛尔的脂溶性很小（脂水分配系数为 0.008），与中枢神经系统有关的副作用小，但主要在肾脏消除，因此肾功能不全患者慎用。本品能有效地治疗心绞痛、高血压和心律失常，作用快速、持久。

奈必洛尔（Nebivolol）是一种强效、选择性的第三代 β 受体阻断剂。它对 β_1 受体较 β_2 受体具有更好的选择性（β_1 受体/β_2 受体亲和力＝290），还能通过提高血管内皮细胞对一氧化氮的生物利用度而舒张血管、降低血压，这是其区别于其他 β 受体阻断剂的一个显著优点。临床上使用的盐酸奈必洛尔是右旋（$SRRR$）-和左旋（$RSSS$）-异构体的混合物，即其外消旋体，用于轻至中度高血压患者的治疗，安全性好。

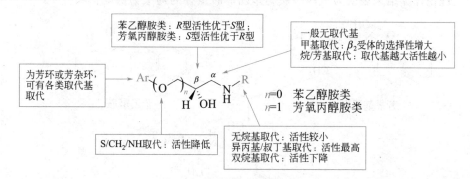

$SRRR$, d-奈必洛尔盐酸盐 　　　　　　　　　　　$RSSS$, l-奈必洛尔盐酸盐

2. β 受体阻断剂的构效关系及药物-受体作用模型

对大量化合物的结构-活性分析，得到构效关系总结如图 14-8。

图 14-8　β 受体阻断剂的构效关系

在 β 受体阻断剂基本结构苯乙醇胺类或芳氧丙醇胺类分子中，芳香环及环上取代基的结构要求不甚严格，可以是苯、萘、芳香杂环或稠环，以及不饱和杂环等。环上的取代基既可以是吸电子基，也可以是给电子基。取代基的位置与 β_1 受体阻断作用的选择性相关。萘基或结构上类似于萘的邻位取代苯基化合物，如普萘洛尔、氧烯洛尔（Oxprenolol）、希丙洛尔（Xipranolol）等对 β_1 和 β_2 受体选择性较低，为一般 β 受体阻断剂。引入取代基（特别是酰氨基），虽 β 受体阻断作用强度减小，但对 β_1 受体的选择性增加，如阿替洛尔。苯环 4 位取代基含烷氧基醚结构时，如美托洛尔、倍他洛尔和比索洛尔，对 β_1 受体有较高的特异性，为选择性 β_1 受体阻断剂。在苯环上引入极性的甲磺酰氨基或乙酰氨基，可降低脂溶性，避免产生抑制心脏的副作用。

氧烯洛尔　　　　　　　　　　　　　希丙洛尔

在芳氧丙醇胺类结构中，除了与苯乙醇胺类相同的醇羟基可以与氧或氮原子上的氢形成氢键外，分子中的醚氧原子还可以与氮原子上氢形成第 2 个氢键。分子内双氢键使芳氧丙醇胺类的结构具有一定的刚性，氮原子与芳环之间的距离正好符合与 β 受体契合的空间要求。而苯乙醇胺类分子中只能形成一个分子内氢键，分子具有较大柔性，芳环与氮原子之间的距离存在一定程度的可变性。显然，芳氧丙醇胺类与 β 受体契合程度要比苯乙醇胺类好，因此，芳氧丙醇胺类的 β 受体阻断作用比苯乙醇胺类强（图 14-9）。

图 14-9　芳氧丙醇胺类双氢键构象（左）和苯乙醇胺类单氢键构象（右）

侧链氨基上取代基对 β 受体阻断活性的影响大体上与 β 激动剂相平行。活性次序为：叔丁基＞异丙基＞仲丁基、异丁基、仲戊基。烷基碳原子小于 3，或烷基碳链更长，或 N,N-双取代的叔胺，均使活性下降。用芳基或金刚烷类基团取代的仲胺活性全部丧失。氮原子季铵化后只有很低的活性。

β 受体阻断剂的侧链部分在受体上的结合部位与 β 激动剂相同，它们的立体选择性是一致的。在苯乙醇胺类中，与醇羟基相连的 β 碳原子 R 构型具有较强的 β 受体阻断作用，而对映体 S 构型的活性则大大降低甚至消失。在芳氧丙醇胺类中，由于插入了氧原子，命名时优先基团顺序发生改变，而绝对构型是等同的，因此 S 构型的立体结构与苯乙醇胺类 R 构型相当。

芳氧丙醇胺类的侧链比苯乙醇胺类长，似乎会影响官能团与同一受点的结合，但从分子模拟结果来看，芳氧丙醇胺采取类似于苯乙醇胺的构象，其中两者侧链上的羟基和氨基可定位于空间上近似相同的位置（图 14-10）。理论计算结果表明芳氧丙醇胺与苯乙醇胺重叠的构象为低能构象。

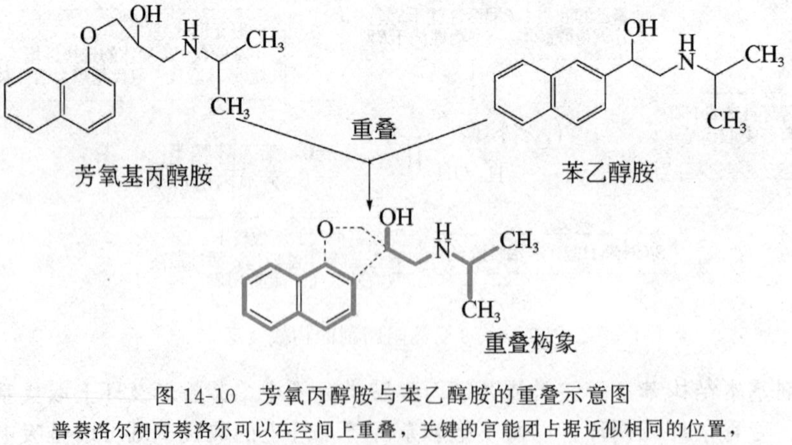

芳氧基丙醇胺　　　　重叠　　　　苯乙醇胺

重叠构象

图 14-10　芳氧丙醇胺与苯乙醇胺的重叠示意图
普萘洛尔和丙萘洛尔可以在空间上重叠，关键的官能团占据近似相同的位置，
如重叠图中粗线所示，虚线为不能重叠的部分，在与受体作用中并非必需

最近在 G 蛋白偶联受体结构研究上取得的重大进展，阐明了 β_2 肾上腺素受体在信号通路中的作用机制及功能，并获得了 β_2 肾上腺素受体图像，为揭示药物-受体作用机理提供了证据。在此研究中作出重要贡献的两位科学家 R. J. Lefkowitz 和 B. K. Kobilka 因此获得了 2012 年诺贝尔化学奖。以 T4 溶菌酶稳定化的 β_2 受体与卡拉洛尔（Carazolol）复合物的晶体结构表明，β 受体阻断剂卡拉洛尔结合于残基 Phe

290、Phe 208 和 Phe 289 形成一环形芳香作用区域，残基 Trp 286 经构象变化使 Phe 290 位置改变，受体由非活性态转化为活化态（图 14-11）。近年来 β_1 受体与多种 β 受体阻断剂药物分子复合物的晶体结构也相继得到解析，为基于结构的药物设计奠定了基础。

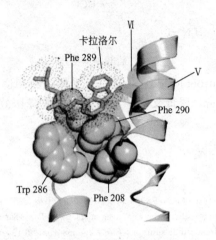

图 14-11　卡拉洛尔-β_2 受体复合物的作用模型

三、对 α 和 β 受体都有阻断作用的药物 (Mixed α/β-Receptor Blockers)

β 受体阻断剂为治疗心律失常、高血压等心血管疾病有确切疗效的基本药物，但也存在着不良反应。β 受体被阻断后，α 受体收缩血管的效应失去抗衡。针对这一不足，曾将 α 受体阻断剂哌唑嗪与 β 受体阻断剂普萘洛尔合用，发现有协同作用。为此设计了在同一分子中能对 α 和 β 受体都产生阻断作用的药物。设计时发现，将 β 受体阻断剂分子中氨基上取代烷基改成芳烷基，可产生 α 受体阻断作用。

拉贝洛尔（Labetalol），又名柳安苄心定，是第一个获得成功的具 α_1、β_1 和 β_2 受体阻断活性的抗高血压药物。分子结构中含有两个手性碳原子，临床上使用的是其 4 个立体异构体的混合物。异构体中 (S,S) 和 (R,S) 两个异构体是无活性的；(S,R) 构型是 α_1 受体阻断剂；(R,R) 构型为地来洛尔（Dilevalol）对 β 受体阻断活性约为 α 受体阻断活性的 3 倍。地来洛尔的优点是不产生体位性低血压，曾单独开发为药物上市，但不久发现其有肝脏毒性而迅速从市场撤除。而同样情况下的拉贝洛尔无肝脏毒性。目前临床应用的仍是 4 个异构体的外消旋体。拉贝洛尔因同时具有了 α_1 和 β 受体的阻断活性，不会显著地改变心率和心输出量，临床用于治疗原发性高血压。

拉贝洛尔

卡维地洛

卡维地洛（Carvedilol）为非选择性 β_1、α_1 受体阻断剂。对于 β_1 受体，优映体 S-$(-)$-体的 ER 为 100，但对于 α_1 受体的阻断作用较弱，临床使用的是其外消旋体。对 β_1/β_2 受体的选择性不高。本品能抑制交感神经兴奋和儿茶酚胺释放，还能扩张血管，阻滞钙离子通道，用于治疗高血压。由于分子结构中的咔唑环部分能起抗氧化作用，本品还具有消除自由基和抗氧化的独特功能。

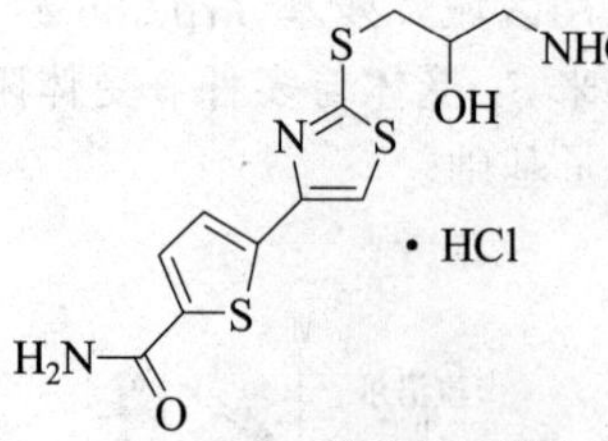

盐酸阿罗洛尔

盐酸阿罗洛尔（Arotinolol Hydrochloride）是具有 β 受体阻断和适度 α 受体阻断作用的降压药，可以在降低血压的同时抑制 α 受体的兴奋，降低交感神经的张力，使降压效果更理想。适用于原发性高血压、心绞痛等症。

选读文献

[1] Hieble J P. Subclassification and nomenclature of α and β-adrenoceptors. *Curr Top Med Chem*，2007，7：129～134.

[2] Bishop M J. Rencent advances in the discovery of α-adrenoceptor agonists. *Curr Top Med Chem*，2007，7：135～145.

[3] Docherty J R. The pharmacology of α_1-adrenoceptor subtypes. *Eur J Pharmacol*，2019，855：305～320.

[4] Hieble J P. Recent advances in identification and characterization of β-adrenoceptor agonists and antagonists. *Curr Top Med Chem*，2007，7：207～216.

[5] Erhardt P W L. "Case study：'Esmolol stat'"，In："Analogue-based Drug Discovery". Ed by Fisher F and Ganelling C R. Weinheim：Wiley-VCH，2006：233～246.

（复旦大学药学院　叶德泳）

第十五章

抗高血压药和利尿药

(Antihypertensive Agents and Diuretics)

　　高血压是指动脉血压升高超过正常值，根据世界卫生组织（WHO）建议，成年人血压（收缩压/舒张压）超过 140/90mmHg 为高血压诊断标准。高血压是引起脑卒中、心力衰竭、肾衰竭的主要危险因素，与冠心病和糖尿病关系密切。90％以上的高血压病因不明，为原发性高血压。部分患者的高血压是肾脏或内分泌疾病的症状之一，为症状性高血压。伴有症状性高血压的常见疾病有肾动脉狭窄、嗜铬细胞瘤、原发性醛固酮增多症和妊娠中毒症等。原发性高血压病因一般不明，但通过应用抗高血压药物控制血压，能大幅度减小脑卒中的危险性和高血压引起的心力衰竭、肾衰竭等心脏和肾脏的并发症的发生率，从而延长高血压患者的寿命。

　　血压的高低取决于循环血量、外周血管阻力和心排出量，主要通过交感神经和肾素-血管紧张素-醛固酮系统进行调解。抗高血压药物按其作用部位和作用机理可分为：作用于交感神经的药物、血管扩张药、作用于肾素-血管紧张素-醛固酮系统的药物、钙离子通道阻滞剂、利尿药等。图 15-1 为各种抗高血压药物的作用部位。

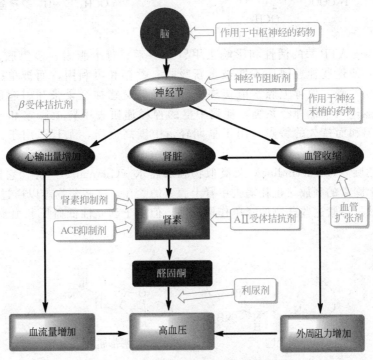

图 15-1　各种抗高血压药物的作用部位

第一节 抗高血压药
(Antihypertensive Agents)

一、交感神经药物 (Drugs Acting on the Sympathetic Nervous System)

作用于交感神经的抗高血压药物主要包括：作用于中枢神经系统的药物、作用于交感神经末梢的药物、神经节阻断剂、α肾上腺素受体阻断剂和β肾上腺素受体阻断剂等。其中作用于中枢神经系统的药物（如盐酸可乐定）、α-肾上腺素受体阻断剂（如哌唑嗪）和β-肾上腺素受体阻断剂（如普萘洛尔）已在第十四章介绍，神经节阻断剂（如美卡拉明）的副作用大，临床上已少用，本节不再详述。

1918年印度首次报道了一种萝芙木植物（*Rauwolfia serpentina*）根提取物的降压作用，这种植物的根在印度用于治疗毒蛇咬伤以及作为镇静、镇痛药物已使用了数百年。1949年印度医生 Roston Jal Vakil 在《英国医药杂志》上首次报道，其中有效成分为萝芙木根粉，具有降血压作用，1952年 Muller 等从萝芙木根粗提取物中分离出利血平（Reserpine，又名利舍平），随后被用来治疗高血压和精神方面的疾病。现已发现萝芙木根中含有几十种生物碱，其中与降压有关的成分包括利血平、地舍平（Deserpidine）和美索舍平（Methoserpidine）等。

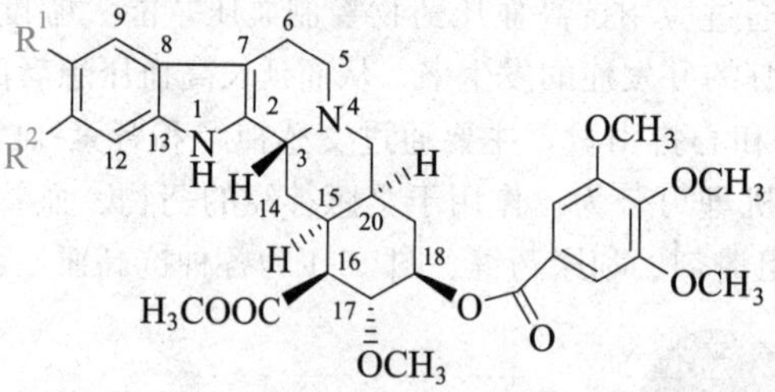

R^1=H; R^2=OCH$_3$ 利血平
R^1=H; R^2=H   地舍平
R^1=OCH$_3$; R^2=H   美索舍平

利血平抑制转运 Mg-ATP 酶的活性和影响去甲肾上腺素、肾上腺素、多巴胺、5-羟色胺进入神经细胞内囊束泡中贮存，使这些神经递质不能被重新吸收、贮存和再利用，而被单胺氧化酶很快破坏失活，导致神经末梢递质耗竭，使肾上腺素能传递受阻，降低交感神经紧张和引起血管舒张，因而表现出降压作用。利血平能进入中枢神经系统，耗竭中枢的神经递质去甲肾上腺素和5-羟色胺。利血平的降压作用具有缓慢、温和而持久的特点，用于早期轻、中度高血压，尤其适用于伴精神紧张的高血压患者。

此类药物还有胍乙啶（Guanethidine）及类似物胍那屈尔（Guanadrel）等，它们的降压机理为干扰交感神经末梢去甲肾上腺素的释放，也耗竭去甲肾上腺素的贮存。这些药物难以通过血脑屏障，没有利血平的镇静、抑郁等症状。尽管这些药物的降压作用较强，但由于起立性低血压和血流不足等副作用较大，目前已很少使用。

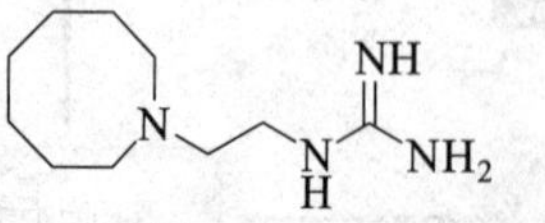

胍乙啶 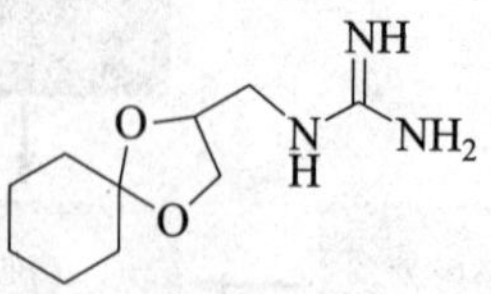   胍那屈尔

利血平 (Reserpine)

化学结构图

- 棱柱形结晶;
- $[\alpha]_D^{23} = -118°$ (CHCl$_3$); pK_b = 6.6, mp 264～265℃;
- 略溶于水, 易溶于氯仿、二氯甲烷、冰乙酸, 溶于甲醇、乙醇、乙醚等。

化学名为 (3β,16β,17α,18β,20α)-11,17-二甲氧基-18-[(3,4,5-三甲氧基苯甲酰基)氧基]育亨烷-16-羧酸甲酯 {methyl(3β,16β,17α,18β,20α)-11,17-dimethoxy-18-[(3,4,5-trimethoxybenzoyl)oxy]yohimban-16-carboxylate}, 又名利舍平。

本品 C-15、C-20 上的氢和 C-17 上的甲氧基为 α-构型。根据利血平酸易形成 γ-内酯而不发生转向的事实, 证明 C-16 和 C-18 的取代基均为 β-构型。

在光和热的影响下, 本品的 3β-H 能发生差向异构化, 生成无效的 3-异利血平 (3-Isoreserpine)。

本品在光和氧的作用下发生氧化, 先生成 3,4-二去氢利血平, 为黄色物质, 具有黄绿色荧光; 进一步氧化生成 3,4,5,6-四去氢利血平, 有蓝色荧光; 再进一步氧化则生成无荧光的褐色和黄色聚合物, 所以本品应避光保存。

反应式图

利血平 　　　　　　　3,4-二去氢利血平 　　　　 3,4,5,6-四去氢利血平

本品的水溶液在酸、碱催化下可发生水解。碱性水解断裂两个酯基, 生成利血平酸 (Reserpic Acid)。研究表明, 利血平酸也有活性。

本品体内代谢途径较为复杂, 尿中含有多种分解产物, 如 11-去甲氧利血平酸、11-去甲氧利血平、3,4,5-三甲氧基苯甲酸、3,5-二甲氧基-4-羟基苯甲酸等。

构效关系研究表明: 本品 C-16 位和 C-18 位的酯基、C-17 位的甲氧基对于降压活性是至关重要的, 将酯键水解或脱甲基其活性均减弱或消失; 若分子中的 C、D 环芳构化活性也消失; 将 C-11 位或 C-17 位的甲氧基除去仍保持活性。

本品用于治疗轻度至中度的早期高血压, 作用缓慢、温和而持久。因有安定作用, 故对老年和有精神病症状的患者尤为适宜。本品常与氢氯噻嗪、氨苯蝶啶等合用, 以增加疗效。

二、血管扩张药物 (Vasodilators)

血管扩张药为不通过调节血压的交感神经和体液系统而直接松弛血管平滑肌的药物, 此类药物具有较强的降压作用, 并且由于不抑制交感神经活性, 所以体位性低血压作用不明显。但长期使用可引起血浆中儿茶酚胺水平和肾素活性的升高, 从而引起心率加快、心肌耗氧量增加以及体液潴留, 因而诱发心绞痛及削弱降压效果, 与 β 肾上腺素受体拮抗剂或利尿药合用可加强其降压作用并抵消其部分副作用。

此类药物按作用机理可分为两类: 钾通道开放剂和 NO 供体药物。

1. 钾通道开放剂

钾通道开放剂有苯并哒嗪 (酞嗪) 类衍生物、米诺地尔 (Minoxidil) 和吡那地尔 (Pinacidil) 等。

苯并哒嗪类衍生物的代表为肼屈嗪 (Hydralazine), 具有中等强度的降压作用。在其分子中再引入一

个肼基，得到双肼屈嗪（Dihydralazine），其作用较缓慢、持久，适用于肾功能不全型高血压患者。将肼屈嗪的肼基引入乙氧羰基取代后得到前药托屈嗪（Todralazine），可减少副反应。将肼屈嗪与甲基丙烯甲酮成腙得到布屈嗪（Budralazine），作用时间长，对心脏的刺激作用弱。

肼屈嗪　　　　双肼屈嗪　　　　托屈嗪　　　　布屈嗪

苯并哒嗪类药物通过激活 ATP 敏感钾通道，松弛血管平滑肌。这种激活作用增加了血管平滑肌细胞的超极化以及细胞的钾离子外流，延长了钾通道的开放，导致在动脉比静脉更大的松弛作用，产生中等强度的降压作用。

米诺地尔又名长压定，本身无药理活性，但在胃肠道被吸收后，在肝脏中经磺基转移酶（Sulfo-transferase）代谢生成活性代谢物米诺地尔硫酸酯，使血管平滑肌细胞上的 ATP 敏感性钾通道开放，发挥降压作用。米诺地尔口服吸收后，30min 内起效，2～8h 后作用达最大，持续时间为 2～5 天，这种持续的降压作用来自于其活性代谢物。另一代谢物为米诺地尔 N-O-葡萄糖醛酸苷结合物，无活性。米诺地尔的副作用之一为多毛症，其促进毛发生长的机制目前仍不明确。研究发现，米诺地尔可以直接刺激毛囊上皮细胞增殖和分化，促进血管形成，增加局部血流量，开放钾离子通道，使毛囊由休止期向生长期转化。

无活性　　　　活性　　　　无活性

米诺地尔　　　　米诺地尔N-O-硫酸酯　　　　米诺地尔N-O-葡萄糖醛酸苷结合物

吡那地尔属于氰胍类钾通道开放剂，为高效血管扩张药，其降压作用强于 α-肾上腺素受体阻断剂哌唑嗪。

吡那地尔（Pinacidil）

◆ 白色结晶粉末；
◆ mp 164～165℃。

化学名为（±）-N-氰基-N′-（吡啶-4-基）-N″-（1,2,2-三甲基丙基）胍一水合物[（±）-N-cyano-N′-(pyr-idin-4-yl)-N″-(1,2,2-trimethylpropyl)guanidine monohydrate]。

本品口服吸收迅速，1h 后血药浓度达峰值，与血浆蛋白结合率约 50%，生物利用度约 60%，半衰期为 3h。

吡那地尔的基本结构为三取代胍，其取代基分别为吡啶基、氰基和烷基。构效关系如下：氰基亚胺基团被硫或—NH—取代后，活性降低；吡啶基与胍基连接的位置，以 4 位吡啶基取代活性较好，吡啶基虽可以由苯环替代，但苯环的对位应有 NO₂ 或 CN 取代；烷基一般是短的支链烷基。吡那地尔分子中有一个手性碳原子，药用虽为消旋体，但活性的贡献却是（—）-R-对映体。

本品的合成以 4-吡啶氨基荒酸为原料，在 DCC 存在下与 3,3-二甲基-2-丁胺反应，再与氰胺缩合制得。

吡那地尔

2. NO 供体药物

NO 供体药物的代表为硝普钠（Sodium Nitroprusside），化学名称为亚硝酸铁氰化钠，其作用机理为：在体内经代谢产生 NO，激活血管平滑肌细胞及血小板的鸟苷酸环化酶，使 cGMP 的形成增加，导致血管扩张。临床上静注硝普钠，可迅速产生降压作用，控制其滴速可达到控制血压下降的目的，用以治疗高血压危象和难治性心力衰竭。

硝普钠在体内可能与谷胱甘肽，或与红细胞和组织内的巯基反应，迅速被代谢为活性代谢产物 NO，形成氰化物，并由在肝脏中的硫氰酸酶代谢为硫氰酸盐排出体外。此代谢为硝普钠在体内作用的限速段，用药不当会引起硫氰化物的蓄积。

硝普钠

硝普钠光照易分解，所以静脉注射时需避光，长期或大剂量使用时，可引起氰化物中毒和甲状腺功能低下。

三、 影响肾素-血管紧张素-醛固酮系统的药物 (Drugs Acting on the Renin-Angiotensin-Aldosterone System)

1. 肾素-血管紧张素-醛固酮系统

肾素-血管紧张素-醛固酮系统（Renin-Angiotensin-Aldosterone System，RAAS）是一种复杂的、调节血流量、电解质平衡以及动脉血压所必需的高效系统（图 15-2）。这个系统的两个主要部分是肾素和血管紧张素转化酶。肾素是一种天冬氨酰蛋白酶，它能使在肝脏产生的血管紧张素原转化为血管紧张素Ⅰ，血管紧张素Ⅰ在血管紧张素转化酶（Angiotensin Converting Enzyme，ACE）的作用下生成血管紧张素Ⅱ，最后转化为血管紧张素Ⅲ，血管紧张素Ⅲ最终被酶代谢灭活。血管紧张素Ⅱ是一种作用极强的肽类血管收缩剂并能促进去甲肾上腺素从神经末梢释放，同时血管紧张素Ⅱ和血管紧张素Ⅲ还具有促进醛固醇分泌作用，在高血压发病过程中起到重要作用（图 15-3）。

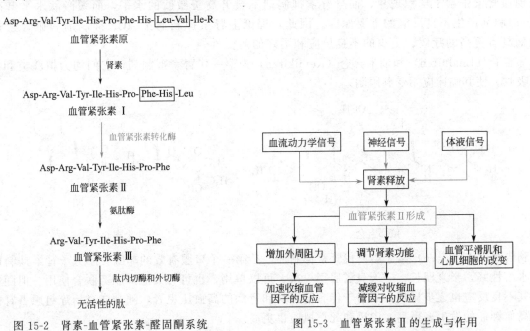

图 15-2　肾素-血管紧张素-醛固酮系统　　　图 15-3　血管紧张素Ⅱ的生成与作用

血管紧张素原是一种 α_2 球蛋白，分子量为 58000～61000。血管紧张素原包含了 452 个氨基酸，主要存在于血浆，它由肝脏不断地合成和分泌。包括糖皮质激素、甲状腺激素以及血管紧张素Ⅱ在内的大量激素都可刺激血管紧张素原的合成，这种化合物的活性部分是 N-端，特别是肾素可以催化的 Leu^{10}～Val^{11} 肽键，将这个键断开，生成十肽的血管紧张素Ⅰ（一种非活性十肽），然后，ACE 催化血管紧张素Ⅰ的 Phe^8-His^9 肽键断开，生成了八肽的血管紧张素Ⅱ（一种活性八肽），氨肽酶能够通过去掉 N-端的天冬氨酸残基，进一步使血管紧张素Ⅱ转化成七肽的血管紧张素Ⅲ，最后，在羧肽酶、氨肽酶以及肽链内切酶的进一步作用下，生成非活性肽片段。

肾素对血管紧张素Ⅱ的生成速率起决定作用，肾素的释放受到血流动力学信号、神经元信号以及体液信号的精确控制。

ACE 是一种锌蛋白酶，在血管紧张素Ⅱ生成过程中，ACE 的酶催化作用并不是一个速率限制步骤，ACE 是一种相对非特异性的二肽羧肽酶，它对底物要求仅是一个三肽，这个三肽的唯一结构特征是在肽序列中倒数的第二个氨基酸不能为脯氨酸，而血管紧张素Ⅱ肽序列中倒数第二位含有一个脯氨酸，因此，血管紧张素Ⅱ不能被 ACE 进一步催化代谢。ACE 对缓激肽通道也有作用，缓激肽能引起局部血管舒张、产生疼痛、增加血管渗透性以及刺激前列腺素的合成。在 ACE 的作用下，缓激肽被降解，生成非活性肽，因此 ACE 也称为激肽酶Ⅱ，它不仅可产生血管收缩作用，而且还可以使血管舒张物质失活（图 15-4）。

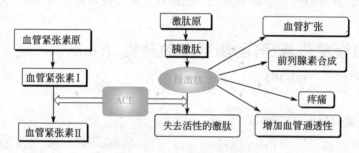

图 15-4　血管紧张素转化酶的作用

血管紧张素Ⅱ所产生的大部分作用都归因于肾素-血管紧张素-醛固酮系统，因此，能阻断血管紧张素Ⅱ的合成或阻断血管紧张素Ⅱ与受体结合的化合物，即可减弱 RAAS 的作用。

2. 肾素抑制剂

肾素是 RAAS 初始环节的特异性限速酶。肾素抑制剂可以从源头上使血管紧张素Ⅱ的生成减少，不会出现血管紧张素Ⅰ堆积现象，而且肾素抑制剂不会升高缓激肽的水平，而缓激肽水平升高被认为是 ACE 抑制剂产生不良反应的重要原因。因此，理论上肾素抑制剂比 ACE 抑制剂和血管紧张素Ⅱ受体拮抗剂具有更高的疗效、更少的不良反应和更好的耐受性。

依那吉仑（Enalkiren）和瑞米吉仑（Remikiren）为第一代肾素抑制剂，它们均为拟肽类和肽类，口服不易吸收，使其临床应用受到限制。

依那吉仑

瑞米吉仑

阿利吉仑（Aliskiren）属于第二代肾素抑制剂，是第一个口服有效的非肽类小分子肾素抑制剂。阿利吉仑的水溶性好，半衰期长，一天只需服用一次，可以单用，也可与其他降压药联合使用。但随着研究的深入，其不良反应也逐步显现，如对于伴有糖尿病和肾病的高血压患者，阿利吉仑治疗组患者肾损伤、低血压和高血钾症的发生率更高，中风和死亡风险也更高。

阿利吉仑

3. ACE 抑制剂

基于化学结构可将此类药物分成三类：含巯基的 ACE 抑制剂、含双羧基的 ACE 抑制剂和含膦酰基的 ACE 抑制剂。所有 ACE 抑制剂都能有效地阻断血管紧张素Ⅰ向血管紧张素Ⅱ转化，同时都具有相似的治疗与生理作用。这些药物的主要不同之处在于它们的作用效果和药代动力学性质。

ACE 抑制剂可用于治疗高血压、充血性心力衰竭（CHF）、左心室功能障碍或肥大（LVD 或 LVH）、急性心肌梗死以及糖尿病性肾病。所有的 ACE 抑制剂都具有相同的生理作用，因此应该有相同的治疗效果。ACE 抑制剂可以单独使用，也可以与其他药物联合使用。ACE 抑制剂特别适用于患有 CHF、LVD 或糖尿病的高血压患者。ACE 抑制剂能引起动脉和静脉的扩张，这不仅降低血压，而且对患有 CHF 的患者的心脏前负荷和后负荷都有较好的效果。

ACE 抑制剂的不良反应包括血压过低、血钾过多、咳嗽、皮疹、味觉障碍、头痛、头晕、疲劳、恶心、呕吐、痢疾、急性肾衰竭、嗜中性白血球减少症、蛋白尿以及血管浮肿等，其中一部分副作用归因于个别药物的特定官能团，而大部分副作用则直接与这类药物的作用机理有关。这类药物最主要的副作用是引起干咳，其产生原因是在发挥 ACE 抑制的同时也阻断了缓激肽的分解，增加呼吸道平滑肌分泌前列腺素、慢反应物质以及神经激肽 A 等刺激咽喉-气道的 C 受体所致。研究表明，皮疹和味觉障碍的高发生率与卡托普利的巯基有关。

（1）含巯基的 ACE 抑制剂　在 1965 年，Ferreira 报道了巴西窍蝮蛇的毒液含有能增强缓激肽作用效果的因子 BPFs，经分离发现它们是一种含有 5～13 个氨基酸残基的肽类。BPFs 增强缓激肽作用的原因，可能在于抑制了酶对缓激肽的降解。此后，Bakhle 等报道了这些肽还能抑制血管紧张素Ⅰ向血管紧张素Ⅱ转化。因为 BPFs 具有双重功能，既能抑制激肽酶的降解，又能抑制血管紧张素Ⅱ的生物合成。因此，将 BPFs 看成为抗高血压药的先导化合物。

最初从 BPFs 分离出的替普罗肽（Teprotide，SQ20881，壬肽抗压素）是一种九肽，它对 ACE 具有较强的抑制作用，能有效地降低继发性高血压患者的血压，在治疗心脏衰竭方面也具有良好的效果。然而，由于肽类化合物口服活性差，替普罗肽并没有表现出良好的临床价值。

替普罗肽

对替普罗肽和其他肽类类似物的研究，加深了对 ACE 性质的认识，根据酶对底物结合的特异性并借助于对 ACE 具有类似性质的羧肽酶 A 的研究，提出此酶活性位点的假想模型。羧肽酶 A 与 ACE 都是一种含锌的外肽酶，底物与羧肽酶 A 的结合包括三种主要的相互作用：首先，带负电荷的氨基酸底物上的羧基与酶上带正电荷的 Arg 145 氨基相互作用；其次，酶的疏水性"口袋"提供与 C-端芳香或非极性残基特异性的结合；最后，锌离子位于不稳定的肽键附近，其作用是当一个水分子进攻倒数第二个氨基酸残基与 C-端氨基酸之间的肽键时，它能够使带负电荷的四面体中间态保持稳定。与之相似，底物与 ACE 的结合也被认为有三种或四种相互作用：第一，假定血管紧张素 I 带负电荷的羧基与 ACE 带正电荷的氨基以离子键形式结合；第二，ACE 中锌离子的作用与羧肽酶的锌离子相似，由于 ACE 切断的是二肽而不是单独的氨基酸，因此，锌离子被假定位于远离正离子中心的两个氨基酸之间，以便靠近不稳定的肽键；第三，侧链 R^1 和 R^2 能够有助于总体结合亲和力，然而，与羧肽酶 A 不同的是，ACE 没有与 C-端疏水氨基酸结合的特异性位点和疏水"口袋"；第四，其终端肽键是稳定的，这被假定作为氢键与底物结合。

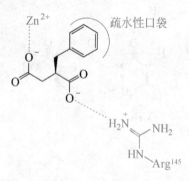

羧肽酶A与底物的键合模型　　　　　　　　ACE与底物的键合模型

卡托普利（Captopril）和其他 ACE 抑制剂的发展，起源于对羧肽酶 A 抑制剂 D-2-苄基琥珀酸的认识。D-2-苄基琥珀酸与羧肽酶 A 结合时，锌离子与羧基相互作用，而并不是与不稳定的肽键作用，琥珀酸类衍生物的作用模式包含了肽的两个水解产物的结构特征。应用上述对 ACE 描述的假想模型，研究人员合成了一系列琥珀酸衍生物，由于脯氨酸是对 ACE 有抑制作用的结构特征，因此设计的 ACE 抑制剂都含有脯氨酸结构。第一个合成得到的 ACE 抑制剂是琥珀酰-L-脯氨酸，尽管它对 ACE 有特异性抑制作用，但它的作用效果仅为替普罗肽的 1/500。以其他氨基酸取代脯氨酸得到的衍生物，对 ACE 抑制作用都较差，因此使用 L-脯氨酸的类似物来研究其构效关系。为使琥珀酰-L-脯氨酸的结构与肽的结构相似，在其 2 位上引入甲基，得到 D-2-甲基琥珀酰-L-脯氨酸，其作用与替普罗肽类似，作用强度也有所提高，约为替普罗肽的 1/300。D-2-甲基琥珀酰-L-脯氨酸的亚甲基可以看作氨基酸中氨基的替代基团，所以 D-构型比 L-构型更为重要。通过对 D-2-甲基琥珀酰-L-脯氨酸的 2 位甲基与底物的 R^2 取代基比较，可以看出甲基占据了与 L-氨基酸侧链相同的位点。在对琥珀酰-L-脯氨酸的结构修饰中，发现若引入对锌离子亲和力较大的其他基团时，活性可以增强。用巯基丙酸来取代琥珀酸，得到 3-巯基丙酰基-L-脯氨酸，该化合物的 IC_{50} 值为 200nmol/L，其作用比琥珀酰-L-脯氨酸强 100 倍，另外，在抑制血管紧张素 II 引起的血管收缩和血管加压的效应方面，其作用是替普罗肽的 10～20 倍。当在 3-巯基丙酰基-L-脯氨酸的 2 位引入甲基时，其活性得到进一步的提高，IC_{50} 值为 1.7nmol/L，即为卡托普利。卡托普利为第一个上市的 ACE 竞争性抑制剂。

D-2-苄基琥珀酸抑制羧肽酶的作用模型　　　　琥珀酸衍生物抑制 ACE 的作用模型

琥珀酰-L-脯氨酸　　　　　　　　　　D-2-甲基琥珀酰 -L-脯氨酸

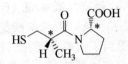

3-巯基丙酰基-L-脯氨酸　　　　　　卡托普利

卡托普利 (Captopril)

- 白色或类白色结晶粉末，略带有大蒜气味；
- 25℃下可溶于水、甲醇、乙醇、异丙醇、氯仿、二氯甲烷，在乙酸乙酯中略溶。

化学名为 (2S)-1-[(2S)-2-甲基-3-巯基丙酰基]吡咯烷-2-羧酸 [(2S)-1-[(2S)-2-methyl-3-sulfanylpropanoyl]pyrrolidine-2-carboxylic acid]，又名巯甲丙脯酸。

本品结构中的两个手性中心都是 (S,S) 构型，用无水乙醇溶解后，测得其比旋度为 $[\alpha]_D^{25}=-127.8°$。在生产过程中可出现 (R,S)-异构体，其比旋光度大约为 +50°。卡托普利具有酸性，其羧酸的 $pK_{a_1}=3.7$，其巯基也显示一定弱酸性，$pK_{a_2}=9.8$。卡托普利有两种晶型：一种为不稳定型，熔点较低，mp 为 87~88℃；另一种为稳定型，熔点较高，mp 为 105.2~105.9℃。

由于巯基的存在，卡托普利易被氧化，能够发生二聚反应而形成二硫键，体内代谢有 40%~50% 的药物以原药形式排泄，而剩下的以二硫聚合物或卡托普利-半胱氨酸二硫化物形式排泄。

二硫聚合物

卡托普利-半胱氨酸二硫化物

本品的合成是用 2-甲基丙烯酸和硫代乙酸加成，得到外消旋 2-甲基-3-乙酰硫基丙酸，该酸经氯化反应转化为酰氯后与 L-脯氨酸反应生成 (R,S/S,S)-乙酰卡托普利非对映异构体混合物。利用 (R,S/S,S)-乙酰卡托普利与二环己基胺成盐后，二者在硫酸氢钾溶液中的溶解度不同而分离，得到 (S,S)-乙酰卡托普利。碱水解除去保护基得到卡托普利。

(R,S)-体, (S,S)-体　　　　　　　　(S,S)-乙酰卡托普利　　　　　　卡托普利

本品是 ACE 抑制剂的代表药物，具有舒张外周血管、降低醛固酮分泌，影响钠离子的重吸收、降低血容量的作用。使用后无反射性心率加快，不减少脑、肾的血流量，无中枢副作用，无耐受性，停药后也无反跳现象。

卡托普利的巯基具有优良的抑制 ACE 活性，但同时还与两个副作用有关，即会引起皮肤发疹和味觉障碍。当卡托普利的剂量减少或停药后，这些副作用通常可以消除。青霉胺也有相似的副作用，再次证实

了这些副作用与巯基的存在有关。

（2）含双羧基的 ACE 抑制剂 此类药物的结构特征是以羧基和锌离子螯合，虽然羧基的螯合作用不及巯基，但可克服巯基所带来的副作用。这些化合物的一般结构表示如下：

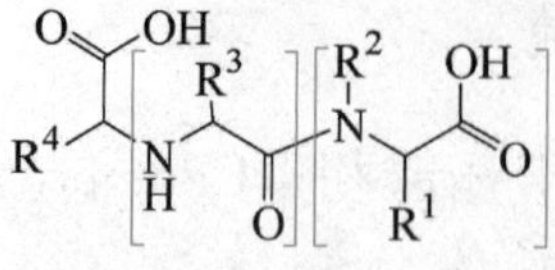

这些化合物为三肽底物的类似物，其中 C-端（A）和第二氨基酸（B）被保留，但第三个氨基酸被电子等排体 N-羧甲基（C）取代。与卡托普利相似，C-端（A）为脯氨酸类似物，可提供最佳的抑制活性。当 R^3 为甲基（即 B 为丙氨酸）和 R^4 为苯乙基时，得到了依那普利拉（Enalaprilat），其活性比卡托普利强 10 倍，研究表明依那普利拉与锌离子螯合的能力低于卡托普利。但参照血管紧张素 I 水解作用时的过渡态模型，可发现水解时，肽链的羰基形成双氧的四面体结构，而依那普利拉结构中也有一个类似的四面体碳、仲胺和苯乙基，仲胺位于与不稳定的酰胺氮原子相同的位置，离子化的羧酸能够与锌离子形成离子键，苯乙基模拟血管紧张素 I 中苯丙氨酸的疏水侧链（图 15-5）。这样的结构体系有助于药物和酶的相互作用。

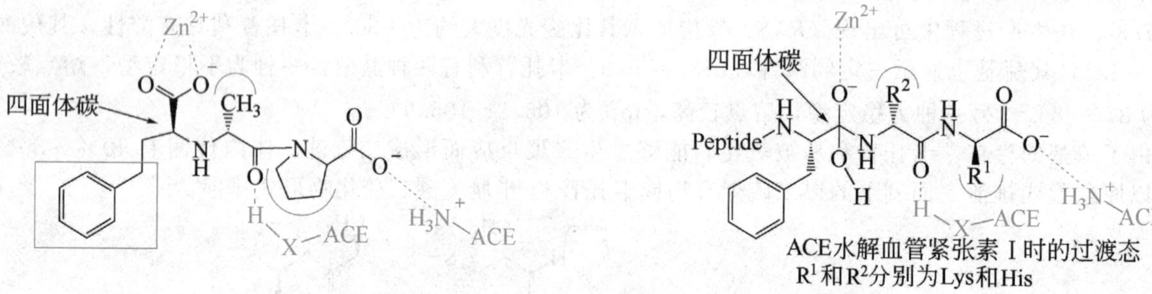

图 15-5 依那普利拉与 ACE 水解血管紧张素 I 的过渡态比较

尽管依那普利拉静脉注射时具有良好的活性，但其口服生物利用度较低。依那普利拉的两个羧基和仲胺结构导致了其亲脂性低和口服生物利用度较低，另外，口服活性低也与两性离子的形成有关。将依那普利拉酯化，得到的依那普利（Enalapril）具有良好的口服生物利用度。

依那普利拉中仲胺邻近的羧基离子化后，能有效地提高仲胺的碱性，使其 pK_a 值达到 8.02，而在依那普利中，其 pK_a 值仅为 5.49。因此，在小肠内，依那普利拉中仲胺易被离子化，与邻近的羧基形成两性离子；而在依那普利中，它主要以非离子形式存在。

尽管依那普利在体外实验中，其活性减弱 1000 倍，但它和依那普利拉在小肠内对 ACE 都有相同的抑制作用，研究表明依那普利为依那普利拉的前药（图 15-6）。

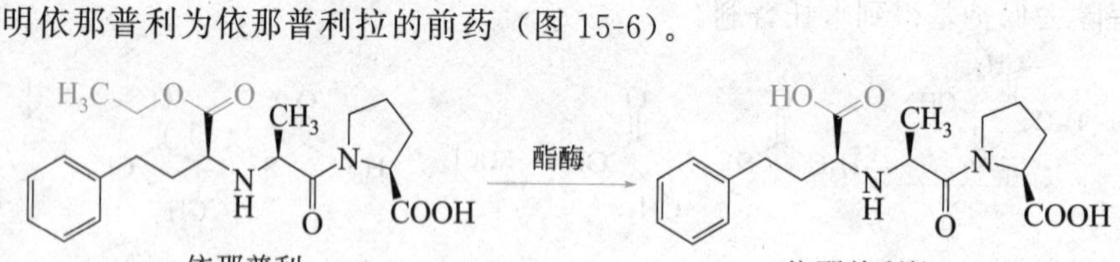

图 15-6 依那普利的生物活化

临床上使用的其他八种含双羧基的 ACE 抑制剂结构如下。

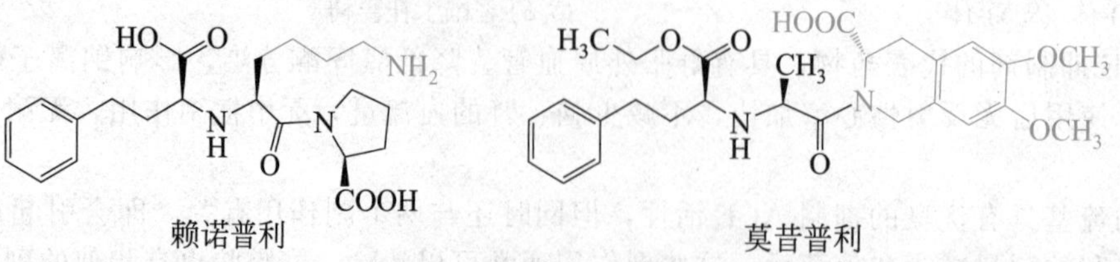

赖诺普利   莫昔普利

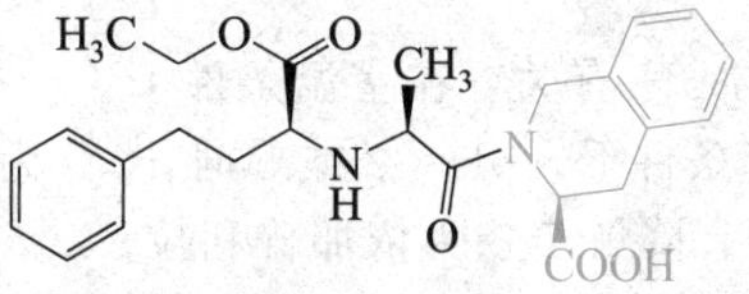

喹那普利

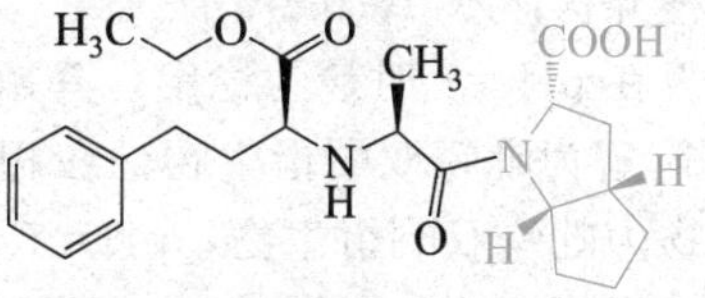

雷米普利

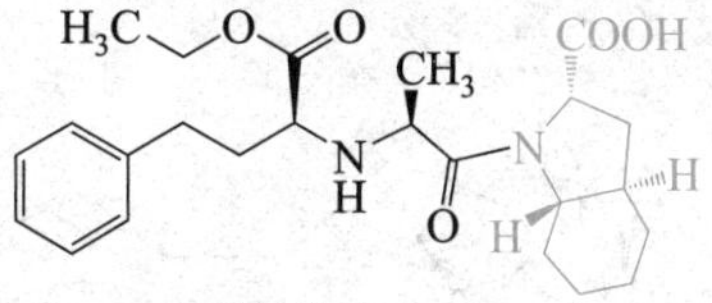

群多普利

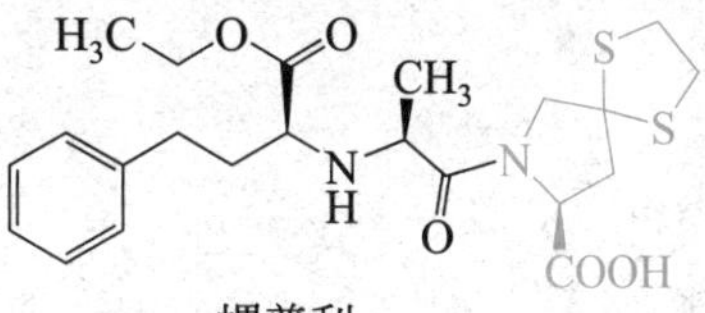

螺普利

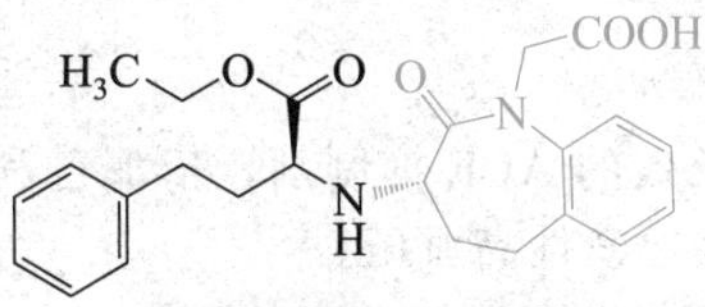

贝那普利

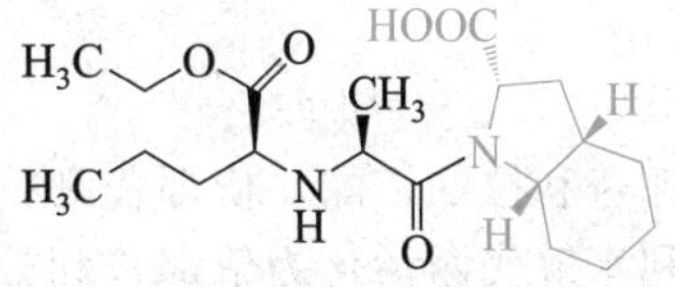

培哚普利

从化学角度来说，赖诺普利（Lisinopril）有两个较为特殊的地方：其一，碱性赖氨酸基团（$R^2 =$ $CH_2CH_2CH_2CH_2NH_2$）取代了标准非极性丙氨酸（$R^2 = CH_3$）残基；其二，由于两个羧基没有被酯化，因此它不需要代谢激活。赖诺普利与依那普利相比，尽管增加了一个可离子化羧酸基团，口服活性不如依那普利，但赖诺普利的口服吸收却优于依那普利拉。赖诺普利和卡托普利也是当前仅有的两个非前药的ACE抑制剂。

上述 ACE 抑制剂在结构上的主要区别在于 C-端连有与依那普利和卡托普利类似的环状氨基酸。赖诺普利含有一个脯氨酸的吡咯啉环，而所有其他药物含有较大的二环或螺环。卡托普利的吲哚啉类似物的研究表明与羧肽酶 A 一样，ACE 也含有类似的疏水性"口袋"，这导致了当初提出的模型进行修改并促进了含有较大疏水环系的 ACE 抑制剂的进展（图 15-7）。莫昔普利（Moexipril）、喹那普利（Quinapril）、雷米普利（Ramipril）、群多普利（Trandolapril）、螺普利（Spirapril）、贝那普利（Benazepril）以及培哚普利（Perindopril）分子中较大的环系，使得它们与药物的结合能力和作用增强，这样的环系也导致药物吸收、蛋白黏合、排泄、起效、作用持续时间以及剂量的不同。

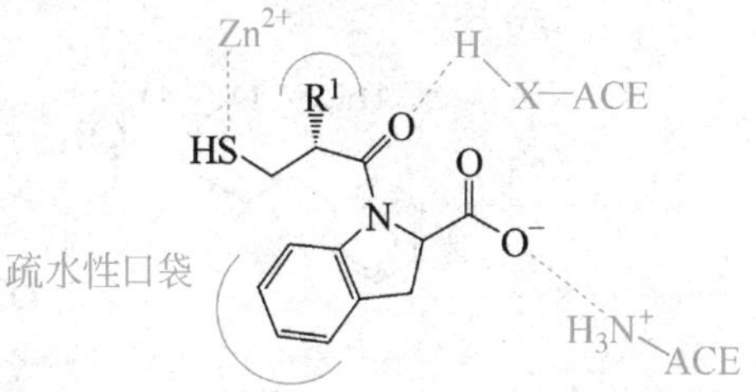

图 15-7　修改的 ACE 抑制剂键合模型

马来酸依那普利 (Enalapril Maleate)

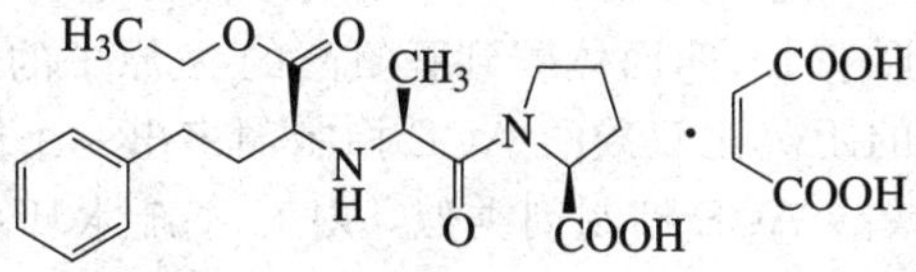

◆ 白色无臭结晶粉末；
◆ mp 143～144℃，其中 $pK_{a_1} =$ 2.97，$pK_{a_2} = 5.35$；$[\alpha]_D^{25} =$ -42.30（1%甲醇）；
◆ 能溶于水、丙酮，易溶于甲醇、乙醇和 DMF，难溶于氯仿、乙醚、正己烷等。

化学名为（2S）-1-[（2S）-2-{[（2S）-1-乙氧基-1-氧代-4-苯丁烷-2-基]氨基}丙酰基]吡咯烷-2-羧酸马来酸盐（1∶1）{(2S)-1-[(2S)-2-{[(2S)-1-ethoxy-1-oxo-4-phenylbutan-2-yl]amino}propanoyl]pyrrolidine-2-carboxylic acid maleic acid salt (1∶1)}。

依那普利结构中有三个手性中心，故呈现旋光性。

通过核磁共振确定依那普利结构中的丙氨酰脯氨酸的酰胺键可发生慢旋转现象，由此断定脯氨酸的吡咯环存在顺、反两种异构体（*cis-* 和 *trans-*）。

依那普利水溶液在 pH＝3 时最为稳定，降解速率与 pH 有关。在室温条件下，pH＝3 时，t_{90} 为 262 天，大约 10% 主要降解为吡嗪双酮衍生物。在相同温度条件下，pH＝2 或 5 时，t_{90} 为 114 天，其 pH＝2 条件下，降解主产物为吡嗪双酮衍生物，pH＝5 条件下，降解产物为依那普利拉。

固体状态的马来酸依那普利非常稳定，室温贮存数年不会降解，马来酸依那普利水溶液可水解为依那普利拉和吡嗪双酮衍生物。

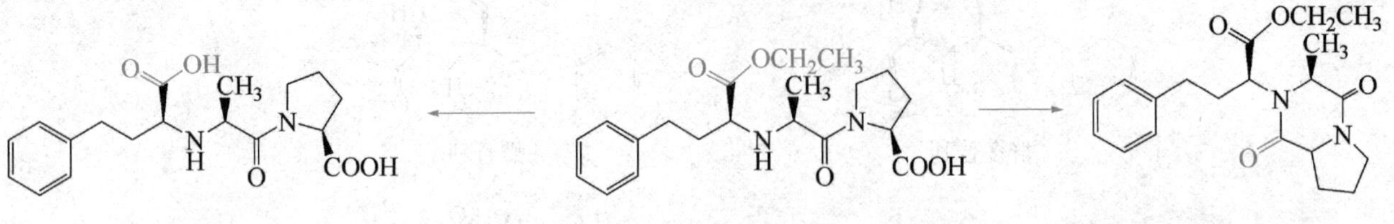

依那普利拉　　　　　　　　　　依那普利　　　　　　　　　吡嗪双酮衍生物

依那普利是依那普利拉的乙酯，依那普利拉为一种长效的 ACE 抑制剂，依那普利为其前体药物。经口服给药，依那普利水解代谢活化为依那普利拉，可治疗原发性高血压。

马来酸依那普利的合成是以 2-氧代-4-苯丁酸乙酯和 L-丙氨酰-L-脯氨酸缩合得席夫碱，经氢化还原亚胺键，得到（S,S,S）和（R,S,S）两种旋光异构体。与马来酸成盐，在乙腈中分步结晶得到本品（S,S,S）-异构体。本品也可用 2-溴苯丁酸乙酯与 L-丙氨酰-L-脯氨酸缩合制得。

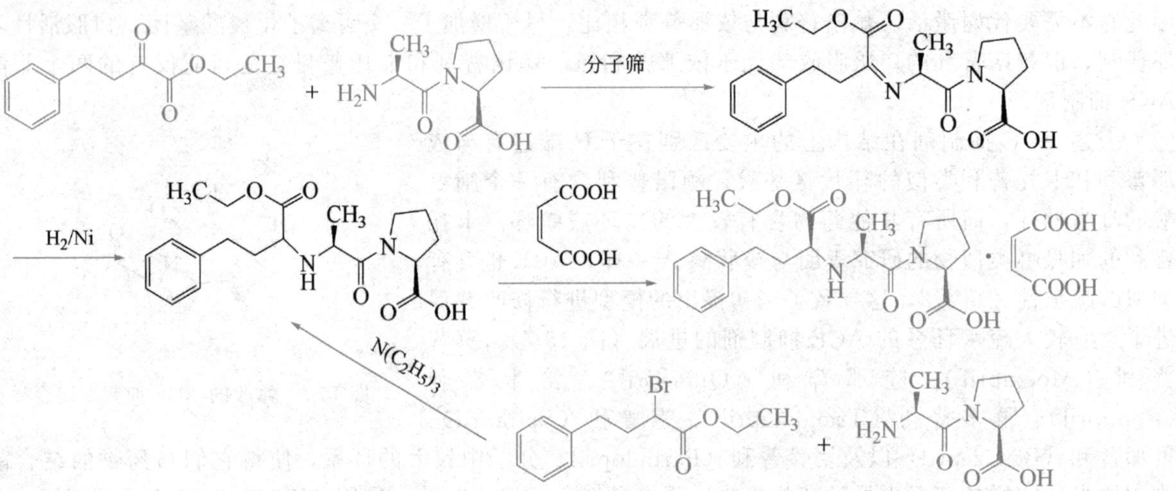

（3）含膦酰基的 ACE 抑制剂　非巯基 ACE 抑制剂研究也促进了含磷 ACE 抑制剂的发展，次膦酸类化合物能够以与依那普利相似的方式和 ACE 结合（图 15-8），锌离子与次膦酸的相互作用与巯基和羧基与锌离子的结合方式相类似。另外，与依那普利和其他双羧酸 ACE 抑制剂一样，次膦酸类化合物也能够与 ACE 形成离子键、氢键以及疏水键，其特征在于次膦酸的结构更接近于 ACE 水解血管紧张素 I 时的四面体过渡态的结构。但是，与依那普利和其他双羧酸 ACE 抑制剂不同的是，次膦酸化合物磷原子和脯氨酸的 N 原子之间的距离比双羧酸 ACE 抑制剂的四面体碳到脯氨酸的 N 原子的距离短了两个原子，而含磷药物的脯氨酸 N 原子到疏水性苯环之间的距离比双羧酸 ACE 抑制剂多出一个原子长度，这种距离间的差异也许是造成其活性差异的原因。与双羧酸 ACE 抑制剂类似，对 C-端疏水环系的结构改造促进了次膦酸的 4-环己烷脯氨酸类似物的发展，得到的福辛普利拉（Fosinoprilat）作用效果优于卡托普利，但低于依那普利拉。类似于双羧酸 ACE 抑制剂，福辛普利拉具有强疏水性和弱口服活性，其前药福辛普利（Fosinopril）包含一个酰氧基烷基，这个酰氧基烷基能使福辛普利具有较好的脂溶性，同时也能提高其生物利用度，福辛普利经肠壁和肝的酯酶催化水解，便形成了活性的福辛普利拉（图 15-9）。

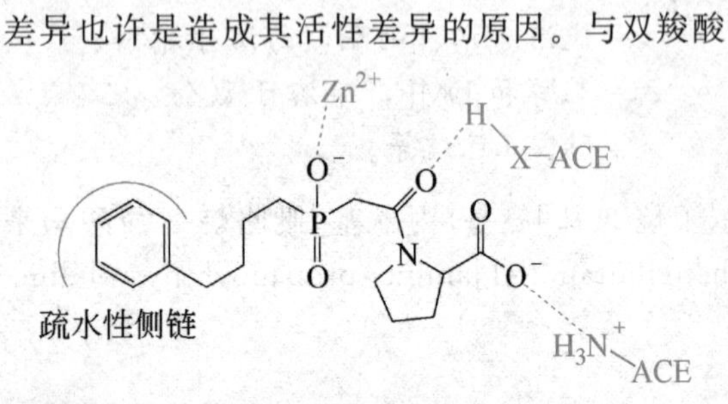

图 15-8　次膦酸类似物与 ACE 的结合模型

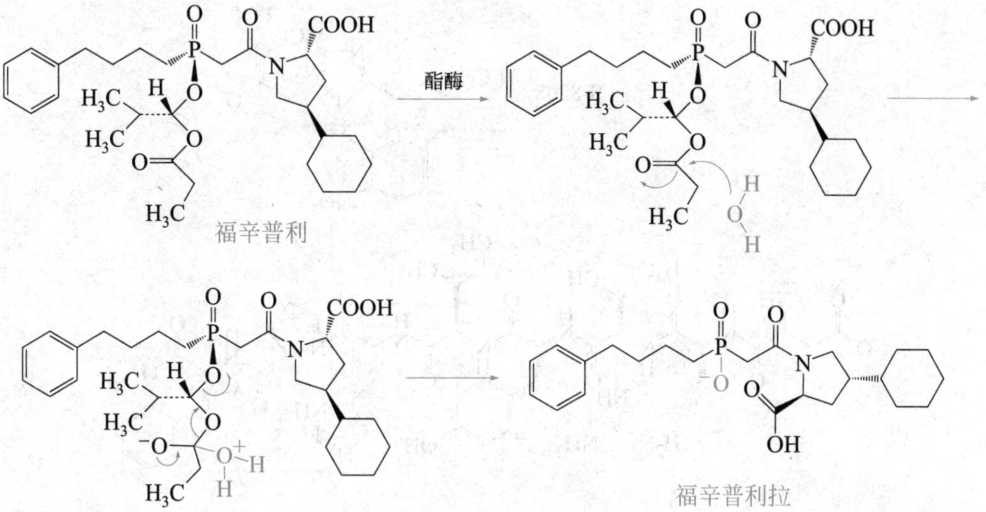

图 15-9　福辛普利的生物活化

福辛普利为含膦酰结构的 ACE 抑制剂，以膦酰基与 ACE 酶的锌离子结合，福辛普利在体内能经肝或肾所谓双通道代谢而排泄。对肝功能不佳者，在肾代谢，如肾功能损伤，则在肝代谢，无蓄积毒性。适用肝或肾功能不良患者使用。

（4）ACE 抑制剂的构效关系　ACE 是一个立体选择性的药物靶标。由于临床上的 ACE 抑制剂是以二肽或三肽作为酶的底物而起作用的，因此假想它们必须包含与自然界 L-氨基酸构型一致的一个立体化学结构，在 ACE 抑制剂的早期发展阶段，就发现羧基末端的 L-氨基酸用 D-氨基酸取代后得到的化合物几乎没有 ACE 抑制作用。后来，这种假想得到了进一步的证实，若改变羧基端氨基酸或 R^1 取代基的构型，抑制活性会减少 $100 \sim 1000$ 倍。在依那普利及其他双羧酸的 ACE 抑制剂中，都满足 (S, S, S) 构型并得到较佳的酶抑制活性。

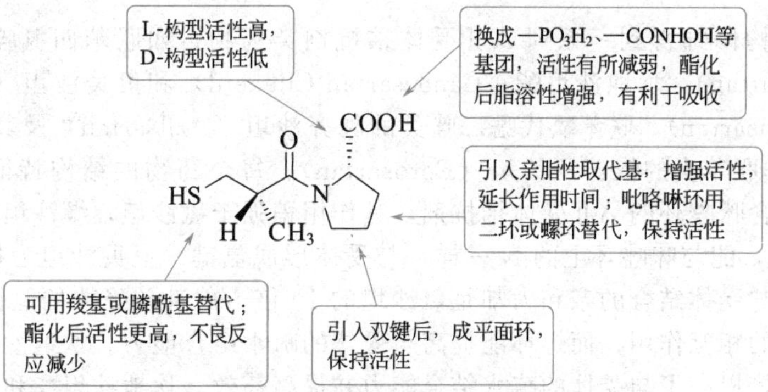

4. 血管紧张素Ⅱ（AngiotensinⅡ，　AⅡ）受体拮抗剂

AⅡ受体最初被作为阻断高血压蛋白原酶-血管紧张素途径的靶标，AⅡ受体拮抗剂的研发始于 20 世纪 70 年代早期，以肌丙抗增压素八肽为其原型化合物，在其结构中，AⅡ的 Asp^1、Ile^5 和 Phe^8 残基分别被 Ser、Val 和 Ala 残基取代。肌丙抗增压素以及其他肽类似物具有降低血压的功能，然而，这些化合物的口服吸收差，并且还显示一定的 AⅡ受体激动活性。随后的研究转向肽拟似物，氯沙坦是第一个临床应用的非肽类 AⅡ受体拮抗剂。

（1）AⅡ受体拮抗剂的进展　非肽类 AⅡ受体拮抗剂的研发可追溯至 1982 年，当时发现以 S-8308 为代表的咪唑-5-乙酸类似物具有抗高血压作用，其作用机制是能特异性拮抗 AⅡ受体。尽管其拮抗活性相对较弱，但它不具有激动活性。通过计算机分子叠合法模型揭示 S-8308 与 AⅡ存在三个共同的结构特征。S-8308 的离子化羧基与 AⅡ的 C-端羧基相关联；S-8308 的咪唑环与 His^6 残基的咪唑侧链相关联；S-8308 的正丁基与 Ile^5 烃基侧链相关联。S-8308 的苄基被认为位于 AⅡ的 N-端的方向上；但它与受体的相互作用较弱。

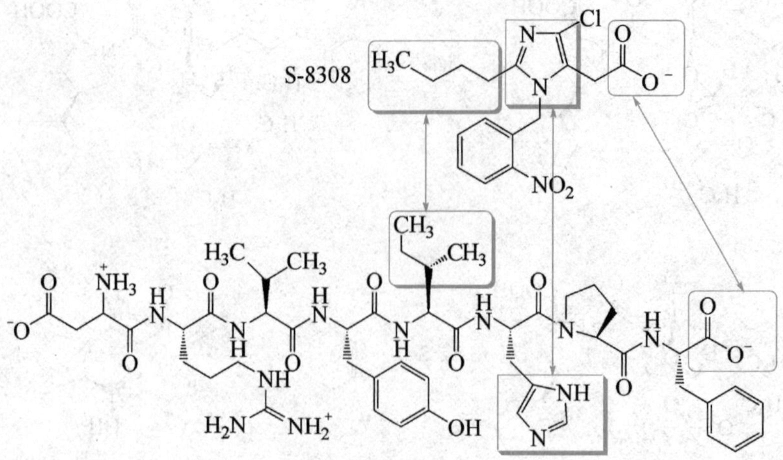

S-8308

以提高其与受体结合力和脂溶性为目标，对 S-8308 进行了结构改造，并确定脂溶性对提高其口服生物利用度起重要作用，正是由于这些改造导致了对 AⅡ受体有高度亲和力和具口服活性的氯沙坦（Losartan，洛沙坦）的问世。

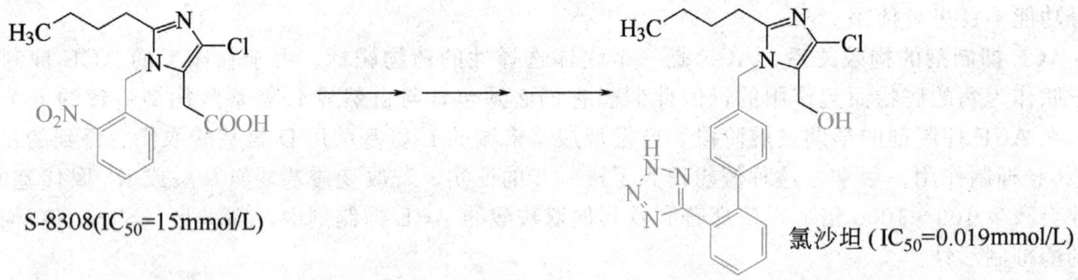

S-8308(IC_{50}=15mmol/L)　　　　　　　　氯沙坦（IC_{50}=0.019mmol/L）

　　通过对氯沙坦的结构修饰得到一系列 AⅡ受体拮抗剂类药物，如联苯四氮唑类的缬沙坦（Valsartan）、厄贝沙坦（Irbesartan）、坎地沙坦酯（Candesartan Cilexetil）和奥美沙坦（Olmesartan），联苯羧酸类的替米沙坦（Telmisartan），联苯氧代噁二唑类的阿齐沙坦（Azilsartan）及其酯美阿沙坦（Azilsartan Medoxomil）以及非联苯类的依普罗沙坦（Eprosartan）。每个药物的结构特征都与氯沙坦有不同之处。缬沙坦是第一个不含咪唑环的 AⅡ受体拮抗剂，其作用稍强于氯沙坦，缬沙坦的酰胺基与氯沙坦咪唑环上的 N 为电子等排体，能与咪唑环上的 N 一样，与受体形成氢键。厄贝沙坦为螺环化合物，缺少氯沙坦结构中的羟甲基，但与受体结合的亲和力却是氯沙坦的 10 倍，羰基与受体的氢键或离子偶极结合能模拟氯沙坦的羟基与受体的相互作用，而螺环能提高与受体的疏水结合能力。坎地沙坦酯、替米沙坦和美阿沙坦均含有苯并咪唑环，提高了与受体的疏水结合能力并提高药效，坎地沙坦酯和美阿沙坦均为前药，在体内迅速代谢成活性型的坎地沙坦和阿齐沙坦。奥美沙坦分子中咪唑环上同时含有羧基和羟基，与 AT_1 的结合更加紧密，降压作用强于氯沙坦。

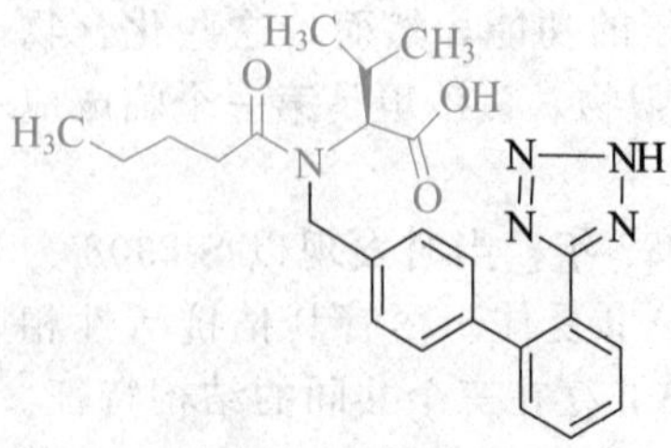

缬沙坦 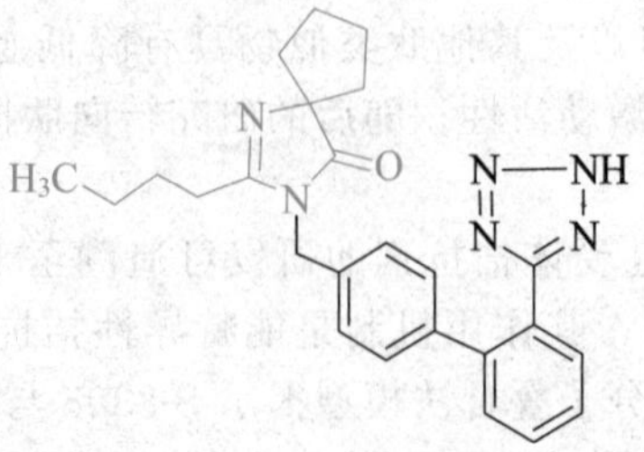　　　　　　　　厄贝沙坦 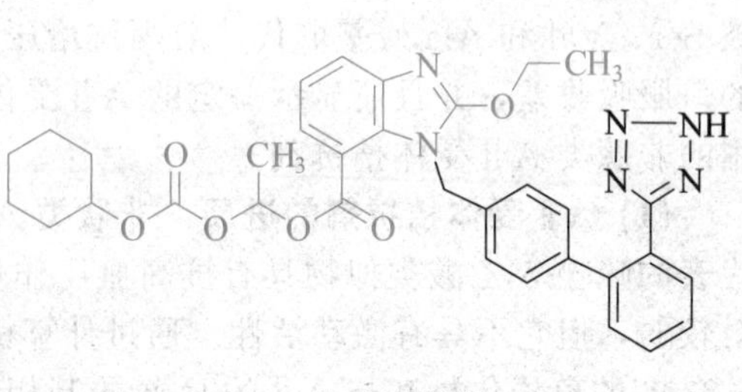　　　　　　　　坎地沙坦酯

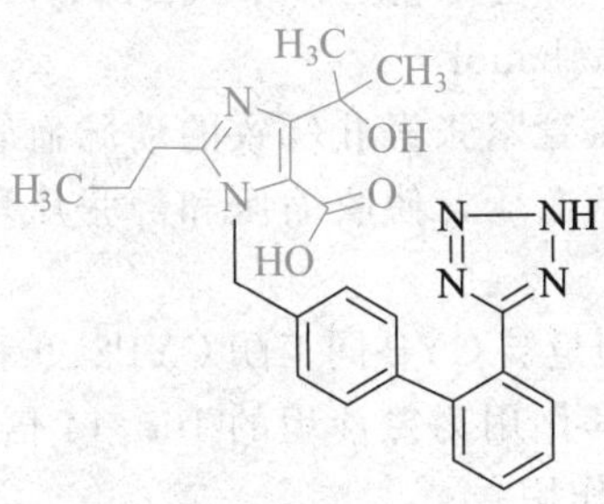

奥美沙坦 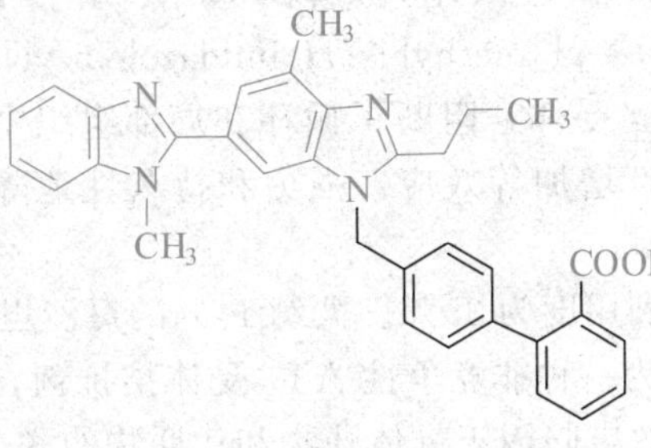　　　　　　　　　替米沙坦 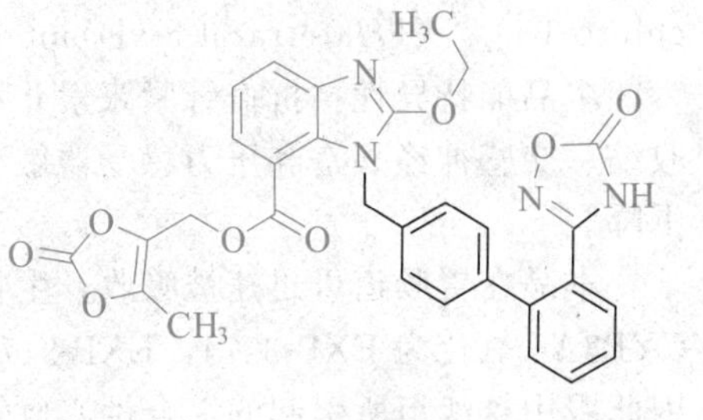　　　　　　　　　美阿沙坦

　　与氯沙坦设计思想不同，在依普沙坦的设计中，S-8308 的苄基被认为是一个重要的基团，它模拟存在于激动剂的 Tyr^4 的芳香侧链。但结构改造的重点不应是考虑 N-苄基的延伸，而是提高模拟 AⅡ 的 C-端的能力，因此以 α-噻吩丙烯酸模拟 Phe^8 中的苯丙氨酸，另外，在苯环的对位增加一个羧基，使依普沙坦与 AT_1 具有更好的亲和力（$IC_{50}=1.5\times10^{-9}\,mol/L$）。但由于依普沙坦分子中含有两个羧基，其口服生物利用度只有 13%。

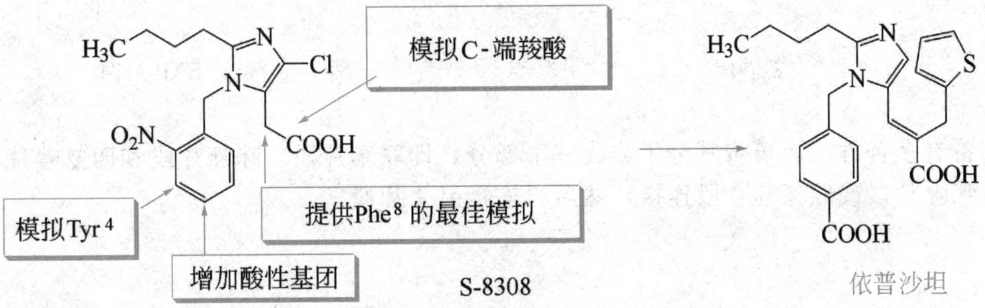

模拟C-端羧酸

模拟Tyr⁴

增加酸性基团

提供Phe⁸ 的最佳模拟

S-8308

依普沙坦

　　上述沙坦类药物对 AⅡ 受体的 AT_1 亚型都具有选择性，阻断所有已知的 AⅡ 效应。
　　AⅡ 受体拮抗剂具有良好的耐受性。与 ACE 抑制剂类似，这类药物的一些副作用直接与高血压蛋白原酶-血管紧张素通道的减弱有关，明显的副作用是干咳和血管性水肿。由于与 AⅡ 受体特异性作用，此类药物不影响缓激肽和前列腺素的水平。

（2）AⅡ 受体拮抗剂构效关系

一般为体积大、电荷性高的亲脂性基团

以能形成氢键的小基团为佳，如醇、酰胺、酸等

应为 3~4 个碳原子的直链烷基；如为分支烷烃、环烷烃或芳烃均降低活性

邻位有取代基活性下降

应是酸性基团，如羧基，或带有酸性的杂环，如四氮唑基、5-氧代噁二唑基等；含四氮唑基时生物利用度较好

氯沙坦（Losartan）

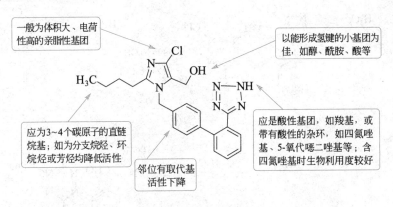

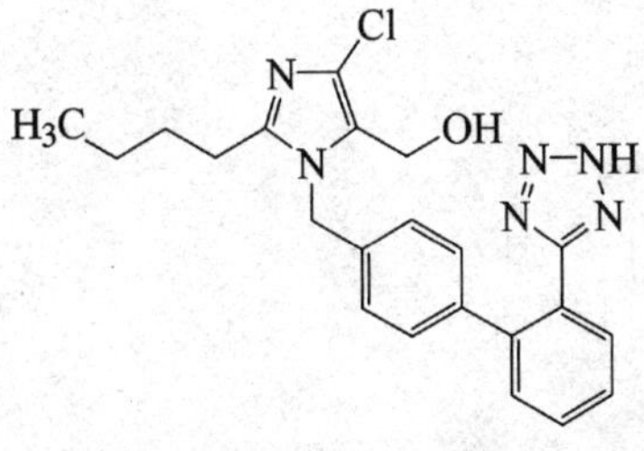

◆ 淡黄色结晶；
◆ mp 183.5~184.5℃；
◆ 为中等强度的酸，其 $pK_a=5\sim6$，能与钾离子成盐。

化学名为（2-丁基-4-氯-1-[[2'-(1H-四唑-5-基)联苯-4-基]甲基]-1H-咪唑-5-基）甲醇{（2-butyl-4-chloro-1-[[2'-(1H-tetrazol-5-yl)biphenyl-4-yl]methyl]-1H-imidazole-5-yl)methanol}。

本品能特异性拮抗血管紧张素ⅡAT$_1$受体，阻断了循环和局部组织中血管紧张素Ⅱ所致的动脉血管收缩、交感神经兴奋和压力感受器敏感性增加等效应，强力和持久性地降低血压，使收缩压和舒张压均下降。

本品在胃肠道可迅速被吸收，生物利用度为35%。大约14%的氯沙坦剂量被CYP同工酶CYP2C9和CYP3A4氧化为EXP-3174，EXP-3174为一种非竞争性AT$_1$受体拮抗剂，其作用为氯沙坦的10～14倍，因此服用氯沙坦所引起的综合性心血管效应归因于母体药物和代谢物的联合作用。

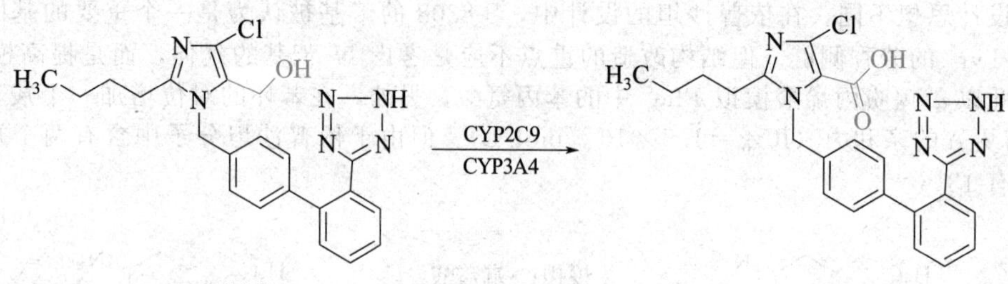

本品的制备有多种方法，可将其分子分成三个部分，即联苯片段、咪唑片段和四氮唑片段，制备时可将联苯部分与咪唑片段或四氮唑片段连接，然后再连接另一片段。

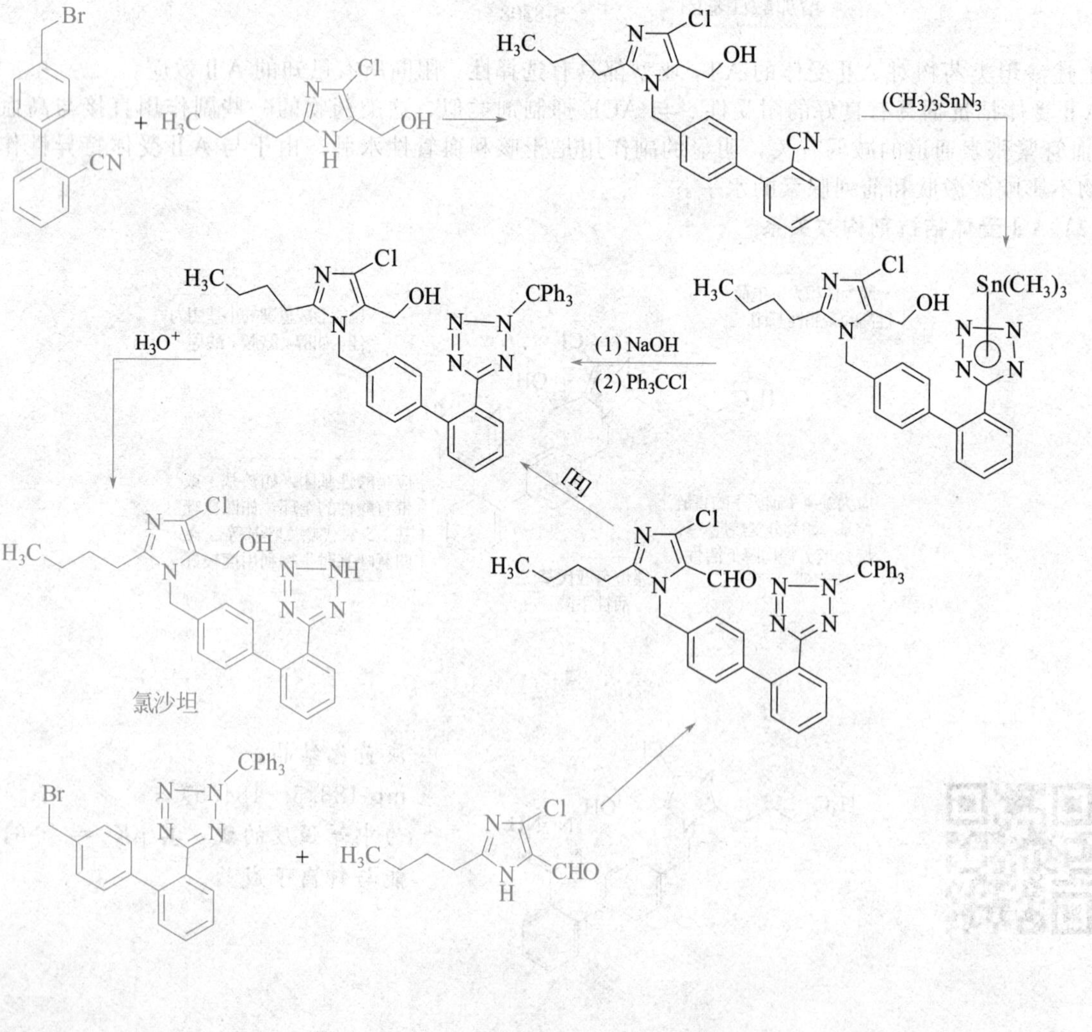

四、 钙离子通道阻滞剂 (Calcium Channel Blockers)

1. 钙离子通道阻滞剂作用机制

Ca^{2+}是兴奋-收缩偶联作用的关键元素，兴奋-收缩偶联作用发生在心血管系统内，Ca^{2+}扮演了细胞信使这个角色，能够联结细胞内外的兴奋效应。细胞内Ca^{2+}浓度的增加将导致Ca^{2+}与调节蛋白结合，也就是与位于心肌和骨骼肌的心肌钙结合蛋白或者与位于血管平滑肌的钙调素结合。它们的最初结合使位于肌动蛋白分子上的肌球蛋白结合位点显露出来，随后肌动蛋白与肌球蛋白之间的相互作用引起肌肉收缩。一旦细胞内Ca^{2+}浓度下降，所有这些过程将朝相反的方向发展。在这种情况中，Ca^{2+}从结合位点脱离，而肌球蛋白的结合位点被隐藏，肌动蛋白和肌球蛋白不再相互作用，肌肉收缩也停止。

依据Ca^{2+}通道的激活方式，Ca^{2+}通道可分为电压依赖性和受体操纵性，根据通道的电导和开放性，电压依赖性Ca^{2+}通道又进一步分为多种亚型，其中L-亚型的Ca^{2+}内流持续时间长达$10\sim20ms$，又称为慢Ca^{2+}内流，介导多种生理效应，并与多种疾病发病机制相关，本节论述的Ca^{2+}离子通道阻滞剂的作用靶标是与这种慢Ca^{2+}内流有关的电压依赖性钙离子通道。

钙离子通道阻滞剂并不是简单地"塞住孔口"，也不是阻断钙离子通道。相反，钙离子通道阻滞剂是通过连接在位于L通道的α_1亚单位内的特异性受体部位而发挥作用的。维拉帕米、地尔硫草和1,4-二氢吡啶类钙离子通道阻滞剂三者与受体结合的相互关系已经明确，维拉帕米与其受体的结合抑制了地尔硫草和1,4-二氢吡啶类钙离子通道阻滞剂与它们各自受体的结合。同样，地尔硫草或1,4-二氢吡啶类钙离子通道阻滞剂与其受体的结合也抑制维拉帕米的结合。相反，地尔硫草与1,4-二氢吡啶类钙离子通道阻滞剂可起到相互促进作用。

2. 钙离子通道阻滞剂的分类

钙离子通道阻滞剂可分为选择性和非选择性钙离子通道阻滞剂两大类。选择性钙离子通道阻滞剂依据其结构又可分为：1,4-二氢吡啶类（如硝苯地平）、苯硫氮草类（如地尔硫草）和芳烷基胺类（如维拉帕米）。非选择性钙离子通道阻滞剂主要有二苯基哌嗪类（如氟桂利嗪）、双苯丙胺类（如普尼拉明）和二氨基丙醇醚类（如苄普地尔）。

(1) 1,4-二氢吡啶类 二氢吡啶类化合物最早出现于1882年，当时，Hantzsch在合成取代吡啶化合物时将此类化合物作为中间体。20世纪40年代，当1,4-二氢吡啶环与辅酶NADH的"氢-转移"过程有关的这一性质被发现后，人们对这类化合物的兴趣日益增加，随后对其进行了大量的生物化学研究；然而直到20世纪70年代初，1,4-二氢吡啶类化合物的药理性质才完全被理解。通过Hantzsch反应可以生成一个对称的1,4-二氢吡啶类化合物，在这个化合物的结构中，3、5位有两个相同的酯，而2、6位是两个相同的烷基。通过后续对C-4取代基、C-3和C-5的酯、C-2和C-6的烷基以及N-1上H取代基修饰，确定了这类化合物的基本结构。

1,4-二氢吡啶类钙离子通道阻滞剂的特异性高，具有很强的扩血管作用，在整体条件下不抑制心脏的肌肉收缩，适用于冠脉痉挛、高血压、心肌梗死等，可与β受体阻断剂、强心苷合用。硝苯地平（Nifedipine）及其他钙离子通道阻滞剂主要有以下特点：①更高的血管选择性；②针对某些特定部位的血管系统（如冠状血管、脑血管），以增加这些部位的血流量；③减少迅速降压和交感激活的副作用；④改善和增强其抗动脉粥样硬化作用。

目前临床上应用的1,4-二氢吡啶类钙离子通道阻滞剂有二十余种，代表性的药物有硝苯地平、盐酸尼卡地平（Nicardipine Hydrochloride）、尼群地平（Nitrendipine）、尼莫地平（Nimodipine）、非洛地平

（Felodipine）、伊拉地平（Isradipine）、苯磺酸氨氯地平（Amlodipine Besylate）、西尼地平（Cilnidipine）、拉西地平（Lacidipine）和氯维地平（Clevidipine）等。

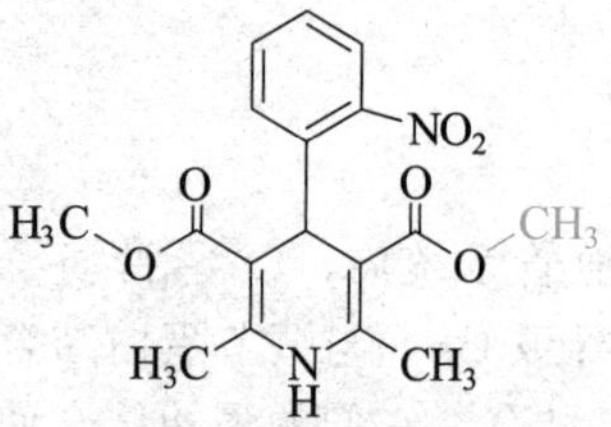

硝苯地平 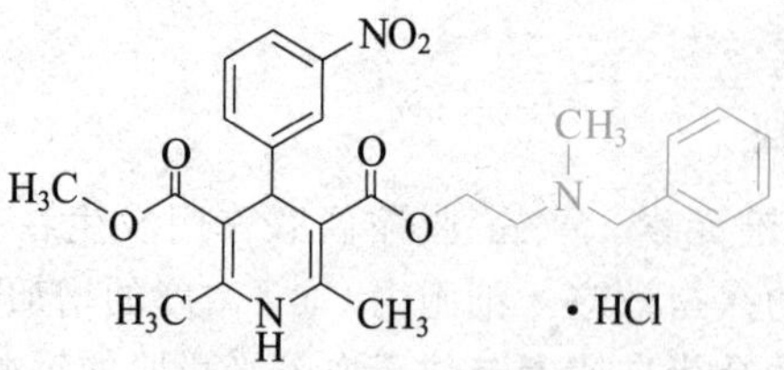　　　　　　　　盐酸尼卡地平 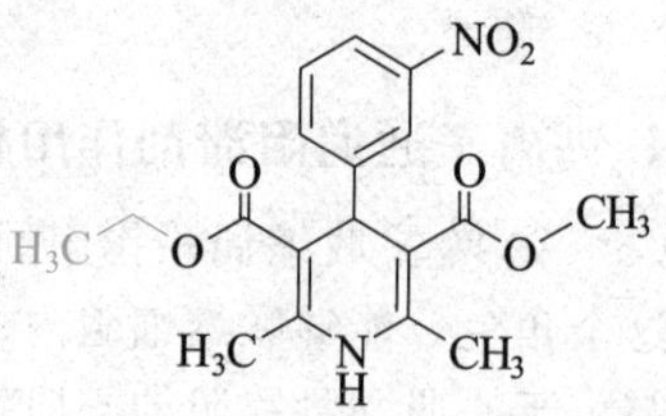　　　　　　　　尼群地平

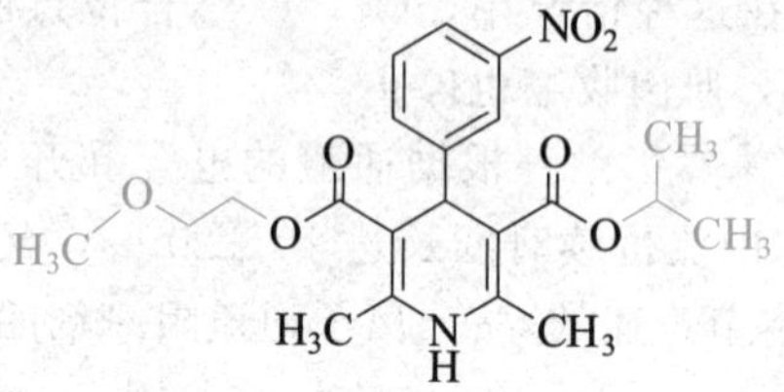

尼莫地平 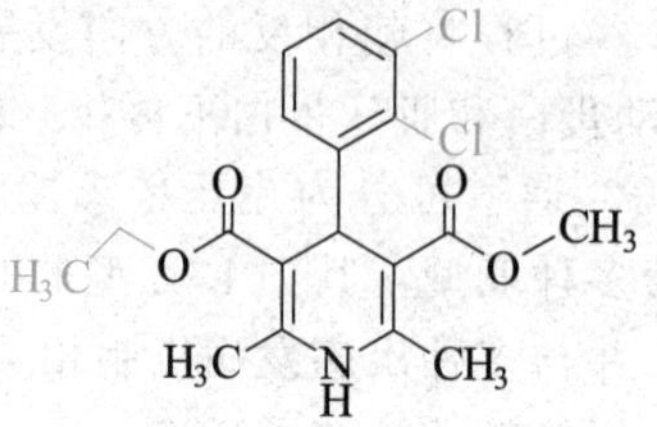　　　　　　　　非洛地平 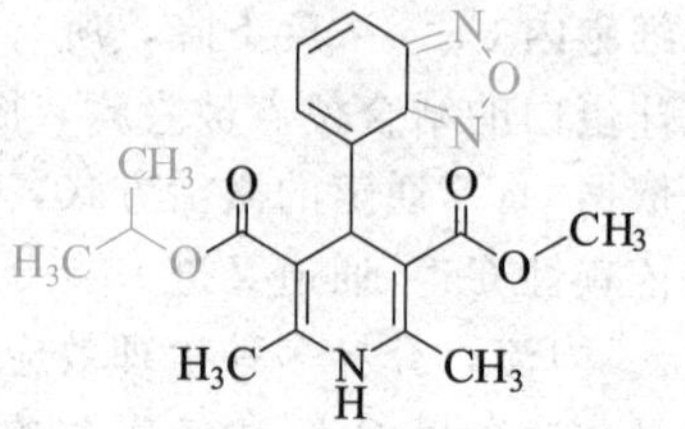　　　　　　　　伊拉地平

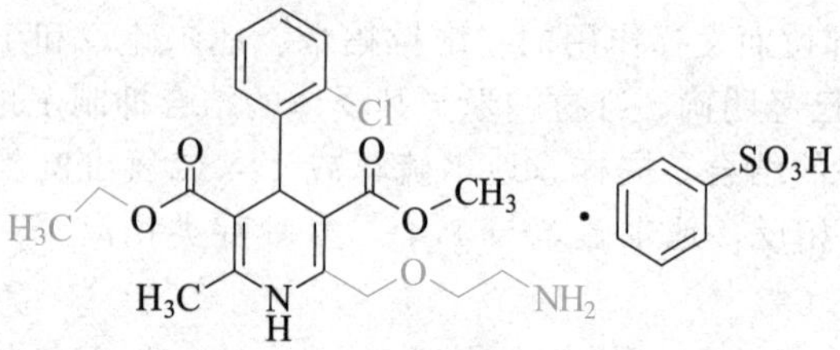

苯磺酸氨氯地平 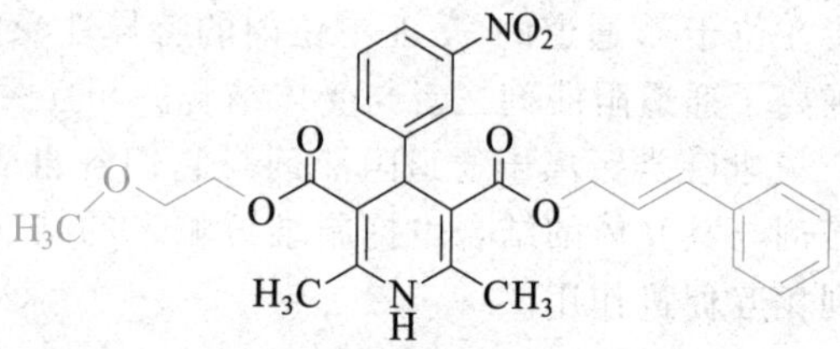　　　　　　　　西尼地平

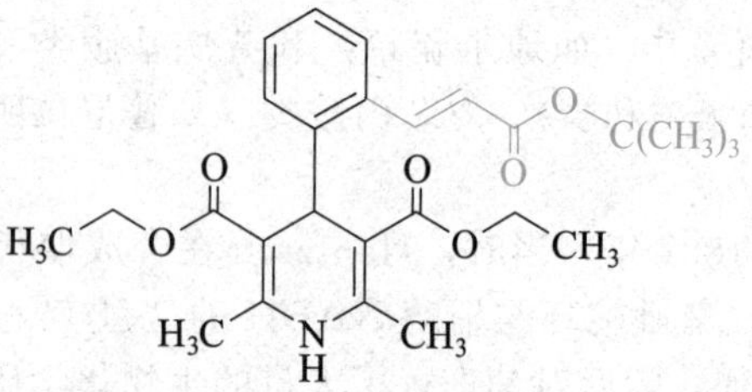

拉西地平 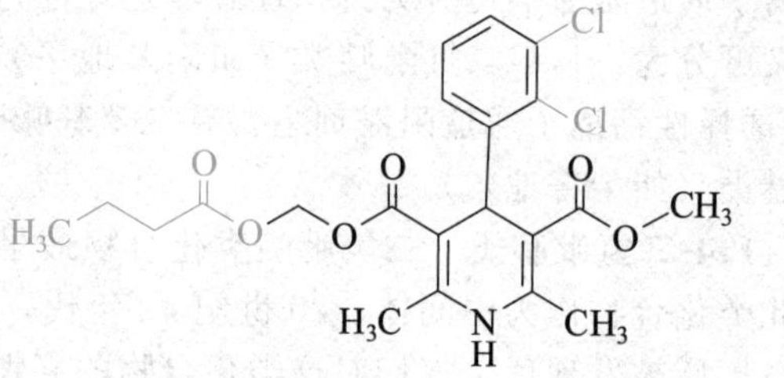　　　　　　　　氯维地平

　　硝苯地平和尼卡地平属于第一代1,4-二氢吡啶类钙离子通道阻滞剂。硝苯地平的疗效稳定，不良反应少，在抗高血压及防治心绞痛方面已经得到广泛应用，但作用时间短。盐酸尼卡地平主要以注射液用于手术时异常高血压的急救处置。

　　尼群地平、非洛地平、尼莫地平、伊拉地平和拉西地平属于第二代药物，它们的药代动力学和药效学性质得到改善，血管选择性高。其中尼莫地平能选择性地扩张脑血管，对抗脑血管痉挛，增强脑血管流量，对局部缺血有保护作用，临床用于预防和治疗蛛网膜下出血后脑血管痉挛所致的缺血性神经障碍、高血压和偏头痛等。

　　氨氯地平和西尼地平属于第三代药物，具有血管选择性高、作用持久等特点。西尼地平具有高亲脂性分子特征，口服后部分药物在脂质双分子层储存，与细胞膜解离速度慢，释放缓慢，有效血药浓度维持时间达23h，一天用药一次即可控制血压。

　　氯维地平属于短效的二氢吡啶类钙离子通道阻滞剂，本品静注给药后可迅速分布并代谢，半衰期约15min，临床用于治疗不宜口服或口服无效的高血压，也可用于治疗外科手术后急性血压升高。

　　1,4-二氢吡啶类钙离子通道阻滞剂的构效关系如下：

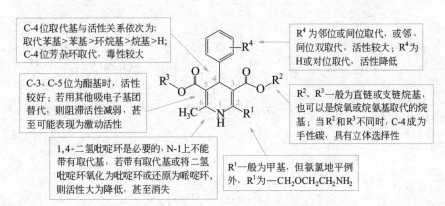

C-4位取代基与活性关系依次为：取代苯基＞苯基＞环烷基＞烷基＞H；C-4位芳杂环取代，毒性较大

R^4为邻位或间位取代，或邻、间位双取代，活性较大；R^4为H或对位取代，活性降低

C-3、C-5位为酯基时，活性较好；若用其他吸电子基团替代，则阻滞活性减弱，甚至可能表现为激动活性

R^2、R^3一般为直链或支链烷基，也可以是烷氧或烷氨基取代的烷基；当R^2和R^3不同时，C-4成为手性碳，具有立体选择性

1,4-二氢吡啶环是必要的，N-1上不能带有取代基，若带有取代基或将二氢吡啶环氧化为吡啶环或还原为哌啶环，则活性大为降低，甚至消失

R^1一般为甲基，但氨氯地平例外，R^1为—$CH_2OCH_2CH_2NH_2$

通过对维拉帕米、地尔硫䓬和1,4-二氢吡啶类钙离子通道阻滞剂的酸碱性进行比较，发现所有这些化合物都呈碱性，并且1,4-二氢吡啶类钙离子通道阻滞剂的碱性远低于维拉帕米及地尔硫䓬的碱性，维拉帕米及地尔硫䓬结构中都含有叔胺基团，其（HB^+）pK_a值分别为 8.9 和 7.7。相反，1,4-二氢吡啶类钙离子通道阻滞剂环上的氮原子可看成是共轭的氨基羧酸酯的一部分，它的电子通过共振而离域，从而质子化作用减弱。在生理 pH 下，维拉帕米和地尔硫䓬主要以离子化形式存在，而1,4-二氢吡啶类钙离子通道阻滞剂基本上不被解离。由于药物与受体之间最初的相互作用是离子吸引，因此1,4-二氢吡啶类钙离子通道阻滞剂环上的氮原子与维拉帕米和地尔硫䓬的叔胺间的碱性差异使1,4-二氢吡啶类钙离子通道阻滞剂的结合部位与维拉帕米和地尔硫䓬的结合部位不同。但氨氯地平和尼卡地平例外，它们的侧链上都含有碱性氨基，在生理 pH 下，侧链上的氨（胺）基基本上被离子化。因此氨氯地平和尼卡地平存在双重结合位点。

硝苯地平 (Nifedipine)

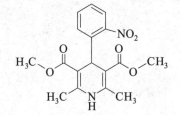

◆ 黄色无臭无味的结晶粉末；

◆ mp 172～174℃，无吸湿性；

◆ 极易溶于丙酮、二氯甲烷、氯仿，溶于乙酸乙酯，微溶于甲醇、乙醇，几乎不溶于水。

化学名为2,6-二甲基-4-(2-硝基苯基)-1,4-二氢吡啶-3,5-二羧酸二甲酯 [3,5-dimethyl 2,6-dimethyl-4-(2-nitrophenyl)-1,4-dihydropyridine-3,5-dicarboxylate]。

本品在光照和氧化剂存在条件下分别生成两种降解氧化产物，其中光催化氧化反应除了将二氢吡啶芳构化以外，还能将硝基转化成亚硝基（图 15-10）。

[O]或光

光

硝苯地平

图 15-10 硝苯地平遇光和氧化剂的降解途径

本品口服经胃肠道吸收完全，1～2h 内达到血药浓度最大峰值，作用持续 4～8h，经肝脏代谢，硝苯地平的体内代谢物均无活性，80％由肾脏排泄。

1,4-二氢吡啶类钙离子通道阻滞剂被肝脏细胞色素 P450 酶系氧化代谢，产生一系列失活的代谢物。二氢吡啶环首先被氧化成一个失活的吡啶类似物，随后这些代谢物通过水解、聚合以及氧化进一步被代谢（图 15-11）。

图 15-11 硝苯地平的代谢途径

1,4-二氢吡啶类钙离子通道阻滞剂与柚子汁一起服用时，会产生药物-食物相互作用，导致1,4-二氢吡啶类钙通道阻滞剂的体内浓度增加，这种相互作用的机理可能是由于存在于柚子汁中的黄酮类和香豆素类化合物抑制了肠内的 CYP450 酶，减慢了 1,4-二氢吡啶类钙离子通道阻滞剂的代谢速率。

硝苯地平分子中含有一个对称的二氢吡啶环，可由邻硝基苯甲醛为原料与两分子乙酰乙酸甲酯和过量氨水在甲醇中回流得到。

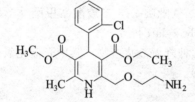

硝苯地平

氨氯地平 (Amlodipine)

- mp 199~201℃；
- 临床用本品的苯磺酸盐，微溶于水，略溶于乙醇。

化学名为 3-乙基 5-甲基 2-[(2-氨基乙氧基)甲基]-4-(2-氯苯基)-6-甲基-1,4-二氢吡啶-3,5-二羧酸酯{3-ethyl 5-methyl 2-[(2-aminoethoxy)methyl]-4-(2-chlorophenyl)-6-methyl-1,4-dihydropyridine-3,5-dicarboxylate}。

本品既作用于 Ca^{2+} 通道的 1,4-二氢吡啶类结合位点，也作用于硫氮䓬类结合位点，因此，起效较慢，但作用时间较长。可直接舒张血管平滑肌，降低血压。可扩张外周小动脉，使外周阻力降低，从而降低心肌耗氧量。另外扩张缺血区的冠状动脉及冠状小动脉，使冠心病患者的心肌供氧量增加。用于治疗高血压和缺血性心脏病。

本品的生物利用度近 100%，其吸收不受食物影响，血药浓度稳定，半衰期长达 27h，特别有利于预防心肌梗死等心血管事件的发生。主要在肝脏代谢，代谢物为氧化的吡啶衍生物，无药理活性。

本品的 1,4-二氢吡啶环的 2 位取代基为 2-氨基乙氧基甲基，呈碱性，容易通过拆分获得两个光学异构体，其外消旋体和左旋体均在临床使用。

氨氯地平由于分子的不对称，其合成方法与硝苯地平不同。反应分两步进行，先用 2-氯苯甲醛和 4-

(2-叠氮乙氧基)-3-氧代丁酸乙酯缩合，形成中间体，再与3-氨基巴豆酸甲酯缩合成环得到1，4-二氢吡啶的叠氮中间体，再经还原得到氨氯地平。合成方法如下：

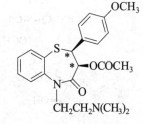

（2）苯硫氮䓬类 此类药物主要有地尔硫䓬（Diltiazem）和尼克硫䓬（Nictiazem），对其进行改造发现2位苯环上的4位以甲基或甲氧基取代活性最强，但增加苯环上的甲氧基数目或以4-氯、2，4-二氯、4-羟基取代，其活性都会减弱或消失，而无取代时活性也会减弱。5位氮上的侧链取代基对其活性也有较大的影响，侧链上仅含有叔胺时有效，伯胺、仲胺、季铵均无效；若5位氮原子上无取代基，则无活性。在所有侧链取代基中，以二甲氨基乙基的活性最强。

地尔硫䓬　　　　　　　　　　尼克硫䓬

地尔硫䓬 （Diltiazem）

- 本品的盐酸盐为针状结晶；
- mp 210～215℃，有旋光性，$[\alpha]_D^{25} = +98.3°$（$c=1.002mol/L$，甲醇）；
- 易溶于水、甲醇、氯仿，不溶于苯。

化学名为 （2S）-*cis*-（＋）-3-（乙酰氧基）-5-[2-（二甲氨基）乙基]-2，3-二氢-2-（4-甲氧基苯基）-1，5-苯并硫氮䓬-4（5H）-酮{（2S）-*cis*-3-(acetyloxy)-5-[2-(dimethylamino)ethyl]-2,3-dihydro-2-(4-methoxyphenyl)-1,5-benzothiazepin-4(5H)-one}。

地尔硫䓬为苯并硫氮䓬类衍生物，分子结构中有两个手性碳原子，具有四个立体异构体，即反式 *d*-和 *l*-异构体，以及顺式 *d*-和 *l*-异构体，其中以顺式 *d*-异构体活性最高，其活性大小顺序依此为：顺式 *d*-异构体＞顺式 *dl*-异构体＞顺式 *l*-异构体＞反式 *dl*-异构体。*d*-*cis*-异构体对冠脉扩张作用具有立体选择性，临床仅用其 *d*-*cis*-异构体。

本品口服吸收迅速完全，但首过效应较大，导致生物利用度下降，为25％～60％，体内有效时间为6～8h。地尔硫䓬经肝肠循环，主要代谢途径为脱乙酰基、N-脱甲基和O-脱甲基化（图15-12）。去乙酰基地尔硫䓬为活性代谢物，保持了母体冠状血管扩张作用的25％～50％，并且达到母体血药浓度的10％～45％。

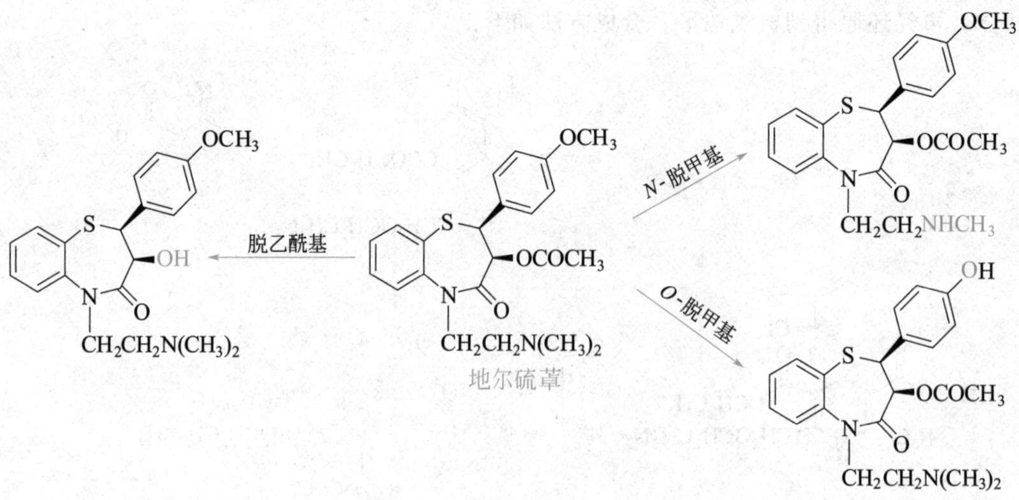

图 15-12　地尔硫䓬的代谢途径

　　地尔硫䓬的合成是以 2-氨基硫酚与 3-(4-甲氧苯基)氧丙定-2-羧酸乙酯反应而得。反应除了生成产物苯并硫氮䓬环衍生物外，还有开环化合物，不过这个开环化合物加热到 150～160℃，即可环合得到苯并硫氮䓬环。苯并硫氮䓬化合物经二甲氨基氯乙烷烷基化生成地尔硫䓬。

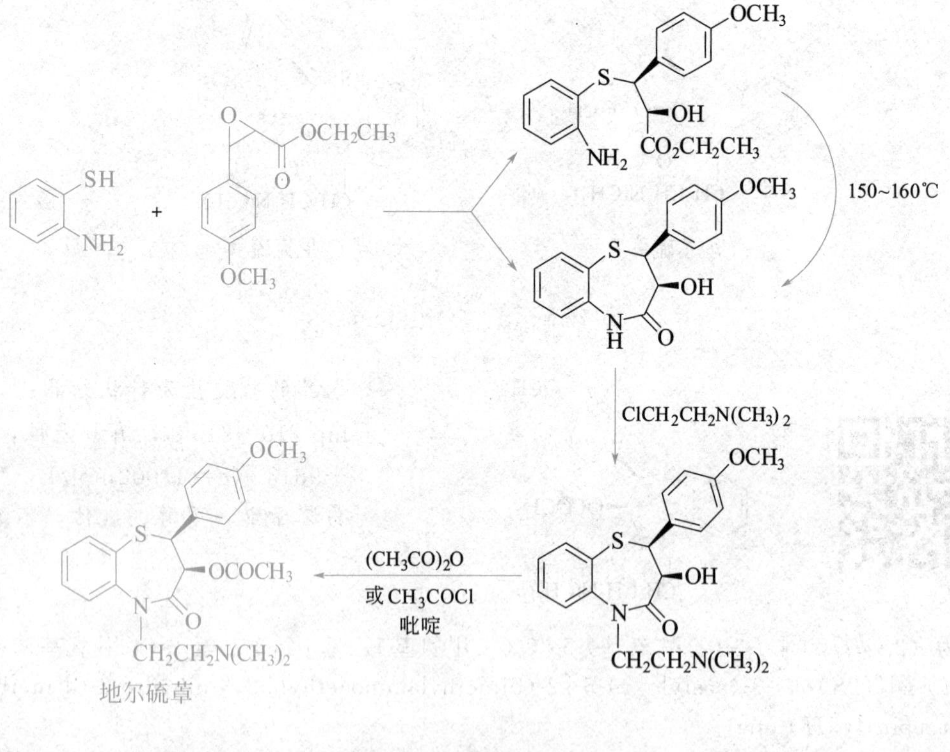

　　地尔硫䓬也是一个高选择性的钙离子通道阻滞剂，具有扩血管作用，特别是对大的冠状动脉和侧支循环均有较强扩张作用，临床常用于治疗包括变异型心绞痛在内的各种缺血性心脏病，也有减缓心率作用。长期服用，对预防心血管意外的发生是有效的，无耐药性或明显副作用发生。

　　(3) 芳烷基胺类　芳烷基胺类的药物主要有维拉帕米（Verapamil）、戈洛帕米（Gallopamil）、依莫帕米（Emopamil）及法利帕米（Falipamil），此类药物都具有手性中心，其光学异构体的活性略有不同。如依莫帕米的左旋体较右旋体的活性大，戈洛帕米在临床上使用其左旋体。

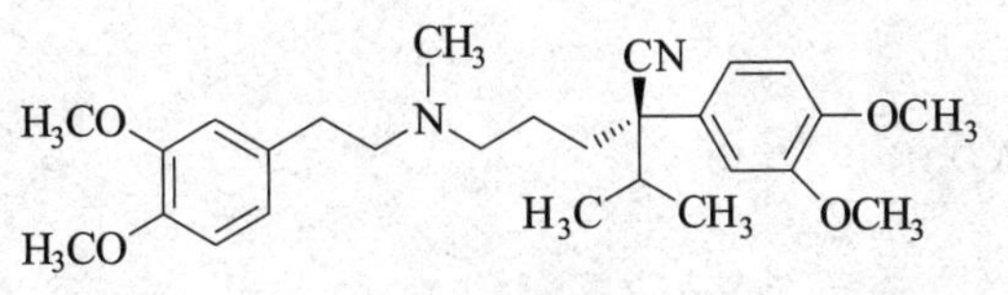

（R）-（+）-维拉帕米 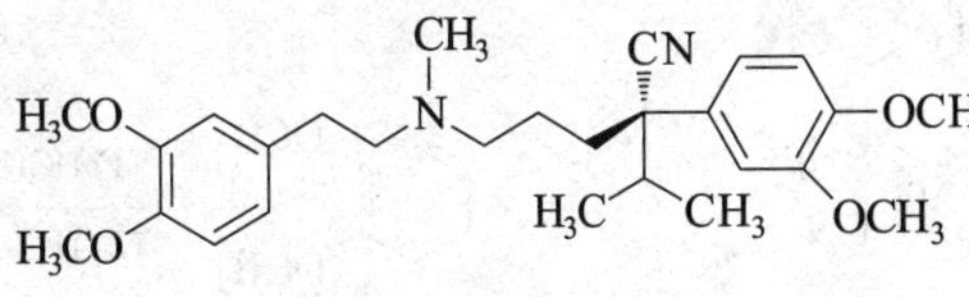　　　　　　　　　　　（S）-（−）-维拉帕米

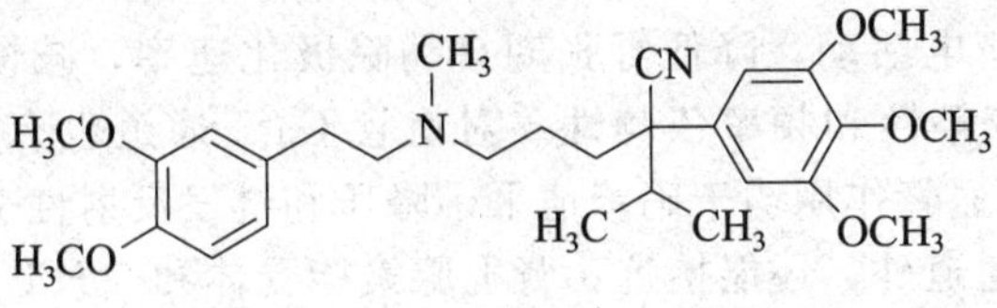

戈洛帕米 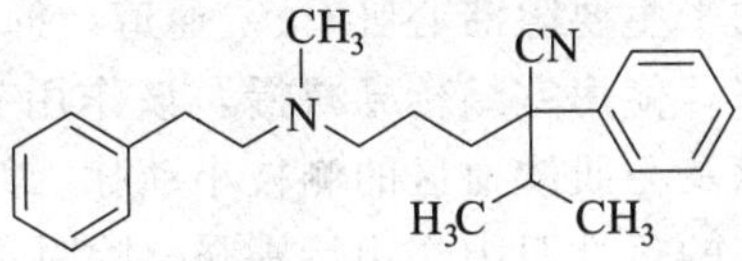　　　　　　　　　　　依莫帕米

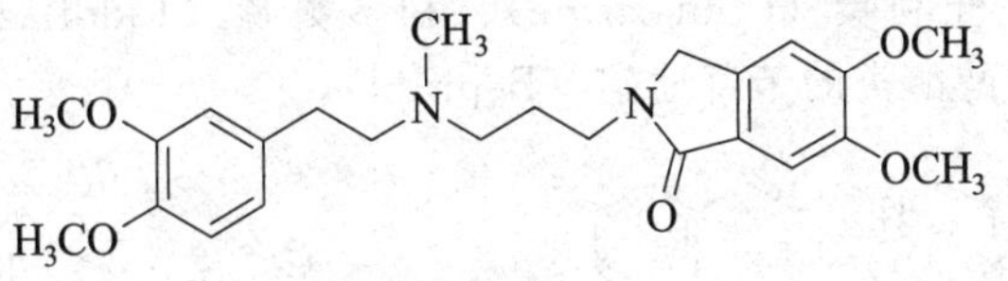

法利帕米

盐酸维拉帕米　(Verapamil Hydrochloride)

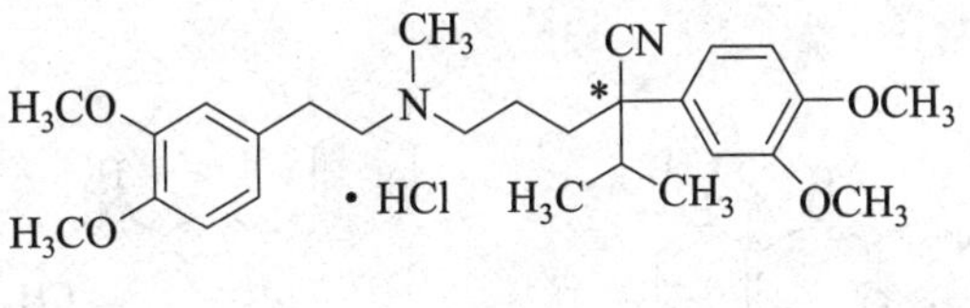

◆ 白色无臭结晶粉末；
◆ mp 140～144℃；
◆ 易溶于水、乙醇、甲醇、DMF、二氯甲烷，微溶于异丙醇、乙酸乙酯，难溶于己烷。

　　化学名为 5-[（3,4-二甲氧基苯乙基）甲氨基]-2-（3,4-二甲氧基苯基）-2-异丙基戊腈盐酸盐 {5-[（3,4-dimethoxyphenethyl）methylamino]-2-（3,4-dimethoxyphenyl）-2-isopropyl valeronitrile hydrochloride}。

　　本品呈弱酸性，pK_a＝8.6（HB$^+$）。化学稳定性良好，不管在加热、光化学降解条件下，还是酸、碱水溶液中，均比较稳定。然而维拉帕米的甲醇溶液，经紫外线照射 2h 后降解 50%。

　　维拉帕米口服吸收后，经肝脏代谢，生物利用度为 20%，代谢物主要为 N-脱甲基化合物，也就是去甲维拉帕米。去甲维拉帕米保持了大概 20% 母体活性，并且能够达到甚至超过母体的稳定血药浓度。令人感兴趣的是，活性较高的 S-（−）-异构体的肝脏首过效应高于活性较低的 R-（+）-异构体，这一点是很重要的。因为当静脉给药时，维拉帕米将延长肺动脉回流（PR）的时间间隔直至大于口服给药时的 PR 间隔，原因在于当肠外注射给药时，活性较高的对映体并没有优先被代谢。

　　本品的合成是以愈创木酚为原料，经甲基化、氯甲基化、氰化得到 3,4-二甲氧基苯乙腈，再与溴代异丙烷进行烃化反应，烃化位置在苄位，得 α-异丙基-3,4-二甲氧基苯乙腈，然后用 1,3-溴氯丙烷进行烷基化反应，再与 3,4-二甲氧基苯乙胺反应，用甲醛和甲酸进行甲基化，最后与氯化氢成盐而制得。

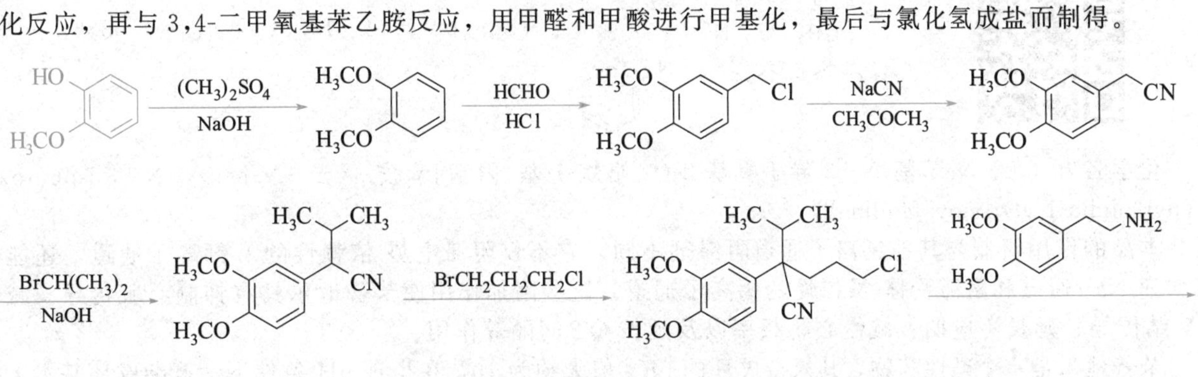

维拉帕米 structure with reaction arrow:

$$\xrightarrow[\text{(2) HCl}]{\text{(1) HCHO, HCO}_2\text{H}}$$

盐酸维拉帕米

维拉帕米主要阻滞心脏 Ca^{2+} 通道，抑制慢反应电活动，降低舒张期自动除极化速率，减慢窦房结冲动发放频率，使房室结传导减慢，该作用有剂量依赖性和频率依赖性。对血管 Ca^{2+} 通道也有阻滞作用，能舒张冠脉及心肌缺血区的侧枝小动脉。舒张外周血管作用弱于硝苯地平，降压和继发反射性交感兴奋较弱。对心脏的负性肌力作用特别强，除阻滞 Ca^{2+} 通道外，还能拮抗 α 肾上腺素能受体和 5-HT 受体。

（4）非选择性钙离子通道阻滞剂 非选择性的钙离子通道阻滞剂主要有二苯基哌嗪类的氟桂利嗪（Flunarizine，又名氟桂嗪）、桂利嗪（Cinnarizine）、利多氟嗪（Lidoflazine），双苯丙胺类的普尼拉明（Prenylamine）以及二氨基丙醇醚类的苄普地尔（Bepridil）。

氟桂利嗪

桂利嗪

利多氟嗪

普尼拉明

氟桂利嗪和桂利嗪主要作用于脑血管的钙离子通道，治疗缺血性脑缺氧引起的脑损伤和代谢异常，也能增加脑血流量，减轻脑血管痉挛、脑水肿。利多氟嗪可扩张冠状动脉和外周血管，并可降低房室传导，用于心绞痛的长期治疗。

普尼拉明能阻止胞膜 Ca^{2+} 通道和 Na^+ 通道，对心脏作用明显高于血管平滑肌，抑制窦房结及房室结功能，负性肌力作用较弱，用于心绞痛、心肌梗死及冠脉粥样硬化。

苄普地尔 (Bepridil)

◆ 黏性液体；
◆ bp 184℃/13.3Pa，$n_D^{20}=1.5538$。

化学名为（±）-N-苄基-N-[3-异丁氧基-2-(吡咯烷-1-基)丙基]苯胺 {(±)-N-benzyl-N-[3-isobutoxy-2-(pyrrolidin-1-yl)propyl]aniline}。

本品的作用机制与其他钙离子通道阻滞剂不同，它不仅阻滞电势-依赖性的 L 钙离子通道，还能阻滞快速 Na^+ 通道和阻滞受体-操控性的钙离子通道。这些附加作用使苄普地尔具有抑制心脏传导、减慢 AV 结传导、延长不应期、减慢心跳频率以及延长 QT 间隔等作用。

苄普地尔是一个碱性药物，其氮杂戊环的 pK_a 值大约为 10，在生理 pH 条件下，氮杂戊环基本上被离子化。苄普地尔本身具有高脂溶性。

苄普地尔的合成是以环氧氯丙烷为原料，在氯化锌的催化下，与 2-甲基丙醇反应后，与四氢吡咯烃化，再经氯化亚砜将醇羟基氯化，最后与 N-苄基苯胺缩合而制得。

苄普地尔

苄普地尔能治疗慢性稳定性心绞痛，鉴于潜在的不良反应，建议只有对其他治疗药物不耐受或者没有达到最佳回应的患者才能服用。苄普地尔可以单独使用，也可以与 β 受体阻断剂联合使用。

第二节 利尿药
(Diuretics)

大多数利尿药会影响原尿的重吸收，也会影响 K^+、Na^+、Cl^- 等各种电解质的浓度和组成比例。也有些利尿药作用于某些酶和受体，间接影响原尿的重吸收，导致尿量增加和肾脏加快对尿的排泄。利尿药可使患者排出过多的体液，消除水肿，可用于治疗慢性充血性心力衰竭并发的水肿、急性肺水肿、脑水肿等疾病。利尿药也可减少血容量，用于容量依赖型高血压疾病的治疗。

根据作用机制，利尿药可分类为：碳酸酐酶抑制剂、Na^+-Cl^- 协转运抑制剂、Na^+-K^+-$2Cl^-$ 协转运抑制剂、阻断肾小管上皮 Na^+ 通道药物、盐皮质激素受体拮抗剂。

利尿药的降压机制是通过减少血容量降低血压，因此，理论上利尿药可以和任何抗高血压药物联合应用，但联合使用时应注意患者心功能、肾功能情况以及离子紊乱的发生。利尿药与 ACE 抑制剂、A II 受体拮抗剂或钙离子通道阻滞剂联合应用时，可以实现最佳互补的作用机制，达到更理想的降压效果。利尿药也可与 α_1 受体阻断剂或 β 受体阻断剂联合应用。

一、碳酸酐酶抑制剂 (Carbonic Anhydrase Inhibitors)

碳酸酐酶为催化二氧化碳和水生成碳酸的一种酶，它是体内广泛存在的一种酶，主要分布于肾脏皮质、胃黏膜、胰腺、红细胞、眼和中枢神经系统。碳酸可解离为 H^+ 及 HCO_3^-，而 H^+ 在肾小管腔中可与 Na^+ 交换，使 Na^+ 被吸收。碳酸酐酶被抑制时，可使 H_2CO_3 形成减少，造成肾小管内可与 Na^+ 交换的 H^+ 减少，管腔中 Na^+、HCO_3^- 重吸收少，结果使 Na^+ 排出量增加而产生利尿作用，由于排 Na^+ 的同时也有 HCO_3^- 排除，故尿液呈碱性，血液 pH 值下降（高氯血酸中毒）及钾排出增加。

$$CO_2 + H_2O \xrightarrow{\text{碳酸酐酶}} H_2CO_3 \longrightarrow H^+ + HCO_3^-$$

在磺胺药物应用后不久，发现某些患者的尿中 Na^+、K^+ 及 pH 值都高于正常值，出现酸中毒、尿液呈碱性和中度利尿作用，究其原因是由于体内特别是肾脏内碳酸酐酶部分受到抑制，引起 Na^+、HCO_3^- 和水的排出所致。这促使对磺胺类化合物利尿作用的研究，1953 年碳酸酐酶抑制剂乙酰唑胺（Acetazolamide）应用于临床，但其利尿作用较弱，加之增加 HCO_3^- 的排出而引起代谢性酸血症，且长期服用会产生耐受性，目前很少单独作为利尿药物使用。但乙酰唑胺能够减少房水的生成，可降低青光眼患者的眼内压，现主要用于治疗青光眼。由于碳酸酐酶抑制剂的利尿作用十分有限，随着强效利尿药的问世，碳酸酐酶抑制剂在临床上已较少使用。

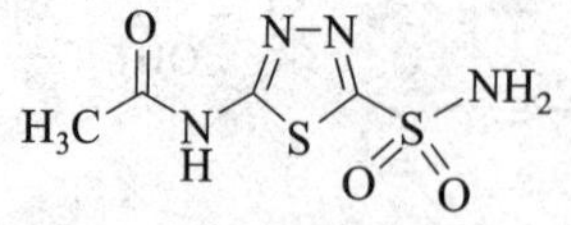

乙酰唑胺

二、Na^+-Cl^- 协转运抑制剂 （Na^+-Cl^- Cotransport Inhibitors）

本类药物分子中多含有噻嗪核，因此又被称为噻嗪类利尿药。此类药物通过抑制髓襻上升支粗段皮质部和远曲小管（肾小管稀释段）Na^+-Cl^- 协转运，使原尿 Na^+ 重吸收减少而发挥利尿作用。Na^+-Cl^- 协转运是此肾小管节段对 NaCl 重吸收的机制。Na^+-Cl^- 协转运的能量来自肾小管基膜上的钠泵，产生电化学梯度，提供能量使 Na^+ 和 Cl^- 通过位于肾小管内侧的 Na^+-Cl^- 协转运系统重吸收。噻嗪类药物由于竞争性抑制 Na^+-Cl^- 协转运的 Cl^- 结合部位而利尿。它亦有微弱碳酸酐酶抑制活性，Cl^- 和 HCO_3^- 排出均衡，不易引起酸碱平衡混乱，为最常用的利尿药物和抗高血压药物。此类药物不引起体位性低血压并能增加其他抗高血压药物的效能和减少其他抗高血压药物的体液潴留副作用，也可用于尿崩症的治疗。此类药物的不良反应为低血钾、血糖上升和高血尿酸症。因可使肾小球滤过率降低，故肾功能不全的患者慎用。

在苯磺酰胺的磺酰胺基的间位引入第二个磺酰胺基后，发现二磺酰胺类化合物较单取代物有更强的利尿作用，加之在分子中的氯原子和氨基，使得其利尿作用更强，但此类药物显微弱的碳酸酐酶抑制作用。当氨基被脂肪酸酰化时可进一步增强利尿作用，酰基以 4~6 个碳原子时利尿作用达到最高。但当甲酰化时意外得到关环化合物氯噻嗪（Chlorothiazide），为可口服的强效利尿药，且耐受性好。当将氯噻嗪的分子内双键氢化时得到氢氯噻嗪（Hydrochlorothiazide），利尿作用较氯噻嗪强 10 倍以上，以氯噻嗪和氢氯噻嗪为先导化合物开发出许多苯并噻嗪类利尿药，这类药物的药效和药代动力学性质见表 15-1。

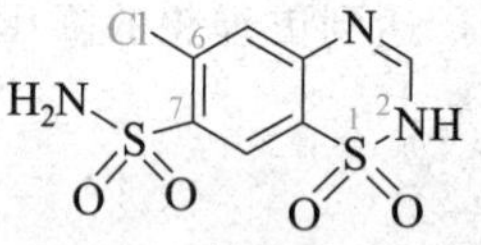

氯噻嗪

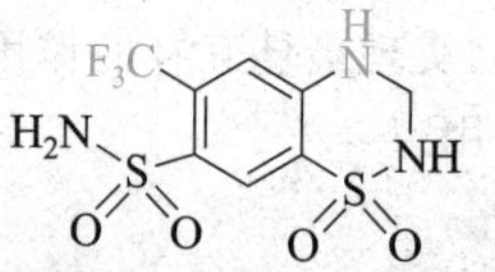

氢氟噻嗪 (Hydroflumethiazide)

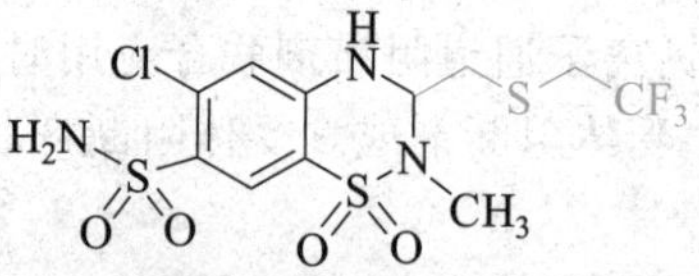

泊利噻嗪 (Polythiazide)

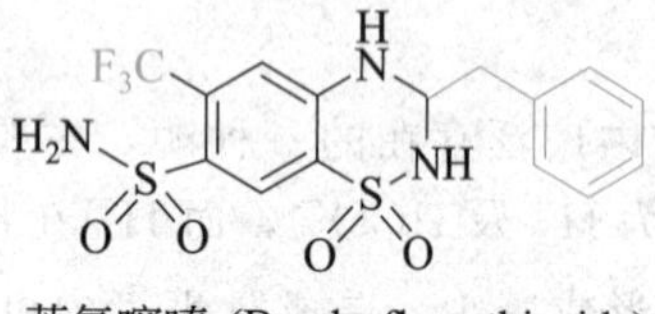

苄氟噻嗪 (Bendroflumethiazide)

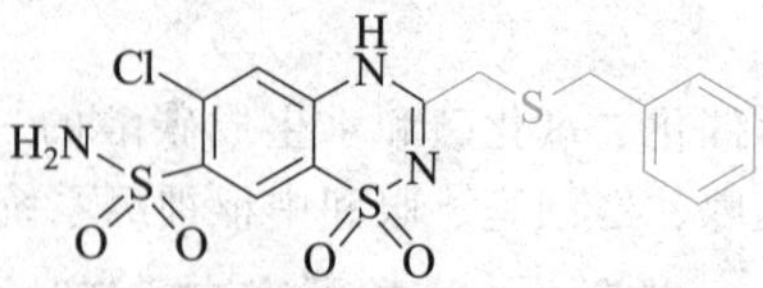

苄噻嗪 (Benzthiazide)

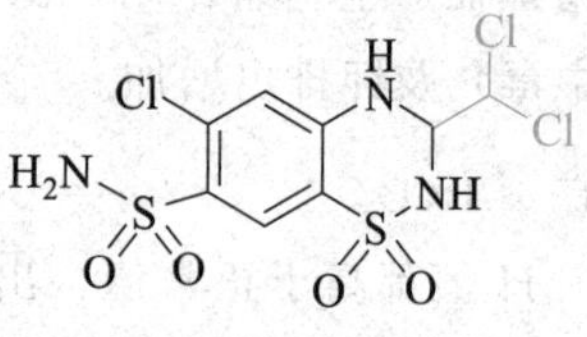

三氯噻嗪 (Trichloridomethiazide)

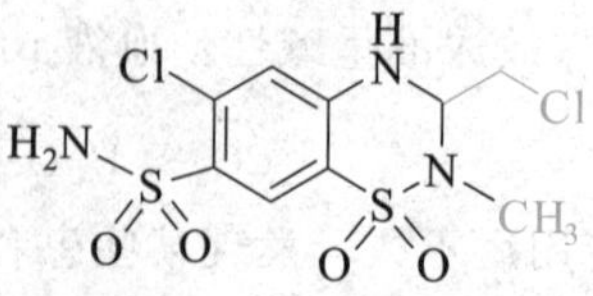

甲氯噻嗪 (Methyclothiozide)

表 15-1　噻嗪类利尿药的药效和药代动力学性质

药物	相对活性	碳酸酐酶抑制活性	生物利用度	达峰时间/h	半衰期/h	作用时间	pK_a 值（HA）
氯噻嗪	0.8	2×10^{-6}	<25%	4	1~2	6~12	6.8/9.5
苄噻嗪	1.3	10^{-7}	NA	NA	NA	12-18	—
氢氯噻嗪	1.4	2×10^{-5}	>80%	4	6~15	6~12	7.0/9.2
三氯噻嗪	1.7	6×10^{-5}	Var	6	NA	24	8.6
甲氯噻嗪	1.8	—	Var	6	NA	>24	9.4
泊利噻嗪	2.0	5×10^{-7}	Var	6	NA	24~48	9.8
氢氟噻嗪	1.3	2×10^{-4}	Inc	3~4	17	18~24	8.9/10.7
苄氟噻嗪	1.8	3×10^{-4}	>90%	4	8.5	6~12	8.5

注：NA 表示未得到数据；Var 表示吸收变化较大；Inc 表示有限的。

苯并噻嗪类药物的构效关系如下：

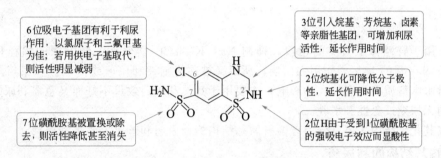

6位吸电子基团有利于利尿作用，以氯原子和三氟甲基为佳；若用供电子基取代，则活性明显减弱

3位引入烷基、芳烷基、卤素等亲脂性基团，可增加利尿活性，延长作用时间

2位烷基化可降低分子极性，延长作用时间

7位磺酰胺基被置换或除去，则活性降低甚至消失

2位H由于受到1位磺酰胺基的强吸电子效应而显酸性

氢氯噻嗪 （Hydrochlorothiazide）

- 本品为白色结晶，无臭，略带苦味；
- 难溶于醋酸、氯仿、乙酸乙酯，略溶于甲醇、乙醇，易溶于丙酮。

化学名为 6-氯-1,1-二氧-3,4-二氢-2H-1,2,4-苯并噻二嗪-7-磺酰胺 ［6-chloro-1,1-dioxo-3,4-dihydro-2H-1,2,4-benzothiadiazine-7-sulfonamide］。

氢氯噻嗪结构中磺酰基的吸电子效应使本品具有酸性，易溶于无机碱水溶液（如 NaOH 和氨水），在中性和酸性水溶液中的溶解度较小。在胃液和肠液中，溶解度分别为 1.08×10^{-3} g/100mL 和 1.09×10^{-3} g/100mL。

固态氢氯噻嗪室温贮存 5 年，未见明显降解，230℃加热 2h，仅见颜色略变黄色，其他物理性质未有显著变化，对日光稳定，但不能在强光下曝晒。

本品的合成是以间氯苯胺与过量的氯磺酸进行氯磺化反应，生成 4-氯-6-氨基-间苯二磺酰氯，然后在氯化铵水溶液中，通入氨气，至 pH＝8~9，制得 4-氯-6-氨基-间苯二磺酰胺，再与等物质的量的甲醛缩合，即得氢氯噻嗪。

氢氯噻嗪

非苯并噻嗪类 Na^+-Cl^- 协转运抑制药主要有美托拉宗（Metolazone）和吲达帕胺（Indapamide），美托拉宗为将苯并噻嗪分子中的磺酰基用酮基置换的化合物，其利尿作用持续时间为 12～24h，有效剂量为 2.5～20mg/d。吲达帕胺分子中含有极性的对氯苯甲酰胺和非极性甲基吲哚啉结构，它含有磺酰胺基但不含有噻嗪环，吲达帕胺在胃肠道中迅速被吸收，作用时间为 14～18h，它具有松弛血管平滑肌的作用，因此临床上用于治疗高血压及水和电解质滞留性疾病，特别是水肿或腹水。

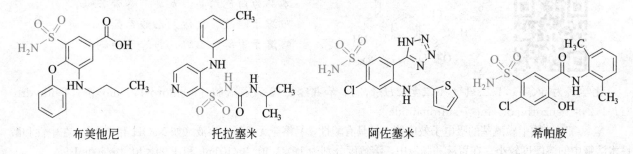

美托拉宗   吲达帕胺

三、Na^+-K^+-$2Cl^-$ 协转运抑制剂 (Na$^+$-K$^+$-2Cl$^-$ Cotransport Inhibitors)

此类药物作用于肾髓襻上升支的粗段，抑制 Na^+-K^+-$2Cl^-$ 协转运，影响尿的稀释和浓缩功能，排 Na^+ 量可达原尿 Na^+ 量的 15%，作用强而快，所以又被称为髓襻利尿药或高效能利尿药。此类药物能增加肾血流量，对水电解质平衡有较大的影响，主要用于其他利尿药效果不好而又急需利尿的情况，如急性肾衰竭在早期的无尿期或急性肺水肿。

本类药物按其化学结构主要可分为含磺酰胺基结构的利尿药和苯氧乙酸类利尿药。

1. 含磺酰胺基结构的利尿药

该类型药物主要有呋塞米（Furosemide）、布美他尼（Bumetanide）、托拉塞米（Torasemide）、阿佐塞米（Azosemide）和希帕胺（Xipamide）等。

布美他尼   托拉塞米   阿佐塞米   希帕胺

呋塞米 (Furosemide)

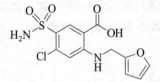

◆ 本品为白色或类白色结晶性粉末；
◆ mp 206℃，具有酸性，pK_a=3.9；
◆ 无臭无味，不溶于水，可溶于乙醇、甲醇、丙酮及碱性溶液中，略溶于乙醚、氯仿。

化学名为 4-氯-2-[（呋喃-2-基甲基）氨基]-5-氨磺酰基苯甲酸 {4-chloro-2-[（furan-2-ylmethyl）amino]-5-sulfamoylbenzoic acid}，又名速尿、利尿磺胺。

虽然从化学结构来看，呋塞米是 5-磺酰胺取代的邻氨基苯甲酸的衍生物，但是呋塞米完全没有碳酸酐酶的抑制作用，它主要作用于肾脏髓质升支部位，有很强的抑制重吸收的作用，也能影响近曲小管和远曲小管，起效快，但作用时间短。氯原子和磺酰胺基的取代，是其化学结构特点，分子中拥有游离羧基，所以呋塞米的酸性比噻嗪类利尿药强。

呋塞米约有 53.1%～58.5% 以原药排泄，17.8%～21.3% 与葡萄糖醛酸结合。仅有少量的代谢物，多发生在呋塞米的呋喃环上。呋塞米促 NaCl 排泄作用为噻嗪类利尿药的 8～10 倍。作用时间则较短，为 6～8h，呋塞米不但有排泄 Na^+ 和 Cl^- 的作用，而且还有排泄 K^+、Ca^{2+}、Mg^{2+} 和 CO_3^{2-} 的作用。能有效治疗心因性水肿，肝硬化引起的腹水、肾性浮肿，还有温和的降低血压的作用。

呋塞米口服有效，也可由其他途径（如注射）给药，每日剂量 20～82mg，因作用时间短，也可分次给药，临床毒性主要是体液和电解质的失衡，高尿酸症和胃肠道反应。

布美他尼为高效利尿药，利尿作用约为呋塞米的 40～60 倍。4 位的苯氧基被苯氨基或苯硫基取代同样也显示较好的利尿作用。但其 5 位的丁氨基若被呋塞米中的呋喃甲基取代时则效果不佳。

托拉塞米是对呋塞米进一步结构修饰得到的高效利尿药，将呋塞米结构中的磺酰胺基用磺酰脲取代，其作用与其他高效利尿药类似，但与呋塞米等药物相比，所不同之处在于它不作用于近曲小管，因此不增加磷酸盐和碳酸盐的分泌，故被 FDA 推荐用于治疗高血压和充血性心力衰竭和肝硬化伴随的水肿。

2. 苯氧乙酸类利尿药

该类型药物主要有依他尼酸（Etacrynic Acid）和替尼酸（Tienilic Acid）。依他尼酸的利尿作用强而迅速，时间较短。依他尼酸因分子中具有 α,β-不饱和酮结构，在水溶液中不稳定。加氢氧化钠溶液煮沸，支链上的亚甲基分解产生甲醛，与变色酸钠在硫酸溶液中反应，呈深紫色。

依他尼酸   替尼酸

替尼酸为依他尼酸的衍生物，它为第一个不升高血浆中尿酸水平的利尿药，并伴有降压作用，但对肝脏有损伤作用。

四、阻断肾小管上皮 Na^+ 通道药物
(Blocking Agents of Renal Tubule Epithelium Sodium Channels)

本类药物作用于肾小管的远端及集合管，阻断管腔侧的 Na^+ 通道而起利尿作用，此节段的肾小管基膜侧钠泵为 Na^+ 的重吸收提供动力，又与肾小管管腔侧有 Na^+ 通道存在，对 Na^+ 通透性大于基膜侧，从而产生负电位，促进 K^+ 重吸收。故本类药物有排钠保钾作用。代表药物为氨苯蝶啶（Triamterene）和阿米洛利（Amiloride）。

氨苯蝶啶   阿米洛利

早期发现蝶啶衍生物如 2,4-二氨基-6,7-二甲基蝶啶易集中在肾脏，有利尿作用，进一步结构优化后，得到氨苯蝶啶。该类药物在远曲小管会影响阳离子的交换作用，阻断 Na^+ 重吸收和 K^+ 排出，其作用结果与盐皮质激素受体拮抗剂类似，也有高血钾的副作用。口服后，氨苯蝶啶约有 50% 吸收，在 30min 内显效，代谢产物也有利尿活性。阿米洛利是蝶啶的开环衍生物，也有同氨苯蝶啶相似的保钾排钠的利尿作用，但阿米洛利在作用时间、代谢、副作用方面都强于氨苯蝶啶。

五、盐皮质激素受体拮抗剂 (Mineralocorticoid Receptor Antagonists)

肾远曲小管和集合管上皮的胞浆含盐皮质激素受体，醛固酮从肾小管基膜进入胞浆，与盐皮质激素受

体结合，形成复合物进入胞核，与相应的 DNA 片段结合，引起多基因表达，使原来处于静止状态的 Na^+ 通道及 Na^+ 泵激活，并使线粒体酶活性增加，加速 Na^+ 转运，加强肾小管腔内的负压，驱动 H^+ 和 K^+ 分泌进管腔。盐皮质激素受体拮抗剂竞争性抑制醛固酮和盐皮质激素受体的结合，而发挥保钾利尿作用。此类药物主要有螺内酯（Spironolactone）和依普利酮（Eplerenone）。

螺内酯

依普利酮

螺内酯（Spironolactone）

◆ 本品为略黄白色结晶性粉末；
◆ mp 203～209℃，熔融时同时分解，有少许硫醇气味；有旋光性，比旋度 $[\alpha]_D^{20} = -33.5°$（$CHCl_3$）；
◆ 难溶于水，易溶于氯仿、乙醇。

化学名为 17-羟基-7α-乙酰硫基-3-氧代-17α-孕甾-4-烯-21-羧酸-γ-内酯〈17-hydroxy-7α-acetylthio-3-oxo-17α-pregn-4-ene-21-carboxylic acid-γ-lactone〉，又名安体舒通。

本品在空气中稳定，室温放置 7 天未见变色。据测定，在 46℃条件下放置 5 年，只有 1% 或更少的降解产物坎利酮（Canrenone）生成。

坎利酮

在螺内酯样品中加入一定量的浓硫酸，可呈现红色，并有硫化氢特臭气体产生，颜色的产生与硫酸对甾核氧化而形成大的共轭系统有关。异烟肼和螺内酯在甲酸溶液中反应生成可溶性黄色产物。

口服后，大约有 70% 螺内酯立即被吸收，但在肝脏很容易被代谢，脱去乙酰硫基，生成坎利酮和坎利酮酸。

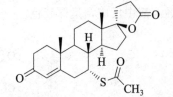

坎利酮

坎利酮酸

坎利酮为活性代谢物，也是盐皮质激素受体的拮抗剂，所以有人认为是螺内酯的体内活性形式。坎利酮的内酯环易水解为阴离子形式，这是一种无活性物，但它很容易酯化为坎利酮。

本品是盐皮质激素（如醛固酮）的完全拮抗剂，有抑制排钾和重吸收钠的作用，从而具有利尿作用。盐皮质激素受体有两种构象，仅有一种构象能与醛固酮分子结合而产生活性。螺内酯能与非活性构象形式的盐皮质激素受体键合，进而阻止受体向活性构象翻转，从而抑制 Na^+ 和 Cl^- 重吸收，同时大大减少了水的重吸收。本品的作用部位主要在远曲小管和集尿管。

本品的一个主要副作用是高血钾症，所以有时与固定剂量的氢氯噻嗪联合使用。螺内酯还有抗雄激素作用，可引起阳痿和男性女性化，同时还有微弱孕激素作用，导致妇女月经不调。因此，盐皮质激素受体拮抗剂的开发集中在合成无其他性激素作用的特异性药物方面。

　　依普利酮是一种新型选择性盐皮质激素受体拮抗剂，它只作用于盐皮质激素受体，而不作用于雄激素和孕酮受体。依普利酮可以单独或与其他抗高血压药物联合用于高血压的治疗，副作用明显低于螺内酯。

选读文献

[1] Rankin G O. "Diuretics", In: "Foye's Principles of Medicinal Chemistry". 6th edition. Ed by Williams D A and Lembe T L. Philodolphia: Lippincott Williams & Wilkins, 2008: 722~737.

[2] Harrold M. "Angiotensin Converting Enzyme Inhibitors, Antagonists and Calcium Blockers", In: "Foye's Principles of Medicinal Chemistry". 6th edition. Ed by Williams D A and Lemke T L. Philodolphia: Lippincott Williams & Wilkins, 2008: 738~768.

[3] Williams D A. "Central and Peripheral Sympatholytics and Vasolidators", In: "Foye's Principles of Medicinal Chemistry". 6th edition. Ed by Williams D A and Lemke T L. Philodolphia: Lippincott Williams & Wilkins, 2008: 769~796.

（中国药科大学　徐云根）

随堂测试

第十六章

心脏疾病药物和血脂调节药

（Drug Affecting the Cardiac Disease and Plasma Lipids Regulators）

第一节　强心药

(Cardiac Agents)

严重的心肌收缩力损伤可引起慢性心力衰竭，心脏不能将血泵至外周部位，无法满足机体代谢需要，这种心力衰竭称为**充血性心力衰竭**（Congestive Hearts Failure，CHF），CHF 是一种常见病，诱发因素较多，如心肌局部缺血、高血压、非阻塞性心肌病变及先天性心脏病等。

强心药为可以加强心肌收缩力的药物，又称为**正性肌力药**。按产生正性肌力作用的途径，将强心药分为如下四类：①抑制膜结合的 Na^+/K^+-ATP 酶活性的强心苷类；②β 受体激动剂；③磷酸二酯酶抑制剂；④加强肌纤维丝对 Ca^+ 敏感性的钙增敏剂。

一、强心苷类 (Cardiac Glycosides)

强心苷类早在公元前 1500 年便作为药用，由于该类药物对心肌收缩力较强，使用不当将产生严重的心脏毒性。强心苷纯品的使用至今已有百余年，目前仍是治疗心衰的重要药物。

临床上应用的强心苷类的种类较多，主要有紫花洋地黄强心苷类、毛花洋地黄强心苷类、毒毛旋花子强心苷类、羊角拗强心苷类、夹竹桃强心苷类和铃兰强心苷类等。其中，主要品种有洋地黄毒苷（Digitoxin）、地高辛（Digoxin）、毛花苷 C（Lanatoside C）、毒毛花苷 K（Strophanthin K）以及铃兰毒苷（Convallatoxin）。

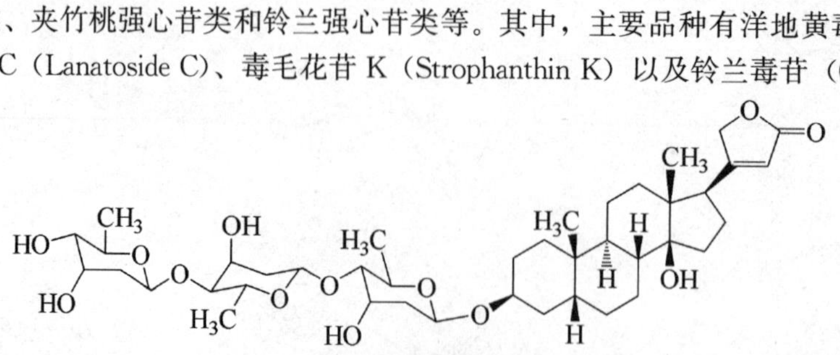

洋地黄毒苷

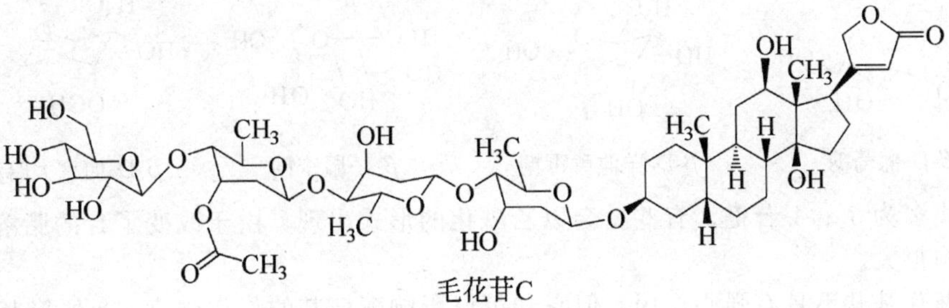

毛花苷C

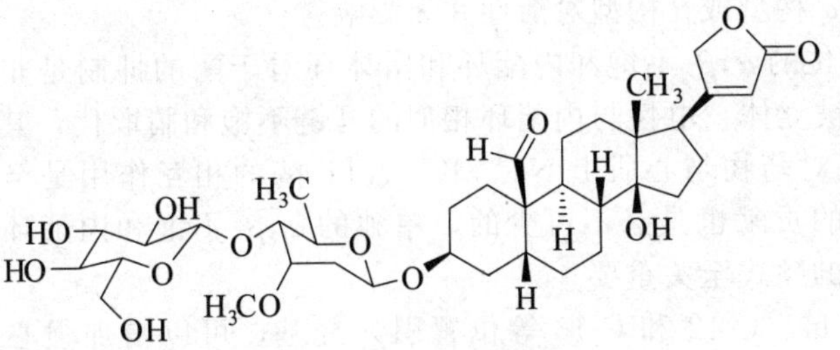

毒毛花苷K

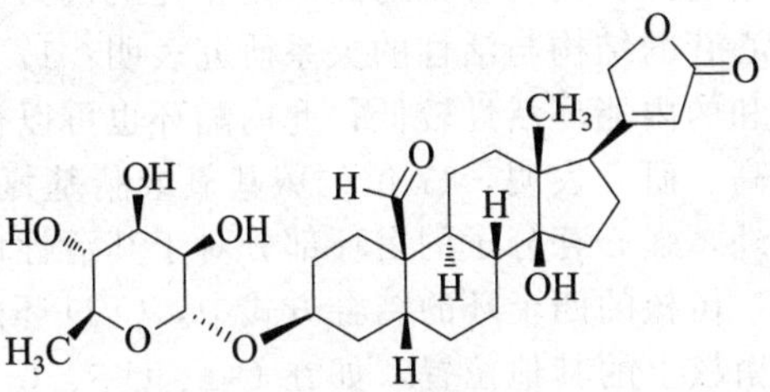

铃兰毒苷

这类药物的作用性质基本相似，不同点在于起效速度、作用强度和作用持续时间。其主要缺点是安全范围小、强度不够大。另外，在吸收、消除途径及代谢速率等方面也需要改进。

强心苷的作用机制为：心肌细胞胞浆内的 Ca^{2+} 是触发心肌兴奋-收缩偶联的关键物质，胞浆内的游离 Ca^{2+} 能和心肌钙蛋白（Troponin）结合，解除原肌球蛋白（Tropomyosin）对肌动蛋白（Actin）和肌球蛋白（Myosin）相互作用的抑制，从而使肌动蛋白在横桥间滑动，把化学能转化为机械能。强心苷能升高胞浆内游离的 Ca^{2+} 浓度，对时相和动作电位的改变与收缩张力的提高平行。这种作用被认为与强心苷抑制细胞膜 Na^+/K^+-ATP 酶有关，Na^+/K^+-ATP 酶又称为钠泵，对于维持细胞内外的离子梯度有重要的作用，它能利用水解释放的能量，使 3 个 Na^+ 逆浓度梯度主动转运出细胞外，同时 2 个 K^+ 主动转运进入细胞内。Na^+/K^+-ATP 酶受到抑制时，细胞内 Ca^{2+} 游离浓度升高，Na^+/Ca^{2+} 交换加强，从而进入细胞内的 Ca^{2+} 增多，胞浆内游离 Ca^{2+} 的少量增加可触发 Ca^{2+} 从内质网释放。所以强心苷药物对 Na^+/K^+-ATP 酶具有选择性的抑制作用。

同其他苷类药物类似，强心苷类药物由糖苷基和配糖基两部分组成，其糖苷基部分与其他甾体类药物有一定的差别，在强心苷类药物分子中，环 A/B 和 C/D 之间为顺式稠合，而环 B/C 之间为反式稠合，这种稠合方式决定其分子的形状是以 U 型为特征，分子中位于 C-10 和 C-13 位的 C-18 和 C-19 两个角甲基与 3 位羟基均为 β 构型，3 位羟基通常与糖相连接，而 14 位的 β-羟基通常为游离。在 17 位的内酯环也是此类药物的特征之一，植物来源的强心苷类化合物内酯环通常为五元环，而动物来源的强心苷则为六元环。五元内酯环的化合物称为卡烯内酯（Cardenolide），六元内酯环的化合物称为蟾二烯羟酸内酯（Bufa-dienolide），C-17 位上的内酯环的构型对其活性也有影响，α 构型活性降低，另外，若双键被饱和，则活性也降低。

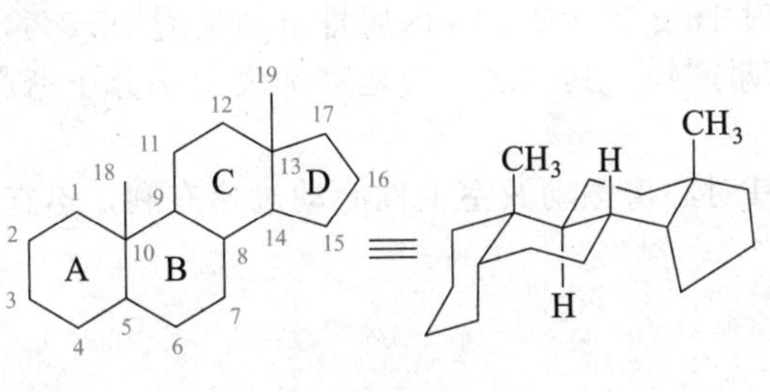

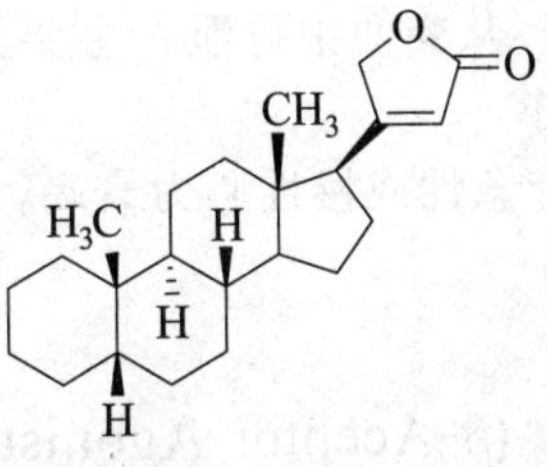

卡烯内酯

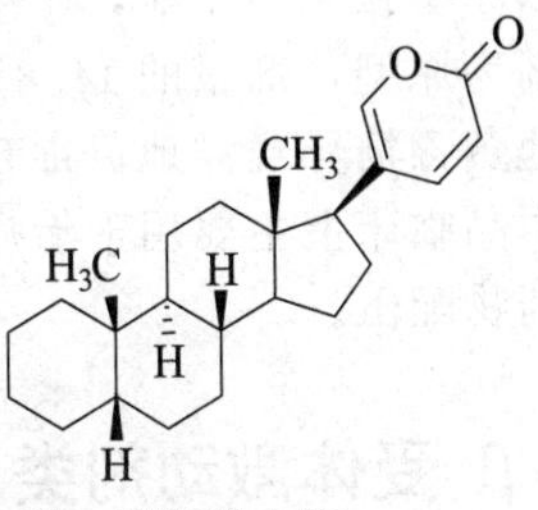

蟾二烯羟酸内酯

强心苷的糖多连接在 3 位羟基上，这些糖多为 D-葡萄糖（D-Glucose）、D-洋地黄毒糖（D-Digitoxose）、L-鼠李糖（L-Rhamnose）以及 D-加拿大麻糖（D-Cymarose）。

β-D-葡萄糖　　　β-D-洋地黄毒糖　　　β-L-鼠李糖　　　β-D-加拿大麻糖

　　糖的连接方式多为 β-1,4-苷键，有些糖会以乙酰化的形式出现，由于改变了苷的脂溶性，所以对药物代谢动力学的影响很大。

　　强心苷中的糖苷基并不具有强心作用，但它却可以影响配糖基的作用强度，3 位羟基上的糖越少，其强心作用越强。而糖苷基与配糖基相连的键为 α 构型或 β 构型对活性并无影响。

　　强心苷的结构与活性的关系研究表明：17 位的 α,β-不饱和内酯环和甾体环对于酶的抑制是非常重要的，饱和的内酯环活性较低；此内酯环也可以被立体、电性与内酯环相似的开链不饱和腈取代，其活性还有所提高。研究表明，17 位的羰基氧或腈基氮对药物与心肌上 Na⁺/K⁺-ATP 酶的相互作用是至关重要的。另外，强心苷分子的甾环部分对于其活性的贡献也是必不可少的，单独的 α,β-不饱和内酯环并无强心作用，甾核的四个环的结合方式中，C/D 环的顺式至关重要。

　　在甾核上的其他位置，如在 C-1、C-5、C-11、C-12 和 C-16 等位置引入羟基，可以增加强心苷的极性，降低口服吸收率，因此强心作用持续时间较短。若当羟基酯化后，口服生效速度较快，蓄积时间长。但静脉注射给药时酯化衍生物的强心作用较游离的羟基化合物弱。

　　C-19 角甲基被氧化为羟甲基或醛基时活性增强，若再进一步氧化为羧基，则活性显著降低。消除 C-19 甲基，活性也显著降低。

　　将强心苷水解成苷元后，水溶性降低，正性肌力作用明显减弱，苷元脂溶性增大，易进入中枢神经系统，产生严重的中枢毒副作用，因此，苷元不能作为治疗药物。

地高辛　(Digoxin)

◆ 白色透明结晶性粉末，味苦；
◆ 难溶于水和醚，易溶于吡啶，微溶于醇和氯仿。

　　化学名为 (3β,5β,12β)-3-[O-2,6-脱氧-β-D-核-己吡喃糖基-(1→4)-O-2,6-二脱氧-β-D-核-己吡喃糖基-(1→4)-2,6-二脱氧-β-D-核-己吡喃糖基]氧代-12,14-二羟基卡-20(22)烯内酯 {(3β,5β,12β)-3-[O-2,6-dideoxy-β-D-ribo-hexopyranosyl-(1→4)-O-2,6-dideoxy-β-D-ribo-hexopyranosyl-(1→4)-2,6-dideoxy-β-D-ribo-hexopyranosyl]oxy-12,14-dihydroxycard-20(22)-enolide}。

　　本品在体内可迅速吸收并分布于组织中，生物利用度为 60%～80%，治疗血药浓度为 0.5～1.5ng/mL，而中毒血药浓度为 2ng/mL，治疗窗狭窄。因此，应严格控制药品的使用剂量并监测其生物利用度。本品主要以原型在尿中排泄，比洋地黄毒苷排泄快，静脉注射 1mg 后，在 24h 内尿排出剂量为 26.8%，其中 93.9% 为原型，剂量的 14.8% 从粪便中排泄，主要为代谢产物，其中之一为地高辛失去一分子糖产生的双洋地黄毒糖异羟洋地黄毒苷。

　　本品临床上主要用于治疗急性或慢性心力衰竭，尤其对心房颤动及室上性心动过速有利，不宜与酸、碱类药物配伍。

二、β 受体激动剂类 (β-Aceptor Agonists)

　　部分 β 受体激动剂（参见第十四章）在临床上也用作强心药，心肌上的肾上腺素受体多为 $β_1$ 受体，

当兴奋 β_1 受体时，可产生有效的心肌收缩作用，其机理在于能激活腺苷环化酶，使 ATP 转化为 cAMP，促进钙离子进入心肌细胞膜，从而增强心肌收缩力。然而，大多数的肾上腺素受体激动剂由于可加速心率和产生血管收缩作用，限制了它们在心衰治疗中的应用。

临床上治疗心衰所用的 β_1 受体激动剂主要为多巴胺衍生物。多巴胺为去甲肾上腺素的前体，因此，尽管具有强的兴奋 β_1 受体作用，但仍存在一些副作用。然而，多巴胺的衍生物却保持了强心作用，并且对心率、动脉收缩及心律失常的影响较小。多巴酚丁胺（Dobutamine）为此类药物的代表，它为心脏 β_1 受体选择性激动剂，只有轻微的 α 受体激动作用，用于治疗心衰。但由于在体内可由儿茶酚-O-甲基转移酶（Catechol-O-Methyltransferase，COMT）催化代谢，所以仅限注射剂。为解决其口服问题，对多巴酚丁胺进行结构修饰，得到异波帕胺（Ibopamine）、多培沙明（Dopexamine）、地诺帕明（Denopamine）及布托巴胺（Butopamine）等。

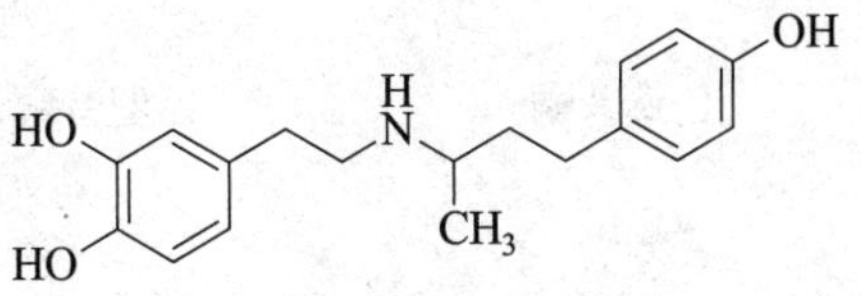

多巴酚丁胺

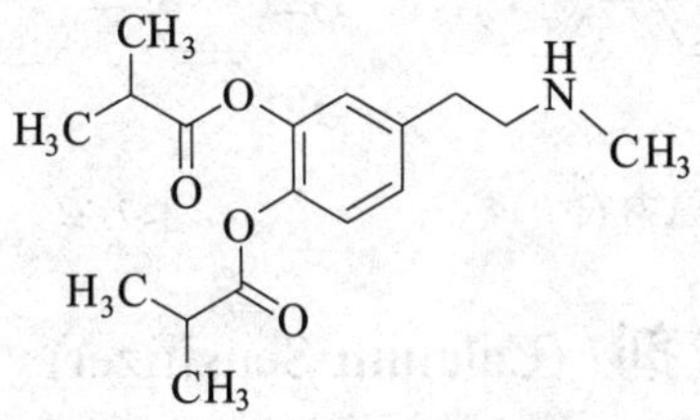

异波帕胺

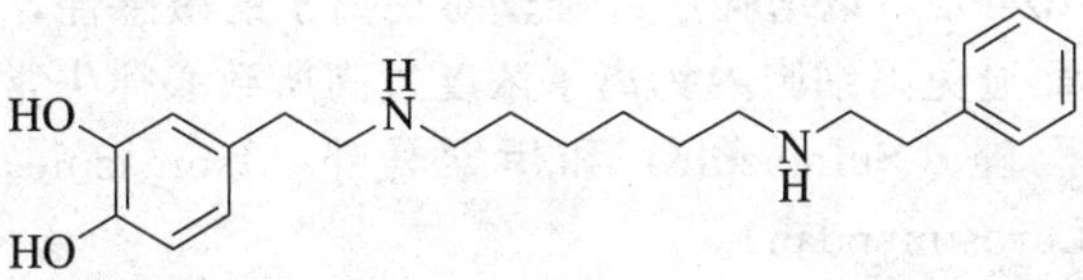

多培沙明

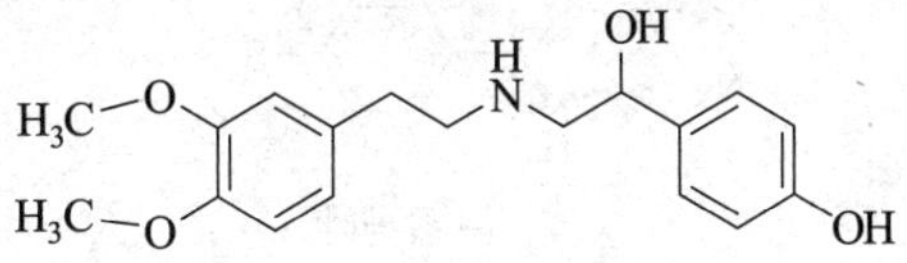

地诺帕明

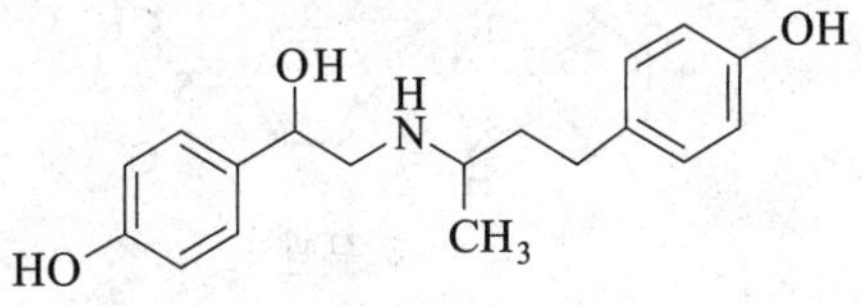

布托巴胺

非多巴胺衍生物的 β 受体激动剂，主要有扎莫特罗（Xamoterol）和普瑞特罗（Prenalterol）。扎莫特罗对心脏具有选择性兴奋作用，当交感神经功能低下时，可产生正性肌力作用和正性频率作用，而当交感神经亢进时，可产生负性肌力作用。适用于对使用普萘洛尔等其他 β 受体阻断剂可能在休息时产生心肌抑制或心动过速的中度心衰患者。普瑞特罗是选择性的心脏 β_1 受体激动剂，对肺与血管的 β_2 受体则无明显兴奋作用，用于治疗伴有心肌梗死的心力衰竭。

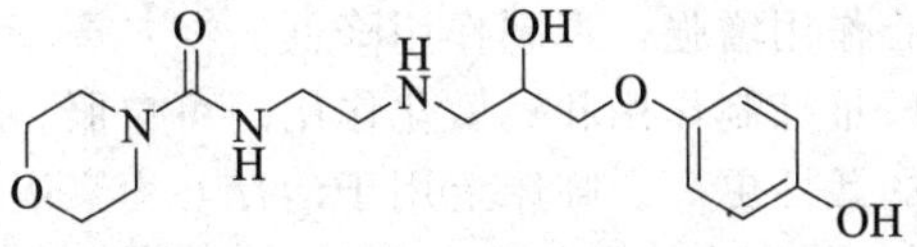

扎莫特罗

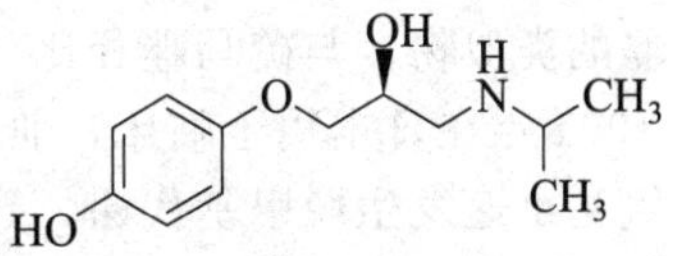

普瑞特罗

三、磷酸二酯酶抑制剂 (Phosphodiesterase Inhibitors)

磷酸二酯酶（Phosphodiesterase，PDE）具有水解细胞内第二信使 cAMP 或 cGMP 的功能，降低心肌细胞内 cAMP 水平。在目前已经发现的 11 种同工酶中，位于细胞膜的 PDE-Ⅲ型活性强、选择性高，为心肌细胞降解 cAMP 的主要亚型。抑制 PDE-Ⅲ的活性，可明显减少 cAMP 的降解，提高心肌细胞内 cAMP 水平，激活多种蛋白酶，使心肌膜上钙离子通道开放，Ca^{2+} 内流，增强心肌收缩力。1978 年，氨力农（Amirinone）作为磷酸二酯酶抑制剂第一次在临床上使用。此类药物对心脏有正性肌力作用，对血管平滑肌和支气管平滑肌有松弛作用，对血小板聚集有抑制作用，并能增加心排出量，减轻前后负荷，缓解 CHF 症状。但氨力农仅限于洋地黄等药物治疗无效的住院患者心衰的短期治疗。限制其临床应用的原因是副作用较多，主要有血小板下降、肝酶异常、心律失常及严重低血压等。米力农（Milrinone）是氨力农的类似物，对 PDE-Ⅲ 选择性更高，强心活性为氨力农的 10～20 倍，不良反应少，且口服有效，但仍有致心律失常的潜在风险。依诺昔酮（Enoximone）是咪唑酮类衍生物，为 PDE-Ⅲ 强效选择性抑制剂，主要代谢产物为亚砜衍生物和痕量的酮。两者均有较母体弱的强心活性。依诺昔酮可长期口服，耐受性良好。匹罗昔酮（Piroximone）为依诺昔酮的类似物，但作用比依诺昔酮强 5～10 倍。

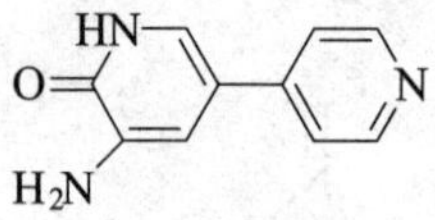

氨力农 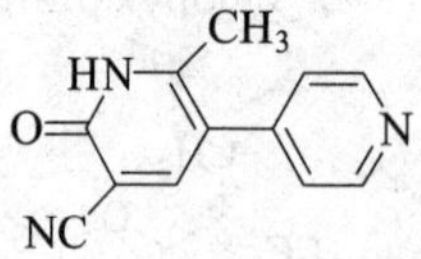　　　　米力农 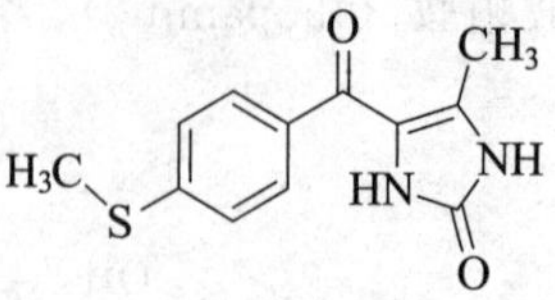　　　　依诺昔酮 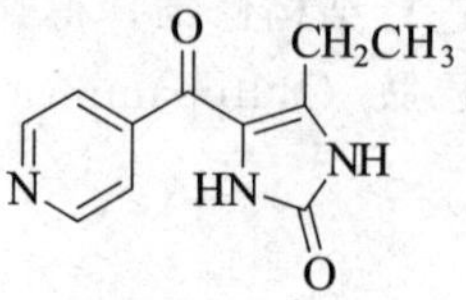　　　　匹罗昔酮

四、钙增敏剂 (Calcium Sensitizer)

钙增敏剂（Calcium Sensitizer）可以增强肌纤维丝对钙离子的敏感性，在不增加细胞内钙离子浓度的条件下，增强心肌收缩力，从而避免因细胞内钙离子浓度过高所致心律失常和心肌细胞损害的危险。代表药物如吡啶并咪唑衍生物硫马唑（Sulmazole）和伊索马唑（Isomazole），以及哒嗪衍生物匹莫苯旦（Pimobendan）和左西孟旦（Levosimendan）。

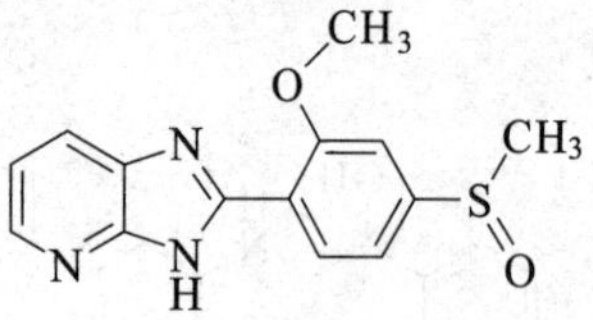

硫马唑 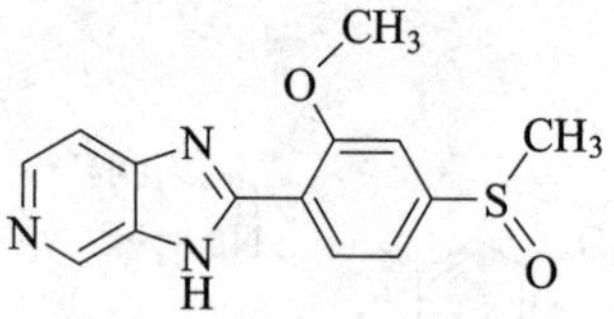　　　　　　　　　　　　伊索马唑

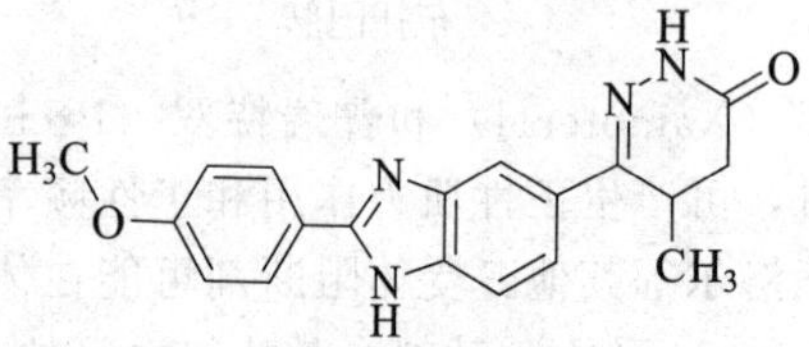

匹莫苯旦 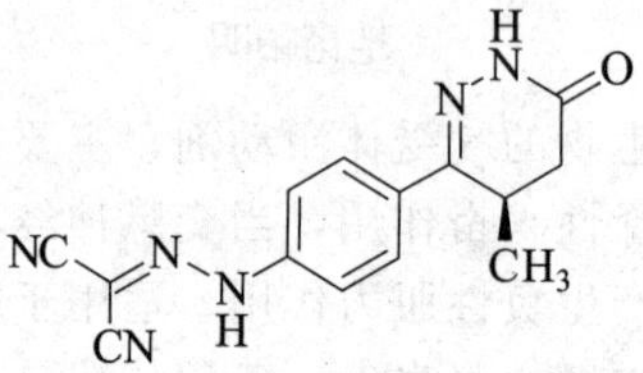　　　　　　　　　　　左西孟旦

硫马唑用于充血性心衰的治疗，但由于其可引起视力障碍、消化不适，甚至致肝癌作用，已被淘汰。伊索马唑是硫马唑的类似物，与硫马唑相比，其强心作用增强，毒副作用降低。

匹莫苯旦于 1994 年在日本用于临床，兼有 PDE-Ⅲ 抑制作用和钙敏化作用。可口服，耐受性良好。在体内苯环上的甲氧基迅速发生脱甲基代谢，代谢物的活性更高。临床上用于治疗心力衰竭，短期口服。左西孟旦除了钙增敏作用外，也能抑制心脏的 PDE-Ⅲ，临床上主要用于传统治疗（利尿剂、ACE 抑制剂和洋地黄类）疗效不佳，并且需要增加心肌收缩力的急性失代偿性心力衰竭（ADHF）的短期静注治疗。

第二节　抗心律失常药

(Antiarrhythmic Drugs)

心律失常是心动规律和频率异常，此时心房心室异常激活，运动顺序发生障碍。心律失常分为心动过速型和心动过缓型两种，心动过缓可用阿托品（第十章）或异丙肾上腺素治疗（第十四章）。这里仅介绍用于心动过速型疾病的抗心律失常药。

一、抗心律失常药的作用机制 (Action Mechanism of Antiarrhythmic Drugs)

心脏电生理活动的正常节律受到很多因素的影响。起搏细胞功能失调或房室节传导阻滞都可以引起心律失常。一些疾病如动脉粥样硬化、甲状腺功能亢进以及肺病都可能是诱发因素。心律失常的诱因包括冲动形成障碍、冲动传导障碍或两者兼有之。

心肌细胞的静息膜电位（心肌的动作电位图见图 16-1），膜内负于膜外约 90mV，处于极化状态。心肌细胞兴奋时，发生除极和复极，形成动作电位。它分为 5 个时相，其中 0 相为除极，是 Na^+ 快速内流所致。1 相为快速复极初期，由 K^+ 短暂外流所致。2 相平台期，缓慢复极，由 Ca^{2+} 及少量 Na^+ 经慢通道内流与 K^+ 外流所致。3 相为快速复极末期，由 K^+ 外流所致。0 相至 3 相的时程合称为动作电位时程（Actionpotential Duration，APD）。4 相为静息期，非自律细胞中膜电位维持在静息水平，自律细胞则为自发性舒张期除极，是特殊 Na^+ 内流所致，其通道在 $-50mV$ 开始开放，除极达到阈电位可重新激发动作电位。

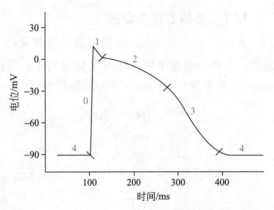

图 16-1　浦肯野纤维的心肌动作电位图

复极过程中膜电位恢复到 $-60\sim-50mV$ 时，细胞才对刺激发生可扩布的动作电位。从除极开始到这以前的一段时间即为有效不应期（Effective Refractory Period，ERP），它反映快钠通道恢复有效开放所需要的最短时间，其时间长短一般与 APD 的长短变化相应，但程度可有所不同。一个 APD 中，ERP 数值大，就意味着心肌不起反应的时间延长，不易发生快速性心律失常。

抗心律失常药的作用机理主要是通过影响心肌细胞膜的离子通道，改变离子流而改变心肌细胞的电生理特征，其途径主要有以下四种。

① 降低自律性。药物抑制快反应细胞 4 相 Na^+ 内流或抑制慢反应细胞 4 相 Ca^{2+} 内流即可降低自律性。药物促使 K^+ 外流，增大最大舒张电位，使其较远离阈电位，也可降低自律性。

② 减少后除极与触发活动。早后除极的发生与 Ca^{2+} 内流增多有关，因此钙离子通道阻滞剂对之有效。迟后除极所致的触发活动与细胞内 Ca^{2+} 过多和短暂的 Na^+ 内流有关，因此钙离子通道阻滞剂和钠通道阻滞剂对之有效。

③ 改变膜反应性从而改变传导性。增强膜反应性改善传导，或减弱膜反应性而减弱传导，都能取消折返激动。前者因改善传导而取消了单向阻滞，因此可停止折返激动，某些促 K^+ 外流、增大最大舒张电位的药物，如苯妥英钠；后者因减慢传导而使单向传导阻滞发展成双向传导阻滞，从而停止折返激动，某些抑制 Na^+ 内流的药物，如奎尼丁。

④ 改变有效不应期及动作电位时程而减少折返。

二、抗心律失常药的分类 (Classification of Antiarrhythmic Drugs)

按照 Vaugha Williams 分类法，可将抗心律失常药分为四类：Ⅰ 类为钠通道阻滞剂，Ⅰ 类还可进一步分为 $Ⅰ_A$、$Ⅰ_B$、$Ⅰ_C$ 三类；Ⅱ 类为 β 受体阻断剂；Ⅲ 类为钾通道阻滞剂；Ⅳ 类为钙离子通道阻滞剂。见表 16-1。

表 16-1　抗心律失常药的作用及分类

分类		典型药物	作用机制
I	I_A	奎尼丁、普鲁卡因胺	降低去极化最大速率，延长动作电位时程
	I_B	利多卡因、美西律	降低去极化最大通量，缩短动作电位时程
	I_C	氟卡尼、普罗帕酮	降低去极化最大速率，对动作电位时程无影响
II		普萘洛尔	抑制交感神经活性
III		胺碘酮、多非利特	抑制钾离子外流，延长心肌动脉电位时程
IV		维拉帕米	抑制钙离子缓慢内流

1. I_A 类抗心律失常药

奎尼丁（Quinidine）是最早被发现并应用于临床的 I_A 类抗心律失常药，主要用于治疗阵发性心动过速、心房颤动和早搏。临床上使用的 I_A 类药物还有普鲁卡因胺（Procainamide）、丙吡胺（Disopyramide）、西苯唑啉（Cibenzoline）和吡美诺（Pirmenol）。

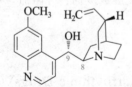

奎尼丁　　　　　双氢奎尼丁　　　　　普鲁卡因胺

丙吡胺　　　　　　西苯唑啉　　　　　　吡美诺

普鲁卡因胺的作用与奎尼丁相似，但更为安全，既可口服也可注射给药。丙吡胺为广谱抗心律失常药，其作用和用途与奎尼丁相似，但对某些奎尼丁无效的病例亦有效，副作用小。西苯唑啉既可口服，又可注射，常用于防治室性或室上性心律失常，包括近期急性心肌梗死后的难治性室性心动过速或室性心律失常，副作用少。吡美诺能减慢心房、心室肌和特殊传导系统的传导速度，延长心房和心室复极，用于各种原因引起的室性早搏、室性心动过速，对室上性心律失常也有效，可口服或注射给药，吸收完全，安全窗宽，不良反应少。

奎尼丁 (Quinidine)

◆ 游离碱为白色无定形粉末，味苦；

◆ 在不同的溶剂中，比旋度不同，$[\alpha]_D^{25}=+212°$（95％乙醇），$[\alpha]_D^{25}=+260°$（HCl）；游离碱的 $pK_{a_1}=5.4$，$pK_{a_2}=10.0$；

◆ 微溶于水，溶于乙醇、乙醚、氯仿。

化学名为 (9S)-6′-甲氧基辛可宁-9-醇[(9S)-6′-methoxycinchonin-9-ol]。

奎尼丁是从金鸡纳树皮中发现的生物碱之一，与奎宁（Quinine）为非对映体。奎尼丁分子中有两个氮原子，其中奎宁环的叔氮原子碱性较强。可制成各种盐类应用，常用的有硫酸盐、葡萄糖酸盐、聚半乳糖醛酸盐等。口服时这些盐都有较好的吸收（大约 95％），由于硫酸盐水溶性小，只适宜于制作片剂。而葡萄糖酸盐水溶性大、刺激性少，适于制成注射液，但在临床上奎尼丁的注射液使用较少。双氢奎尼丁

（Dihydroquinidine）为奎尼丁分子中的双键氢化后得到的衍生物，与奎尼丁具有类似的药效和药代动力性质，但毒性稍大。

从金鸡纳树皮中发现的生物碱还有奎宁和脱甲氧基衍生物辛可宁［Cinchonine，（8R，9S）］和辛可尼丁［Cinchonidine，（8S，9R）］。奎尼丁和奎宁各具有 4 个不对称碳原子，其中两个不对称碳原子的立体化学相同，奎尼丁（8R，9S）是右旋体，奎宁（8S，9R）是左旋体，其他两个异构体是表奎宁（8S，9S）和表奎尼丁（8R，9R），自然界存在量极少。奎尼丁和奎宁一样有抗疟作用，但奎尼丁对心脏传导的影响较大，对房颤患者的抗心律失常效力比奎宁和辛可尼丁大 2 倍。

本品的硫酸盐和葡萄糖酸盐的生物利用度分别为 $80\%\sim85\%$ 和 $70\%\sim75\%$。吸收后约 85％与血浆蛋白结合，半衰期为 6h，主要在肝脏代谢，代谢产物主要有 2-羟基奎尼丁、O-去甲基奎尼丁和乙烯基氧化物。

2-羟基奎尼丁　　　　　　O-去甲基奎尼丁　　　　　　乙烯基氧化物

本品抑制钠通道的开放，延长通道失活恢复所需时间，降低细胞膜的钠离子通透性而起作用，但不显著影响钾离子和钙离子的通透性。临床上用于治疗心房颤动、阵发性心动过速和心房扑动。但大量服用本品可发生蓄积而中毒。本品可抑制地高辛在肾小管的排泄，导致地高辛在血浆中浓度增加。

本品的分子中含有 4 个手性碳，因此其化学合成难度较大，在 1944 年由 Woodward 首次合成。

2. I_B 类抗心律失常药

属于 I_B 类抗心律失常药的主要有利多卡因（Lidocaine）、美西律（Mexiletine）、妥卡尼（Tocainide，又名妥卡胺）和苯妥英（Phenytoin），前三种药物都是钠通道阻滞剂，也是局部麻醉药。临床上可以治疗各种室性心律失常。这种治疗作用的二重性与其作用机制相似、作用部位不同有关。利多卡因可用于治疗室性心律失常，它在体内大部分由肝脏代谢降解，主要生成 N-脱乙基产物，代谢物有治疗活性，但对 CNS 的毒性较大。由于口服后很快被肝脏破坏，因此利多卡因一般经静脉给药。美西律以醚键替代利多卡因的酰胺键，稳定性更好。其抗心律失常作用和局部麻醉作用与利多卡因类似，主要用于室性早搏、室性心动过速、心室纤颤及洋地黄中毒引起的心律失常。

利多卡因　　　　　　美西律　　　　　　妥卡尼　　　　　　苯妥英

妥卡尼可以口服用于治疗室性早搏，优点是无明显负性肌力作用，致心律失常作用小，但容易被肝脏代谢破坏。苯妥英为抗癫痫药，但它能抑制洋地黄中毒时所出现的触发活动，并可改善洋地黄中毒时伴发的传导阻滞，故成为洋地黄中毒所致心律失常的首选药物。

3. I_C 类抗心律失常药

I_C 类抗心律失常药降低去极化最大速率，对动作电位时程无影响。其代表药物为氟卡尼（Flecainide）、恩卡尼（Encainide）、莫雷西嗪（Moracizine）和普罗帕酮（Propafenone）。

氟卡尼具有 I_C 类药物的共同特点，具有强的钠通道阻滞能力，对心肌自律性及传导性有强的抑制作用，明显延长有效不应期。氟卡尼为广谱抗心律失常药，用于室性和室上性心律失常，对房性心律过速也有效，口服生物利用度达到 85%～90%，消除半衰期约为 19h。但本品有严重的致心律失常作用，可明显增加心肌梗死患者的死亡率，目前已少用。恩卡尼为其同类药物，抗心律失常作用较强，适用于室性早搏、室性心动过速及心室颤动，但可致室内传导阻滞、窦性心动过缓等。

莫雷西嗪兼有 I_B 和 I_C 类抗心律失常的特性，可抑制快 Na^+ 内流，具有膜稳定作用，缩短 2 相和 3 相复极及动作电位时程，缩短有效不应期。主要适用于室性心律失常，包括室性早搏及室性心动过速。禁忌证为心脏传导严重障碍、严重低血压及肝、肾功能不全。

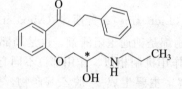

氟卡尼　　　　　　　　　　　　　恩卡尼

莫雷西嗪　　　　　　　　　　　　普罗帕酮

普罗帕酮 (Propafenone)

◆ 盐酸盐为白色结晶，无臭，味苦；
◆ mp 171～174℃；
◆ 在甲醇和热水中溶解，在乙醇、氯仿或冰醋酸中微溶，在水中极微溶解。

化学名为 1-[2-[2-羟基-3-(丙氨基)丙氧基]苯基]-3-苯基丙-1-酮 {1-[2-[2-hydroxy-3-(propylamino)propoxy]phenyl]-3-phenylpropan-1-one}。

本品可抑制心肌 Na^+、K^+ 内流，具有膜稳定作用，可降低快反应、慢反应动作电位和 4 相除极速率，降低心房和心室的兴奋性，降低自律性和抑制房室结的传导性。由于结构中含有 β 受体阻断剂的结构片段，所以有一定程度的 β 受体阻断活性。另外，它尚有微弱的钙离子通道阻滞活性。

本品口服吸收完全，肝内迅速代谢，代谢产物为 5-羟基普罗帕酮和 N-去丙基普罗帕酮，两者均有抗心律失常作用。

临床上用于预防或治疗室性或室上性异位搏动、室性或室上性心动过速、预激综合征、电转复律后室颤发作等。本品有效血药浓度的个体差异大，且血药浓度与剂量不成比例增加，故应个体化给药。

本品含有一个手性碳，存在两个光学异构体 R 和 S，在药效和药物代谢动力学方面存在明显的立体选择性差异，两者均具有钠通道阻滞作用，但 S-异构体的 β 受体阻断作用是 R-异构体的 100 倍，单独应用 S-异构体或 R-异构体时，S-异构体的代谢清除率大于 R-异构体。但长期应用消旋体后，S-异构体的代谢清除率又小于 R-异构体，这归因于两种异构体在体内氧化过程均由 CYP2D6 酶所介导，但 R-异构体对酶的亲和力大于 S-异构体，所以 R-异构体优先与酶的结合位点作用，其自身代谢有所加强，并减少 S-异构体与酶的结合概率，从而使 S-异构体的消除减慢，血药浓度增加。

本品的合成是以乙酸苯酯为起始原料，在三氯化铝的催化下发生重排，得到邻羟基苯乙酮后，再与苯甲醛缩合，催化氢化将其分子中双键还原，再与环氧氯丙烷成醚，最后与正丙胺反应得到。

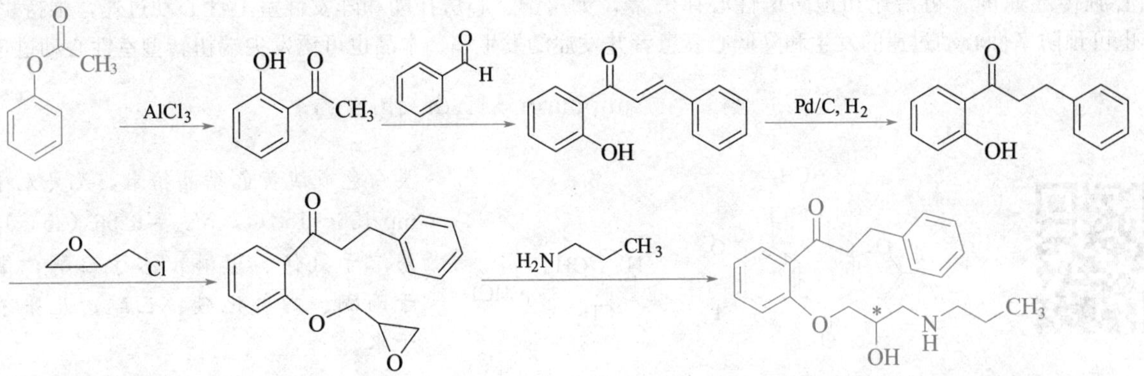

普罗帕酮

4. 钾通道阻滞剂

钾通道阻滞剂也被称为Ⅲ类抗心律失常药，这类药物的作用原理是选择性作用于心肌延迟整流钾通道，延长动作电位时程，即延长2相平台期，从而减慢心率。其代表药物有胺碘酮（Amiodarone）、屈奈达隆（Dronedarone）、托西溴苄铵（Bretylium Tosilate）、索他洛尔（Sotalol）、阿齐利特（Azimilide）和多非利特（Dofetilide）等。

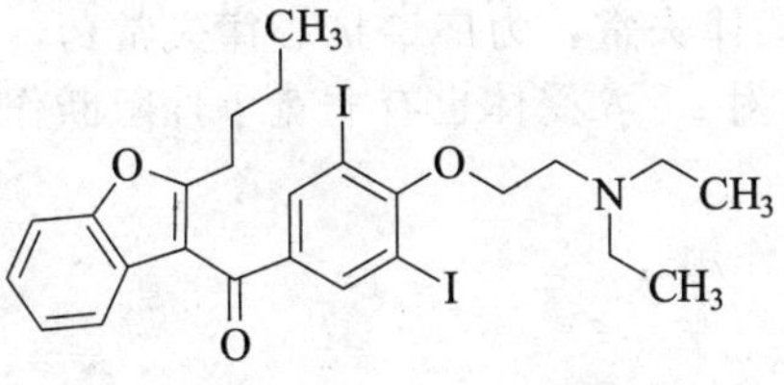

胺碘酮

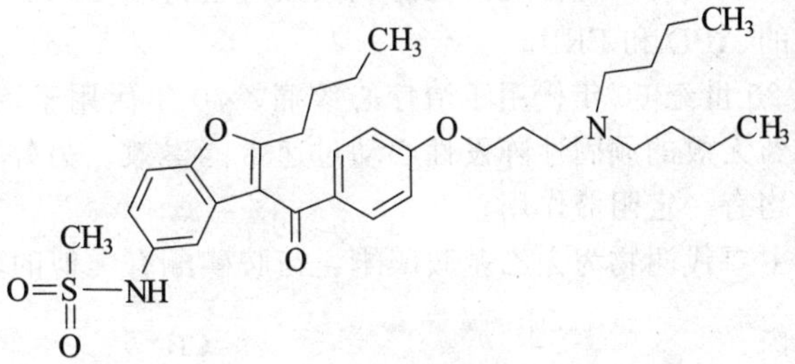

屈奈达隆

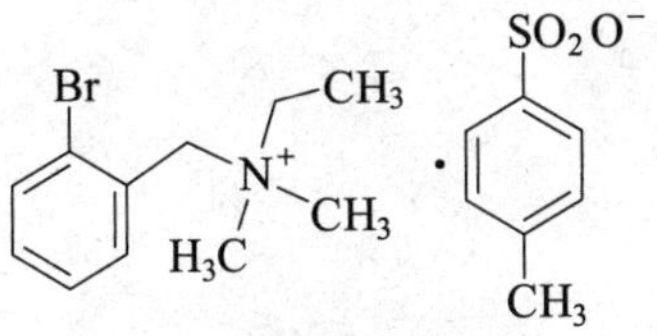

托西溴苄铵

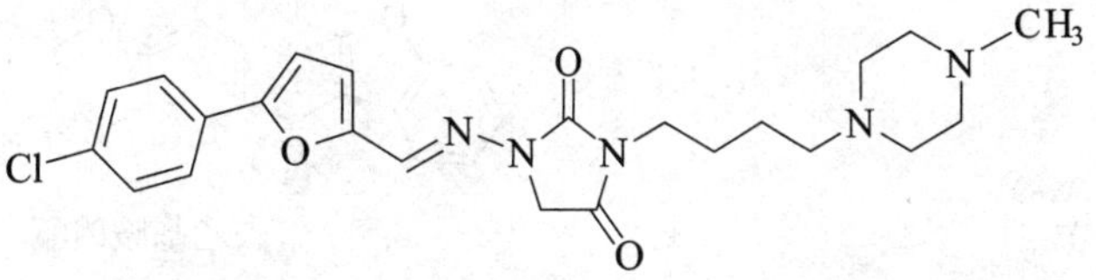

阿齐利特

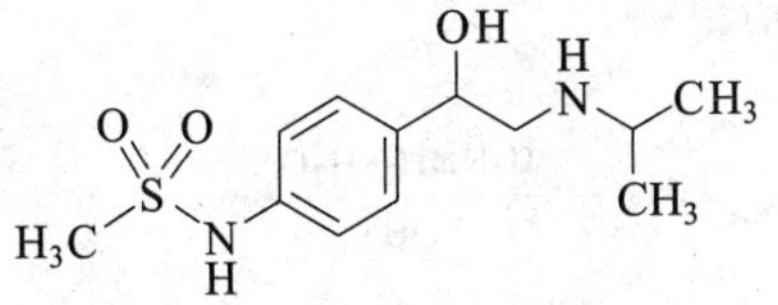

索他洛尔

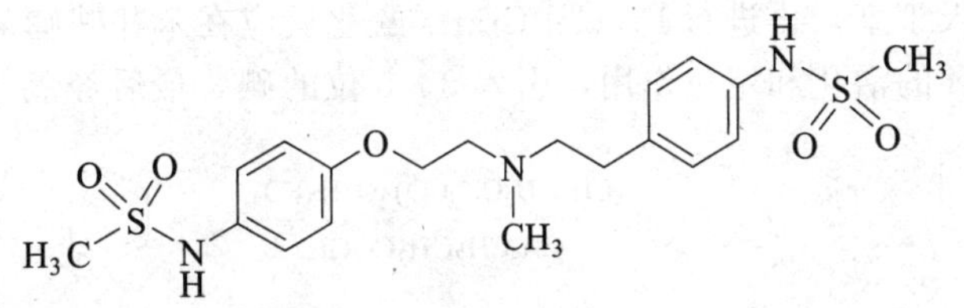

多非利特

胺碘酮属于苯并呋喃衍生物，起初作为冠状动脉扩张剂，用于心绞痛治疗，后发现其有很强的抗心律失常活性，但直到20世纪80年代才阐明其K^+通道阻滞作用。

托西溴苄铵主要用于复发性室性心动过速与室颤，尤其适用于兼有心力衰竭及传导阻滞的病例。本品最大的缺点是应用前期，由于神经末梢释放去甲肾上腺素而引起血压升高，心率加快，而到后期却因神经末梢的去甲肾上腺素已耗尽而产生低血压。索他洛尔兼有β受体阻断和K^+通道阻滞双重作用，分子中含有一个手性碳，S-（＋）-索他洛尔仅有K^+通道阻滞作用，而R-（－）-索他洛尔具有β受体阻断和K^+通道阻滞双重作用。适用于各种快速型心律失常。

阿齐利特能阻滞延迟整流钾电流快通道（I_{Kr}）和慢通道（I_{Kr}），延长心肌APD和ERP而延长心肌复极。临床上用于治疗室上性和室性心律失常，由于半衰期长，仅需每天服药一次。阿齐利特可引起尖端扭转型室速。多非利特通过阻滞I_{Kr}，使心房、心室和浦肯野纤维的复极延迟，延长APD和ERP，但不影响心脏传导速度。可治疗和预防房性心律失常，如房颤、心房扑动和阵发性室上性心动过速，维持窦性节律，也可预防室性心动过速的发生和降低心衰患者并发症的发生率。本品也可诱发尖端扭转型室性心动过速。

盐酸胺碘酮 (Amiodarone Hydrochloride)

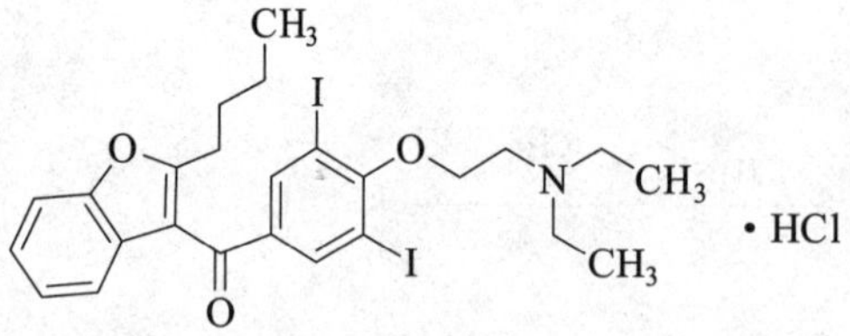

- 类白色或淡黄色结晶粉末，无臭无味；
- mp 156～158℃，$pK_a = 6.56$ （25℃）；
- 易溶于氯仿、甲醇，溶于乙醇，微溶于丙酮、四氯化碳、乙醚，几乎不溶于水。

化学名为（2-{4-[（2-丁基-1-苯并呋喃-3-基）羰基]-2,6-二碘代苯氧基}乙基)二乙胺盐酸盐 {(2-{-[(2-butyl-1-benzofuran-3-yl)carbonyl]-2,6-diiodophenoxy}ethyl)diethylamine hydrochloride}。

虽然固态的盐酸胺碘酮较为稳定，但应避光密闭贮藏。在水溶液（包括 pH＝7.4 的磷酸缓冲液）中可发生不同程度的降解，而它的有机溶液（如甲醇、乙醇、乙腈、氯仿等）的稳定性比水溶液好。

本品口服吸收慢，生物利用度约为 30％，蛋白结合率高达 95％，因此起效极慢。长期服药半衰期平均 13～30 天，终末血浆清除半衰期可达 40～55 天。本品分布广泛，可蓄积在多种器官和组织内，停药后药物清除需持续数月，应注意药物的残余效应会持续 10 天至 1 月。其电生理作用是延长心房肌、心室肌及传导系统的 APD 和 ERP。

本品在 20 世纪 60 年代用于治疗心绞痛，70 年代用于治疗心律失常，为广谱抗心律失常药，对其他抗心律失常药无效的顽固性阵发性心动过速常能奏效。另外本品对 α、β 受体也有非竞争性阻断作用。对钠、钙通道均有一定阻滞作用。

本品的主要代谢物为去乙基胺碘酮，与胺碘酮有类似的药理作用。

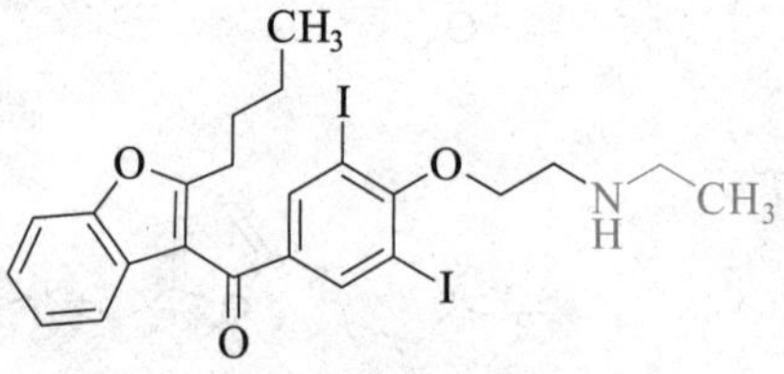

去乙基胺碘酮

本品的合成是以苯并呋喃为起始原料，与丁酸酐进行酰化反应，经黄鸣龙反应将酮羰基还原成次甲基，引入丁基，再进行 Friedel-Crafts 酰化反应在苯并呋喃的 3 位上引入对甲氧基苯甲酰基，利用其甲氧基对苯环的活化和定位作用，引入 3、5 位的碘，最后经氧烃化反应得到。

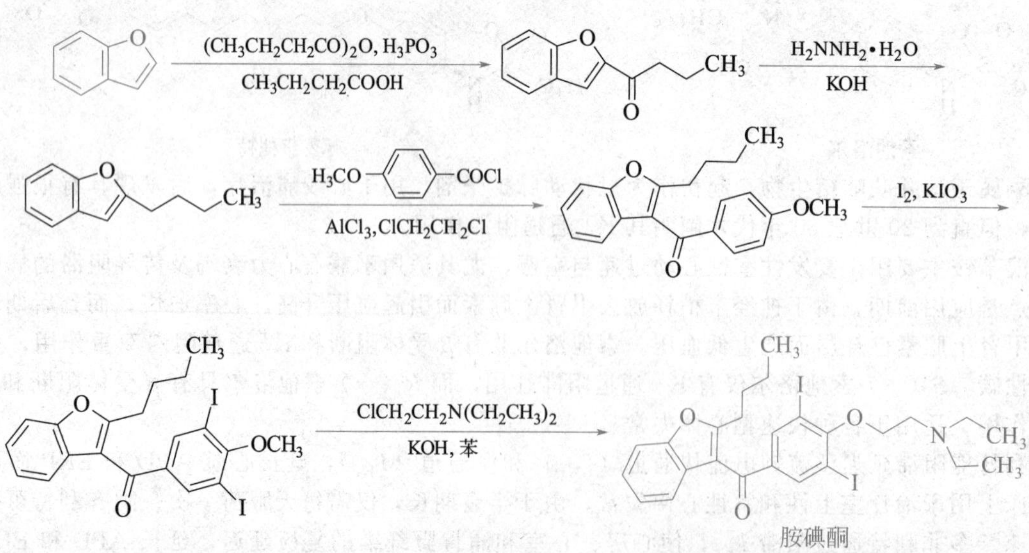

胺碘酮

长期使用本品会导致皮肤色素沉积，眼角膜亦可发生微弱沉着。因与甲状腺素的结构相似，故能引起甲状腺功能紊乱。大剂量用药时，少数病例可发生低血压、心力衰竭等。

屈奈达隆（Dronedarone）与胺碘酮具有类似的电生理作用，其化学结构与胺碘酮类似，但它不含碘，故不会引起与碘相关的不良反应。与胺碘酮相比，屈奈达隆结构中的甲磺酰基降低了药物亲脂性，缩短了半衰期，药物的组织蓄积减少。适用于心房颤动和心房扑动患者的心律控制、维持窦性心律和减慢室性心律。与其他Ⅲ类抗心律失常药一样，屈奈达隆可引起 QTc 间期延长，增加尖端扭转型室性心动过速的风险；另外，屈奈达隆还会导致肝损害和肝衰竭。

5. Ⅱ类 β 受体阻断剂和Ⅳ类钙离子通道阻滞剂

β 受体阻断剂具有较好的抗心律失常作用，约占所有抗心律失常药数目的一半，为抗心律失常的重要药物。这类药物还有良好的抗高血压和抗心绞痛作用。详见第十四章。

许多钙离子通道阻滞剂是抗心律失常药的良药，临床上常用的有维拉帕米、地尔硫草和苄普地尔。详见第十五章。

第三节　抗心绞痛药
(Antianginal Drugs)

缺血性心脏病的主要症状为心绞痛，其原因多为冠状动脉粥样硬化引起的心肌缺血的短暂发作。氧的供需平衡失调，心肌耗氧量增加、冠脉供氧不足或血携氧能力降低等均可诱发心绞痛的发作。因此治疗心绞痛的合理途径是增加供氧或降低耗氧。但目前已知有效的抗心绞痛药主要是通过降低心肌耗氧量而达到缓解和治疗目的。

根据化学结构和作用机理，抗心绞痛药主要可分为四类：硝酸酯及亚硝酸酯类；钙离子通道阻滞剂；β 受体阻断剂及部分脂肪酸氧化抑制剂等。其中钙离子通道阻滞剂能扩张血管，解除痉挛，同时减弱心肌收缩力和心率，降低心肌耗氧量，适用于各型心绞痛，已在第十五章介绍。β 受体阻断剂可降低交感神经的兴奋性，使心率减慢，心肌收缩力减弱，心肌耗氧量下降，从而达到预防和缓解心绞痛的目的，该部分内容参见第十四章。本章重点介绍硝酸酯类和部分脂肪酸氧化抑制剂类。

一、硝酸酯及亚硝酸酯类　(Nitrates and Nitrites)

硝酸酯及亚硝酸酯类是最早应用于临床的抗心绞痛药。自 1857 年亚硝酸异戊酯（Amyl Nitrite）引入临床以来，这类药物治疗心绞痛已有一百多年的历史，尽管随着钙离子通道阻滞剂和 β 受体阻断剂的发展，使心绞痛的治疗有了更多的选择，但硝酸酯及亚硝酸酯类仍为治疗心绞痛的可靠药物。

本类药物都是醇或多元醇与硝酸或亚硝酸而成的酯。最早的亚硝酸异戊酯因其副作用多，现已少用。目前临床上使用的此类药物主要有硝酸甘油（Nitroglycerin）、丁四硝酯（Erythrityl Tetranitrate）、戊四硝酯（Pentaerithrityl Tetranitrate）、硝酸异山梨酯（Isosorbide Dinitrate）及其代谢产物单硝酸异山梨酯（Isosorbide Mononitrate）以及甘露六硝酯（Mannityl Nitrate 或 Mannitol Hexanitrate）。除了有机硝酸酯类外，还有吗多明（Molsidomine）和硝普钠（Sodium Nitroprusside）等。

| 亚硝酸异戊酯 | 硝酸甘油 | 丁四硝酯 | 戊四硝酯 |

硝酸异山梨酯　　　　　　　　　甘露六硝酯　　　　　　　　　　吗多明

　　硝酸酯类药物进入体内后可通过生物转化形成一氧化氮（NO），NO具有高度的脂溶性，能通过细胞膜，激活可溶性鸟苷酸环化酶（sGC），激活的sGC催化三磷酸腺苷（ATP）生成环磷酸鸟苷（cGMP），使细胞内cGMP的含量增加，进而使肌浆网重新摄取Ca^{2+}，降低胞质液中的游离Ca^{2+}，并使收缩蛋白对钙脱敏，使血管平滑肌松弛。现已证明，NO为内皮衍生的松弛因子（EDRF），在冠状动脉粥样硬化以及急性缺血时，EDRF释放减少，外源性硝酸酯可以补充内源性NO的不足，这些非内皮依赖性的NO供体，对冠状动脉病变且处于痉挛状态血管的松弛作用远强于对正常血管段的作用。

　　硝酸酯类药物连续用药后会出现耐受性。耐受性的发生可能与"硝酸酯受体"中的巯基被耗竭有关，给予硫化物还原剂能迅速逆转这一耐受现象。若在使用硝酸酯类药物的同时，给予保护体内硫醇类的化合物1,4-二巯基-2,3-丁二醇，就不易产生耐药性。

　　硝酸酯的作用比亚硝酸酯强，可能是由于前者较易吸收。硝酸酯及亚硝酸酯都易经黏膜或皮肤吸收。口服吸收较好，但经肝脏首过效应后大部分已被代谢，因此血药浓度极低。其药物代谢动力学特点是吸收快、起效快。各种硝酸酯类药物的作用特点见表16-2。本类药物在肝脏被谷胱甘肽、有机硝酸酯还原酶降解，脱去硝基成为硝酸盐而失效，并与葡萄糖酸结合，主要经肾脏排泄，其次经胆汁排泄。

　　有机硝酸酯药物主要用于治疗心绞痛，也能治疗哮喘和胃肠道痉挛。其副作用为偏头痛。

表16-2　各种硝酸酯类药物的起效时间、最大有效时间和作用时程的关系

药物	起效时间/min	最大有效时间/min	作用时程/min
亚硝酸异戊醇	0.25	0.5	1
硝酸甘油	2	8	30
硝酸异山梨酯	3	15	60
四硝酸赤藓醇酯	15	32	180
硝酸异戊四醇酯	20	70	330

硝酸甘油　(Nitroglycerin)

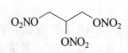

◆ 浅黄色无臭带甜味的油状液体；
◆ bp 145℃；
◆ 溶于乙醇，混溶于热乙醇、丙酮、乙醚、冰醋酸、乙酸乙酯、苯、氯仿、苯酚，略溶于水（1.73mg/mL，20℃）。

　　化学名为1,2,3-丙三醇三硝酸酯［1,2,3-propanetriol trinitrate］。

　　本品在低温条件下可凝固成为两种固体形式：一种为稳定的双棱型晶体，mp 13.2℃；在某些条件下，形成另一种不稳定的三斜晶型，mp 2.2℃，这种易变晶型可转变为稳定的晶型。硝酸甘油有挥发性，导致损失，也能吸收水分子呈塑胶状。因硝酸酯类化合物具有爆炸性，故本品不宜以纯品形式贮存和运输。

　　本品舌下含服能通过口腔黏膜迅速吸收，直接进入体循环可避免首过效应，舌下含服后，血药浓度很快达峰，1～2min起效，半衰期约为42min。在肝脏内硝酸甘油经谷胱甘肽还原酶还原为水溶性较高的二硝酸酯代谢物、少量的单硝酸酯代谢物和无机盐。前者仍有扩张血管作用，但作用仅为硝酸甘油的1/10。脱硝基的速度主要取决于谷胱甘肽的含量，谷胱甘肽的消耗可导致对本品的快速耐受性。在体内代谢生成1,2-二硝酸甘油、1,3-二硝酸甘油、单硝酸甘油和甘油均可经尿和胆汁排出体外，也有部分甘油进一步转

化成糖原、蛋白质、脂质和核苷参与生理过程，还有部分甘油氧化为二氧化碳排出体外。

硝酸异山梨酯 (Isosorbide Dinitrate)

◆ 白色结晶性粉末；
◆ mp 68～72℃；
◆ 在丙酮或氯仿中易溶，在乙醇中略溶，在水中微溶。

化学名为 1,4：3,6-二脱水-2,5-二-O-硝基-D-山梨醇（1,4：3,6-dianhydro-2,5-di-O-nitro-D-gluci-tol），又名硝异梨醇、消心痛。

本品在室温、干燥状态下较稳定，但遇强热会发生爆炸。

本品的结晶有稳定型和不稳定型两种，药用为稳定型。两种晶型的其他理化性质相同。不稳定型在30℃放置数天后，即转为稳定型。本品干燥状态下于45℃放置几个月，室温放置60个月未发生变化，但在酸、碱溶液中硝酸酯容易水解，在0.1mol/L盐酸中100℃加热1h，分解25%，在0.1mol/L氢氧化钠溶液中100℃加热1h，分解45%。

本品口服生物利用度仅为3%，半衰期为30min，多数在胃肠道和肝脏被破坏，进入人体后很快被代谢为2-单硝酸异山梨酯和5-单硝酸异山梨酯，两者均具有抗心绞痛活性，半衰期分别为1.8～2h和5～7.6h。正是由于5-单硝酸异山梨酯的半衰期长，加之硝酸异山梨酯为二硝酸酯，脂溶性大，易透过血脑屏障，故有头痛的不良作用。现将5-单硝酸异山梨酯开发为临床用药，通用名为单硝酸异山梨酯 (Isosorbide Mononitrate) 水溶性增大，副作用降低。

本品的合成以山梨醇为原料，在硫酸作用下脱水得到异山梨醇，再用硝酸酯化制得。若利用2位的立体位阻相对较小，将其选择性乙酰化保护，硝酸酯化后再水解，也可制备5-单硝酸异山梨酯。

本品具有冠脉扩张作用，为长效抗心绞痛药。临床上用于心绞痛、冠状循环功能不全、心肌梗死等的预防。

二、部分脂肪酸氧化 (Partial Fatty Acid Oxidation，pFOX) 抑制剂

心脏代谢是利用氧气氧化脂肪酸或葡萄糖而产生能量。正常生理状态下，心肌细胞主要利用脂肪酸氧化产生能量，而较少利用葡萄糖氧化。部分脂肪酸氧化（Partial Fatty Acid Oxidation，pFOX）抑制剂的作用是减少脂肪酸氧化，增加葡萄糖氧化。由于每单位氧氧化葡萄糖产生的能量比氧化脂肪酸高，从而使得在可利用氧的条件下，心脏能产生更多的能量，做更多的功，从而可降低心绞痛发作的可能性。pFOX抑制剂的代表药物有曲美他嗪（Trimetazidine）和雷诺嗪（Ranolazine）。

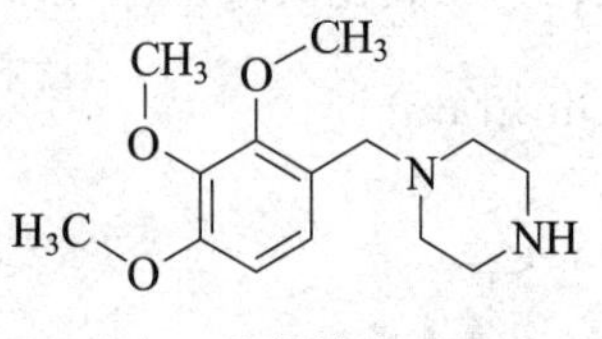

曲美他嗪 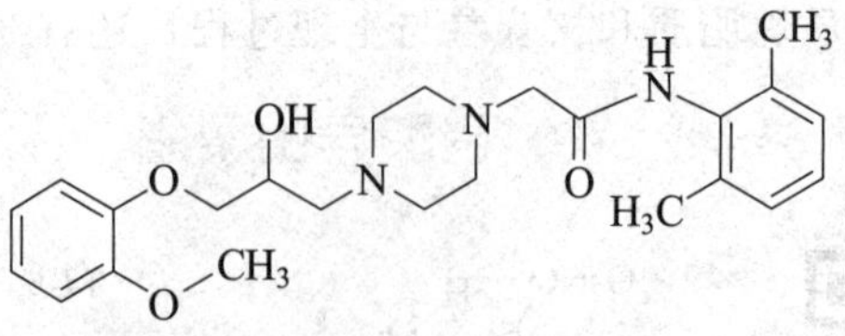　　　　　　　　　　　　　　　雷诺嗪

曲美他嗪能降低血管阻力，增加冠脉血流量及周围循环血流量，促进心肌代谢及心肌能量的产生；能减轻心脏工作负荷，降低心肌耗氧量及心肌能量的消耗，从而改善心肌氧的供需平衡。本品口服后吸收迅速，2h内即达到血浆峰浓度。重复给药后，24～36h达到稳态浓度。主要通过尿液以原型清除，清除半衰期约6h。曲美他嗪起效较硝酸甘油慢，但作用持续时间较长。临床用于心绞痛发作的预防性治疗；眩晕和耳鸣的辅助性对症治疗。

雷诺嗪是一种新的pFOX抑制剂，口服后1h内可达血浆峰浓度，绝对生物利用度为35%～50%，大部分由CYP3A4代谢，少部分由CYP2D6代谢，消除半衰期为1.4～1.9h。临床上用于预防或治疗慢性稳定型心绞痛，对心率、血压无影响。

第四节　血脂调节药
(Plasma Lipids Regulators)

动脉粥样硬化是缺血性心脑血管病的病理基础，由于动脉发生了非炎症性、退行性和增生性病变，导致管壁增厚变硬，失去弹性和管腔缩小，主要病理改变为动脉壁出现以胆固醇和胆固醇酯为主要成分的粥样斑块，严重影响供血器官的血液供应并引起血栓性疾病。应用抗高脂蛋白药物和胆固醇合成抑制药，可减少血脂的含量，缓解动脉粥样硬化病的症状。

一、血脂的化学和生物化学 (Chemistry and Biochemistry of Plasma Lipids)

血浆中的脂质主要由胆固醇和胆固醇酯、甘油三酯、磷脂等组成。

1. 胆固醇的合成和降解

胆固醇为体内细胞膜的重要成分，它的生物合成是以乙酰辅酶A为起始原料，其生物合成的第一阶段是由三分子的乙酰辅酶A合成异戊烯基焦磷酸酯。在第一阶段中，由羟甲戊二酰辅酶A转换到3,5-二羟基-3-甲基戊酸（甲羟戊酸）的过程，是胆固醇生物合成的第一控制环节。这个反应是在羟甲戊二酰辅酶A还原酶（3-Hydroxy-3-Methylglutary CoA Reductase，HMG-CoA Reductase）催化下，将羟甲戊二酰辅酶A结构中的硫酯还原为伯羟基。第二阶段为由六个异戊烯基焦磷酸酯合成鲨烯。第三阶段由鲨烯环合得到羊毛甾醇，最后由羊毛甾醇转换成胆固醇。

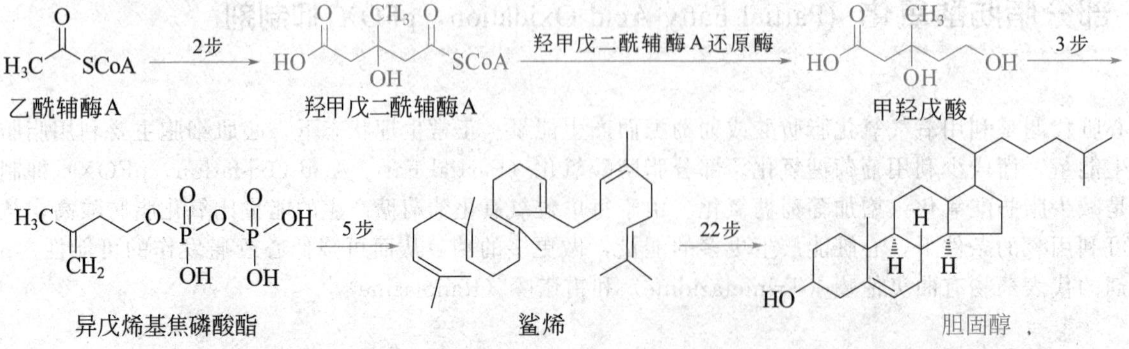

胆固醇在体内有两种代谢途径：一种为代谢形成各种内源性甾体激素；另一种为代谢形成胆酸和其盐。胆酸（3α，7α，12α-三羟胆烷酸）是一种初级胆汁酸，也是人体胆汁中含量最丰富的胆汁酸。胆酸在胆汁中以与甘氨酸或牛磺酸结合成甘胆酸或牛黄胆酸的形态存在。肠道内的各种胆汁酸约有95％被重吸收，其余随粪便排出。由肠道吸收的胆汁酸，经门静脉重新回到肝脏，肝细胞将游离型胆汁酸再合成为结合型胆汁酸，排入肠腔。这一过程称为胆汁酸的肝肠循环。胆汁酸的肝肠循环可使有限的胆汁酸被充分利用，发挥乳化脂类的作用，促进脂类的消化及吸收。

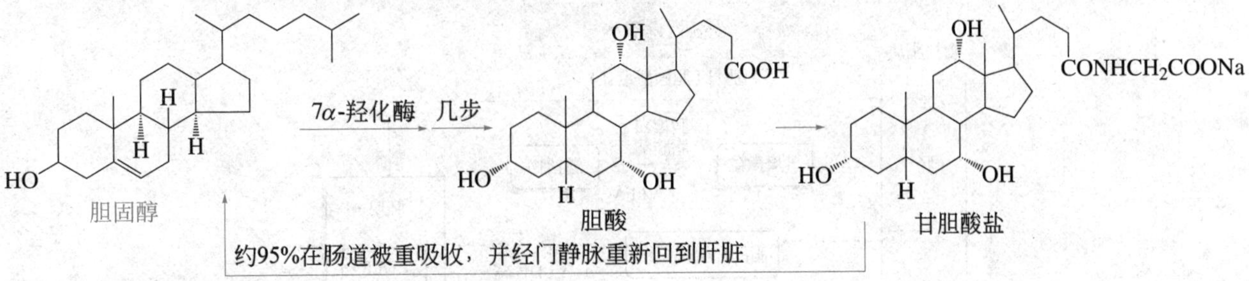

2. 甘油三酯和磷酸酯的合成和降解

甘油三酯为代谢能量的高度储备，它由 3-甘油磷酸酯与脂肪酸酰化的辅酶 A 作用而合成。当需要能量时，甘油三酯被酯酶水解，释放游离的脂肪酸，此酸经氧化、柠檬酸循环和氧化磷酸化释放能量。

甘油三酯的合成：

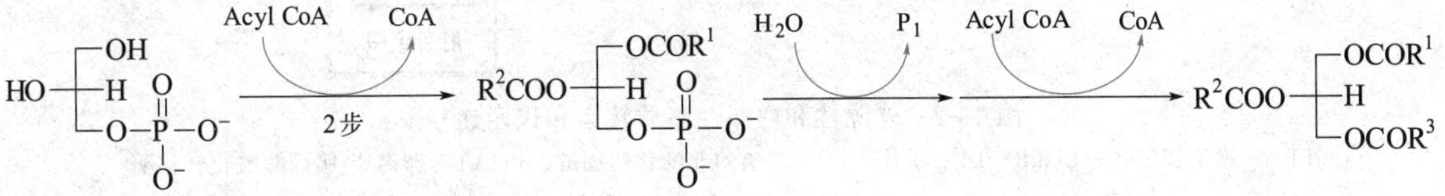

甘油三酯的代谢：

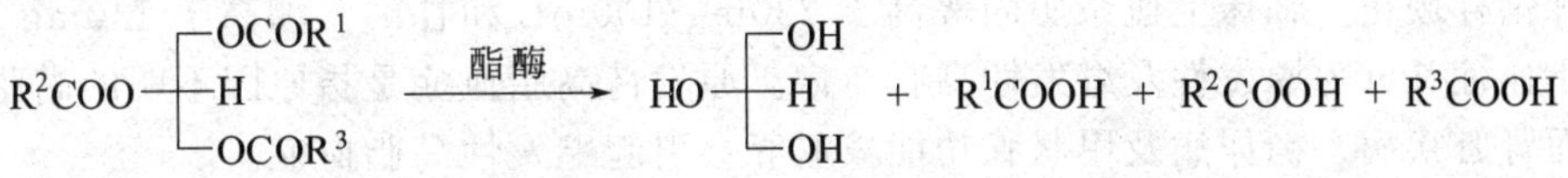

磷酸酯或磷酸甘油酯为构成细胞膜和生成第二信使的重要物质，是合成前列腺素而储藏脂肪酸的化合物，也是合成甘油三酯的中间体。磷脂酰胆碱（Phosphatidyl cholines）和磷脂酰肌醇（Phosphatidylinositol）为其中的代表之一。

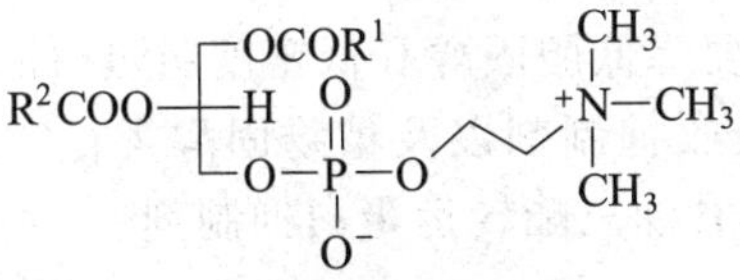

磷脂酰胆碱 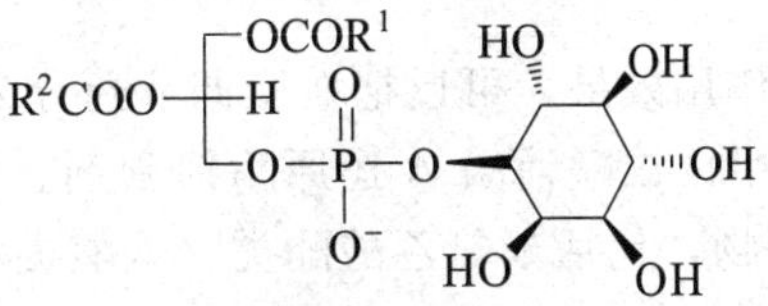　　　　　　　　　　　　　磷脂酰肌醇

3. 脂蛋白的分类及相互关系

血脂有两个来源：①从食物摄取脂类经消化吸收进入血液的外源性血脂；②由肝、脂肪细胞以及其他组织合成释入血液的内源性血脂。正常人血脂中含脂类虽多，却仍清澈透明，说明血脂在血浆中不是以游离状态存在，而是与血浆中的蛋白质结合。这种大分子集合物称为脂蛋白。与脂蛋白结合的蛋白为载脂蛋白（Apolipoproteins，Apo）。迄今已从血浆中分离出载脂蛋白有18种之多，主要有载脂蛋白 A、B、C、D 和 E 五类，不同脂蛋白含不同的载脂蛋白。

脂蛋白体积最大的是乳糜微粒（Chylomicron，CM），乳糜微粒中所含的外源性脂质主要是甘油三酯（86％～94％）、少量的胆固醇（0.5％～1％）、胆固醇酯（1％～3％）、磷脂（3％～8％）及少量载脂蛋白。

极低密度脂蛋白（Very Low Density Lipoproteins，VLDL）含有 55％～65％甘油三酯、6％～8％胆固醇、12％～14％胆固醇酯、12％～18％磷脂及 5％～10％载脂蛋白。

中等密度脂蛋白（Intermediate Density Lipoproteins，IDL）是介于 VLDL 和 LDL 之间的脂蛋白。

低密度脂蛋白（Low Density Lipoproteins，LDL）含有 5%～10%胆固醇、35%～40%胆固醇酯、20%～25%磷脂、8%～12%甘油三酯及 20%～24%载脂蛋白。

体积最小的脂蛋白是高密度脂蛋白（High Density Lipoproteins，HDL），它含有 14%～18%胆固醇酯、3%～5%胆固醇、20%～30%磷脂、3%～6%甘油三酯及 45%～50%载脂蛋白 A、C 和 E。

脂蛋白之间的关系如图 16-2 所示。

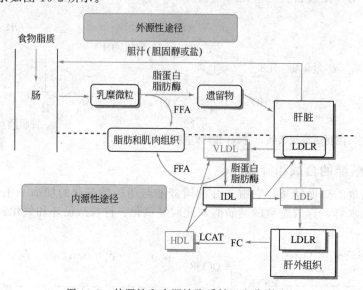

图 16-2　外源性和内源性脂质转运和代谢途径

FFA—游离脂肪酸；LDLR—LDL 受体；FC—游离的非酯化胆固醇；LCAT—卵磷脂-胆固醇酰化转移酶

血中过量脂质的存在会造成高脂血症，人体高脂血症主要是 VLDL 与 LDL 增多，而血浆中 HDL 则有利于预防动脉粥样硬化。临床上血浆胆固醇高于 230mg/100mL 和甘油三酯高于 140mg/100mL 统称为高脂血症。高脂血症又分为原发性及继发性高脂血症。原发性高脂血症是指原因不明的高脂血症，可用降脂药物治疗，而肾脏疾病、糖尿病及甲状腺功能减退等会引起继发性高脂血症。

二、血脂调节药 (Plasma Lipids Regulators)

根据药物的作用效果，可以把血脂调节药分为：①主要降低胆固醇和低密度脂蛋白的药物，包括胆汁酸结合树脂、羟甲戊二酰辅酶 A 还原酶抑制剂、胆固醇吸收抑制剂以及植物固醇类；②主要降低甘油三酯和 VLDL 的药物，包括苯氧乙酸酯类、烟酸类和微粒体甘油三酯转运蛋白抑制剂。

1. 降低胆固醇和低密度脂蛋白的药物

(1) 胆汁酸螯合剂　胆汁酸类螯合剂主要有考来烯胺（Cholestyramine）和考来替泊（Colestipol），它们为碱性阴离子交换树脂，不溶于水、不易被消化酶破坏，口服不吸收。树脂上的氯离子与肠道中的胆汁酸阴离子发生交换，形成络合物随粪便排出，从而阻断胆汁酸的重吸收，使胆固醇向胆汁酸转化的限速酶（7α-羟化酶）处于激活状态，加强肝胆固醇向胆汁酸转化，在减少胆固醇吸收的同时，降低肝胆固醇水平。随后，肝脏产生代偿性改变，一方面肝细胞表面 LDL 受体数量增加，促进血浆中 LDL 向肝中转移，导致血浆 LDL 与胆固醇结合物（LDL-C）和总胆固醇（TC）浓度下降；另一方面，HMG-CoA 还原酶活性继发性增强，使肝脏合成胆固醇增多。因此，此类药物能明显降低血浆 TC 和 LDL-C 浓度，轻度增高 HDL-C 浓度，与 HMG-CoA 还原酶抑制剂合用降血脂作用增强。

考来烯胺是由聚苯乙烯和少量的二乙烯基苯交联剂的聚合物，其分子量约为 100 万，分子中含有大量季铵官能团，可与阴离子结合。考来替泊是由四亚乙基戊胺与环氧氯丙烷缩合的聚合物，其分子中含有仲胺和季铵官能团，可与阴离子结合。它们的 pK_a 值均在 9～10.5，可确保在肠道中以离子形式存在。

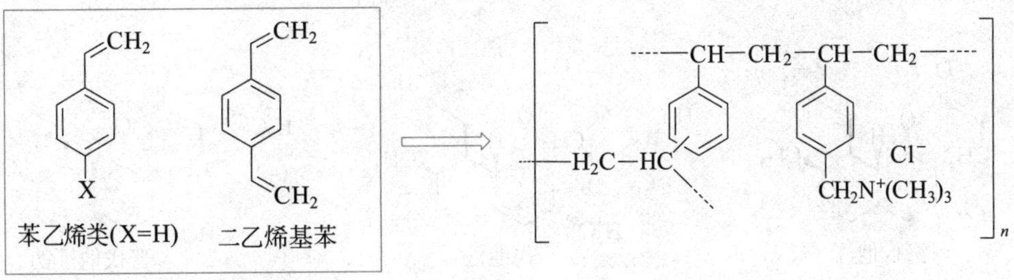

苯乙烯类(X=H) 二乙烯基苯

考来烯胺合成的前体

考来烯胺

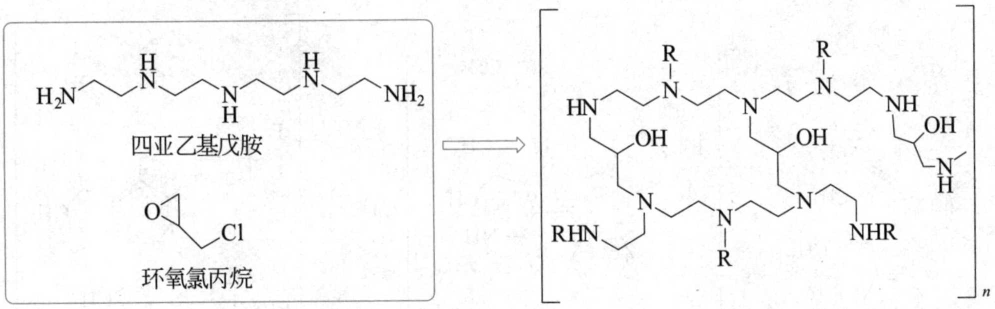

四亚乙基戊胺

环氧氯丙烷

考来替泊合成的前体

考来替泊

R = H 或环氧氯丙烷交联

(2) 羟甲戊二酰辅酶 A（HMG-CoA）还原酶抑制剂　1973 年，生物化学家远藤彰（Akira Endo）领导的团队从桔青霉菌（*Penicillium citrinum*）中找到了第一个天然的羟甲戊二酰辅酶 A 还原酶抑制剂——美伐他汀（Mevastatin），它对 HMG-CoA 还原酶的亲和力为对底物亲和力的 10000 倍。1978 年，从土曲霉菌（*Aspergillus terreus*）中分离出一个与美伐他汀结构类似的洛伐他汀（Lovastatin），两者的唯一区别是洛伐他汀的 3 位多了一个甲基。洛伐他汀也是一个高效的 HMG-CoA 还原酶抑制剂。美伐他汀和洛伐他汀分子中的羟基内酯结构与还原酶的四面体结构十分相似，所以可与 HMG-CoA 还原酶紧密结合。由于长期服用高剂量美伐他汀的实验用狗患恶性肿瘤的比例升高，因此美伐他汀未在临床上使用，而洛伐他汀在 1987 年被 FDA 批准成为第一个上市的 HMG-CoA 还原酶抑制剂。

R=H，美伐他汀
R=CH₃，洛伐他汀

非活性的前药

体内水解

活性形式

3,5-二羟基戊酸

HMG-CoA

HMG-CoA 还原酶

中间状态

HMG-CoA 还原酶

3,5-二羟基-3-甲基戊酸

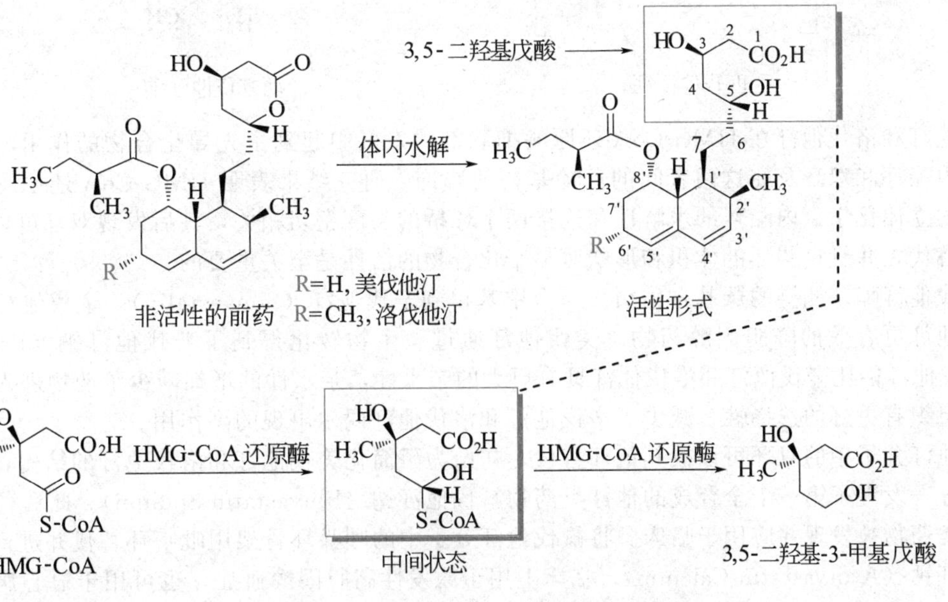

临床上使用的 HMG-CoA 还原酶抑制剂依据来源可分为天然及半合成和人工合成两大类。

天然及半合成来源的 HMG-CoA 还原酶抑制剂有：

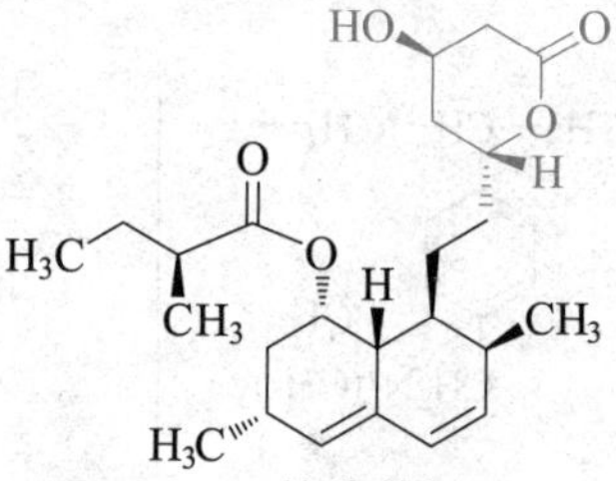

洛伐他汀 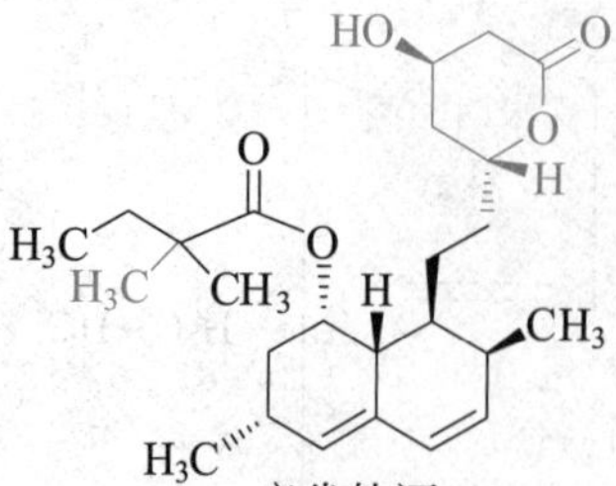　　　　　　　辛伐他汀 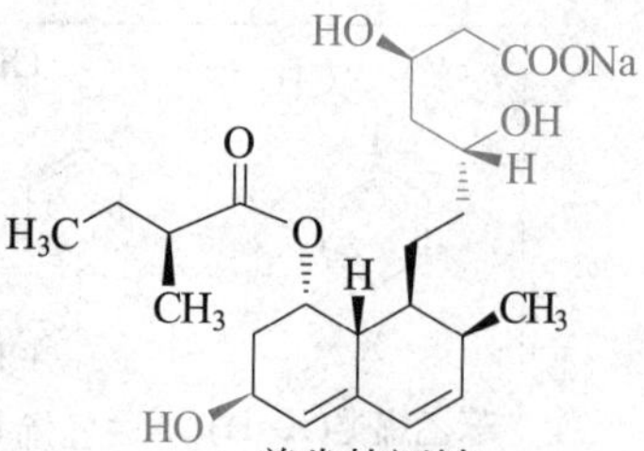　　　　　　普伐他汀钠

人工合成的 HMG-CoA 还原酶抑制剂有：

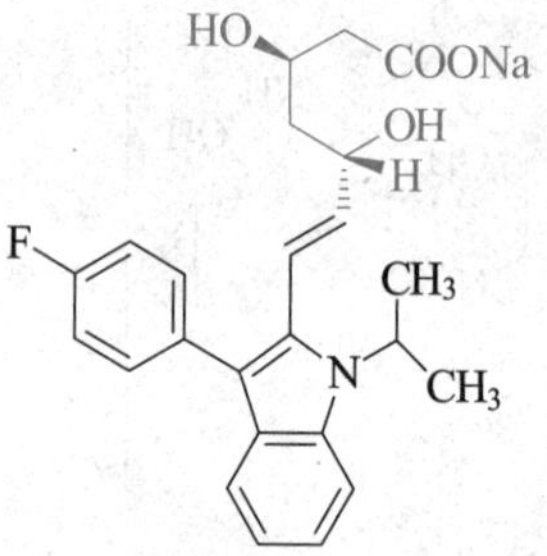

氟伐他汀钠 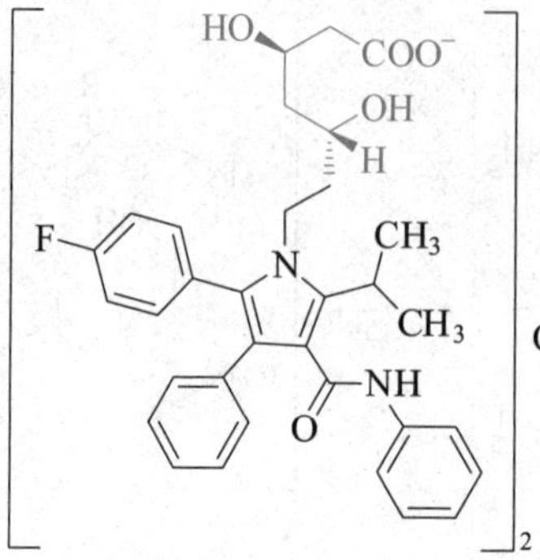　　　　　阿托伐他汀钙 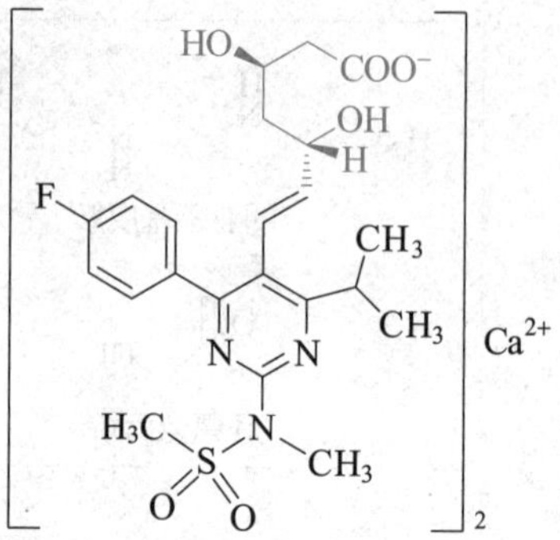　　　　　瑞舒伐他汀钙

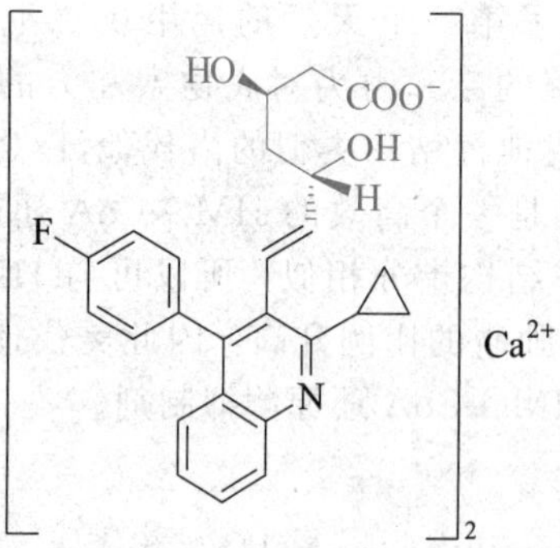

匹伐他汀钙 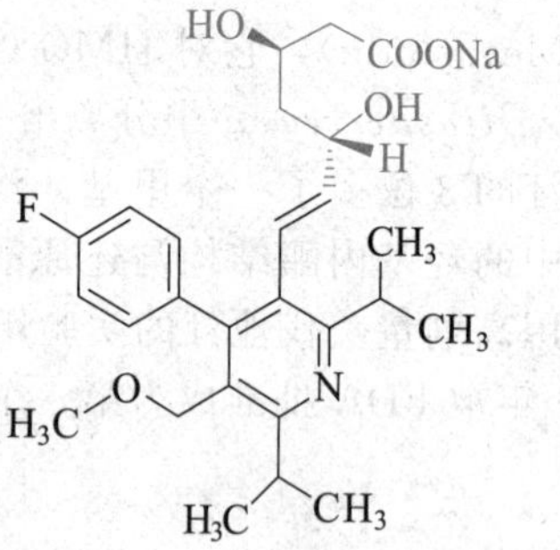　　　　　　　西立伐他汀钠

　　美伐他汀和洛伐他汀在 HMG-CoA 还原酶抑制剂的发展中起到了先导化合物的作用，最初的结构改造为对其内酯环和双环及在这两者间的乙烯基桥的修饰，研究结果表明 HMG-CoA 还原酶抑制剂的活性与内酯环的立体化学、内酯环的水解性和连接两个环桥的长度密切相关，其后发现双环可以被其他亲脂性的环系所替代，并且这些环的体积和形状对整个化合物的活性是至关重要的。

　　在洛伐他汀酯基侧链的羰基 α 位引入一个甲基得到辛伐他汀（Simvastatin）。辛伐他汀是一个安全而且比洛伐他汀更有效的降胆固醇药物。美伐他汀通过微生物转化得到了普伐他汀钠（Pravastatin Sodium）。普伐他汀钠比辛伐他汀和洛伐他汀具有更大的亲水性，亲水性的增加减少了药物进入亲脂性细胞的量，对肝组织有更好的选择性，减少了辛伐他汀和洛伐他汀偶尔出现的副作用。

　　洛伐他汀分子中的双环可以被其他环替代，初始为了简化美伐他汀和洛伐他汀的结构，使用芳香环替代双环部分，发现了第一个全合成的他汀类药物氟伐他汀钠（Fluvastatin Sodium）。此后，一系列新的全合成他汀类药物被发现并应用于临床。将氟伐他汀分子中的吲哚环骨架用吡咯环替代并进行结构修饰得到阿托伐他汀钙（Atorvastatin Calcium），临床上用于原发性高胆固醇血症，也可用于冠心病和脑卒中的防治。本品可降低心血管病的总死亡率。瑞舒伐他汀钙（Rosuvastatin Calcium）分子中的刚性骨架改成嘧啶环，可以显著降低 LDL 胆固醇的量，显著增加 HDL 胆固醇的量，并可降低总胆固醇和甘油三酯。临床上用于原发性高胆固醇血症或混合型血脂异常症。匹伐他汀钙（Pitavastatin Calcium）分子中的刚性骨架为喹啉环，具有显著降低 LDL 胆固醇效应，临床上用于治疗高胆固醇血症和家族性高胆固醇血症，安全性和耐受性良好。西立伐他汀（Cerivastatin）于 1997 年获 FDA 批准上市，对原发性高胆固醇血症和混合高脂血症均有效，但本品具有较为严重的横纹肌溶解副作用。仅 FDA 就收到 31 例使用西立伐他汀导致严重横纹肌溶解而死亡的报告，因此拜尔公司不得不于 2001 年 8 月在全球范围内停止销售西立伐他汀的所有制剂。其实，横纹肌溶解是他汀类药物共同的不良反应，特别是当他汀类药物与吉非罗齐及其他贝特类药物联用时，致横纹肌溶解的危险性会增加。

他汀类药物的构效关系：

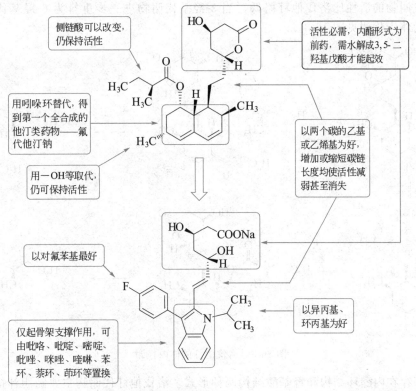

HMG-CoA 还原酶抑制剂是肝脏合成胆固醇的限速酶，他汀类药物对 HMG-CoA 还原酶具有高度亲和力，可竞争性抑制 HMG-CoA 还原酶的活性，从而阻断 HMG-CoA 向甲羟戊酸的转化，使肝脏合成的胆固醇明显减少，使 LDL 受体基因脱抑制，LDL 受体表达增加。结果血浆中的 LDL 及 IDL 被大量摄入肝脏，导致 LDL 及 IDL 血浆浓度降低。另一方面，肝脏合成载脂蛋白 B100（Apo B100）减少，也使 VLDL 合成下降。所以此类药物能明显降低血浆总胆固醇、低密度脂蛋白胆固醇、VLDL、载脂蛋白 B100 和甘油三酯水平，从而使高密度脂蛋白胆固醇轻度升高。

所有的 HMG-CoA 还原酶抑制剂活性形式都含有羧基，为保持对酶的抑制活性需要此官能团的 pK_a 值为 2.5~3.5，在生理 pH 条件下才能保持离子化。洛伐他汀和辛伐他汀的羧基形成了内酯环，为前体药物，在体内水解为羧酸形式才能发挥作用。

洛伐他汀 （Lovastatin）

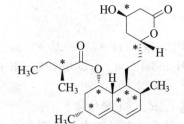

- 白色或类白色结晶性粉末；
- mp 174.5℃；$[\alpha]_D^{25} = +323°$（0.5g 溶于 100mL 乙腈）；
- 在氯仿中易溶，在甲醇、丙酮和乙腈中溶解，在水中几乎不溶。

化学名为（1S,3R,7S,8S,8aR）-8-{2-[(2R,4R)-4-羟基-6-氧噁烷-2-基]乙基}-3,7-二甲基-1,2,3,7，

8,8α-六氢萘-1-基 (2S)-2-甲基丁酸酯 {(1S,3R,7S,8S,8aR)-8-{2-[(2R,4R)-4-hydroxy-6-oxooxan-2-yl] ethyl}-3,7-dimethyl-1,2,3,7,8,8a-hexahydronaphthalen-1-yl(2S)-2-methylbutanoate}。

　　洛伐他汀晶体在贮存过程中，其六元内酯环上的羟基会发生氧化反应，生成二酮吡喃衍生物。洛伐他汀在水溶液中，特别在酸或碱水溶液中，内酯环能迅速水解，生成羟基酸，较为稳定，水解反应伴随的副反应较少。

　　洛伐他汀为无活性的前药。在体内水解为羟基酸衍生物后可有效抑制 HMG-CoA 还原酶。洛伐他汀可产生活性和无活性代谢产物，主要活性代谢物是洛伐他汀开环羟基酸和3-羟基、3-亚甲基及3-羟甲基衍生物，这些活性代谢物的活性比洛伐他汀略低，当3-羟基代谢物进一步重排为6-羟基代谢物后，则活性消失。洛伐他汀的体内代谢见图 16-3。

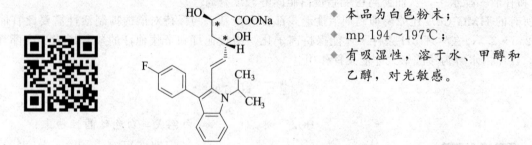

图 16-3　洛伐他汀的体内代谢

　　这些代谢物都存在内酯环结构和羟基酸结构两种形式。洛伐他汀代谢物主要随胆汁排出。

　　洛伐他汀等天然他汀类药物降脂作用明显，耐受性良好，无严重不良反应，然而化学结构复杂，异构体多且合成不易，故应寻找其合成代用品。在原天然他汀类药物结构基础上，保留与底物相似的结构，简化其他部分，开发结构简单而且安全有效的 HMG-CoA 还原酶抑制剂。

氟伐他汀钠　(Fluvastatin Sodium)

◆ 本品为白色粉末；
◆ mp 194～197℃；
◆ 有吸湿性，溶于水、甲醇和乙醇，对光敏感。

　　化学名为 (3R,5S,6E)-7-[3-(4-氟苯基)-1-(丙-2-基)-1H-吲哚-2-基]-3,5-二羟基庚-6-烯酸钠 {(3R, 5S,6E)-7-[3-(4-fluorophenyl)-1-(propan-2-yl)-1H-indol-2-yl]-3,5-dihydroxyhept-6-enoic acid monosodium salt}。

　　氟伐他汀分子中有两个手性碳，临床上使用其 (3R,5S)-异构体。

　　氟伐他汀口服吸收迅速而完全，与蛋白结合率较高。在肝脏中被代谢为 5-羟基和 6-羟基衍生物，其代谢物有微弱的 HMG-CoA 还原酶抑制活性。本品除具有强效降血脂作用外，还有抗动脉粥样硬化的潜在功能，降低冠心病发病率及死亡率。

本品的合成有多种方法，较优的路线是以 *N*-异丙基苯胺为原料，与 4-氟苯甲酰甲基氯反应得到 *N*-异丙基-*N*-(4-氟苯甲酰甲基)苯胺，分子内环合得到 3-(4-氟苯基)-1-异丙基-1*H*-吲哚，经 Vilsmeier-Haack 反应制得 3-[3-(4-氟苯基)-1-异丙基-1*H*-吲哚-2-基]丙烯醛，再与乙酰乙酸甲酯缩合得 7-[3-(4-氟苯基)-1-异丙基-1*H*-吲哚-2-基]-5-羟基-3-氧代-6-庚烯酸甲酯，选择性还原后水解成钠盐得氟伐他汀钠。

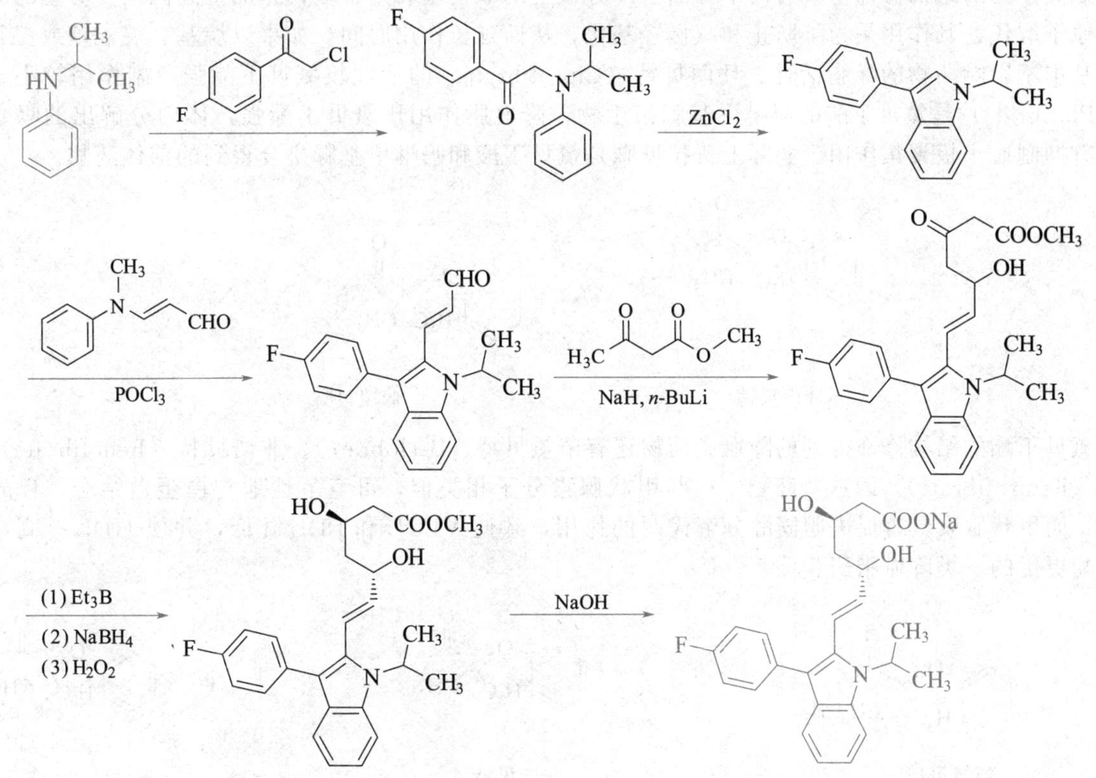

氟伐他汀钠

（3）胆固醇吸收抑制剂 依折麦布（Ezetimibe）是一种新型的选择性胆固醇吸收抑制剂，本品附着于小肠绒毛刷状缘，抑制胆固醇的吸收，从而降低小肠中的胆固醇向肝脏的转运，使得肝脏胆固醇贮量降低从而促进血液中胆固醇的清除。临床用于原发性高胆固醇血症、纯合子家族性高胆固醇血症（HoFH）和纯合子谷甾醇血症（或植物甾醇血症）。本品耐受性良好，不良反应轻微且呈一过性，主要为头痛、腹痛和腹泻。

本品口服吸收迅速，并广泛结合成具药理活性的葡萄糖醛酸代谢物。依折麦布及其葡萄糖醛酸代谢物的血浆蛋白结合率均超过 90%，主要经胆汁分泌进入肠道后通过粪便排泄。本品约 78% 以原型经粪便排泄，约 11% 以葡萄糖醛酸代谢物经尿排泄。半衰期约 22h。本品可进入乳汁。

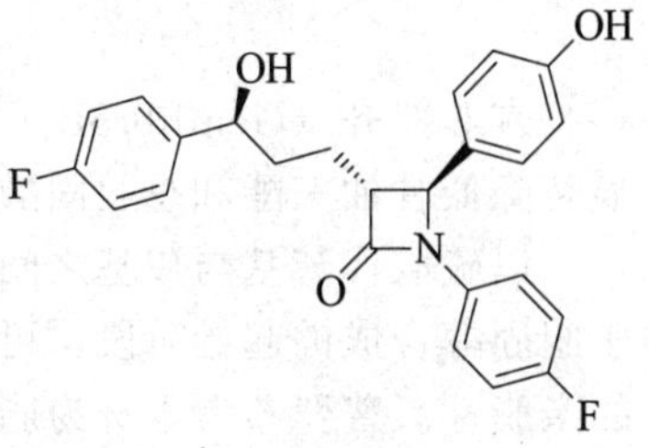

依折麦布

2. 降低甘油三酯和极低密度脂蛋白的药物

（1）苯氧乙酸类药物 自 1962 年发现苯氧乙酸类化合物可降低血浆胆固醇和总血脂以来，这类药物有较大的发展，目前约有 30 多个化学结构类似的芳氧基羧酸及其酯类化合物在临床上应用。其中氯贝丁酯（Clofibrate）是第一个临床应用的苯氧乙酸类药物，它为前体药物，在体内转化为氯贝丁酸而产生作用，因此，制备了类似的前药，如双贝特（Simfibrate, Diclofibrate）及氯贝丁酯的各种盐。但由于氯贝丁酯长期使用的不良反应较多，如致心律失常作用、致癌作用及对肝脏有较显著的损害作用等，一些国家已禁用氯贝丁酯及其相关前药。

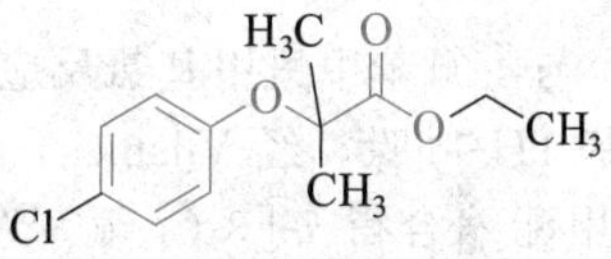

氯贝丁酯

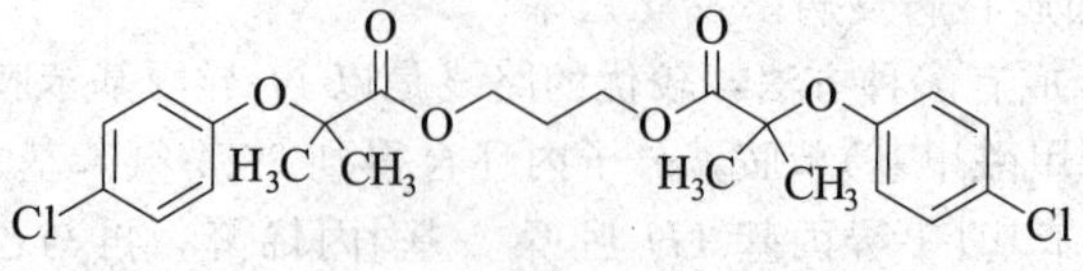

双贝特

对氯贝丁酯的结构修饰主要有两个方面，即芳核上的取代基和附带取代基的空间因素。芳基的对位一般有氯原子取代，其作用是为了防止和减慢羟基化，从而延长作用时间。如果以烷基、烷氧基或三氟甲基置换，基本不影响药物的降脂活性。环丙贝特（Ciprofibrate）的活性较氯贝丁酯强，副作用较小。普拉贝脲（Plafibride）是氯贝丁酸的吗啉甲基脲衍生物，降血脂作用比氯贝丁酯强，体内分解出的吗啉甲基脲还具有抑制血小板聚集作用。实际上普拉贝脲是氯贝丁酸和吗啉甲基脲拼合得到的前体药物。

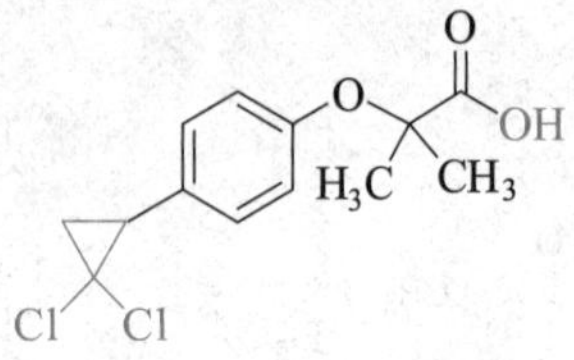

环丙贝特

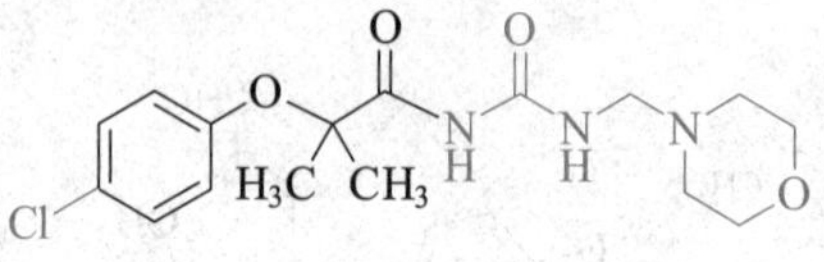

普拉贝脲

对氯贝丁酯的结构修饰得到的降血脂药物还有苄氯贝特（Beclobrate）、非诺贝特（Fenofibrate）和非尼贝特（Fenirofibrate），因这些药物结构与甲状腺素分子相类似，可竞争性地与白蛋白结合，释放出甲状腺素，而甲状腺素具有促进胆固醇分解代谢的作用，致使 VLDL 和 LDL 降低，并使 HDL 升高，为较氯贝丁酯更优的一类降血脂药。

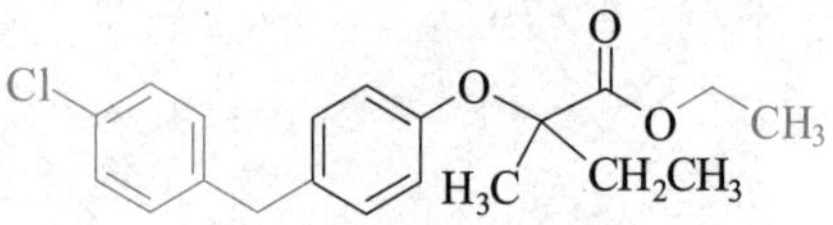

苄氯贝特

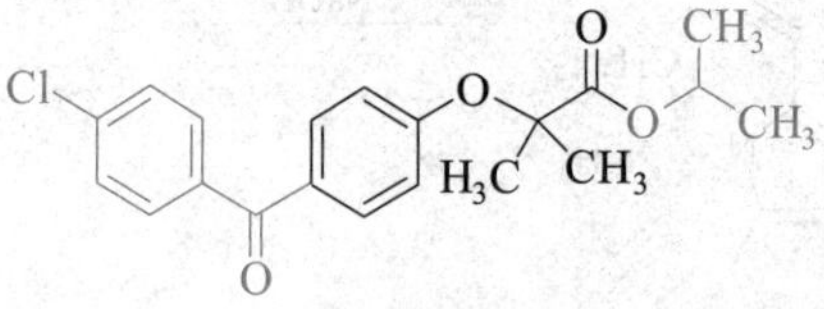

非诺贝特

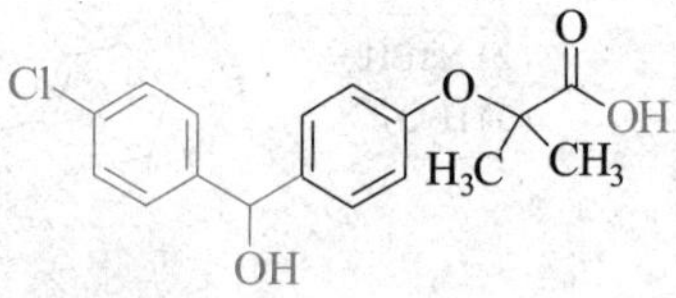

非尼贝特

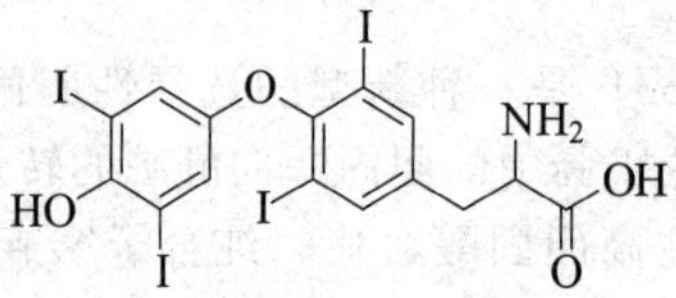

甲状腺素

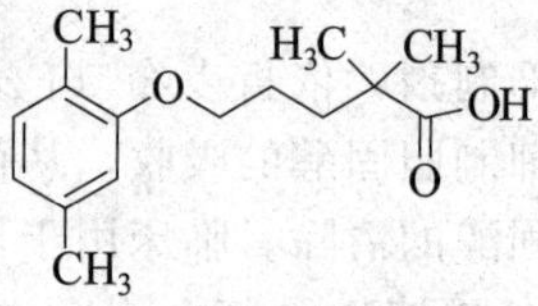

吉非罗齐

吉非罗齐（Gemfibrozil）是 1982 年上市的降血脂药物，为一种非卤代的苯氧戊酸衍生物。其特点是显著降低甘油三酯和总胆固醇，主要降低 VLDL，而对 LDL 则影响较小，但可提高 HDL。

以硫取代芳基与羧基之间的氧得到的普罗布考（Probucol）及其代谢物，其分子中的双叔丁基酚作用于胆固醇合成的起始阶段，可使血胆固醇下降 20% 左右，结构中的叔丁基是必需的，它有利于提高分子的亲脂性。普罗布考本身为脂溶性很强的抗氧化剂，容易进入机体内的各类脂蛋白，可防止脂蛋白的氧化变性，减少血脂的生成。临床上主要用于治疗原发性高胆固醇血症。研究显示普罗布考能延长 QT 间期，有一定的致心律失常作用。

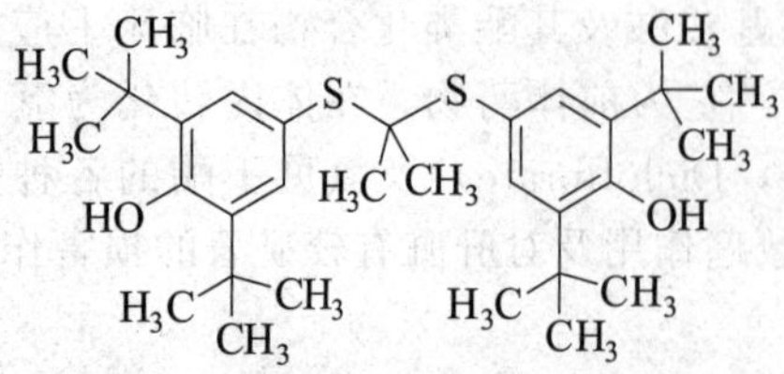

普罗布考

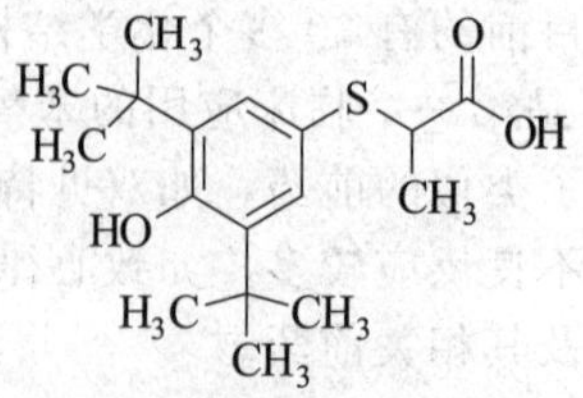

普罗布考代谢物

苯氧乙酸酯类降血脂药物的构效关系：

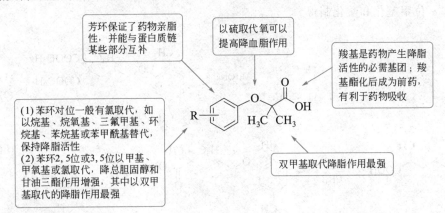

芳环保证了药物亲脂性，并能与蛋白质链某些部分互补

以硫取代氧可以提高降血脂作用

羧基是药物产生降脂活性的必需基团；羧基酯化后成为前药，有利于药物吸收

(1) 苯环对位一般有氯取代，如以烷基、烷氧基、三氟甲基、环烷基、苯烷基或苯甲酰基替代，保持降脂活性
(2) 苯环2,5位或3,5位以甲基、甲氧基或氯取代，降总胆固醇和甘油三酯作用增强，其中以双甲基取代的降脂作用最强

双甲基取代降脂作用最强

苯氧乙酸类降血脂药物主要降低甘油三酯而不是胆固醇，此类药物可明显降低 VLDL 并可调节性地升高 HDL 的水平及改变 LDL 的浓度。例如，吉非罗齐对于甘油三酯过低的患者，可升高其 LDL，而对于甘油三酯正常的患者，则可降低其 LDL 的水平。苯氧乙酸类药物的作用机制可能是通过激活过氧化物酶增殖体活化受体 α（PPARα），刺激脂蛋白脂酶（LPL）、载脂蛋白 A I（Apo A I）和载脂蛋白 A II（Apo A II）基因的表达，增强 LPL 的脂解活性，去除血液循环中富含甘油三酯的脂蛋白，降低甘油三酯和升高 HDL 胆固醇水平，促进胆固醇的逆向转运，并使 LDL 亚型由小而密颗粒向大而疏松转变。

吉非罗齐 (Gemfibrozil)

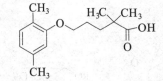

◆ 白色结晶或结晶性粉末，无臭、无味；
◆ mp 58～61℃；
◆ 在丙酮或己烷中易溶，在甲醇、乙醇和氯仿中溶解，在水中几乎不溶。

化学名为 5-(2,5-二甲基苯氧基)-2,2-二甲基戊酸 {5-(2,5-dimethylphenoxy)-2,2-dimethylpentanoic acid}，又名吉非贝齐。

本品为非卤代的苯氧戊酸衍生物，其降脂作用主要是通过减少 VLDL 和甘油三酯的合成，同时激活脂蛋白脂酶，加速甘油三酯的清除。本品能显著降低甘油三酯和总胆固醇，主要降低 VLDL，而对 LDL 则较少影响，但可提高 HDL。临床用于治疗高脂血症；适用于严重 IV 或 V 型高脂蛋白血症、冠心病危险性大且饮食控制和减轻体重等治疗无效者。鉴于本品对人类有潜在致癌的危险性，使用时应严格限制在指定的适应证范围内，且疗效不明显时应及时停药。

本品口服吸收快并完全，进食前 30min 服用的生物利用度接近 100%，1～2h 达血药峰浓度，半衰期约 1.5h，血浆蛋白结合率 98%。口服后约 70% 以葡萄糖醛酸结合物或代谢物的形式经肾排泄，只有少量经粪便排泄。其主要代谢反应发生苯环上，甲基被氧化为羟甲基和羧基及苯环被羟基化。

本品的合成是以 1-(2,5-二甲基苯氧基)-3-溴丙烷和 2-甲基丙二酸二乙酯为原料，依次经过烃化反应、水解脱羧、羧基 α 位甲基化和酸化制得。

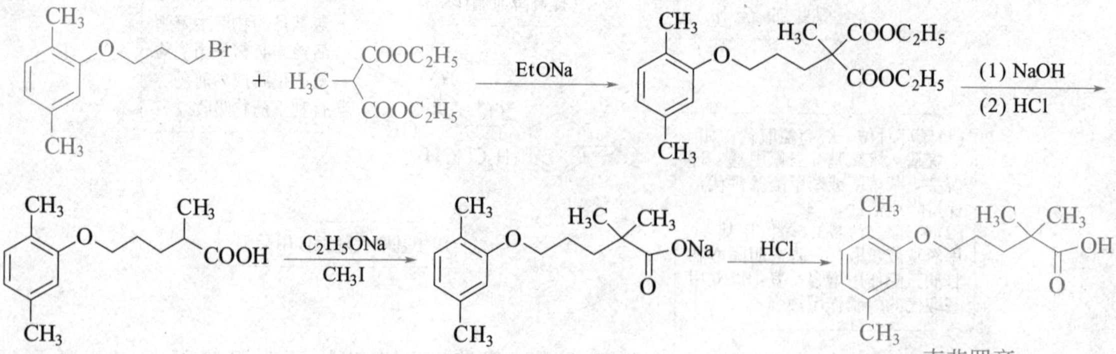

吉非罗齐

（2）烟酸及其衍生物　烟酸（Nicotinic Acid）是一种维生素（维生素 B₅ 或维生素 PP），首次由尼古丁氧化而得到。1955 年 Altschul 及其同事发现高剂量的烟酸可以降低人体中的胆固醇和血浆甘油三酯的水平，临床上用于高脂血症的治疗。但具有面部潮红、皮肤瘙痒和胃肠不适等副作用，超过 2g/天的高剂量时还会引起肝毒性。因此，围绕如何解决其副作用进行了结构修饰。

采用前药原理对烟酸进行结构修饰，发现了烟酸肌醇酯（Inositol Nicotinate）、烟酸戊四醇酯（Niceritrol）等。这些烟酸酯类前药进入体内分解释放出烟酸后再发挥作用，既能降低其副作用，又能延长作用时间。烟酸肌醇酯在体内逐渐水解为烟酸和肌醇，故具有烟酸和肌醇二者的药理作用。面部潮红和胃部不适等副作用较轻。临床上用于高脂血症、动脉粥样硬化、各种末梢血管障碍性疾病的辅助治疗。

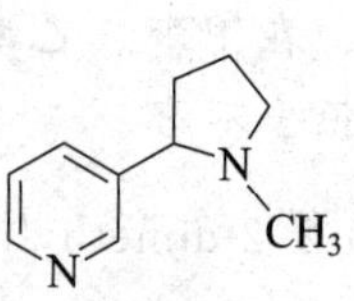

尼古丁 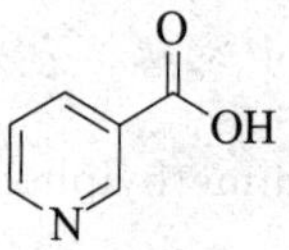　　　　烟酸 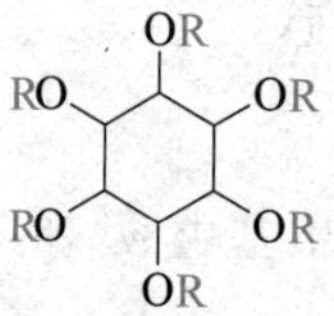　　　　烟酸肌醇酯 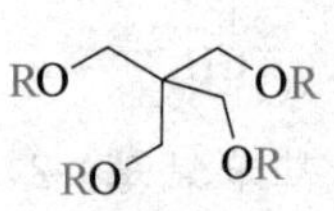　　　　烟酸戊四醇酯

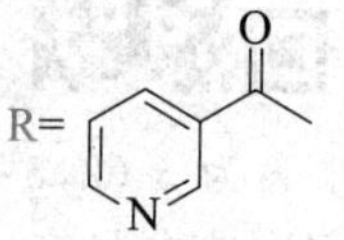

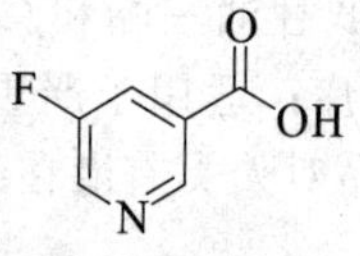

5-氟烟酸 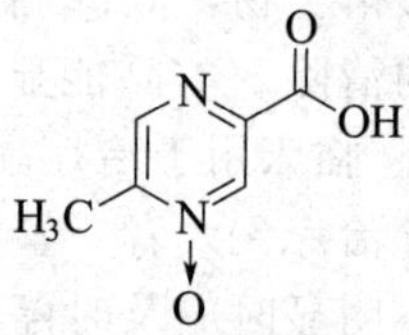　　　　阿昔莫司

在烟酸的 5 位引入氟原子得到 5-氟烟酸（5-Fluoronicotinic Acid），其降脂活性最强，但其在降低血浆 VLDL 和 LDL 方面并不比烟酸强。烟酸类似物阿昔莫司（Acipimox）是氧化吡嗪羧酸衍生物，能增加 HDL，其降胆固醇和甘油三酯的作用与烟酸相似，未见烟酸样副作用，长期服用耐受性良好。临床上用于治疗高甘油三酯血症、高胆固醇血症和混合型高脂血症。

烟酸主要通过影响脂代谢而发挥作用。烟酸抑制脂肪酶，使脂肪组织中的甘油三酯不能分解释放出游离脂肪酸，该脂肪酶为激素敏感性，可被儿茶酚胺通过 cAMP 激活，而烟酸则能降低 cAMP 的水平。

（3）微粒体甘油三酯转运蛋白抑制剂　甲磺酸洛美他派（Lomitapide Mesylate）是 2012 年由美国 FDA 批准的新型降血脂药物。临床上用于治疗纯合子家族性高胆固醇血症（HoFH）。该药获准与低脂饮食和其他降血脂药物一起使用治疗 HoFH，可降低患者的低密度脂蛋白胆固醇、总胆固醇、载脂蛋白 B 和非高密度脂蛋白胆固醇。常见的不良反应有腹泻、恶心、呕吐、消化不良和腹痛。

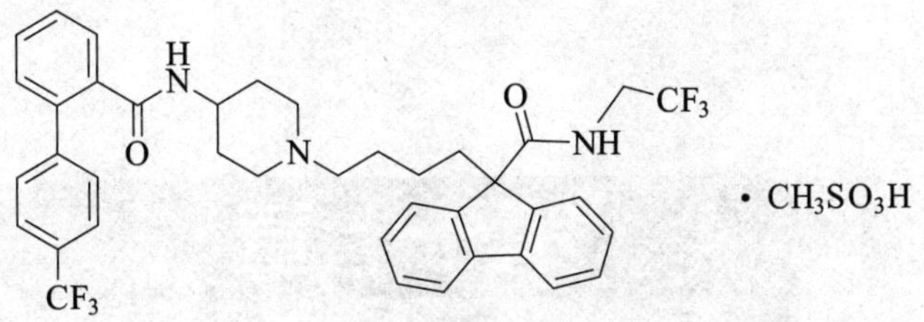

甲磺酸洛美他派

微粒体甘油三酯转运蛋白（Microsomal Triglyceride Transfer Protein，MTP）是一种主要分布于肝细胞、肠上皮细胞中的脂质转运蛋白，在甘油三酯转运以及极低密度脂蛋白组装和分泌中发挥着重要作用。本品可直接结合并抑制 MTP，从而防止载脂蛋白 B（Apo B）在肠上皮细胞和肝细胞的组装，抑制乳糜微粒和极低密度脂蛋白的合成，可使血浆低密度脂蛋白降低。

本品单次口服 60mg 时，在健康受试者中达峰时间约为 6h，血浆蛋白结合率为 99.8%，主要在肝脏代谢，参与代谢的酶有 CYP3A4、CYP1A2、CYP2C8、CYP2B6、CYP2C19 等，CYP3A4 为主要的代谢酶。平均终末半衰期为 39.7h。

选读文献

［1］ Mehanna A S. "Cardiac Agents：Cardiac Glycosides，Antianginal，and Antiarrhythmic Drugs"，In："Foye's Principles of Medicinal Chemistry". 5th edition. Ed by Williams D A，Lemke T L. Philodolphia：Lippincott Williams & Wilkins，2002：497～517.

［2］ Istvan E S. and Deisenhofer J. Structural mechanism for statin inhibition of HMG-CoA reductase. *Science*，2001，292：1160～1164.

（中国药科大学　徐云根）

第十七章

甾体激素类药物

(Steroid Hormone Drugs)

　　甾体是一类含有环戊烷并多氢菲母核结构的化合物,其母核的基本化学结构是由三个六元环脂烃和一个五元脂环并环构成,分别命名为 A 环、B 环、C 环和 D 环。甾体激素 (Steroid Hormones) 特指含有甾体母核结构的激素类物质,主要有性激素和肾上腺皮质激素,是维持生命并调节机体物质代谢、细胞发育分化、促进性器官发育、维持生殖的重要的活性物质。当体内甾体激素水平低下或过高时,会出现一系列症状,影响生活质量,丧失生殖力,严重的甚至危及生命。甾体激素类药物能用于治疗多种疾病,同时也是生育控制及产生免疫抑制等不可缺少的药物。

　　自从 Sensen 在 1962 年证实雌激素受体存在以来,几乎所有的甾体激素受体的存在都得到了证实。甾体激素由血液进入靶细胞,透过细胞膜,一部分在细胞质中与激素受体结合成复合物,另一部分进入细胞膜与细胞核内受体结合成复合物,在细胞质内形成的激素受体复合物也会进入细胞核。在细胞核内,激素受体复合物聚合成二聚体并与 DNA 上特定的核苷酸序列相互作用、诱导 mRNA 的合成,mRNA 再进一步诱导特异蛋白的合成,导致激素效应的产生。其过程见示意图 17-1。

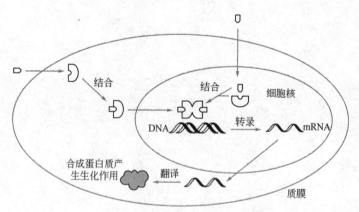

图 17-1　甾体激素受体作用的示意图

▭—甾体激素; ⊃—未占据受体

　　尽管在甾烷结构中有六个手性碳原子 (C-5、C-8、C-9、C-10、C-13 和 C-14),但在天然甾体激素的基本母核环戊烷并多氢菲 (甾环) 中,A、B、C、D 环均为全反式稠合,为单一旋光异构体。B 环与 C 环总是全反式稠合,C 环与 D 环也几乎是反式稠合 (强心苷为顺式稠合),只有 A 环与 B 环之间既可以顺式,也可以反式稠合,母核上各个碳都具有固定的编号,如下图。

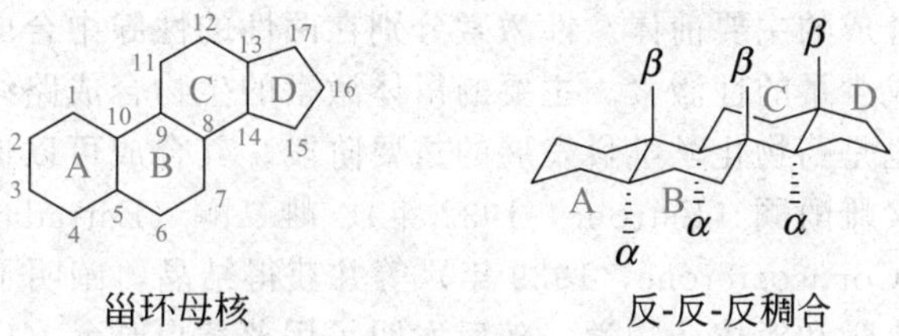

甾环母核　　　　　　　　反-反-反稠合

甾体激素类药物的基本母核结构包括雌甾烷（Estrane）、雄甾烷（Androstane）和孕甾烷（Pregnane）。其特征为 C-10、C-13 和 C-17 位上取代情况不同，仅具有 18-甲基的是雌甾烷，具有 18-,19-甲基的是雄甾烷，具有 18-,19-甲基和 20-,21-乙基的为孕甾烷。

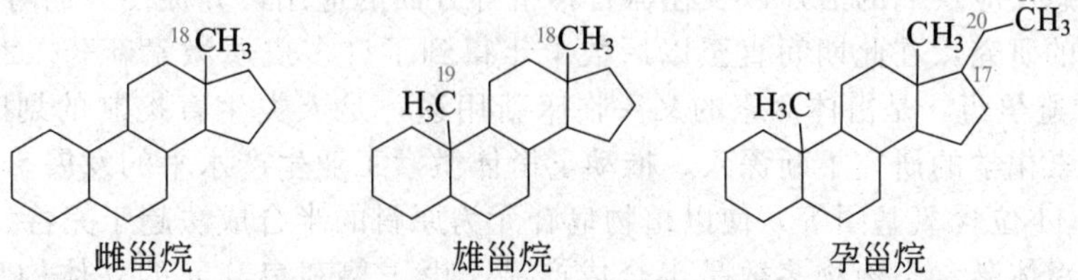

雌甾烷　　　　　　　雄甾烷　　　　　　　孕甾烷

甾体药物的化学命名时需先选择一个适宜的母核，再加环上的取代基。取代基除了表明所在的位置外，常常需要添加上立体构型。如"α"表示取代基在甾环平面下，而"β"表示在平面之上，相应的键画成虚线或实线。在文献中还常用"Δ"表示环上的双键，如 Δ^3 代表甾环 3,4 位的双键。

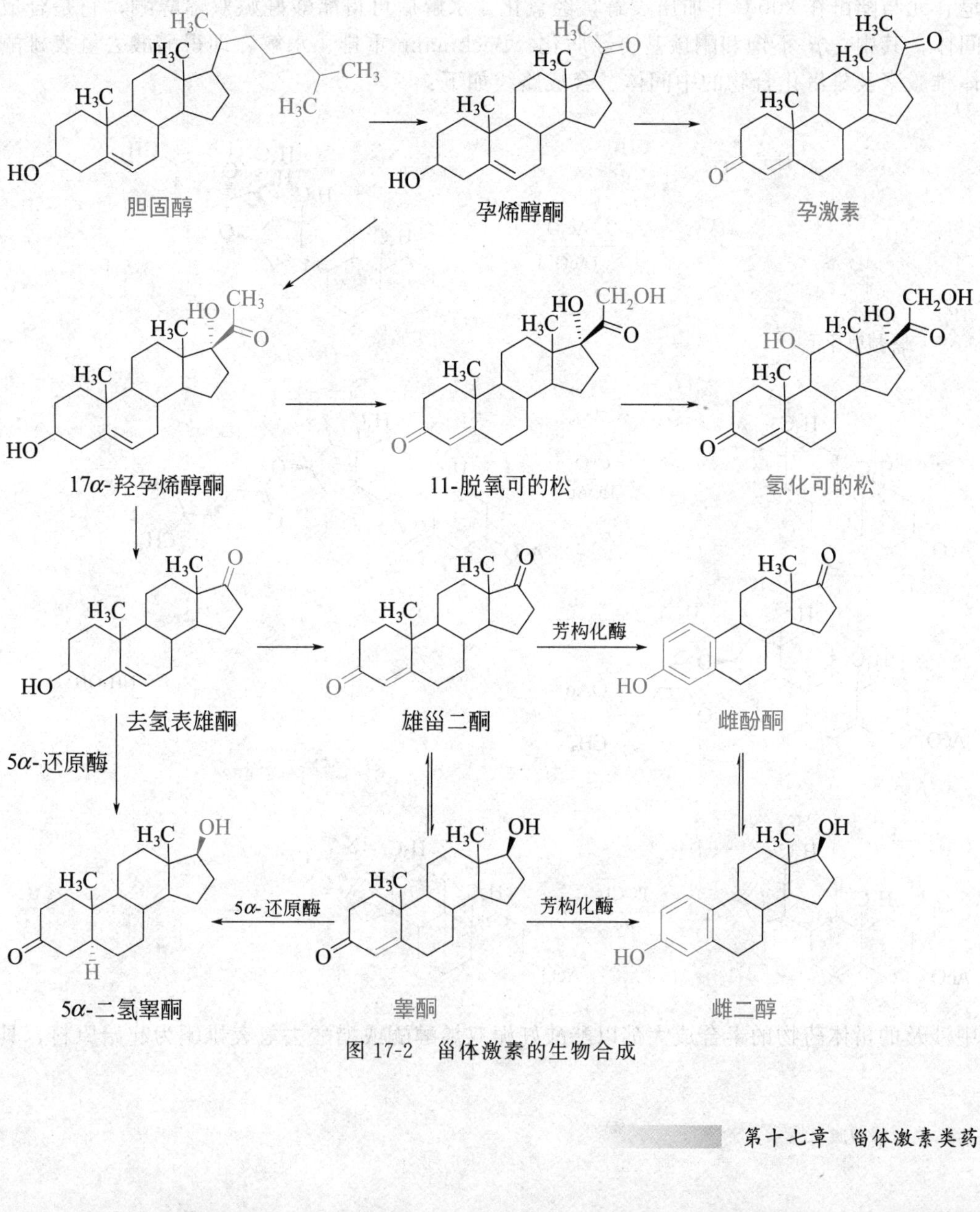

图 17-2　甾体激素的生物合成

胆固醇是甾体激素生物合成的主要前体。性激素分别在两性的性腺中合成。在肾上腺的皮质部分，既合成肾上腺皮质激素，也合成少量的性激素。主要的甾体激素的生物合成路线见图 17-2。

甾体药物的发现与发展也是药物化学学科发展的重要阶段。其合成可以追溯到 20 世纪 30 年代，从动物腺体中分离出天然甾体激素雌酚酮（Estrone，1932 年）、雌二醇（Estradiol，1932 年）、睾酮（Testosterone，1935 年）、皮质酮（Corticosterone，1939 年）等并获得结晶，阐明了化学结构，在实验室全合成成功，从此建立了甾体激素化学和甾体药物学。随后发明了用薯蓣皂苷元（Diosgenin，1940 年）为原料，半合成各种甾体激素类药物，使天然来源稀少的甾体激素类药物的深入研究和普遍应用成为现实，促进了甾体合成化学及甾体药物化学的迅速发展。促肾上腺皮质激素（ACTH，1949 年）及可的松能有效地治疗类风湿性关节炎的发现，使甾体激素类药物的使用范围逐步从替补治疗扩大到更广泛的领域，如皮肤病、过敏性哮喘等变态反应疾病的治疗以及在器官移植等方面的应用，并促使人们对于甾体的化学合成及其构效关系进行深入的研究，在此期间直至以后数十年得到了许多皮质激素新药。20 世纪 50 年代后期、60 年代初发明的甾体避孕药，是甾体激素的又一临床新用途，是人类生育控制的划时代成就。它也促使甾体化学特别是孕激素化学的研究不断深入，推动了甾体激素工业生产水平的发展。其间，用微生物转化方法引入双键及引入 11 位含氧基团等，使以植物皂苷元为原料的半合成法趋于完善。

目前临床使用的甾体激素类药物多数是半合成产品。由于薯蓣皂苷元的立体构型与甾体激素构型一致，因此薯蓣皂苷元成为合成甾体激素的一个重要原料。薯蓣皂苷元甾核的 A 环带有羟基，B 环带有双键，易于转变为具有 Δ^4-3-酮活性结构的多数甾体激素，合成工艺成熟。其他植物甾醇，如剑麻皂苷元（Tigoginin）、香麻皂苷元（Hecogenin），在某些同化激素及皮质激素的合成中也有采用。

薯蓣皂苷元与醋酐在 200℃下加压裂解，经氧化、水解后可得醋酸妊娠双烯醇酮，它是合成各类甾体的重要中间体，其中 α,β-不饱和酮羰基再经肟化、Beckmann 重排、水解，即得醋酸去氢表雄酮，它是合成各种甾体雄激素及雄甾化合物的中间体。合成路线如下：

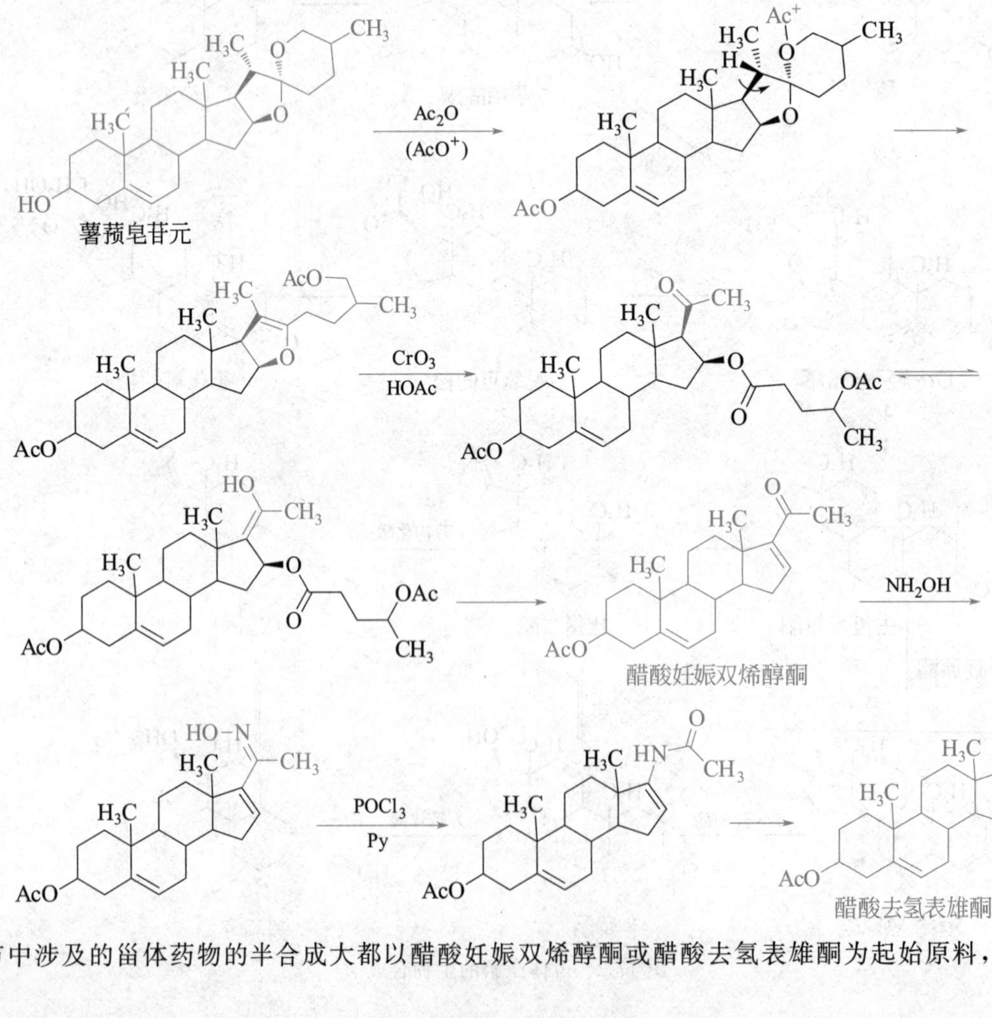

本节中涉及的甾体药物的半合成大都以醋酸妊娠双烯醇酮或醋酸去氢表雄酮为起始原料，具体的合成

步骤将在每一种药物中分别介绍。

第一节　雌激素及雌激素受体调控剂
(Estrogens and Estrogen Receptor Regulators)

雌激素（Estrogens）是最早被人类发现的甾体类激素，主要由卵巢卵泡和胎盘合成，其分泌和功能上以雌二醇为主。雌激素在人体的作用很广，不仅有促进女性生殖器官的生理作用，并对内分泌系统、心血管系统、机体的代谢、骨骼的生长和成熟等方面均有影响。

雌激素受体（Estrogen Receptor，ER）属于核受体超家族成员，为一种配体（雌激素）依赖的转录因子，研究表明雌激素的多方面作用是通过雌激素受体调节的，因此雌激素受体是重要的药理靶标。雌激素受体的药理学包括至少三个阶段的协同作用：首先，雌激素与 ER 上的配体结合区相结合，使其构象发生变化；其次，激活后的 ER 与靶基因内的特异共激活因子结合；最后配体-受体-基因复合体募集辅助调节蛋白，启动转录。

近年来对于雌激素的研究除了传统的甾体雌激素和非甾体雌激素外，主要集中在选择性雌激素受体调节剂、选择性雌激素受体下调剂，通过他们与雌激素受体结合的晶体结构示意图来筛选、设计、合成有活性的化合物。

一、甾体雌激素 (Steroidal Estrogens)

20 世纪 30 年代已从孕妇尿中分离出雌性激素雌酚酮、雌二醇及雌三醇（Estriol）的结晶纯品。进一步发现前两种激素直接从卵巢分泌，雌三醇是它们的代谢产物。三种激素中雌二醇的活性最强，雌酚酮及雌三醇的活性分别是它的 1/3 和 1/10。

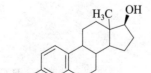

雌酚酮　　　　　　　雌二醇　　　　　　　雌三醇

这些天然雌激素是 A 环芳香化的雌甾烷化合物，3 位有酚羟基，17 位氧代或 β-羟基，雌三醇在 16 位有 α-羟基。临床用的雌激素类药物主要是它们的衍生物。

雌二醇 (Estradiol)

◆ 白色或乳白色结晶性粉末；
◆ mp 175～180℃；
◆ 比旋度为＋75°～＋82°（二氧六环）；
◆ 在二氧六环、丙酮中溶解，乙醇中略溶，水中不溶。

化学名为雌甾-1,3,5(10)-三烯-3,17β-二醇[(17β)-estra-1,3,5(10)-triene-3,17-diol]。

雌二醇可从皮肤、黏膜、肌肉和胃肠道等途径吸收，口服后在肝脏迅速代谢失活。失活的途径主要是17 位羟基氧化成酮，以及雌二醇的羟基与硫酸盐或葡萄糖醛酸结合，结合产物具水溶性，可从尿中排出，也可经甲羟化途径再形成水溶性酯化物进行代谢失活。雌二醇进入体内后主要贮存在脂肪组织，或与性激素球蛋白或白蛋白结合后再释放起作用。

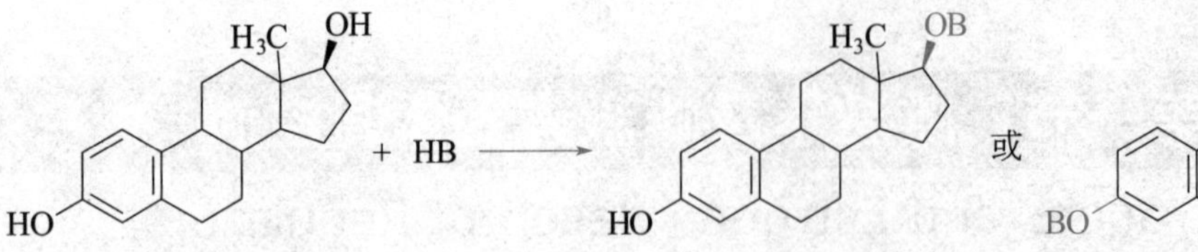

B=HSO₄⁻ 或葡萄糖醛酸根

由于雌二醇的活性相当高，$10^{-10}\sim10^{-8}$ mol/L 浓度下就可产生生理作用，因而在化学结构修饰时考虑的问题已不是药效，而是希望获得使用方便，药效持久，作用专一或副作用少的药物。

将雌酚酮 17 位乙炔化之后得到炔雌醇（Ethinylestradiol）。由于乙炔基的引入，17β-羟基的氧化代谢被避免，且 17β-羟基的硫酸酯结合受阻，失活变慢。炔雌醇口服有效，强度是雌二醇的 15～20 倍。若再进一步将 3 位酚羟基转化为环戊醚，得炔雌醚（Quinestrol），其失活更慢。由于五元脂环的引入，增加其在人体脂肪球中的溶解度，口服后可储存在体内脂肪中，并缓慢释放，代谢为炔雌醇而生效，作用可维持一个月以上。尼尔雌醇（Nilestriol）是乙炔雌三醇的环戊醚，是可口服的长效雌激素。

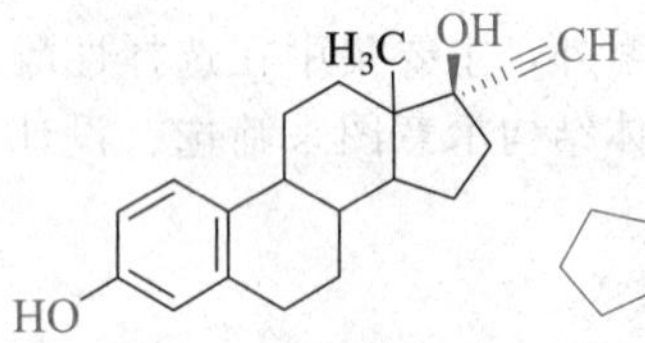

炔雌醇 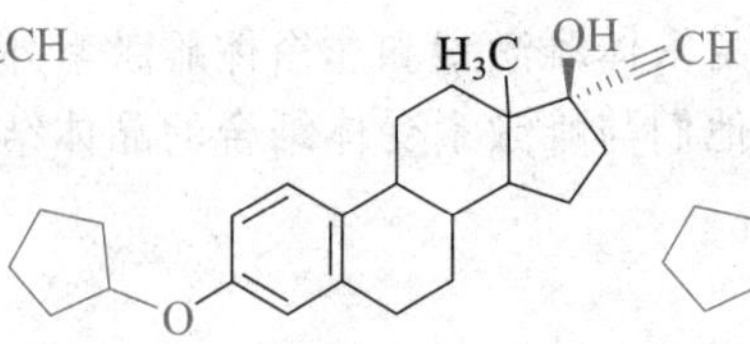　　　　　　　　炔雌醚 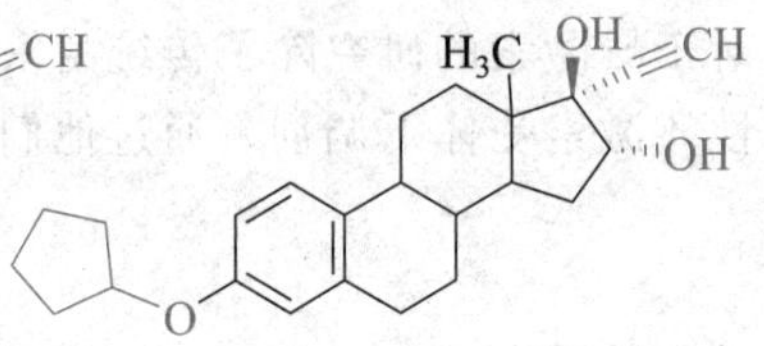　　　　　　　　尼尔雌醇

雌二醇的另一类衍生物是 3 位或 17 位的酯化合物，其中 3 位的苯甲酸酯，即苯甲酸雌二醇（Estradiol Benzoate），因脂溶性增加，注射后可延长作用时间，是最早使用的雌激素前药。17 位酯化产物常以戊酸雌二醇（Estradiol Valerate）为代表。

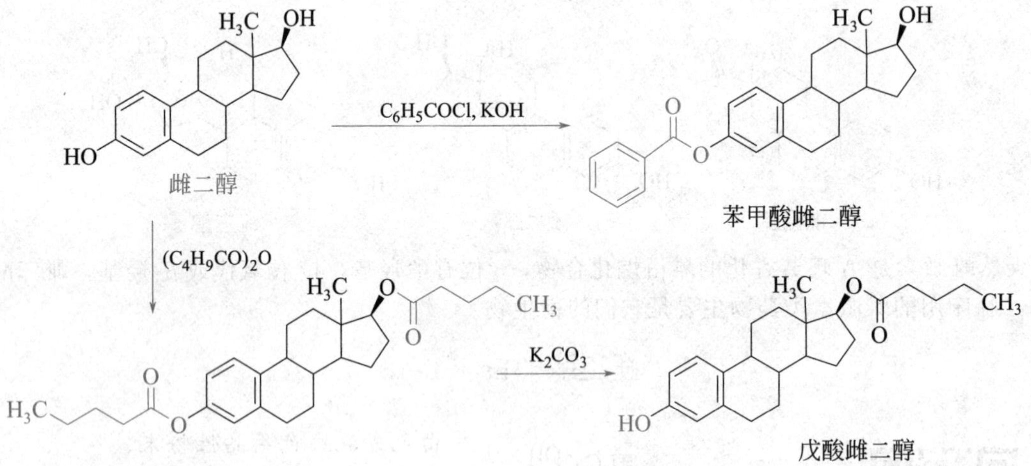

雌二醇　　　　　　　　　　　　　　　　　　　苯甲酸雌二醇

戊酸雌二醇

雌二醇通常是从雌酚酮还原得到。

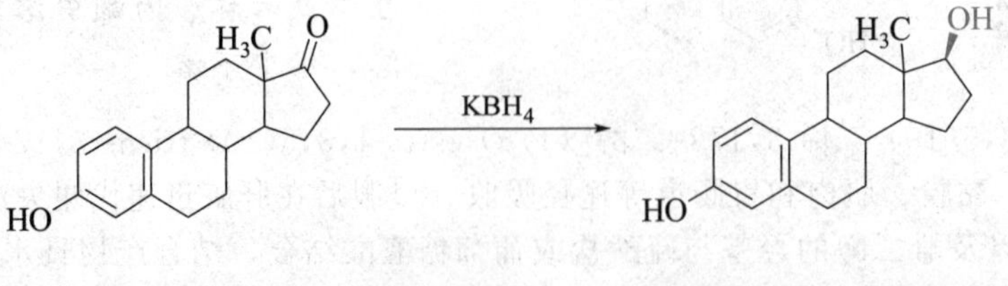

雌酚酮可通过半合成或全合成法生产。现更多采用 Torgov 全合成法。常用的一条路线如下：

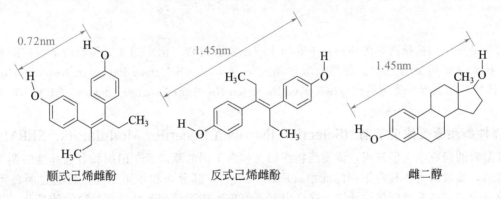

雌酚酮

二、非甾体雌性激素 (Nonsteroidal Estrogens)

在未得到工业生产雌激素的方法之前，雌激素的来源困难，价格极其昂贵。人们倾向于寻找结构简单、制备方便的代用品。研究表明这种在早年极难合成的甾体，其结构的特异性较差。经广泛筛选，至少有30类以上、100多种非甾体化合物显示出有雌激素活性，从中得到了有效的非甾体雌激素药物。最常用的是二苯乙烯类化合物，如反式己烯雌酚。

反式己烯雌酚以及另一些非甾体雌激素显示活性的解释，多采纳 Schueler（1946 年）提出的假说，即在一个大体积刚性和惰性的雌二醇母环上，两端的两个能形成氢键的基团（酮基、酚性或醇性羟基）间的距离应是 1.45nm，只有符合这样的条件才具有雌激素活性。反式己烯雌酚具备了这一特点，而顺式异构体结构中相应的距离为 0.72nm，没有雌激素的活性，印证了上述的假说。

| 顺式己烯雌酚 | 反式己烯雌酚 | 雌二醇 |

己烯雌酚 (Diethylstilbestrol)

- mp 169～172℃（顺式异构体 79℃，不作药用）；
- 在乙醇、氯仿、乙醚或脂肪油中溶解，水中几乎不溶，稀氢氧化钠溶液中溶解。

化学名为 4,4′-[(3E)-己-3-烯-3,4-二基]双苯酚 [4,4′-[(3E)-hex-3-ene-3,4-diyl]diphenol]。

本品的药理作用与雌二醇相同，但活性更强。在肝脏中失活很慢，口服有效，临床治疗作用除与雌二醇相同外，有时作为事后紧急避孕药。

丙酸己烯雌酚（Diethylstilbestrol Dipropionate）已成为药品，它的油针剂吸收慢，注射一次可延效2～3天。磷酸己烯雌酚（Diethylstilbestrol Phosphate）是水溶性化合物，可用于口服，亦可供静脉注射。该药作用快，耐受性好。特点是对前列腺癌具有选择性，进入癌细胞后受磷酸酶的作用，释放出己烯雌酚而显效。

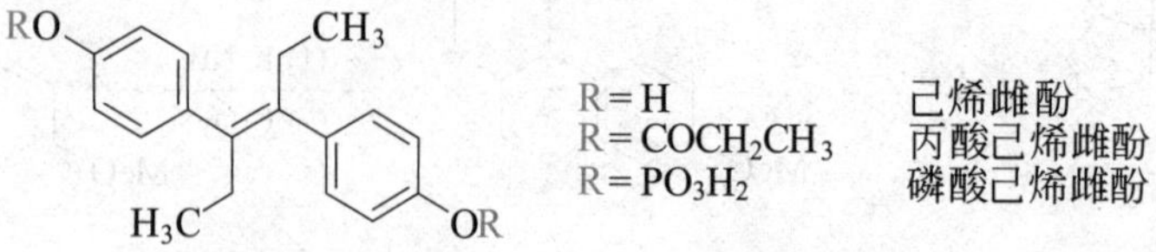

R＝H   己烯雌酚
R＝COCH₂CH₃   丙酸己烯雌酚
R＝PO₃H₂   磷酸己烯雌酚

己烯雌酚因具有对称结构，合成相对简单。由对甲氧基苯甲醛经安息香缩合得 2-羟基-1,2-二(4-甲氧基苯基)乙酮，再经还原、烷基化、Grignard 加成，引入双乙基。最后经脱水脱甲基制得本品。

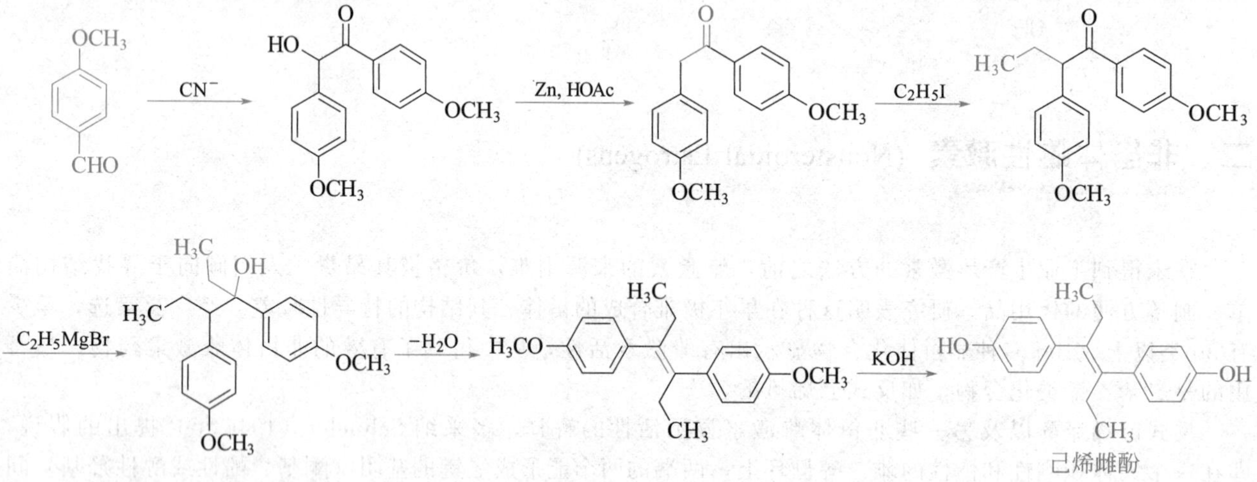

三、雌激素受体调控剂 (Estrogen Receptor Regulators)

抗雌激素是可以拮抗雌激素的药物，主要用于纠正生育过程、治疗妇女更年期的某些疾病和雌激素依赖的肿瘤。抗雌激素可分为三类：选择性雌激素受体调节剂（Selective Estrogen Receptor Modulators，SERMs）、选择性雌激素受体下调剂（Selective Estrogen Receptor Downregulators，SERDs）和芳构化酶抑制剂（Aromatase Inhibitors）。

1. 选择性雌激素受体调节剂 (Selective Estrogen Receptor Modulators，SERMs)

在抗雌激素的研究中人们发现，该类药物在妇女体内不同的雌激素靶组织具有选择性的调节作用。深入的研究揭示，雌激素受体具有不同的亚型（ERα，ERβ），其分布和作用不同，且通过两种不同雌激素受体构型的改变，可能改变配体的活性。这已引起了原单纯的激动剂和拮抗剂的概念的变化，提出了选择性雌激素受体调节剂（SERMs）的新概念。选择性雌激素受体调节剂是一类能够激动或拮抗雌激素受体的化合物，他们能选择性地作用于某些特定组织的雌激素受体从而达到更好的治疗效果。对该概念的阐明使雌激素药理学在近年来有重大突破。1997 年，人们得到了雌二醇与 ERα 结合复合物的晶体结构图（图17-3），并在此基础上设计和合成新型选择性雌激素受体调节剂，可望用于雌激素依赖型癌症和骨质疏松的治疗。

基于雌二醇与 ERα 结合复合物的晶体结构，并通过比较多种多样的选择性雌激素受体调节剂的结构，人们总结出选择性雌激素受体调节剂的药效团模型及构效关系，如图 17-4 所示。由于雌激素受体口袋的柔韧性，因此下述模型比较灵活。该药效团模型一般由两个苯酚基团、一个中心骨架（Core Structure）

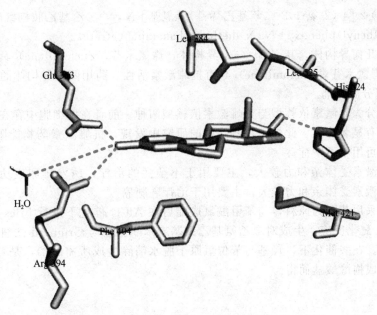

图 17-3 雌二醇与 ERα 结合复合物的晶体结构示意图

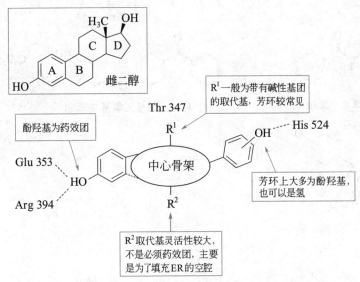

图 17-4 选择性雌激素受体调节剂的药效团模型及构效关系

及一个带有碱性侧链的芳基（R^1）和一个烷基（R^2）组成。两个酚羟基以模拟雌二醇的 A 环和 D 环的羟基，主要与受体结合口袋中的氨基酸残基形成氢键，其中 D 环羟基的氢键作用较弱，贡献较小，也可以没有；一个中心骨架来支撑周围的药效团，结构多样，可以是芳香性杂环结构，如吡唑、噻吩、呋喃，还有双键及酰胺键等；中心骨架下方取代基 R^2 比较灵活，可以是烷基等以填充 ER 的空腔并产生疏水性作用；上方取代基 R^1 为带有碱性侧链的芳基以产生拮抗剂活性。

枸橼酸氯米芬 (Clomifene Citrate)

◆ 白色或类白色粉末；
◆ 在乙醇中略溶，在水或氯仿中微溶。

化学名为（*E*,*Z*)-2-[4-(2-氯-1,2-二苯基乙烯基)苯氧基]-*N*,*N*-二乙基乙胺枸橼酸盐{(*E*,*Z*)-2-[4-(2-chloro-1,2-diphenylethenyl)phenoxy]-*N*,*N*-diethyl-ethanamine Citrate}。

本品有顺反两种几何异构体，其 *Z* 型（*cis*-异构体，珠氯米芬，Zuclomifene）具雌激素样活性，而 *E* 型（*trans*-异构体，恩氯米芬，Enclomifene）具有抗雌激素活性。药用两种异构体的混合物，反式异构体占 30%～50%，为部分激动剂。

乳腺癌患者可区分为雌激素依赖型与非雌激素依赖型两种。前者在癌细胞中存在大量雌激素受体，使用抗雌激素药物治疗有显著疗效。此外，在避孕药的研究中发现，抗雌激素药物能阻断雌激素的负反馈，有促使排卵的作用，可用于不孕症。

本品对卵巢的雌激素受体亲和力较大，主要用于不孕症的治疗，诱发排卵成功率高达 20%～80%。而他莫昔芬对乳腺雌激素受体亲和力较大，主要用于治疗乳腺癌。

氯米芬的合成是采用苯酚为原料，与苯甲酰氯成酯后在 AlCl₃ 催化下进行 Fries 重排，得对羟基二苯酮，再经 Williamson 醚化反应，生成对二乙氨基乙氧基二苯酮。它与 Grignard 试剂苄基氯化镁反应，生成三苯乙烷的碳骨架。在酸催化下，羟基与苄位氢原子脱水消除生成所需的烯，是顺反异构体的混合物，经过卤代反应，最后成枸橼酸盐而得。

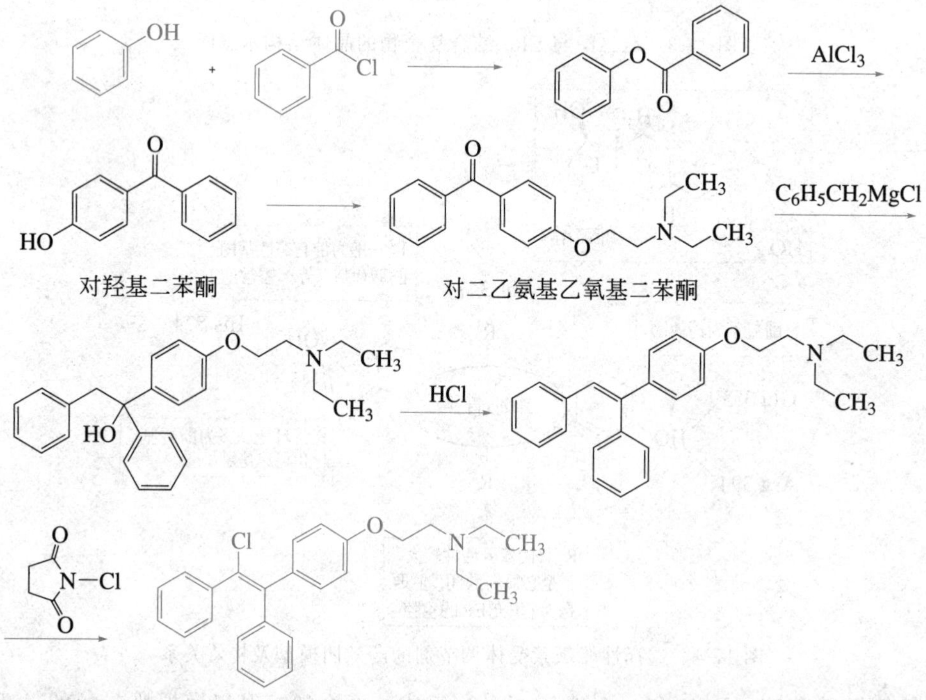

对羟基二苯酮   对二乙氨基乙氧基二苯酮

氯米芬

该化合物的作用机制是：先与雌激素受体产生较强且持久的结合，在靶细胞中竞争性阻断雌激素与细胞质受体的结合，形成生物活性较低的抗雌激素化合物-雌激素受体复合物；该复合物一方面较难进入靶细胞的细胞核，另一方面即使少量缓慢地进入细胞核后，也不能够和核染色质的受体部位相互作用而激发出雌激素活性；同时也干扰雌激素受体的循环，使细胞溶质不能及时得到受体的补充，从而表现出抗雌激素作用。

他莫昔芬（Tamoxifen，TAM）与氯米芬一样，也是从三苯乙烯类化合物中发展得到的。他莫昔芬是雌激素受体拮抗剂，可在靶器官内与雌二醇竞争性结合雌激素受体，形成 TAM-受体复合物干扰基因转录，从而抑制肿瘤细胞的活性。他莫昔芬用于乳腺癌术后辅助治疗，对雌激素受体阳性者效果很好，还可用于晚期乳腺癌和卵巢癌，但长期应用有诱发子宫内膜癌的可能性。

他莫昔芬本身与雌激素受体的亲和力较弱，它在体内经相应的酶代谢为 4-羟基他莫昔芬（4-Hydroxytamoxifen）活性代谢物，才是完全的雌激素受体拮抗剂，与雌激素受体的亲和力比他莫昔芬高，对人体乳腺癌细胞的抑制作用是他莫昔芬的 100 倍。

雷洛昔芬（Raloxifen）是第二代选择性雌激素受体调节剂，结构也可看成三苯乙烯化合物，但具有更好的刚性，无几何异构体。

他莫昔芬   雷洛昔芬

雷洛昔芬对卵巢、乳腺雌激素受体均为拮抗作用，但对骨骼的雌激素受体却产生激动作用，故用于骨质疏松的治疗。

2. 选择性雌激素受体下调剂 (Selective Estrogen Receptor Downregulators，SERDs)

选择性雌激素受体下调剂（SERDs）是一类新型的具有很强拮抗性能和抑制雌激素受体阳性（ER^+）耐药性乳腺癌细胞的化合物。这类化合物是一类"纯"抗雌激素（完全拮抗剂），它们能通过抑制雌激素受体的配体依赖性转激活功能域，完全阻断雌二醇的活性，进而阻断获得性内分泌耐药性乳腺癌的发生。

氟维司群（Fulvestrant）和 ICI 164,384 是选择性雌激素受体下调剂的代表药物，其中氟维司群是一个 7α-烷基的雌二醇类似物，是目前 FDA 批准的唯一的选择性雌激素受体下调剂，它能够抑制他莫昔芬耐药性雌激素受体阳性（ER^+）乳腺癌细胞生长，目前用于治疗转移性乳腺癌。

氟维司群   ICI 164, 384

氟维司群可用于在抗雌激素辅助治疗后或治疗过程中复发的，或是在抗雌激素治疗中进展的绝经后（包括自然绝经和人工绝经）雌激素受体阳性的局部晚期或转移性乳腺癌。通过注射，氟维司群在体内进行与内源性甾体激素相似的多种途径的生物转化，包括氧化、芳香酶羟化、与葡萄糖醛酸或硫酸在甾体核的第 2、3 和 17 位结合、氧化侧链的氧硫基，最终从粪便中排出。

氟维司群与他莫昔芬不同，不具有部分雌激素受体激动作用，其作用特点是和 ER 高度结合后，使ER 的螺旋缺少稳定定位，雌激素受体的配体依赖性转激活功能域因此无法发挥作用，ER 信号传导通路被阻断，从而迅速下调和降解肿瘤中的 ER，同时也使孕激素受体的表达水平明显下调。其长的 7α 侧链取代基是控制其与 ER 结合模式并导致后者降解的主要因素。

3. 芳构化酶抑制剂 (Aromatase Inhibitors)

芳构化酶属 CYP450 酶系中的一员，又称 CYP450 单加氧酶，可将雄烯二酮和睾酮转化为雌酚酮和雌二醇，是雌激素生物合成的关键酶（图 17-2）。芳构化酶抑制剂可以显著降低体内雌激素水平，用于治疗雌激素依赖型疾病如乳腺癌。其中，有些药物的作用优于他莫昔芬，现为一线药物，对此类药物介绍如下。

芳构化酶抑制剂的发现始于对其底物雄烯二酮衍生物的研究。芳构化酶抑制剂按结构可分为甾体芳构化酶抑制剂和非甾体芳构化酶抑制剂两种。其中，甾体芳构化酶抑制剂中比较重要的有依西美坦（Exemestane）和福美司坦（Formestane），二者均为基于机制的芳构化酶失活剂，属于不可逆性抑制剂。非甾体芳构化酶抑制剂中比较重要的有阿那曲唑（Anastrozole）和来曲唑（Letrozole）。两者结构中均含有三唑环，可与芳构化酶蛋白的血红素基的铁原子配位结合，是芳构化酶的高度选择性的竞争性抑制剂。

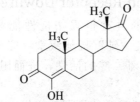

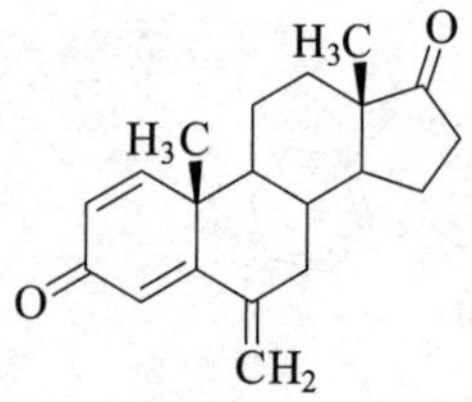

依西美坦 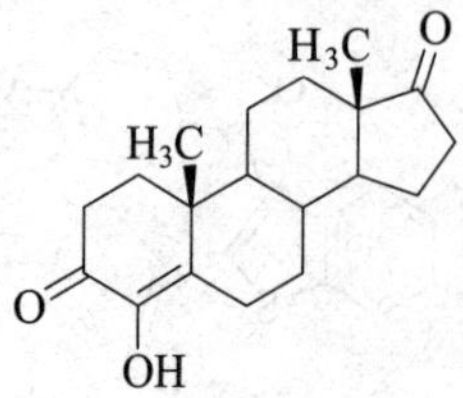　　　　　福美司坦 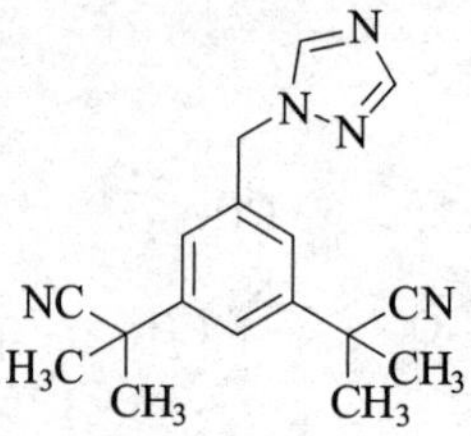　　　　　阿那曲唑 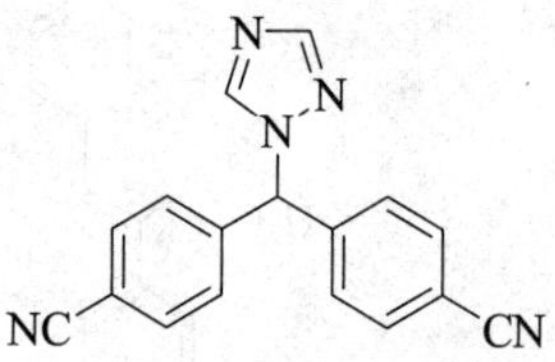　　　　　来曲唑

福美司坦　(Formestane)

- 针状结晶；
- 从含水甲醇结晶，mp 199～202℃；
- 从乙酸乙酯结晶，mp 203.5～206℃；
- $[\alpha]_D^{20}=+181°$（$c=7.7$，氯仿）。

化学名为 4-羟基雄甾-4-烯-3,17-二酮 [4-hydroxyandrost-4-ene-3,17-dione]。

福美司坦是一种抗恶性肿瘤药物，主要用于治疗绝经后晚期乳腺癌，对前列腺癌也有效。福美司坦为雄烯二酮的衍生物，属芳香化酶抑制剂，为激素类抗肿瘤药。在生理情况下，它可竞争性地抑制合成酶而使组织中的雌激素的生物合成减少，继而发挥其抗癌作用。当肿瘤组织的生长需依赖雌激素的存在时，要想抑制肿瘤生长，消除雌激素介导的对肿瘤的生长刺激是必要的。本品具选择性，且不抑制肾上腺皮质激素的合成，不必补给可的松。

本品于 1993 年 1 月在英国首次上市，为第一个上市的甾体芳构化酶抑制剂。本品为注射剂，主要通过肝脏代谢，以糖苷酸类代谢产物的形式从尿液中排泄，其清除半衰期为 5～6 天。

第二节　雄性激素、同化激素和抗雄性激素

(Androgens, Anabolic Hormones and Androgen Antagonists)

雄性激素是促进雄性及副性征发育的激素，具有蛋白同化作用，即促使体内蛋白质的合成代谢作用，使肌肉发达，体重增加。现已得到一些睾酮的衍生物，其雄性激素的作用虽很弱，却具有蛋白同化作用，被称为蛋白同化激素（或同化激素）。雄性激素多用于替补疗法，而蛋白同化激素用于病后虚弱或营养不良的治疗。

一、雄性激素 (Androgens)

1931 年 Butenandt 从 15 吨男子尿中分离出 15mg 雄甾酮（Androsterone）结晶，1935 年又从雄仔牛睾丸中提取制得睾丸酮（睾酮，睾丸素，Testosterone），这是最早获得的天然雄性激素的纯品，经结构阐明为雄甾烷衍生物，同年人工合成成功。

丙酸睾酮 (Testosterone Propionate)

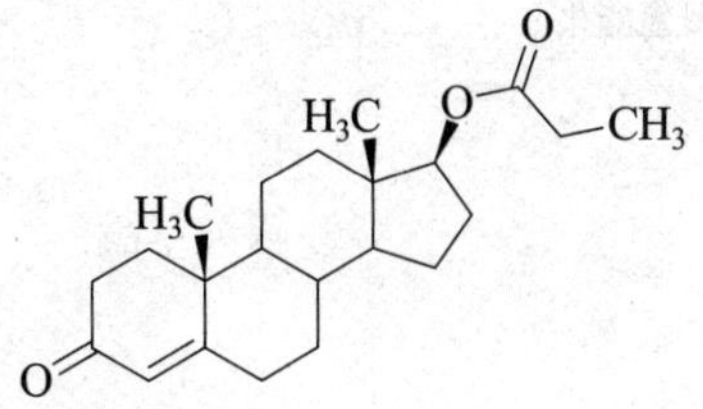

- 白色或类白色结晶性粉末；
- mp 118~123℃，$[\alpha]_D^{25} = +84° \sim +90°$（$c=0.01$，乙醇）；
- 在氯仿中易溶，乙醇中溶解，植物油中略溶，在水中不溶。

化学名为 17β-羟基雄甾-4-烯-3-酮丙酸酯[(17β)-17-hydroxyandrost-4-en-3-one propionate]。

睾酮口服后，经肝脏首过效应，绝大部分因代谢而失活。故将睾酮制成丙酸酯前药，做成油溶液用于肌肉注射。进入体内后，逐渐水解释放出睾酮起作用。

睾酮在体内的生物转化过程如下：

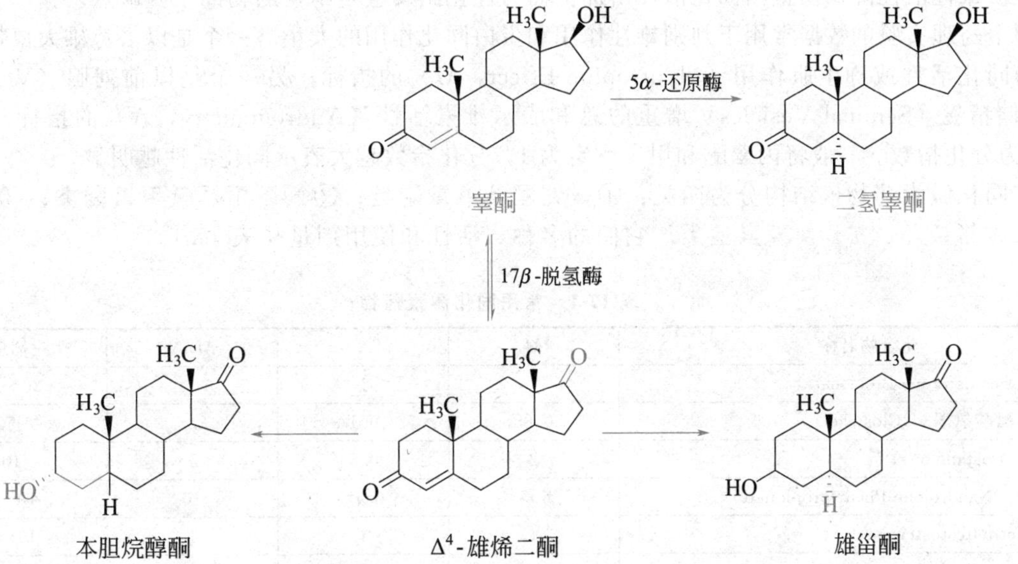

睾酮   5α-还原酶   二氢睾酮

17β-脱氢酶

本胆烷醇酮   Δ⁴-雄烯二酮   雄甾酮

二氢睾酮是睾酮在体内的活性形式，Δ^4-雄烯二酮的活性很小，是睾酮在体内的贮存形式，它不会与硫酸或葡萄糖醛酸结合而被排出体外。它们的活性比是二氢睾酮：睾酮：Δ^4-雄烯二酮=150：100：10。雄甾酮和本胆烷醇酮（Etiocholanolone）及其与葡萄糖醛酸和硫酸酯形成的结合物主要通过肾脏排出。

对内源性睾酮进行结构修饰的目的是得到使用方便和长效的药物，如睾酮除丙酸酯之外，尚有睾酮戊酸酯和睾酮十一烯酸酯可作为长效药物。

甲睾酮（Methyltestosterone）是睾酮的 17α-甲基衍生物。由于 17α-甲基的影响，降低了肝脏的氧化代谢速率。甲睾酮的口服吸收快，生物利用度好，不易在肝脏内被破坏，现作为常用的口服雄激素。

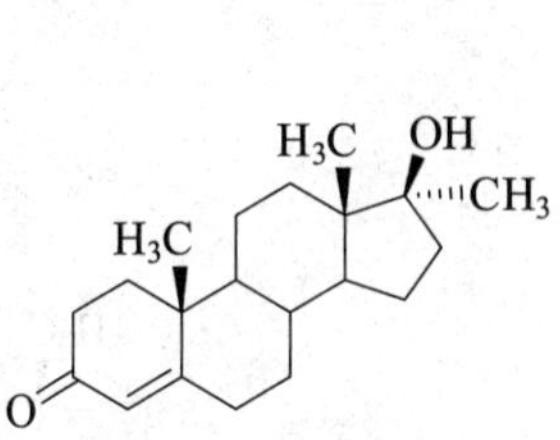

甲睾酮

丙酸睾酮以去氢表雄酮为原料，经 Oppenauer 氧化，再还原得到睾酮及二氢睾酮的混合物，其中二氢睾酮可采用 MnO_2 氧化得睾酮。再用相应的酸酐或酰氯酰化睾酮即可得到丙酸睾酮。

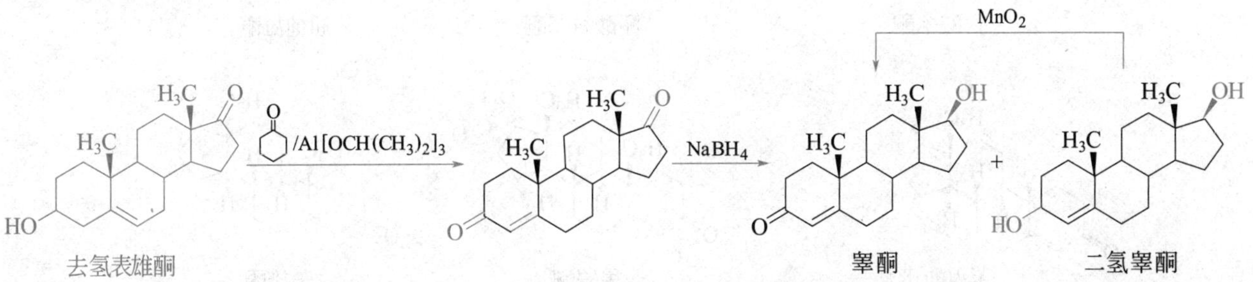

去氢表雄酮   /Al[OCH(CH₃)₂]₃   NaBH₄   MnO₂   睾酮   +   二氢睾酮

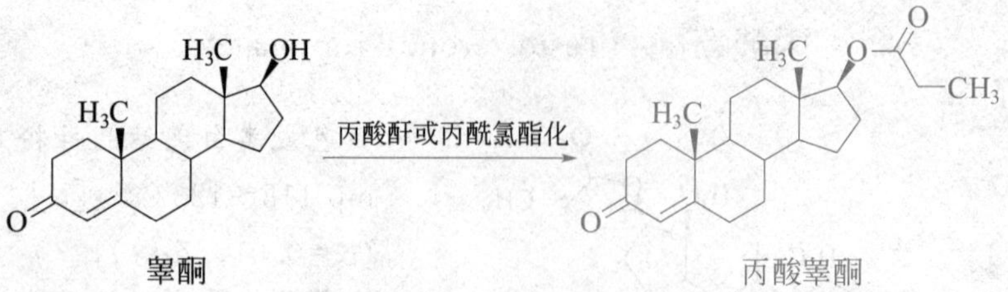

睾酮　　　　丙酸酐或丙酰氯酯化　　　　丙酸睾酮

二、同化激素 (Anabolic Hormones)

由于蛋白同化作用有较多的适应证，对雄性激素的化学结构改造的主要目的是为了获得蛋白同化激素。雄激素活性的结构特异性很强，对睾酮的结构稍加变动，如 19-去甲基、A 环取代、A 环并环等修饰，均可使雄性活性降低及蛋白同化活性增加。而男性化副反应是本类药物的主要缺点。

有两个药理实验的数据常用于判别雄性作用和蛋白同化作用的大小。一个是以去势雄大鼠提肛肌重量的增加为同化活性或称生肌作用（Myotrophic Effect，M）的指标；另一个是以前列腺（Ventral Prostate）或储精囊（Seminal Vesicles）增重的总和表示雄素活性（Androgenicity，A）的指标，两者比值 M/A 称为分化指数。一般将丙酸睾酮和甲睾酮定为 1，分化指数越大表示同化活性越明显。

现有同化激素药物依结构分为四类：①睾丸酮及甲睾酮类；②氢睾酮及氢甲睾酮类；③19-去甲睾酮类；④雄甾杂环、扩环类及其他类。它们的名称、活性和使用剂量见表 17-1。

表 17-1　常用同化激素药物

化合物名称	M	A	M/A	剂量/mg
丙酸睾酮（Testosterone Propionate）	1	1	1	20～100/周
氯司替勃（醋酸氯睾酮，Clostebol）	0.85	0.1	8.5	50/天
屈他雄酮（Drostanolone）	2	0.5	4	100/月
苯丙酸诺龙（Nandrolone Phenylpropionate）	1.5	0.15	10	10～25/月
甲睾酮（Methyltestosterone）	1	1	1	10～20/天
美雄酮（Metandienone）	2.14	0.57	3.7	5/天
羟甲烯龙（康复龙，Oxymetholone）	4.09	0.39	10.5	5～10/天
司坦唑醇（Stanozolol）	30	0.25	120	4～6/天
乙雌烯醇（去氧乙诺酮，Ethylestrenol）	3	0.2	15	2～16/天

注：数据来源于不同资料，活性难以比较，仅供参考。

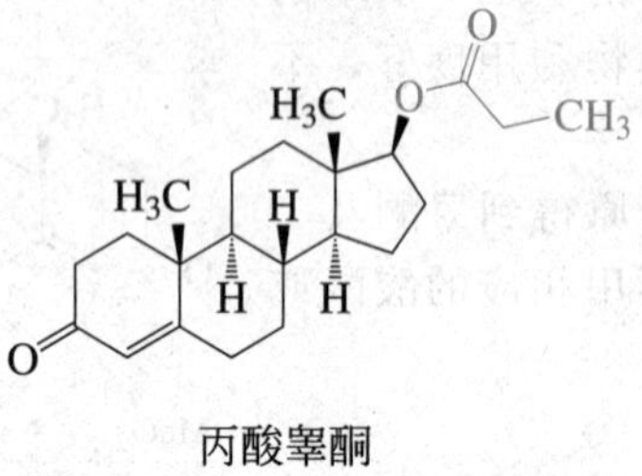

丙酸睾酮 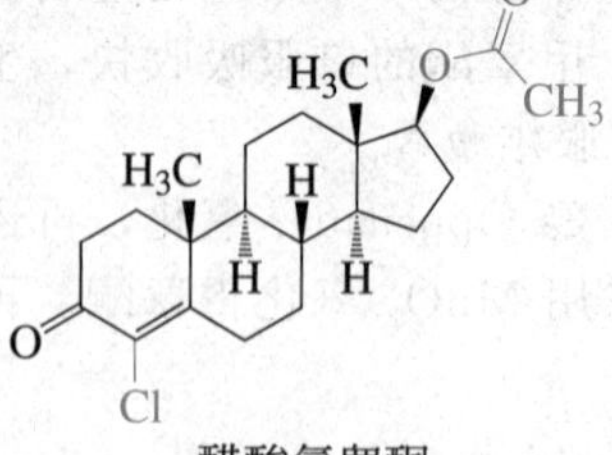　　　　　　醋酸氯睾酮 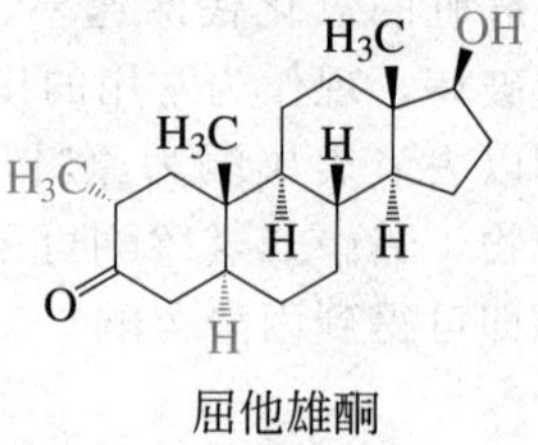　　　　　　屈他雄酮

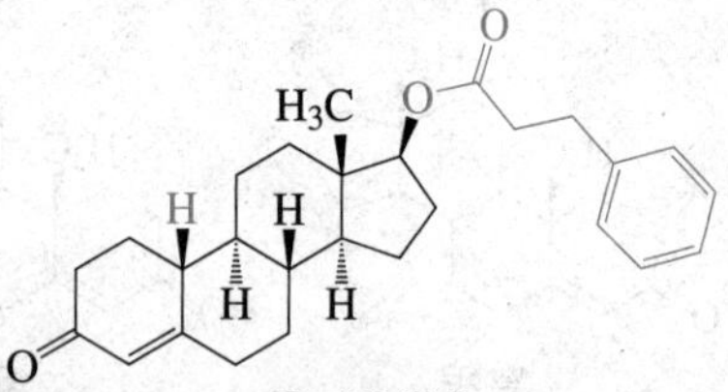

苯丙酸诺龙 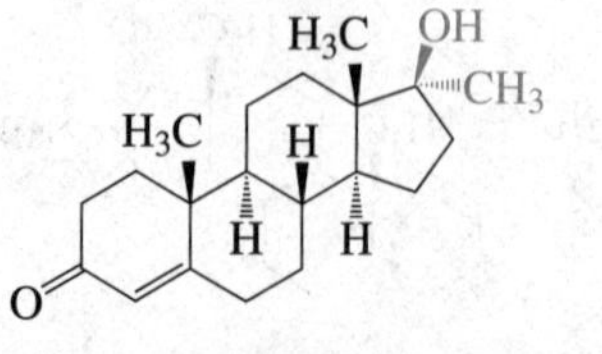　　　　　　甲睾酮 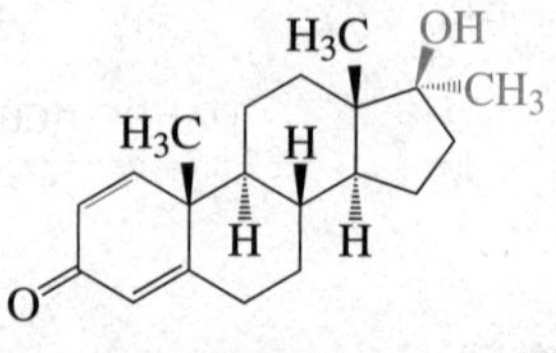　　　　　　美雄酮

羟甲烯龙　　　　　　　　　司坦唑醇　　　　　　　　乙雌烯醇

苯丙酸诺龙　(Nandrolone Phenylproplonate)

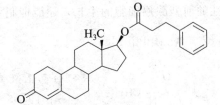

- 白色或乳白色结晶性粉末，有特殊臭味；
- mp 93~99 ℃，比旋度为＋48°~＋51°（二氧六环）；
- 在乙醇和植物油中溶解，水中几乎不溶。

化学名为 17β-羟基雌甾-4-烯-3-酮苯丙酸酯[(17β)-17-hydroxyestr-4-en-3-one phenylproplonate]。

苯丙酸诺龙是 19-去甲基的雄激素类化合物。去甲基后雄激素活性降低，但同化激素的活性仍被保留，是最早使用的同化激素类药物，主要的副作用是男性化及肝脏毒性。

本品的合成是以 19 位无甲基的雌甾-4-烯-3,17-二酮为原料，先将 3-酮基用甲醇成缩酮保护，17-酮羰基因为 18-甲基的位阻不成缩酮，用硼氢化钾将其还原后，在吡啶催化下用苯丙酰氯酰化，最后除去 3 位的保护基，制得产品。合成路线如下：

雌甾-4-烯-3,17-二酮
　　→ MeOH, CH₂(COOH)₂　NaHCO₃ →
　　→ MeOH, Py, KBH₄ →

　　→ C₆H₅CH₂CH₂COCl →
　　→ HCl →

三、抗雄性激素药物　(Androgen Antagonists)

按作用机制分类，抗雄性激素药物有抑制雄激素生物合成的 5α-还原酶抑制剂和雄性激素受体拮抗剂两类。

5α-还原酶是使睾酮转化为活性的二氢睾酮的重要酶。选择性的抑制 5α-还原酶可降低血浆和前列腺组织中二氢睾酮的浓度，减少雄性激素的作用。临床上用于治疗良性的前列腺增生。代表药物有 A 环含氮的非那雄胺（Finasteride）。

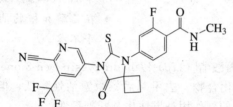

非那雄胺　　　　　　　　　　　　　　　　氟他胺

雄性激素受体拮抗剂能与二氢睾酮竞争受体，阻断或减弱雄激素在其敏感组织的效应。临床用于治疗痤疮、前列腺增生和前列腺癌。代表药物有氟他胺（Flutamide），它用于前列腺癌患者及痤疮的治疗，可与雄性激素竞争雄激素受体，抑制雄激素依赖性的前列腺癌细胞的生长，还能抑制雄性激素的生物合成。

阿帕他胺（Apalutamide）

◆ 白色至微黄色固体粉末；
◆ mp 194.5～195℃。

化学名为 4-[7-(6-氰基-5-(三氟甲基)吡啶-3-基)-8-氧代-6-硫代-5,7-二氮杂螺[3.4]辛烷-5-基]-2-氟-N-甲基苯甲酰胺[4-[7-[6-cyano-5-(trifluoromethyl)pyridin-3-yl]-8-oxo-6-thioxo-5,7-diazaspiro[3.4]octan-5-yl]-2-fluoro-N-methylbenzamide]。

本品是一种经口服给药的非甾体雄激素受体拮抗剂，是美国 FDA 批准的首个用于治疗非转移性去势抵抗性前列腺癌（CRPC）的药物。去势抵抗性前列腺癌是指经过初次持续雄激素剥夺治疗（ADT）后疾病依然进展的前列腺癌。几乎所有的晚期前列腺癌在接受内分泌治疗后，最终都会进展为 CPRC。如不采取有效的治疗手段，这些患者的平均生存时间是 12～18 个月。

阿帕他胺的作用机制为直接与雄激素的配体区结合抑制 AR 核转位以及与前列腺癌细胞 DNA 链的结合，阻止雄激素介导的 13 种内源性基因组转录，从而达到抑制肿瘤细胞生长的药效，其与雄激素受体的亲和力是第一代雄激素受体拮抗剂的 5 倍以上。本品主要代谢物 N-脱甲基阿帕他胺（ARN000308）是药效较弱的 AR 抑制药，在体外受体转录试验中活性仅为阿帕他胺的三分之一。

本品最常出现的不良反应为疲劳、高血压、皮疹、腹泻、恶心、体重减轻、关节痛、潮热、食欲不振、骨折和外周性水肿。在接受阿帕他胺治疗的人群中，约有 0.2% 的人群有可能发生癫痫，如发生癫痫，则需要永久终止阿帕他胺的使用。

阿帕他胺的合成途径大多需要使用剧毒的氰化钠，扩大生产存在很大的环保安全隐患。以下为一种不需要氰化钠的合成途径，以 3-(三氟甲基)吡啶-2-醇为原料经硝化、溴代、氰代，还原得 5-氨基-2-氰基-3-(三氟甲基)吡啶；2-氟-4-硝基苯甲酸经胺化、还原、Strecker 反应，再与 5-氨基-2-氰基-3-(三氟甲基)吡啶缩合环化制得本品。

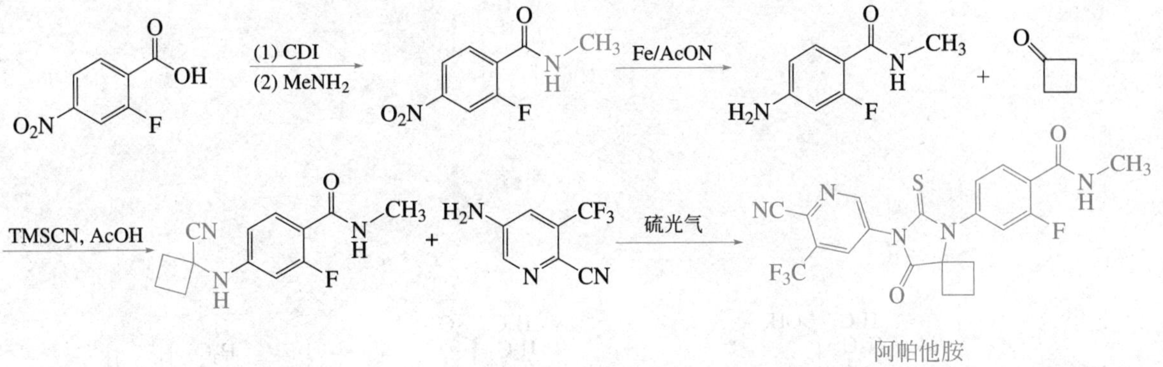

阿帕他胺

第三节　孕激素和抗孕激素
(Progestogens and Antiprogestogens)

孕激素是卵巢黄体分泌的甾体激素，最重要的天然孕激素是黄体酮（Progesterone）。孕激素对子宫内膜的分泌转化、蜕膜化过程、维持月经周期及保持妊娠等起重要的作用。孕激素可用于替补疗法，也是女用甾体口服避孕药的主要组分，有十分重要的用途。其作用机制是孕激素与受体结合后，受体构型发生改变并形成二聚体活化形式，作用于靶基因，影响其转录。

口服避孕药的方式被大多数妇女接受。在寻找口服孕激素的研究中，最先上市的是睾丸酮的衍生物——乙炔睾丸素，即炔孕酮（妊娠素，Ethisterone）。它是在研究睾丸酮的 17α-烷基衍生物时偶然发现的。在 17α 位引入乙炔基后，意外地发现其雄激素的活性减弱、而显示出孕激素活性，且口服有效。深入研究发展成一类 19-去甲睾酮结构的孕激素药物。在研究肾上腺皮质激素的生物代谢过程中，又发现 17α-羟基黄体酮乙酸酯也可口服，之后开发成为口服的黄体酮类激素。现在按照化学结构特点把孕激素类药物分为孕酮类和 19-去甲睾酮两类。

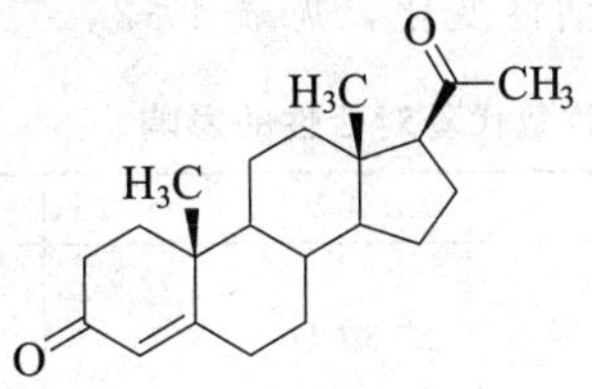

黄体酮 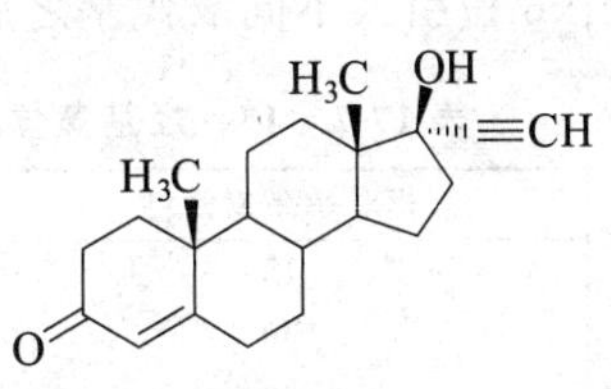　　　　　　　炔孕酮

一、孕酮类孕激素 (Progesterone and Its Derivatives)

天然来源的黄体酮在胃肠道吸收时，在通过肠黏膜和在肝脏时受到 4-烯还原酶，20-羟甾脱氢酶等酶的作用（首过代谢）而被破坏失活（图 17-5），故黄体酮只能以油剂供注射用。

以黄体酮为先导的结构改造研究，目标是得到可供口服的避孕药。研究中把无口服活性的 17-羟基黄体酮，经乙酰化后得到乙酸羟孕酮，增加了口服活性。但乙酸羟孕酮活性还不够高，只有炔孕酮的 1/2，炔诺酮的 1/100。

考虑到孕酮类失活的主要途径是 6 位羟基化、16 位和 17 位氧化或 3,20-二酮被还原成二醇，因而结构改造主要是在 C-6 及 C-16 位上引入基团，由此得到了 17α-乙酰氧基黄体酮的 6α-甲基衍生物，即醋酸甲羟孕酮（Medroxyprogesterone Acetate）；Δ⁶-6-甲基衍生物，即醋酸甲地孕酮（Megestrol Acetate）及

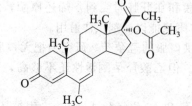

黄体酮

5β-孕二醇   6α-羟黄体酮   20α/β-羟基黄体酮

图 17-5 口服黄体酮的代谢失活

Δ^6-6-氯衍生物，即醋酸氯地孕酮（Chlormadinone Acetate）。这些化合物都成为强效的口服孕激素，其活性分别是炔诺酮的 20 倍、12 倍及 50 倍，是目前最常用的口服避孕药。因为长期给予实验动物小猎犬这类孕激素能引起乳腺肿块，曾一度怀疑有致癌作用，但深入研究发现在日常剂量下，对人无此种影响。现在有以它们为主药的各种剂型在市场上出售，是女用避孕药的主要品种。

醋酸甲羟孕酮   醋酸甲地孕酮   醋酸氯地孕酮

17α-羟基黄体酮分子中 6 位引入不同取代基之后的活性变化，见表 17-2。

表 17-2 17α-羟基黄体酮 6 位取代基对活性的影响

取代基	相对孕激素活性	取代基	相对孕激素活性
6α-Br	15	Δ^6	300
6α-F	50	Δ^6-6-CH$_3$	500
6α-Cl	60	Δ^6-6-F	900
6α-CH$_3$	260	Δ^6-6-Cl	3500

注：以 17α-羟基黄体酮乙酸酯为 1。

醋酸甲地孕酮 （Megestrol Acetate）

- 白色或淡黄色结晶或结晶性粉末，无臭；
- mp 216～219 ℃，比旋度为 +5°（$c=1$，氯仿）；
- 甲醇、乙醇、苯、丙酮、乙醚、苯甲醇、醋酸乙酯及氯仿中溶解；水中不溶。

化学名为 6-甲基-17α-羟基孕甾-4，6-二烯-3，20-二酮-17-醋酸酯 [17α-hydroxy-6-methylpregna-4,6-diene-3,20-dione acetate]。

本品为强效口服孕激素，注射也有效，可通过皮肤、黏膜吸收，常是各种长效、缓释、局部使用的避孕药的主药，无雌激素、雄激素或同化激素活性。进入体内后，大部以其代谢物与葡萄糖醛酸结合物的形式从尿中排出。

由于 Δ^6-CH_3 的取代，使甲地孕酮口服后不易被 6-羟基化而失活，口服有效。

合成时，用 17α-羟基黄体酮醋酸酯为原料，先制成烯醚，再用 $POCl_3$ 及 DMF（Vilsmeier 试剂）进行甲基化。实际上一步反应就可得 6-次甲基甾体，用 $Pd/CaCO_3$ 为催化剂，以环己烯为供氢体进行氢化转位得醋酸甲地孕酮，如再进一步催化氢化即可得醋酸甲羟孕酮。

烯醚 → POCl₃, DMF →

6-次甲基甾体　　醋酸甲地孕酮　　醋酸甲羟孕酮

二、19-去甲睾酮类孕激素 (19-Norandrostanes)

炔孕酮的口服活性比黄体酮强 15 倍，但仍具有约 1/10 睾丸酮的雄性激素活性。19-去甲基之后，得到炔诺酮（Norethisterone），其口服活性比炔孕酮强 5 倍，而雄激素活性仅为睾酮的 1/20，在治疗剂量很少显示出男性化的副作用。这成功推动了人们对 19-去甲睾酮类化合物进行广泛和深入的研究，合成出许多具有特色的强效孕激素。双醋炔诺醇（Ethynodiol Diacetate）的雄激素活性更低；醋炔诺酮（Norethisterone Acetate）及醋炔醚（Quingestanol Acetate）可与炔雌醇环戊醚配伍，为每月服一片的长效口服避孕药；异炔诺酮（Norethyondrel）是 A 环 $\Delta^{5(10)}$ 烯炔诺酮类似物，在体内可部分转化为雌激素；醋炔诺酮的 3 位肟化合物醋炔诺酮肟（Norethisterone Oxime Acetate）的活性比炔诺酮大 100 倍。

炔诺酮   双醋炔诺酮   醋炔诺酮

醋炔醚   异炔诺酮   醋炔诺酮肟

19-去甲睾酮类孕激素均有含两个碳的 17α-乙炔基，在结构上可以认为与孕甾烷的 17-乙基侧链相似。再加上其主要药理作用是孕激素的作用，故此类药物的化学命名大都选择孕甾烷为母体，用 19-去甲基表示相关结构。个别也有用雌甾烷作母体命名。

炔诺酮 (Norethisterone)

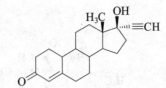

◆ 白色或乳白色结晶性粉末，无臭，味微苦；
◆ mp 202～208℃，比旋度为 −22°～−28°（c=1，氯仿）；
◆ 氯仿中溶解，乙醇中微溶，丙酮中略溶，水中不溶。

化学名为 17β-羟基-19-去甲-17α-孕甾-4-烯-20-炔-3-酮 ［17β-hydroxy-19-nor-17α-pregn-4-en-20-yn-3-one］。

本品是口服有效的孕激素，能抑制垂体释放黄体激素（Luteinizing Hormone，LH）和促卵泡成熟激素（Follicle-Stimulating Hormone，FSH），抑制排卵作用比黄体酮强。临床上用于功能性子宫出血、痛经、子宫内膜异位等孕激素适应证。但不用于先兆流产，因为其维持妊娠的作用太弱。

炔诺酮口服吸收后有较好的生物利用度（70%），进入体内后有 80% 与血浆蛋白结合，分布于全身。之后经 3α-还原酶的作用成羟基，与硫酸酯或葡萄糖醛酸结合后经尿及粪便排泄。

炔诺酮是短效孕激素，口服后 0.5～4h 内达到峰值。为了能达到长效目的，将其 17 位羟基酯化后得到如庚酸炔诺酮（Norethisterone Heptanate），在油性溶剂中溶解制成长效针剂，注射一次可延效一个月。

庚酸炔诺酮

炔诺酮的合成可从醋酸去氢表雄酮出发。先将其在冰醋酸中用漂白粉氯代，卤素加成在富电子的 5α 位，羟基在 6β 位。生成的加成物用四醋酸铅或氯代琥珀酰亚胺在碘催化下氧化，C-10 角甲基与 6β-羟基生成环醚。用铬酸使 3 位羟基氧化成酮，再在碱性条件下脱氯化氢即生成 Δ^4-3-酮。用锌粉还原开环，生成 C-19 甲醇，用铬酸氧化成羧基。由于叔碳原子上的羧基极易脱羧，生成 19-去甲基甾体，乙炔化后即得产品炔诺酮，总收率 28％。路线中的 19-去甲基甾体（雌甾-4-烯-3,17-二酮），也是合成蛋白同化激素苯丙酸诺龙的原料。

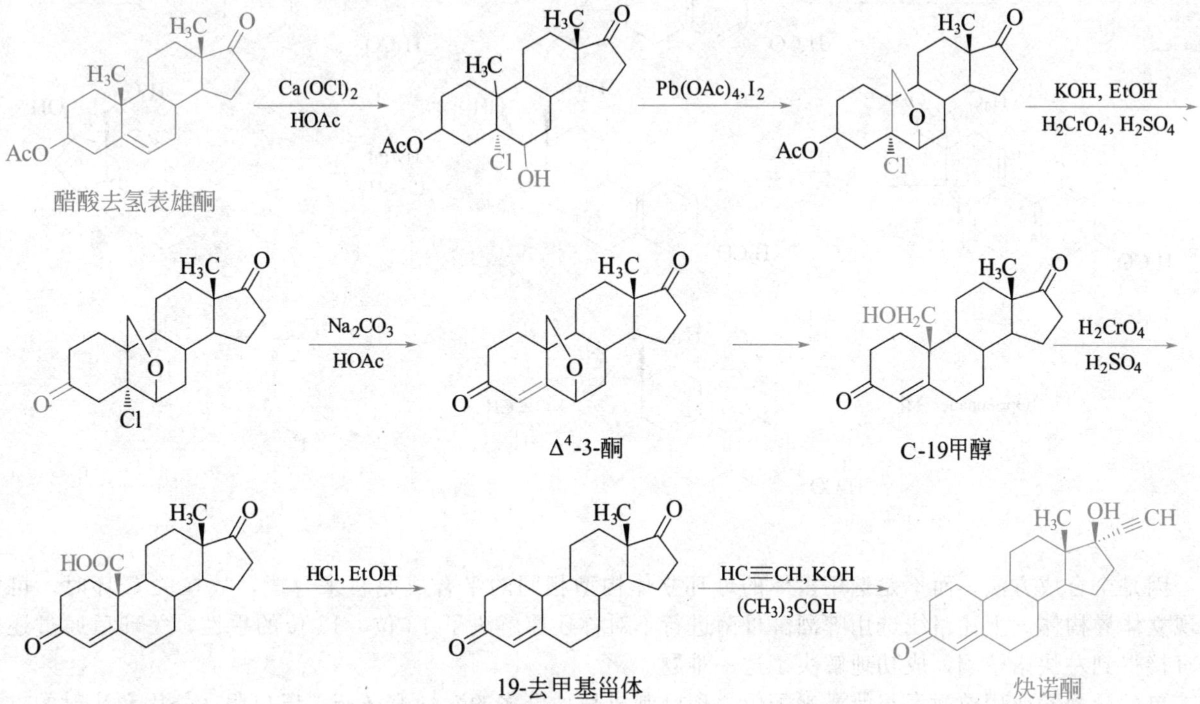

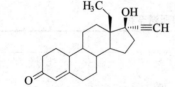

醋酸去氢表雄酮

Δ⁴-3-酮

C-19甲醇

19-去甲基甾体

炔诺酮

左炔诺孕酮 （Levonorgestrel）

- ◆ 白色或类白色结晶性粉末，无臭、无味；
- ◆ 左炔诺孕酮，即 D-18-甲基炔诺酮（C-13β 构型），比旋度为 $-30.8°$（$c=1$，氯仿），mp 232～236℃；
- ◆ 在氯仿中溶解，甲醇中微溶，水中不溶。

化学名为 D-（－）-（17α）-（13β-乙基-17-羟基-18,19-二去甲孕甾-4-烯-20-炔-3-酮）[（（17α）-（13β-ethyl-17-hydroxy-18,19-dinorpregn-4-en-20-yn-3-one）]，又名 18-甲基炔诺酮。

18-甲基炔诺酮只有 D-型有活性，L-型无效。通常称的炔诺孕酮为外消旋体，活性仅有左炔诺孕酮的一半。

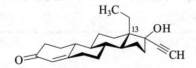

左旋D-甲基炔诺酮
立体构型 8R, 9S, 10R, 13S, 14S, 17R

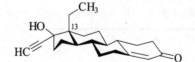

右旋L-甲基炔诺酮
8S, 9R, 10S, 13R, 14R, 17S

本品是炔诺酮的类似物，它们之间的差异仅在 C-13 的甲基以乙基替代。这种结构的变化不是有意识的药物设计，而是因为在全合成过程中，合成 18-甲炔诺酮比合成炔诺酮更容易。后来发现其作用强度与炔诺酮一样，且在体内有更长的作用时间，作为避孕药更适合。

本品用全合成法制备，是最先实现工业化生产的全合成甾体激素。中间采用了生物合成和不对称合成的技术，合成路线如下：

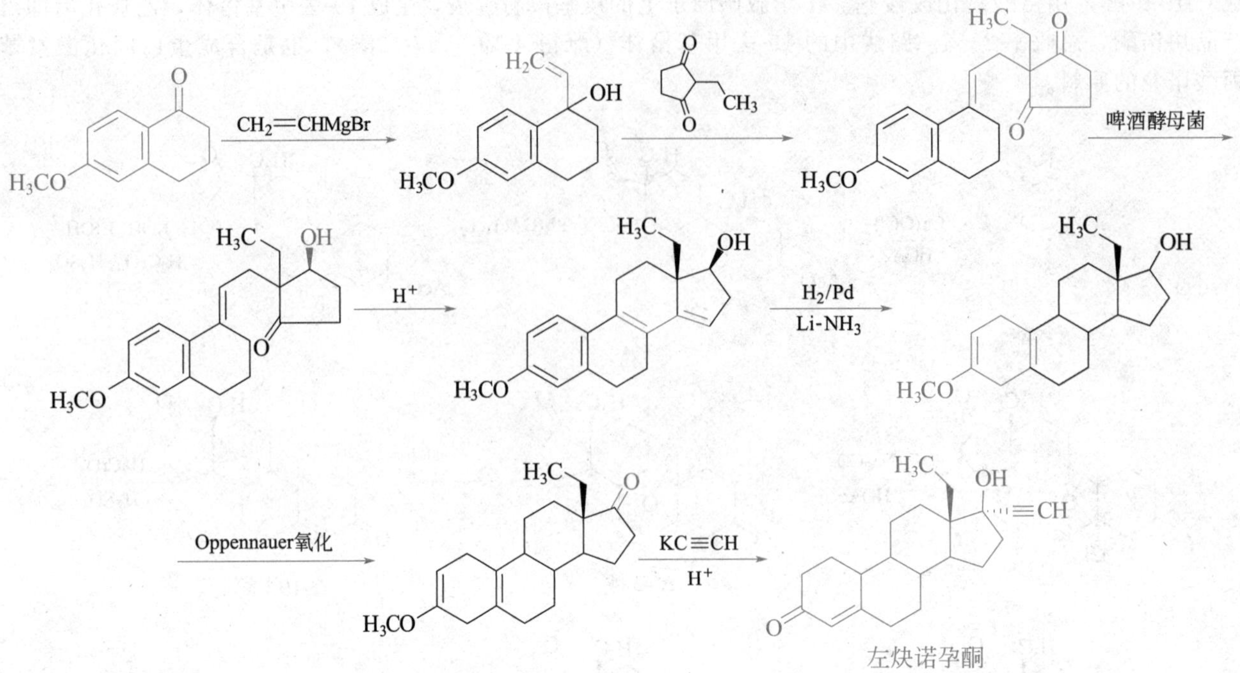

因是全合成方法，而不是选用甾体的母环立体构型相同的半合成原料来合成，故在关 C 环时，可能出现立体异构体。上述路线选用啤酒酵母菌进行不对称还原解决了 13 位、17 位的手性，关环后通过还原可直接得到左炔诺孕酮，成功地解决了这一难题。

单用孕激素或用孕激素与雌激素配伍，现已制成品种繁多的女性避孕药。以口服、外用和注射的方式达到避孕目的的药物，目前只用于妇女；男性避孕药的研究至今未取得应用性成果。长期临床使用表明，女性避孕药的效果明显，安全性较好，使用方便，正常使用副反应很小。常见的口服避孕药的配方示例见表 17-3。

表 17-3　常见的口服避孕药

名称	组成/每片	作用
复方炔诺酮片（避孕片一号）	炔诺酮 0.6mg 炔雌醇 0.035mg	抑制排卵
复方甲地孕酮片（避孕片二号）	甲地孕酮 1mg 炔雌醇 0.035mg	抑制排卵
复方左炔诺孕酮片	左炔诺孕酮 0.15mg 炔雌醇 0.03mg	抑制排卵
炔酮肟片（探亲避孕片）	炔酮肟 1mg	抗着床

三、抗孕激素 (Antiprogestogens)

抗孕激素主要拮抗孕激素与受体的作用。该类药物的选择性好，副作用较小。目前用于抗早孕和乳腺癌的治疗。

1982 年法国 Roussel-Uclaf 公司推出米非司酮（Mifepristone）用作抗早孕药物。米非司酮在甾体化学结构中引入了新的活性基团。以前，甾体在 11 位只有羟基及氧的取代，而现在引入大体积的二甲氨基苯基的成功，启发人们在此位置上引入更多的基团进行结构改造。

米非司酮 (Mifepristone)

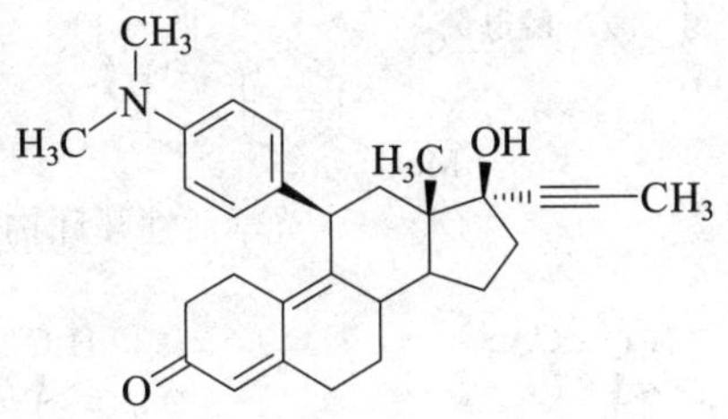

◆ 白色或类白色结晶；

◆ mp 150 ℃，比旋度为＋138.5°（$c＝0.5$，氯仿）。

化学名为 11β-(4-二甲氨基苯基)-17β-羟基-17-(1-丙炔基)雌甾-4,9-二烯-3-酮 {(11β,17β)-11-[4-(dimethylamino)phenyl]-17-hydroxy-17-(1-propynyl)estra-4,9-dien-3-one}。

米非司酮的基本母核是 19-去甲炔诺酮，它的先导物是孕激素类化合物。由于在其 11β 位接上一个大体积的二甲氨基苯基，增加了与孕激素受体的亲和力及提高了稳定性；在 17α 位引入丙炔基而不是通常的乙炔，除了增加其化学稳定性，也增加其亲和力；Δ^9 的引入减弱了孕激素活性，成为甾体药物新类型。

米非司酮是孕激素受体拮抗剂。本身无孕激素活性，与子宫内膜孕激素受体的亲和力比孕酮高出 5 倍左右，体内作用的部位在子宫，不影响垂体-下丘脑内分泌轴的分泌调节。在妊娠早期使用可诱发流产。口服 600mg 或 200mg 后，再口服 1mg 米索前列醇（Misoprostol），对早孕妇女可获得 90%～95% 的完全流产率。

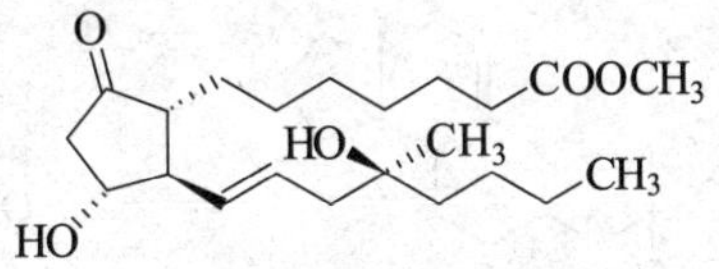

米索前列醇

米非司酮口服吸收迅速，在肝脏中有明显的首过效应。代谢时 N-甲基首先被氧化为羟基化合物，继而脱去一个甲基生成 N-单甲基化合物，仍保持活性，但与孕酮的结合亲和力只及米非司酮的 2/3。进一步的代谢生成 N-双去甲基及丙炔基羟基化合物。

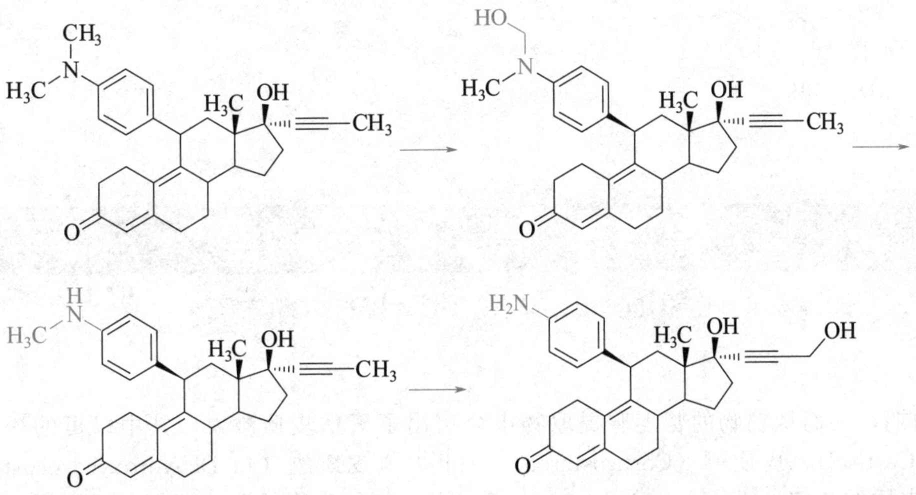

米非司酮用全合成法制备，路线比较长。从 β-萘酚出发，通过多步反应制得开环双酮，用酵母菌选择性还原得光学活性开环物，再经还原、水解、溴化、脱溴化氢，得双烯酮。接着将保护后的缩酮氧化、丙炔化，再进行区域选择和立体选择氧化得环氧化物，最后引入 11 位取代基，再水解得到目标物。

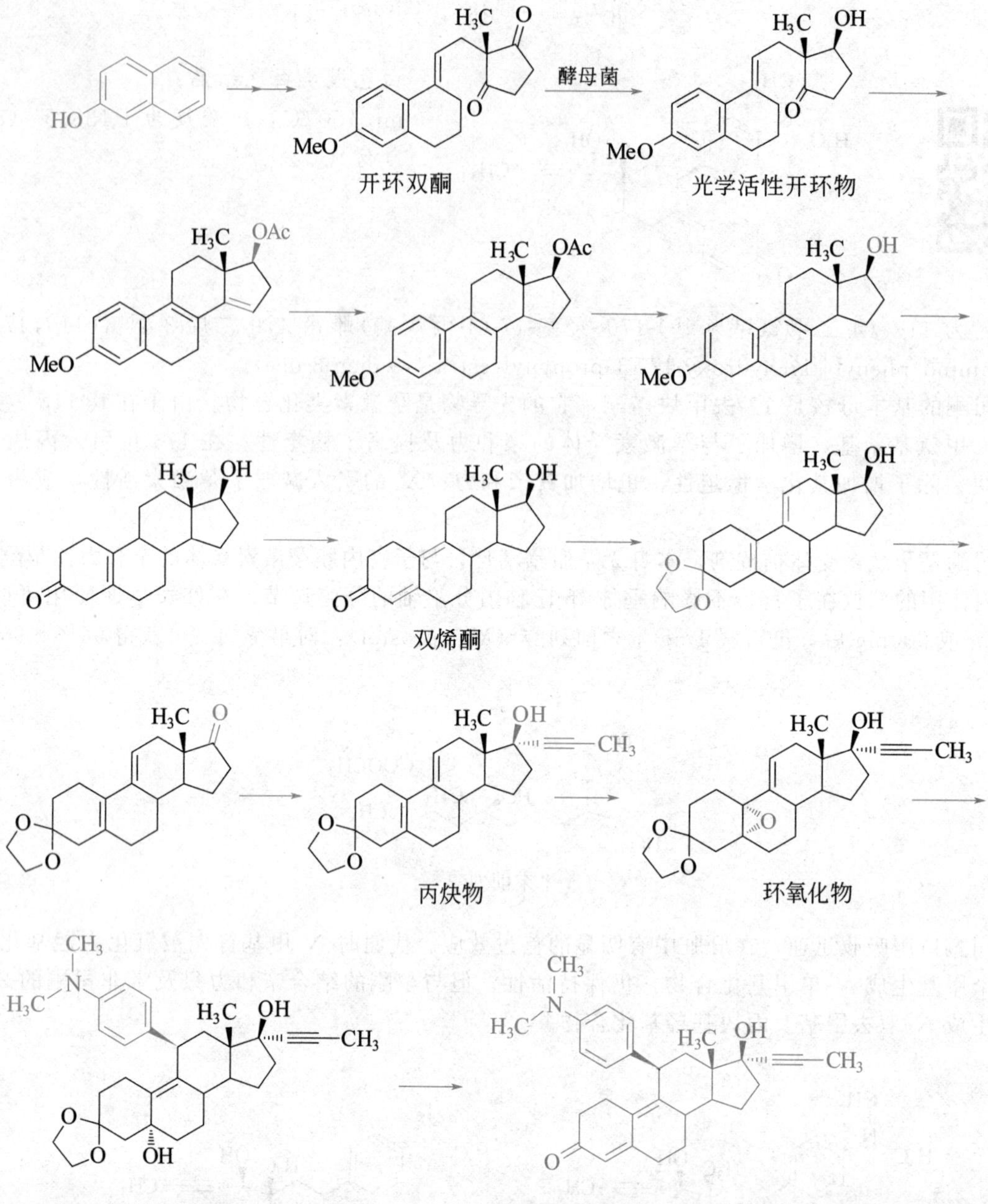

酵母菌

开环双酮   光学活性开环物

双烯酮

丙炔物   环氧化物

第四节　肾上腺皮质激素
(Adrenocorticoid Hormones)

　　20 世纪初期，人们从动物的肾上腺提取物中分离出了天然皮质激素，其中以可的松（Cortisone）、氢化可的松（Cortisol）、皮质酮（Corticosterone）、11-去氢皮质酮（11-Dehydroxycorticosteron）及 17α-羟基-11-脱氧皮质酮（17α-Hydroxy-11-deoxycorticosterone）的生物活性较高。它们均具有孕甾烷的母核和含有 Δ^4-3,20-二酮、21-羟基，大都在 11 位含有羟基或氧（缺乏时应在命名时注明）；17 位含有羟基的化合物命名为可的松类；无羟基的化合物为皮质酮类化合物。1953 年人们又分离出醛固酮（Aldosterone）。

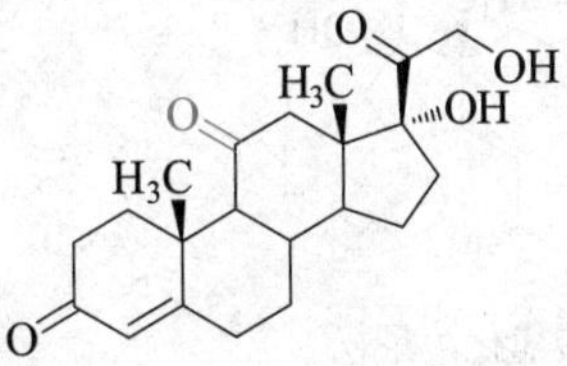

可的松 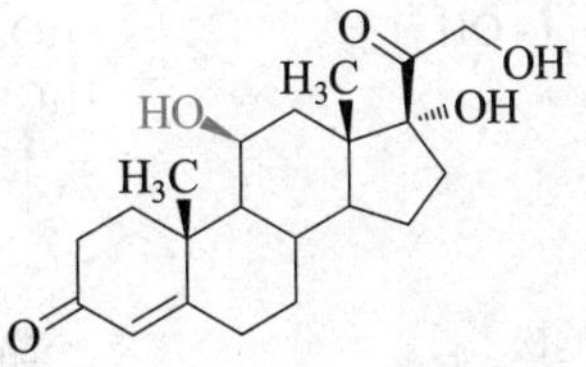　　　　　　　　氢化可的松 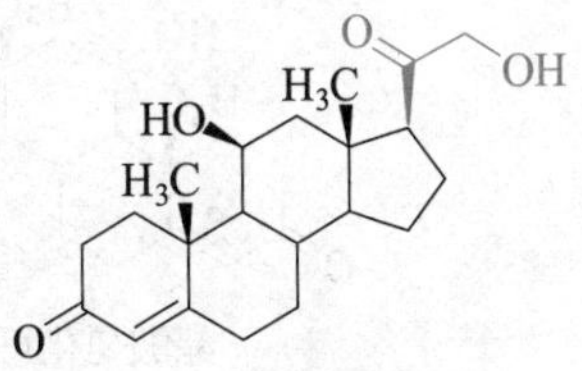　　　　　　　皮质酮

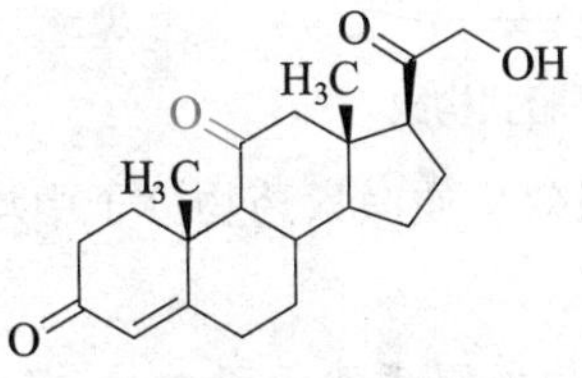

11-去氢皮质酮　　　　17α-羟基-11-脱氧皮质酮 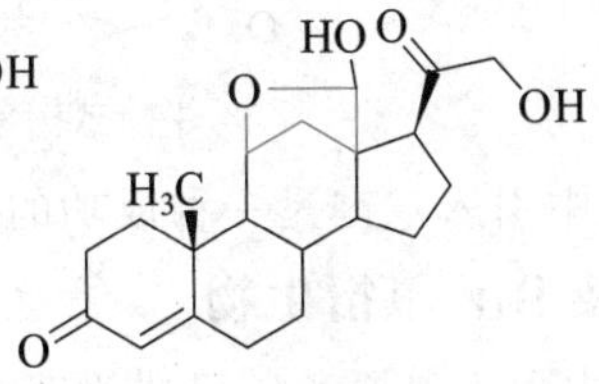　　　醛固酮

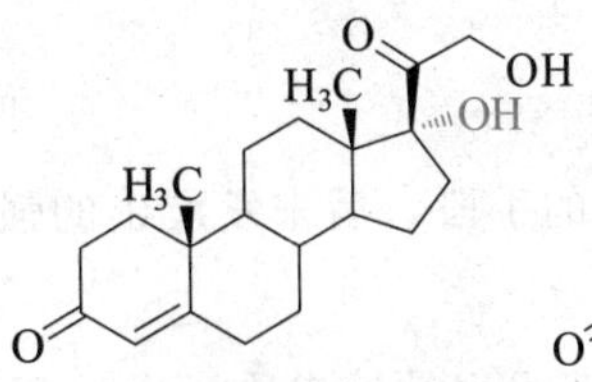

肾上腺皮质激素按其主要生理作用分为盐皮质激素（Mineralocorticoids）及糖皮质激素（Glucocorticoids）。两者在结构上有明显的区别：糖皮质激素通常同时具有 17α-羟基和 11-氧（羟基或氧代）；而不同时具有 17α-羟基和 11-氧（羟基或氧代）的为盐皮质激素。盐皮质激素如醛固酮及去氧皮质酮，主要调节机体的水、盐代谢和维持电解质平衡。因只限于治疗慢性肾上腺皮质功能不全，临床用途少，较少开发成药物；其代谢拮抗物如螺内酯，作为利尿药物使用。糖皮质激素主要与糖、脂肪、蛋白质代谢和生长发育等有密切关系，是一类重要的药物。但它仍具有一些影响水、盐代谢的作用，可使钠离子从体内排出困难而发生水肿，视为糖皮质激素的副作用。

糖皮质激素有极广泛的、效果非常明显的临床用途。糖皮质激素化学结构改造的主要目标集中在如何将糖、盐皮质激素的两种活性分开，以减少副作用。

偶然发现的 9α-氟代氢化可的松是最早引起注意的合成皮质激素。在皮质醇的合成过程中，引入 11-羟基时，同时产生 α- 和 β- 异构体。为了使无效的 α- 异构体转为有效的 β- 异构体，当时设计了几步路线。经药理筛选发现中间体 9-卤化物的药理作用比母体化合物显著增加，其中以 9α-氟化物作用最强，抗炎活性和糖原沉积活性比皮质醇大 10 倍。可惜由于钠潴留作用增加更多（50 倍），最终未能成为药物，然而这却鼓励人们去寻找只增加抗炎活性而不增加钠潴留作用的新药。

在 20 世纪 60～70 年代，糖皮质激素的结构修饰成为当时最热门的研究课题之一。几乎世界所有的著名合成化学家都作了这方面的工作，几乎在甾环上可能进行化学修饰的位置都引入了各种取代基。通过大量的构效关系研究，发现了一些专一性好，副作用极小的药物，取得满意的结果。现就构效关系和一些成功的药物阐述于后。

11-羟基化合物（氢化可的松）是体内的活性形式，结构改造常以它为先导化合物。

一、肾上腺皮质激素的构效关系 (Structure-Activity Relationship of Adrenocorticoids)

1. Δ¹ 衍生物

在醋酸氢化可的松（Hydrocortisone Acetate）分子中引入 1,2-双键，称为醋酸氢化泼尼松（Hydroprednisone Acetate），其抗炎活性增大 4 倍，不增加钠潴留作用。抗炎活性增加的原因可能是由于 A 环几何形状改变所致，从半椅式变为平船式构象，增加了与受体的亲和力和改变了药代动力学性质。

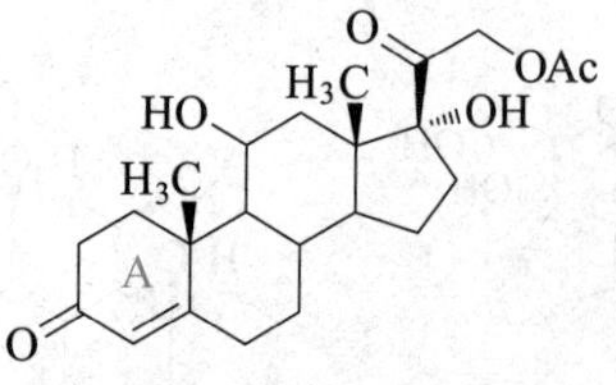

醋酸氢化可的松 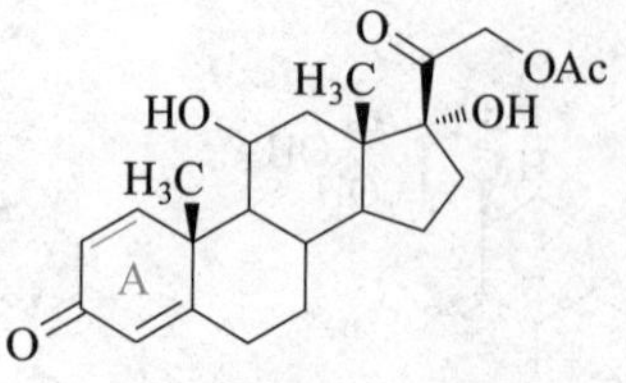   醋酸氢化泼尼松

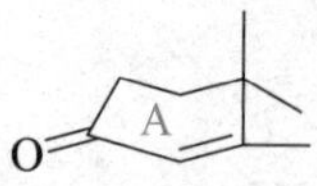

半椅式构象 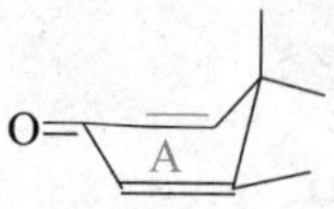   平船式构象

在 A 环 1 位中引入双键是一种成功的手段，后来发展出的强效皮质激素药物分子中均带 Δ^1。

2. 6α-氟及 9α-氟衍生物

在甾体激素中引入氟原子，已成为获得强效糖皮质激素类药物的最重要手段。6α-或 9α-氟代皮质激素的活性显著增加，可能的原因是在引入 9α-氟原子后，增加了邻近 11β-羟基的离子化程度；引入 6α-氟原子后，则可阻止 6 位的氧化代谢失活。醋酸 6α-氟代氢化可的松（6α-Fluorocortisone Acetate）及醋酸 6α-氟代氢化泼尼松（6α-Fluoroprednisone Acetate）的抗炎活性比未氟代的母体分别增大 10 倍和 20 倍，未增加钠滞留作用。

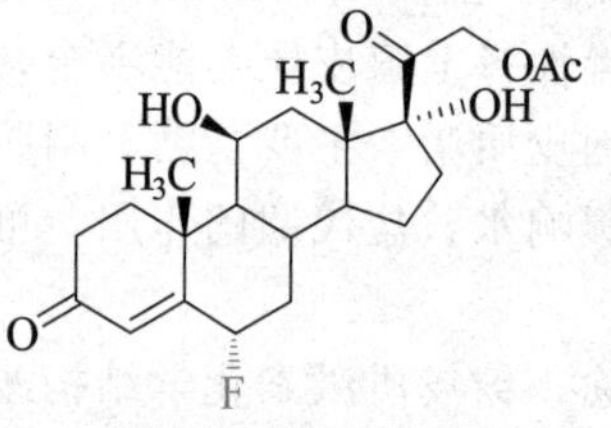

6α-氟代氢化可的松   6α-氟代氢化泼尼松

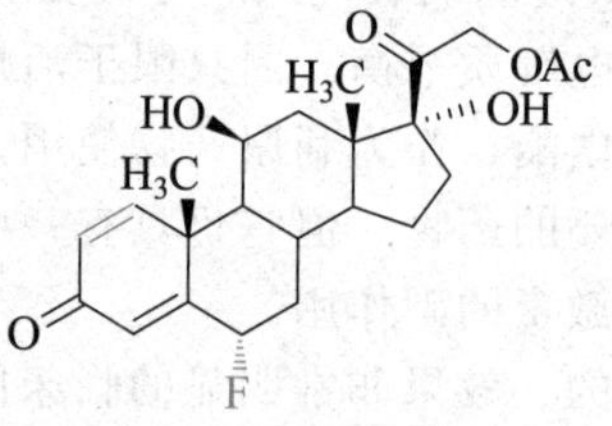

单纯 9α-氟代的皮质激素，抗炎活性和钠潴留作用同时增加，无实用价值。后发现同时再在其他部位，如 C-16 引入羟基并与 17α-羟基一同制成丙酮的缩酮；C-6 引入卤素，可抵消 9α-氟代增加钠潴留作用，后成为优秀的糖皮质激素，如曲安西龙（Triamcinolone）、曲安奈德（Triamcinolone Acetonide）及氟轻松（Fluocinolone Acetonide）。

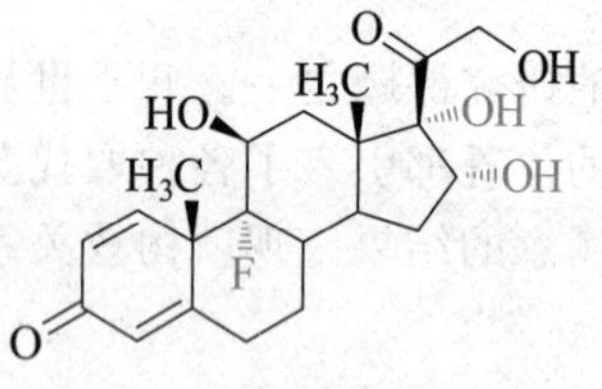

曲安西龙 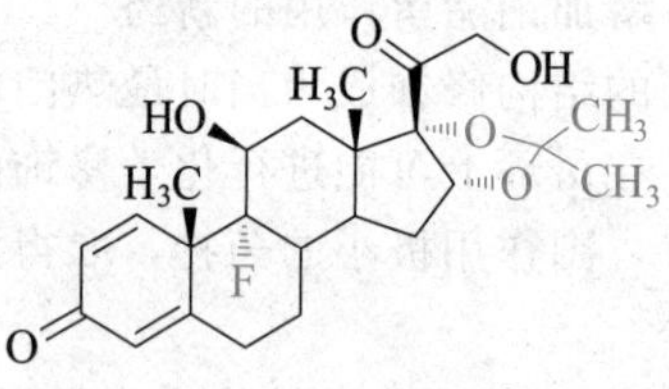   曲安奈德 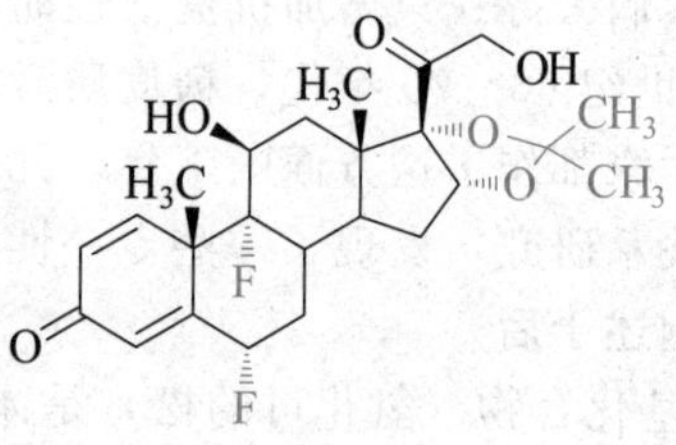   氟轻松

3. 16-甲基衍生物

在皮质激素中引入 16-甲基也是结构改变的重要手段，它使抗炎活性增加，钠潴留作用减少。在其他位结构改变的基础上（Δ^1, 9α-氟），再引入 16-甲基的化合物得到地塞米松（Dexamethasone）和倍他米松（Betamethasone）是目前临床上应用最广泛的强效皮质激素。引入 16-甲基后使抗炎活性增加的原因，主要是由于立体位阻妨碍了 17 位的氧化代谢。

4. 21 位酯化衍生物

这种结构修饰与前述的雌激素、孕激素药物一样，做成其前药。最常见的皮质激素的 21 位酯化化合物是乙酸酯，除可增加口服吸收率外，也可适应制备外用软膏剂的需要，增加其溶解性。目前已有各种酯的前药出现，如丙酸酯、缬草酸酯、磷酸酯等。

临床使用的皮质激素类药物产品很多，见表 17-4。

表 17-4　临床使用的皮质激素类药物

名称	C-1~2	C-6	C-9	C-11	C-16	C-21	抗炎	钠潴留
醋酸氢化可的松 (Hydrocortisone Acetate)	—	—H	—H	—OH	—H	—OCOCH$_3$	1.0	1.0
泼尼松龙 (Prednisolone)	Δ	—H	—H	—OH	—H	—OH	4	0.6
甲泼尼松龙 (Methylprednisolone)	Δ	6α-CH$_3$	—H	—OH	—H	—OH	5	0
曲安奈德 (Triamcinolone Acetonide)	Δ	—H	α-F	—OH	16,17-二羟基的丙酮缩酮	—OH	6	0
氟轻松 (Fluocinolone Acetonide)	Δ	α-F	α-F	—OH		—OCOCH$_3$	40	125
醋酸地塞米松 (Dexamethasone Acetate)	Δ	—H	α-F	—OH	β-CH$_3$	—OCOCH$_3$	30	0
醋酸氟氢可的松 (Fludrocortisone Acetate)	—	—H	α-F	—OH	—H	—OCOCH$_3$	17	75
丙酸倍氯米松 (Beclomethasone Dipropionate)	Δ	—H	α-Cl	—OH	α-CH$_3$	—OCOCH$_3$		

二、代表药物 (Classical Andrenocorticoids)

醋酸地塞米松 (Dexamethasone Acetate)

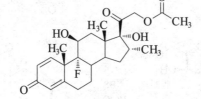

- 白色或类白色结晶或结晶性粉末，无臭，味微苦；
- mp 223~233℃（分解），比旋度为 +82°~+88°（$c=1$，二氧六环）；
- 丙酮中易溶，甲醇或无水乙醇中溶解，乙醇或氯仿中略溶，乙醚中溶解极微，水中不溶。

化学名为 16α-甲基-11β,17α,21-三羟基-9α-氟-孕甾-1,4-二烯-3,20-二酮-21-醋酸酯 [11β,16α,17α-9α-fluoro-11,17,21-trihydroxy-16-methylpregna-1,4-diene-3,20-dione acetate]，又名醋酸氟美松。

本品的糖代谢作用很强，盐代谢作用微弱。因长期服用可的松、醋酸泼尼松引起水肿的患者，改用本品往往先产生轻度的利尿作用。口服血浆半衰期约为 200min。

本品可口服和外用。口服主要用于治疗风湿热、类风湿性关节炎、红斑狼疮和白血病等疾病。外用的适应证与醋酸氟轻松相同，用于湿疹、皮炎等皮肤病。

地塞米松本身的抗炎活性不强，但 21-羟基酯化后，由于亲脂性增加，在软膏基质中的药物固体微粒或药物分子接触到皮肤后，容易溶解在角质层中，很快渗过表皮到达皮下血管而发挥作用。

本品 21-三甲基醋酸酯，即地塞米松三甲醋酸酯（Dexamethasone Trimethyl Acetate）的外用抗炎活性比氢化可的松大 80 倍。地塞米松磷酸钠（Dexamethasone Sodium Phosphate）为水溶性衍生物，作用与地塞米松相同。静注或肌注后作用迅速，适用于危急患者的抢救，也可作为滴眼药液。

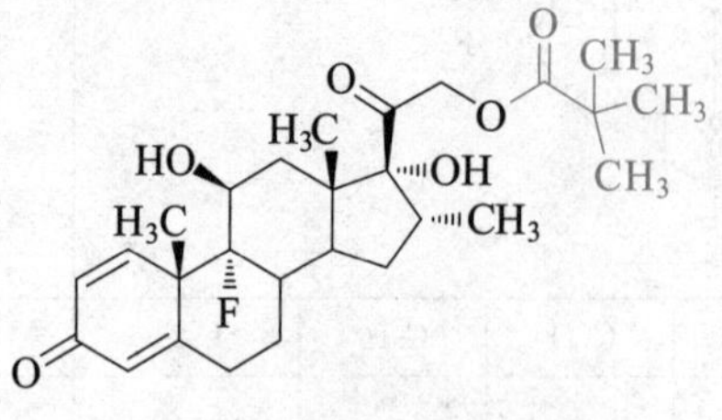

地塞米松三甲醋酸酯 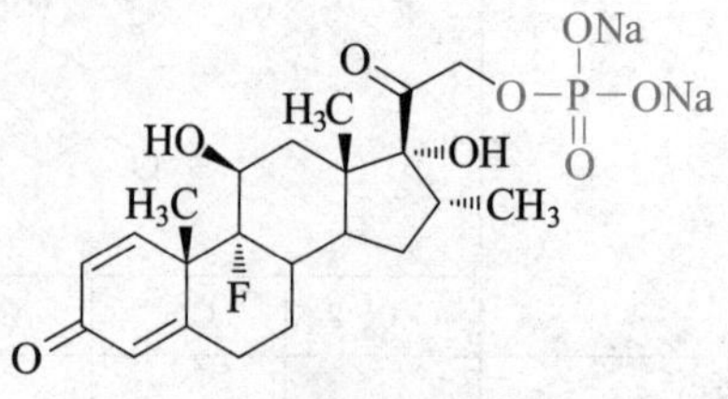   地塞米松磷酸钠

地塞米松醋酸酯的合成以醋酸妊娠双烯醇酮为原料，进行格氏反应，然后用格氏产物进行环氧反应，再水解得 16α-甲基-17α-羟基化合物。它在酸性下用三氧化铬氧化生成 Δ^4-3-酮。按氢化泼尼松的相同制备方法引入 21-醋酸酯及 11-羟基，按合成醋酸氟轻松的方法引入 9α-氟及 Δ^1 得产物地塞米松。

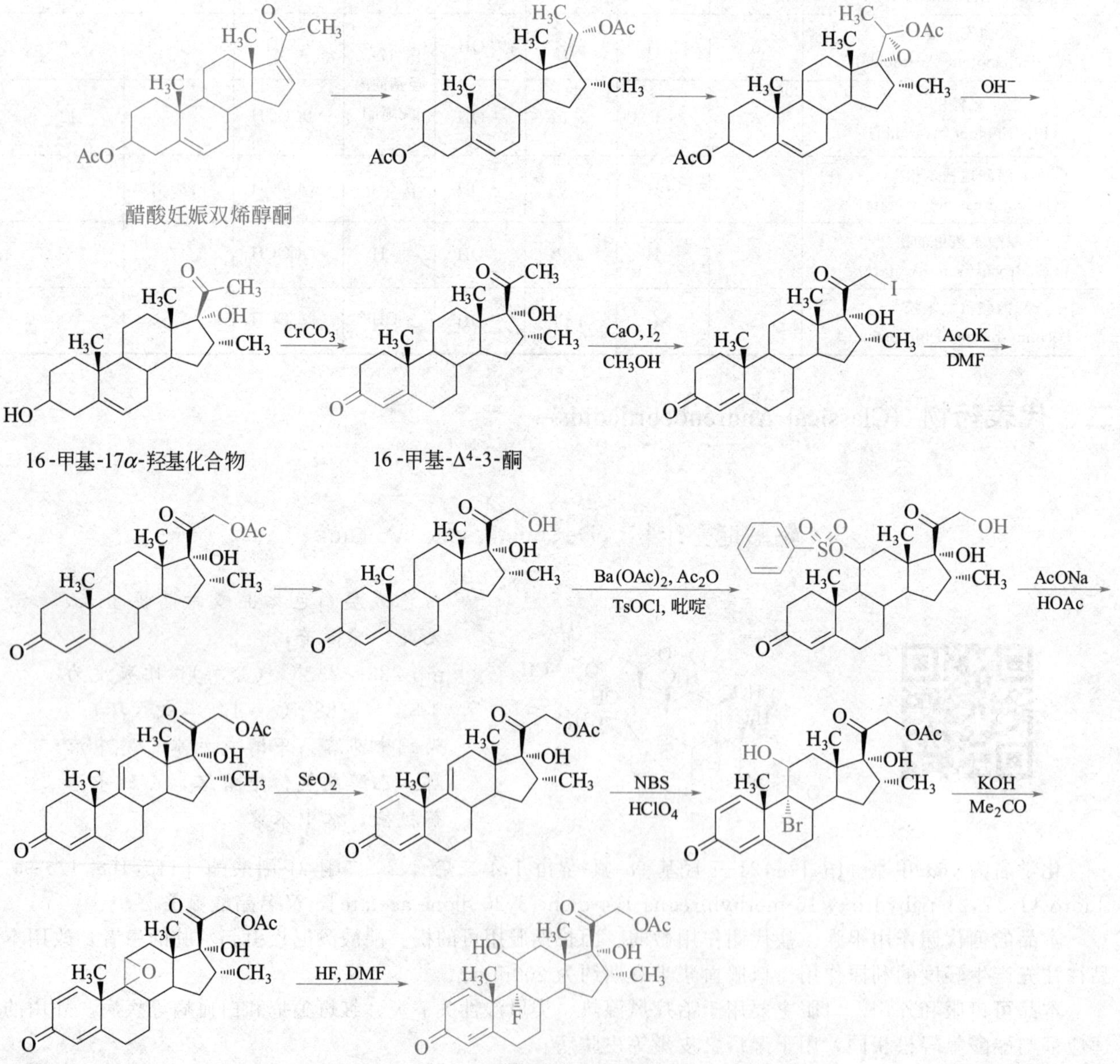

醋酸妊娠双烯醇酮

16-甲基-17α-羟基化合物   16-甲基-Δ^4-3-酮

醋酸地塞米松

地塞米松的合成中，涉及甾体结构中多个位置的化学修饰，这也是其他甾体药物合成中的一般常用方法。

选读文献

[1] 谭仁祥，王剑文主编，甾体化学. 北京：化学工业出版社，2009.

[2] Brueggemeier R W, Miller D D, Dalton J T. "Estrogen, Progestins and Androgens", In: "Foye's Principles of Medicinal Chemistry". 5th edition. Ed by Williams D A, Lemke T L. Philadelphia：Lippincott Williams & Wilkins, 2003：685～717.

[3] Miller D D, Brueggemeier R W, Dalton J T. "Adrenocorticoids", In: "Foye's Principles of Medicinal Chemistry". 6th edition. Ed by Lemke T L, Williams D A. Philadelphia：Lippincott Williams & Wilkins, 2008：877～912.

[4] Castoria G, Migliaccio A. Advances in Rapid Sex-Steroid Action：New Challenges and New Chances in Breast and Prostate Cancers. New York, NY：Springer New York, 2012.

（武汉大学药学院　周海兵）

第十八章

抗生素

(Antibiotics)

抗生素为在临床上使用的十分重要的一类抗菌药。自 20 世纪 40 年代初青霉素使用于临床以来，抗生素的应用领域不断扩展，从起初青霉素、链霉素及四环素等仅用作抗菌药物，发展到具有抗肿瘤、抗病毒、抗立克次体，甚至到具有特异性酶抑制和免疫抑制作用。现在，抗生素的来源并不局限于微生物次级代谢产物，而已发展到半合成、全合成的类似物及衍生物。因此，抗生素的定义随之改变。

本章所指抗生素为某些细菌、放线菌、真菌等微生物的次级代谢产物，或用化学方法合成的相同结构或结构修饰物，在低浓度下对各种病原菌性微生物有选择性杀灭、抑制作用而对宿主不产生严重毒性的药物。按照化学结构，抗生素主要可分为 β-内酰胺类、四环素类、氨基糖苷类、大环内酯类及其他等类别。

抗生素的作用机制主要包括以下四种。

(1) 抑制细菌细胞壁合成 使细菌细胞壁产生缺损，从而导致细菌细胞裂解和死亡。细胞壁的生物合成分为胞浆内、胞浆膜及胞浆膜外三个阶段。例如，磷霉素、环丝氨酸可阻碍胞浆内黏肽前体 N-乙酰胞壁酸的形成；万古霉素和短杆菌素可抑制胞浆膜阶段的黏肽合成；而青霉素类和头孢菌素类 β-内酰胺抗生素则对胞浆膜外黏肽的交联过程具有阻断作用，能抑制转肽酶的转肽作用。

(2) 损伤细菌细胞膜 某些抗生素可与细菌细胞膜相互作用，从而影响膜的通透性，导致细菌死亡。例如，多黏菌素 B (Polymyxin B) 能与细菌细胞膜上的磷脂结合，使细胞膜完整性受损，通透性增加，导致菌体内蛋白质、核苷酸、氨基酸等重要物质外漏。2003 年批准上市的达托霉素（Daptomycin）则通过扰乱细菌细胞膜的多种功能而起抗菌作用。

(3) 破坏细菌蛋白质合成 这类抗生素抑制细菌赖以生存的蛋白质和酶的合成，致使细菌死亡。细菌的核蛋白体为 70s，由 30s 亚基和 50s 亚基组成，某些抗生素对细菌的核蛋白体具有高度选择性。例如，氯霉素、林可霉素和大环内酯类抗生素能与 50s 亚基结合；氨基糖苷类抗生素及四环素类抗生素均能与 30s 亚基结合，从而抑制细菌蛋白质合成，影响或中止细菌的生长繁殖。

(4) 抑制细菌核酸合成 这类抗生素阻止细菌细胞分裂以及必需蛋白质的合成，从而导致细菌死亡。例如，利福平能抑制 DNA 依赖的 RNA 聚合酶，影响 mRNA 的转录。灰黄霉素的化学结构类似于鸟嘌呤，能进入 DNA 分子干扰 DNA 的合成。

抗生素的使用，不可避免地带来了细菌耐药性问题。细菌的耐药性一般是指细菌与药物多次接触后，产生对药物不敏感甚至无反应的现象。细菌耐药性可分为两类：①突变产生的耐药性（固有耐药，Intrinsic Resistance），即遗传基因介导的耐药性，一般只对一种或两种类似的药物产生耐药，且比较稳定，与其他细菌的竞争力弱，属于临床上次要地位的耐药类型；②质粒介导的耐药性（获得性耐药，Acquired Resistance），细菌与抗生素接触后，产生耐药质粒，并在微生物间通过转化、转导、接合、异位或者转座等方式传播，它是最为常见的耐药类型，在临床上占重要地位。

第一节　β-内酰胺类抗生素
(β-Lactam Antibiotics)

　　β-内酰胺类抗生素是指分子中含有由四个原子组成的β-内酰胺环的抗生素。β-内酰胺环是该类抗生素发挥生物活性的必需基团，在和细菌作用时，β-内酰胺环开环与细菌发生酰化作用，抑制细菌的生长。而同时由于β-内酰胺环是由四个原子组成，分子张力较大，使其化学性质不稳定，易发生开环，导致失活。β-内酰胺抗生素是临床上应用量最大、使用最广泛的抗生素。

一、结构特点、作用机制及耐药性
(Structural Characteristics，Mechanism of Action and Bacterial Resistance)

1. β-内酰胺类抗生素的结构特点

β-内酰胺类抗生素的基本母核主要有以下几类：

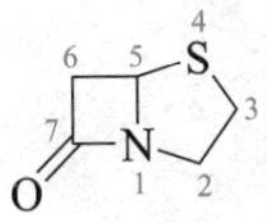

青霉烷　　　　青霉烯　　　　碳青霉烯　　　　氧青霉烷　　　　青霉烷砜
(Penam)　　　(Penem)　　　(Carbapenem)　　(Oxapenam)　　(Sulbatam)

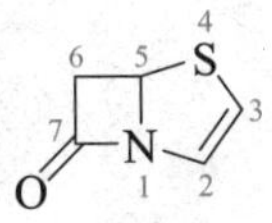

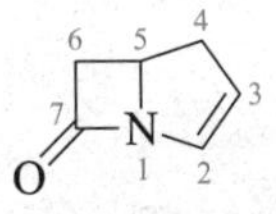

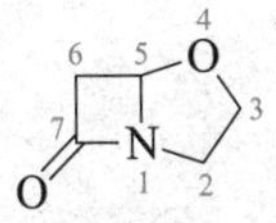

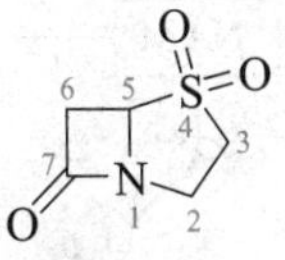

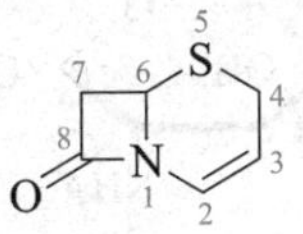

头孢烯　　　　碳头孢烯　　　　氧头孢烯　　　　单环β-内酰胺
(Cephem)　　　(Carbacephem)　　(Oxacephem)　　(Monobactam)

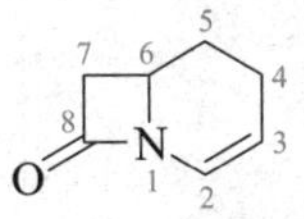

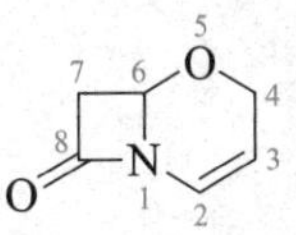

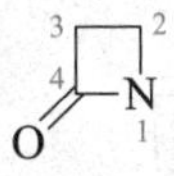

临床上β-内酰胺类抗生素常见药物的基本结构有：

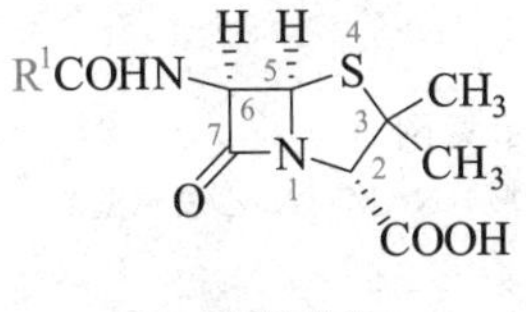

青霉素类　　　　头孢菌素类　　　　碳青霉烯类
(Penicillins)　　(Cephalosporins)　　(Carbapenems)

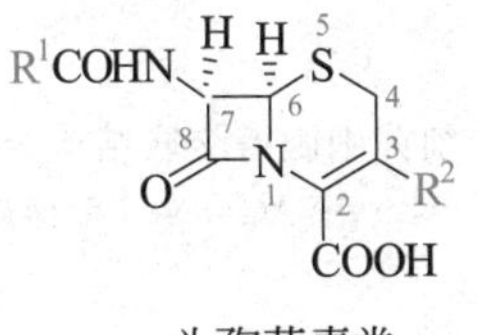

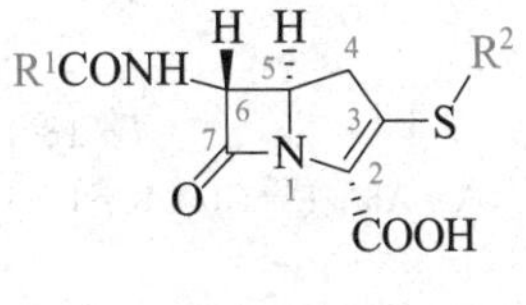

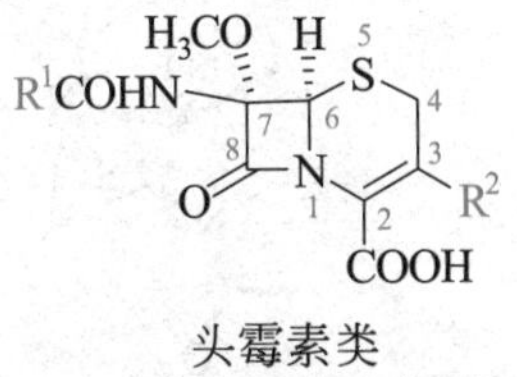

头霉素类　　　　单环β-内酰胺类
(Oxacephems)　　(Monobactams)

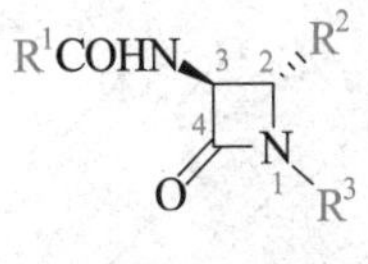

　　β-内酰胺类抗生素的化学结构包括以下特点：①分子内均有一个四元的β-内酰胺环，除了单环β-内酰胺外，该四元环通过 N 原子和邻近的第三碳原子与另一个五元环或六元环相稠合；②除单环β-内酰胺

外，与 β-内酰胺环稠合的环上都有一个羧基；③大多 β-内酰胺类抗生素的 β-内酰胺环羰基 α-碳上都有一个酰胺基侧链；④β-内酰胺环为一个平面结构，但两个稠合环不共平面，青霉素沿 N-1—C-5 轴折叠，头孢菌素沿 N-1—C-6 轴折叠；⑤青霉素类抗生素的母核上有 3 个手性碳原子，只有绝对构型为（2S,5R,6R）的异构体具有活性，而头孢菌素类抗生素的母核上有 2 个手性碳，只有绝对构型是（6R,7R）的异构体才具有活性。此外，β-内酰胺类抗菌活性不仅与母核的构型有关，而且还与酰胺基上取代基的手性碳原子有关，旋光异构体间的活性有很大的差异。

2. β-内酰胺类抗生素的作用机制

β-内酰胺类抗生素通过抑制 D-丙氨酰-D-丙氨酸转肽酶（黏肽转肽酶，Peptidoglycan Transpetidase），从而抑制细菌细胞壁的合成。黏肽是细菌细胞壁的主要成分，为一些具有网状结构的含糖多肽，由 N-乙酰葡萄糖胺（NAG）和 N-乙酰胞壁酸（NAM）交替组成线状聚糖链短肽，这些高聚物需要在黏肽转肽酶的催化下进行转肽反应，完成高聚物转化成交联结构，从而合成细菌细胞壁（图 18-1）。由于 β-内酰胺类药物的结构与黏肽 D-丙氨酰-D-丙氨酸的末端结构类似，空间构象也相似，使酶识别错误，所以 β-内酰胺类药物可抑制黏肽转肽酶的活性。例如，青霉素竞争性地与黏肽转肽酶的催化活性中心以共价键结合，对其进行酰化反应，形成不可逆抑制（图 18-2）。由于缺乏黏肽转肽酶的催化，短肽不能转变成链状结构，因而无法合成细胞壁。因此细胞不能定型和承受细胞内的高渗透压，引起溶菌，造成细菌死亡。由于人体细胞没有细胞壁，药物对人体细胞不起作用，具有很好的选择性，因此 β-内酰胺类药物是毒性很小的抗生素。这是 β-内酰胺类抗生素优于其他抗生素的主要因素。

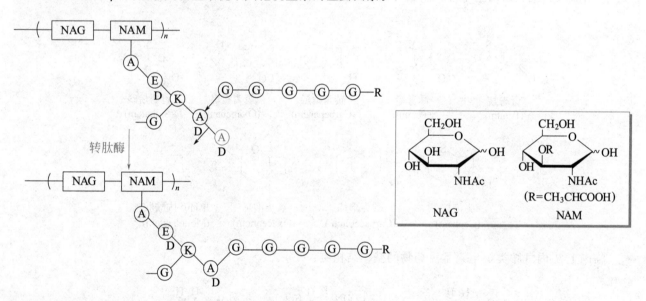

图 18-1　细菌细胞壁交联结构合成示意图

A＝Ala；E＝Glu；K＝Lys；G＝Gly；NAG＝N-乙酰葡萄糖胺；NAM＝N-乙酰胞壁酸

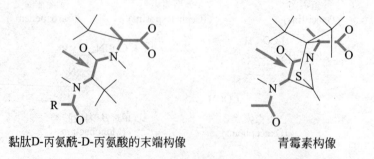

黏肽D-丙氨酰-D-丙氨酸的末端构像　　　　青霉素构像

图 18-2　青霉素与黏肽 D-丙氨酰-D-丙氨酸末端的构象比较

许多细菌细胞膜上都存在一些能与青霉素类或头孢菌类相结合的特殊蛋白分子，称为青霉素结合蛋白（Penicillin-Binding Proteins，PBPs），它们作为参与细菌细胞壁肽聚糖生物合成的酶（包括转肽酶、羧肽酶、内肽酶等），在细菌生长、繁殖中发挥重要作用。它们的正常存在是细菌保持正常形态及功能的必需条件，青霉素等抗生素正是通过与 PBPs 结合，抑制细菌细胞壁的生物合成，从而发挥杀菌作用（图 18-3）。因此，PBPs 是 β-内酰胺类抗生素的主要靶标，不同细菌的细胞膜上 PBPs 数量和组成不同，不同的青霉素有不同的 PBPs 结合部位，因此造成各种药物的抗菌敏感性不同，产生不同的抗菌作用。

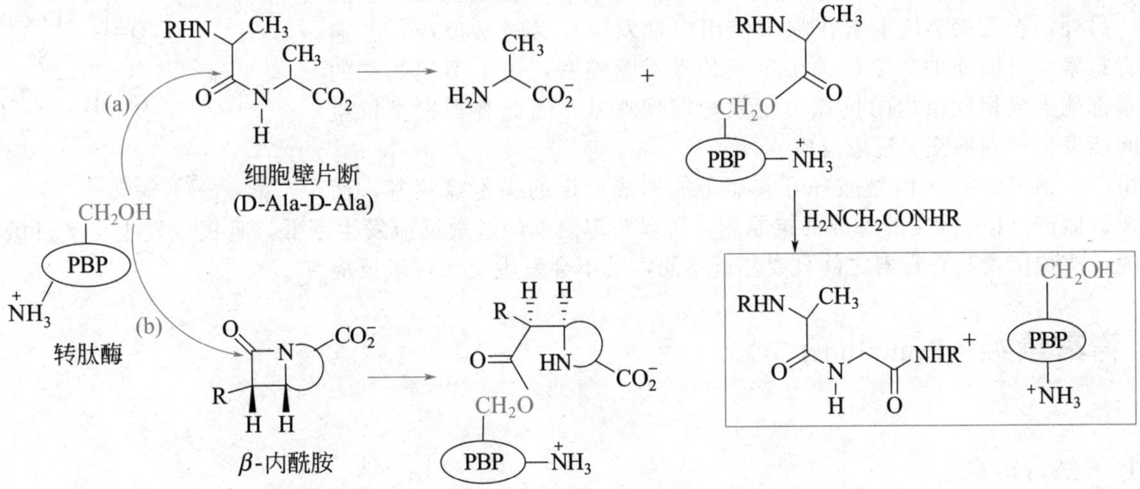

图 18-3 青霉素的作用机制

（a）细胞壁转肽酶水解细胞壁片断；（b）细胞壁转肽酶水解 β-内酰胺环

3. β-内酰胺类抗生素的耐药性及耐药机制

青霉素等 β-内酰胺类抗生素在使用一段时间后，就会发现金葡萄球菌或其他一些细菌对其产生耐药。产生耐药的机制有几种，最重要的机制为某些耐药的细菌能产生一种 β-内酰胺酶（β-Lactamase），如青霉素酶、头孢菌素酶、头孢呋辛酶等。这些酶能使 β-内酰胺环开环降解，失去抗菌活性。其他耐药机制还有：①由于细菌细胞壁通透性改变，使抗菌药物无法进入细胞内，或使抗生素主动泵出细胞壁而使药物不能产生活性；②由于青霉素结合蛋白的改变，使药物亲和力降低。

以青霉素类抗生素为例，耐药菌产生的 β-内酰胺酶可以在青霉素类抗生素与青霉素结合蛋白结合前，将其水解为青霉酸（Penicillic Acid），从而失去抗菌活性（图 18-4）。在某些方面，β-内酰胺酶与细胞壁上的转肽酶类似，如在酶活性部位都有一个丝氨酸残基可以打开 β-内酰胺环，并在药物分子与蛋白之间形成酯键。但是 β-内酰胺酶能够水解该酯键并将开环的青霉酸分子脱落，从而可以反复发挥作用，因此非常小量的 β-内酰胺酶就可以破坏大量的药物。

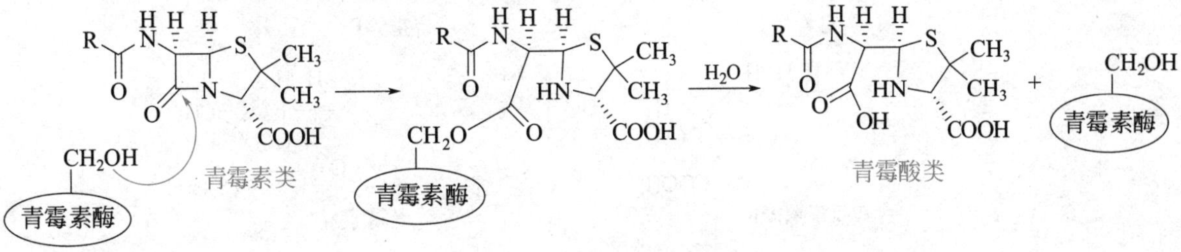

图 18-4 β-内酰胺酶的作用机制

4. 过敏反应

β-内酰胺类抗生素的过敏原有外源性和内源性两类，外源性过敏原主要来自 β-内酰胺类抗生素在生物合成时带入的残留量的蛋白多肽类杂质；内源性过敏原可能来自于生产、贮存和使用过程中 β-内酰胺环开环自身聚合成高分子聚合物。

β-内酰胺类抗生素中过敏反应发生率高的是青霉素类，是其主要缺点之一。1984 年日本报道统计，约 0.7%～10% 的患者对青霉素过敏，占过敏患者的 74%。研究发现，青霉素本身并不是过敏源，引起患者过敏的是合成、生产过程中引入的杂质，包括青霉噻唑蛋白、青霉噻唑多肽和青霉噻唑聚合物等。这些聚合物有二聚、三聚、四聚、五聚体，其聚合程度越高，过敏反应越强。生产过程中的许多环节如成盐、干燥、温度、pH 等因素均可诱发聚合反应，因此控制杂质含量就可以控制过敏反应发生率。另外，青霉素类抗生素在临床使用中常发生交叉过敏反应，普遍认为青霉素中过敏原的主要抗原决定簇是青霉噻唑基，由于不同侧链的青霉素都能形成相同结构的抗原决定簇青霉噻唑基，因此青霉素类抗生素之间能发生强烈的交叉过敏反应。

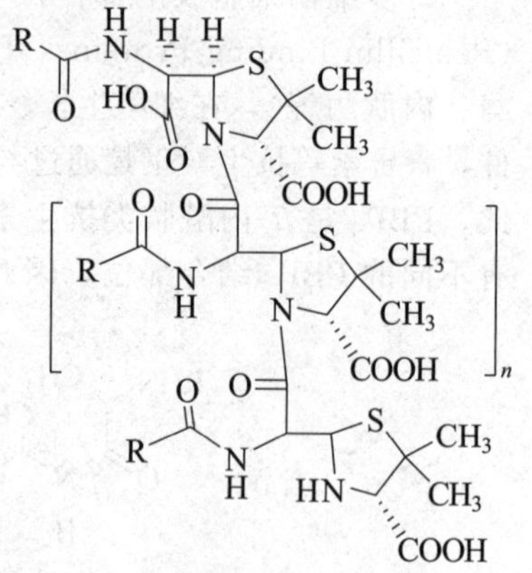

青霉噻唑聚合物

由于头孢菌素的 β-内酰胺环开裂后不能形成稳定的头孢噻嗪基，而是生成以侧链（R）为主的各异的抗原簇，所以头孢菌素的过敏反应发生率低，且极少发生交叉过敏。一般来说，头孢菌素与青霉素之间只要侧链不同，就不会发生交叉过敏反应。

二、青霉素类 (Penicillins)

1. 天然青霉素

从青霉菌培养液和头孢菌素发酵液中得到的天然青霉素共 7 种，青霉素 F（2-Pentenylpenicillin）、双氢青霉素 F（Pentylpenicillin）、青霉素 G（Benzylpenicillin）、青霉素 K（Heptylpenicillin）、青霉素 N（D-4-amino-4-carboxybutylpenicillin）、青霉素 V（Phenoxymethylpenicillin）、青霉素 X（p-Hydroxy-benzylpenicillin）。其中以青霉素 G 的作用最强，产量最高，有临床应用价值。虽然青霉素 G 已实现全合成，但其成本目前仍然无法与生物发酵比肩。

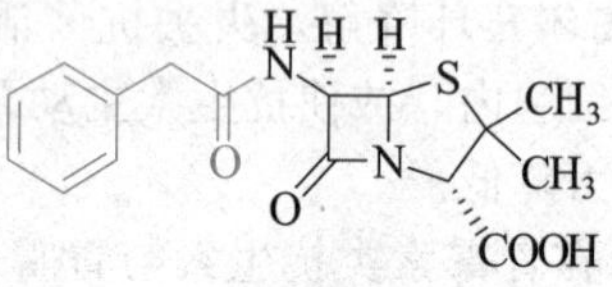

青霉素G

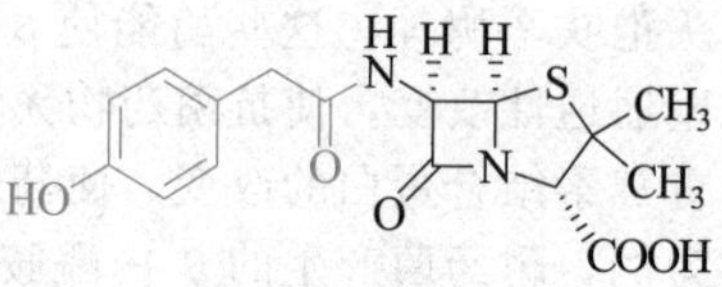

青霉素X

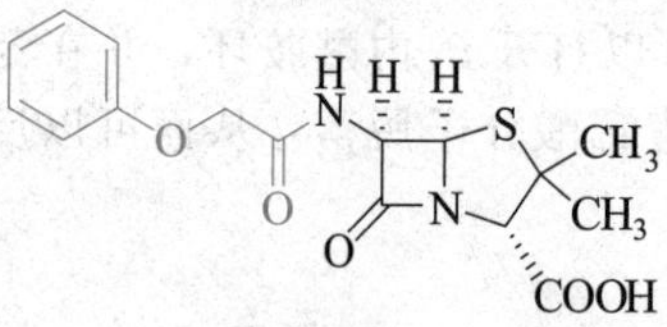

青霉素V

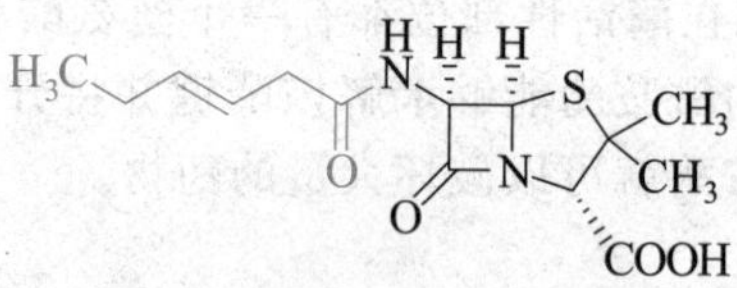

青霉素F

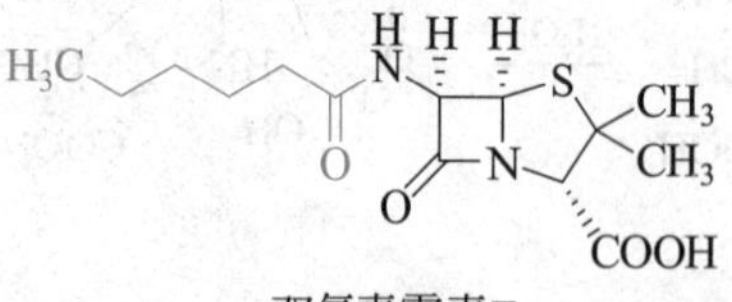

双氢青霉素F

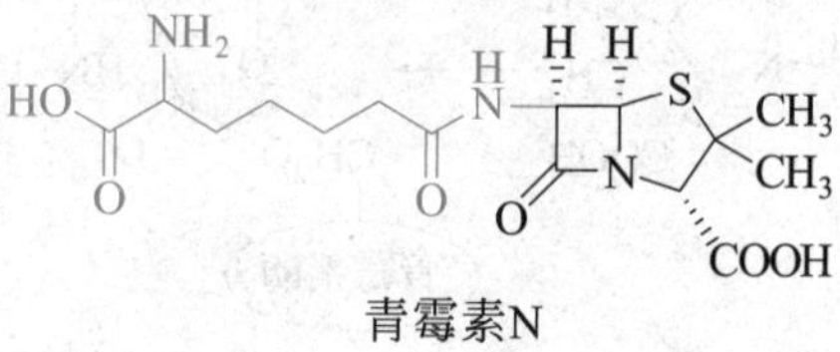

青霉素N

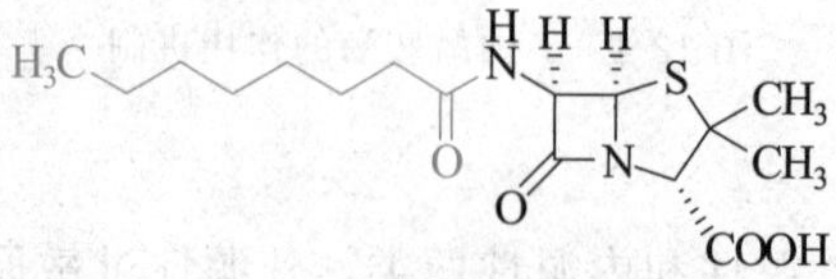

青霉素K

青霉素 （Benzylpenicillin）

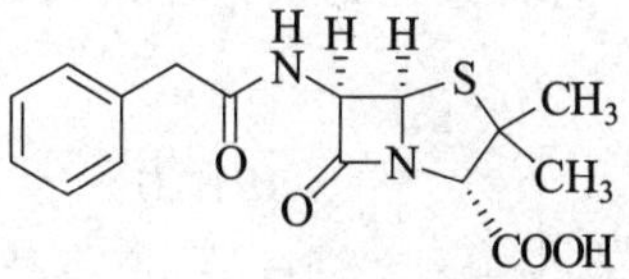

◆ 无定形白色粉末；

◆ $[\alpha]_D = +282°$ （$c=1$，乙醇）；

◆ 微溶于水，溶于甲醇、乙醇、乙醚、乙酸乙酯、苯、氯仿、丙酮，不溶于石油醚。

化学名为（2S，5R，6R）-3,3-二甲基-7-氧代-6-(2-苯乙酰氨基)-4-硫杂-1-氮杂双环［3.2.0］庚烷-2-甲酸 ｛(2S，5S，6R)-3,3-dimethyl-7-oxo-6-(2-benzylacetamido)-4-thia-1-azabicyclo［3.2.0］-heptane-2-carboxylic acid｝，又称青霉素 G（Penicillin G）。

青霉素是第一个在临床使用的抗生素，它从青霉菌（*Penicillium notatum*）培养液中分离得到，若在发酵时加入少量的苯乙酸或苯乙酰胺作为前体，可提高其产量。游离的青霉素是一个有机酸（$pK_a = 2.65 \sim 2.70$），临床上常用其钠盐或钾盐，以增加其水溶性。钠盐刺激性较钾盐小，故临床使用较多。由于青霉素水溶液在室温下不稳定，易分解，因此在临床上使用其粉针剂。

青霉素的不稳定性主要源于 β-内酰胺环中羰基和氮上的未共用电子对不能共轭，加之四元环的张力，造成 β-内酰胺环具有高度的化学反应活性。β-内酰胺环在酸、碱条件下或 β-内酰胺酶存在下均易发生水解和分子重排。一旦 β-内酰胺环遭到破坏，立即失去抗菌活性。此外，金属离子、温度以及氧化剂均可催化其分解反应。

在酸性条件下，青霉素的 β-内酰胺环易受亲核试剂或亲电性试剂进攻而开环（图 18-5）。在强酸条件下或氯化高汞的作用下，β-内酰胺环发生裂解，生成青霉酸，青霉酸水解生成青霉醛酸（Penaldic Acid）和 D-青霉胺（D-Pencillamine），青霉醛酸不稳定，释放出二氧化碳，生成青霉醛；另一途径为青霉酸脱二氧化碳生成青霉噻唑酸（Penilloic Acid），再分解为 D-青霉胺和青霉醛。在弱酸（pH＝4）的室温条件下，侧链上羰基氧原子上的孤对电子作为亲核试剂进攻 β-内酰胺环，再经重排生成青霉二酸（Penillic Acid），青霉二酸可进一步分解生成青霉醛和 D-青霉胺。胃酸的酸性很强。在此条件下可导致侧链酰胺键的水解和 β-内酰胺环开环，而使青霉素失活。所以青霉素 G 不能口服，需肌肉注射。

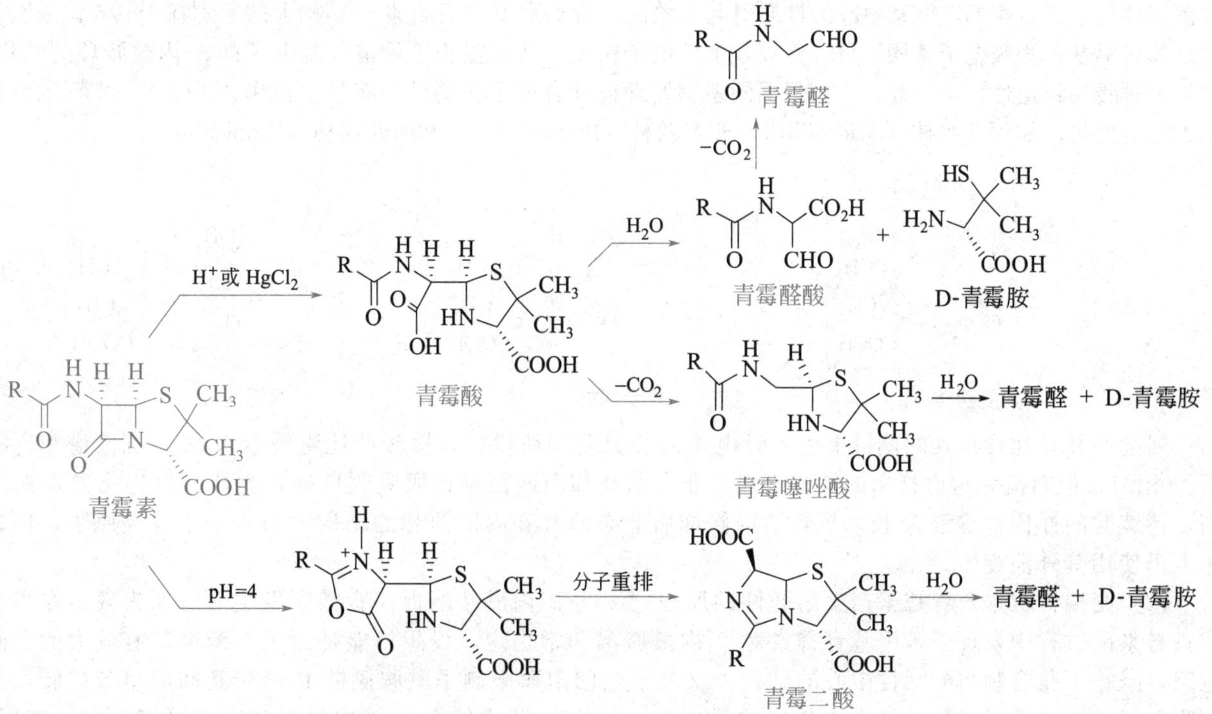

图 18-5　青霉素的酸不稳定性

在碱性条件下或在某些酶（例如 β-内酰胺酶）的作用下，碱性基团或酶中亲核性基团向青霉素的 β-内酰胺环进攻，生成青霉酸，青霉酸加热时易失去二氧化碳，生成青霉噻唑酸（图 18-6）。遇氯化高汞，青霉噻唑酸进一步分解生成 D-青霉胺和青霉醛。此外，青霉素遇到亲核性试剂如胺和醇时，胺和醇也同样会向 β-内酰胺环进攻，生成青霉酰胺和青霉酸酯。

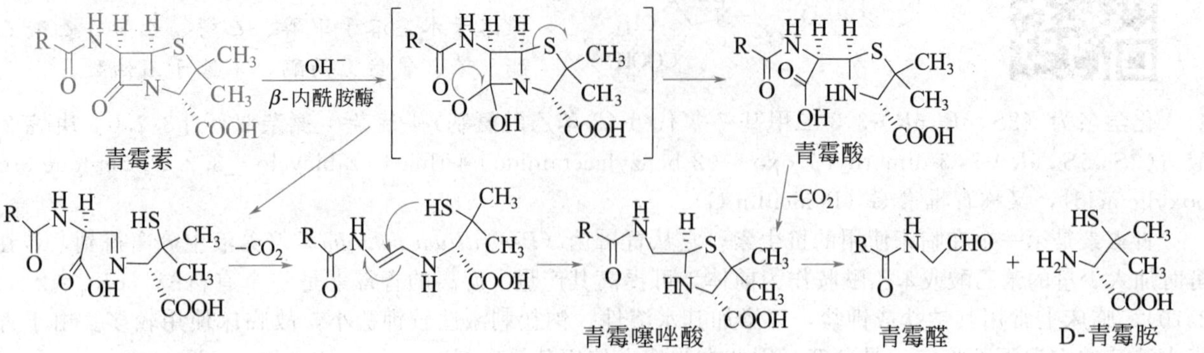

图 18-6 青霉素的碱不稳定性

青霉素具有抗菌作用强的特点，特别是对各种球菌和革兰阳性菌。但青霉素只对少数革兰阴性菌效果好，对大多数阴性菌无效。这与青霉素抗菌机理有关，因为革兰阳性菌细胞壁黏肽含量比革兰阴性菌高，所以青霉素对阳性菌比较敏感。青霉素的抗菌谱窄是其主要缺点之一。

在临床上使用的天然青霉素还有青霉素 V，正是基于青霉素 V 的耐酸作用的发现，为半合成青霉素的发展奠定了基础。

2. 半合成青霉素

青霉素的缺点为不耐酸、不耐酶、抗菌谱窄及过敏反应。为解决此四大问题，利用从青霉素发酵液中得到的 6-氨基青霉烷酸（6-Aminopenicillanic Acid，6-APA），对其进行结构修饰，得到许多半合成青霉素，从而极大地促进了青霉素类抗生素的发展。目前已经在临床上应用的半合成青霉素类产品约有 40 多种，按性能大致可分为耐酸青霉素、耐酶青霉素、广谱青霉素、青霉素与 β-内酰胺酶抑制剂复合物。

(1) 耐酸青霉素 天然青霉素中青霉素 V 可以口服，不易被胃酸破坏，这说明它具有耐酸性质，虽其抗菌活性低于青霉素 G，但其耐酸的性质引起了关注。青霉素 V 与青霉素 G 结构上的差别在于其 6 位酰胺基上是苯氧甲基，为吸电子基团，可降低羰基上的电子密度，从而阻止了侧链羰基电子向 β-内酰胺环的转移，增加了对酸的稳定性。基于此，人们根据同系物原理设计合成了在侧链酰胺基 α 位引入 O、N、X 等电负性原子的衍生物，如阿度西林（Azidocillin）、非奈西林（Pheneticillin）和丙匹西林（Propicillin）。

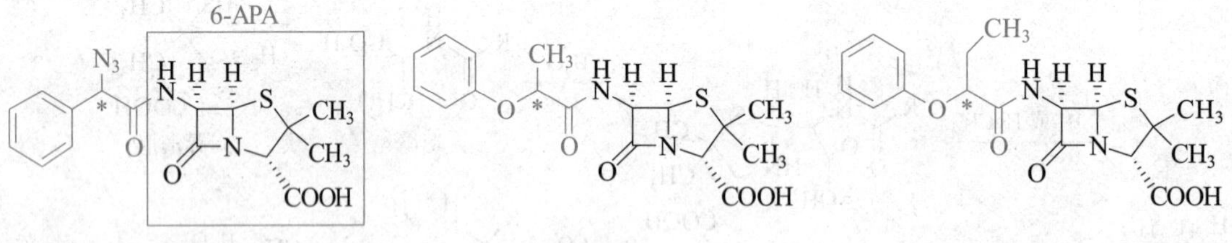

阿度西林   非奈西林   丙匹西林

阿度西林是在青霉素的侧链上引入吸电子的叠氮基团所得，口服吸收比青霉素 V 强，抗菌谱和青霉素 V 相似，但对流感嗜血杆菌的活性更强。非奈西林和丙匹西林口服吸收良好，血药浓度均比青霉素 V 高，持续时间亦比青霉素 V 长。尽管结构修饰后非奈西林和丙匹西林的结构中引入了手性碳原子，但临床上仍使用其外消旋体。

(2) 耐酶青霉素 青霉素产生耐药性的原因之一为 β-内酰胺酶促使青霉素发生分解而失效。在半合成青霉素的过程中发现三苯甲基青霉素对 β-内酰胺酶非常稳定，设想可能是由于三苯甲基有较大的空间位阻，阻止了化合物与酶活性中心的结合。又由于空间阻碍限制了酰胺侧链 R 与羰基间的单键旋转，从而降低了青霉素分子与酶活性中心作用的适应性，加之 R 基比较靠近 β-内酰胺环，也可能有保护作用。但三苯甲基青霉素的抗菌作用极低，无临床使用价值。于是，基于上述原理，获得了侧链体积较大、具有耐酶性质的半合成青霉素，如甲氧西林（Meticillin）及萘夫西林（Nafcillin）等。但细菌很快也对甲氧西林产生了耐药性。

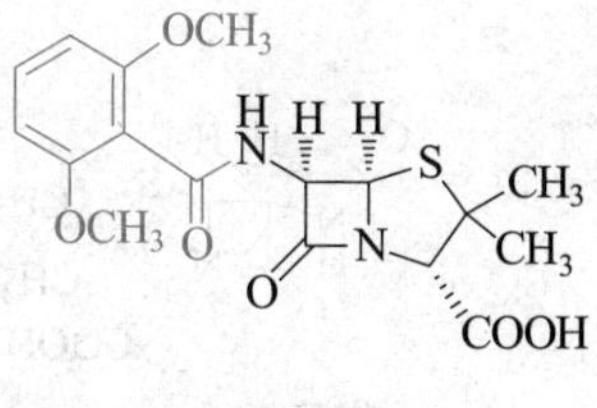

甲氧西林

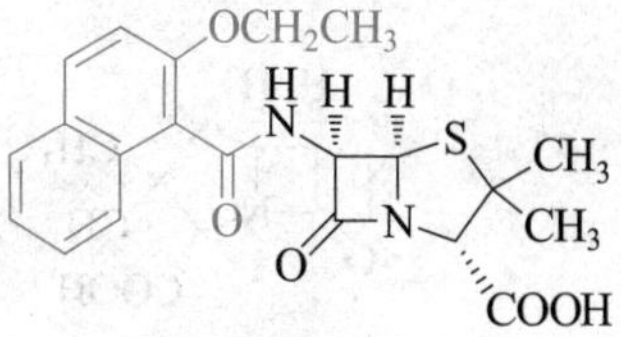

萘夫西林

利用生物电子等排原理，以异噁唑基取代甲氧西林的苯环，同时在其 C-3 和 C-5 分别以苯基和甲基取代，便得到苯唑西林（Oxacillin）。分子中的苯核兼有吸电子和空间位阻的作用。由于此类化合物不仅能耐酶，还能耐酸，抗菌作用也比较强，被认为是耐酶青霉素的一大进展。苯唑西林是第一个发现的耐酶、耐酸的青霉素，既可口服，也可注射。在其苯环上的邻位引入卤素，可使耐酶、耐酸的性质进一步提高，并且显著地改善了药物代谢动力学性质，如氯唑西林（Cloxacillin）、氟氯西林（Flucloxacillin）和双氯西林（Dicloxacillin）。它们的血药浓度都高于苯唑西林。5 位的甲基对其活性有较大的影响，取代基大于甲基时，抗菌活性降低；无甲基取代时，耐酶作用消失。

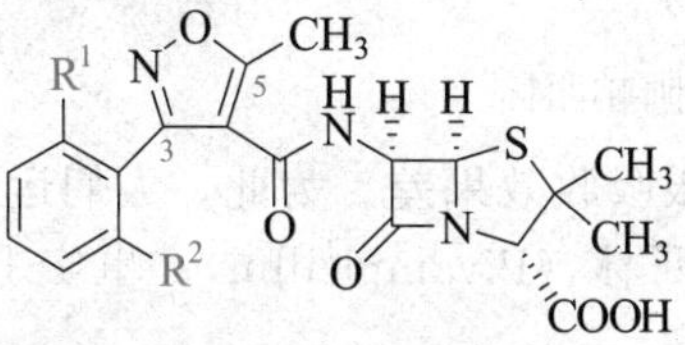

苯唑西林	R^1=H	R^2=H
氯唑西林	R^1=H	R^2=Cl
氟氯西林	R^1=F	R^2=Cl
双氯西林	R^1=Cl	R^2=Cl

当将 β-内酰胺环上的氨基与环庚胺形成 Schiff 碱时，将增加对 β-内酰胺酶的稳定性。其代表药物为美西林（Mecillinam）及其双酯衍生物匹美西林（Pivmecillinam）。

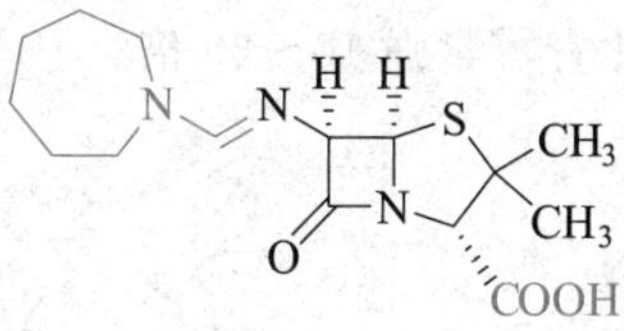

美西林

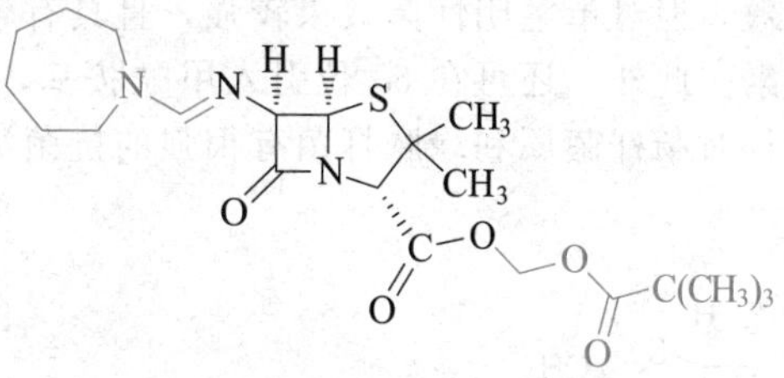

匹美西林

（3）广谱青霉素 青霉素 G 对革兰阳性菌有较强的抑制作用，对革兰阴性菌却几乎无抑制作用，抗菌谱较窄。但是人们发现从头孢菌发酵液中分离出来的青霉素 N，虽对革兰阳性菌的作用低于青霉素 G，却对阴性菌显示出较强的抑制作用。其化学结构与青霉素 G 的差别仅在侧链部分，即含有 D-α-氨基己二酰胺，这提示改变其侧链可能扩大抗菌谱。基于此，一系列半合成的广谱青霉素被开发。考虑到青霉素 N 侧链上的取代基性质，首先研究了带有氨基侧链的一系列半合成青霉素。例如，在青霉素 G 的苄基侧链引入 α-氨基得到氨苄西林（Ampicillin）。这一氨基的引入改变了整个分子的极性，使其容易透过细胞膜，扩大了抗菌谱。氨苄西林对革兰阳性、阴性菌都有较强的抑制作用，是临床上使用的第一个广谱青霉素。虽然氨苄西林在酸性条件下稳定，但生物利用度低，口服疗效不佳，所以在临床上使用的只有氨苄西林注射剂。为解决其口服问题，在氨苄西林苯基的 4 位引入羟基，便得到广谱、对酸稳定、口服吸收好的阿莫西林（Amoxicillin）。

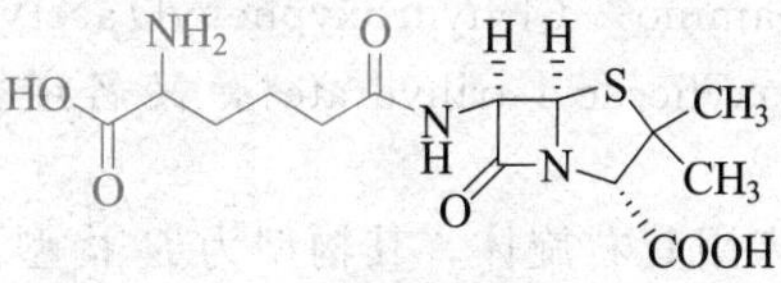

青霉素N

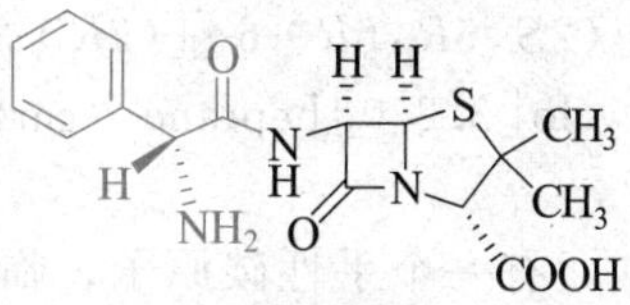

氨苄西林

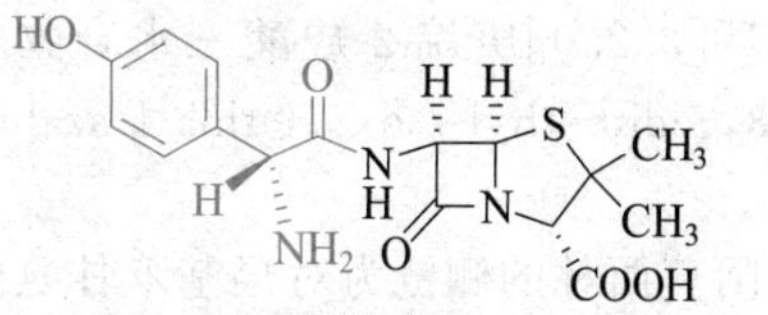

阿莫西林

随后发现用羧基和磺酸基等代替氨基的羧苄西林（Carbenicillin）和磺苄西林（Sulbenicillin），它们对革兰阳性菌、阴性菌均有抑制作用，并且对绿脓杆菌和便感杆菌也有较强的抑制作用，其抗菌谱得到进一步扩大。

羧苄西林　　　　　　　　　　磺苄西林

研究发现在氨苄西林的氨基上引入杂环取代的酰胺基时，由于能迅速穿透多种革兰阳性菌的细胞膜，作用强而迅速，对绿脓杆菌的作用增强更大，从而成为抗菌谱更广的青霉素衍生物。如哌拉西林（Piperacillin）、阿帕西林（Apalcillin）和美洛西林（Mezlocillin）。

哌拉西林　　　　　　　　阿帕西林　　　　　　　　美洛西林

由于青霉素类衍生物的 2 位羧基亲水性强，口服吸收效果差。为此，人们运用前药设计方法，将羧基酯化，以提高生物利用度，利于口服吸收，如匹氨西林（Pivampicillin）。事实上，在 β-内酰胺类抗生素中，常将其羧基制成这种酯，以提高口服生物利用度。

将青霉素的 6α 位引入甲氧基，由于其空间位阻加大，降低药物与 β-内酰胺酶的契合，使 β-内酰胺酶不易降解 β-内酰胺环，因而提高药物对酶的稳定性。替莫西林（Temocillin）即为此类药物的代表。它虽对革兰阳性菌无效，但对革兰阴性菌效果较强，且具有较好稳定性和较长的半衰期，为长效、耐酶的半合成青霉素类抗生素。此外，还可在 6α 位引入甲酰胺基，如福米西林（Fomidacillin），它不仅对 β-内酰胺酶高度稳定，而且对肠杆菌属和绿脓杆菌有很强的抗菌活性，比青霉素强 10～20 倍。

匹氨西林　　　　　　　　替莫西林　　　　　　　　福米西林

阿莫西林 （Amoxicillin）

◆ 白色或类白色结晶性粉末，味微苦；
◆ $[\alpha]_D=+290°\sim+310°$（1mg/mL，水）；
◆ 微溶于水，不溶于乙醇。

· 3H₂O

化学名为（2S,5R,6R）-6-[[（2R）-2-氨基-2-（4-羟基苯基）乙酰基]氨基]-3,3-二甲基-7-氧-4-硫杂-1-氮杂双环[3.2.0]庚烷-2-羧酸三水合物 {（2S,5R,6R）-6-[[（2R）-2-amino-2-（4-hydroxyphenyl）acetyl]amino]-3,3-dimethyl-7-oxo-4-thia-1-azabicyclo[3.2.0]heptane-2-carboxylic acid trihydrate}，又名羟氨苄青霉素。

阿莫西林的侧链为对羟基苯甘氨酸，有一个手性碳原子，临床用其右旋体，其构型为 R 构型。阿莫西林化学结构中含有酸性的羧基、弱酸性的酚羟基和碱性的氨基，因此阿莫西林有三个 pK_a，分别为

2.4、7.4 和 9.6，其 0.5% 水溶液的 pH 为 3.5～5.5。阿莫西林的水溶液在 pH=6 时比较稳定。

　　阿莫西林和氨苄西林具有相同的抗菌谱，对革兰阳性菌的抗菌作用与青霉素相同或稍低，对革兰阴性菌如淋球菌、流感杆菌、百日咳杆菌、大肠杆菌、布氏杆菌等的作用较强，但是使用后易产生耐药性。临床上主要用于泌尿系统、呼吸系统、胆道等感染。

　　阿莫西林及其他含有氨基侧链的半合成 β-内酰胺抗生素，由于侧链中游离的氨基具有亲核性，可以直接进攻 β-内酰胺环的羰基，引起聚合反应。聚合的速度随结构不同而不同，影响因素主要有 β-内酰胺环的稳定性、游离氨基的碱性（pK_a 值）以及空间位阻等。其中阿莫西林的聚合速度最快，主要原因是侧链结构中酚羟基会催化聚合反应的进行，其聚合速度比氨苄西林快 4.2 倍。

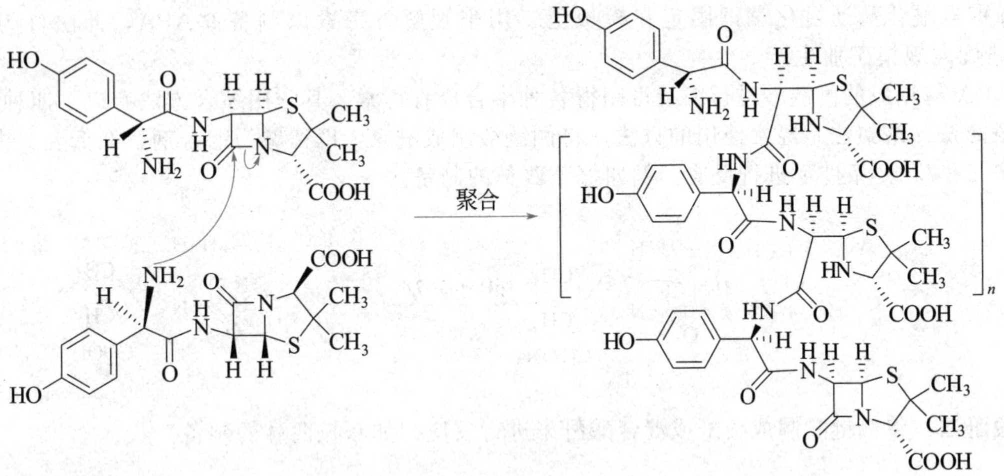

　　各种糖类（葡萄糖和葡聚糖）和多元醇在碱性条件下均能加速阿莫西林的分解，发生分子内成环反应，生成 2,5-吡嗪二酮。因此不宜采用葡萄糖溶液作为稀释剂。

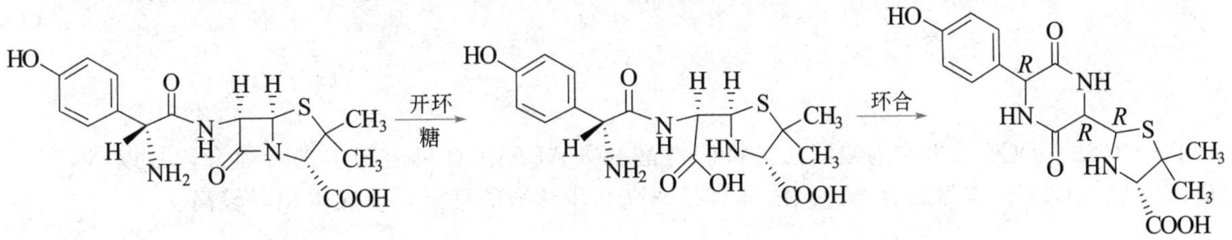

3. 青霉素的构效关系

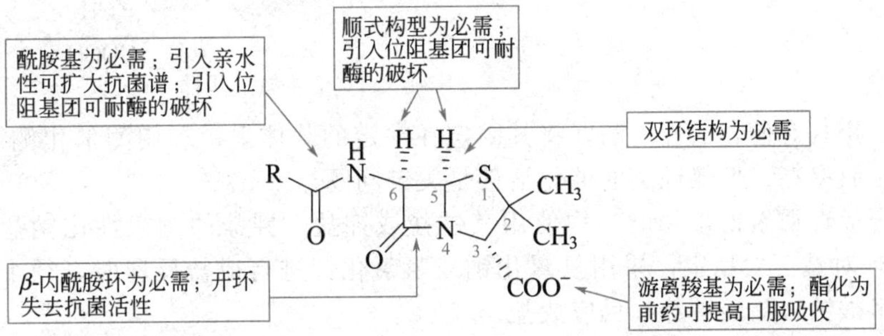

　　① 6 位的侧链酰胺基团主要决定其抗菌谱。改变其极性，使之易于透过细胞膜可以扩大抗菌谱。例如，在芳环乙酰氨基的 α 位上引入—NH_2、—COOH 和—SO_3H 等亲水性基团，可扩大抗菌谱，增强亲水性有利于对革兰阴性菌的抑制作用并能增强对青霉素结合蛋白的亲和力。

　　② 在分子中适当的部位增加具有立体位阻的基团，如在侧链引入立体位阻较大的基团和在 6 位引入甲氧基或甲酰氨基。因其立体位阻的影响降低了钝化酶对结构的适应性，保护 β-内酰胺环不被 β-内酰胺酶进攻，而得到耐酶抗生素。

　　③ 青霉素噻唑环上的羧基是基本活性基团，虽然可被硫代酸或酰胺取代，但活性降低，当羧基被还原为醇

时，失去抗菌活性。可利用前药原理将其羧基制成酯，以增加口服吸收和改善药物代谢动力学性质。

④ 青霉烷酸分子中的 3 个手性碳的构型对其活性至关重要，但噻唑环上的 2 个甲基不是保持活性的必要基团。

4. 半合成青霉素的方法

多数青霉素类抗生素都具有 6-氨基青霉烷酸（6-APA）这一基本结构，所以半合成青霉素都以其为基本原料与各种酰基侧链缩合得到。6-APA 可以从无前体的青霉素发酵液中得到，也可以人工合成。通常大量的 6-APA 是通过青霉素 G 经酶解或化学裂解得到，尤以酶解法更具实用价值，而化学裂解法耗能多、污染大已被淘汰。酶解法是在偏碱性条件下用青霉素酰化酶（Penicillin Acylase）水解青霉素 G。可将青霉素酰化酶通过化学键固定在模板上，用来裂解青霉素以制备 6-APA，此法称为固定化酶法，适合进行大规模工业生产。

将 6-APA 与相应的侧链酸进行缩合可制得各种半合成青霉素。其常用缩合方法有以下四种。

（1）酰氯法 酰氯法是经常使用的方法。将侧链酸制成酰氯，以稀碱为缩合剂，在低温、中性或近中性（pH＝6.5～7.0）条件下进行反应。例如氨苄西林的制备。

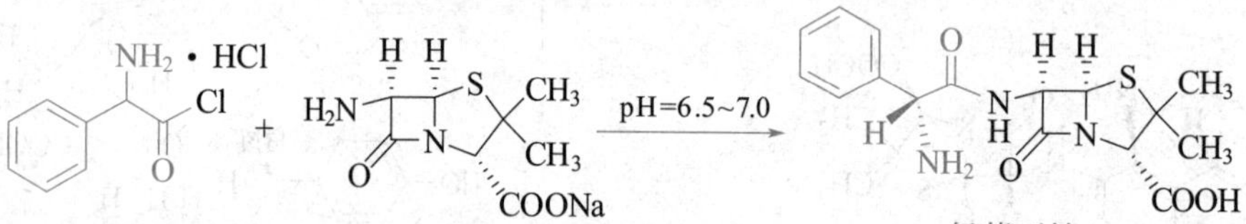

（2）酸酐法 将侧链酸制成酸酐或混合酸酐来进行反应。如哌拉西林的制备。

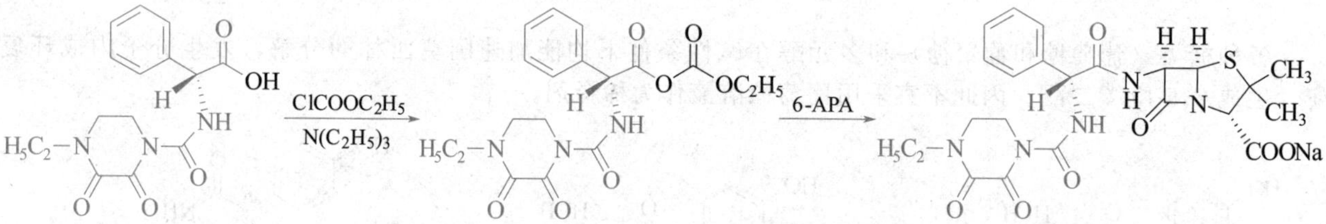

（3）DCC 法 DCC 法也称为羧酸法。将侧链酸和 6-APA 在有机溶剂中进行缩合，常以 N,N'-二环己基碳二亚胺（DCC）作为缩合剂。该法具有收率高和步骤短的特点，但成本相对较高。

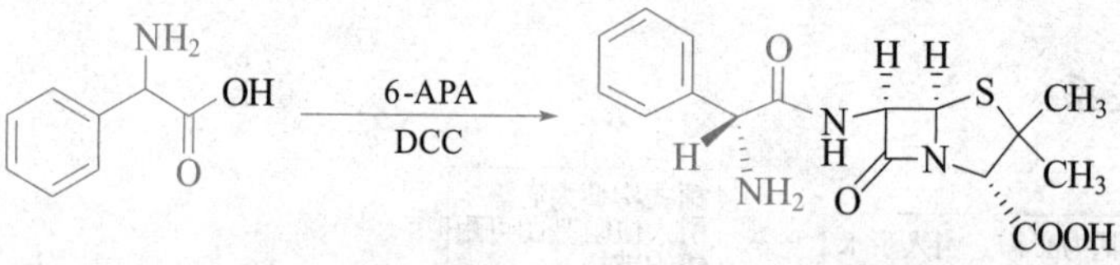

（4）固相酶法 用具有催化活性的酶，将其固定在一定的载体上，利用酶催化侧链与 6-APA 直接缩合。此法工艺简单，收率高。但保证酶的催化活性是关键问题。

临床上使用半合成青霉素衍生物时，均使用其钠盐或钾盐。钾盐的刺激性比钠盐大，故通常使用钠盐。由于 β-内酰胺环对碱不太稳定，采用氢氧化钠或氢氧化钾进行成盐反应时，须十分小心。也可通过与有机酸盐（如异辛酸钠、醋酸钠等）反应成盐。

三、头孢菌素类 (Cephalosporins)

1. 天然头孢菌素

头孢菌素是从与青霉菌近源的头孢菌属（Cephalosporium）真菌中分离出的含有 β-内酰胺环并氢化噻嗪环类抗生素。天然的头孢菌素有三种化合物，即头孢菌素 C、N 和 P。头孢菌素 P 抗菌活性中等，但耐药性强；头孢菌素 N 抗菌活性较低；而头孢菌素 C 的抗菌谱广、毒性较小。由于天然头孢菌素的抗菌活性与其半合成头孢菌素的活性无法比拟，所以在临床上几乎没有应用。

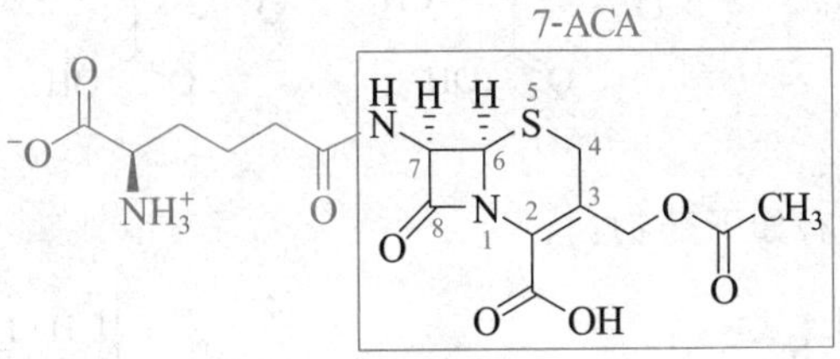

头孢菌素C

头孢菌素 C（Cephalosporin C）为 D-α-氨基己二酸与 7-氨基头孢烷酸（7-Amino Cephalo sporanic acid，7-ACA）缩合产物。与 6-APA 类似，7-ACA 为抗菌活性的基本母核，由 β-内酰胺环与氢化噻嗪环拼合而成。与青霉素情况不同，头孢菌素 C 的 β-内酰胺环中 N 上孤对电子与氢化噻唑环中的双键形成共轭，使 β-内酰胺环趋于稳定。因此多数的头孢菌素类抗生素均具有耐酸的性质。此外，与青霉素母核的"四元环并五元环"稠环体系相比，头孢菌素为"四元环并六元环"稠环体系，头孢菌素的 β-内酰胺环分子内张力较小，因此其比青霉素稳定。

C-3 位乙酰氧基为一个较好的离去基团，与 C-2 和 C-3 间的双键以及 β-内酰胺环的氮原子形成一个较大的共轭体系，易接受亲核试剂对 β-内酰胺环上羰基的进攻，使 C-3 位乙酰氧基带着负电荷离去，导致 β-内酰胺环开环，这是使头孢菌素药物活性降低的主要原因 [图 18-7(a)]。另外，头孢菌素 C-3 位乙酰氧基进入体内后，体内酶使 C-3 位的乙酰氧基水解，生成活性较小的 C-3 羟基化合物，处于双键同侧的 C-3 羟基和 C-2 羧基易形成较稳定的内酯环。由于活性必需基团游离羧基的消失，使头孢菌素失去抗菌活性 [图 18-7(b)]。

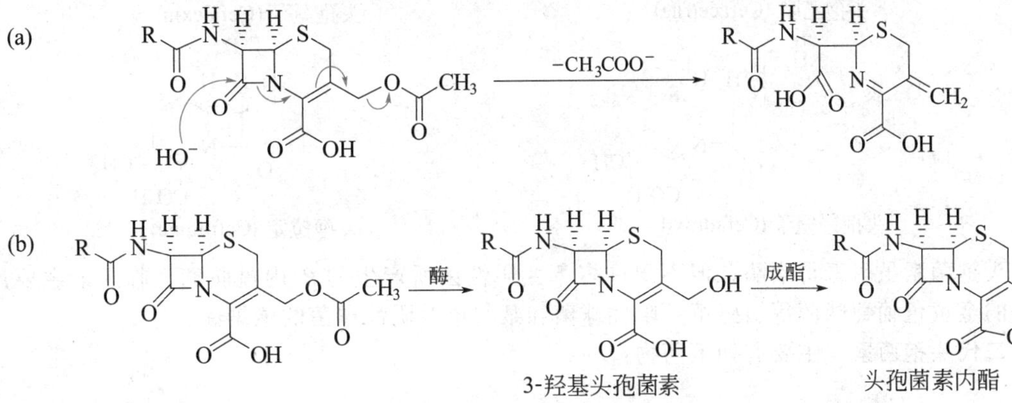

图 18-7　头孢菌素 C-3 位乙酰氧基的不稳定性

2. 半合成头孢菌素的分类和其结构特征

半合成头孢菌素为发展最快的一类抗生素，从 20 世纪 60 年代初首次用于临床以来，已有四代头孢菌素问世，这是由于半合成头孢菌素类抗生素具有抗菌谱广、活性强、毒副作用低的特点。尽管这四代头孢菌素在结构上没有独立性和有所交叉，但它们在抗菌活性、抗菌谱及药代动力学等方面还是有比较鲜明的特点。

半合成头孢菌素是以 7-ACA 以及通过各种方法获得若干其他母核为起始原料，通过缩合获得。如对青霉素 G 扩环可获得重要的母核 7-氨基-3-去乙酰氧基头孢烷酸（7-Amino-Desacetoxy cephalosporanic Acid，7-ADCA）。以 7-ADCA 为母核的药物由于 3 位为甲基，其稳定性较母核为 7-ACA 的药物高。如此多的母核，加之半合成青霉素的经验，因此半合成头孢菌素的发展较快。

半合成头孢菌素常用的母核有：

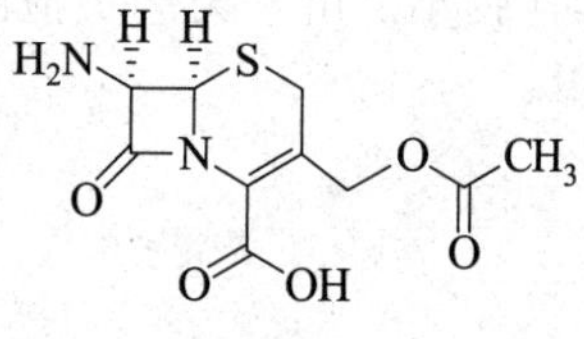

7-ACA 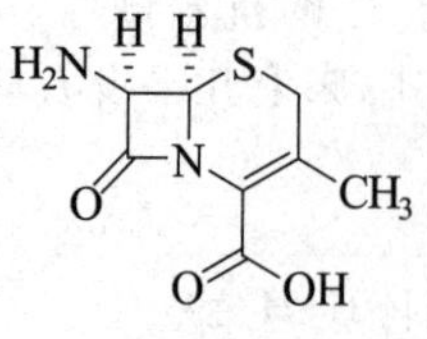   7-ADCA

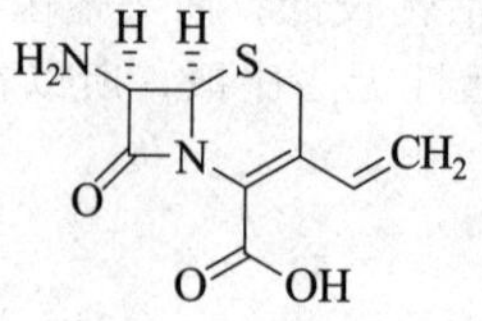

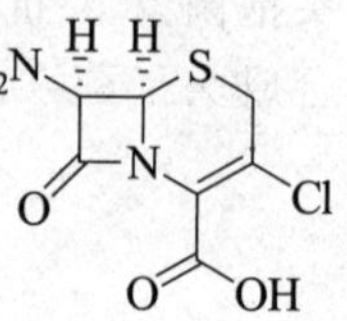

（1）第一代头孢菌素 主要有如下药物：

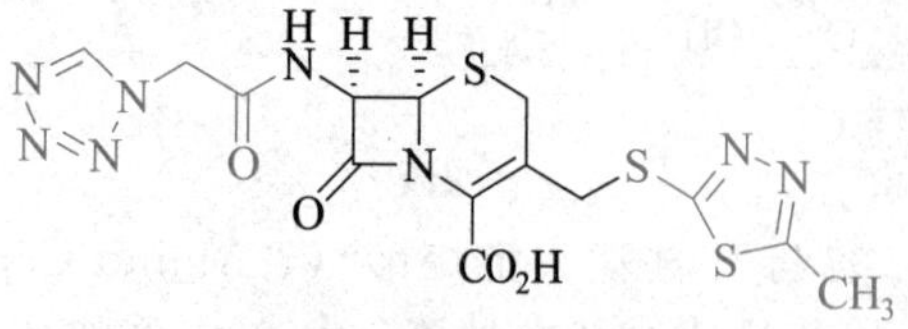

头孢唑林 (Cefazolin)

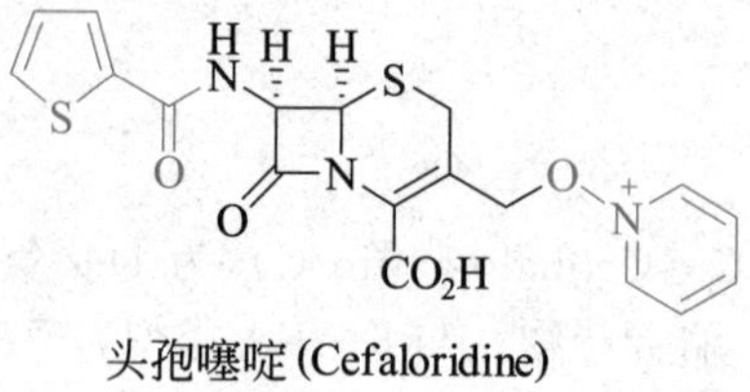

头孢噻啶 (Cefaloridine)

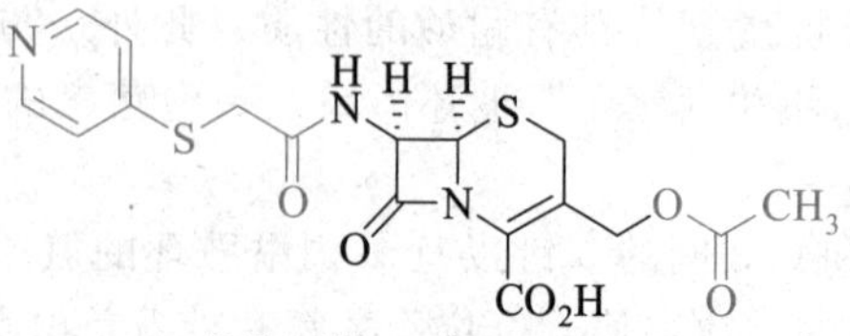

头孢匹林 (Cefapirin)

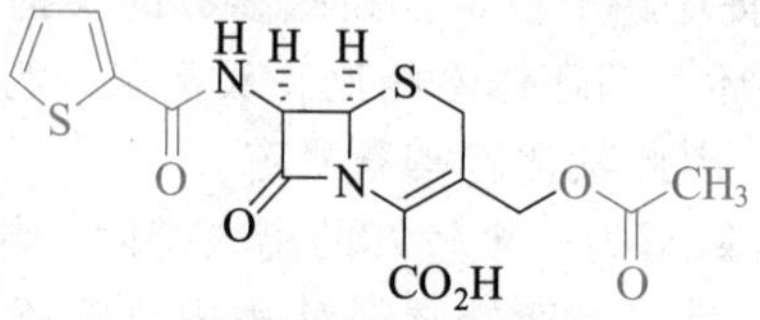

头孢噻吩 (Cefalothin)

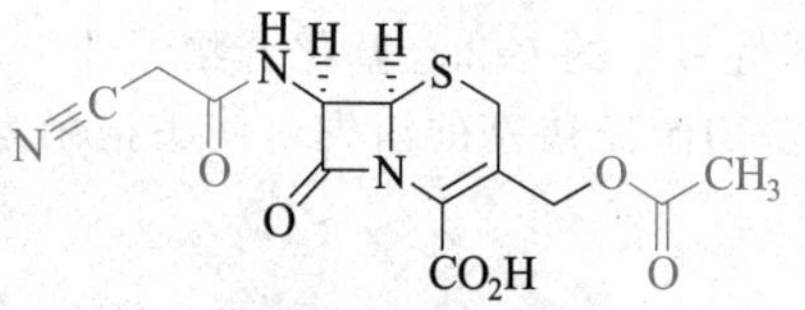

头孢乙腈 (Cefacetrile)

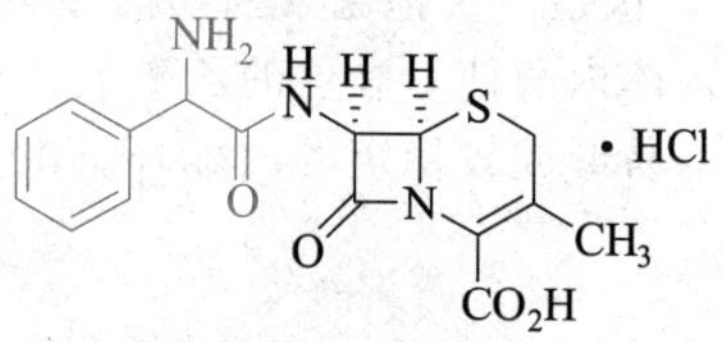

头孢氨苄 (Cefalexin)

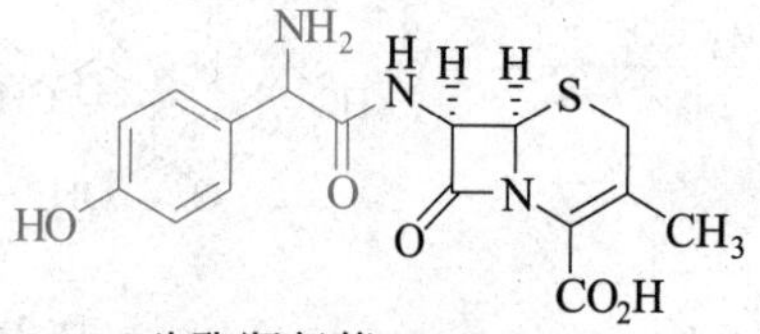

头孢羟氨苄 (Cefadroxil)

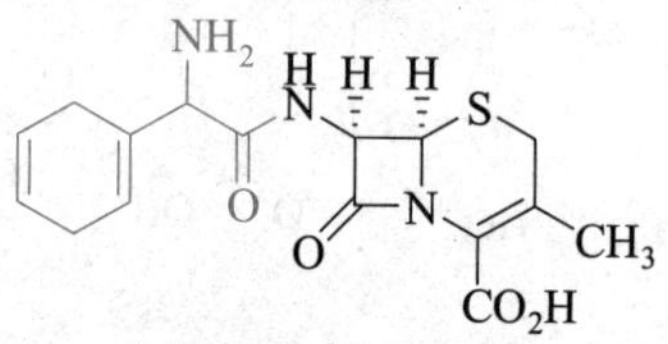

头孢拉定 (Cefradine)

第一代头孢菌素虽耐青霉素酶，但不耐许多革兰阴性菌所产生的 β-内酰胺酶。临床上主要用于治疗耐青霉素酶的金黄色葡萄球菌等敏感革兰阳性球菌和某些革兰阴性球菌的感染。

（2）第二代头孢菌素 主要有如下药物：

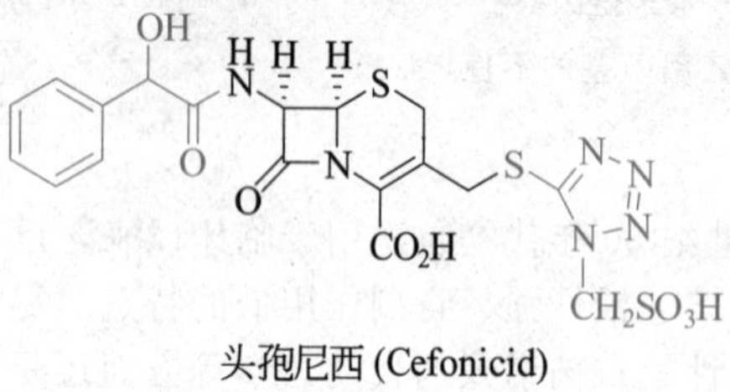

头孢尼西 (Cefonicid)

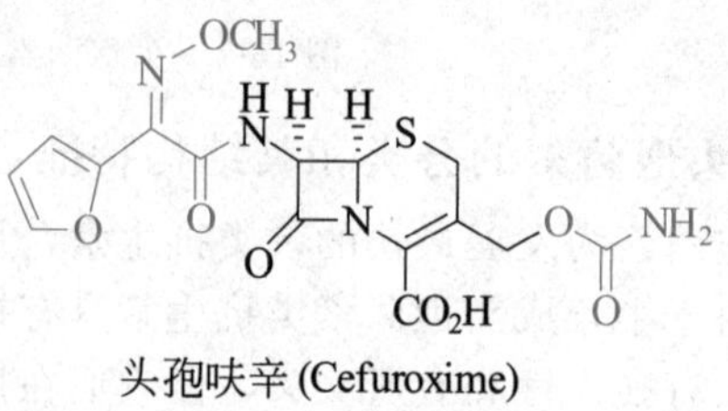

头孢呋辛 (Cefuroxime)

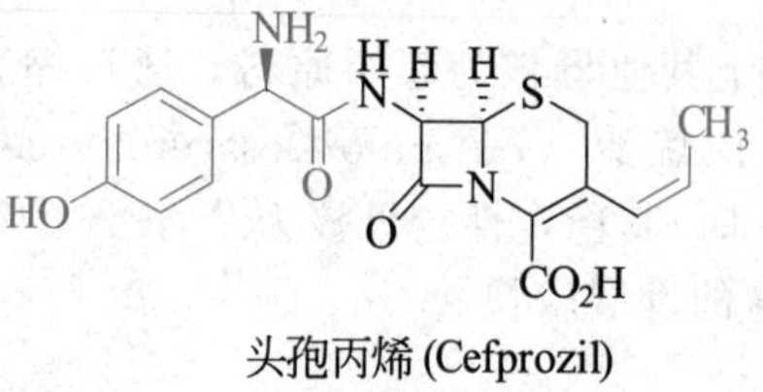

头孢丙烯 (Cefprozil)

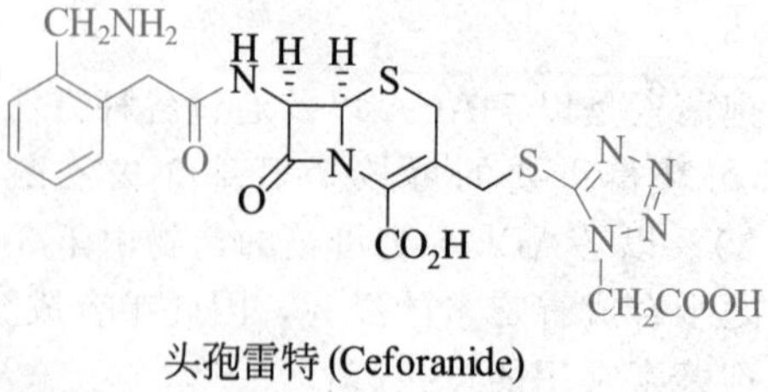

头孢雷特 (Ceforanide)

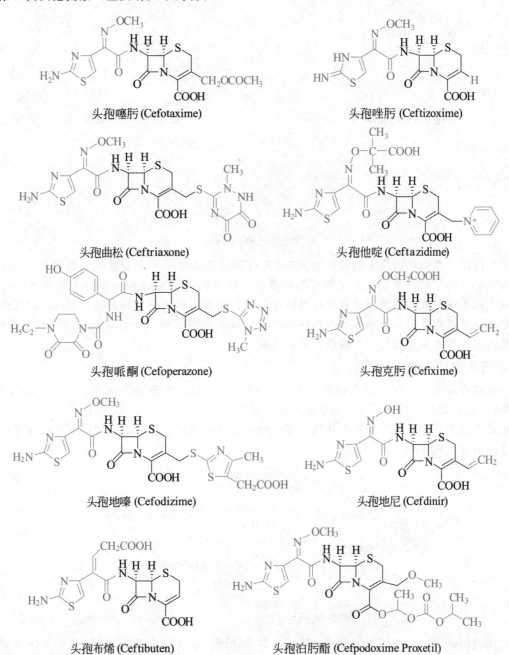

头孢替坦 (Cefotetan)　　　　　　　　　氯碳头孢 (Loracarbef)

　　第二代头孢菌素与第一代头孢菌素在化学结构上没有明显的区别，但对多数 β-内酰胺酶稳定，抗菌谱较第一代广，对革兰阴性菌的作用较第一代强，但抗革兰阳性菌的作用则较第一代弱。

　　（3）第三代头孢菌素　主要有如下药物：

头孢噻肟 (Cefotaxime)　　　　　　　　　头孢唑肟 (Ceftizoxime)

头孢曲松 (Ceftriaxone)　　　　　　　　　头孢他啶 (Ceftazidime)

头孢哌酮 (Cefoperazone)　　　　　　　　头孢克肟 (Cefixime)

头孢地嗪 (Cefodizime)　　　　　　　　　头孢地尼 (Cefdinir)

头孢布烯 (Ceftibuten)　　　　　　　　　头孢泊肟酯 (Cefpodoxime Proxetil)

　　第三代头孢菌素在其侧链的化学结构上具有明显特征，7 位氨基侧链上以 2-氨基噻唑-α-甲氧亚胺基乙酰基居多。由于亚胺基双键的引入，使其具有顺反异构。顺式体的侧链部分与 β-内酰胺环接近，因此耐

多数 β-内酰胺酶；而反式体的侧链部分与 β-内酰胺环距离较远，对 β-内酰胺酶多不稳定。第三代头孢菌素的抗菌谱更广，对革兰阴性菌的活性强，但对革兰阳性菌的活性比第一代差，部分药物抗铜绿假单胞杆菌活性较强。

（4）第四代头孢菌素　主要有如下药物：

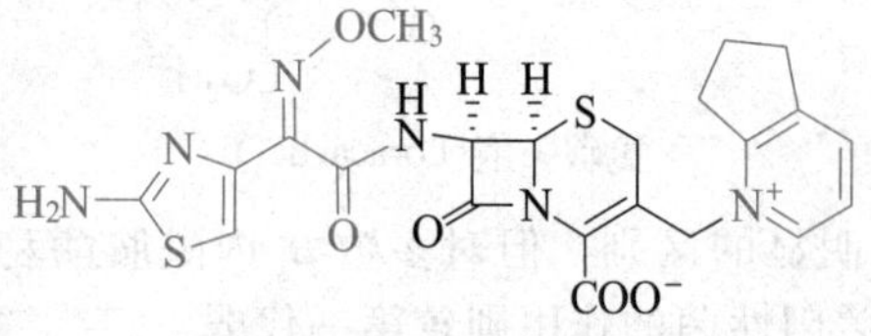

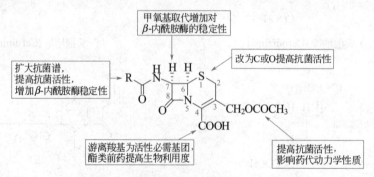

头孢匹罗 (Cefpirome) 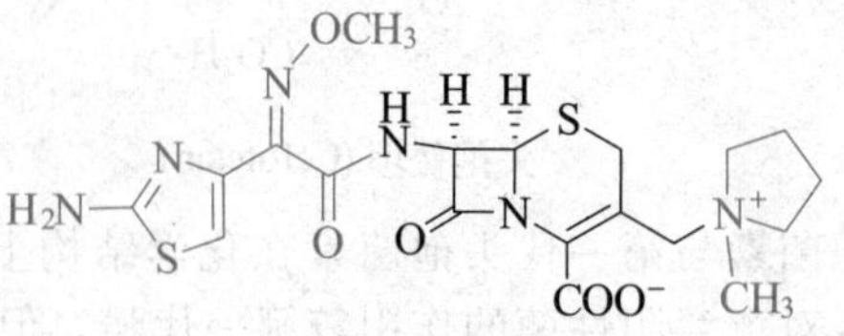　　头孢吡肟 (Cefepime)

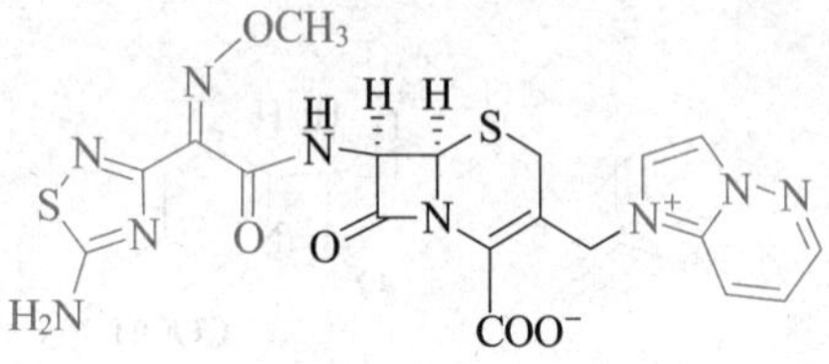

头孢唑兰 (Cefozopran) 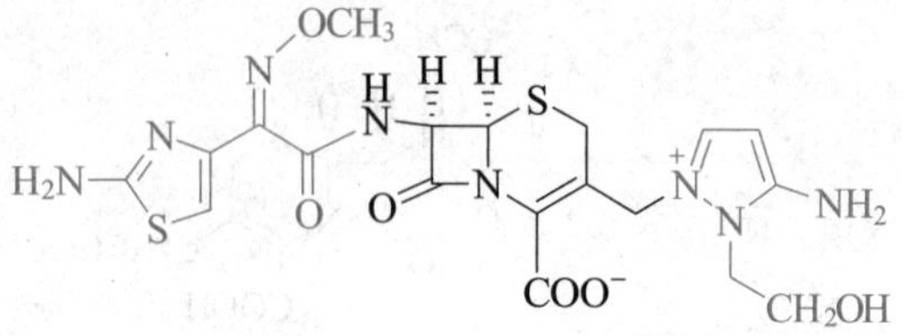　　头孢瑟利 (Cefoselis)

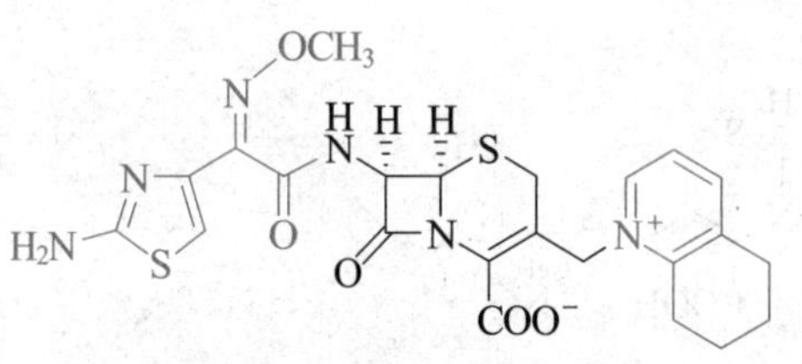

头孢喹肟 (Cefquinome)

第四代头孢菌素在化学结构上的特征为：7 位连有 2-氨基噻唑-α-甲氧亚胺基乙酰基侧链；3 位存在能与分子中羧基形成内盐的季铵基团。该类头孢菌素具有较低的 β-内酰胺酶亲和性与诱导性，可通过革兰阴性菌外膜孔道迅速扩散到细菌间质并维持高浓度，对青霉素结合蛋白亲和力强。因此，表现出更强的抗菌活性，尤其是对金黄色葡萄球菌等革兰阳性菌，并且对 β-内酰胺酶（尤其是超广谱质粒酶和染色体酶）稳定，穿透力强。其中头孢喹肟是人兽两用的抗生素。

3. 半合成头孢菌素的构效关系

鉴于半合成青霉素的经验，对头孢菌素 C 进行结构修饰的位点概括起来有：①7 位酰胺基取代基；②7 位氢原子；③噻嗪环中的 S 原子；④3 位乙酰氧甲基。

头孢菌素类抗生素的发展正是对上述四个部位结构改造的结果。目前，头孢菌素结构改造已取得很大进展，并总结出如下构效关系：

①7 位侧链引入亲酯性基团，如苯环、噻吩、含氮杂环，并在 3 位引入杂环，可扩大抗菌谱，增强抗菌活性。如第一代的头孢菌素的头孢噻吩、头孢噻啶、头孢唑林和头孢匹林。

②7 位酰胺的 α 位引入亲水性基团—SO_3H、—NH_2、—COOH，可扩大抗菌谱得到广谱头孢菌素，如头孢来星 （Cefaloglycin） 等，此类药物对绿脓杆菌的外壁有很高的渗透作用。这些基团的引入，既增

加了口服吸收，也极大地改变了抗菌活性和对酶的稳定性。若同时用—CH₃、—Cl 或含氮杂环取代基替代 3 位上的取代基，除改进口服吸收外还可使其对革兰阴性菌和绿脓杆菌都有效。

头孢来星 (Cefaloglycin)

③ 7 位带有顺式 α-甲氧亚胺基-2-氨噻唑的侧链可提高对 β-内酰胺酶的稳定性。并且由于增强了对革兰阴性菌外膜的渗透，扩大了抗菌谱。甲氧亚胺基引入后，甲氧基可占据靠 β-内酰胺羰基的位置，阻止酶分子对 β-内酰环的接近。因此该类药物具有耐酶、广谱的性质。

④ 7 位侧链肟型的甲氧基改变成羧基，可避免交叉过敏，如将头孢噻肟改造成头孢他啶、头孢克肟，口服后血药浓度高，且持续时间长，具有良好的生物利用度。

⑤ 3 位乙酰氧甲基被—CH₃、—Cl 等基团取代可增强抗菌活性，并改变药物在体内的吸收分布和对细胞的渗透性等药物代谢动力学性质。为了克服头孢菌素半衰期短、代谢不稳定、对 β-内酰胺酶缺乏稳定的缺点，除在 7-氨基上引入不同的酰基外，可在 3-甲基位置上用多种硫代杂环取代乙酰氧基。硫代杂环的结构特征和理化性质，如环的大小、位置、杂原子的类型数目、芳香性和亲水性等均与其抗菌活性有关。用带有酸性功能基的杂环替代乙酰氧基，使蛋白结合力增强，在血浆中半衰期长，成为长效抗生素。

⑥ 2 位羧基是抗菌活性基团，不能改变。为改善药物代谢动力学性质，利用前药原理可制成酯，改善口服吸收，提高生物利用度。酯类前药在体内迅速被非特异性酯酶水解而释放出原药发挥作用，延长了作用时间。

⑦ 第四代头孢菌素品种逐渐增多，其特点是 3 位含有带正电荷季铵。正电荷增加了药物对细胞膜的穿透力，并对 β-内酰胺酶显示低亲和性。

⑧ 7 位引入甲氧基的衍生物为头孢霉素类。由于甲氧基的空间位阻作用，阻滞内酰胺环与酶分子接近，增加了药物对 β-内酰胺酶的稳定性，并提高对厌氧菌的活性。但如果继续增大烷氧基的体积，将极大降低其抗菌活性。

⑨ 5 位 S 原子用生物电子等排体—O—、—CH₂—取代时，分别称为氧头孢菌素和碳头孢烯类。氧头孢菌素由于氧原子比硫原子体积小，两面角小，使母核环张力增大，所以其抗菌活性增强，对革兰阴性菌作用显著，并且还改善了药代动力学性质。碳头孢烯为一类新的 β-内酰胺类抗生素，由于立体位阻作用使药物耐 β-内酰胺酶，具有广谱、耐酶、长效的性质。—CH₂—取代 S 原子后，还增加了药物在体内的稳定性。

4. 半合成头孢菌素类抗生素的方法

头孢菌素类的半合成方法与青霉素类似，以 7-ACA 和 7-ADCA 为母核，在 7 位或 3 位接上不同的取代基即可制备各类药物。因此 7-ACA 和 7-ADCA 为半合成头孢菌素的关键原料，其制备方法主要有亚硝酰氯法、硅酯法和青霉素扩环法，也可用头孢菌素脱酰酶将头孢菌素 C 转化成 7-ACA。

(1) 亚硝酰氯法 以头孢菌素 C 为原料，在无水甲酸和惰性溶剂中，与亚硝酰氯反应，分子内环合形成亚胺醚，再水解得到 7-ACA。

头孢菌素C

7-ACA

（2）硅酯法　将头孢菌素 C 的两个羧基先用三甲基氯硅烷酯化进行保护，然后用五氯化磷氯化得到偕氯亚胺，经正丁醇反应生成偕亚胺醚，水解同时去保护基得到 7-ACA。

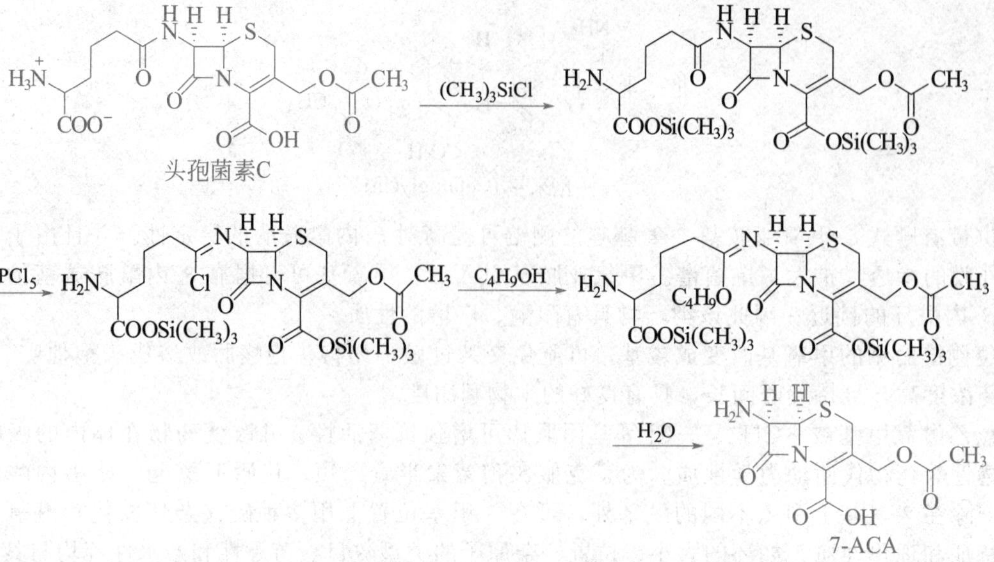

头孢菌素C

7-ACA

（3）青霉素扩环法　常用方法是用氯甲酸三氯乙酯保护青霉素 G 钾盐的羧基，再将其氧化成亚砜青霉素，用磷酸处理便可扩环。扩环后的中间体经过与硅酯法类似的反应，即用五氯化磷氯化得到偕氯亚胺，经甲醇反应生成偕亚胺醚，水解得到 7-ADCA。

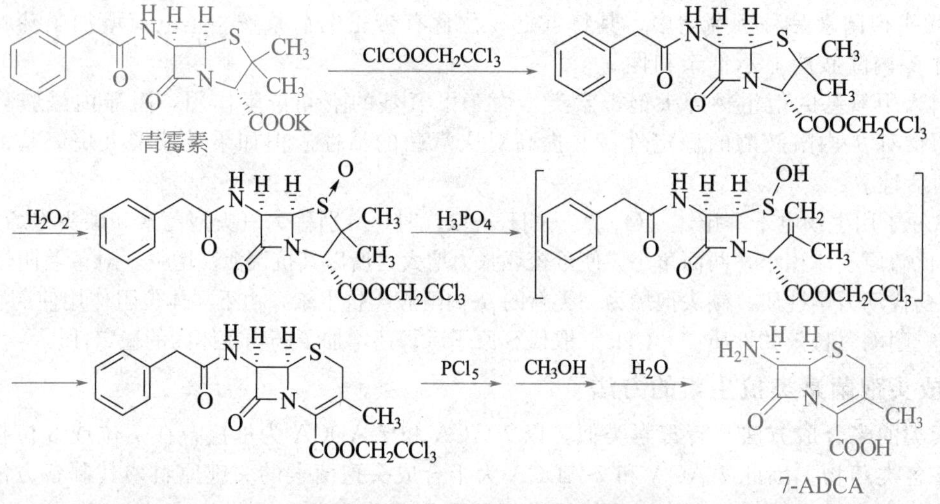

青霉素

7-ADCA

得到 7-ACA 和 7-ADCA 后，采用半合成青霉素类似的合成方法，包括酰氯法、酸酐法和 DCC 法等，进行半合成头孢菌素的制备和生产。可参见本章前面的"半合成青霉素的方法"。

四、其他 β-内酰胺类抗生素 (Other β-Lactam Antibiotics)

1. 碳青霉烯类抗生素

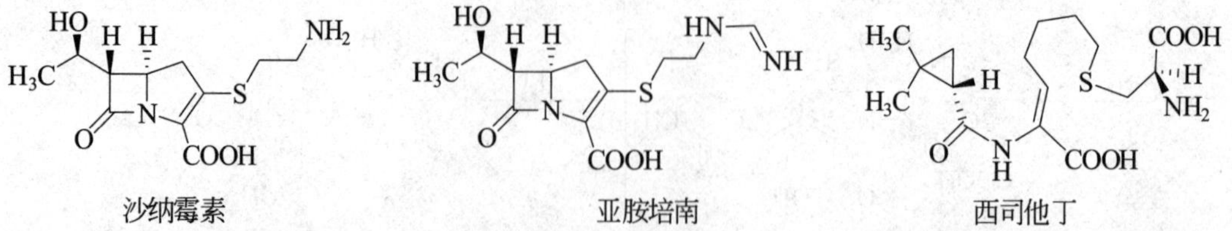

沙纳霉素　　　　　亚胺培南　　　　　西司他丁

美洛培南　　　　　　　厄他培南　　　　　　　比阿培南

碳青霉烯类抗生素是 20 世纪 70 年代发展起来的一类新型 β-内酰胺类抗生素。最早从链霉菌（*Strep-tomyces cattleya*）发酵液中分离得到的是沙纳霉素（硫霉素，Thienamycin），它表现出抗菌谱广、低毒、耐 β-内酰胺酶的优点，但存在代谢和化学稳定性差、不被胃肠道吸收的缺点。其结构特点是：①其母核中与 β-内酰胺环相并合的五元环为二氢吡咯环，而非青霉素类抗生素的氢化噻唑环。由于二氢吡咯环的亚甲基夹角比硫原子小，加之 C-2 与 C-3 间的双键存在，使二氢吡咯环呈平面结构，这一结构特征使得沙纳霉素不太稳定；②在其 3 位有一个端基为氨基的侧链，会向 β-内酰胺的羰基进行亲核性进攻，导致其开环失效；③6 位的氢原子为 β 构型，与青霉素的 6α-氢的构型完全相反。由于沙纳霉素稳定性差，并且在体内易受肾脱氢肽酶的降解，故需与西司他丁（Cilastatin）合用。西司他丁作为肾脱氢肽酶（Dehydropeptidase）抑制剂，保护药物在肾脏中不被肾脱氢肽酶破坏，同时也阻止药物进入肾小管上皮组织，减少药物排泄，并减轻药物的肾毒性。

通过研究构效关系发现，在碳青霉烯的 4 位引入取代基，可增加空间位阻，从而增加对肾脱氢肽酶的稳定性，但抗菌活性明显下降。在 3 位的侧链末端引入亚氨基获得的亚胺培南（Imipenem），不仅提高了化学稳定性，它通过细菌孔道扩散，对大多数 β-内酰胺酶高度稳定，而且抗菌活性和抑酶作用均比沙纳霉素强，尤其对脆弱杆菌、绿脓杆菌有好的效果。但是，单独使用亚胺培南时，在肾脏受脱氢肾肽酶代谢而分解失活，故在临床上也需与西司他丁合用。

美洛培南（Meropenem）为 4 位引入甲基、3 位为吡咯烷基硫醚侧链的广谱碳青霉烯类抗生素。它对肾脱氢肽酶稳定，使用时不需并用酶抑制剂，并且对许多需氧菌和厌氧菌有很强的杀菌作用，其作用达到甚至超过第三代头孢菌素类抗生素。此外，它还具有血药浓度高，组织分布广等药代动力学特性，更重要的是其结构稳定，配成溶液于 37℃ 和 4℃ 下放置 2 天，抗菌活性不会下降。

2002 年批准上市的厄他培南（Ertapemem）是将美洛培南分子中 3 位吡咯烷基侧链末端的二甲氨基替换为 3-羧基苯氨基的药物。其分子中羧基的引入延长了在体内的半衰期，但同时由于负电荷的增加，其抗绿脓杆菌活性下降。比阿培南（Biapenem）则是以带正电荷的氮镦离子替代 3 位硫醚基团中的吡咯烷基，其对革兰阳性菌的作用与亚胺培南相近，对革兰阴性菌包括绿脓杆菌的作用要强于亚胺培南。

2. 单环 β-内酰胺类抗生素

单环 β-内酰胺抗生素的发展是由于诺卡霉素（Nocardicin）的发现而开始的。诺卡霉素是 *Nocardia uniformis* 菌所产生的第一个单环 β-内酰胺类抗生素，含有 A～G 7 个组分，其中 A 为主要组分。尽管诺卡霉素只含有单个 β-内酰胺环，但对酸、碱都比较稳定，这是其他天然 β-内酰胺抗生素所不具备特点。由于体内不能生成引起过敏反应的氢化噻唑蛋白等聚合物，故与青霉素类和头孢菌素类抗生素都不发生交叉过敏反应。

诺卡霉素 A 对 β-内酰胺酶稳定，但抗菌谱窄，且只有微弱的抗菌活性。这说明 β-内酰胺抗生素中双环结构并不是抗菌活性所必需的。利用其母核 3-氨基诺卡霉素（3-ANA）进行结构修饰，制备出了多种衍生物。其中，氨曲南（Aztreonam）为第一个全合成的单环 β-内酰胺抗生素。

诺卡霉素A　　　　　　　　　　　　　　　　氨曲南

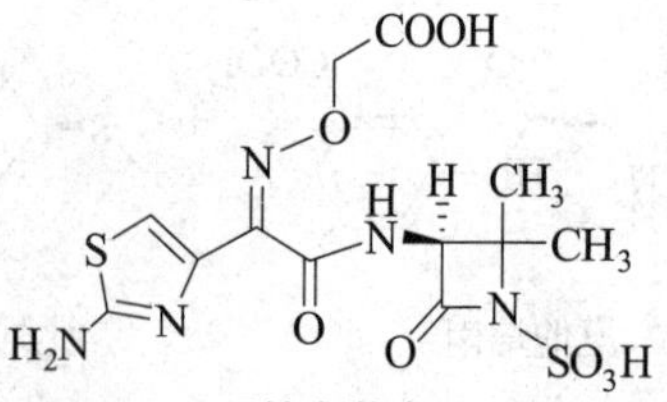

替吉莫南

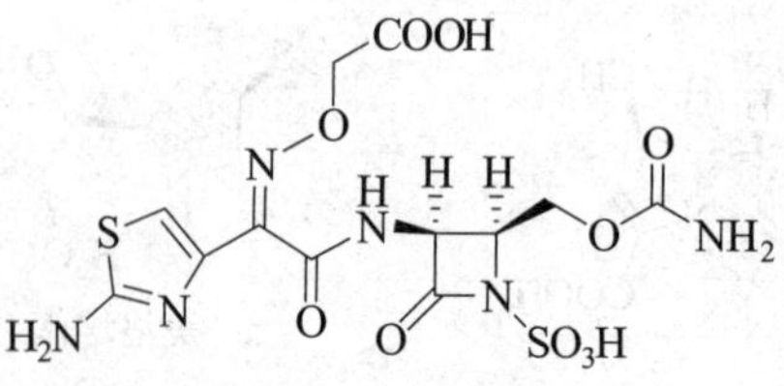

卡芦莫南

在氨曲南 β-内酰胺环的 N 原子上连有强吸电子的磺酸基团，更有利于 β-内酰胺环打开。C-2 位的 α-甲基可以增加氨曲南对 β-内酰胺酶的稳定性。氨曲南对需氧的革兰阴性菌包括绿脓杆菌有很强的活性，对需氧的革兰阳性菌和厌氧菌作用较小，对各种 β-内酰胺酶稳定，能透过血脑屏障，副反应少。临床用于呼吸道感染、尿路感染、软组织感染、败血症等，疗效良好。值得注意的是，氨曲南耐受性好，副作用发生率低。此外，其未发生过敏性反应，与青霉素类和头孢菌素类不发生交叉性过敏反应。这些特点为寻找真正无过敏反应的、高效、广谱的 β-内酰胺类抗生素提供了发展方向。随后，替吉莫南（Tigemonam）和卡芦莫南（Carumonam）等单环抗生素问世，它们具有广谱抗菌活性，组织穿透性好，口服吸收得到改善。

五、β-内酰胺酶抑制剂 (β-Lactamase Inhibitors)

细菌对青霉素和头孢菌素产生耐药性的重要原因是 β-内酰胺酶的生成，这种酶可作用于所有具有 β-内酰胺类结构特征的四元环上，水解 β-内酰胺环的酰胺键，生成没有抗菌活性的酸性物。因此研究耐酶的药物及 β-内酰胺酶抑制剂为一个重要研究方向。克拉维酸和舒巴坦就是其中的代表性药物。

1. 氧青霉烷类抗生素

克拉维酸 (Clavulanic Acid)

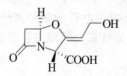

- 钠盐：白色针状结晶，$[\alpha]_D^{20} = +47.1°$（$c=1$，水）；
- 钾盐：白色或微黄色结晶性粉末，微臭，极易引湿，极易溶于水，但水溶液不稳定，易溶于甲醇，微溶于乙醇，不溶于乙醚，临床常用其钾盐。

化学名为 (2R,5R,Z)-3-(2-羟乙烯基)-7-氧代-4-氧杂-1-氮杂双环[3.2.0]庚烷-2-甲酸 {(2R,5R,Z)-3-(2-hydroxyethylidene)-7-oxo-4-oxa-1-azabicyclo[3.2.0]heptane-2-carboxylic acid}，又称为棒酸。

克拉维酸（Clavulanic Acid）是从链霉菌（Streptomyces clavuligerus）得到的非经典的 β-内酰胺类抗生素，也是第一个用于临床的 β-内酰胺酶抑制剂。克拉维酸是由 β-内酰胺环和氢化异噁唑环拼合而成，即具有氧青霉烷（Oxapenam）母核结构，且其 3 位的碳原子为 sp^2 杂化，形成烯醚结构，其 6 位无酰胺侧链存在。可见克拉维酸的环张力比青霉素要大得多。在克拉维酸的结构中，3 位侧链的羟甲基与氢化异噁唑环中的氧处于同侧；如果处于异侧则称为异克拉维酸，其也有抑制 β-内酰胺酶的作用。

克拉维酸的作用机制较为复杂，如图 18-8，首先其分子与 β-内酰胺酶的催化中心相结合，酶催化中心的丝氨酸（Enz-SerOH）亲核性进攻克拉维酸，形成的酰化酶，进一步开环产生亚胺，亚胺可互变异构为烯胺。这三种产物均可水解释放出活性酶，其中烯胺很稳定，水解非常慢。亲电性的亚胺与 β-内酰胺酶另一个亲核基团（EnzNu）如羟基、氨基等进行不可逆的烷基化反应，并进一步发生 β-消除反应，最终生成酶共价修饰产物，使 β-内酰胺酶彻底失活。所以克拉维酸是一种"自杀性"的酶抑制剂。

克拉维酸无论是对革兰阳性菌还是革兰阴性菌产生的 β-内酰胺酶均有效。单独使用无效，常与青霉素类药物联合应用以提高疗效。临床上使用克拉维酸和阿莫西林组成的复方制剂，可使阿莫西林增效 130

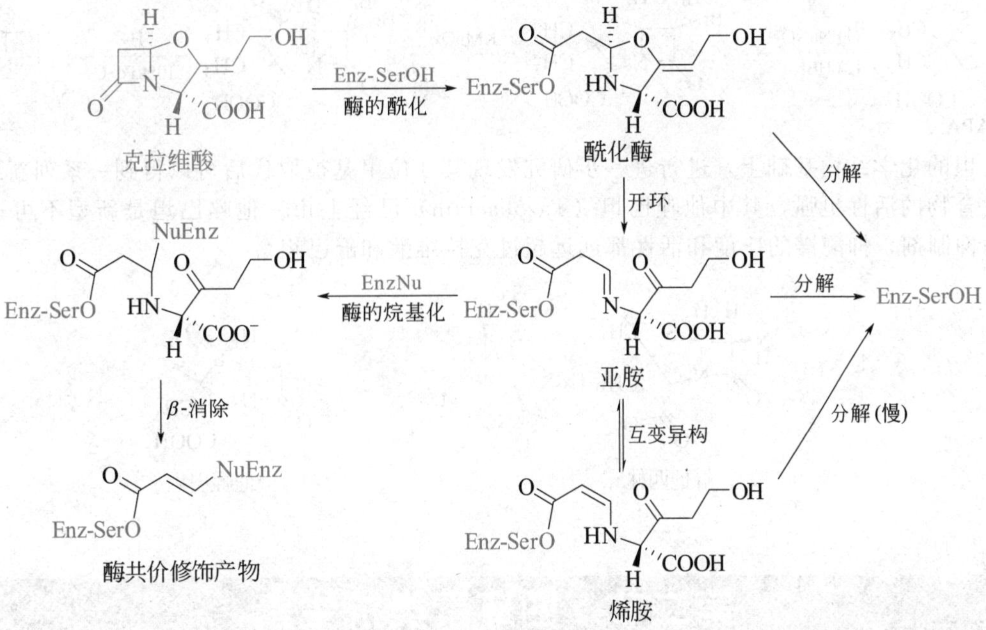

图中流程图（克拉维酸的作用机制）：

克拉维酸 --Enz-SerOH / 酶的酰化--> 酰化酶

酰化酶 --分解--> Enz-SerOH

酰化酶 --开环--> 亚胺

亚胺 --分解--> Enz-SerOH

亚胺 --EnzNu / 酶的烷基化--> （NuEnz结构）

亚胺 --互变异构--> 烯胺

烯胺 --分解(慢)--> Enz-SerOH

（NuEnz结构） --β-消除--> 酶共价修饰产物

图 18-8　克拉维酸的作用机制

倍，用于治疗耐阿莫西林细菌所引起的感染。克拉维酸也可与其他 β-内酰胺类抗生素联合使用，可使头孢菌素类增效 2~8 倍。

从棒状链霉菌的代谢物中还分离出一些 2 位不带羧基的克拉维酸类似物，但都缺乏抑制 β-内酰胺酶的能力，可见 2 位羧基是克拉维酸及其类似物作为酶抑制剂的必要基团。

2. 青霉烷砜类抗生素

舒巴坦 (Sulbactam)

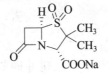

◆ 白色或类白色结晶性粉末；
◆ mp 148~151℃；
◆ 溶于水，在溶液中有一定的稳定性。

化学名为 （2S,5R)-3,3-二甲基-7-氧代-4-硫杂-1-氮杂双环[3.2.0]庚烷-2-羧酸-4,4-二氧化物 {(2S,5R)-3,3-dimethyl-7-oxo-4-thia-1-azabicyclo[3.2.0]heptane-2-carboxylic acid-4,4 -dioxide}，又称为青霉烷砜。

将青霉烷酸中的 S 原子氧化成砜的结构，便得到青霉烷砜类抗生素，如舒巴坦（Sulbactam）。舒巴坦是一种广谱的 β-内酰胺酶抑制剂，口服吸收差，一般静注给药。它的抑酶活性比克拉维酸稍差，但化学结构却稳定得多。为改善口服，可将氨苄西林的羧基与舒巴坦的羧基通过亚甲基连接成双酯结构，即为舒他西林（Sultamicillin）。它是一个口服效果良好的前药，到达作用部位后在非特定酯酶的作用下，即可分解出舒巴坦与氨苄西林，从而发挥抗菌和抑制 β-内酰胺酶的双重作用。

舒巴坦对酶的抑制作用机制与克拉维酸相似，也是通过对酶活性部位的丝氨酸进行酰化后，进一步经开环、烷基化、β-消除等过程，最终产生无酶活性的共价修饰产物（可参考图 18-8）。舒巴坦对革兰阳性菌和革兰阴性菌都有作用，当与阿莫西林合用时，能显著提高抗菌作用。可用于治疗对阿莫西林耐药的金葡菌、脆弱拟杆菌、肺炎杆菌、普通变形杆菌等引起的感染。

舒巴坦为人工合成的化合物，其化学结构比 6-APA 少一个 6 位的氨基。工业生产上用 6-APA 为原料，经重氮化、溴代氧化得到 6,6-二溴青霉烷酸，再经高锰酸钾氧化、催化氢化即得到舒巴坦。

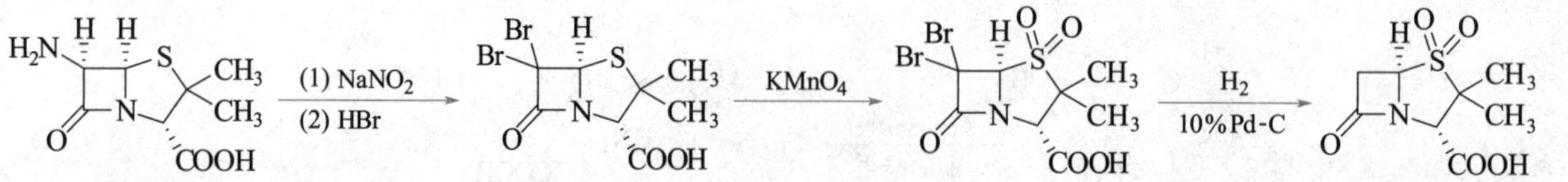

在舒巴坦的化学结构基础上，进行进一步研究发现其 3 位甲基被取代后可以得到一系列新结构的化合物，这些化合物的活性更强，其中他唑巴坦（Tazobactam）已经上市。他唑巴坦是新型不可逆的竞争性 β-内酰胺酶抑制剂，抑酶谱的广度和活性都远远超过克拉维酸和舒巴坦。

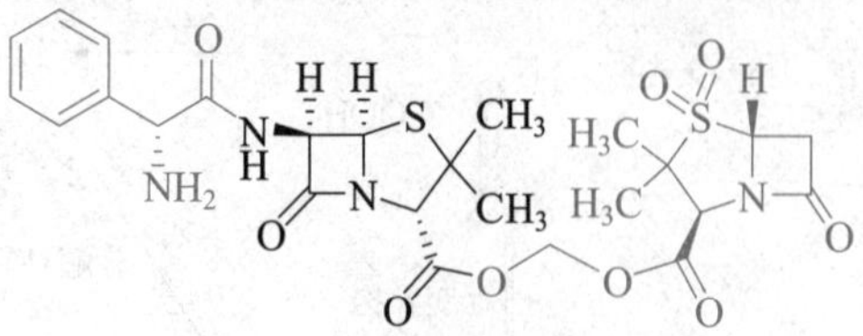

舒他西林 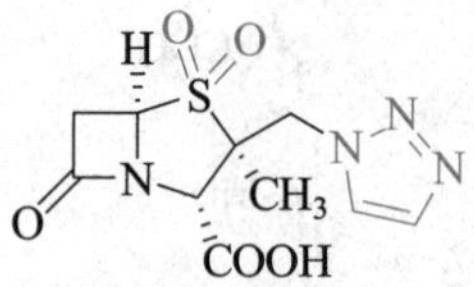　　　　　　　　　　　　他唑巴坦

第二节　四环素类抗生素
(Tetracycline Antibiotics)

四环素类抗生素是由放线菌（*Streptomyces rimosus*）产生的一类天然（四环素、金霉素和土霉素等）及半合成抗生素。此类抗生素对革兰阴性菌和阳性菌、立克次体、衣原体、支原体及某些原虫等均有抑制活性，为很多细菌感染的首选药，如布鲁氏菌病、霍乱、斑疹伤寒、出血热等，也是很多细菌交叉感染的交替药物。该类药物具有可口服、抗菌谱广、毒性小和极少发生过敏反应的特点。

一、结构特点、作用机制及耐药性
(Structural Characteristics，Mechanism of Action and Bacterial Resistance)

1. 四环素类抗生素的结构特点

四环素类抗生素为并四苯（Naphthacene）衍生物，具有十二氢化并四苯（$1,2,3,4,4a,5,5a,6,11,11a,12,12a$-dodecahydronaphthacene）的基本结构（表 18-1）。

表 18-1　四环素类抗生素的结构

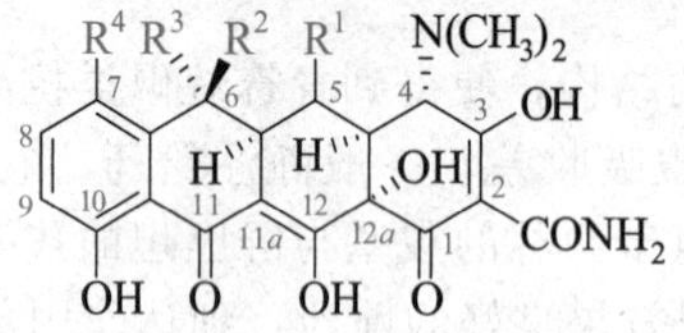

药　物	R^1	R^2	R^3	R^4
金霉素（Chlortetracycline）	H	OH	CH_3	Cl
土霉素（Oxytetracycline）	OH	OH	CH_3	H
四环素（Tetracycline）	H	OH	CH_3	H
地美环素（Demeclocycline）	H	OH	H	Cl
多西环素（Doxycycline）	OH	H	CH_3	H
米诺环素（Minocycline）	H	H	H	$N(CH_3)_2$
美他环素（Metacycline）	OH	—	CH_2	H

第一个四环素类抗生素是 1948 年从金色链丝菌分离得到的金霉素（Chlortetracycline），随后相继发现了土霉素（Oxytetracycline）、四环素（Tetracycline）及地美环素（Demeclocycline）等天然抗生素。临床应用发现天然四环素类药物具有易产生耐药性、化学结构在酸或碱条件下不稳定等缺点。因此对天然四环素进行了一系列结构修饰。由于发现 6 位的羟基极性大，对体内的药代动力学有较大的影响，且又是四环素类抗生素的化学不稳定因素之一，而除去 6 位羟基其抗菌活性并不改变。于是将 6 位羟基从其分子中删去，得到了多西环素（Doxycycline），其稳定性、抗菌活性与药代动力学性质方面都比天然物有明显改善。研究发现四环素分子中的 6 位甲基并不是抗菌活性不可缺少的基团，对其进行结构修饰得到了米诺环素（Minocycline）、美他环素（Metacycline）等。虽然四环素类的 2 位酰胺基为抗菌活性必需基团不可改变，但在其氨基上引入亲水基团，可增加药物的水溶性，例如吗啉强力霉素（Morphodoxycycline）。

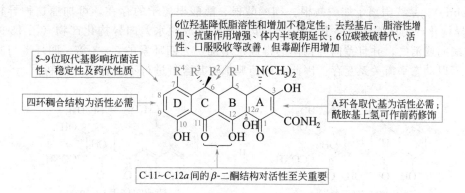
吗啉强力霉素

在四环素类抗生素结构中都含有酸性的烯醇羟基及碱性的二甲胺基，因此它们均为两性化合物。四环素类抗生素固体在干燥条件下都比较稳定，但遇日光可变色；在酸性及碱性条件都不够稳定，易发生水解。

2. 四环素类抗生素的构效关系

四环素类抗生素结构中的并四苯环是生物活性所必须的结构，A 环中 1～4 位的取代基是抗菌活性基本药效团，改变其结构活性消失，仅可在酰胺基的氢上进行改变理化性质的前药修饰。

3. 四环素类抗生素的作用机制和耐药性

四环素类抗生素主要通过抑制核糖体蛋白质的合成来抑制细菌的生长。四环素类抗生素与 30s 细菌核糖体亚单位结合，破坏 tRNA 和 RNA 之间的密码子-反密码子相互作用，因而阻止了氨酰-tRNA 与核糖体受体 A 位点的结合，抑制细菌的生长，因此四环素类抗生素是广谱的抗生素。

由于四环素的长期使用，已发现了耐四环素的细菌。目前发现的四环素耐药机制主要包括三种：①外泵基因编码的外排泵将四环素类抗生素泵出胞外，降低胞内药物浓度；②细胞质中的核糖体保护蛋白与核糖体结合，使四环素无法与核糖体发生作用；③细菌产生灭活或钝化酶，将四环素类抗生素进行化学修饰，使其丧失抑制蛋白生物合成的作用。

二、四环素和盐酸多西环素 (Tetracycline and Doxycycline Hydrochloride)

四环素 (Tetracycline)

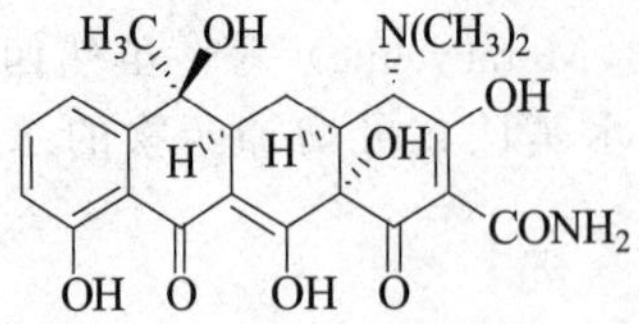

◆ 黄色晶体，味苦；
◆ mp 170～175℃（分解）；
◆ 微溶于水，溶于乙醇和丙醇；
◆ 在空气中稳定，但易吸收水分，受日光照射变色。

化学名为 6-甲基-4-(二甲胺基)-3,6,10,12,12a-五羟基-1,11-二氧代-1,4,4a,5,5a,6,11,12a-八氢-2-并四苯甲酰胺 [6-methyl-4-(dimethylamino)-3,6,10,12,12a-pentahydroxy-1,11-dioxo-1,4,4a,5,5a,6,11,12a-octahydro-2-naphthacenecarboxamide]。

四环素分子具有三个 pK_a 值，分别为 2.8～3.4、7.2～7.8、9.1～9.7，等电点为 $pI=5$。其中，碱性基团为 4a-二甲氨基；C-10 与 C-12 共轭的酚性羟基和烯醇羟基为中性基团；而 C-1 与 C-3 之间共轭的三羰基系统相当于醋酸的酸性。临床上通常用其盐酸盐。

四环素在酸性和碱性条件下均不稳定，具体情况如下。

(1) 酸性条件下 由于四环素 6 位上的羟基和 5a 位上的氢正好处于反式构型，在酸性条件下，很容易发生消除反应，生成无活性的脱水四环素（Anhydrotetracycline，橙黄色）。

另外，在 pH=2～6 条件下，4 位上的二甲胺基很易发生可逆的差向异构化反应，生成 4-差向四环素（4-Epitetracycline）。某些阴离子如磷酸根、枸橼酸根、醋酸根离子的存在，可加速这种异构化反应的进行。4 位差向异构化产物在酸性条件下还会进一步脱水，生成脱水差向异构化产物（图 18-9）。这些产物的抗菌活性均减弱或消失，并且差向异构体的毒性也增加，为四环素的 2～3 倍。四环素与其 4-差向异构体在一定条件下以动态平衡关系互存。因此各国药典都对其含量进行不同程度的控制。

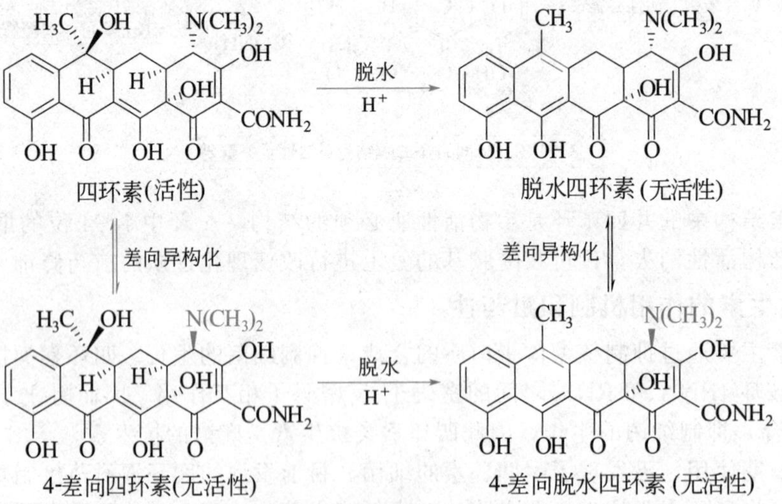

四环素(活性)　脱水四环素(无活性)

差向异构化　　　差向异构化

4-差向四环素(无活性)　4-差向脱水四环素(无活性)

图 18-9　四环素的酸不稳定性

土霉素存在 C-5 羟基，可与 C-4 二甲胺基之间形成氢键，故其 4 位的差向异构化要难于四环素。而金霉素由于 C-7 氯原子的空间排斥作用，使 4 位异构化反应比四环素更易发生。

(2) 碱性条件下 由于 OH^- 的作用，C-6 上的羟基形成氧负离子，向 C-11 羰基发生分子内亲核进攻，经电子转移，C 环破裂，生成无活性的具有内酯结构的异四环素（Isotetracycline）。

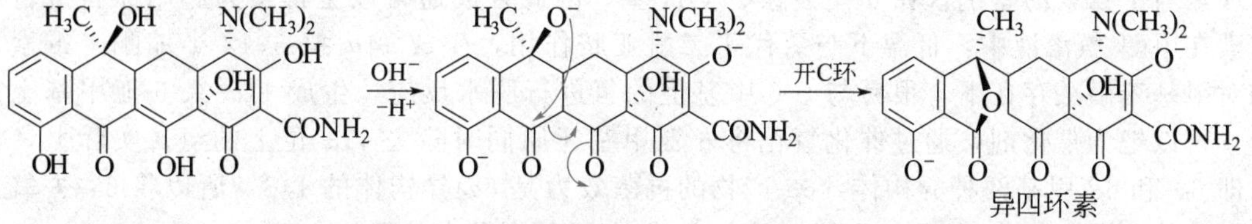

（上部反应式图）

（3）与金属离子螯合 由于四环素类药物分子中含有许多羟基、烯醇羟基及羰基，在近中性条件下能与多种金属离子形成不溶性螯合物。与钙或镁离子形成不溶性的钙盐或镁盐，与铁离子形成红色配合物，与铝离子形成黄色配合物。这不仅给临床使用其溶液带来不便，而且还会干扰口服时的血药浓度。另外，在体内四环素类抗生素与钙离子形成的配合物呈黄色会沉积在骨骼和牙齿上，小儿服用会发生牙齿变黄（称为"四环素牙"），孕妇服用后也会使其后产下的婴儿发生牙齿变色、骨骼生长抑制现象。因此对小儿和孕妇应慎用或禁用四环素类抗生素。该性质也表明四环素类抗生素药物不能和含金属离子的药物及富含钙、铁等金属离子的食物，如牛奶等同服。

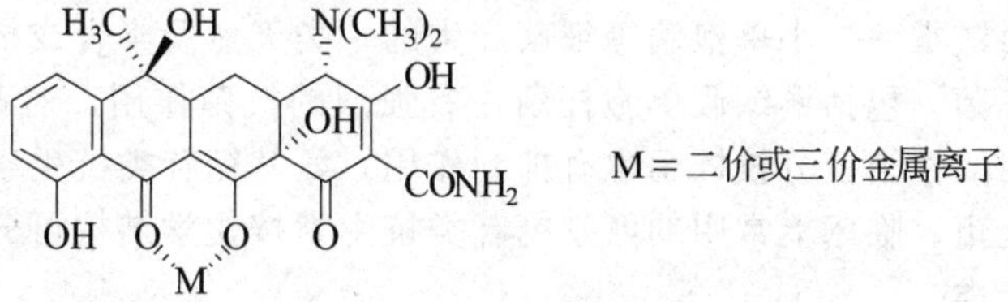

M＝二价或三价金属离子

盐酸多西环素 (Doxycycline Hydrochloride)

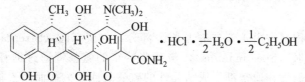

$\cdot HCl \cdot \frac{1}{2} H_2O \cdot \frac{1}{2} C_2H_5OH$

◆ 黄色结晶性粉末，无臭、味苦；
◆ 微有引湿性，室温下稳定，遇光变质；
◆ $[\alpha]_D = -110°$；
◆ 100℃减压干燥失去结晶水和结晶醇。

化学名为［4S-(4α,4aα,5α,5aα,6α,12aα)］-4-(二甲胺基)-1,4,4a,5,5a,6,11,12a-八氢-3,5,10,12,12a-五羟基-6-甲基-1,11-二氧代-2-并四苯甲酰胺盐酸盐半乙醇半水合物 ｛［4S-(4α,4aα,5α,5aα,6α,12aα)］-4-(dim-ethylamino)-1,4,4a,5,5a,6,11,12a-octahydro-3,5,10,12,12a-pentahydroxy-6-methyl-1,11-dioxo-2-naphtha-cenecarboxamide hydrochloride hemiethanol hemihydrate｝，又称为盐酸脱氧土霉素、盐酸强力霉素。

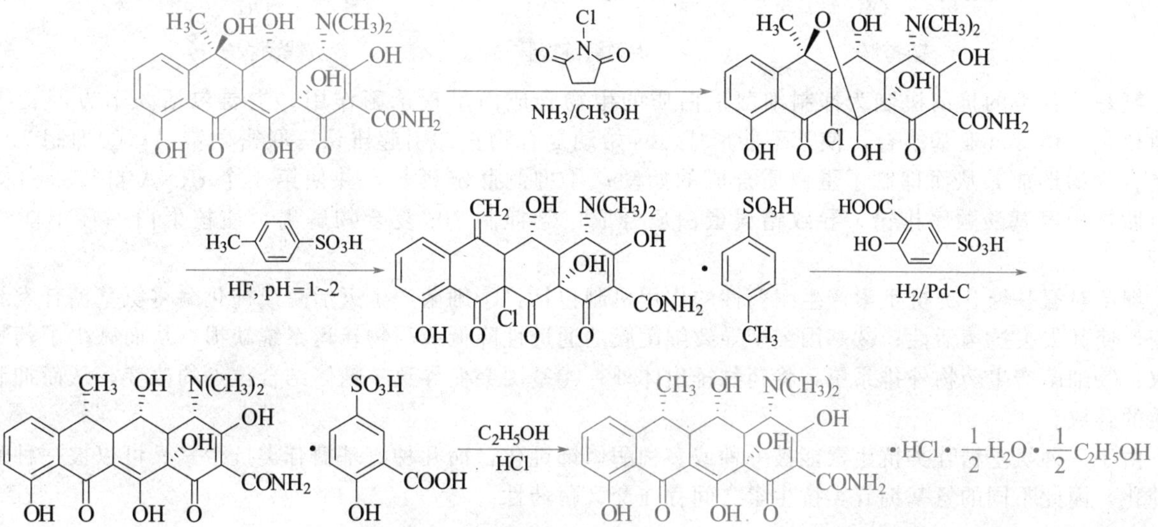

（合成路线图）

多西环素与土霉素的差别仅在 6 位去除了 OH 基，因此合成通常以土霉素为起始原料进行。如上所示，土霉素在甲醇-氨溶液中，低温下与氯代丁二酰亚胺作用，生成 11a-氯-6,12-半缩酮土霉素，在无水氟化氢和对甲苯磺酸存在下，很易与 C-6 甲基上的氢进行脱水反应，生成 11a-氯-6-亚甲基土霉素对甲苯磺酸盐，再以钯为催化剂，通过催化氢化将 6-亚甲基还原同时除去 11a 位上的氯。实际上，氢化产物有两种，即 6α-和 6β-甲基两种异构体，6β-产物的抗菌效力是 6α-异构体的 1/3，所以将 6α-去氧土霉素与磺基水杨酸成盐，再与氯化氢-无水乙醇作用生成 6α-多西环素醇水盐酸盐。

第三节　氨基糖苷类抗生素
(Aminoglycoside Antibiotics)

氨基糖苷类抗生素是由链霉菌、小单孢菌等细菌产生的一类天然及半合成抗生素。氨基糖苷类抗生素抗菌谱广，对需氧革兰阴性菌（包括铜绿假单胞杆菌）有强烈的抗菌作用，对革兰阳性菌也有抗菌作用，部分氨基糖苷类抗生素对耐酸性结核分枝杆菌也有抑制作用。氨基糖苷类抗生素是临床上使用较多的一类抗生素，已有数十个品种上市。临床上常用的氨基糖苷类抗生素按化学结构可分为 4 类：链霉素、卡那霉素类、庆大霉素类和新霉素类。

一、结构特点、作用机制及耐药性
(Structural Characteristics，Mechanism of Action and Bacterial Resistance)

氨基糖苷类抗生素的化学结构通常由 1,3-二氨基肌醇部分，如链霉胺（Streptamine）、2-脱氧链霉胺（2-Deoxystreptamine）和放线菌胺（Spectinamine），与某些特定的氨基糖通过糖苷键相连而成。基于其化学结构特点，该类抗生素都呈碱性，通常都形成结晶性的硫酸盐或盐酸盐而用于临床。氨基糖苷类抗生素多为极性化合物，水溶性较高，脂溶性较低，口服给药时，在胃肠道很难被吸收。注射给药时，与血清蛋白结合率低，绝大多数在体内不代谢失活，以原药形式经肾小球滤过排出。因此对肾脏产生毒性。除肾毒性外，此类抗生素还有对第八对脑神经毒性（耳毒性）引起失聪、神经肌肉阻断和过敏反应。

链霉胺　　　　　2-脱氧链霉胺　　　　　放线菌胺

氨基糖苷类的抗菌机制为抑制细菌蛋白质的生物合成而呈现杀菌作用。主要包括 5 个方面：①与细菌核蛋白体 30s 亚基结合，使其不能形成 30s 始动复合物；②引起辨认三联密码错误；③抑制 70s 始动复合物的形成，从而抑制了蛋白质合成的始动；④抑制肽链延长，并使第 1 个 tRNA 自核蛋白体脱落，肽链中氨基酸顺序排错，导致错误蛋白质合成；⑤抑制 70s 复合物解离，使核蛋白循环不能继续进行。

细菌对氨基糖苷类抗生素产生耐药性的作用机制包括：①细菌产生灭活酶或钝化酶将氨基糖苷类结构改变，使其失去抗菌活性；②基因突变导致细菌膜的通透性降低或药物转运系统缺损，从而减少了药物的摄取；③细菌产生药物外排系统，将药物排出体外；④基因突变导致核糖体结合位点的改变，从而抑制蛋白质的合成。

由于一种氨基糖苷类抗生素能被一种或多种酶修饰钝化，而几种氨基糖苷类抗生素又可以被一种酶修饰钝化，因此不同的氨基糖苷类抗生素之间存在交叉耐药性。

二、链霉素 (Streptomycin)

链霉素（Streptomycin）是第一个发现的氨基糖苷类抗生素，由链霉菌 *Streptomyces griseus* 的发酵液中分离得到。链霉素由链霉胍、链霉糖和 *N*-甲基葡萄糖胺组成。在其分子结构中有三个碱性中心，可以和各种酸成盐，临床用其硫酸盐。

链霉素对结核杆菌的抗菌作用很强，临床上用于治疗各种结核病，特别是对结核性脑膜炎和急性浸润性肺结核有很好的疗效；对尿道感染、肠道感染、败血症等也有效，与青霉素联合应用有协同作用。缺点是易产生耐药性，对第八对脑神经有损害，另外对肾脏也有毒性。链霉素的结构改造对其活性无多大改变。有关链霉素的内容参见第十九章"合成抗菌药"。

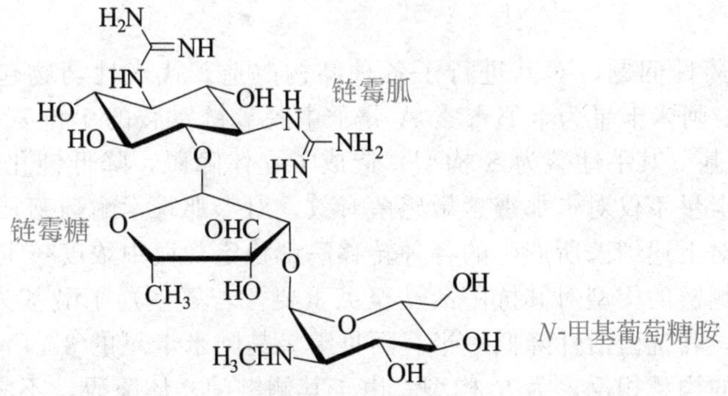

链霉素

三、卡那霉素及其衍生物 (Kanamycin and Its Derivatives)

卡那霉素（Kanamycin）于 1957 年从放线菌 *Streptomyces kanamyceticus* 中被发现。首先分离出的是卡那霉素 A，随后又分别分离出卡那霉素 B 和 C。它们均为由两分子的氨基葡萄糖与一分子脱氧链霉胺形成的碱性苷（表 18-2）。卡那霉素是由 A、B、C 组分组成的混合物，卡那霉素 A 为主要成分，临床上用其硫酸盐。卡那霉素化学稳定性较好，或许为最稳定的抗生素，其在加热或酸碱性条件下也不失去抗菌活性。卡那霉素为广谱抗生素，对革兰阴性杆菌、阳性菌和结核杆菌都有效。临床上用于治疗败血症、心内膜炎、呼吸道感染、肠炎、菌痢和尿路感染等。

表 18-2　卡那霉素类抗生素的结构

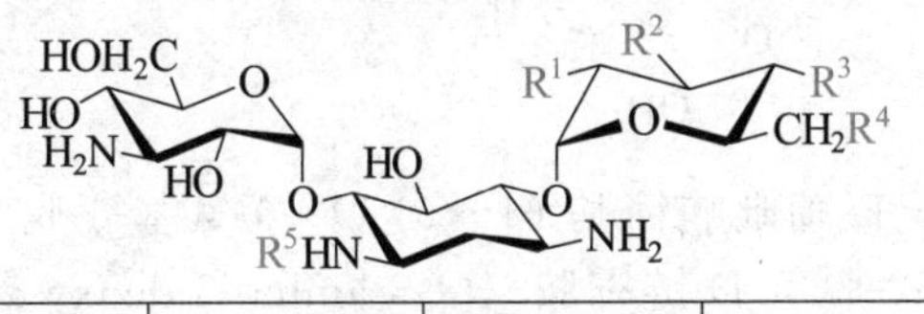

药物	R^1	R^2	R^3	R^4	R^5
卡那霉素 A(Kanamycin A)	OH	OH	OH	NH_2	H
卡那霉素 B(Kanamycin B)	NH_2	OH	OH	NH_2	H
卡那霉素 C(Kanamycin C)	NH_2	OH	OH	OH	H
妥布霉素(Tobramycin)	NH_2	H	OH	NH_2	H
阿米卡星(Amikacin)	OH	OH	OH	NH_2	$COCH(OH)CH_2CH_2NH_2$
阿贝卡星(Arbekacin)	NH_2	H	H	NH_2	$COCH(OH)CH_2CH_2NH_2$

卡那霉素易产生耐药性，产生耐药性的原因是：一些带有耐药质粒（R因子）的革兰阳性菌，会产生"氨基糖苷钝化酶"（Aminoglycoside Inactivetase），使氨基糖苷类抗生素灭活。这种钝化酶主要包括三种类型的氨基糖苷转移酶，其中氨基糖苷磷酸转移酶（Amioglycoside Phosphorylase，APH）使卡那霉素 C-3′羟基磷酸化；氨基糖乙酰转移酶（Amioglycoside Acetylase，AAC）使 C-6′的氨基乙酰化；氨基糖腺苷转移酶（Amioglycoside Nucleotide Transferase，ANT）则使 C-2″羟基腺苷化。这些酶的作用均使卡那霉素失去活性。

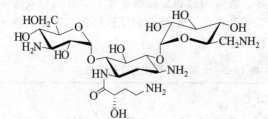

为解决卡那霉素的耐药性问题，对其进行了各种结构改造。代表性药物包括阿米卡星（Amikacin）和阿贝卡星（Arbekacin）。阿米卡星为卡那霉素 A 分子中脱氧链霉胺的 1 位氨基酰化的衍生物，引入的 L-(−)-4-氨基-2-羟基丁酰基（其手性碳为 S 构型）造成了立体障碍，降低钝化酶的结构适应性，从而避免产生耐药。因此，阿米卡星不仅对卡那霉素敏感菌有效，对卡那霉素耐药菌，如绿脓杆菌、大肠杆菌和金葡菌均有显著作用。其对上述细菌所产生的各种转移酶都稳定，血中浓度较卡那霉素高，毒性较小。另外还发现，所引入的酰基侧链的构型对其抗菌活性至关重要，若氨基羟丁酰基为 D-(+)-型时，抗菌活性大为降低；若为外消旋型，其抗菌活性降低一半。阿贝卡星是阿米卡星的 3′,4′-双脱氧衍生物，与阿米卡星侧链不同之处为手性碳的构型相反，为 R 构型。由于其侧链的立体障碍，不易受氨基糖苷钝化酶侵袭，不易产生耐药性，且耳毒性较低。

妥布霉素（Tobramycin）是卡那霉素 B 的 3′-去氧衍生物，可由黑暗链霉素 *Streptomyces tenebrarius* 发酵得到，也可由卡那霉素 B 半合成获得。由于妥布霉素不是 APH(3′)-Ⅰ 和 APH(3′)-Ⅱ 的底物，所以，比卡那霉素有更宽的抗菌谱，但它会被 ANT（2′）腺苷化、被 AAC(3)-Ⅰ 和-Ⅱ 以及 AAC(2′) 酰化。妥布霉素对革兰阴性菌和阳性菌都有效，为广谱抗生素，对绿脓杆菌有更强的活性，其活性为庆大霉素的 2～4 倍，而毒性比庆大霉素低。

阿米卡星 (Amikacin)

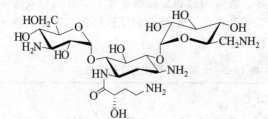

- 白色结晶性粉末，无臭，无味；
- 对热、光及湿度较稳定；
- 在水中易溶，在乙醇中几乎不溶。

化学名为 O-3-氨基-3-脱氧-α-D-葡吡喃糖基-(1→6)-O-[6-氨基-6-脱氧-α-D-葡吡喃糖基-(1→4)]-N^1-[(2S)-4-氨基-2-羟基-1-氧丁基]-2-脱氧-D-链霉胺 {O-3-amino-3-deoxy-α-D-glucopyranosyl-(1→6)-O-[6-amino-6-deoxy-α-D-glucopyranosyl-(1→4)]-N^1-[(2S)-4-amino-2-hydroxy-1-oxobutyl]-2-deoxy-D-streptamine}。

阿米卡星的合成是以卡那霉素 A 为原料，与苄氧羰酰氧基丁二酰亚胺反应，将其分子中最活泼的 C-6′氨基进行保护，得 6′-N-苄氧羰基卡那霉素 A，然后再与 L-(−)-4-苄氧羰基氨基丁酸-N-羟基丁二酰亚胺酯作用，对其 C-1 氨基进行选择性酰化反应，再以 Pd/C 为催化剂进行催化氢化，除去苄氧羰基保护基得到阿米卡星。

阿米卡星耐酶性能强，对绿脓杆菌和各种杆菌有作用，用于治疗敏感菌所至的呼吸道、尿道、皮肤软组织感染、骨与关节感染，也可用于败血症治疗。

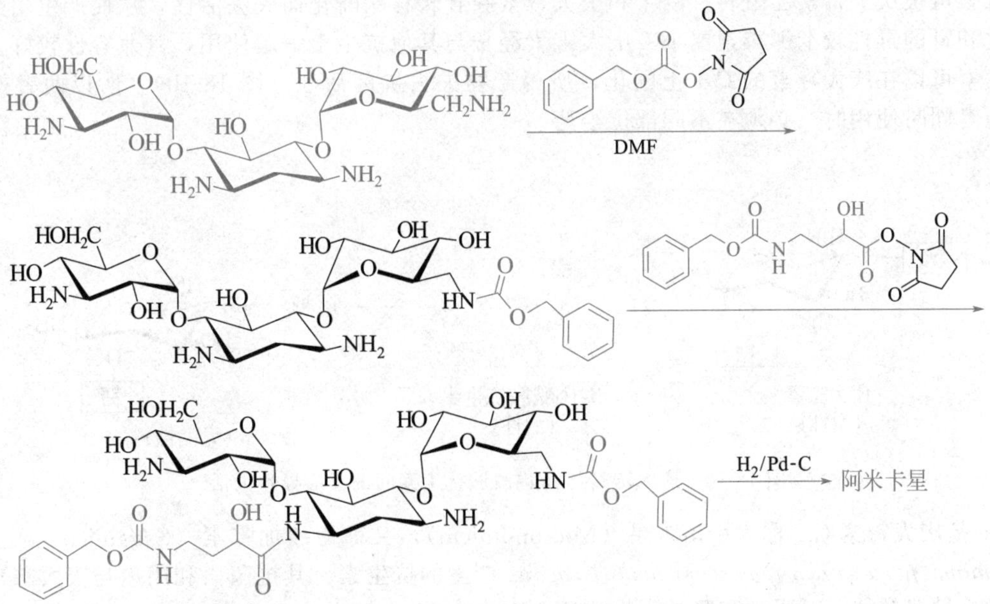

四、庆大霉素及其衍生物 (Gentamicin and Its Derivatives)

庆大霉素（Gentamicin）是 1963 年从小单孢菌 *Micromonospora puspusa* 发酵液中得到的混合物，包括庆大霉素 C_1、C_{1a} 和 C_2。三者的抗菌活性和毒性相似，临床用其硫酸盐。

庆大霉素为广谱的抗生素，尤对革兰阴性菌如大肠杆菌、绿脓杆菌、肺炎杆菌、痢疾杆菌等有良好效用。临床上主要用于绿脓杆菌或某些耐药阴性菌引起的感染和败血症、尿路感染、脑膜炎和烧伤感染等。其化学结构见表 18-3。

表 18-3 庆大霉素类抗生素的化学结构

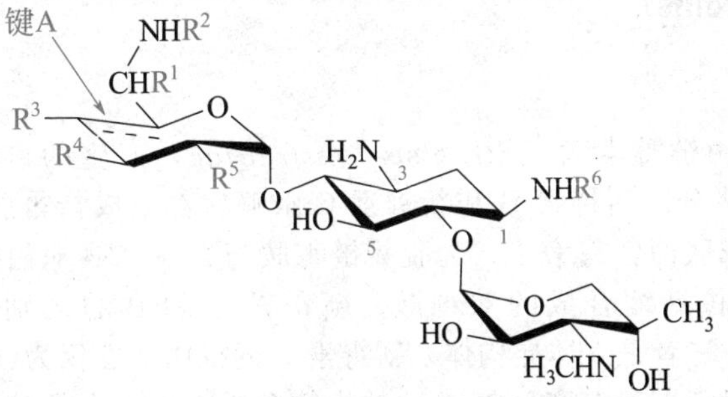

药物	R^1	R^2	R^3	R^4	R^5	R^6	键 A 类型
庆大霉素 C_1（Gentamicin C_1）	CH_3	CH_3	H	H	NH_2	H	单键
庆大霉素 C_{1a}（Gentamicin C_{1a}）	H	H	H	H	NH_2	H	单键
庆大霉素 C_2（Gentamicin C_2）	CH_3	H	H	H	NH_2	H	单键
沙加霉素（Sagamicin）	H	CH_3	H	H	NH_2	H	单键
异帕米星（Isepamicin）	H	H	OH	OH	OH	$-COCH(OH)CH_2NH_2$	单键
西索米星（Sisomicin）	H	H	H	H	NH_2	H	双键
奈替米星（Netilmicin）	H	H	H	H	NH_2	$-C_2H_5$	双键
依替米星（Etimicin）	H	H	H	H	NH_2	$-C_2H_5$	单键

庆大霉素可被庆大霉素乙酰转移酶 I 和庆大霉素腺苷转移酶酰化而失去活性，从而产生耐药性。庆大霉素对听觉和肾的毒性较卡那霉素要小。庆大霉素经常与其他抗生素一起使用，其兼容性较好。但由于 β-内酰胺抗生素可以在庆大霉素的 C-1 上酰化，所得产物失去抗菌活性（图 18-10）。所以两者不能混合使用，若需两者同时使用时，必须在不同部位给药。

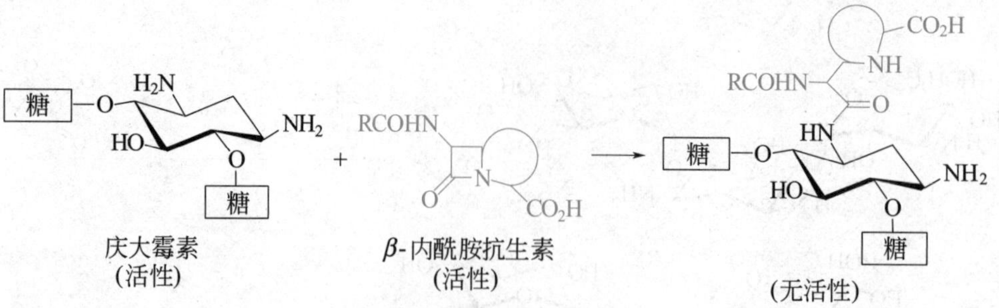

图 18-10　庆大霉素与 β-内酰胺抗生素间的反应导致失活

$6'$-N-甲基庆大霉素 C_{1a} 称为小诺米星（Micronomicin），又称为沙加霉素（Sagamicin），它是由小单孢菌 *Micromonospora sagamiensis var nonoreducans* 产生的抗生素。其抗菌谱和用途与庆大霉素相似，但抗菌作用强，排泄较快。对听觉和肾的毒性比庆大霉素小。

一些庆大霉素的衍生物列于表 18-3。其中，异帕米星（Isepamicin）为庆大霉素 C_{1a} 的 1-N-异丝氨酰衍生物；西索米星（Sisomicin）是由小单孢菌发酵液获得，与庆大霉素 C_{1a} 结构上的差别在于其分子中一个糖环上存在一个双键，其抗菌谱和体内作用过程与庆大霉素相似，但毒性有所增加。奈替米星（Netilmicin）是西索米星的 1-N-乙基化衍生物，乙基的引入，增加了空间位阻，保护奈替米星不被各种耐药菌产生的转移酶所破坏，对产生该酶而使其他氨基糖苷类抗生素耐药的菌株特别敏感。但奈替米星仍会被氨基糖苷乙酰化酶所破坏。

依替米星（Etimicin）是我国自主研发成功的半合成氨基糖苷类抗生素。它是在庆大霉素 C_{1a} 的 1 位氨基上引入乙基而得的一种较安全、有效的抗生素。临床上使用依替米星的硫酸盐，其抗菌能力强，抗菌谱广，其耳毒性和肾毒性发生率低，程度也较轻。

五、新霉素类 (Neomycins)

新霉素（Neomycin）是由链霉素菌（*Streptomyces fradiae*）产生的，已经分离出 A、B、C 三种成分，其中以新霉素 B 为主要成分。新霉素 B 和新霉素 C 水解后都生成新霉胺（Neoamine）和新霉二糖胺（Neobiosamine）。其中，新霉胺即新霉素 A，为脱氧链霉胺与 2,6-二氨基葡萄糖缩合得到的苷；新霉二糖胺是 2,6-二氨基葡萄糖与 D-核糖缩合成的双糖胺。新霉素 C 和 B 的区别仅在新霉二糖胺 5 位上的—CH_2NH_2 与—H 的取向不同，二者是立体异构体。新霉素 C 的抗菌活性仅为新霉素 B 的 1/2，而毒性却比新霉素 B 大 2 倍。新霉素 A 即是新霉素 B 和新霉素 C 的生物合成前体，也是其降解产物。新霉素药用为硫酸盐，其水溶液显右旋，临床上用于治疗肠道、皮肤、耳、鼻、咽喉等感染。其毒性较大，不宜全身给药。

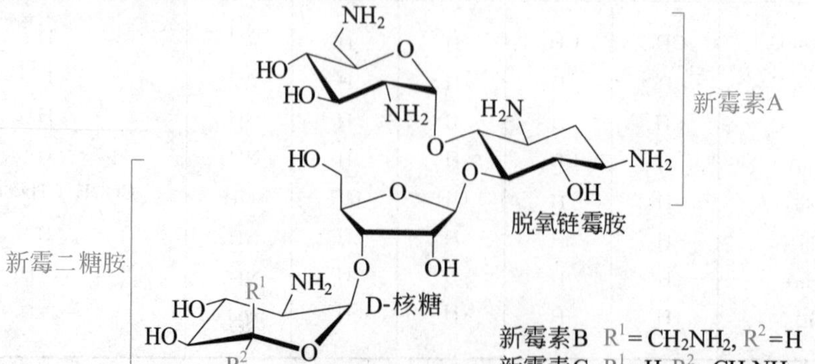

新霉素 B　R^1=CH_2NH_2, R^2=H
新霉素 C　R^1=H, R^2=CH_2NH_2

核糖霉素（Ribostamycin）是由链霉素菌 *Streptomyces ribosidificus* 产生的抗生素，为新霉胺与 D-核糖缩合而成的苷。与新霉素的区别仅为 D-核糖 C-3 上未连接 2,6-二氨基葡萄糖，而是游离的羟基。因此可以用新霉素来半合成核糖霉素。虽然核糖霉素抗菌作用比卡那霉素低，但其毒性较大多数的氨基糖苷类抗生素都低，所以安全性较好。

核糖霉素　　　　　　　　　　　　　　巴龙霉素

巴龙霉素（Paromomycin）是由放线菌 *Streptomyces rimosus paromoycinus* 产生的氨基糖苷类抗生素，其结构与新霉素 B 相似，仅在新霉胺的 C-6 位上氨基被羟基取代。为肠道专用药物，用于治疗各种菌痢。

第四节　大环内酯类抗生素
(Macrolide Antibiotics)

大环内酯类抗生素是由链霉菌产生的一类含 12～20 元内酯环的抗生素及其衍生物。大环内酯类抗生素的应用仅次于 β-内酰胺类抗生素，对革兰阳性菌和某些阴性菌、支原体等有较强的作用，特别是对 β-内酰胺抗生素无效的支原体、衣原体、弯曲菌等感染有特效。大环内酯类抗生素是治疗军团菌病的首选药，还可以治疗艾滋病患者的弓形虫感染。除抗菌作用外，还发现了许多具有新生理活性（如抗寄生虫、抗病毒、抗肿瘤、酶抑制剂等）的新化合物。大环内酯类抗生素的另一特点是虽然血药浓度不高，但组织分布和细胞内移行性良好，因此临床上应用比较广泛。此类抗生素中各个成员的抗菌谱和抗菌活性相似，与临床常用的其他抗生素之间无交叉耐药性，但细菌对同类药物仍可产生耐药性。此外，毒性较低，无严重不良反应。

一、结构特点、作用机制及耐药性
(Structural Characteristics，Mechanism of Action and Bacterial Resistance)

1. 大环内酯类抗生素的结构特点

大环内酯类抗生素的基本结构特点是其分子中都含有一个 12～20 元内酯环母核，大环内酯环上的羟基通过糖苷键与 1～2 个脱氧糖或脱氧氨基糖相连。临床上使用的大环内酯类抗生素按环的大小主要分为 14 元和 16 元环两大系列。14 元环系列主要有红霉素 A（Erythromycin A）及其一代、二代和三代衍生物，16 元环系列主要有麦迪霉素（Midecamycin）、螺旋霉素（Spiramycin）、天然柱晶白霉素（Leucomycin）以及它们的半合成酰化衍生物等。

大环内酯类抗生素都含有脱氧氨基糖，是一类弱碱性抗生素，pK_a 约为 8。游离的碱不溶于水，易溶于有机溶剂。其葡萄糖酸盐和乳糖酸盐的水溶解度较大，而其他盐如硬脂酸盐和十二烷基硫酸盐的水溶性降低。其化学性质不稳定，在酸性条件下易发生苷键的水解，遇碱其内酯环易破裂。

大环内酯类抗生素在微生物合成过程中往往产生结构近似、性质相仿的多种成分。当菌种或生产工艺不同时，常使产品中各成分的比例有明显不同，影响产品的质量。

2. 大环内酯类抗生素的作用机制及耐药性

大环内酯类抗生素作用于敏感细菌的50s核糖体亚基，通过阻断转肽作用和mRNA转位而抑制细菌的蛋白质合成。具体来说，在蛋白质生物合成过程中，当氨酰-tRNA结合到核糖体A位并与P位上的肽链形成肽键时，大环内酯类抗生素如红霉素能够阻断肽酰-tRNA从核糖体A位到P位的转位，从而抑制细菌蛋白质的合成。16元环系列的大环内酯类抗生素则通过抑制肽酰基转移反应达到抑制细菌蛋白质合成的目的。研究还表明，所有的大环内酯类抗生素能与细菌核糖体50s亚基的L22蛋白结合，在肽链延伸过程中促使肽酰tRNA从核糖体上解离，从而抑制肽链的延长。

临床上细菌对大环内酯类产生耐药性的作用机制包括：①50s核糖体RNA的一个腺嘌呤残基转录后被甲基化，引起基因突变，导致核糖体结合位点改变，从而抑制蛋白质的合成；②耐药细菌产生灭活酶或钝化酶改变大环内酯类结构，使其失去抗菌活性；③细菌产生药物外排系统，将药物排出体外。由于大环内酯类抗生素的化学结构有一定的近似性，故交叉耐药关系较为密切。

二、红霉素及其衍生物 (Erythromycin and Its Derivatives)

1. 红霉素及第一代红霉素类抗生素

红霉素（Erythromycin）是1952年从红色链丝菌 *Streptomyces erythreus* 代谢产物中发现的一种口服抗生素，包括红霉素A、B和C三种组分。红霉素A为抗菌主要成分，C的活性较弱，只为A的1/5，而毒性则为A的5倍，B不仅活性低且毒性大。通常所说的红霉素即指红霉素A，而其他两个组分被视为杂质。

红霉素A	R=OH	R¹=CH₃
红霉素B	R=H	R¹=CH₃
红霉素C	R=OH	R¹=H

红霉素是由红霉内酯（Erythronolide）与脱氧氨基糖和克拉定糖（Cladinose）缩合而成的碱性苷。在红霉素14原子的内酯大环中，无双键，偶数碳原子上共有6个甲基，9位上有1个羰基，3、5、6、12位上共有四个羟基，13位上连有1个乙基。内酯环的C-3通过氧原子与克拉定糖相连成苷，C-5通过氧原子与脱氧氨基糖连结成苷。

由于红霉素结构中存在一个羰基和多个羟基，因此在酸性条件下不稳定，易发生分子内的脱水环合。在酸性溶液中，红霉素C-6羟基与C-9羰基形成半缩酮，半缩酮羟基再与C-8上的氢消去一分子水，生成8,9-脱水-6,9-半缩酮衍生物（Ⅰ）。然后C-12上的羟基与C-8，C-9双键加成，进行分子内环合，生成6,9,12-螺环酮（Ⅱ）。最后其C-11羟基与C-10上的氢消去一分子水，同时3位的糖苷键水解，生成红霉胺（Ⅲ）和克拉定糖（图18-11）。这种降解反应使红霉素失去抗菌活性。

红霉素对各种革兰阳性菌有很强的抗菌作用，对革兰阴性百日咳杆菌、流感杆菌、淋球菌、脑膜炎球菌等亦有效，而对大多数肠道革兰阴性杆菌则无活性。红霉素为耐药的金黄色葡萄球菌和溶血性链环菌引起感染的首选药物。

红霉素的抗菌谱窄，水溶性小，只能口服，半衰期约1～2h，而且在酸中不稳定，易被胃酸破坏，易分解迅速失去活性。因此早期对红霉素的结构修饰，主要是将红霉素制成各种酯类和盐类的前体药物，以增加红霉素的稳定性和水溶性。如乳糖酸红霉素（Erythromycin Lactobionate）可供注射使用。

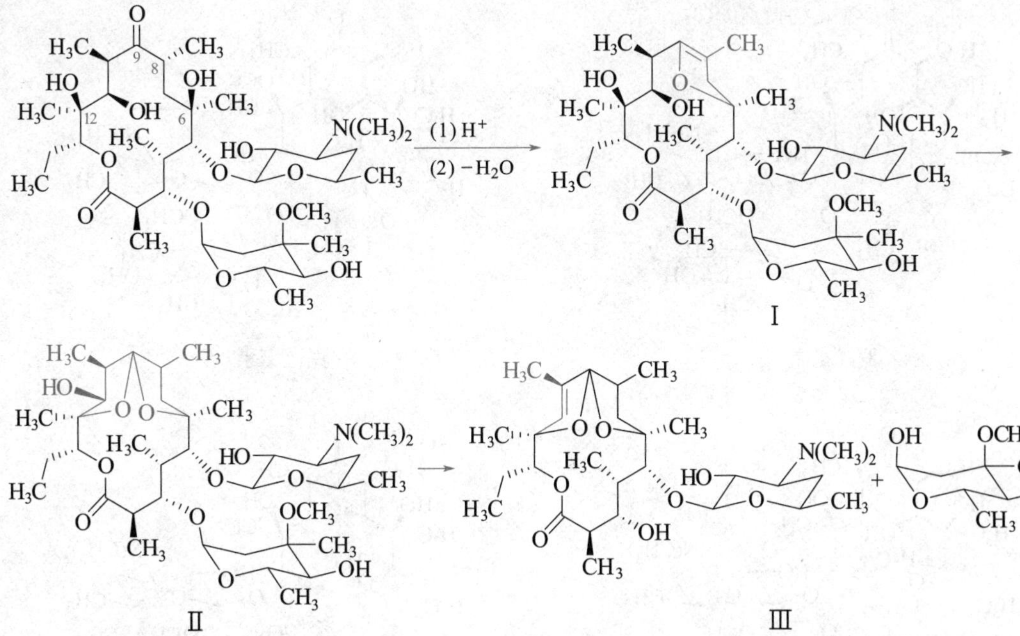

图 18-11　红霉素的酸不稳定性

又如，可将红霉素 5 位氨基糖 2′上的羟基制成各种酯，包括红霉素碳酸乙酯（Erythromycin Ethylcarbonate）、红霉素硬脂酸酯（Erythromycin Stearate）、琥乙红霉素（Erythromycin Ethylsuccinate）和依托红霉素（Erythromycin Estolate）等。琥乙红霉素的特点是在水中几乎不溶。到体内水解后释放出红霉素而起作用。因其无味，且在胃中稳定，可制成不同的口服剂型，供儿童和成人应用。依托红霉素为红霉素的丙酸酯的十二烷基硫酸盐，在酸中较红霉素稳定，为最出色的红霉素前体药物之一。

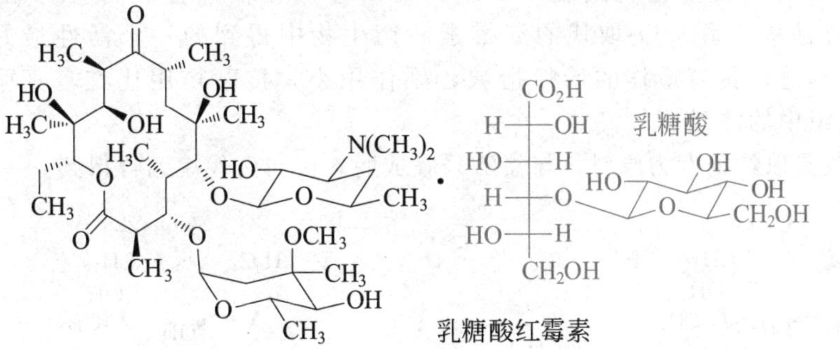

乳糖酸红霉素

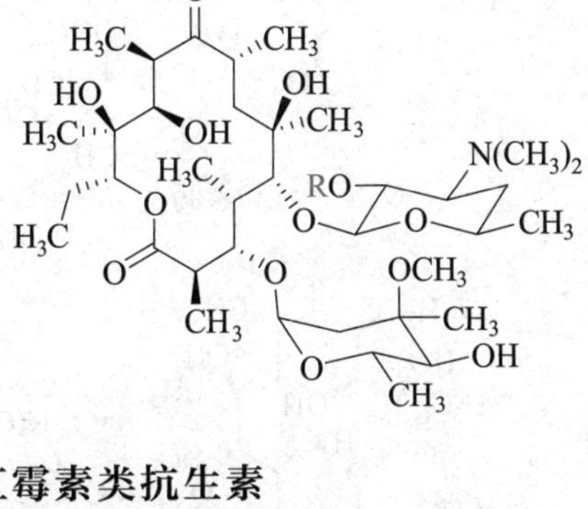

红霉素碳酸乙酯：R=COOCH_2CH_3

红霉素硬脂酸酯：R=CO(CH_2)_{16}CH_3

琥乙红霉素：R=CO(CH_2)_2OCOCH_2CH_3

依托红霉素：R=CO_2CH_2CH_3·C_{12}H_{25}SO_3H

2. 第二代红霉素类抗生素

20 世纪 80 年代开始，针对红霉素在胃中酸性环境下降解的失活机制（图 18-11），对其进行了一系列的结构改造，产生了第二代红霉素类抗生素，包括罗红霉素、克拉霉素、氟红霉素、地红霉素以及阿奇霉素等。红霉素在酸催化降解反应中，参与的基团有 C-6 羟基、C-8 氢、C-9 羰基以及 C-12 羟基，因此结构修饰主要在这些部位进行。

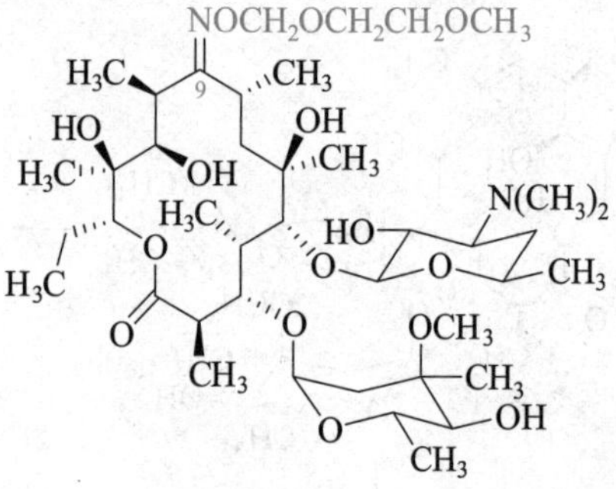

罗红霉素

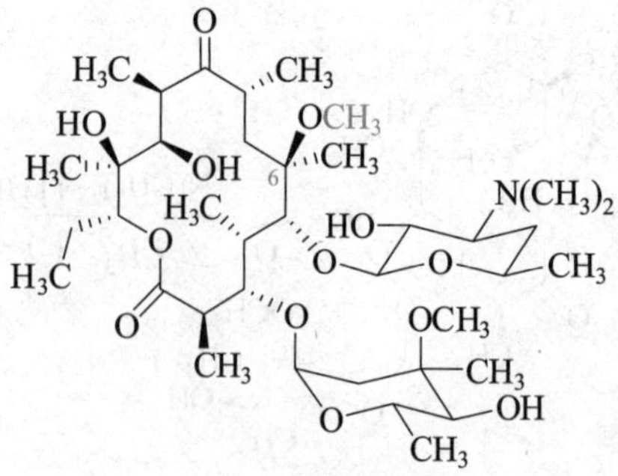

克拉霉素

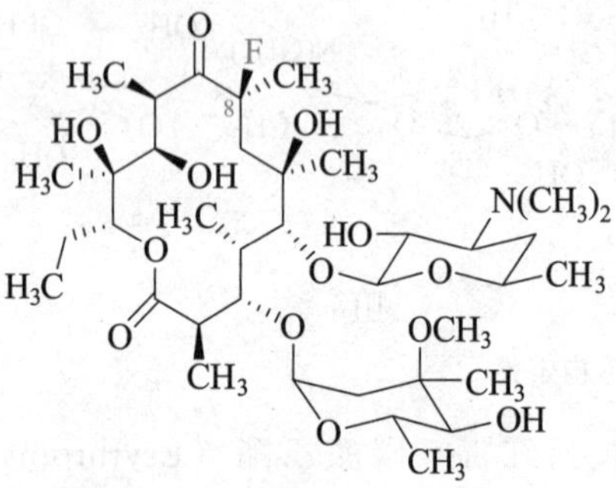

氟红霉素

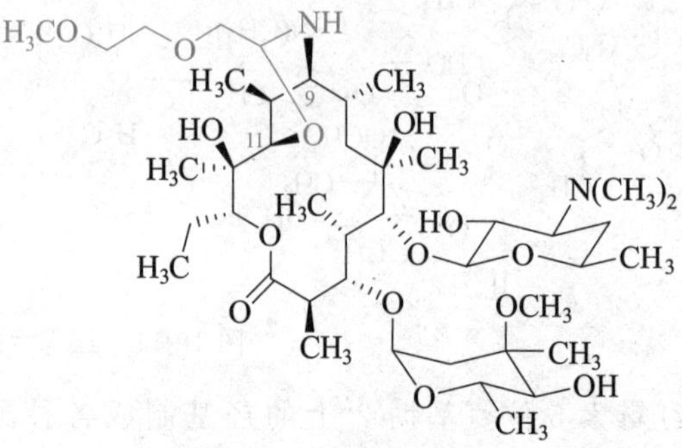

地红霉素

对 9 位酮羰基的结构改造比较成功。研究过程中发现若将 9 位的羰基改换成肟或腙后，可以阻止 C-6 羟基与 C-9 羰基的缩合，增加其稳定性，但体外抗菌活性比较弱；当将 C-9 的肟羟基进一步取代后，可明显改变药物的口服生物利用度，口服给药时体内抗菌活性较好，毒性也较低。罗红霉素（Roxithromycin）就是从一系列 O-取代的红霉素肟衍生物中得到的一个活性最好的药物。其化学性质稳定，口服吸收迅速，具有最佳的治疗指数，副作用小，抗菌作用比红霉素强 6 倍，在组织中分布广，特别在肺组织中的浓度比较高。

罗红霉素的合成是以红霉素为原料，与盐酸羟胺成肟，再与卤代烷缩合得到。

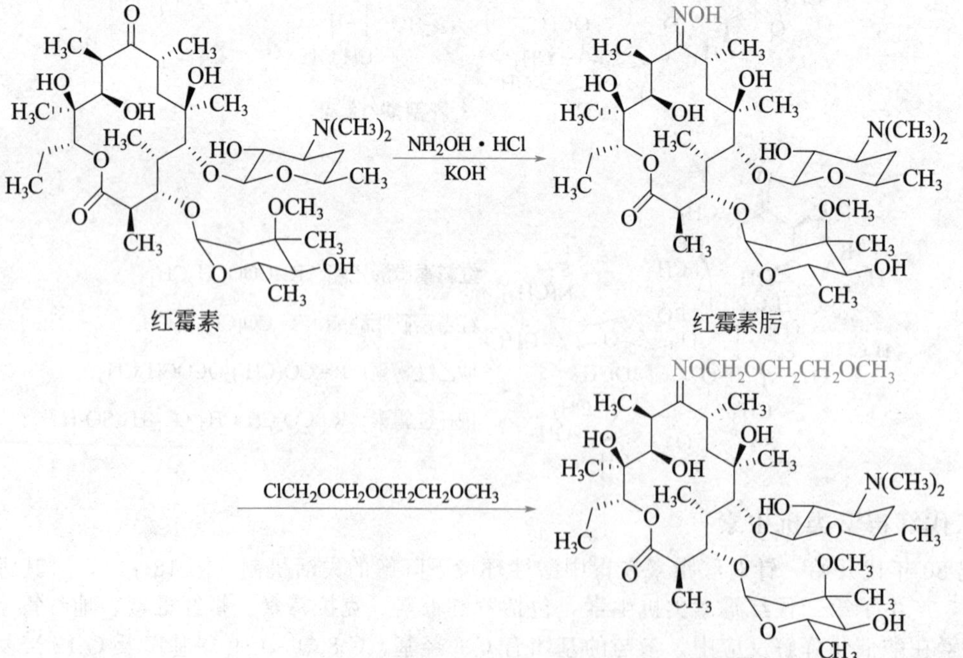

红霉素

$\xrightarrow[\text{KOH}]{\text{NH}_2\text{OH}\cdot\text{HCl}}$

红霉素肟

$\xrightarrow{\text{ClCH}_2\text{OCH}_2\text{OCH}_2\text{CH}_2\text{OCH}_3}$

罗红霉素

克拉霉素（Clarithromycin）是红霉素 C-6 位羟基甲基化的产物。6 位羟基甲基化后，使红霉素 C-9 羰基无法形成半缩酮而增加其在酸中的稳定性。故克拉霉素耐酸，血药浓度高且药效持久。而且在其体内的代谢产物 14-(R)-羟基克拉霉素对流感嗜血杆菌有特效。克拉霉素对需氧菌、厌氧菌、支原体、衣原体等病原微生物均有效，其体内活性比红霉素强 2～4 倍，毒性仅为其 1/2～1/12 倍，用量较红霉素小。

氟红霉素（Flurithromycin）是根据电子等排原理，在红霉素的 8 位引入 F 原子所得的抗生素。其特点是可抑制分子内的分解反应，阻断形成脱水红霉素半缩酮的脱水过程，因而对酸稳定，半衰期为 8h，对肝脏没有毒性。

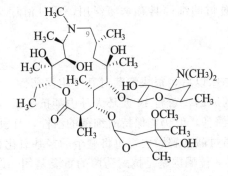

地红霉素   红霉胺

地红霉素（Dirithromycin）是将 9-氨基红霉素与 2-(2-甲氧基乙氧基) 乙醛进行反应，利用 C-9 氨基和 C-11 羟基易和醛基反应形成噁嗪环而得到的红霉素衍生物。它明显增加口服吸收后的生物转运，在细胞中可以保持较高的和长时间的药物浓度，为长效药物，只需每天给药 1 次。其对酸稳定性较好，作用比红霉素强 2～4 倍，半衰期 32.5h。实际上，地红霉素是一种半合成的前体药物，它在体内水解为活性代谢物红霉胺。由于地红霉素不是药物代谢酶 P450 的底物，所以与红霉素相比，药物间相互反应的危险性较小。

阿奇霉素 （Azithromycin）

◆ 白色或类白色结晶性粉末，无臭，味苦，微有引湿性；

◆ 比旋度为—45°～—49°（无水乙醇）；

◆ mp 155℃；

◆ 易溶于甲醇、丙酮、氯仿、无水乙醇或稀盐酸溶液，几乎不溶于水；

◆ 对酸稳定。

化学名为 （2R,3S,4R,5R,8R,10R,11R,12S,13S,14R）-13-[(2,6-二脱氧-3-C-甲基-3-O-甲基-α-L-吡喃核糖基）氧]-2-乙基-3,4,10-三羟基-3,5,6,8,10,12,14-七甲基-11-[[3,4,6-三脱氧-3-(二甲氨基)-β-D-吡喃木糖基]氧]-1-氧杂-6-氮杂环十五烷-15-酮 {(2R,3S,4R,5R,8R,10R,11R,12S,13S,14R)-13-[(2,6-dideoxy-3-C-methyl-3-O-methyl-α-L-ribo-hexo-pyranosyl) oxy]-2-ethyl-3,4,10-trihydroxy-3,5,6,8,10,12,14-heptamethyl-11-[[3,4,6-trideoxy-3-(dimethylamino)-β-D-xylo-hexopyranosyl]oxy]-1-oxa-6-azacyclopentadecan-15-one}。

阿奇霉素是红霉素肟经贝克曼重排（Beckmann Rearrangement）扩环后，再经还原和 N-甲基化制得的衍生物。它是第一个环内含氮的 15 元环大环内酯类抗生素。

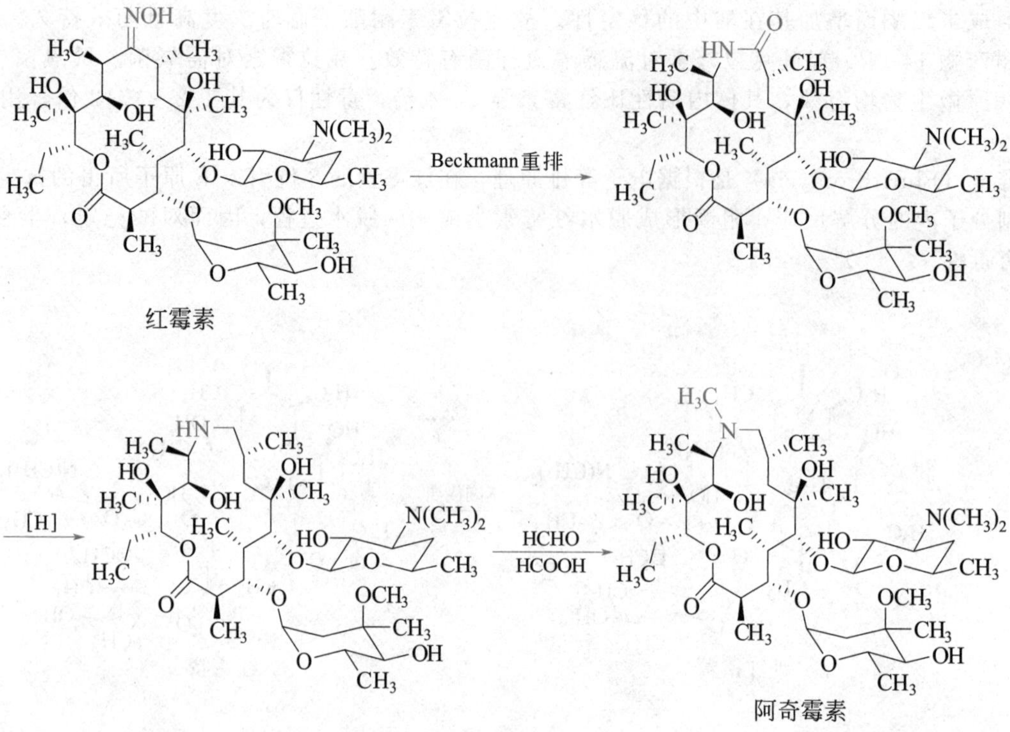

红霉素

Beckmann重排

[H]

HCHO
HCOOH

阿奇霉素

由于阿奇霉素的碱性更强，对许多革兰阴性杆菌有较大活性，在组织中浓度较高，体内半衰期比较长。此外，由于在大环内酯的 9α 位上插入了一个甲胺基，阻碍了分子内部形成半缩酮的反应。因此与红霉素相比，阿奇霉素在酸性超过胃酸 pH 300 倍的情况下仍稳定。

阿奇霉素的一个突出优点是具有独特的药代动力学性质。其被吸收后，可被转运到感染部位，达到很高的组织浓度，一般可比细胞外浓度高 300 倍。可用于多种病原微生物所致的感染特别是性传染疾病，如淋球菌感染等。阿奇霉素吸收后，大部分以原型存在，主要代谢产物是失去抗菌活性的二甲基化衍生物。阿奇霉素的另一特点是抗菌后效应较长，可达 2.3~4.7h，优于 β-内酰胺类抗生素。

阿奇霉素比红霉素具有更广泛的抗菌谱，对流感嗜血杆菌、β-内酰胺酶产生菌有很强的抑制作用。与其他红霉素衍生物不同，阿奇霉素对某些难对付的细菌具有杀菌作用，还可治疗艾滋病患者的分枝杆菌感染。

3. 第三代红霉素类抗生素

在红霉素大环内酯类抗生素广泛应用于临床以后，很快细菌对其产生耐药性。曾有报道，C-3 位的克拉定糖是引起细菌对大环内酯类抗生素耐药的原因，若将 14 元环大环内酯抗生素与 16 元环大环内酯结构进行对比，发现 16 元大环内酯没有 C-3 位的糖基，但仍能保持对细菌的活性，且没有 14 元环的诱导耐药性。在此基础上人们将红霉素 C-3 位的糖基通过酸水解脱去，再将剩余的羟基氧化为羰基，发现仍有微弱的活性，但没有了诱导耐药性。研究发现，C-3 位酮羰基是抗耐药菌的重要基团，改变了过去人们一直认为的 C-3 位糖基是抗菌活性必需基团的看法。

这类 C-3 位酮羰基的大环内酯化合物称为酮内酯类抗生素，其基本结构特征是：红霉素内酯环的 3 位去克拉定糖并氧化为羰基，11、12 位之间形成环状的氨基甲酸酯，6 位羟基被烷基取代。

1994 年，报道了具有酮内酯（Ketolides）结构的半合成红霉素衍生物 RU-64004，其对青霉素、红霉素耐药的肺炎球菌具有很强的抗菌活性，并表现出某些方面优于阿奇霉素和克拉霉素的特点。由此红霉素结构改造又有了新的进展，产生了以酮内酯类化合物为代表的第三代红霉素类抗生素，如 2001 年 10 月批准上市的泰利霉素（Telithromycin）就是其中的代表性药物。

泰利霉素

泰利霉素为首个获批用于临床的酮内酯类大环内酯抗生素。其分子中 11 位 N 上有一末端带有芳香杂环的烷烃支链。泰利霉素对红霉素敏感的革兰阳性球菌的抗菌活性是克拉霉素的 2～4 倍，对耐红霉素的革兰阳性球菌仍有较高的抗菌活性。由于酮内酯类抗生素能与核糖体靶位结合，所以对耐青霉素类和耐大环内酯抗生素的肺炎链球菌具有较强的抗菌作用。由于它对常见典型和非典型病原体均有效，所以可用于治疗呼吸道感染。

三、麦迪霉素及其衍生物 (Midecamycins and Its Derivatives)

麦迪霉素 (Midecamycin) 是由米加链霉菌 (*Streptomyces mycasofaciens*) 产生的抗生素，属于 16 元环内酯的母核结构，与碳霉胺糖和碳霉糖结合成碱性苷，性状比较稳定，可溶于乙醇、甲醇、丙酮和氯仿。和酒石酸成盐后可溶于水，配制成静脉滴注制剂供临床使用。麦迪霉素有 A_1、A_2、A_3 和 A_4 四种成分，但以 A_1 成分为主。

	R	R^1
麦迪霉素 A_1	—OH	—$COCH_2CH_3$
麦迪霉素 A_2	—OH	—$COCH_2CH_2CH_3$
麦迪霉素 A_3	=O	—$COCH_2CH_3$
麦迪霉素 A_4	=O	—$COCH_2CH_2CH_3$

麦迪霉素对革兰阳性菌、奈瑟氏菌和支原体有较好的抗菌作用。主要用于治疗敏感菌所致的呼吸道感染和皮肤软组织感染。

麦迪霉素的活性与亲酯性有关，在麦迪霉素的 C-9、C-2'、C-3" 及 C-4" 上引入酰基，其酰化物更易进入细胞中，在 3" 和 4" 位引入酰基，可提高化合物进入细菌细胞的渗透性，改善大环内酯抗生素所特有的苦味，且吸收好，可长时间维持高的组织浓度，因而具有很好的抗菌力，此外还减轻了肝毒性等副作用，使用范围广。

麦白霉素 (Meleumycin) 是国内菌种得到的一种多组分大环内酯抗生素，其主要成分含麦迪霉素 A_1（约 40%）、柱晶白霉素 A_6 及其他组分。

吉他霉素 (Kitasamycin)，又称柱晶白霉素 (Leucomycin) 也属于 16 元大环内酯，由柱晶白霉素 A_1～A_9、B_1～B_4 混合物组成，该类抗生素对钩端螺旋体、立克次体有较强的作用，特别是对青霉素 G、红霉素和四环素产生耐药性的金葡萄球菌有较好的抗菌活性，没有一般大环内酯类抗生素对肝脏的毒性作用。

四、螺旋霉素及衍生物 (Spiramycins and Its Derivatives)

螺旋霉素 (Spiramycin) 是由螺旋杆菌新种 (*Streptomyces spiramyceticus* n. sp.) 产生的含有双烯结构的 16 元环大环内酯抗生素，在其内酯环的 9 位与去氧氨基糖缩合成碱性苷。本身为多组分抗生素，主要有螺旋霉素 Ⅰ、Ⅱ、Ⅲ 三种成分。国外菌种生产的螺旋霉素以 Ⅰ 为主，国产螺旋霉素以 Ⅱ 和 Ⅲ 为主。

	R^1	R^2	R^3
螺旋霉素 I	H	H	H
螺旋霉素 II	COCH$_3$	H	H
螺旋霉素 III	COC$_2$H$_5$	H	H
乙酰螺旋霉素 I	H	H	COCH$_3$
乙酰螺旋霉素 II	COCH$_3$	H	COCH$_3$
乙酰螺旋霉素 III	COC$_2$H$_5$	COCH$_3$	COCH$_3$

　　螺旋霉素为碱性的大环内酯抗生素，味苦，口服吸收不好，进入体内后，部分水解脱碳霉糖变成活性很低的新螺旋霉素（Neospiramycin），再进一步水解失活。

　　为了增加螺旋霉素的稳定性和口服吸收程度，在 3″位和 4″位将其乙酰化得到乙酰螺旋霉素（Acetyl Spiramycin）。乙酰螺旋霉素为螺旋霉素的三种成分乙酰化的产物。国外商品以 4″-单乙酰化合物为主，国内的乙酰螺旋霉素是以 3″,4″-双乙酰化物为主。乙酰螺旋霉素体外抗菌活性比螺旋霉素弱，但对酸稳定，口服吸收比螺旋霉素好，在胃肠道吸收后脱去乙酰基变为螺旋霉素后发挥作用。

　　乙酰螺旋霉素与螺旋霉素抗菌谱相同，对革兰阳性菌和奈瑟氏菌有良好抗菌作用，主要用于治疗呼吸道感染、皮肤、软组织感染、肺炎、丹毒等。乙酰螺旋霉素对艾滋病患者的隐孢子虫病、弓形体等有良好的疗效，并且有持续的抗菌后效应，它们在组织细胞内浓度高，不良反应低于红霉素。

第五节　其他抗生素
(Miscellaneous Antibiotics)

一、万古霉素及其他抑制细菌细胞壁生物合成的药物
(Vancomycin and Other Drugs Inhibiting on Biosynthesis of Bacterial Cell Wall)

　　除了 β-内酰胺类抗生素，还有一些其他结构的抗生素同样能够通过抑制细菌细胞壁的生物合成达到

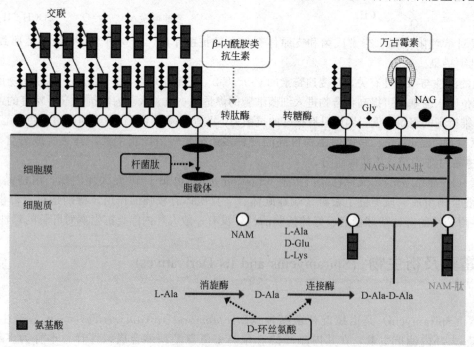

图 18-12　细胞壁生物合成及各种抗生素的作用位点

442 ｜ 药物化学　第四版

抗菌的目的，例如 D-环丝氨酸（D-Cycloserine）、杆菌肽（Bacitracin）、万古霉素（Vancomycin）及其类似物。这些抗生素可以在细胞壁生物合成的不同阶段发挥抑制作用（图 18-12）。

D-环丝氨酸   D-丙氨酸

D-环丝氨酸是由放线菌 *Streptomyces garyphalus* 产生的一种结构简单、抗菌谱广的抗生素。由于其结构类似于 D-丙氨酸（D-Ala），在细胞质中通过抑制 L-Ala 消旋酶和 D-Ala-D-Ala 连接酶，达到抑制 D-Ala-D-Ala 形成的目的。

杆菌肽是由枯草芽孢杆菌 *Bacillus subtilis* 产生的一种多肽复合物抗生素。它的作用机制是与脂载体（Lipid Carrier，负责转运用于细胞壁生物合成的 NAM/五肽单元穿过细胞膜）相结合，阻止脂载体的转运功能。

万古霉素 （Vancomycin）

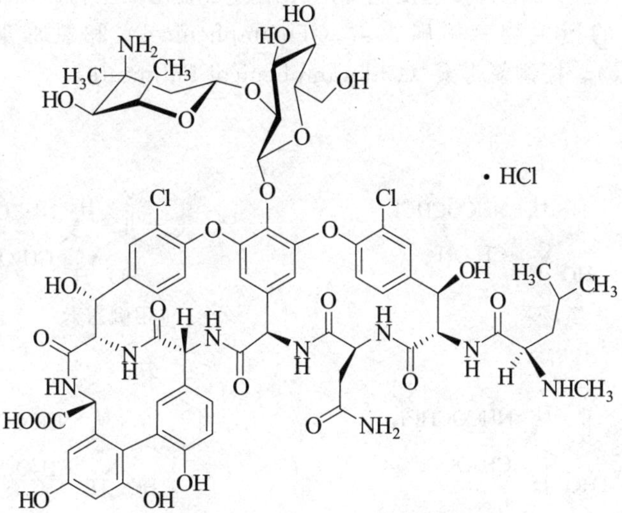

万古霉素是由放线菌属的东方拟无枝酸菌 *Atreptomyces orientalis* 产生的一种糖肽。万古霉素通过不同的非核糖体肽合成酶将七个经过修饰的氨基酸按一定的顺序组装而成。万古霉素的优点在于不容易对葡萄球菌产生耐药。这在当时越来越多的葡萄球菌对青霉素类抗生素产生耐药性的情况下，万古霉素很快在 1958 年获得 FDA 批准。万古霉素的药力较强，在其他抗生素对病菌无效时会被使用。主要用于葡萄球菌（包括耐青霉素和耐新青霉素株）、难辨梭状芽孢杆菌等所致的系统感染和肠道感染，如心内膜炎、败血症、伪膜性肠炎等。

万古霉素的作用机制是其分子中大量的亲水基团通过与 NAM-肽和 NAG-NAM-肽中的 D-Ala-D-Ala 形成氢键相互作用。这样万古霉素分子就被氢键"捆绑"在了 D-Ala-D-Ala 上，阻止了 NAM-肽和 NAG-NAM-肽参与肽聚糖骨架的形成（图 18-12）。由于肽聚糖骨架是革兰阳性菌细胞壁的主要成分，故万古霉素通过抑制革兰阳性菌细胞壁的合成而使细菌无法生存。这种机制以及革兰阴性菌的生理特征意味着万古霉素对绝大多数革兰阴性菌几乎无效。

早期认为，万古霉素具有很强的肾毒性及耳毒性。然而，自从 20 世纪 70 年代万古霉素被大量应用于治疗耐甲氧西林金黄色葡萄球菌以后，临床应用结果表明这些毒性很大程度上可能与药物中的杂质有关。

由于抗生素过于滥用，因此已出现了可抵抗万古霉素的细菌，如万古霉素抗药性肠球菌（VRE）。作为抗革兰阳性菌感染的"最后一道防线"，越来越多的抗万古霉素细菌将造成传染病防治的隐忧。对万古霉素产生耐药性的机制之一是肽聚糖骨架中 NAM-肽和 NAG-NAM-肽末端的氨基酸残基发生突变,导致万古霉素与 NAM-肽或 NAG-NAM-肽之间相互作用减弱。如 D-Ala-D-Ala 突变为 D-丙氨酰乳酸或 D-丙氨酰丝氨酸,将导致万古霉素与肽之间的亲和力下降 1000 倍。

二、氯霉素及其衍生物 (Chloramphenicol and Its Derivatives)

　　氯霉素(Chloramphenicol)于 1947 年从委内瑞拉链霉菌(*Streptomyces venezuelae*)培养滤液中分离得到,确立分子结构后次年即用化学方法合成,并应用于临床。

　　氯霉素的抗菌谱广,对革兰阴性及阳性细菌都有抑制作用,但对前者的效力强于后者。临床上主要用于治疗伤寒、副伤寒、斑疹伤寒等。其他如对百日咳、砂眼、细菌性痢疾及尿道感染等也有疗效。但若长期和多次应用可产生可逆性骨髓抑制、再生障碍性贫血及灰婴综合征,因而限制其使用价值。

　　氯霉素的作用机制是抑制细菌的蛋白合成。它能与细菌的 70s 核糖体的 50s 亚基可逆性结合,从而特异性地阻断氨酰-tRNA 与核糖体上的受体蛋白结合,抑制肽链的延长。人的某些细胞线粒体中的 70s 核糖体与细菌相同,因此氯霉素可通过抑制其蛋白合成供能引起骨髓抑制和灰婴综合征。细菌对氯霉素的耐药机制主要通过质粒介导产生的乙酰转移酶使氯霉素转化为乙酰化衍生物而灭活。

　　临床上除氯霉素以外的衍生物有甲砜霉素(Thiamphenicol)和氯霉素的两个前药琥珀氯霉素(Chloramphenicol Succinate)、棕榈氯霉素(Chloramphenicol Palmitate)。

氯霉素　　　　　　　　　　　　甲砜霉素

琥珀氯霉素　　　　　　　　　　棕榈氯霉素

　　棕榈氯霉素为氯霉素的棕榈酸酯,其特点是消除了氯霉素的苦味,便于儿童服用。

　　琥珀氯霉素是氯霉素的丁二酸单酯。可溶于稀碱液、丙酮和乙醇,微溶于水。可与碱形成水溶性盐,如与无水碳酸钠混合制成无菌粉末,临用前加灭菌注射用水溶解供注射用。

　　甲砜霉素为氯霉素的合成类似物。将氯霉素中的硝基用强吸电子基甲砜基取代后,抗菌谱与氯霉素基本相似,但抗菌作用较强。临床用于呼吸道感染、尿路感染、败血症、脑炎和伤寒等,副反应相对较少。作用机制与氯霉素相同,主要是抑制细菌蛋白质的合成。混旋体与左旋体的抗菌作用基本一致。

　　对氯霉素构效关系的研究可归纳为以下几点。

　　① 苯环上对位硝基是必要活性基团,邻位、间位取代时均无效。以吸电子基团取代时,有较好的抗菌活性,如甲砜霉素。若用乙酰基替代硝基,称为乙酰氯霉素,其作用与甲砜霉素相似。但硝基以 —CN、—CONH$_2$、—NH$_2$、—NHR、—OH 等取代时,则活性消失。

　　② 苯环是必要基团,若以其他杂环、脂环取代时抗菌效力均下降。

　　③ 具有高度的立体专属性,只有 (1R,2R)-D-(−)-异构体才显示抗菌活性。

　　④ 二氯乙酰胺基为侧链时活性最强,其他取代基均削弱活性。

氯霉素 (Chloramphenicol)

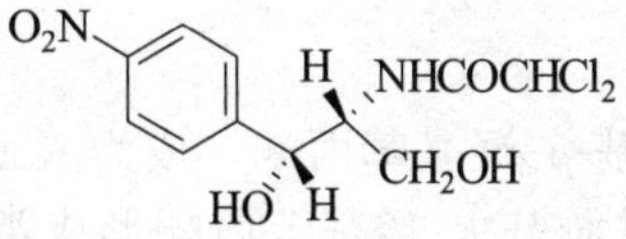

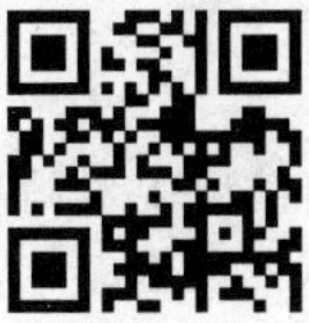

（结构式）

- 白色或淡黄绿色针状、长片状结晶或结晶性粉末，味苦；
- mp 149～152℃；
- $[\alpha]_D^{20} = +18.5°\sim+21.5°$（无水乙醇），$-25.5°$（醋酸乙酯）；
- 甲醇、乙醇、丙酮或丙二醇中易溶，水中微溶。

化学名为 D-苏式-（－）-N-[α-(羟甲基)-β-羟基-对硝基-苯乙基]-2,2-二氯乙酰胺 { D-*threo*-（－）-N-[α-(hydroxymethyl)-β-hydroxy-*p*-nitrophenethyl]-2,2-dichloro acetamide}。

氯霉素含有两个手性碳原子，有四个旋光异构体。其中仅（1R,2R)-（－）-或 D-（－）-苏阿糖型（*threo*）有抗菌活性，为临床使用的氯霉素。合霉素（Syntomycin）是氯霉素的苏阿糖型的外消旋体，疗效为氯霉素的一半。

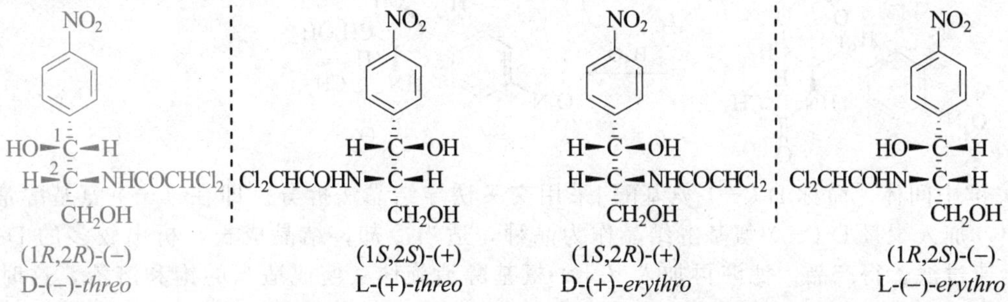

(1R,2R)-（－） D-（－）-*threo*

(1S,2S)-（+） L-(+)-*threo*

(1S,2R)-（+） D-(+)-*erythro*

(1R,2S)-（－） L-（－）-*erythro*

氯霉素性质稳定，能耐热，在干燥状态下可保持抗菌活性 5 年以上，水溶液可冷藏几个月，煮沸 5h 对抗菌活性亦无影响。在中性、弱酸性（pH＝4.5～7.5）较稳定，但在强碱性（pH＝9 以上）或强酸性（pH＝2 以下）溶液中，都可引起水解。

氯霉素口服时可在体内迅速吸收，但其半衰期较短，它以 C-3 葡萄糖醛酸苷形式在尿中被排泄，其他代谢物还有微量的脱氨基物、脱卤物和还原产物。所有的代谢物均无活性。

氯霉素的化学合成以对硝基苯乙酮为原料，溴化生成对硝基-α-溴代苯乙酮，与环六亚甲基四胺成盐后，以盐酸水解得对硝基-α-氨基苯乙酮盐酸盐，用醋酐乙酰化后再与甲醛缩合，羟甲基化得对硝基-α-乙酰胺基-β-羟基苯丙酮，以异丙醇铝还原得（±）-苏阿糖型-1-对硝基苯基-2-乙酰胺基丙二醇，盐酸水解脱去乙酰基，以碱中和得（±）-苏阿糖型-1-对硝基苯基-2-氨基丙二醇（氨基物），用诱导结晶法进行拆分，得 D-（－）-苏阿糖型氨基物，最后进行二氯乙酰化即得。

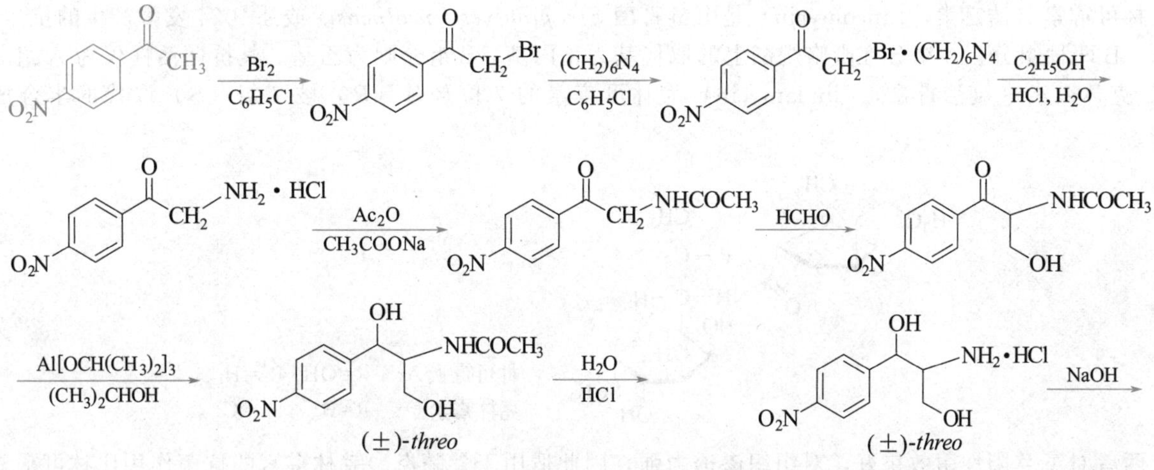

（合成路线图）

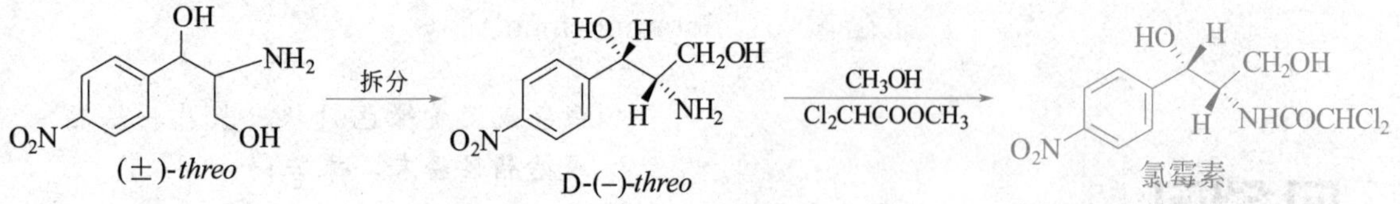

氯霉素的合成过程中，有两点值得注意。

① 以异丙醇铝和异丙醇还原对硝基-α-乙酰胺基-β-羟基苯丙酮，成为（±）-苏阿糖型-1-对硝基苯基-2-乙酰胺基丙二醇，由于异丙醇铝可与对硝基-α-乙酰胺基-β-羟基苯丙酮形成类似环状的刚性结构，使得还原反应具有立体选择性，生成一对占优势的（±）-苏阿糖型产物。

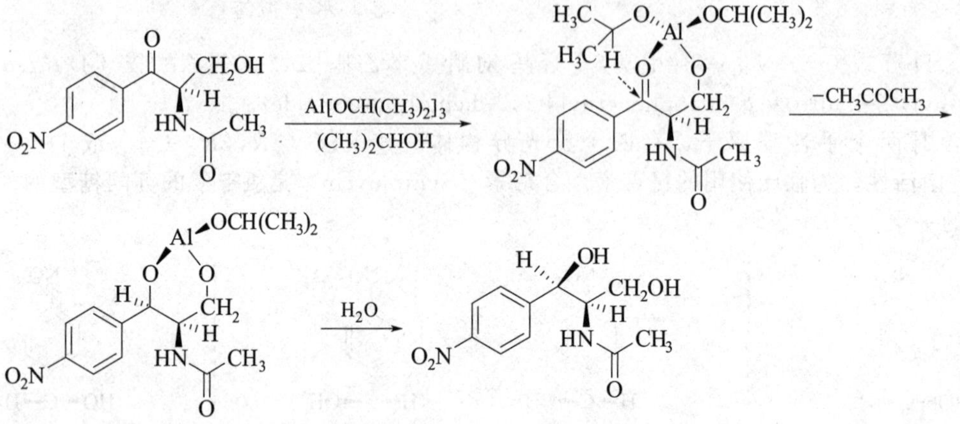

② 对关键中间体［简称 D-（－）-氨基醇］采用交叉诱导结晶法拆分。即在（±）-氨基醇消旋体的饱和水溶液中，加入少量 D-（－）-氨基醇结晶作为晶种，适当冷却，结晶成长，析出较多的 D-（－）-氨基醇结晶，迅速过滤，得产品。滤液再加入（±）-氨基醇消旋体，使成适当的饱和溶液，这时溶液中 L-（＋）-氨基醇量大于 D-（－）-氨基醇，经适当冷却，析出 L-（＋）-氨基醇，过滤后得 L-（＋）-产物。滤液再加入（±）-氨基醇消旋体，这时溶液中 D-（－）-氨基醇处于过量状态，经适当冷却，析出 D-（－）-氨基醇结晶。如此交叉循环拆分多次。应用这种拆分法，消旋体必须是两个对映体独立存在的外消旋混合物，消旋体的溶解度应比任何一种对映体大，在单一异构体结晶析出时，不会以外消旋的形式析出，消旋体仍留在母液中，达到分离的目的。这是手性化合物拆分的重要方法之一，属于物理拆分法。

三、林可霉素及其衍生物 (Lincomycins and Its Derivatives)

此类抗生素主要有林可霉素和克林霉素及其盐。它们的基本结构为由 N-甲基-4-正丙基-吡咯烷羧酸与甲硫基脱氧-6-氨基-α-D-半乳辛吡喃糖缩合得到的酰胺化合物。

林可霉素（洁霉素，Lincomycin）是由链霉菌 *Streptomyes lincolnensis* 或 4-1024 发酵产生的抗生素。有 A、B 两种组分。A 组分在吡咯烷酸上的取代基为正丙基，B 组分则为乙基。其抗菌活性仅为 A 组分的 1/4。克林霉素（氯洁霉素，Clindamycin）为林可霉素的 7 位羟基（R）被 7 氯（S）取代的半合成衍生物。

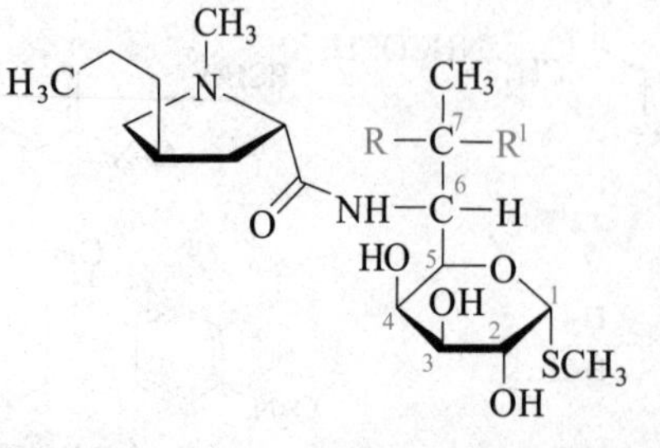

林可霉素 A   R=OH, R¹=H
克林霉素   R=H, R¹=Cl

两者对革兰阳性菌效果好，对组织渗透力强，因此适用于骨髓炎。克林霉素的抗菌作用比林可霉素强

4～8 倍，并可口服。主要用于治疗葡萄球菌、溶血性链球菌、肺炎球菌引起的皮肤软组织感染、上下呼吸道感染等。两者的作用机制都为作用于细菌核糖体 50s 亚基，抑制细菌蛋白质合成，它们的毒性都比较小。

四、磷霉素 (Fosfomycin)

磷霉素（Fosfomycin，Phosphonomycin）为链霉菌 *Streptomyes fradiace* 产生的抗生素，为广谱抗生素。其作用机制为抑制细菌细胞壁的早期合成，临床上主要用于肺炎、脑膜炎、败血症、痢疾、尿路和皮肤软组织感染。

磷霉素

磷霉素是结构较为简单的抗生素，但其合成却有一定的难度。其合成路线如下：以叔丁醇为原料，与三氯化磷反应得氯代亚磷酸二叔丁酯，再与丙炔醇反应形成丙炔基二特丁基磷酸三酯，加热重排得丙二烯磷酸二叔丁酯，催化氢化得顺丙烯磷酸二叔丁酯，在盐酸中水解得顺丙烯磷酸，在右旋 α-苯乙胺存在下，过氧化氢氧化得到磷霉素-*d*-α-苯乙胺盐，经强酸性阳离子交换树脂处理得磷霉素的钠盐。

选读文献

[1] Andreotti D, Biondi S, Modugno E E. "β-Lactam Antibiotics", In: "Burger's Medicinal Chemistry & Drug Discovery". 6th edition. Vol 5. Ed by Abraham D J. Publication, Hoboken: John Wiley & Sons Inc., 2003: 607～736.

[2] Wright G D, Chu D T. "Tetracycline, Aminoglycoside, Macrolide and Miscellancous Antibiotics", In: "Burger's Medicinal Chemistry & Drug Discovery". 6th edition. Vol 5. Ed by Abraham D J. Publication, Hoboken: John Wiley & Sons Inc., 2003: 737～806.

[3] Lewis K. Platforms for antibiotic discovery. *Nat Rev Drug Discov.*, 2013, 12 (5): 371～458.

[4] Coates A, Hu Y, Bax R, and Page C. The future challenges facing the development of new antimicrobial drugs. *Nat. Rev. Drug Discov.*, 2002, 1 (11): 895～910.

[5] Coates A R M and Hu Y. Novel approaches to developing new antibiotics for bacterial infections. *Brit. J. Pharmacol.*, 2007, 152 (8): 1147～1154.

[6] Fischbach M A, Walsh C T. Antibiotics for emerging pathogens. *Science*, 2009, 325 (5944): 1089～1182.

（中山大学药学院　黄志纾）

第十九章

合成抗菌药

(Synthetic Antibacterial Agents)

第一节　合成抗菌药
(Synthetic Antibacterial Agents)

抗菌药是一类能有效地抑制和杀灭病原性微生物的药物，用于治疗细菌感染性疾病。本章所介绍的合成抗菌药是特指除抗生素类药物以外的通过化学合成的非天然抗菌化合物，主要包括磺胺类抗菌药物、喹诺酮类抗菌药物和噁唑烷酮类抗菌药物等。

一、磺胺类抗菌药物及抗菌增效剂 (Sulfonamides and Antibacterial Synergists)

1. 磺胺药物及其增效剂的发展过程

（1）**磺胺药物的发展过程**　磺胺类药物（Sulfonamides），又称为磺胺，是一类具有对氨基苯磺酰胺结构的合成抗菌药物。其主要作用是通过抑制细菌繁殖达到抗菌目的，而不是直接杀灭细菌。这类药物抗菌谱广，对革兰阳性和革兰阴性菌都有良好的抗菌活性，对溶血性链球菌、肺炎链球菌、大肠杆菌、变形杆菌等都有抑制作用。可用于治疗流行性脑炎、脊髓膜炎、上呼吸道、泌尿道、肠道及其他细菌性感染。

对氨基苯磺酰胺最初作为合成偶氮染料的中间体使用，未认识到它的医疗上的价值。1932年Domagk在研究偶氮染料的抗菌作用时，发现 $2',4'$-二氨基偶氮苯-4-磺酰胺的红色染料可以有效杀灭细菌且没有毒副作用，可以使鼠、兔不受链球菌和葡萄球菌感染，后来该化合物以百浪多息（Prontosil）为商品名用于临床，Domagk也因这一发现获得1939年的诺贝尔生理学或医学奖。

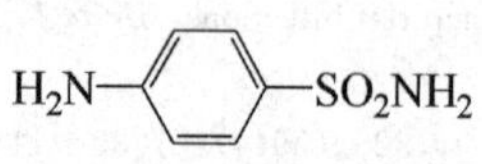

对氨基苯磺酰胺 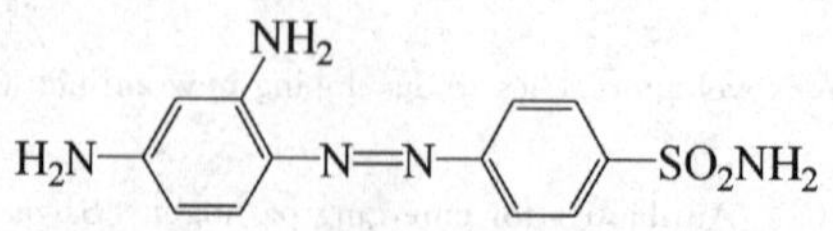　　　　　　　　　　　　百浪多息

百浪多息是偶氮类染料，研究人员最初认为百浪多息结构中的偶氮基团是染料的生色基团，可能也是使其产生抑菌作用的有效基团。但是，在进行结构与活性关系的研究中发现，只有含磺酰胺基团的偶氮染

料才有抗菌作用，而没有磺酰胺基团的偶氮染料则无抗菌活性，因此推测百浪多息在体内偶氮键断裂分解产生的对氨基苯磺酰胺是其产生抗菌作用的活性结构。1935 年又对合成的对氨基苯磺酰胺进行研究，发现其在体内、体外均有抑菌作用，随后又从服用百浪多息患者的尿中分离出对乙酰氨基苯磺酰胺，由于乙酰化是体内代谢的常见反应，从而确定了对氨基苯磺酰胺才是这类化合物有效的基本结构。此后，磺胺类药物的研究得以迅速发展，到 1946 年共合成了 5500 余种对氨基苯磺酰胺类磺胺衍生物，其中有 20 余种曾经在临床上得以应用。

近年来，由于新型抗感染药物的出现，以及磺胺类药物只能抑制细菌繁殖，而不能杀灭细菌的作用原理，使磺胺类药物在临床上应用受到很大的限制，大多数磺胺类药物已经不再临床上使用。但磺胺药物的发现和应用在药物化学史上是一个重要的里程碑，不仅为人类提供第一类预防和治疗细菌感染的药物，更为重要的是奠定了化学治疗的理论基础。

磺胺类药物的发展，大致上可以分为两个时期。

① 第一个时期：是在 1946 年以前，这个时期的研究工作主要着重于对磺胺结构以及取代基团对抗菌活性影响的研究。

在这一时期得到的药物有：磺胺醋酰（Sulfacetamide，通常用其钠盐，称磺胺醋酰钠），磺胺嘧啶（Sulfadiazine，SD），磺胺甲嘧啶（Sulfamerazine），磺胺二甲嘧啶（Sulfamethazine，SM2），磺胺噻唑（Sulfathiazole，ST），磺胺异噁唑（Sulfisoxazole，SIZ）等。

20 世纪 40 年代，青霉素在临床上应用于治疗细菌感染性疾病的巨大成功，使研究人员将抗菌药物的研究重点转移到对青霉素的研究上，而使磺胺的研究工作一度停止。但是随着人们逐渐认识到青霉素的对酸不稳定、易产生过敏、耐药性等问题后，使得磺胺类抗菌药物的研究又得以发展。

② 第二个时期：开始在 20 世纪 50 年代以后，研究的目的是改善磺胺类药物的溶解度，减轻对肾脏的损害和降低副作用，并在此基础上研究和寻找中效乃至长效的磺胺药物。

这一时期的药物主要有：磺胺甲氧嗪（Sulfamethoxypyridazine，SMP），半衰期为 37h，每天只需服一次，又称为"长效磺胺"；磺胺甲氧嘧啶（Sulfamethoxydiazine，SMD），半衰期为 36h；磺胺地索辛（Sulfadimethoxine），半衰期为 40h；磺胺多辛（Sulfadoxine），半衰期为 150h，只需每周服用一次，称为"周效磺胺"；磺胺甲噁唑（Sulfamethoxazole，SMZ），半衰期为 11h，抗菌作用比较强，抗菌谱广。

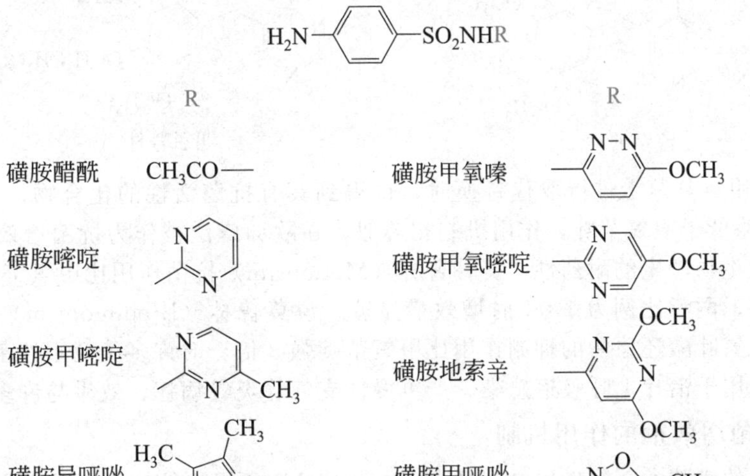

通过对磺胺类的研究得到如图 19-1 的构效关系。

（2）磺胺增效剂的发展过程 所谓抗菌增效剂是指当与抗菌药物联合使用时，所产生的抗菌效果大于两个药物分别给药的作用总和的一类药物。通常，之所以能达到抗菌增效的目的，是由于两类药物其抗菌的作用机制相互协同，能形成双重杀菌的作用，磺胺抗菌增效剂就是这样一类通过对细菌代谢途径的双重阻断而大大增强其抗菌效果的药物。

在寻找抗疟药物的研究中发现，2,4-二氨基嘧啶类化合物能选择性地同疟原虫的二氢叶酸还原酶（Dihydrofolate Reductase，DHFR）结合，阻断四氢叶酸的合成，从而干扰了疟原虫体内的生物合成，产生

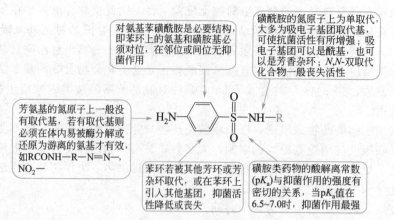

芳氨基的氮原子上一般没有取代基，若有取代基则必须在体内易被酶分解或还原为游离的氨基才有效，如RCONH—R—N=N—，NO_2—

对氨基苯磺酰胺是必要结构，即苯环上的氨基和磺胺基必须对位，在邻位或间位无抑菌作用

磺酰胺的氮原子上为单取代，大多为吸电子基团取代基，可使抗菌活性有所增强；吸电子基团可以是酰基，也可以是芳香杂环；N,N-双取代化合物一般丧失活性

苯环若被其他芳环或芳杂环取代，或在苯环上引入其他基团，抑菌活性降低或丧失

磺胺类药物的酸解离常数（pK_a）与抑菌作用的强度有密切的关系，当pK_a值在6.5~7.0时，抑菌作用最强

图 19-1　磺胺类药物的构效关系

较好的预防疟疾作用。进一步的构效关系研究发现，将嘧啶环 5 位上的 4-氯苯基置换成苄基衍生物，这些衍生物对细菌的二氢叶酸还原酶均表现出或强、或弱的抑制作用。当其 5 位为 3,4,5-三甲氧基苄基取代时，得到甲氧苄啶（Trimethoprim，TMP），发现其对革兰阳性菌和革兰阴性菌具有广泛抑制作用。当将甲氧苄啶和磺胺类药物或某些抗生素合用时，使细菌代谢受到双重阻断，从而使其抗菌活性增强数倍至数十倍，因此将 TMP 类药物称为抗菌增效剂。目前临床上用得最多的是将甲氧苄啶和磺胺甲噁唑（SMZ）组成复方新诺明，广泛用于治疗呼吸道感染、菌痢及泌尿道感染等。

甲氧苄啶，TMP

美替普林

溴莫普林

四氧普林

若将 TMP 的三甲氧基苯上进行取代替换时，也得到具有抗菌活性的化合物。如四氧普林（Tetroxoprim）的抗菌活性略低于甲氧苄啶，作用机制相类似，在欧洲广泛被作为抗菌增效剂使用，与磺胺嘧啶合用可增效并延缓微生物产生的耐药性。美替普林（Metioprim）抗菌作用比甲氧苄啶强 3～4 倍，与磺胺嘧啶合用有增效作用，两者比例为 1：1 时增效最显著。溴莫普林（Brodimoprim）为溴取代甲氧基的甲氧苄啶衍生物，对二氢叶酸还原酶的抑制作用比甲氧苄啶强 3 倍，对许多革兰阳性菌和革兰阴性菌的抑制作用更强。在临床上用于治疗上呼吸道感染、严重慢性支气管炎等病症，效果与许多抗生素相似或更强。

2. 磺胺及其抗菌增效剂的作用机制

目前大家所公认的磺胺类药物作用机制是由 Wood-Fields 所提出的抗代谢学说，该学说也已经得到实验证实。Wood-Fields 学说认为磺胺类药物能与细菌生长所必需的对氨基苯甲酸（p-Aminobenzoic acid，PABA）产生竞争性拮抗，干扰了细菌对 PABA 的利用，从而抑制了细菌的生长和分裂（图 19-2）。PABA 是叶酸的组成部分，而叶酸是微生物生长中的必要物质。

20 世纪 60 年代，研究人员确证了二氢叶酸的结构，并发现 PABA 是二氢叶酸结构中的组成部分。而在细菌的生长繁殖过程中，二氢蝶啶焦磷酸酯与 PABA 及谷氨酸或对氨基苯酰谷氨酰胺，在二氢蝶酸合成酶（DHPS）的作用下合成得到二氢叶酸，并进一步经二氢叶酸还原酶（DHFR）作用还原为四氢叶酸。四氢叶酸进一步合成辅酶 F，而辅酶 F 为细菌 DNA 合成中必需的嘌呤、嘧啶碱基的合成提供一碳单位。

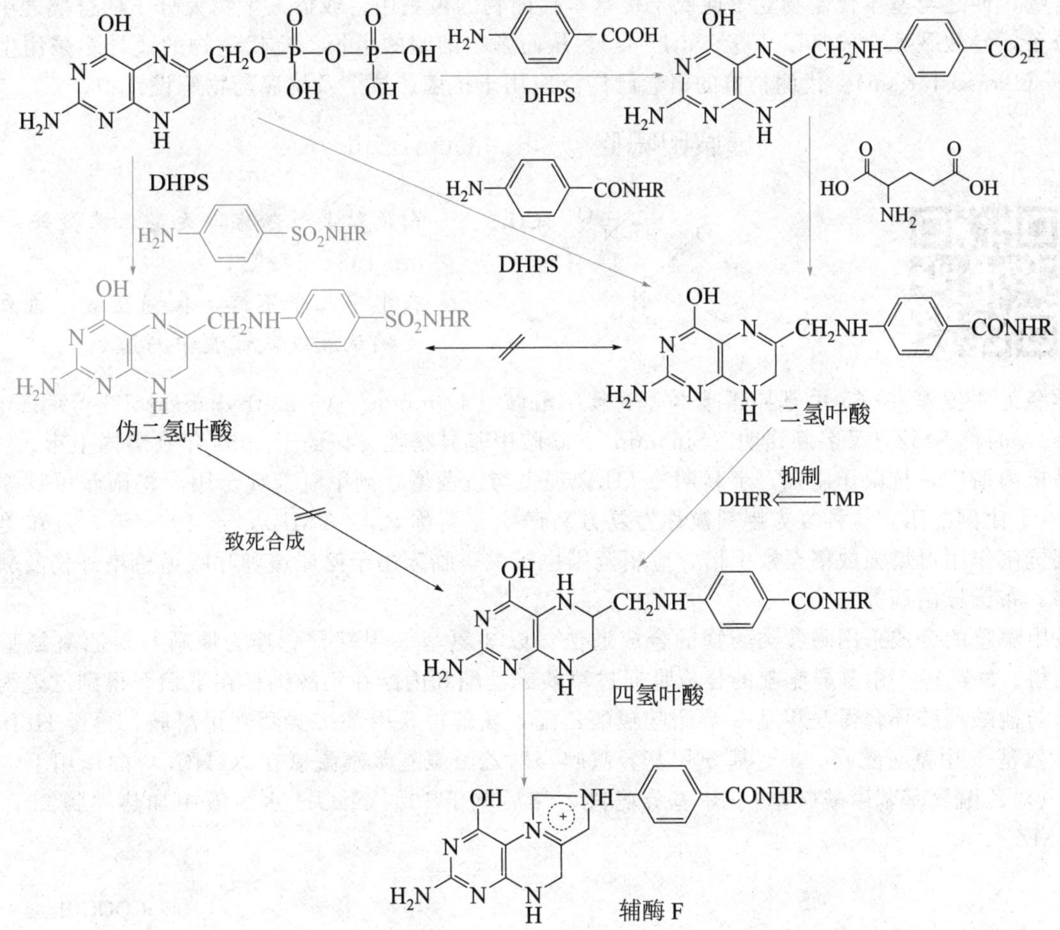

图 19-2　磺胺类药物和 TMP 的抗菌机制

因此，在二氢叶酸的生物合成中，由于磺胺类药物的分子大小和电荷分布与细菌生长所必需的对氨基苯甲酸（PABA）极为相似，与对氨基苯甲酸竞争二氢蝶酸合成酶，生成无功能的伪二氢叶酸（Pseudodihydrofolic Acid），妨碍了二氢叶酸的生物合成，结果使微生物的 DNA、RNA 及蛋白质的合成受到干扰，致使细菌的生长、繁殖受到阻碍。

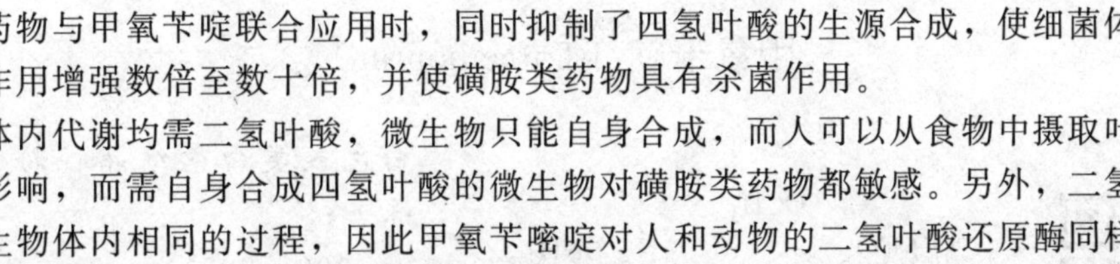

抗菌增效剂甲氧苄啶（TMP）是二氢叶酸还原酶（DHFR）抑制剂，它可阻止二氢叶酸还原为四氢叶酸，当磺胺类药物与甲氧苄啶联合应用时，同时抑制了四氢叶酸的生源合成，使细菌体内叶酸代谢受到双重阻断，抗菌作用增强数倍至数十倍，并使磺胺类药物具有杀菌作用。

人和微生物体内代谢均需二氢叶酸，微生物只能自身合成，而人可以从食物中摄取叶酸，因此，人不受磺胺类药物的影响，而需自身合成四氢叶酸的微生物对磺胺类药物都敏感。另外，二氢叶酸还原成四氢叶酸是人体和微生物体内相同的过程，因此甲氧苄嘧啶对人和动物的二氢叶酸还原酶同样具有可逆性抑制作用。但甲氧苄啶对微生物的二氢叶酸还原酶的亲和力比对人和动物的二氢叶酸还原酶亲和力强 60000～100000 倍，因此甲氧苄啶对人和动物的影响很少，其毒性也较微弱。

Wood-Fields 学说开辟了从代谢拮抗寻找新药的途径，这是磺胺类药物在药物化学研究理论方面的巨大贡献。所谓代谢拮抗（Metabolic Antagonism）是指设计与生物体内基本代谢物在结构上有某种相似程度的化合物，使之与基本代谢物竞争性或干扰基本代谢物的被利用，或掺入生物大分子的合成之中形成伪生物大分子，导致致死合成（Lethal Synthesis），从而影响细胞的生长。抗代谢物的设计多采用生物电子等排原理（Bioisosterism）。代谢拮抗的概念已广泛应用于抗菌、抗疟及抗癌药物等设计中。

磺胺甲噁唑（Sulfamethoxazole）

- ◆ 白色结晶性粉末，无臭，味微苦；
- ◆ mp 168～172℃；
- ◆ 在水中几乎不溶，在稀盐酸，氢氧化钠试液或氨试液中易溶。

化学名为 4-氨基-N-(5-甲基异噁唑-3-基)-苯磺酰胺 [4-amino-N-(5-methylisoxazol-3-yl)-benzenasulfonamide]，简称 SMZ，又名新诺明（Sinomin）、磺胺甲基异噁唑。该药于 1959 年在美国上市。

本品抗菌谱广，抗菌作用强。半衰期约 11h，现多与抗菌增效剂甲氧苄啶合用，将磺胺甲噁唑和甲氧苄啶按 5:1 比例配伍，这种复方制剂被称为复方新诺明（简称 SMZ-TMP），于 1973 年 5 月在美国批准上市。其抗菌作用可增强数倍至数十倍，应用范围也扩大，临床用于泌尿道和呼吸道感染外伤及软组织感染、伤寒、布氏杆菌病等。

磺胺甲噁唑的合成采用磺胺类药物的合成通法：以 3-氨基-5-甲基异噁唑为原料与对乙酰氨基苯磺酰氯缩合而得。3-氨基-5-甲基异噁唑的合成是通过草酸二乙酯和丙酮在乙醇钠存在下缩合得到乙酰丙酮酸乙酯，然后与盐酸羟胺环合得 5-甲基-3-异噁唑羧酸乙酯，氨解得 5-甲基-3-异噁唑甲酰胺，再经 Hofmann 降解制得 3-氨基-5-甲基异噁唑。3-氨基-5-甲基异噁唑与对乙酰氨基苯磺酰氯在 NaHCO₃ 的作用下，于室温中形成 3-(对乙酰氨基苯磺酰胺基)-5-甲基异噁唑，然后置于 10% NaOH 水溶液中加热沸腾 2h，然后酸化得到 SMZ。

磺胺甲噁唑

甲氧苄啶（Trimethoprim）

- ◆ 白色或类白色结晶性粉末，无臭，味苦；
- ◆ mp 199～203℃，pK_a=7.2；
- ◆ 在氯仿中略溶，在乙醇或丙酮中微溶，在水中几乎不溶，在冰醋酸中易溶。

化学名为 5-(3,4,5-三甲氧基苄基)嘧啶-2,4-二胺[5-(3,4,5-trimethoxybenzyl)pyrimidine-2,4-diamine]，又名甲氧苄胺嘧啶，简称 TMP。该药于 1961 年在法国上市。

本品与磺胺类药物合用，可使其抗菌作用增强数倍至数十倍，而且可减少耐药菌株的产生，还可增强多种抗生素（如四环素、庆大霉素）的抗菌作用。

本品的合成是以 3,4,5-三甲氧基苯甲醛与 β-甲氧丙腈缩合生成 β-甲氧基-α-(3,4,5-三甲氧基苯甲烯基)丙腈，再在甲醇钠作用下与硝酸胍环合而得（方法一）。也可以丙烯腈为原料，在二甲胺和苯胺等辅助反应试剂参与下，生成 3-苯胺基-2-(3,4,5- 三甲氧基苄基)-丙烯腈，再在甲醇钠和甲醇作用下与硝基胍环合而得（方法二）。

方法一：

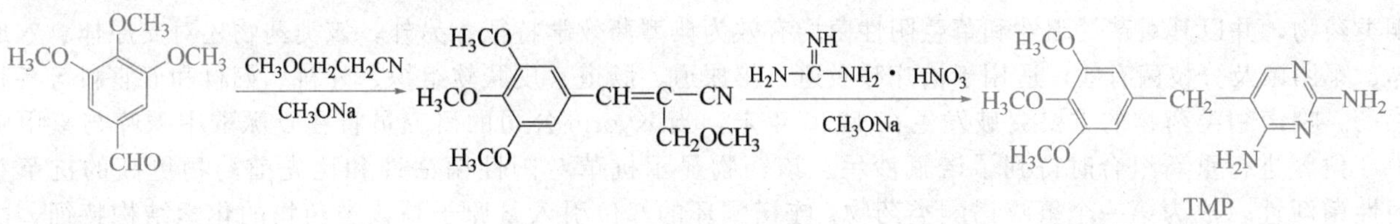

方法二：

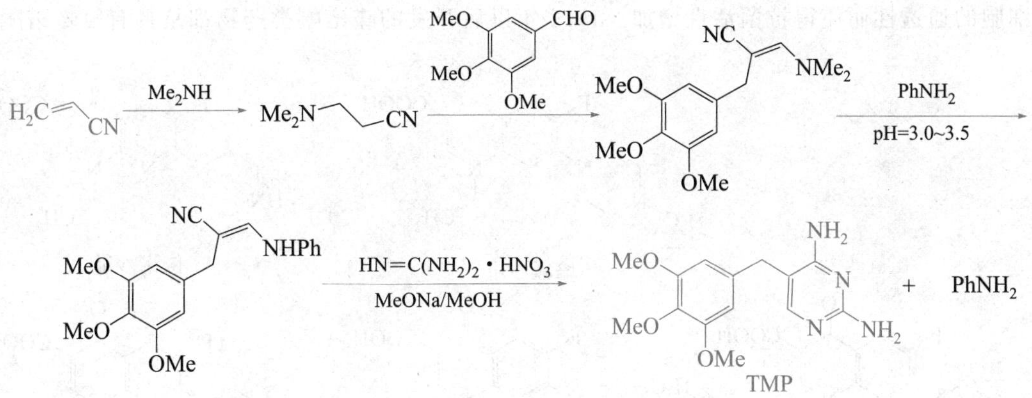

二、喹诺酮类抗菌药（Antimicrobial Agents of Quinolones）

喹诺酮类（Quinolones）抗菌药物是指一大类具有 1,4-二氢-4-氧代喹啉-3-羧酸结构的新型合成抗微生物药物，这类药物具有很好的抗菌活性，在临床应用中仅次于头孢菌素类抗菌药物。

1. 喹诺酮类药物的发展概述

喹诺酮类抗菌药而按其发展过程的先后以及抗菌活性的不同，可以分为四代产品。

（1）第一代喹诺酮类药物 第一个喹诺酮抗菌药是在 1962 年偶然发现的，Lesher 在合成氯喹衍生物的过程中，发现其副产物具有抗菌活性，进一步的结构修饰和改造得到第一个具有中等抗革兰阴性菌抗菌活性的萘啶酸（Nalidixic Acid），1963 年作为治疗尿路感染药物上市。

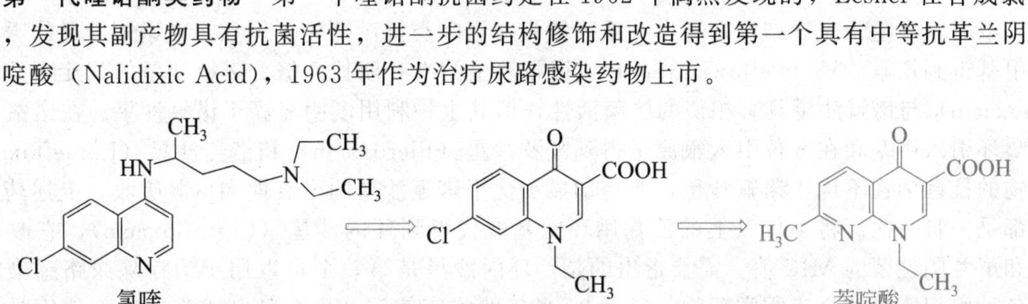

这一类新结构抗菌药物的发现激发了研究人员对此类药物的更大兴趣，并通过生物电子等排结构改造得到了包含萘啶酸在内的第一代喹诺酮类药物，如奥索利酸（Oxolinic Acid）、西诺沙星（Cinoxacin）和吡哌酸（Pipemidic Acid），其特点是抗菌谱窄，对大多数革兰阴性菌有较强的活性，而对革兰阳性菌几乎

无活性，并易产生耐药性，临床上用于治疗泌尿道感染，目前已很少使用。

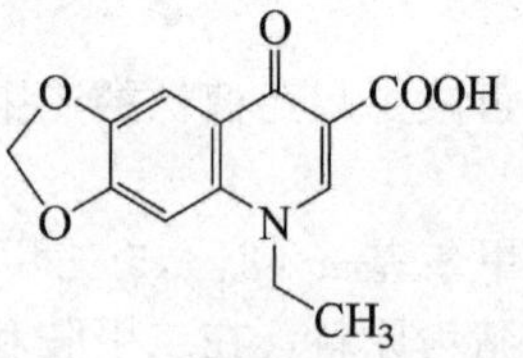

奥索利酸 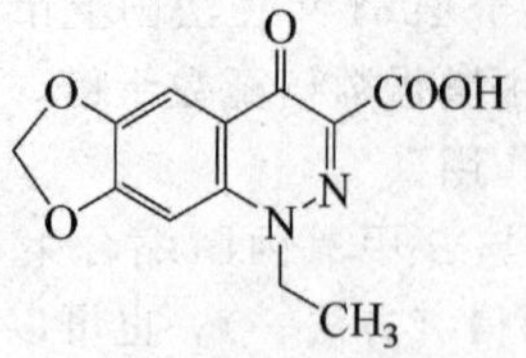　　　　　　西诺沙星 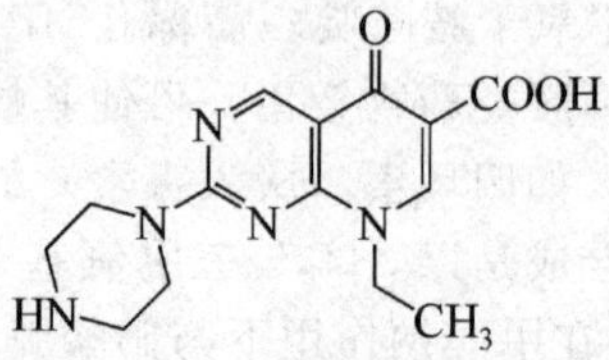　　　　　　吡哌酸

第一代喹诺酮类药物

（2）第二代喹诺酮类药物　第二代喹诺酮药物是指诺氟沙星（Norfloxacin）为代表的一系列氟喹诺酮类药物，并以其对革兰阳性和革兰阴性菌均有效为典型药效学特征。另外，该类药物还对支原体、衣原体、军团菌及分枝菌有效，适用于治疗呼吸道、泌尿道、肠道、皮肤软组织、外科、妇科和五官科等各种感染。喹诺酮类药物的重要突破发生在 1970 年末，当 Kyorin 公司的研究员将在吡哌酸中哌嗪与氟甲喹中 6 位氟进行重新组合时得到了诺氟沙星。该药物显示抗革兰阳性菌活性和比先前药物更高的抗革兰阴性菌活性，成为第一个氟喹诺酮类药物。喹诺酮环的 6 位引入氟原子是该类药物的化学结构特征，故也称为氟喹诺酮，后来该 6 位氟原子的引入被证明具有增加喹诺酮类药物与靶酶 DNA 聚合酶作用和增加进入细菌细胞的通透性而使得抗菌活性增加。1980 年以后开发的喹诺酮类药物都是具有氟喹诺酮结构。

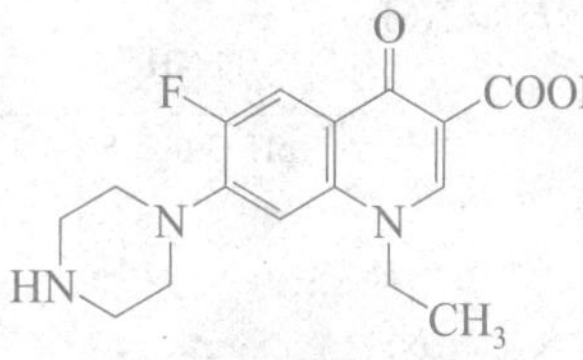

诺氟沙星 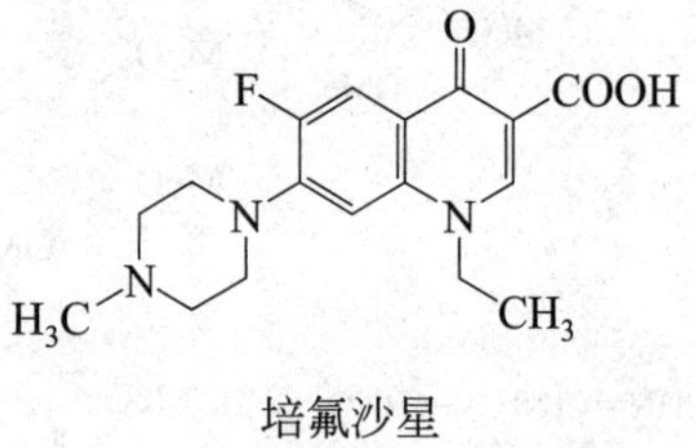　　　　　　培氟沙星 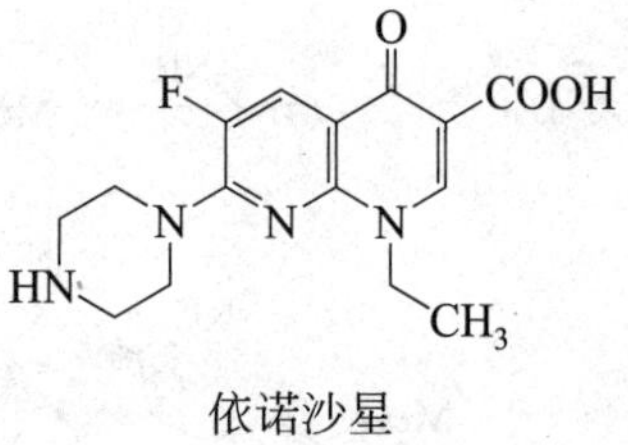　　　　　　依诺沙星

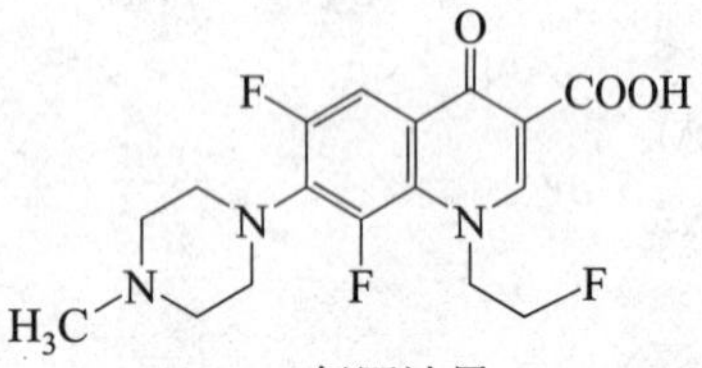

氟罗沙星 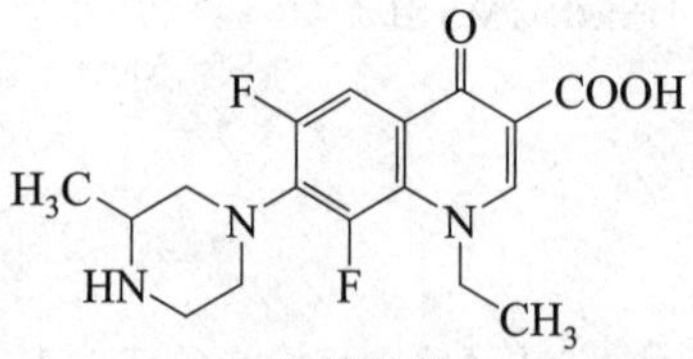　　　　　　洛美沙星 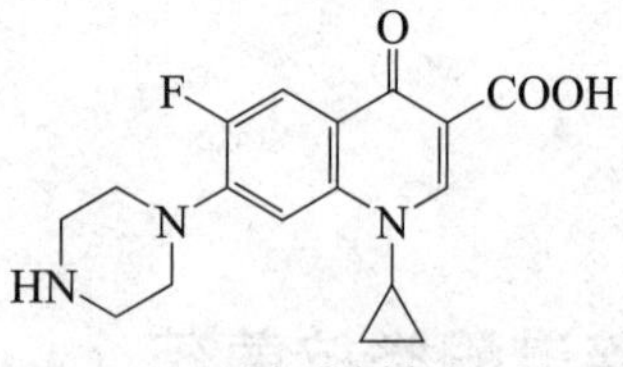　　　　　　环丙沙星

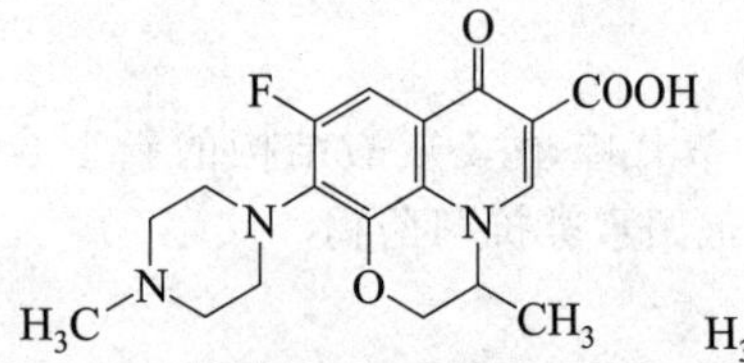

氧氟沙星 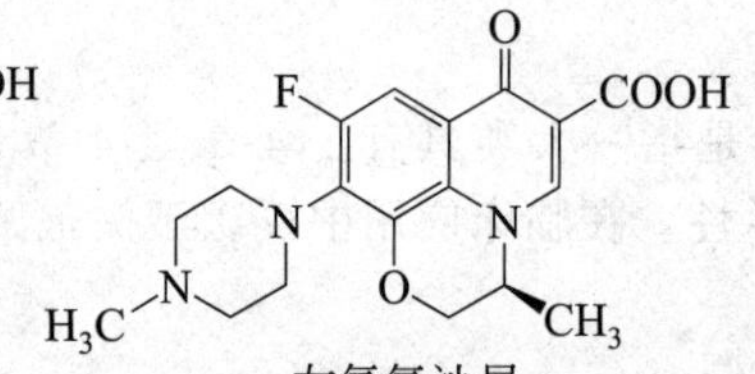　　　　　　左氧氟沙星 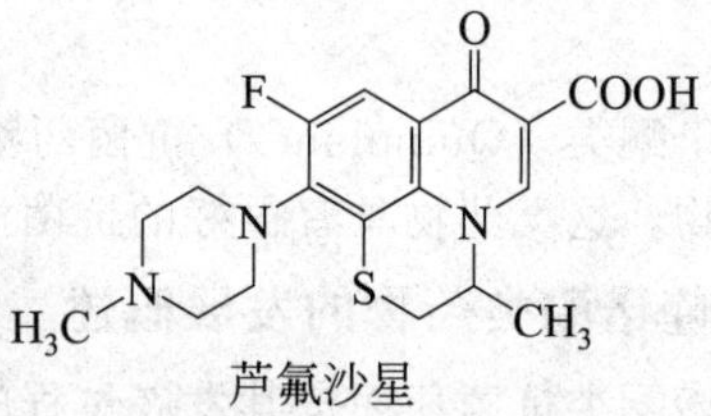　　　　　芦氟沙星

第二代喹诺酮类药物

随后，以诺氟沙星为先导结构筛选出一系列氟代喹诺酮类抗菌药物。例如，在诺氟沙星的哌嗪环氮上增加一个甲基得到培氟沙星（Pefloxacin），它比诺氟沙星的半衰期长 2 倍。诺氟沙星的萘啶酮类似物依诺沙星（Enoxacin）与诺氟沙星具有相似的抗菌活性，但其生物利用度明显高于诺氟沙星。在诺氟沙星的分子中的哌嗪环引入甲基和在 8 位引入氟原子得到氟罗沙星（Fleroxacin）和洛美沙星（Lomefloxacin）。尽管这些药物的抗菌活性不优于诺氟沙星，但是却显示优于诺氟沙星的半衰期和口服吸收。上述药物在抗各种感染中都是一日一次。将 1 位氮上的乙基用环丙基取代得到环丙沙星（Ciprofloxacin），它改善了对革兰阳性菌和革兰阴性菌的 MIC 值。需要指出的是，环丙沙星是第一个可以用于治疗除尿路感染之外包括呼吸道等各种组织感染的喹诺酮类药物，经过 20 多年的临床使用，现在已经成为临床上使用最多的、用于治疗革兰阴性菌感染以及部分的革兰阳性菌感染的喹诺酮类抗菌药。氧氟沙星（Ofloxacin）是在喹诺酮的 1 位氮上取代基与 8 位氧形成环状结构，可广泛用于各种感染的第二个药物。芦氟沙星（Rufloxacin）是将氧氟沙星中的氧用硫进行生物电子等排所得到的药物，尽管它的活性低于诺氟沙星，但是它的药代动

力学性质有了很大的改善，半衰期超过 28h，是喹诺酮类药物中半衰期最长的。这些药物具有较强的抗菌活性、广泛的抗菌谱，有很好的药代动力学性质，是临床上最常用的合成抗菌药，同时也被称为第二代喹诺酮类药物。

（3）第三和四代喹诺酮类药物　第三代喹诺酮类抗菌药物是 20 世纪 90 年代以后开发上市的一些氟喹诺酮类药物新品种，它们不仅保持了第二代产品的优点，而且有更为广泛的抗菌谱，对革兰氏阳性菌和厌氧菌的作用更加显著，一些药物的药动学性质也有明显的改善。1986 年，环丙沙星的上市以及在临床上的巨大成功，大大加快了喹诺酮类药物的研究，开发出新一代的喹诺酮类药物，如加替沙星（Gatifloxacin）、帕珠沙星（Pazufloxacin）、巴洛沙星（Balofloxacin）和曲伐沙星（Trovafloxacin）等。该类药物主要在喹诺酮结构中 7 位引入更加复杂的含氮杂环结构，其抗菌活性更加显著，并在呼吸道感染、急性中耳炎和脑膜炎等疾病有更显著的疗效。更新的一代（第四代）喹诺酮类药物，在结构上与第三代没有明显的区别，但是无论在活性，还是治疗效果以及毒副作用方面均要优于第三代药物，如莫西沙星（Moxifloxacin）、吉米沙星（Gemifloxacin）和格帕沙星（Grepafloxacin）等。但无论是第三代还是第四代抗菌药，在治疗效果更好的同时其安全性也需要更加重视，2013 年 8 月美国 FDA 曾对这些新型的氟喹诺酮类抗菌药物可能引起周围神经病变这一严重副作用发出安全警告。由氟喹诺酮类药品引起的严重神经损害可能在使用这些药物不久后发生，且可能不可逆转。

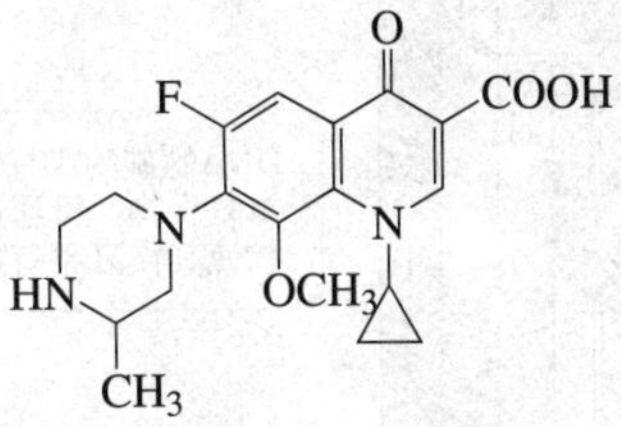

加替沙星

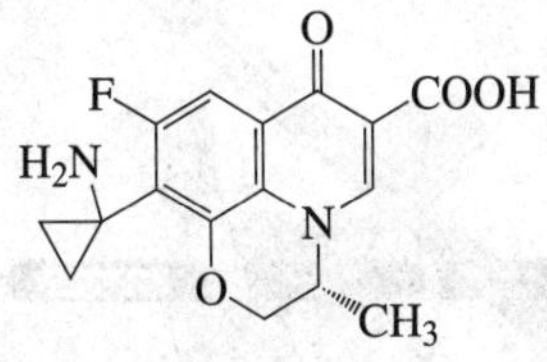

帕珠沙星

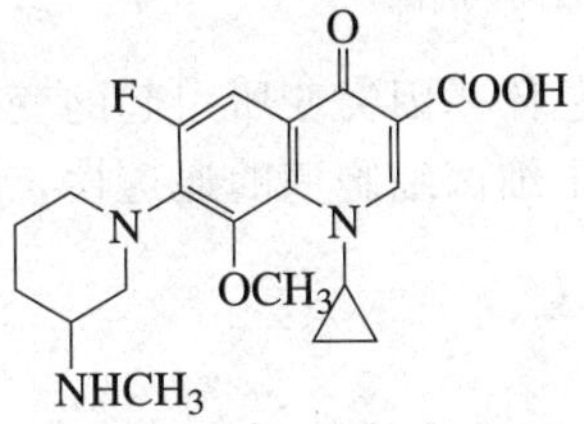

巴洛沙星

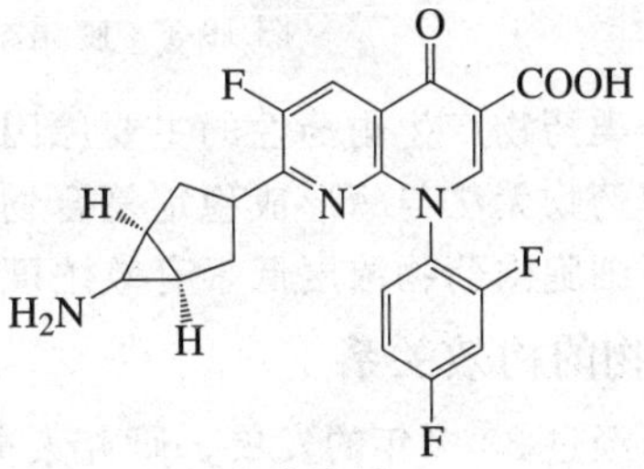

曲伐沙星

第三代喹诺酮类药物

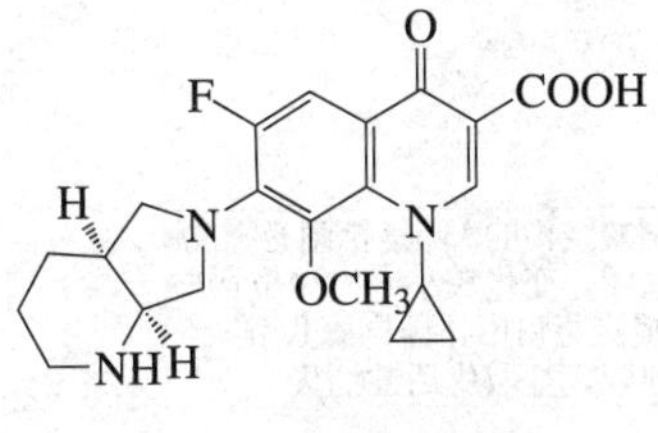

莫西沙星

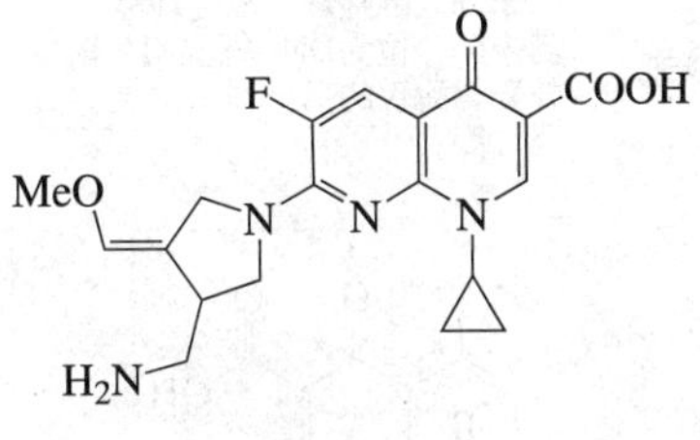

吉米沙星

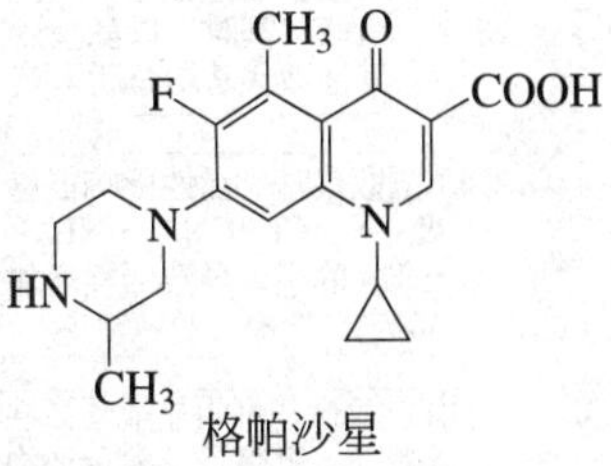

格帕沙星

第四代喹诺酮类药物

2. 喹诺酮类药物的作用机理

喹诺酮类抗菌药物在细菌中的作用靶点是ⅡA 型拓扑异构酶。研究人员已经在大肠埃希菌中证实ⅡA 型拓扑异构酶有两种亚型：拓扑异构酶Ⅱ（DNA Gyrase，又称 DNA 螺旋酶）和拓扑异构酶Ⅳ，这两种酶都是细菌生长所必需的酶，任何一种酶受到抑制都会导致细菌生长抑制而死亡。拓扑异构酶Ⅱ能同时断裂并连接双股 DNA 链，形成拓扑异构酶Ⅱ-DNA 复合物，这一过程通常需要能量辅因子 ATP。喹诺酮类抗菌药以 DNA 螺旋酶和拓扑异构酶Ⅳ为靶点（图 19-3），通过与上述两酶形成稳定的 DNA 螺旋酶（或拓扑异构酶Ⅳ）-DNA-药物三重复合物，抑制了酶的活性,干扰了 DNA 的复制,从而抑制细菌细胞的生长和分裂。近年来发现,喹诺酮类抗菌药对革兰阳性菌主要作用于拓扑异构酶Ⅳ,对革兰阴性菌则主要作用于 DNA 螺旋酶。

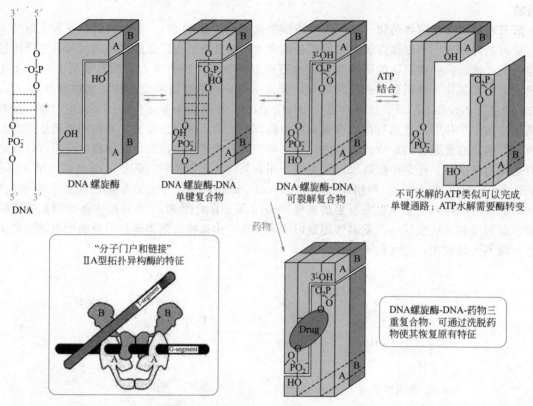

图 19-3 喹诺酮类抗菌药的作用机制

而细菌对喹诺酮类药物产生耐药性的主要原因是细菌染色体基因突变所引起的变化:①细菌拓扑异构酶Ⅱ的结构变化,使药物无法与酶形成稳定复合物;②降低了细菌细胞壁的通透性,激活了细胞膜上药物主动外排泵,使细菌细胞内药物浓度低于有效浓度。

3. 喹诺酮类药物的构效关系

氟喹诺酮类药物经过 30 多年的发展,研究人员对其结构和活性的关系有了非常全面的了解。其构效关系归纳如图 19-4。

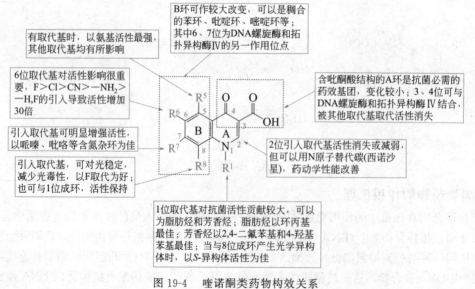

图 19-4 喹诺酮类药物构效关系

诺氟沙星（Norfloxacin）

◆ 本品为类白色结晶性粉末，无臭，味微苦；
◆ mp 218～224℃；
◆ 暴露在空气中容易吸潮，形成半水合物；
◆ 遇光颜色逐渐变深；本品易溶于盐酸、醋酸和氢氧化钠水溶液，略溶于二甲基甲酰胺，极微溶于水和乙醇。

化学名为 1-乙基-6-氟-4-氧代-7-（哌嗪-1-基）-1H-喹啉-3-羧酸［1-ethyl-6-fluoro-4-oxo-7-(piperazin-1-yl)-1H-quinoline-3-carboxylic acid］，又名氟哌酸。1985 年在日本首次上市，是第一个上市的氟喹诺酮类抗菌药物。

诺氟沙星及所有喹诺酮类药物的结构中，3,4 位的羧基和酮羰基，极易和金属离子如钙、镁、铁、锌等形成螯合物，不仅降低了药物的抗菌活性，同时也使体内的金属离子流失，尤其对妇女、老人和儿童引起缺钙、贫血、缺锌等副作用。因此这类药物不宜和牛奶等含钙、铁等食物和药品同时服用，同时老人和儿童也不宜多用。

本品抗菌谱广，对革兰阴性菌和革兰阳性菌均有作用。对金黄色葡萄球菌、绿脓杆菌、大肠杆菌和黏质沙霉菌引起的全身性感染疗效显著。对一些耐氨苄青霉素、头孢立新、庆大霉素和 TMP 的菌株也有效。临床上主要用于治疗膀胱炎、肾盂肾炎等尿路感染。

诺氟沙星的合成方法很多。可先环合成喹诺酮酸环，然后引入哌嗪基或形成哌嗪环；也可以先引入哌嗪基，后形成喹诺酮酸环。目前工业化生产路线是以 3-氯-4-氟苯胺为起始原料，与乙氧亚甲基丙二酸二乙酯（EMME）缩合得 3-氯-4-氟苯胺基亚甲基丙二酸二乙酯。再经 Gould Jacobs 成环，N-乙基化生成 1-乙基-6-氟-7-氯-1,4-二氢-4-氧代喹啉-3-羧酸乙酯。早期的生产工艺是将酯水解后，与哌嗪缩合得诺氟沙星。

诺氟沙星 氯哌酸

以上合成方法的收率可达 40%～60%，但由于 7 位引入哌嗪基时 6 位的氟原子也可被取代，容易形成副产物氯哌酸，其含量可达总产量的 25%，分离较为困难。因此需要对该合成方法进行优化，研究发现采用硼化物与中间体 1-乙基-6-氟-7-氯-1,4-二氢-4-氧代-3-喹啉羧酸乙酯形成螯合物，利用 4 位羰基氧的 p 电子向硼原子的空轨道转移的特征，增强诱导效应，激活 7 位氯原子并钝化 6 位的氟原子，可提高哌嗪缩合的收率，基本消除氯哌酸的生成。该路线具有收率高，副产物少等优点。

环丙沙星（Ciprofloxacin）

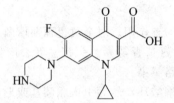

- ◆ 游离碱为微黄色或黄色的结晶粉末，几乎不溶于水或乙醇，溶于冰乙酸或稀酸中；
- ◆ mp 255～257℃；
- ◆ 药用本品的盐酸盐或乳酸盐，其盐酸盐 mp 308～310℃。

　　化学名为 1-环丙基-6-氟-4-氧代-7-(哌嗪-1-基)- 喹啉-3-羧酸 [1-cyclopropyl-6-fluoro-4-oxo-7-(piperazin-1-yl)-quinoline-3-carboxylic acid]，别名环丙氟哌酸。本品于 1983 年首次上市。

　　环丙沙星为诺氟沙星分子中 1 位乙基被环丙基取代所得的喹诺酮类抗菌药。虽然抗菌谱与诺氟沙星相似，但对肠杆菌、绿脓杆菌、流感嗜血杆菌、淋球菌、链球菌、军团菌、金黄色葡萄球菌、脆弱拟杆菌等的最低抑菌浓度（MIC_{90}）为 $0.008～2\mu g/mL$，这显然优于其他同类药物及头孢菌素和氨基糖苷类抗生素。另外，对耐 β-内酰胺类或耐庆大霉素的病源菌也显效，这使得环丙沙星在临床上被广泛使用。

　　环丙沙星的合成是以 2,4-二氯氟苯为起始原料，与乙酰氯反应后再氧化，得 2,4-二氯-5-氟苯甲酸，在乙醇镁存在下与丙二酸二乙酯缩合，生成酰基丙二酸二乙酯，在催化量的对甲苯磺酸存在下经水解和脱羧，进而生成 2,4-二氯-5-氟苯甲酰乙酸乙酯。该酯与原甲酸三乙酯缩合，再与环丙胺反应生成 2-(2,4-二氯-5-氟苯甲酰)-3-环丙胺基丙烯酸乙酯，与氢化钠作用环合得 7-氯-1-环丙基-6-氟-1,4-二氢-4-氧代喹啉-3-羧酸，最后，在二甲基亚砜溶液中与哌嗪缩合得环丙沙星。

另一种合成环丙沙星的简便方法为以 2,4-二氯-5-氟-苯甲酰氯为原料，与 β-环丙胺基丙烯酸乙酯缩合，经环合、水解，在 DMSO 中与哌嗪缩合的环丙沙星。

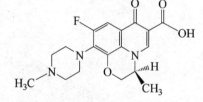

环丙沙星的口服生物利用度为 38%～60%，血药浓度较低，静脉滴注可弥补此缺点，半衰期 3.3～5.8h，药物吸收后体内分布广泛。本品有口服制剂、针剂等多种剂型。

左氧氟沙星（Levofloxacin）

◆ 黄色或灰黄色结晶性粉末，无臭，有苦味；
◆ 微溶于水、乙醇、丙酮、甲醇，极易溶于冰醋酸中。

化学名为 (S)-9-氟-2,3-二氢-3-甲基-10-(4-甲基哌嗪-1-基)-7-氧代-7H-吡啶并 [1,2,3-de]-1,4-苯并噁嗪-6-羧酸{(S)-9-fluoro-2,3-dihydro-3-methyl-10-(4-methylpiperazin-1-yl)-7-oxo-7H-pyrido[1,2,3-de]-1,4-benzoxazine-6-carboxylic acid}，又名左氟沙星。它于 1996 年上市。

左氧氟沙星临床上主要用于革兰阴性菌所致的呼吸系统、泌尿系统、消化系统、生殖系统感染等，亦可用于免疫损伤患者的预防感染。本品为左旋体，其混旋体为氧氟沙星，也在临床上使用。左氧氟沙星的抗菌作用大于其右旋异构体 8～128 倍，这归因于它们对 DNA 螺旋酶的活性不同。左氧氟沙星较氧氟沙星相比的优点为：①活性是氧氟沙星的 2 倍；②水溶性好，水溶性是氧氟沙星的 8 倍，更易制成注射剂；③毒副作用小，为喹诺酮类抗菌药已上市中的最小者。

左氧氟沙星的合成有多条路线，现多采用不对称合成方法，以 2,3,4-三氟硝基苯为起始原料，经水解得 2-羟基-3,4-二氟硝基苯，在无水碳酸钾催化下与氯代丙酮反应，将硝基还原后环合得化合物（A），经不对称还原得具有光学活性的中间体（B），与乙氧亚甲基丙二酸二乙酯缩合，环合、水解，以三氟化硼保护后与 N-甲基哌嗪反应，脱保护得左氧氟沙星。

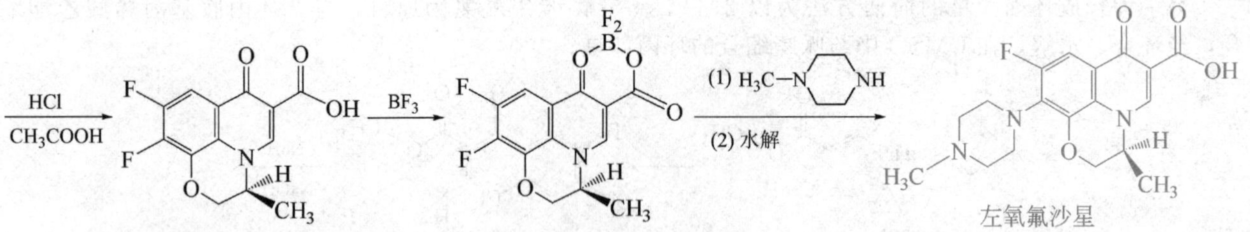

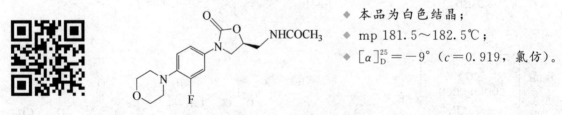

三、噁唑烷酮类抗菌药 (Antibacterial Agents of Oxazolidinones)

随着抗生素的广泛使用，甚至滥用，细菌的耐药性问题日益严重。临床已发现许多新的耐药菌，其中最严重的耐药菌有耐甲氧西林的金葡菌（MRSA）和耐万古霉素的肠球菌（VRE）。因此寻找结构新颖、性能独特的新结构类型的抗菌药物备受关注。

早在 1978 年杜邦公司就已发现具有新型化学结构的噁唑烷酮类化合物具有较好的抗菌活性，并且发现该类化合物的 5 位碳上的手性具有很关键的作用，通常 S-异构体的抗菌活性优于 R-对映体。进一步的先导结构的优化获得了 DuP 721 和 DuP 105 两个候选药物，体外研究没有发现细菌对它们产生抗药性，但是由于其毒性导致该新药研究项目终止。

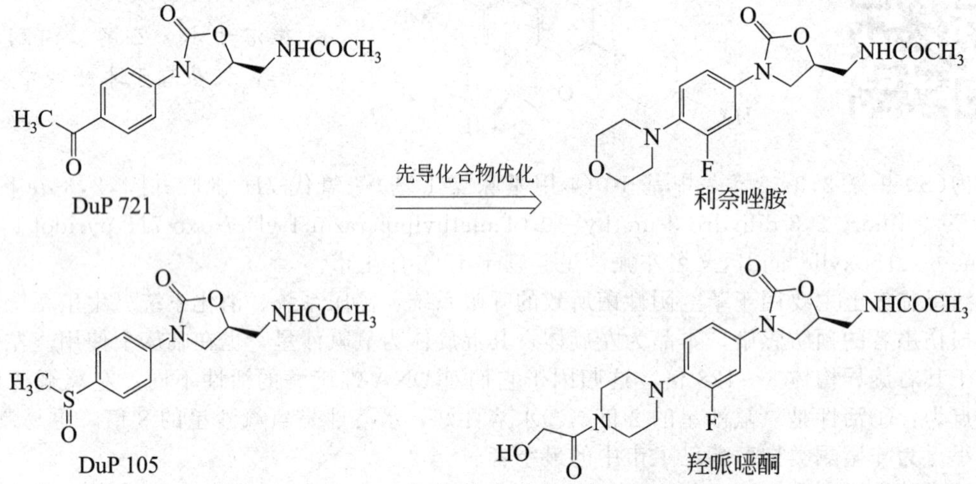

DuP 721

利奈唑胺

先导化合物优化 ⟹

DuP 105

羟哌噁酮

美国普强公司则继续在 DuP 721 的基础上进行结构改造，并于 1996 年成功开发了两种新的噁唑烷酮类高效抗菌药物：利奈唑胺（Linezolid）和依哌唑胺（Eperezolid，羟哌噁酮），它们既可以口服，也可以注射。其作用机制与现有的抗菌药物不同，是作用于细菌蛋白质合成的最早期阶段。它们对革兰阳性（G⁺）菌及耐药肠球菌等的感染均有显著疗效。

利奈唑胺（Linezolid）

◆ 本品为白色结晶；

◆ mp 181.5～182.5℃；

◆ $[\alpha]_D^{25} = -9°$ （$c = 0.919$，氯仿）。

化学名为(S)-N-({3-[3-氟-4-(吗啉-4-基)苯基]-2-氧-1,3-噁唑烷-5-基}甲基)乙酰胺{(S)-N-({3-[3-fluoro-4-(morpholin-4-yl)phenyl]-2-oxo-1,3-oxazolidin-5-yl}methyl)acetamide}。2000 年获得美国 FDA 上市批准，2011 年全球总销售额 12.8 亿美元。

利奈唑胺的合成是以 3,4-二氟硝基苯为原料，与吗啉在乙酸乙酯和二异丙基乙胺的混合液内反应制得 3-氟-4-吗啉基硝基苯，再用铁粉将硝基还原生成 3-氟-4-吗啉基苯胺，后者与氯甲酸苄酯反应在胺上连接苄氧羰基，然后与 (R)-缩甘油丁酯在丁基锂作用下成环形成噁唑烷基。再经过甲磺酰氯的成酯后在 DMF 中与 NaN₃ 反应，得到甲基叠氮化合物，经过还原成胺后与乙酸酐反应生成利奈唑胺。

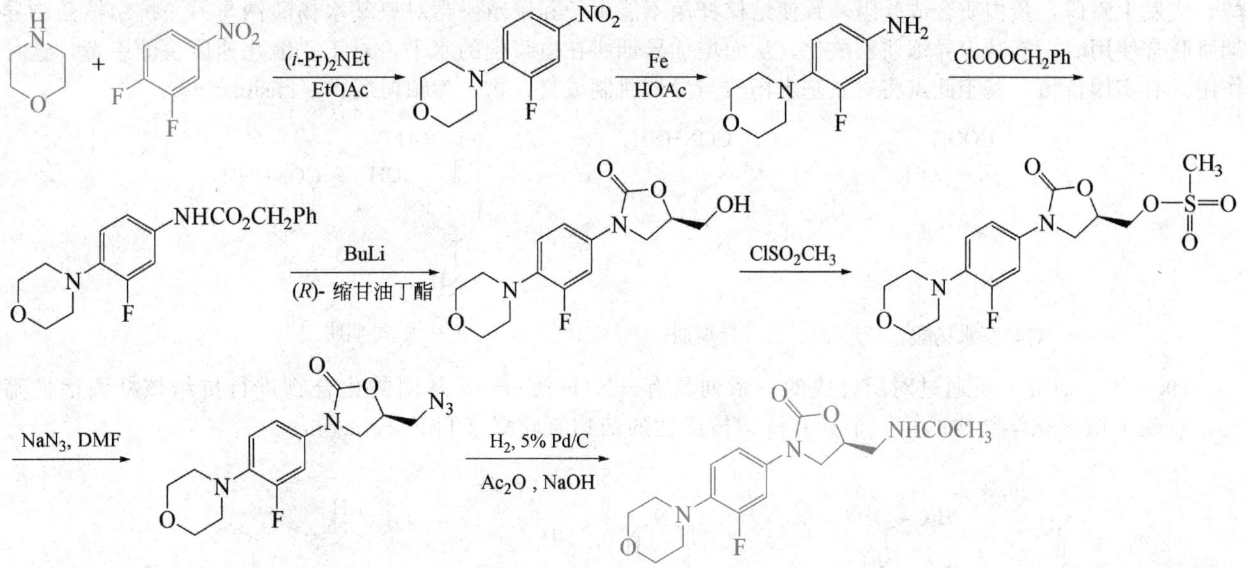

一般认为，噁唑烷酮类化合物通过选择性与细菌 50s 亚基核糖体核糖核酸上的位点结合来抑制细菌蛋白质合成过程中的初始阶段核糖体与 mRNA 的结合，从而抑制细菌核糖体的翻译过程，防止形成包含 70s 核糖体亚单位的起始复合物。这种独特的作用机制可以很好的解释它不易与其他抗生素产生交叉耐药性的原因。临床上主要用于治疗皮肤和皮肤组织感染、肺炎及耐万古霉素肠球菌（VRE）感染。最近，利奈唑胺还被列入《世界卫生组织基本药物标注清单（2019 年第 21 版）》中，并且被世界卫生组织推荐为长程治疗多耐药结核病患者的药物。

第二节 抗结核药物
(Tuberculostatics)

抗结核药物是指能抑制结核分枝杆菌的一类药物，临床上用于治疗结核病。结核病是继艾滋病毒/艾滋病之后，在全世界由单一传染性病原体引起的最大杀手。尽管结核病在经过半个多世纪的有效控制后，又有死灰复燃的趋势。调查结果显示，2001～2010 年，全国共发现和治疗肺结核患者 828 万例。尽管我国 15 岁以上人群的传染性肺结核患病率在过去的 10 年间下降了 61%，但是耐药性肺结核的患病率却依然十分严重，已成为目前结核病治疗和相应的抗结核新药发现亟需解决的关键问题。据世界卫生组织的统计，2017 年全球新增结核病患者达 1000 万，死亡达 160 万。我国结核病年发病人数约为 89 万，占全球发病的 8.9%，位居全球第 2 位。目前，依据抗结核药物的化学结构将其分类为合成抗结核药和抗结核抗生素两大类。

一、合成抗结核药物 (Synthetic Antitubercular Agents)

合成抗结核药主要包括异烟肼（Isoniazid）、对氨基水杨酸（p-Aminosalicylic Acid）、乙胺丁醇（Ethambutol Hydrochloride）等。

1944 年发现苯甲酸和水杨酸能促进结核杆菌的呼吸，从代谢拮抗学说出发，于 1946 年发现对结核杆菌有选择性抑制作用的对氨基水杨酸。其钠盐对氨基水杨酸钠（Sodium Aminosalicylate）为一种常见的抗结核药物，主要用于耐药性、复发性结核的治疗，曾在临床上被广泛使用，但结核杆菌的耐药性和较严重的胃肠道反应降低了其应用价值。对氨基水杨酸钠的作用机制为与对氨基苯甲酸竞争二氢叶酸合成酶，使二氢叶酸合成发生障碍，蛋白质合成受阻，致使结核杆菌不能生长和繁殖。当对氨基水杨酸钠与另一抗结核药物异烟肼联合使用时，能减少异烟肼乙酰化，从而增加异烟肼在血浆中的水平，对于乙酰化速度快的患者，这种作用具有实用价值。基于此点将对氨基水杨酸与异烟肼制成复合物，为帕司烟肼（Pasiniazid）。

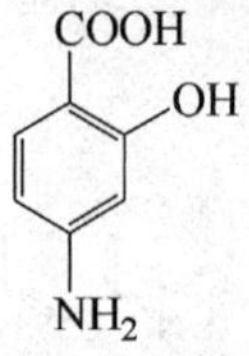

| 对氨基水杨酸 | 异烟肼 | 帕司烟肼 |

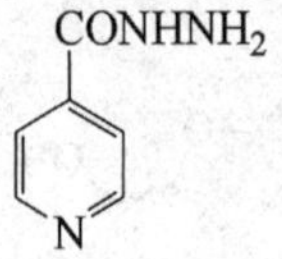

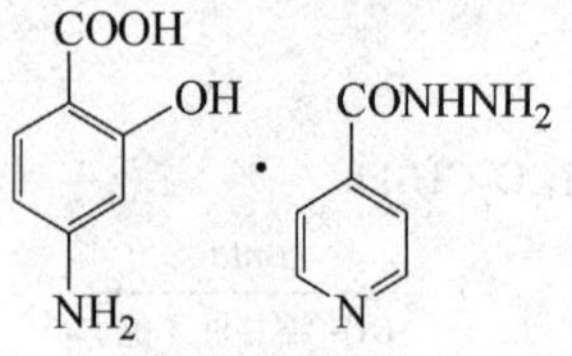

1952 年，研究人员通过对所合成的一系列具有—NH—CH＝S 基团的化合物进行抗结核杆菌活性筛选，发现了该类化学结构的第一个具有抗结核活性的药物氨硫脲（Thioacetazone）。

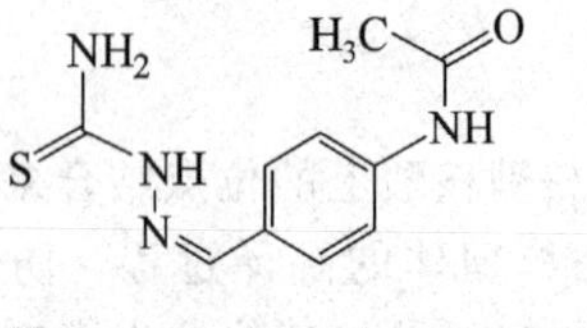

| 氨硫脲 | 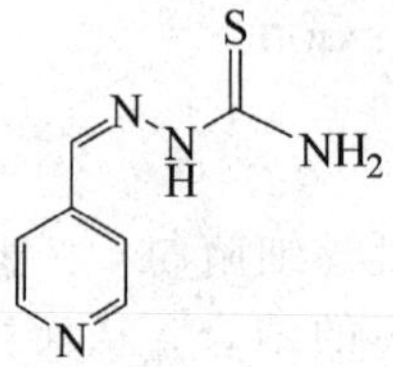 异烟醛缩氨硫脲 | 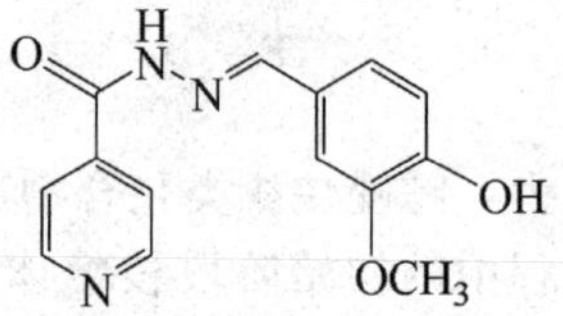 异烟腙 |

氨硫脲为 4-乙酰氨基苯甲醛缩氨硫脲，为降低其肝脏毒性，将其氮原子从苯核外移到苯核上，得到了异烟醛缩氨硫脲（Isonicotinaldehyde Thiosemicarbazone）。出乎意料的是，其中间体异烟肼对结核杆菌显示出更为强大的抑制和杀灭作用，并且对细胞内外的结核杆菌均有抑制作用。异烟肼现已成为抗结核的首选药物之一。

以异烟肼为先导化合物，进行其结构与活性关系的研究，大量的烟醛、异烟醛及取代异烟肼的衍生物被合成，并且研究其抗结核活性，仅发现异烟腙具有生物活性，但它在胃肠道中不稳定，释放出异烟肼。因此，推断异烟腙的抗结核活性可能来自于异烟肼本身。

常见异烟肼与醛缩合生成腙药用衍生物有异烟腙（Ftivazide, Isoniazone）、葡烟腙（Glyconiazide）、丙酮酸异烟腙钙（Pyruvic Acid Calcium Ftivazide）。这些药物的抗结核作用与异烟肼相似，但毒性略低，不损害肝功能。

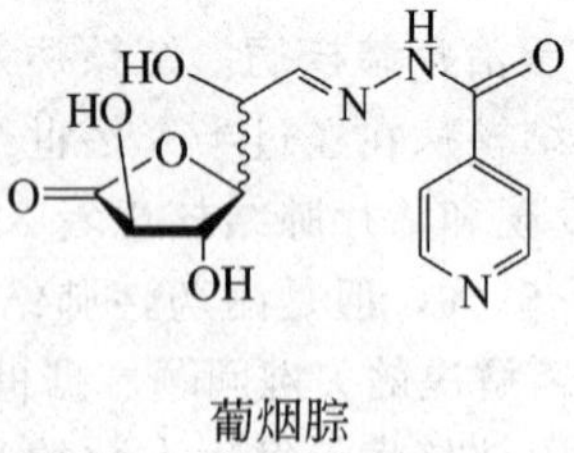

| 葡烟腙 | 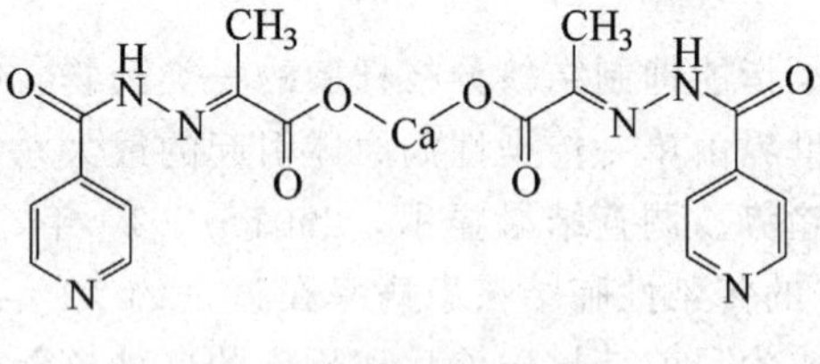 丙酮酸异烟腙钙 |

异烟肼肼基上的质子可以被烷基和芳基取代，某些衍生物具有抗结核活性，另一些衍生物则无抗结核活性。在 N-2 取代的衍生物具有抗结核活性，而 N-1 取代衍生物则无抗结核活性。所有的异烟肼衍生物其抗结核活性低于异烟肼。

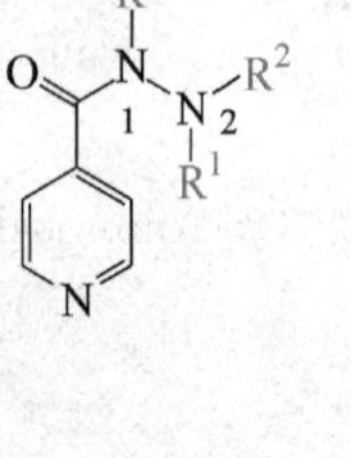

R^3=H，具有抗结核活性
R^3= 烷基、芳烷基，不具有抗结核活性
R^1,R^2=H、烷基、芳烷基，具有抗结核活性

吡嗪酰胺（Pyrazinamide）为在研究烟酰胺时发现的抗结核杆菌药物，它为烟酰胺的生物电子等排体，通过烟酰胺的抗代谢物来干扰结核杆菌的 DNA 合成，从而发挥抗结核作用。

尽管吡嗪酰胺单独作为抗结核药物已出现耐药性，但其能在联合用药中发挥较好的作用。吡嗪酰胺已经成为不可缺少的抗结核药物之一。早期对吡嗪酰胺的结构修饰，无论是在吡嗪环上改变取代基，还是以其他杂环替代吡嗪环，都能增加其药物活性。近期通过 QSAR 研究，揭示了吡嗪酰胺结构与活性的关系：①具有足够的亲水性以确保其血浆中浓度，使药物在感染部位被释放；②具有一定的亲脂性以确保穿透结核菌的细胞；③具有在作用部位易水解而在其他部位不易被水解的特点。现已发现 N-叔丁基-5-氯吡嗪酰胺和 N-(2-甲基癸-2-基)-5-氯吡嗪酰胺两个化合物满足上述标准。

吡嗪酰胺　　　　　烟酰胺　　　　　N-叔丁基-5-氯吡嗪酰胺　　　　　N-(2-甲基癸-2-基)-5-氯吡嗪酰胺

乙硫异烟胺（Ethionamide）又称为乙硫异酰胺为异烟酰胺的类似物，属于二线抗结核药物。若其分子中的乙基被丙基取代，即为丙硫异烟胺（Prothionamide），该药物对结核杆菌也有较好的活性。乙硫异烟胺的作用机制与异烟肼类似，被认为是前体药物，在体内经催化酶-过氧化酶氧化成具有活性的亚砜化合物。乙硫异烟胺可与异烟肼及其衍生物合用，减少其耐药性。

乙硫异烟胺　　　　　丙硫异烟胺

异烟肼 （Isoniazid）

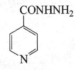

- 无色结晶，白色或类白色结晶性粉末，无臭，味微甜后苦，遇光渐变质；
- mp 170～173℃；
- 在水中易溶，在乙醇中微溶，在乙醚中极微溶解。

化学名为 4-吡啶甲酰肼［4-pyridinecarboxylic acid hydrazide］，又名雷米封（Rimifon）。

异烟肼为前体药物，它可被内源性的酶 katG 催化氧化所激活，转化为具有酰化能力的活性物质，在结核分枝杆菌中的酶系统发挥作用（图 19-5）。在异烟肼的转化过程中，产生了异烟酸、异烟醛和异烟酰胺，上述化合物的形成说明该反应可能通过异烟酰胺自由基或过异烟酸的中间状态。

异烟肼在包括病灶在内的各种组织中均能很好吸收，大部分代谢为失活物质，主要代谢物为 N-乙酰异烟肼，占服用量的 50%～90%，并随尿排出（图 19-6）。N-乙酰异烟肼的抗结核活性仅为异烟肼的 1%。异烟肼的其他代谢物包括异烟酸和肼，异烟酸也可能是乙酰异烟肼水解的产物。另一个水解产物为乙酰肼，乙酰肼可被 N-乙酰化转移酶酰化成二乙酰肼。在使用异烟肼治疗中，乙酰肼的存在始终与肝毒性相伴，它被认为是微粒体 CYP450 酶的底物。乙酰肼被 CYP450 酶氧化形成 N-羧基乙酰肼中间体，它可衍生出酰基自由基或酰基阳离子，均可导致肝蛋白的酰化，引起肝坏死。

异烟肼可与铜离子、铁离子、锌离子等金属离子络合，如与铜离子在酸性条件下生成一分子螯合物，呈红色，在 pH=7.5 时，生成两分子异烟肼与铜离子的螯合物。因此，在配制药品时，应避免与金属器

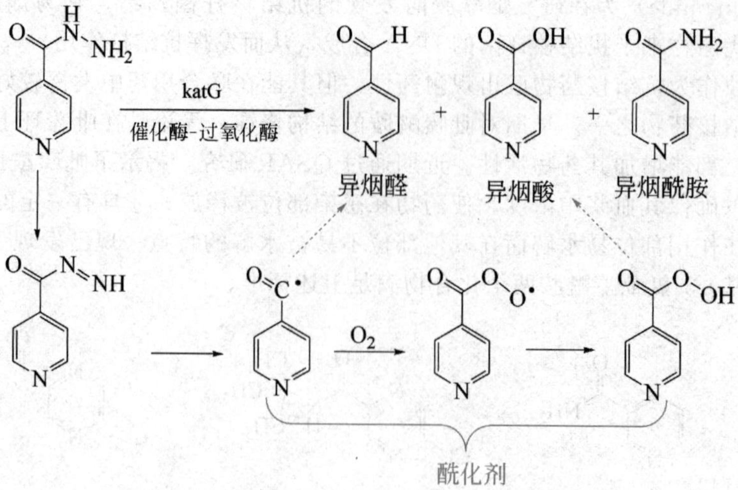

图 19-5　催化酶-过氧化酶与异烟肼反应生成物

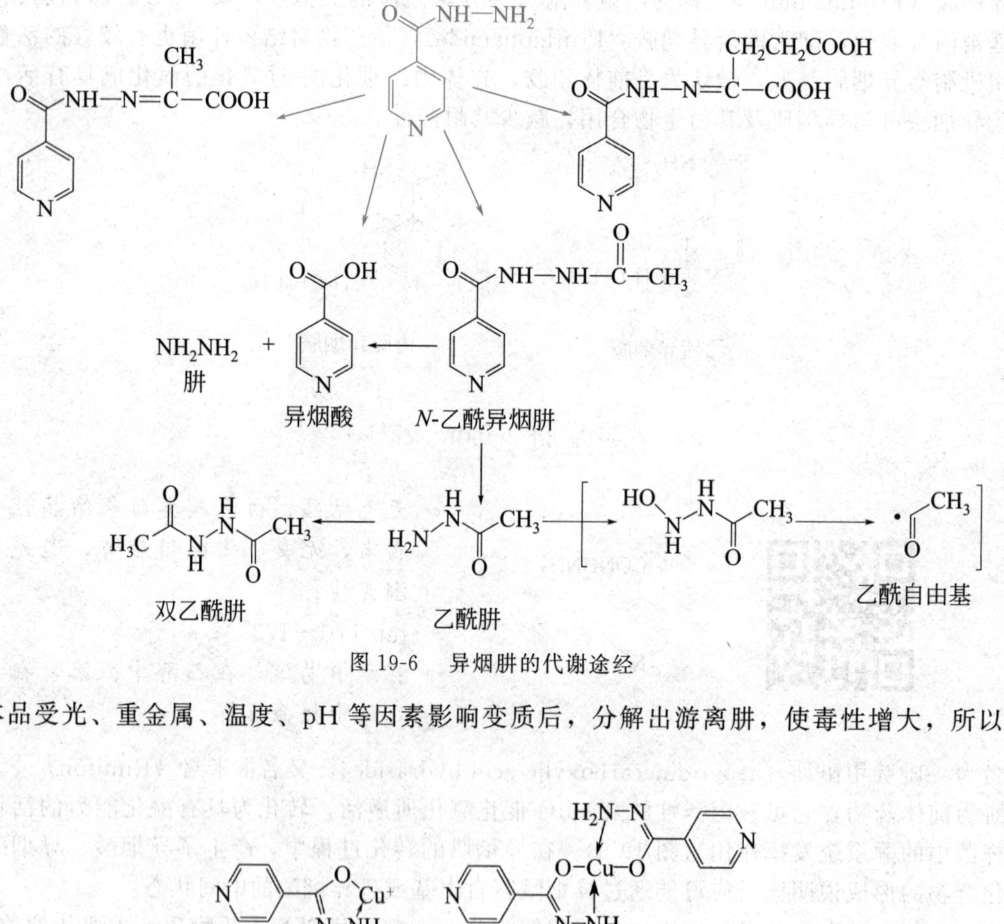

图 19-6　异烟肼的代谢途经

皿接触。本品受光、重金属、温度、pH 等因素影响变质后，分解出游离肼，使毒性增大，所以变质后不可药用。

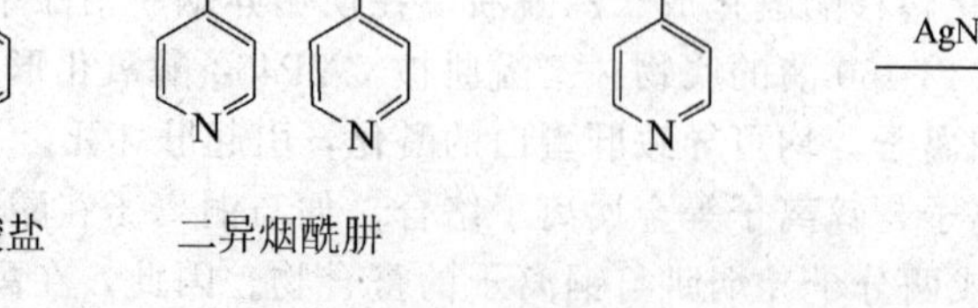

异烟酰胺　　异烟酸盐　　二异烟酰肼

异烟肼分子中含有肼的结构，具有还原性。弱氧化剂如溴、碘、溴酸钾等在酸性条件下，均能氧化本品，生成异烟酸，放出氮气。与硝酸银作用，也被氧化为异烟酸，析出金属银。

异烟肼口服后迅速被吸收。食物和各种耐酸药物，特别是含有铝的耐酸药物，例如氢氧化铝凝胶等，可以干扰或延误吸收。因此，异烟肼应空腹使用。

异烟肼的合成是以 4-甲基吡啶为原料，在金属钒的催化下，与空气中的氧作用，氧化成为异烟酸；再和水合肼缩合得异烟肼。

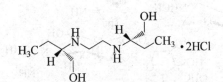

盐酸乙胺丁醇 (Ethambutol Hydrochloride)

◆ 白色结晶性粉末，无臭或几乎无臭；
◆ mp 199～204℃，$[\alpha]_D^{25} = +6.0° \sim 7.0°$，其 pK_a 分别为 6.6 和 9.5；
◆ 略有引湿性，极易溶于水，略溶于乙醇，极微溶于氯仿，几乎不溶于乙醚。

化学名为（＋)-2,2′-(1,2-亚乙基二亚氨基)-双-1-丁醇二盐酸盐[2,2′-(1,2-ethanediyl-diimino)bis-1-butanol dihydrochloride]。

乙胺丁醇为采用随机筛选方法得到的，其分子中含两个手性碳，由于分子存在对称性，故只有三个旋光异构体，右旋体的活性是内消旋体的 12 倍，为左旋体的 200～500 倍，药用右旋体。对乙胺丁醇进行结构优化，并未能得到活性更好的衍生物。

盐酸乙胺丁醇的作用机理虽未完全阐明，但普遍可接受的说法为盐酸乙胺丁醇影响分枝杆菌细胞壁的合成：乙胺丁醇抑制阿拉伯糖转移酶，导致 AG 和 LAM 的合成受阻。乙胺丁醇的耐药性为由基因 *emb*AB 调控的阿拉伯糖转移酶的过度表达所引起。

乙胺丁醇主要用于治疗对异烟肼、链霉素有耐药性的结核杆菌引起的各型肺结核及肺外结核，可单用，但多与异烟肼、链霉素合用。

盐酸乙胺丁醇的合成首先使用 *d*-酒石酸拆分消旋的 *dl*-2-氨基丁醇，在乙醇中以氢氧化钾碱化得 *d*-2-氨基丁醇，再与二氯乙烷烷基化后与盐酸成盐。

二、抗结核抗生素（Antitubercular Antibiotics）

抗结核抗生素主要有氨基糖苷类的链霉素（Streptomycin）和卡那霉素（Kanamycin）；大环内酰胺类的利福平（Rifampin）、利福喷汀（Rifapentine）等。其他类型的抗结核抗生素如环丝氨酸、卷曲霉素及紫霉素等则不在本章详述。

1. 氨基糖苷类抗生素

具有抗结核作用的氨基糖苷类抗生素主要有链霉素和卡那霉素。链霉素是在 1944 年发现第一个氨基糖苷类抗生素，由 *Streptomyces griseus* 的发酵液中分离得到，其结构于 1948 年被阐明。链霉素由链霉胍、链霉糖和 *N*-甲基葡萄糖胺组成。链霉糖和 *N*-甲基葡萄糖胺部分也被称为链霉双糖胺。在其分子结构中有三个碱性中心，可以和各种酸成盐，水溶性较强，因此在胃肠道吸收极少，通常是用注射剂，临床上使用其硫酸盐。

链霉素对结核杆菌的抗菌作用很强，临床上用于治疗各种结核病，特别是对结核性脑膜炎和急性浸润性肺结核有很好的疗效。对尿道感染、肠道感染、败血症等也有效，与青霉素联合应用有协同作用。缺点是易产生耐药性，对第八对脑神经有损害，另外对肾脏也有毒性。

将链霉素结构中的醛基还原为羟基得到双氢链霉素（Dihydrostreptomycin），其抗结核活性与链霉素相似，但耳聋的毒性则非常大，现已不再使用。将醛基氧化为羧基或转换为 Schiff 碱衍生物，都为失活衍生物，将链霉糖的甲基氧化为羟甲基，虽为活性物但与链霉素相比较无优点可言。对葡萄糖胺部分的胺甲基进行修饰，无论是去甲基还是用大的烃基取代甲基都降低其活性，将链霉胍部分的胍基从分子中移去或进行结构修饰都降低抗结核活性。

至今还未发现链霉素在人体内的代谢物，其代谢主要涉及耐药性的代谢。链霉素的耐药性与其腺苷转移酶和磷酸转移酶失活有关，腺苷转移酶和磷酸转移酶均可对 *N*-甲基葡萄糖胺部分的 3-羟基腺苷化或磷酸化。

2. 大环内酰胺类抗生素

大环内酰胺类抗生素的代表药物为利福霉素（Rifamycins），利福霉素为由链丝菌（*Streptomyces mediterranci*）发酵产生的含 27 个碳原子的大环内酰胺，环内含一个萘核构成平面芳香核部分，与立体脂肪链相连形成桥环。天然的有利福霉素 A、B、C、D、E 等物质。它们均为碱性，性质不稳定，仅利福霉素 B 分离得到纯品。

利福霉素 B（Rifamycins B）的抗菌作用很弱，其 9 位上的取代基经氧化、水解、还原得到羟基化合物利福霉素 SV（Rifamycins SV）（现已有变异菌株，可直接生产 SV），已用于临床的利福霉素 SV 虽对革兰阴性菌和结核杆菌的作用较利福霉素 B 强，但口服吸收较差，对革兰阴性菌的作用弱。将利福霉素 B 的羧基衍化成酯、酰胺和酰肼等时，发现利福米特（Rifamide）的效果与利福霉素 SV 相似。利福米特虽已用于临床，但同样存在吸收差的缺点，只能注射给药。

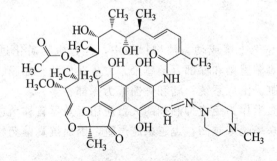

利福霉素 B   R = —OCH₂COOH   R¹ = H

利福霉素 SV   R = —OH   R¹ = H

利福平   R = —OH   R¹ = —CH=N—N◯N—NCH₃

利福米特   R = —OCH₂CON(C₂H₅)₂   R¹ = H

利福定   R = —OH   R¹ = —CH=N—N◯N—NCH₂CH(CH₃)₂

利福喷汀   R = —OH   R¹ = —CH=N—N◯N—N◯

为寻找口服吸收好、抗菌谱广、长效和高效的抗结核药物，对利福霉素进行结构改造，利用利福霉素 SV 与 1-甲基-4-氨基哌嗪形成的腙，得到其半合成衍生物利福平（Rifampin），其抗结核活性比利福霉素高 32 倍，但很快出现了耐药性。

以利福平为基础，进一步合成其衍生物，其中在临床和药效方面较为突出的有利福定（Rifamdin）和利福喷汀（Rifapentine）。利福定为利福平哌嗪环上的甲基被异丁基取代的衍生物，抗菌谱与利福平相似，对结核杆菌和麻风杆菌有良好的抗菌活性。但用量仅为利福平的 1/3 时，可获得近似于或高于利福平的疗效，而且与利福平相比口服吸收好，毒性低。利福喷汀为利福平哌嗪环上的甲基被环戊基取代的衍生物，抗菌谱与利福平相似，但抗结核杆菌作用比利福平强 2～10 倍。

利福霉素类抗生素能与分枝杆菌敏感菌的 DNA 依赖性 RNA 聚合酶（DNA-Dependent RNA Poly-merase, DDRP）形成稳定的复合物，抑制该酶的活性，从而在细菌合成 RNA 时，抑制初始 RNA 链的形成，但并不抑制 RNA 链的延伸，此类抗生素的作用靶点为 RNA 多聚酶的 β-亚单位。来自其他细胞的 RNA 多聚酶不与其结合，故对其 RNA 合成没有影响。DDRP 的抑制引起 RNA 起始链的阻断，并导致了对细菌 RNA 合成的抑制，从而抑制了细菌的生长。

利福平 （Rifampin）

♦ 鲜或暗红色结晶性粉末，经不同溶剂重结晶得两种晶型，I型结晶稳定性较好，抗结核活性也高；无臭，无味；

♦ 在氯仿中易溶，甲醇中溶解，水中几乎不溶，其 1% 水混悬液的 pH 为 4～6.5；

♦ 遇光易变质，水溶液易氧化损失效价。

化学名为 3-[[(4-甲基-1-哌嗪基)亚氨基]甲基]利福霉素{3-[[(4-methyl- 1-piperazinyl)imino]methyl] rifamycin}，别名甲哌利福霉素。

利福平分子中含 1,4-萘二酚结构，其酚羟基的酸性在 pK_a≈1.7，而哌嗪部分的碱性 pK_a≈7.9。在碱性条件下易氧化成醌型化合物。其醛缩氨基哌嗪在强酸中易在 C══N 处分解，成为缩合前的醛基和氨基哌嗪两个化合物。故本品酸度应在 pH＝4～6.5 范围内。

利福平体内主要代谢为 C-21 的酯键水解，生成去乙酰基利福平，它虽然仍有抗菌活性，但仅为利福平的 1/8～1/10。可在尿中发现去乙酰化物与葡萄糖醛酸的结合物。利福平的另一个代谢物为其水解物——3-醛基利福霉素 SV。它虽然有抗菌活性，但比利福平低。利福平是酶的诱导剂，会增强酶的代谢活性，促进水解。因此，最初 2 周内连续服药可导致进行性血药浓度下降和 $t_{1/2}$ 缩短，但经一定时间后，血药浓度即能相对稳定。本品代谢物具有色素基团，因而尿液、粪便、唾液、泪液、痰液及汗液常呈橘红色。

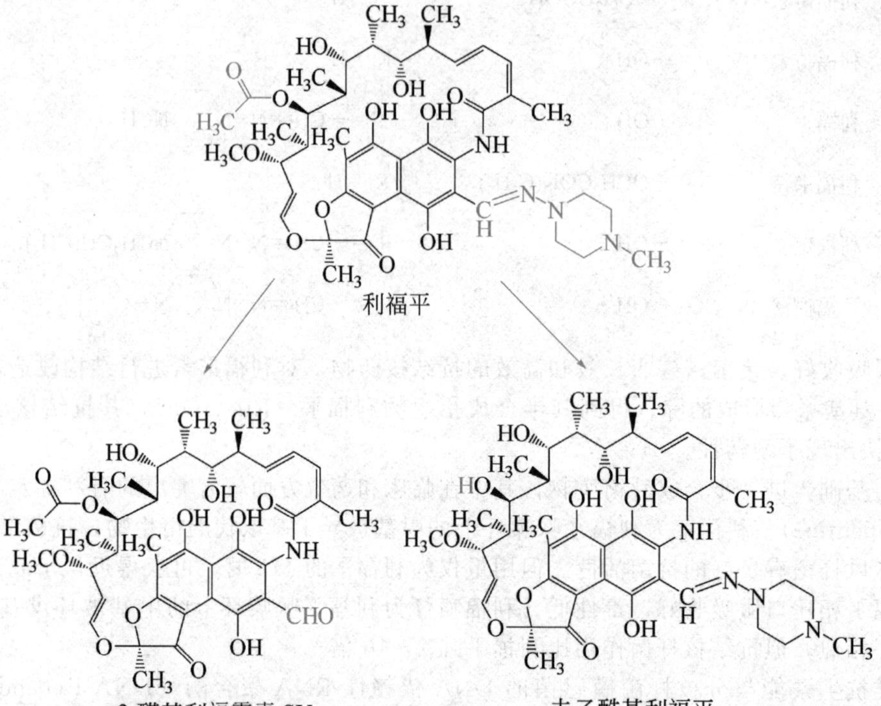

利福平

3-醛基利福霉素 SV

去乙酰基利福平

利福平在肠道中被迅速吸收，但食物可以干扰吸收。因此，使用该药时，应空腹服用。

第三节　合成抗真菌药
(Synthetic Antifungal Agents)

真菌在自然界大量存在，大多数存在于土壤或动、植物尸体中，在有机物矿化过程中起到重要的作用。真菌感染是一种常见病，分为浅表真菌感染和深部真菌感染。发生在皮肤、黏膜、皮下组织被称之为浅表层感染，侵害人体的黏膜深处、内脏、泌尿系统、脑和骨骼等为深部感染。

鉴于抗生素的大量使用或滥用皮质激素作为免疫抑制剂的大量应用以及器官移植或诸如白血病、艾滋病等严重疾病，深部脏器的真菌感染发病率越来越高，也越来越严重，因而抗真菌药物的研究与开发越来越得到重视。

抗真菌药（Antifungal Agents）是指具有抑制或杀死真菌生长或繁殖的药物，用于治疗真菌感染。近年来，干扰真菌细胞膜麦角甾醇生物合成途径的抗真菌药物发展较快，药物的抗菌作用机制较为清晰（图 19-7）。目前临床上使用的抗真菌药物按结构可分为：①作用于真菌膜上麦角甾醇的药物；②麦角甾醇生物合成抑制剂——唑类抗真菌药物；③麦角甾醇生物合成抑制剂——烯丙基胺类角鲨烯环氧化酶抑制剂；④不影响膜上麦角甾醇的药物。

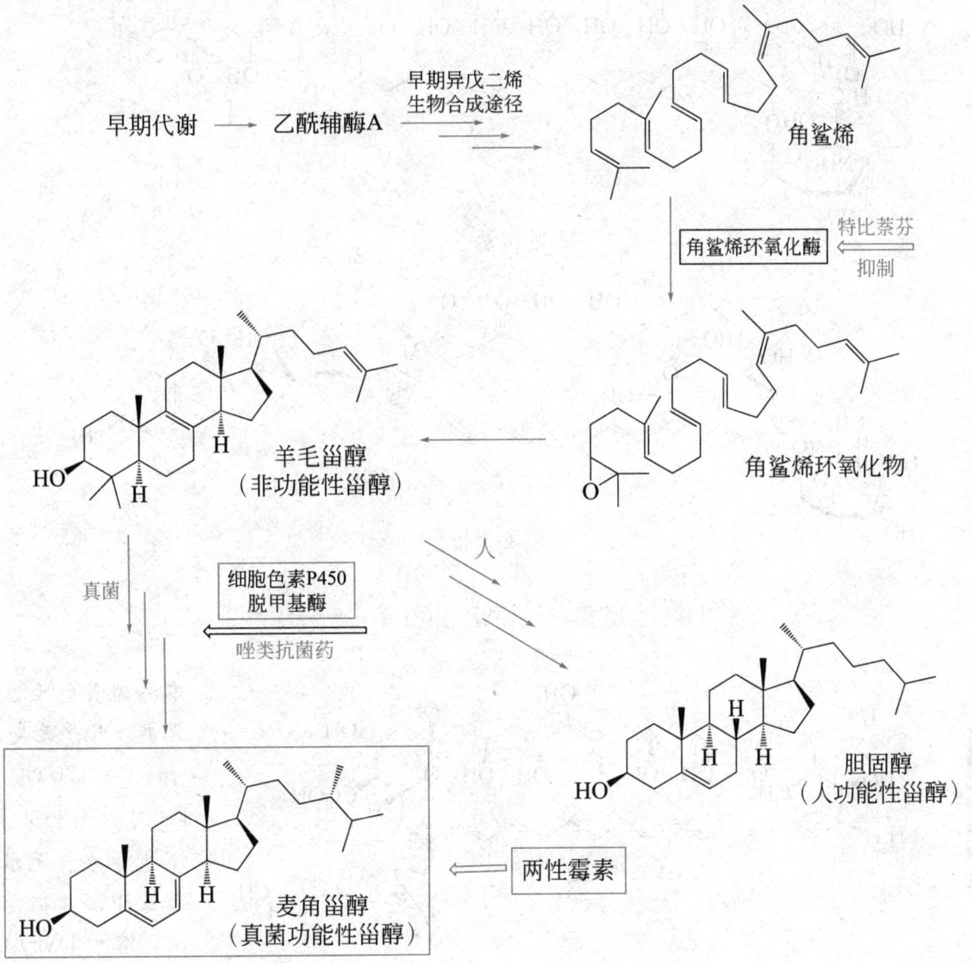

图 19-7　甾醇的生物合成途径和抗真菌药物的作用靶点

一、作用于真菌膜上麦角甾醇的药物　(Agents on Ergosterol of Fungi Membrane)

作用于真菌膜上麦角甾醇的药物多为多烯类抗生素，从 1951 年至今已经发现由放线菌产生约有 60 多种多烯类抗生素，其主要代表药物有制霉菌素 A_1（Nystatin A_1）、那他霉素（Natamycin，Pimaricin）、两性霉素 B（Amphotericin B）、哈霉素（Hamycin）和曲古霉素（Hachimycin Trichomycin）。

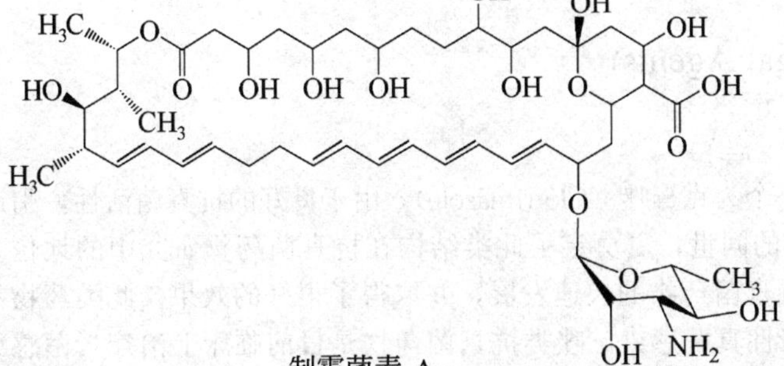

制霉菌素 A_1 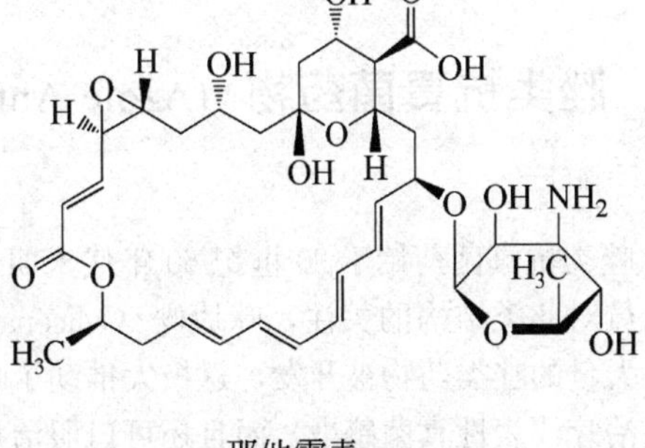　　　　　　　　那他霉素

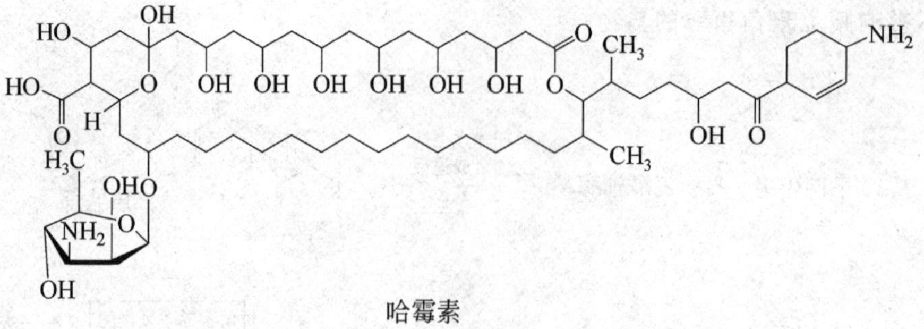

哈霉素

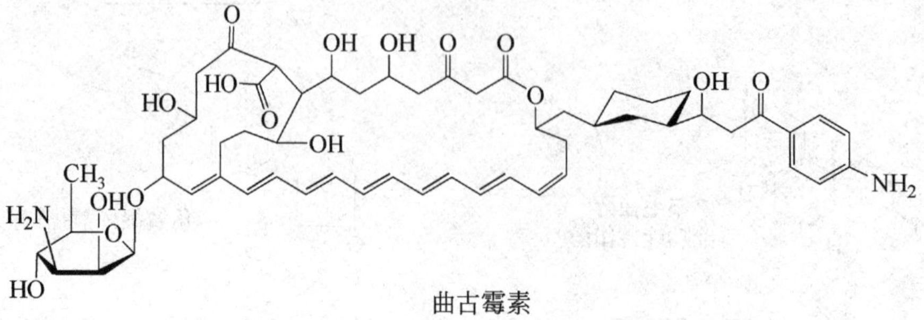

曲古霉素

两性霉素 B（Amphotericin B）

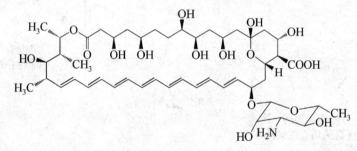

- 本品为黄色至橙黄色粉末，无臭或几乎无臭，无味；
- mp > 170℃ （分解），$[\alpha]_D^{24} = +333°$ （DMF）；
- 不溶于水、无水乙醇、醚、苯及甲苯，微溶 DMF、甲醇，溶于 DMSO。

本品在 pH＝4～10 时稳定，对热和光不稳定。其水溶液在 10℃ 时活性可保持 7 天左右，−4℃ 时本品可在血清中保存 8～9 个月而活性不减。

两性霉素 B 结构中有一氨基和羧基，故兼有酸碱两性。多烯类抗生素主要用于深部真菌感染，此类抗生素与真菌细胞膜上的甾醇结合，损伤膜的通透性，导致细菌细胞内钾离子、核苷酸、氨基酸等外漏，破坏正常代谢而起抑菌作用。除支原菌外，细胞上缺少甾醇的细菌不受多烯类抗生素作用。游离甾醇和细胞膜上甾醇竞争多烯类抗生素，而使多烯类抗生素作用减弱。

两性霉素 B 通过对真菌细胞膜通透性的影响而导致一些药物易于进入细胞而产生协同作用。

本品口服后在胃肠道的吸收少而不稳定。不良反应较多，如寒颤、高热、恶心、呕吐等。本品消除缓慢，一次静滴给药后，有效血浓度可维持 24h 以上，半衰期为 18～24h。静滴后少量自肾排出，每日约排出给药量的 5%，7 天内尿中约排出给药量的 40%。本品静滴后，少量可达脑脊液。

基于其药效和安全性考虑，在治疗皮肤真菌感染时，很少使用多烯类抗生素。

二、唑类抗真菌药物 (Azole Antifungal Agents)

唑类抗真菌药始于 20 世纪 60 年代末期，第一个为克霉唑（Clotrimazole），由于良好的抗真菌活性，引起研究人员对此类结构的关注，咪康唑（Miconazole）的问世，更奠定了此类结构在抗真菌药物研究中的地位。随后，大量的唑类药物被开发，这极大推动了唑类抗真菌药物的快速发展，并取得了很好的效果。此类药物不仅可以治疗浅表性真菌感染，而且还可口服治疗全身性真菌感染。唑类抗真菌药物是目前临床上治疗真菌感染药物主流药物，该类药物具有代谢稳定，既可口服又可注射，对浅表真菌和深部真菌都有疗效等优点。

唑类抗真菌药物主要有咪唑和三氮唑两类结构。咪唑类抗真菌药物的代表药物为噻康唑（Tioconazole）、益康唑（Econazole）、酮康唑（Ketoconazole）、奥昔康唑（Oxiconazole）和硫康唑（Sulconazole）。此类药物的化学结构特点多数可以看作为氨基醇的衍生物，其中羟基多为芳苄基醚化，C-1与芳环直接相连，C-2与咪唑基相连，其C-1是手性碳，此类药物应具有旋光性，但临床使用的药物多数为消旋体。

克霉唑　　咪康唑　　益康唑　　噻康唑

奥昔康唑　　酮康唑　　硫康唑

三氮唑类的代表药物有特康唑（Terconazole）、氟康唑（Fluconazole）和伊曲康唑（Itraconazole）。

特康唑　　氟康唑　　伊曲康唑

唑类抗真菌药物通过抑制真菌细胞色素 P450，来抑制羊毛甾醇 14 位脱 α-甲基成为麦角甾醇，导致14-甲基化甾醇的积累，并进一步诱导细胞的通透性发生变化，膜渗透细胞的结构被破坏，继而造成真菌细胞的死亡。唑类抗真菌药物的活性不仅可以通过和血红素铁离子结合的强度来评价，也可以通过 1 位氧原子上取代基对细胞色素的脱辅蛋白质的亲和力来确定。鉴于人体内普遍存在细胞色素 P450 酶系，该类药物也可以与人体内其他 P450 酶系的血红蛋白辅基 Fe 原子配位结合，这也是该类药物存在一定肝肾毒性的重要原因。

通过对唑类药物的结构与活性的研究，将唑类抗真菌药物的构效关系总结如图 19-8 所示。

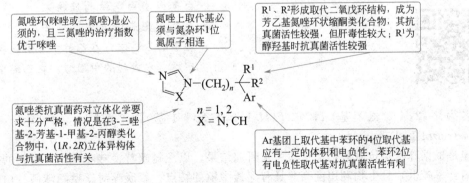

图 19-8　唑类抗真菌药物的构效关系

克霉唑 (Clotrimazole)

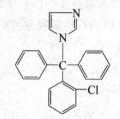

◆ 白色至微黄色结晶粉末；无臭，无味；
◆ mp 141～145℃；
◆ 稍有吸湿性，易溶于甲醇或氯仿，溶于丙酮或乙醇，在酸性水溶液中煮沸迅速水解；
◆ 高浓度溶液在遮光，低温环境下稳定。

化学名为 1-[(2-氯苯基)(二苯基)甲基]-1H-咪唑{1-[(2-chlorophenyl)(diphenyl)methyl]-1H-imidazole}。

克霉唑口服吸收快，但吸收几无规律，因此一般只用于外用。口服后 2h 达到血浆药物最高浓度，连续给药数天后其血浓度反见下降，随着用药时间的增加，本品在肝内的代谢加速，血药浓度下降。本品在人体肝脏内被代谢，大部分从粪便和胆汁排出，仅少量（不足1％给药量）以原形从尿液中排出。局部应用可穿过上皮但很少吸收。

克霉唑是广谱抗真菌药，临床上主要用于治疗皮肤念珠菌感染，如体癣、甲癣、脚癣、花斑癣等；黏膜念珠菌感染，如唇部、口咽、肛门、外阴、指间感染；阴道念珠菌感染所致的阴道炎；对滴虫性阴道炎也有效。

克霉唑的合成以邻氯苯甲酸为原料，在硫酸催化下用乙醇酯化，所生成的邻氯苯甲酸乙酯与溴化苯基镁进行 Grignard 加成反应得三苯甲烷化合物，水解成羟基物，用氯化亚砜使之成为氯化三苯甲烷化合物，最后与咪唑缩合得到克霉唑。

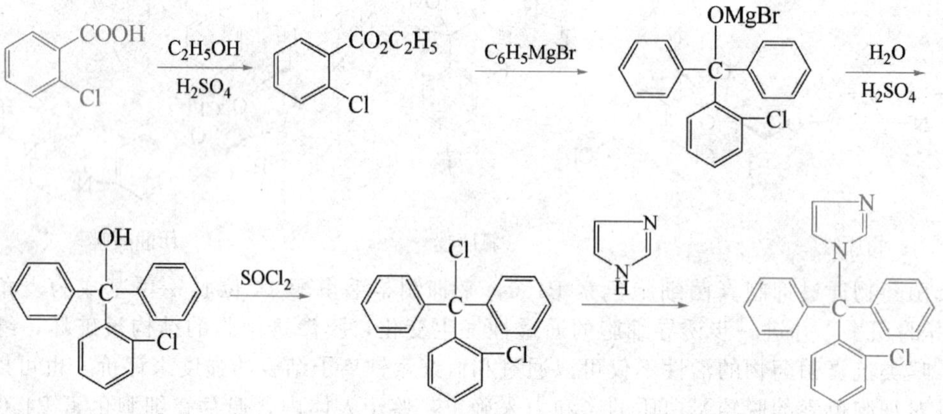

[合成路线图]

克霉唑

氟康唑 (Fluconazole)

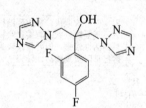

◆ 白色或类白色结晶性粉末；
◆ 无臭或微带特异臭，味苦；
◆ 在甲醇中易溶，在乙醇中溶解，在二氯甲烷、水或醋酸中微溶，在乙醚中不溶。

化学名为 2-(2,4-二氟苯基)-1,3-二(1H-1,2,4-三唑-1-基)丙-2-醇[2-(2,4-difluorophenyl)-1,3-bis(1H-1,2,4-triazol-1-yl)propan-2-ol]。

氟康唑是根据咪唑类抗真菌药物构效关系研究结果，以三氮唑替换咪唑环后，得到的抗真菌药物。本品与蛋白结合率较低，且生物利用度高并具有穿透中枢的特点。氟康唑对新型隐球菌、白色念珠菌及其他念珠菌、黄曲菌、烟曲菌、皮炎芽生菌、粗球孢子菌、荚膜组织胞浆菌等有抗菌作用。

氟康唑对真菌的细胞色素 P450 有高度的选择性，它可使真菌细胞失去正常的甾醇，而使 14-甲基甾醇在真菌细胞内蓄积，起到抑制真菌的作用。氟康唑在尿中大量以原型排泄，胃的酸性并不影响其吸收。本品口服吸收可达 90%。空腹服药，1～2h 血药浓度达峰值，其 $t_{1/2}$ 约 30h，在所有体液、组织中，尿液及皮肤中的药物浓度为血浆浓度的 10 倍。在唾液、痰、指甲中与血浆浓度相近，脑脊液中浓度低于血浆，为 0.5～0.9 倍。

氟康唑的合成从间二氟苯出发，经 Fridel-Crafts 反应后与三氮唑偶联，接着与硫叶立德反应得到环氧化物，最后再与三氮唑偶联生成氟康唑。

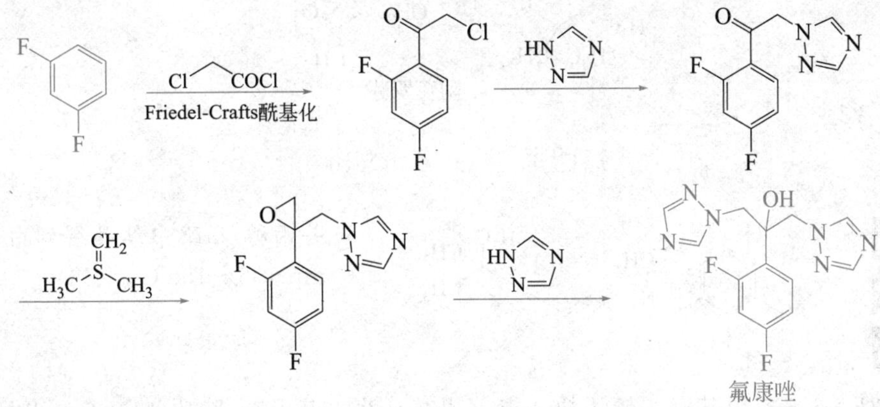

氟康唑

三、角鲨烯环氧化酶抑制剂 (Squalene Epoxidase Inhibitors)

1981 年发现了含烯丙胺类结构的抗真菌药物——萘替芬（Naftifine），它具有较高的抗真菌活性，局部使用治疗皮肤癣菌病的效果优于克霉唑和益康唑，治疗白色念珠菌病效果同克霉唑。由于其良好的抗真菌活性和新颖的结构特征，故而受到重视。进一步的结构优化又发现抗真菌活性更高、毒性更低的特比萘芬（Terbinafine）和布替萘芬（Butenafine）。特比萘芬与萘替芬相比，其抗菌谱更广，抗真菌作用更强；布替萘芬则对发癣菌、小孢子菌和表皮癣菌等皮肤真菌具有较强的作用，且经皮肤、角质层渗透迅速，潴留时间长，24h 仍可保留高浓度。

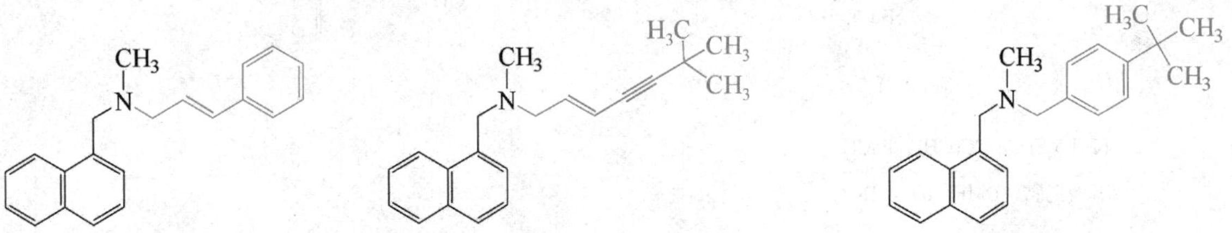

萘替芬　　　　　　　特比萘芬　　　　　　　布替萘芬

烯丙胺类抗真菌药物对真菌的角鲨烯氧化酶有高度的选择性抑制作用，使真菌的角鲨烯环氧化反应受阻，破坏真菌细胞膜的生成，进而产生杀死或抑制真菌的作用。

托萘酯（Tolnaftate）为适用于治疗体癣、股癣、手足癣、花斑癣的浅表皮肤真菌感染的药物，而托西拉酯（Tolciclate）为对其结构改造的产物，对皮肤丝状菌体有很强的抗菌作用。另一个结构改造的产物是利拉萘酯（Liranaftate），其抗真菌谱广，对包括须发癣在内皮肤菌具有强大抗真菌活性，且口服时不诱导胆固醇的生物合成。

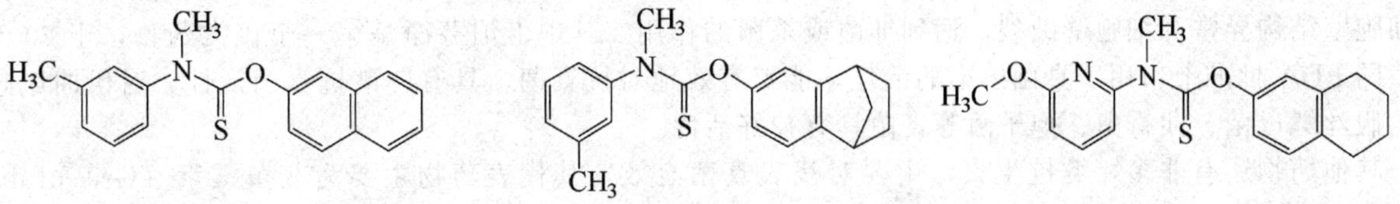

托萘酯　　　　　　　托西拉酯　　　　　　　利拉萘酯

阿莫罗芬（Amorolfine）原为农业使用的杀菌药物，后发现它对曲霉和青霉等非着色丝状菌以外的所有致病真菌显示很好的活性，其中对皮肤真菌和糠秕马色氏霉菌最为敏感（MIC 为 $0.428\mu g/mL$），该药可用于治疗白癣症、皮肤的念珠菌病、白癜风、甲癣等真菌感染，它不仅能根治皮肤真菌感染，而且在涂抹指甲后、很容易向指甲扩散，并保持长时间的抗真菌作用，为理想的抗浅表真菌药物。

阿莫罗芬

特比萘芬 (Terbinafine)

◆ 异丙醇-乙醚中结晶得到白色晶体；
◆ mp 195～198℃。

化学名为[(2E)-6,6-二甲基庚-2-烯-4-炔-1-基]（甲基）（萘-1-基甲基）胺{[(2E)-6,6-dimethylhept-2-en-4-yn-1-yl](methyl)(naphthalen-1-ylmethyl)amine}，又名坦平那芬。本品 1991 年在欧洲上市，1996 年在美国上市。

本品也属于和萘替芬一样的烯丙胺类抗真菌药物。药物作用机理与萘替芬相同，都是角鲨烯环氧化酶的抑制剂。本品的抗菌谱比萘替芬更广，抗真菌活性更高，且毒性低、副作用小，口服和外用耐受性好，无致畸性或胚胎毒性。临床用于各种皮肤真菌感染和指甲真菌感染。

本品的合成可由 N-甲基-1-萘甲胺的盐酸盐，在 -78℃ 的低温下通过丁基锂的活化，与溴丙炔反应生成 N-甲基-N-炔丙基-1-萘甲胺，碘化氢加成后得到 N-甲基-N-(3-碘烯丙基)-1-萘甲胺，最后与 3,3-二甲基丁炔的三丁基锡试剂反应，生成特比萘芬。

特比萘芬

四、其他药物 (Other Drugs)

除了影响细胞膜合成的抗真菌药之外，真菌细胞壁合成抑制剂是近年来出现的另一个抗真菌药研究热点，其中以卡泊芬净（Caspofungin）、米卡芬净（Micafungin）为代表，它是一类脂肽类抗真菌药物（又称棘白菌素类抗真菌药）。该类药物的作用机制为抑制真菌生长所必需的1,3-葡聚糖合成酶活性，从而导致细胞壁结构异常和细胞壁破裂，达到抑菌或杀菌的作用。其中卡泊芬净是第一个该类药物，于 2004 年由美国 FDA 批准上市用于真菌感染的治疗，能够有效地对抗真菌，具有广谱抗真菌活性，对伊曲康唑耐药的假丝酵母菌、曲霉菌、孢子菌等真菌具有较好活性。

其他药物还有非多烯类抗生素，主要对浅表真菌有效，其代表药物主要为灰黄霉素（Griseofulvin）和西卡宁（Siccanin，癣可宁）。灰黄霉素对皮肤真菌有效，但有一定毒性，一般只可外用。西卡宁用于浅表真菌感染，疗效与灰黄霉素相似，不良反应少见。

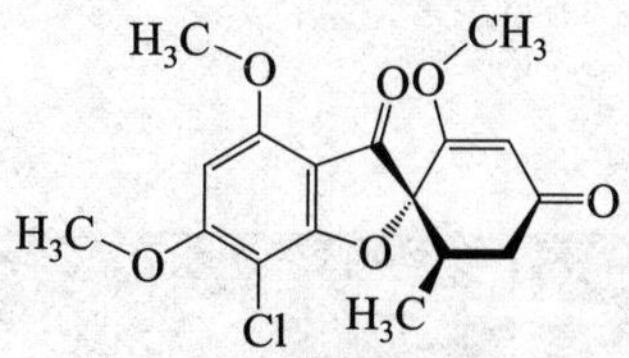

灰黄霉素 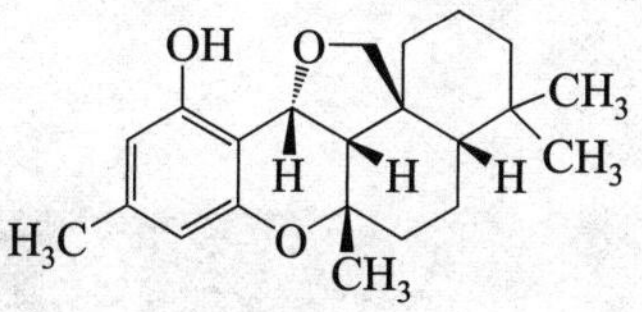   西卡宁

选读文献

［1］ Anand N，Remers W A. "Synthetic antibacterial agents"，In："Burger's Medicinal Chemistry". 7th edition. Ed. by Abraham D J. John Wiley & Sons, Inc，Hoboken，2010，Volume 7：Antiinfectives，481～562.

［2］ Griffith R，Tracy T. "Antifungal Agents"，In："Foye's Principles of Medicinal Chemistry". 7th edition. Ed by Williams D A，Lemke T L. Lippincott Williams & Wilkins，Philodolphia，2012，chapter 35，1158～1174.

［3］ Aldred K J. Kerns R J. Osheroff N. Mechanism of Quinolone Action and Resistance. *Biochemistry*，2014，53：1565～1574.

［4］ Silver L L. Challenges of Antibacterial Discovery. *Clin. Microbiol. Rev.*，2011，24（1）：71～109.

（华东理工大学药学院　邓卫平）

第二十章

抗病毒药

(Antiviral Agents)

病毒性感染疾病是严重危害人民生命健康的传染病，据不完全统计，在人类传染病中，病毒性疾病高达 60%～65%。此外，病毒与肿瘤、某些心脏病、先天性畸形等也有一定的关系。近年来，由冠状病毒引发的重症急性呼吸道综合征（非典型肺炎，SARS）、2019 新型冠状病毒（2019 Corona Virus Disease，COVID-2019）及由高致病性禽流感病毒引发的疾病，给人们的生命安全带来了极大的威胁。病毒是病原微生物中最小的一种，大小为 20～450nm。病毒是由以一种单链或双链的核酸（DNA 或 RNA）为核心，外间被称为衣壳（capsid）的蛋白质所包裹而形成的病毒粒子。有些病毒粒子的外面还可能被蛋白质包裹，这种包裹的蛋白称为被膜。被膜由糖蛋白构成，是病毒的重要抗原。病毒没有完整的酶系统、核糖体、线粒体或其他细胞器，因此无法独立进行繁殖，必须寄生在宿主活细胞内，利用宿主的核酸、蛋白质、酶等作为自身繁殖的必需物质和能源。病毒在寄生细胞内的增殖称为复制。

DNA 病毒在进入宿主细胞后，在宿主的细胞核中将病毒的 DNA 通过宿主细胞的多聚酶（Polymerase）转录成 mRNA，然后 mRNA 翻译合成病毒特定的蛋白。在这一过程中，仅有痘病毒例外，痘病毒使用自己的多聚酶在宿主细胞质中进行复制。DNA 病毒包括：痘病毒（天花）、疱疹病毒（水痘、带状疱疹、口腔和生殖器疱疹）、腺病毒、肝炎病毒（乙型肝炎）、乳头状病毒（疣）。RNA 病毒在宿主细胞中依赖成熟病毒粒子中的酶合成自己的 mRNA，或依赖病毒的 RNA 自身作为 mRNA 进行复制。mRNA 翻译合成各种病毒蛋白，包括 RNA 多聚酶，引导合成更多的病毒 mRNA 和 RNA。大多数 RNA 病毒在宿主细胞质中完成复制，但是有些病毒，如流感病毒是在宿主细胞核中完成转录。RNA 病毒包括：风疹病毒（麻疹）、棒状病毒（狂犬病）、核糖核酸病毒（小儿麻痹症、脑膜炎、感冒、甲型肝炎）、沙粒病毒、黄病毒（黄热病、丙型肝炎）、正黏病毒（流行感冒）、副黏病毒（麻疹、腮腺炎）、冠状病毒［感冒、重症急性呼吸道综合征（非典型肺炎，SARS）、2019 新型冠状病毒病］。

值得关注的是，在 RNA 病毒中，有一类病毒称为逆转录病毒（Retroviruses），这些病毒与获得性免疫缺陷综合征（Acquired Immune Deficiency Syndrome，AIDS，又称艾滋病）及 T-细胞白血病有关。逆转录病毒以 RNA 为模板，在逆转录酶的催化下合成 DNA 链。新合成的 DNA 链又称为前病毒 DNA，在细胞核被病毒整合酶（Integrase）整合进入宿主基因组，利用宿主细胞已有的基因翻译合成病毒蛋白。

HIV-Ⅰ属于 RNA 逆转录病毒（Retrovirus）。HIV-Ⅰ病毒感染的第一步是与宿主细胞表面受体结合并穿透细胞膜，然后脱去蛋白质外壳而释放基因 RNA 和逆转录酶（Reverse Transcriptase，RT）进入靶细胞的细胞质。在此阶段 RT 主要有三个功能：第一，以 RNA（称为正性链）为模板，催化 RNA 依赖的 DNA 合成，产生单一的负性的 DNA 链（亦为正性链）；第二，以 RT 的核糖核酸酶 H（RNase H）的部分，系统地降解基因组 RNA 的负性链；第三，以新合成的正性 DNA 链为模板，催化 DNA 依赖的 DNA 合成，合成 DNA 的互补链（负性链）。新合成的 DNA 双螺旋又称为前病毒 DNA，被易位进入细胞核，在细胞核被病毒整合酶（Intergrase）整合进入宿主基因组，利用宿主细胞已有的基因复制和蛋白表达系统进行复制（图 20-1）。

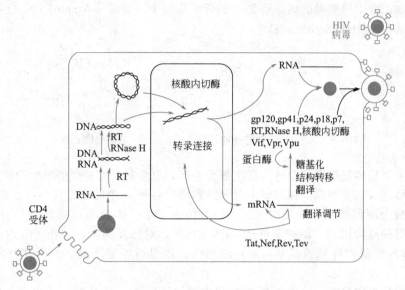

图 20-1　逆转录病毒作用图

抗病毒药物的作用主要通过影响病毒复制周期的某个环节而实现。例如抗艾滋病毒药物，可以作用于HIV- I 病毒感染细胞并进行复制的过程的各个阶段，包括阻止病毒与宿主细胞的结合，阻止病毒 RNA 向 DNA 的逆转录，阻止病毒的包装和释放等，以达到治疗和缓解疾病的目的。但是，目前应用的抗病毒药，只是对病毒的抑制，不能直接杀灭病毒。当病毒侵入人体后，机体的免疫系统将产生免疫应答，抗病毒药的作用是抑制病毒的繁殖，使宿主的免疫系统对抗病毒的侵袭，修复被破坏的组织。理想的抗病毒药物应是只干扰病毒的复制而不影响正常细胞的代谢途径。但是，由于病毒与宿主相互作用的复杂性，因此大多数抗病毒药物在发挥治疗作用时，对人体产生毒性或抗病毒的作用较低。这也是抗病毒药物发展速度较慢的原因。迄今为止，一些病毒性疾病，尚没有治疗药物，只能用疫苗预防。

第一节　抗非逆转录病毒药物
（Antinonretroviral Agents）

一、干扰病毒复制初始时期的药物（Agents Acting on Early Steps of Viral Replication）

病毒感染正常细胞时，首先被吸附到细胞表面，然后病毒粒子可以通过细胞膜胞饮的方式穿入细胞内部，也可以是直接穿入细胞内部。一旦病毒粒子穿入细胞内部，就会转移到适当的地方并开始复制。抑制病毒复制初始时期的药物主要是作用在这一过程。

1. M_2 蛋白抑制剂

M_2 蛋白为流感病毒囊膜上的一种跨膜蛋白，以二硫键连接成同型四聚体，大量存在于感染宿主细胞表面。M_2 蛋白具有离子通道的活性，在流感病毒进入宿主细胞、复制、脱壳、转录、翻译、成熟、释放等过程中起着主要作用。M_2 蛋白抑制剂主要通过干扰 M_2 蛋白离子通道活性，改变宿主细胞表面电荷，抑制病毒穿入宿主细胞，抑制病毒蛋白加工和 RNA 的合成，干扰病毒的脱壳和成熟病毒的颗粒释放，从而抑制了病毒的增殖，同时还能阻断病毒的装配，不能形成完整的病毒。

金刚烷胺类化合物是 M_2 蛋白抑制剂，其结构为一种对称的饱和三环癸烷，形成稳定的刚性笼状结构。金刚烷胺是最早用于抑制流感病毒的抗病毒药物，1966 年被批准用于防治流感的发生，1976 年被正式确认成为治疗药物。金刚烷胺类抗病毒药物主要有：盐酸金刚烷胺（Amantadine Hydrochloride）和盐酸金刚乙胺（Rimantadine Hydrochloride）。

金刚烷　　　　盐酸金刚烷胺　　　　　盐酸金刚乙胺

盐酸金刚烷胺主要是抑制病毒颗粒进入宿主细胞内部，也抑制病毒复制的早期阶段，阻断病毒基因的脱壳及阻断核酸转移进入宿主细胞，在临床上对预防和治疗各种 A 型的流感病毒，尤其对亚洲 A_2 型流感病毒特别有效。盐酸金刚烷胺在低浓度时（$0.03 \sim 1.0 mg/mL$）对 A 型流感病毒具有特定的抑制作用，作为流感流行期人群的预防用药，保护率可达 $50\% \sim 79\%$，对已发病者，如在 48h 内给药，能有效地治疗由于 A 型流感病毒引起的呼吸道症状；24h 内用药，体温可明显下降，36h 内用药其余症状也显著减轻。

盐酸金刚烷胺抗病毒谱较窄，除用于亚洲 A 型流感的预防外，对 B 型流感病毒、风疹病毒、麻疹病毒、流行性腮腺炎病毒及单纯疱疹病毒感染均无效。盐酸金刚烷胺口服吸收后，能穿透血脑屏障，引起中枢神经系统的毒副反应，如头痛、失眠、兴奋、震颤。但在治疗剂量下毒性较低，由于这一特点，本品也用于抗震颤麻痹。

盐酸金刚乙胺是盐酸金刚烷胺的衍生物，抗 A 型流感病毒的活性比盐酸金刚烷胺强 $4 \sim 10$ 倍而中枢神经的副作用也比较低。

2. 干扰素类（Interferons, IFNs）及干扰素诱导剂

干扰素（IFN）是当病毒或其他诱导剂进入机体后诱导宿主细胞产生的一种糖蛋白，为分子量 $20 \sim 160kD$ 的混合物，具有抑制病毒生长、细胞增殖和免疫调节的活性。干扰素是一种广谱抗病毒剂，并不直接杀伤或抑制病毒，而主要是通过细胞表面受体作用使细胞产生抗病毒蛋白，从而抑制乙肝病毒的复制；同时还可增强自然杀伤细胞（NK 细胞）、巨噬细胞和 T 淋巴细胞的活力，从而起到免疫调节作用，并增强抗病毒能力。20 世纪 70 年代中期人们发现慢性乙型肝炎患者自身产生干扰素的能力低下，在应用外源性干扰素后，不仅产生了上述抗病毒作用，同时可以增加肝细胞膜上人白细胞组织相容性抗原的密度，促进 T 细胞溶解感染性肝细胞的效能。

干扰素不能直接灭活病毒，而是通过诱导细胞合成抗病毒蛋白（AVP）发挥效应。干扰素首先作用于细胞表面的干扰素受体，经信号转导等一系列生化过程，激活细胞基因表达多种抗病毒蛋白，实现对病毒的抑制作用。抗病毒蛋白主要包括 $2'\text{-}5'A$ 合成酶和蛋白激酶等。前者降解病毒 mRNA，后者抑制病毒多肽链的合成，使病毒复制终止。

某些小分子化合物进入体内后，可诱导体内释放出干扰素，这样可以避免使用外源性干扰素而引起的副作用，同时又具有机体免疫调节功能。替洛隆（Tilorone）是二乙氨基芴酮的衍生物，能有效地诱发干扰素的生成，具有广谱的抗病毒作用。此外，还能促进细胞的吞噬作用。可用于预防病毒感染后引起的呼吸道疾病，替洛隆在使用时，不抑制造血功能，对肝、肾功能也无明显影响，大剂量时会出现恶心、呕吐、失眠等不良反应。

替洛隆

除了某些小分子化合物用作干扰素诱导剂外，一些大分子的双链多核苷酸，如多核肌苷酸和多核胞苷酸形成的双链复合物（poly I∶C）也可用作干扰素诱导剂。

二、干扰病毒释放的药物（Agents Inhibiting Virus Release）

流感病毒的神经氨酸酶（Neuraminidase，NA）又称唾液酸酶，是存在于流感病毒 A 和 B 表面的糖蛋白，是病毒复制过程的关键酶。NA 可促进新生的流感病毒从宿主细胞的唾液酸残基释放，并加速流感病毒感染其他的宿主细胞。流感病毒神经氨酸酶抑制剂（Neuraminidase Inhibitor）通过选择性抑制呼吸道表面神经氨酸酶的活性，阻止子代病毒颗粒在人体细胞的复制和释放，能有效地阻断流感病毒的复制过程，对流感的预防和治疗发挥重要的作用。

NA 在水解神经氨酸-糖蛋白复合物时，形成稳定的趋于平坦的含正电荷的氧离子六元环过渡态（图 20-2），从而切断神经氨酸与糖蛋白的连接键，释放出唾液酸（Sialic Acid）。在研究过程中通过模拟这一过渡态结构，设计了第一个神经氨酸酶抑制剂 2-脱氧-2,3-脱氢-N-乙酰神经氨酸（2-deoxy-2,3-dehydro-N-acetylneuraminic acid，DANA）。

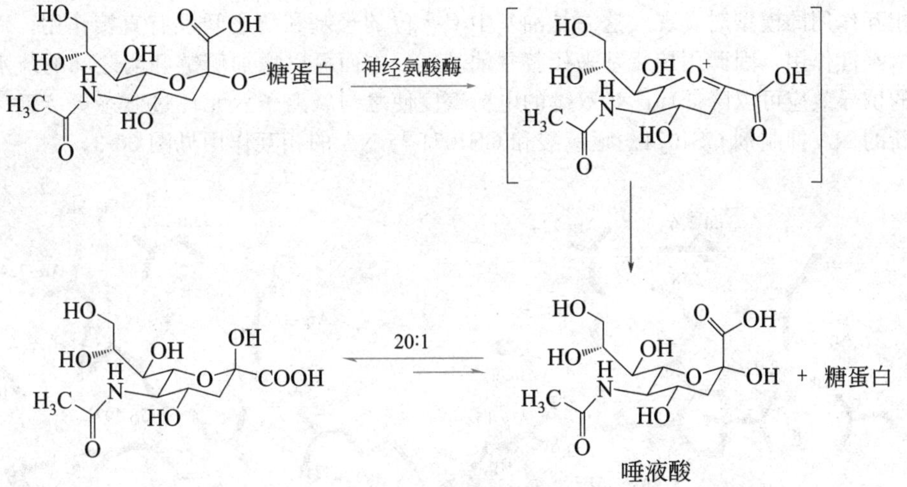

图 20-2　神经氨酸酶水解神经氨酸-糖蛋白复合物示意图

DANA 与唾液酸相比，前者和 NA 的结合能力高约 1000 倍，但对流感病毒 NA 的特异性很差，在流感病毒动物模型研究中的效果也不理想。

后来根据流感病毒 NA 与唾液酸结合的 X 衍射晶体结构，并利用分子模型计算和计算机辅助设计，合成了一系列化合物，得到了第一个上市的药物扎那米韦（Zanamivir）。扎那米韦可以特异性地抑制 A、B 型流感病毒的 NA，阻止子代病毒从感染细胞表面释放，防止病毒扩散，从而抑制流感病毒的复制。但是扎那米韦由于分子本身的极性很大，口服给药的生物利用度低，只能以静脉注射、滴鼻或吸入给药。在扎那米韦的基础上设计并合成了全碳六元环结构的衍生物奥司他韦（Oseltamivir）。

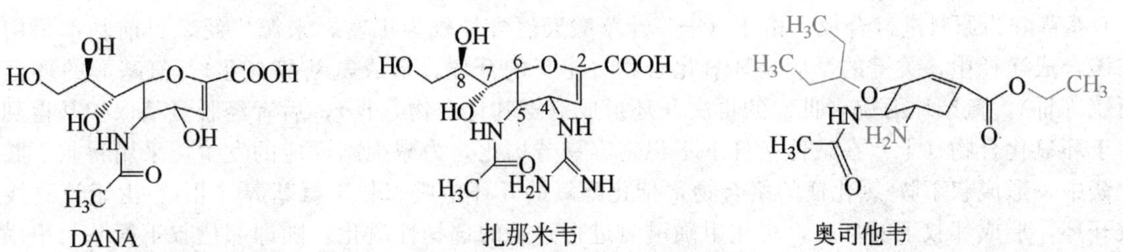

DANA　　　　　　扎那米韦　　　　　　奥司他韦

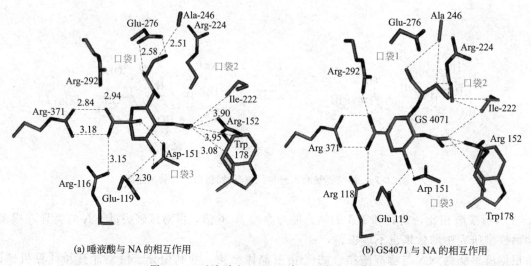

◆ 白色至黄白色粉末；
◆ mp 196～198℃。

化学名为(3R,4R,5S)-5-氨基-4-乙酰氨基-3-（戊烷-3-基氧基）-环己-1-烯-1-羧酸乙酯磷酸盐，[(3R,4R,5S)-5-amino-4-acetamido-3-(pentan-3-yloxy)-cyclohex-1-ene-1-carboxylic acid ethyl ester phosphate]，又名达菲。

根据 NA 在水解神经氨酸-糖蛋白复合物时，形成稳定的趋于平坦的含正电荷的氧离子六元环过渡态（图 20-2）的假说，考虑到含有氧正离子的六元环和环己烯环是生物电子等排体，扎那米韦结构中二氢吡喃羧酸的化学和酶稳定性要比环己烯基羧酸差，在此基础上设计了一类全碳六元环己烯羧酸的衍生物。在研究过程中发现，扎那米韦的 C-4 位连有一个胍基，有较强的亲水性，口服生物利用度较差，只能鼻腔或吸入性给药。因此在进行新结构类型化合物研究时，需要充分考虑亲脂性和水溶性之间的平衡，用极性较小的氨基代替高极性的胍基；在唾液酸和扎那米韦的 C-6 位里有一个甘油基，这一基团也是一个极性基团，通过分析唾液酸和 NA 相互作用的模型时发现，这一甘油基中 C-7 位的羟基和酶之间没有直接作用，而 C-8 的碳原子与酶可以发生疏水性作用，因此用烷氧基来代替甘油基，一方面可以增加侧链和酶之间的疏水作用，另一方面由于烷氧基的诱导效应可以降低环己烯双键的电荷密度使之与氧离子六元环过渡态更接近。在此基础上设计并合成得到新的 NA 抑制剂 GS4071。唾液酸和 GS4071 与 NA 的相互作用见图 20-3。

(a) 唾液酸与 NA 的相互作用　　(b) GS4071 与 NA 的相互作用

图 20-3　唾液酸和 GS4071 与 NA 的相互作用

GS4071 有较强的抑制 NA 的活性，但和扎那米韦一样口服生物利用度较低，将 GS4071 的羧基用乙醇酯化得到奥司他韦，口服生物利用度可达 80%，经肠胃道吸收后经体内酯酶的代谢迅速转化为活性的代谢产物 GS4071，产生抑制流感病毒的活性。

奥司他韦的结构中含有三个手性碳原子，其合成方法比较复杂，采用手性源的天然产物（-）-奎尼酸或（-）-莽草酸为原料进行合成。由于（-）-莽草酸天然含量较为丰富，来源广泛，目前基本采用这条路线。在该合成途径中，关键的反应是环氧化合物（Ⅰ）的开环，形成氨基醇（Ⅱ），氨基醇的环合形成氮杂环丙烷（Ⅲ），氮杂环丙烷（Ⅲ）的再次开环形成双氨基化合物（Ⅳ），后者经脱氨基保护基得到奥司他韦。由于环氧化合物（Ⅰ）在碱性条件下不稳定容易芳构化，为减少副反应的发生，采用将叔丁胺加到无水氯化镁中，形成叔丁胺-氯化镁的络合物，催化环氧的开环生成邻叔丁氨基醇（Ⅱ）。由于该路线中采用叔丁胺开环，形成邻叔丁氨基醇，采用甲磺酰氯进行羟基的选择性酰化，随即邻位叔丁氨基与甲磺酸酯反应生成氮杂环丙烷（Ⅲ），氮杂环丙烷的开环是在苯磺酸的催化下，用二烯丙胺在 120℃加热 5.5h 可以

93%的高收率得到双氨基化合物（Ⅳ）。将化合物（Ⅳ）的叔丁基胺乙酰化后，在盐酸-乙醇体系中于25℃以下反应，非常温和及简便地脱去叔丁基。

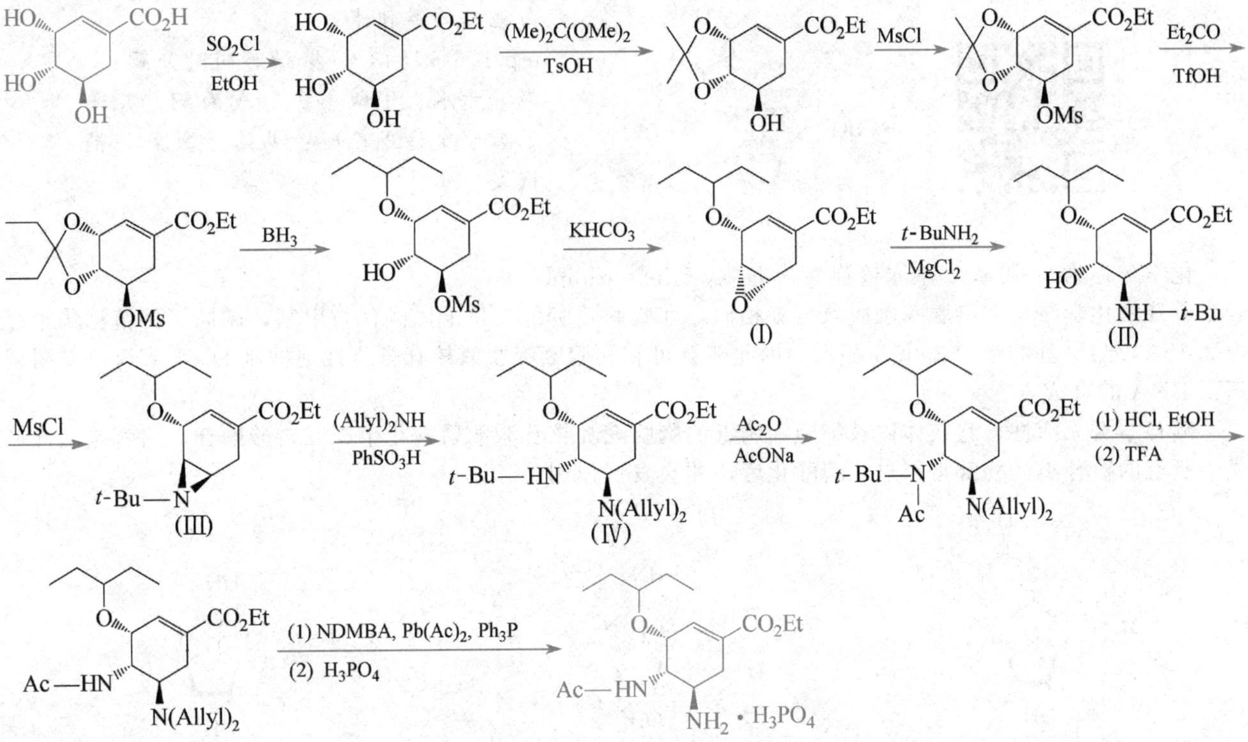

磷酸奥司他韦

磷酸奥司他韦为口服制剂，主要通过干扰病毒从被感染宿主细胞表面的释放来减少病毒传播。临床上用于预防和治疗 A 和 B 型流感病毒导致的流行性感冒，是预防和治疗 H5N1 型禽流感的首选药物。

三、干扰病毒核酸复制的药物（Agents Acting on Viral Nucleic Acid Replication）

正常细胞被病毒感染后，成为病毒繁殖的场所，病毒的基因组和蛋白在宿主细胞内大量地合成，从而导致全身性疾病。因此干扰病毒的核酸复制就可以抑制病毒的繁殖，这类药物主要是通过选择性地抑制病毒的转录酶或其他重要酶，如激酶、聚合酶，从而阻断病毒特有的 RNA 和 DNA 的合成。

病毒粒子由蛋白质和核酸组成，其中的核酸仅为 DNA 或 RNA 中的一种，对于 DNA 病毒，其核酸为 DNA；对于 RNA 病毒，其核酸为 RNA。干扰病毒核酸复制的药物，主要是干扰核酸的合成。

病毒核酸的合成是在已感染的病毒核酸片段的基础上进行的（图 20-4）。合成是在病毒核酸片段其中一股链的 3′末端的羟基进行延伸，这条链称为反应的引物（Primer）；核酸片段中的另一股链上核苷酸的顺序决定了合成中所引入核苷酸的顺序。这股链称之为模板（Template）。催化核酸合成的酶称之为聚合酶，有 DNA 聚合酶和 RNA 聚合酶。

干扰病毒核酸复制的药物，在合成过程中竞争性地与 DNA 聚合酶或 RNA 聚合酶相结合，从而抑制酶的活性，进而干扰病毒核酸的合成，产生抗病毒作用。

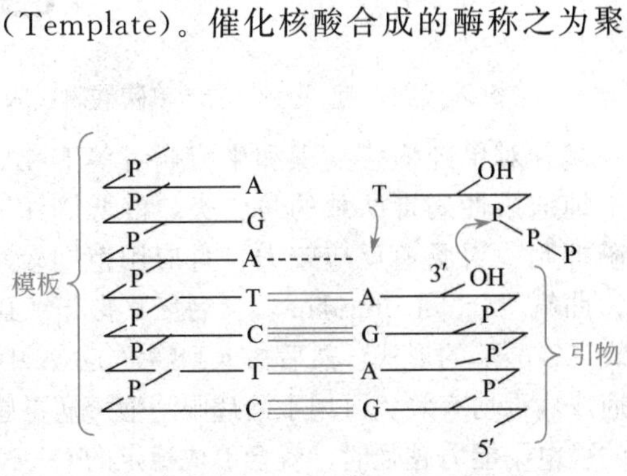

1. 核苷类（Nucleosides）

核苷类抗病毒药物的作用是基于代谢拮抗的原理，主要有嘧啶核苷类化合物和嘌呤核苷类化合物。

（1）嘧啶核苷类 1959 年合成的碘苷是第一个临床有效的抗病毒核苷类化合物。

图 20-4　核苷酸的合成

<h1 align="center">碘苷（Idoxuridine）</h1>

◆ 白色结晶性粉末；
◆ mp 176～184℃，熔融时同时分解；
◆ 微溶于水、甲醇、乙醇或丙酮，几乎不溶于氯仿或乙醚；易溶于氢氧化钠试液。

化学名称为 2′-脱氧-5-碘尿核苷（2′-deoxy-5-iodouridine）。

碘苷的化学结构和胸腺嘧啶脱氧核苷相似，在胸腺嘧啶的 5 位上以碘代替甲基，碘原子的范德华半径为 2.15Å，与甲基的半径 2.00Å 相近，因此碘苷可和胸腺嘧啶脱氧核苷竞争性地抑制 DNA 聚合酶，阻碍病毒 DNA 的合成。

碘苷本身无活性，它在体内被细胞和病毒的胸腺嘧啶核苷激酶磷酸化生成三磷酸碘苷，后者是活性形式。所有的核苷类药物都是经过三磷酸化后，才会发挥作用。

在 3 次磷酸化过程中，由于单纯疱疹病毒编码的病毒胸腺嘧啶核苷激酶催化活性高于细胞内的酶，从而造成碘苷在病毒中的浓度高于正常细胞，使其选择性抗疱疹病毒。碘苷也是胸苷磷酸化酶和胸苷酸合成酶的底物。这两个酶使得碘苷和单磷酸碘苷在体内分别分解为 5-碘代尿嘧啶和单磷酸碘代尿核苷。

| 5-碘代尿嘧啶 | 单磷酸碘代尿核苷 | 曲氟尿苷 | 阿糖胞苷 |

碘苷对单纯疱疹病毒和牛痘病毒等 DNA 病毒有效，对流感病毒等 RNA 病毒无效。主要用于局部治疗单纯疱疹性病毒所致的角膜炎，静脉滴注时仅用于治疗单纯疱疹病毒所致病毒性脑炎。由于毒副作用如骨髓抑制、胃肠道反应较大，且应用范围较窄，水溶性较小，在临床上应用较少。

曲氟尿苷［Trifluridine，又名三氟胸苷（Trifluorothymidine）］，其作用机理和碘苷相类似，首先被磷酸化，形成三磷酸酯的形式，然后掺入到病毒 DNA 中，抑制随后的转录过程，曲氟尿苷的水溶性较大，对I型和II型单纯疱疹病毒均有效。可用于治疗眼睛疱疹病毒感染和对碘苷耐药的病毒疾病。随着 5 位取代基的变化，当取代基的吸电子能力越强时，就会形成稳定的 C—X 键，所形成的化合物对胸苷酸合成酶的抑制作用也增强。

阿糖胞苷（Cytarabine）是胞嘧啶衍生物，最初是用作抗肿瘤药物。研究中发现阿糖胞苷能阻止脱氧胞嘧啶核苷的形成，抑制病毒 DNA 的合成，和碘苷的作用机理基本相同。

索磷布韦（Sofosbuvir）

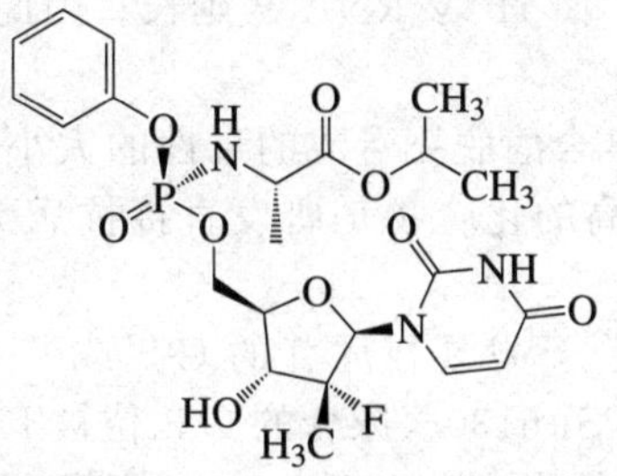

◆ 白色结晶性粉末。

◆ mp 118～128℃。

◆ 微溶于水、易溶于乙醇和丙酮，溶于异丙醇，不溶于庚烷。

化学名为(S)-2-{(S)-[(2R,3R,4R,5R)-5-(2,4-二氧代-3,4-二氢-2H-嘧啶-1-基)-4-氟-3-羟基-4-甲基四氢呋喃-2-基甲氧基](苯氧基)磷酰基氨基}丙酸异丙酯{(S)-2-{(S)-[(2R,3R,4R,5R)-5-(2,4-dioxo-3,4-dihydro-2H-pyrimidin-1-yl)-4-fluoro-3-hydroxy-4-methyltetrahydrofuran-2-ylmethoxy](phenoxy)phosphorylamino}propionic acid isopropyl ester}，又名索非布韦。

索磷布韦是全球首个口服治疗且不需要干扰素参与的丙肝治疗药物，也是以 NS5B 聚合酶为靶标的唯一成药品种。索磷布韦于 2013 年被 FDA 批准用于治疗 HCV 基因型 2 和 3 病毒感染者（与利巴韦林组合）。2014 年，FDA 又批准了索磷布韦与病毒 NS5A 抑制剂来迪派韦（Ledipasvir）的联合用药。这一组合可在不使用干扰素的情况下，对感染 HCV 基因型 1（在美国、日本和欧洲大部分地区最常见的亚型）的人群提供较高的治愈率。与以前的治疗方案［主要包括聚乙二醇化干扰素（Peg-IFN）和利巴韦林（RBV）在内的现有疗法］相比，基于索磷布韦的治疗方案可明显提高治愈率，减少副作用，并且治疗时间缩短 2～4 倍。

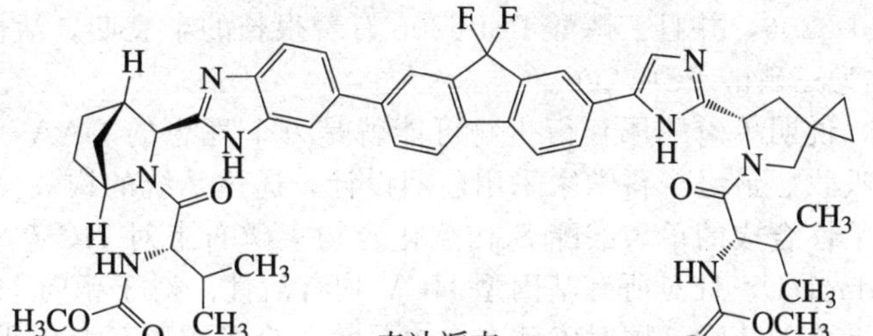

来迪派韦

索磷布韦的合成路线如下所示，其主要的难点在于 S 构型产物的构建及分离，因为 S 构型才是索磷布韦。

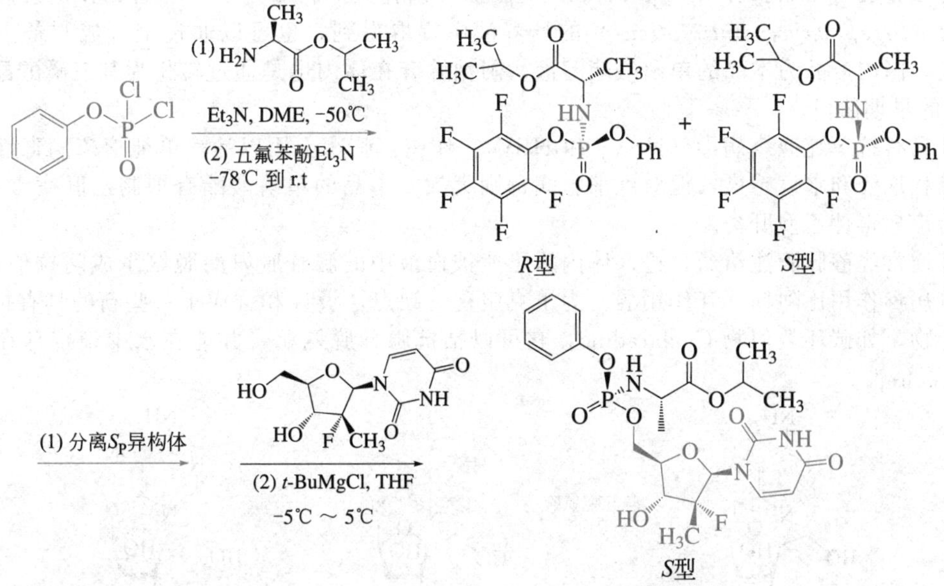

S型
索磷布韦

索磷布韦是采用前药技术设计的 NS5B 抑制剂。它在体内可被代谢为活性抗病毒剂 2′-脱氧-2′α-氟-β-

甲基尿苷-5′-三磷酸。索磷布韦的发现起始于对 HCV NS5B RNA 依赖的 RNA 聚合酶（HCV NS5B RNA dependent RNA polymerase，简称 HCV NS5B RdRp）的研究。HCV NS5B RdRp 在 HCV 复制过程中发挥着非常重要的作用，其中 Gly^{317}-Asp^{318}-Asp^{319}（GDD）是不变的精氨酸残基序列，且存在于所有 HCV 亚型中。核苷三磷酸（NTP）结合在 GDD 位点，使 HCV RNA 链延长。因此，针对 NS5B 靶点研发新型有效的抗 HCV 药物具有潜在的应用前景。

设计此类抑制剂需要注意两点：①与 RNA 聚合酶脱靶造成的毒性的大小；②化合物本身与是否参与体内核酸代谢。设计出不易脱靶、毒性小且活性高的化合物是研发直接抗病毒药物（Direct-Acting Antivirals，DAAs）的重点方向之一。

经过大量试验，筛选出尿苷的类似物进行测试，发现在尿苷的 C-2′ 或 C-4′ 位的独特取代基会有明显的抗 HCV 活性。结果显示，作为尿苷类似物的 PSI-6130（尿苷的 C-2′ 位被 F 原子与甲基取代）显示出对 HCV 具有显著的抑制作用。但是，临床 I 期试验结果表明，PSI-6130 的药物代谢动力学性质较差；相对于化合物 PSI-6206 具有很好的耐受性与高效抑制作用，但生物利用度只有 25%。

PSI-6130　　　　　　　PSI-6206　　　　　　　RG7128

为了解决生物利用度与药物代谢问题，设计了 3′,5′-二异丁酸酯前药 RG7128，结果表明 RG7128 药物代谢动力学性质得到了改善，但是其药效一般、半衰期较短。通过对 PSI-6130 的代谢产物的检测发现，单磷酸 PSI-6130 可以转化为三磷酸形式，三磷酸 PSI-6130 才是活性代谢物。此外，单磷酸 PSI-6130 也可以进一步转化为三磷酸 PSI-6206，并且三磷酸 PSI-6206 有着很长的半衰期，活性也优于三磷酸 PSI-6130，但是 PSI-6206 却无法转化为三磷酸 PSI-6206。

这是一个重大的发现，说明单磷酸尿苷衍生物可能就是一个理想的 DAAs 药物。由于磷酸类化合物具有负电性，不利于人体吸收。最终，科学家采用前药设计，通过系统的构效关系研究以及一系列细胞及动物试验评价，确证通过手性合成的单磷酸酯 S 构型化合物索磷布韦对 HCV NS5B RdRp 具有很强的抑制作用，其 EC_{90} = 0.42μmol/L，且对所有基因型 HCV 均有活性。对于靶向 HCV NS5B 聚合酶的药物，索磷布韦是唯一一个成功上市的药物，同时索磷布韦也是第一个不需要联合使用干扰素的药物。研制成功的 NS5B 抑制剂，是抗 HCV 的革命性疗法，它使丙肝治愈成为可能。

(2) 嘌呤核苷类　　阿糖腺苷（Vidarabine）是腺嘌呤核苷类抗病毒药物。阿糖腺苷是天然存在的化合物，由链霉菌（Streptomyces antibioticus）的培养液中提取得到，也可以通过全合成制备。国外产品为本品的混悬液，国内产品为本品的单磷酸酯溶液。阿糖腺苷在体内也是通过转化为其三磷酸酯衍生物而干扰 DNA 合成的早期阶段。

阿糖腺苷具有抗单纯疱疹病毒（HSV_1 和 HSV_2）作用，临床上用以治疗单纯疱疹病毒性脑炎和免疫缺陷患者的带状疱疹和水痘感染，但对巨细胞病毒则无效。本品的单磷酸酯有抑制乙肝病毒复制的作用，我国用其来治疗病毒性乙型肝炎。

阿糖腺苷通常经静脉滴注给药，进入体内后迅速被血液中的腺苷脱氨酶脱氨生成阿拉伯糖次黄嘌呤。脱氨产物的抗病毒作用比阿糖腺苷作用弱。为了克服这一缺点，设计和合成了一些新的具有拮抗腺苷脱氨酶作用的化合物，如碳环类似物 Cyclaradine，它可以拮抗腺苷脱氨酶，并能在水中稳定存在，具有较好的抗 DNA 病毒活性。

阿糖腺苷　　　　　　　阿拉伯糖次黄嘌呤　　　　　　Cyclaradine

（3）糖基修饰的核苷类 由于腺苷类药物在体内易被脱氨酶转化成脱氨化合物而丧失活性，在寻找腺苷脱氨酶抑制剂的过程中，通过对糖基进行修饰发现了一些开环的核苷有较好的抗病毒活性，如阿昔洛韦（Aciclovir）等。

阿昔洛韦（Aciclovir）

◆ 白色结晶性粉末，无味，无臭；
◆ mp 256～257℃；
◆ 微溶于水，其钠盐易溶于水。

化学名为 2-氨基-9-[（2-羟乙氧基）甲基]-6，9-二氢-3H-嘌呤-6-酮{2-amino- 9-[（2-hydroxyethoxy）methyl]-6,9-dihydro-3H-purin-6-one}，又名 Acyclovir、无环鸟苷。

阿昔洛韦是开环的鸟苷类似物，其作用机制独特。本品主要抑制病毒编码的胸苷激酶和 DNA 聚合酶，从而能显著地抑制感染细胞中 DNA 的合成，而不影响非感染细胞的 DNA 复制。

本品是广谱抗病毒药，主要用于疱疹性角膜炎、生殖器疱疹、全身性带状疱疹和疱疹性脑炎治疗，也可用于治疗乙型肝炎。

阿昔洛韦可以看成是在糖环中失去 C-2′ 和 C-3′ 的嘌呤核苷类似物，其在被磷酸化时专一性的在相应羟基的位置上磷酸化，并掺入到病毒的 DNA 中。由于该化合物不含有相应的羟基，是链中止剂，从而使病毒的 DNA 合成中断。

阿昔洛韦作用于酶-模板复合物，在病毒和宿主之间具有很高的选择性，是一个很好的抗病毒前药靶向作用的例子。阿昔洛韦只在感染的细胞中被病毒的胸苷激酶磷酸化成单磷酸或二磷酸核苷（在未感染的细胞中不被细胞胸苷激酶磷酸化），而后在细胞酶系中转化为三磷酸形式，才能发挥其干扰病毒 DNA 合成的作用。因此三磷酸阿昔洛韦更多地存在于病毒感染的细胞内。由于它的作用部位专一活化，阿昔洛韦对疱疹病毒有很高的治疗活性，对腺病毒无活性，对未感染的宿主细胞仅有很低的活性。除部位专一活化外，靶向作用的另一个重要因素是，生物转化得到的三磷酸核苷有高极性，导致药物驻留在作用部位时间延长。

本品有多种合成方法，其中以鸟嘌呤为原料的路线较为适合工业化生产。以鸟嘌呤为原料用醋酐进行乙酰化，得 N,N'-二乙酰鸟嘌呤，与 2-氧-丁二醇二乙酸酯缩合，再用甲醇钠醇解即得。我国药学工作者对此进行改进，将得到的 N,N'-二乙酰鸟嘌呤在对甲苯磺酸催化下和 1,3-二氧戊环缩合，最后用甲胺水溶液水解，得所需产物。

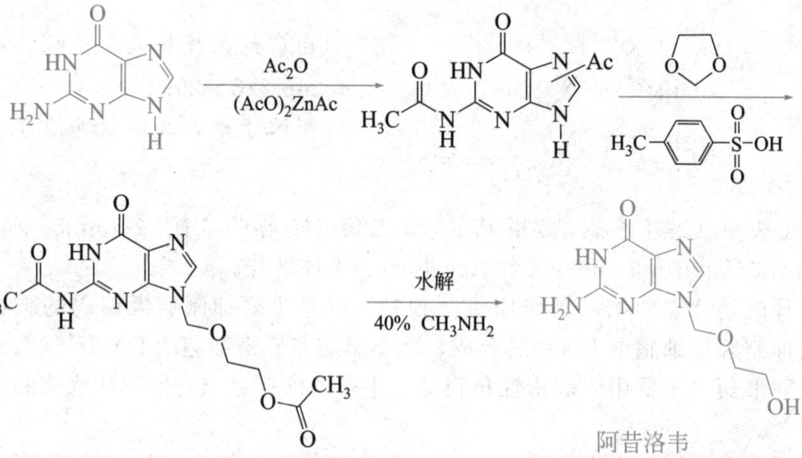

阿昔洛韦

阿昔洛韦在使用过程中也有一定缺点：水溶性差，口服吸收少，可产生抗药性。在此基础上又研制了阿昔洛韦的前药地昔洛韦（Desciclovir）和伐昔洛韦（Valaciclovir）。地昔洛韦是阿昔洛韦的前药，在水中溶解度比阿昔洛韦大 18 倍，口服吸收好，毒副作用小，进入体内后被黄嘌呤氧化酶作用转化为阿昔洛韦而产生活性。伐昔洛韦是阿昔洛韦的缬氨酸酯前药，胃肠道吸收好，在体内经肠壁或肝脏代谢生成阿昔洛韦，继而转化为三磷酸酯而产生作用，克服了阿昔洛韦口服吸收生物利用度低的缺点，临床用于治疗急性的局部带状疱疹。

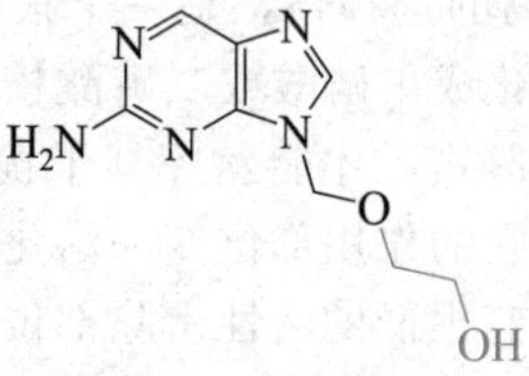

地昔洛韦 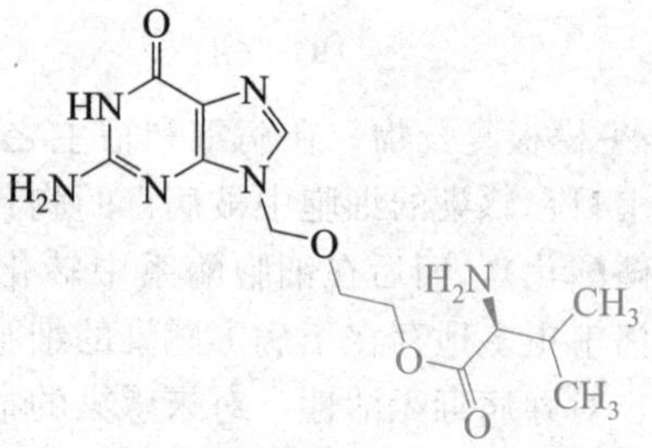   伐昔洛韦

更昔洛韦（Ganciclovir）可以看成是失去 C-2′ 保留了 C-3′-OH 和 C-5′-OH 的开环脱氧鸟苷衍生物。其作用机制和阿昔洛韦相似。更昔洛韦对巨细胞病毒（CMV）的作用比阿昔洛韦强，在抗脑脊髓炎和肠道炎方面疗效显著。本品对病毒胸苷激酶的亲和力比阿昔洛韦高，因此对耐阿昔洛韦的单纯疱疹病毒仍然有效。但是更昔洛韦的毒性比较大，临床上主要用于治疗巨细胞病毒引起的严重感染。

喷昔洛韦（Penciclovir）是在更昔洛韦的开环糖链中用次甲基作为电子等排体取代氧原子而得到，和阿昔洛韦有相同的抗病毒谱。喷昔洛韦同样也是在体内转化为三磷酸酯而发挥作用，该化合物的三磷酸酯稳定性比阿昔洛韦三磷酸酯的稳定性高，且在病毒感染的细胞中浓度也较高。和阿昔洛韦相比，喷昔洛韦在停药后仍可保持较长时间的抗病毒活性，而阿昔洛韦停药后其抗病毒活性会迅速消失。

泛昔洛韦（Famciclovir）是喷昔洛韦的前药。尽管喷昔洛韦对单纯疱疹病毒（HSV-1 和 HSV-2）以及水痘带状疱疹病毒有较高的活性，但其生物利用度较低。在寻找其高生物利用度的药物时，得到 6-去氧喷昔洛韦的双乙酰化物泛昔洛韦。泛昔洛韦口服后在胃肠道和肝脏中迅速被代谢产生喷昔洛韦，生物利用度可达 77%。

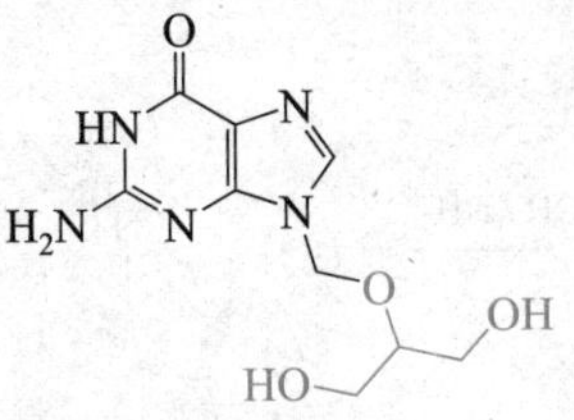

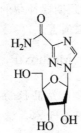

更昔洛韦 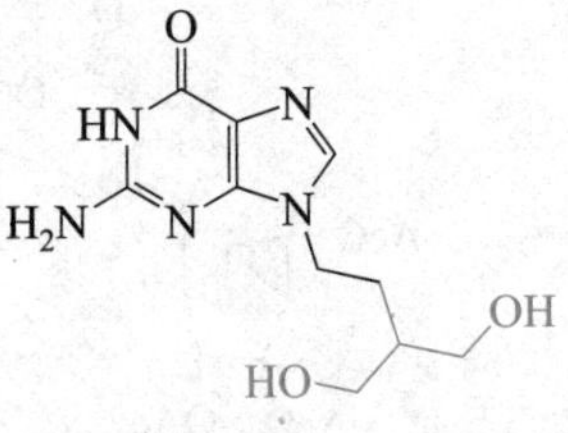　　　　　　　　　　喷昔洛韦 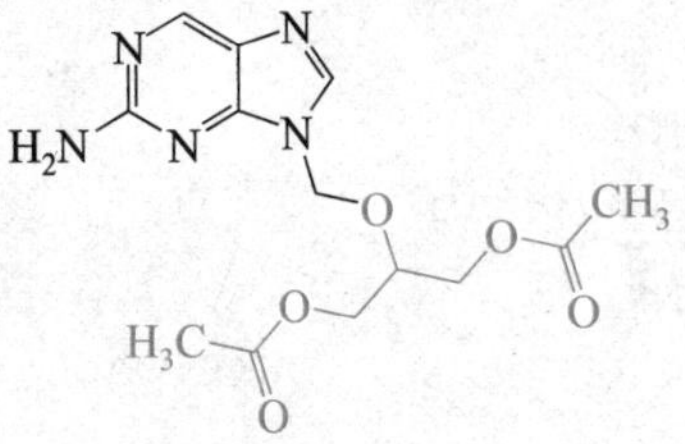　　　　　　　　　　泛昔洛韦

2. 非核苷类（Non-Nucleosides）

利巴韦林（Ribavirin）

◆ 白色结晶性粉末，无臭，无味，常温下稳定；

◆ 精制品有两种晶型：mp 166～168℃ 和 mp 174～176℃（生物活性相同）；

◆ 易溶于水，微溶于乙醇，不溶于乙醚或氯仿。

化学名为 1-β-D-呋喃核糖基-1*H*-1，2，4-三唑-3-甲酰胺（1-β-D-ribofuranosyl-1*H*-1，2，4-triazole-3-car-boxamide），又名三氮唑核苷、病毒唑（Virazole）。

从化学结构看，本品可视为磷酸腺苷（AMP）和磷酸鸟苷（GMP）生物合成前体氨基咪唑酰氨核苷（AICAR）的类似物。X 衍射晶体学研究表明，本品与鸟苷的空间结构有很大的相似性，若将本品的酰胺基团旋转后和腺苷的空间结构也有很大的相似性。因此本品易被细胞内的嘌呤核苷激酶单磷酸化，继之三磷酸化。所得利巴韦林单磷酸酯可以抑制单磷酸次黄嘌呤核苷（IMP）脱氢酶，从而抑制 GMP 的生物合成。利巴韦林三磷酸酯抑制 mRNA 的 5′末端鸟嘌呤化和末端鸟嘌呤残基的 N-7 甲基化，并且与 GTP 和 ATP 竞争抑制 RNA 聚合酶。

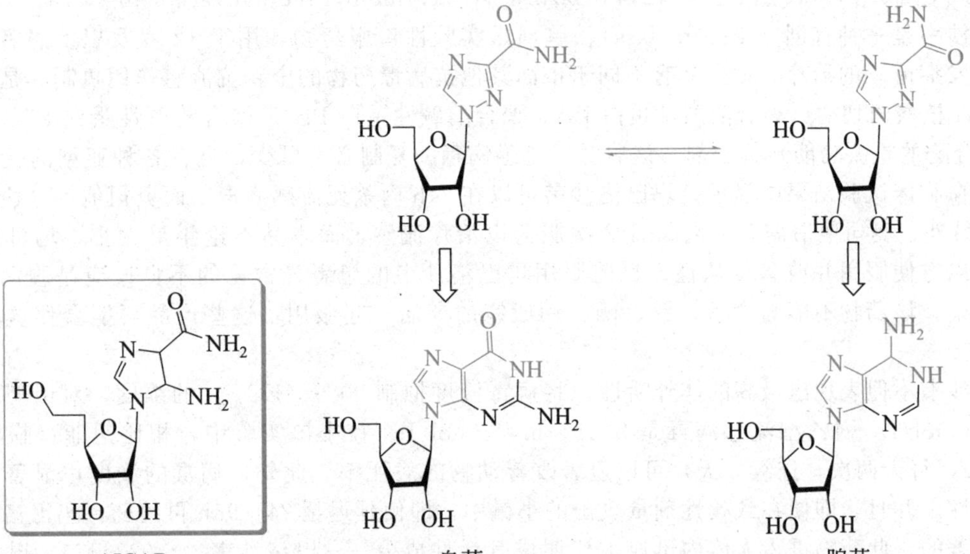

AICAR　　　　　　　　　　鸟苷　　　　　　　　　　腺苷

本品的合成是以三氮唑甲酸酯为原料在酸催化下和核糖缩合而成。

三氮唑甲酸酯   利巴韦林

本品是广谱的抗病毒药物，体内和体外的实验表明对 RNA 和 DNA 病毒都有活性，对多种病毒如呼吸道合胞病毒、副流感病毒、单纯疱疹病毒、带状疱疹病毒等有抑制作用。对流感病毒 A 和 B 引起的流行性感冒、腺病毒肺炎、甲型肝炎、疱疹、麻疹等有防治作用。

本品在使用过程中有较强的致畸作用，故禁用于孕妇和预期要怀孕的妇女（本品在体内消除很慢，停药后 4 周尚不能完全从体内清除）。大剂量使用时，可致心脏损害。

玛巴洛沙韦（Baloxavir Marboxil）

◆ 白色结晶性粉末；
◆ 不溶于水，溶于有机溶剂。

化学名({{(12aR)-12-[(11S)-7,8-二氟-6,11-二氢二苯并[b,e]硫杂卓-11-基]-6,8-二氧-3,4,6,8,12,12a-六氢-1H-[1,4]噁嗪并[3,4-c]吡啶并[2,1-f][1,2,4]三嗪-7-基]}氧)甲基甲基碳酸酯；({{(12aR)-12-[(11S)-7,8-Difluoro-6,11-dihydrodibenzo[b,e]thiepin-11-yl]-6,8-dioxo-3,4,6,8,12,12a-hexahydro-1H-[1,4]oxazino[3,4-c]pyrido[2,1-f][1,2,4]triazin-7-yl}oxy)methyl methyl carbonate。

玛巴洛沙韦是一种首创（first-in-class）、单剂量实验性口服药物，用于 12 岁及以上患者不超过 48h 急性、无并发症流感的治疗。该药具有不同于市面其他抗病毒药物的全新抗流感作用机制，是一种聚合酶酸性蛋白 PA 核酸内切酶（聚合酶酸性蛋白 PA、聚合酶碱性蛋白 PB1、聚合酶碱性蛋白 PB2 共同维持流感 RNA 聚合酶的重要功能）抑制剂。该酶对于流感病毒的复制必不可少，且在各种亚型的流感病毒中均高度保守。在临床试验结果中显示，玛巴洛沙韦可以在 24h 内杀死流感病毒，而奥司他韦（达菲）起效通常要 72h。另外，奥司他韦需 5 天内每日 2 次服药以治疗流感，而本品不论年龄大小，均可服用单次剂量，这样可以方便服用并改善依从性。目前服用玛巴洛沙韦的患者最常见的不良反应是腹泻（< 1%）。值得注意的是，该药物不能与含铁、锌、硒、钙或镁的产品一起服用，这些产品可能会使这种药物药效降低。

玛巴洛沙韦不但表现出极高的体外活性，将病毒滴度抑制 90%（EC$_{90}$）的浓度，对甲型流感病毒是 0.46～0.98nmol/L，对乙型流感病毒是 2.21～6.48nmol/L。在小鼠实验中，相比达菲（临床使用等剂量：5mg/kg，每天两次，连续 5 天）可以显著改善动物的病死率。此外，病毒的滴度也显著下降，并存在剂量依赖性。并且，即便在致死性剂量攻击的小鼠中，即使延迟至 24～96h 再给药，玛巴洛沙韦的疗效也是非常显著的。此药物进入人体内迅速被代谢成其活性成分——巴洛沙韦（S-033447），巴洛沙韦与蛋白质高度结合，并具有大的表观分布容积（494～655L）。巴洛沙韦主要由 UGT1A3 代谢为葡糖醛酸结合物，随后被 CYP3A 代谢形成亚砜，其主要通过胆汁排泄消除。

巴洛沙韦

非核苷类抑制病毒核酸复制的药物还有膦甲酸（Phosphono Formic Acid，PFA）和膦乙酸（Phosphono Acetic acid，PAA），通常用其钠盐膦甲酸钠（Foscarnet Sodium）和膦乙酸钠（Fosfonet Sodium）。PFA 和 PAA 可看作是焦磷酸的类似物，直接结合于病毒 DNA 聚合酶上的焦磷酸结合位点上，抑制病毒 DNA 聚合酶，抑制疱疹病毒的复制，还可以抑制 HIV 逆转录病毒，用于治疗艾滋病。它们作用的选择性如表 20-1 所示。

表 20-1　PFA 和 PAA 的抗病毒选择性比较

药物名称	逆转录酶 (IC_{50})	DNA 病毒的 DNA 聚合酶 (IC_{50})	哺乳动物 DNA 聚合酶(IC_{50})	
			α	β
PFA	$0.1 \sim 1\mu mol/L$	$\leqslant 1\mu mol/L$	$30 \sim 50\mu mol/L$	不抑制
PAA	$>500\mu mol/L$	$\leqslant 1\mu mol/L$	$30 \sim 50\mu mol/L$	不抑制

膦甲酸　　　　　　　　膦甲酸钠　　　　　　　　膦乙酸

四、抑制核糖体翻译的药物（Agents Acting on Viral Ribosome Translation）

核糖体是蛋白质合成的场所，DNA 中所含的遗传信息通过转录作用传递到 mRNA 中，然后再经翻译作用将遗传信息从 mRNA 传递到蛋白质结构中去。影响核糖体翻译的药物阻断了在细胞核糖体上将 mRNA 的遗传信息翻译到蛋白质合成中去的过程，从而减少了病毒蛋白质的合成。在这样的情况下，病毒 DNA 照样产生，宿主细胞也会被破坏，但不产生感染性病毒。

缩氨硫脲类化合物的美替沙腙（Metisazone）具有这种作用，即影响核糖体的翻译，阻断了在细胞核糖体上将 mRNA 的遗传信息翻译到蛋白质合成中去的过程。美替沙腙为 N-甲基靛红缩氨基硫脲，可以抗痘病毒，包括天花和牛痘，对某些 RNA 病毒如鼻病毒、流感病毒、副流感病毒、脊髓灰质炎病毒也有抑制作用。该药物是临床上最早使用的抗病毒药物之一，主要用于治疗牛痘综合征以及天花的预防治疗。但是这些治疗和预防作用目前已很少使用。

美替沙腙　　　　　　　　　　　酞丁安

酞丁安（Ftibamzone）是我国自行研制的缩氨硫脲类抗病毒药物。对沙眼衣原体和单纯疱疹病毒I型和II型有强效抑制作用，临床用作滴眼剂治疗各型沙眼，外用油膏治疗单纯疱疹、带状疱疹和尖锐湿疣。

第二节　抗逆转录病毒药物
（Antiretroviral Agents）

与逆转录病毒（Retroviruses）相关的疾病主要有获得性免疫缺陷综合征，又称艾滋病（AIDS）及T-细胞白血病。艾滋病（AIDS）主要是由人免疫缺陷病毒Ⅰ型（HIV-Ⅰ）感染引起的严重疾病。自从1982年12月1日美国报道第一例艾滋病后，世界五大洲的多数国家先后均有新患者发现。联合国艾滋病规划署（UNAIDS）最新报告，截至2011年年底，全世界共有3420万名艾滋病病毒（HIV）感染者。迄今为止，尽管人们在艾滋病药物的研究上花费了大量的人力和财力，但对此病目前仍无治愈的可能。抗艾滋病药物主要分为逆转录酶抑制剂、HIV蛋白酶抑制剂、整合酶抑制剂、融合酶抑制剂和进入抑制剂。到目前为止，美国FDA批准上市了30个抗艾滋病药物，常用药物如表20-2所示。

图20-5为艾滋病病毒感染入侵细胞及其复制的机制图。HIV选择性地侵犯带有CD4分子的细胞，主要有T-淋巴细胞、树突状细胞等。细胞表面CD4分子是HIV受体，通过HIV囊膜蛋白gp120与细胞膜上CD4结合后，gp120构象改变使gp41暴露，同时gp120-CD4与靶细胞表面的趋化因子CXCR4或CXCR5结合形成CD4-gp120-CXCR4/CXCR5三分子复合物。gp41在其中起着桥的作用，利用自身的疏水作用介导病毒囊膜与细胞膜融合，最终造成细胞被破坏。

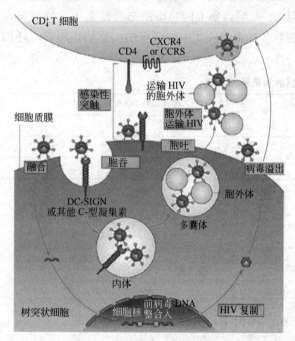

图20-5　HIV入侵细胞机制

表20-2　美国 FDA 批准的部分常见治疗艾滋病药物

通用药名 （英文名、缩写）		用途及特点	上市 年份
核苷类逆转录酶抑制剂（NRTI）	齐多夫定 （Zidovudine，AZT）	首个 HIV 治疗药物，对早期艾滋病和艾滋病相关综合征有临床疗效，但毒副作用较大，主要是骨髓抑制和贫血	1987
	扎西他滨 （Zalcitabine）	用于治疗 AZT 无耐受性或无疗效的 HIV 感染者，和 AZT 合并治疗晚期 HIV 感染	1992
	司坦夫定 （Stavudine）	用于不能耐受其他药物的晚期 HIV 感染成人，或晚期 HIV 感染成人及其他药物有禁忌的患者，被认为是 HIV 病的首选药物	1995
	阿巴卡韦 （Abacavir）	鸟嘌呤核苷类似物，与 AZT 和拉米夫定合用可有效抑制 HIV 复制，适用于其他核苷类逆转录酶抑制剂治疗无效和不能忍受 HIV 蛋白酶抑制剂的患者	1999
	替诺福韦 （Tenofovir）	替诺福韦为前体药物，口服生物利用度高，活性增强 4~5 倍，用于 HIV 感染患者的初次和辅助治疗	2001

通用药名 （英文名、缩写）		用途及特点	上市 年份
非核苷类 逆转录酶 抑制剂 （NNRTI）	奈韦拉平 （Nevirapine）	本品适用于治疗 HIV-Ⅰ 感染，单用易产生耐药性，应与其他抗 HIV-Ⅰ 药物联合用药	1996
	依法韦仑 （Efavirenz）	本品适用于与其他抗病毒药物联合治疗 HIV-Ⅰ 感染的成人、青少年及儿童	1998
	地拉韦啶 （Delavirdine）	其他患者对先前的抗逆转录病毒药物治疗反应不佳时，将本药用于联合治疗有效	1999
	利匹韦林 （Rilpivirine）	临床上与其他非核苷类逆转录酶抑制剂联合使用，主要用于无 HIV 感染史的 HIV-Ⅰ 成年感染者	2011
蛋白酶抑制剂 （PI）	沙奎那韦 （Saquinavir）	抗 HIV 活性强，对 HIV-Ⅰ、HIV-Ⅱ 和 AZT 产生耐药性的 HIV-Ⅰ 均具有较强的活性，在临床上与核苷类逆转录酶抑制剂联合使用，用于治疗晚期 HIV 感染	1995
	茚地那韦 （Indinavir）	口服生物利用度良好，与核苷类逆转录酶抑制剂合用用于治疗 HIV 感染晚期或进行性免疫缺陷患者，可与食物同服，是最常用的蛋白酶抑制剂	1996
	奈非那韦 （Nelfinavir）	应用广泛且安全性好，活性很强，耐受性好	1997
整合酶抑制剂 （IN）	拉替拉韦 （Raltegravir）	抗 HIV 能力强，拉替拉韦联用其他抗逆转录病毒药物的疗效，与依法韦仑联用其他抗 HIV 药物相似	2008
	艾维雷韦 （Elvitegravir）	第一个喹诺酮类的抗艾滋病药物，主要用于 HIV-Ⅰ 病毒感染的成年患者，未接受过抗逆转录病毒药物治疗	2012
融合酶抑制剂 （FI）	恩夫韦地 （Enfuvirtide）	本品可与病毒包膜糖蛋白的 gp41 亚单位上的第一个七次重复序列（HRl）相结合，以阻止病毒与细胞膜融合所引起的构象改变	2003

一、逆转录酶抑制剂（Reverse Transcriptase Inhibitors）

逆转录酶是艾滋病病毒复制过程中的一个重要酶，在人类细胞中无此酶存在，而在动物的研究过程中发现对该酶具有抑制作用的抑制剂，从而使研究以逆转录酶为作用靶点的抗艾滋病药物成为可能，逆转录酶抑制剂药物主要分为核苷类和非核苷类。

1. 核苷类逆转录酶抑制剂（Nucleoside Reverse Transcriptase Inhibitors, NRTIs）

在发现对逆转录酶有抑制作用的药物以后，人们即着手对已有的核苷类化合物进行研究，希望找到对逆转录酶有抑制作用的化合物。其中发现 3′-叠氮基-3′-脱氧胸腺嘧啶核苷（齐多夫定，AZT）体外对 HIV-Ⅰ 有抑制作用。随后用于艾滋病患者的治疗，成为美国 FDA 批准的第一个用于艾滋病及其相关症状治疗的药物。

齐多夫定（Zidovudine, AZT）

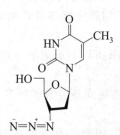

- 针状结晶，无臭；
- mp 124℃；
- 易溶于乙醇，难溶于水，遇光分解。

化学名为 3'-叠氮基-3'-脱氧胸苷（3'-azido-3'-deoxythymidine），又名叠氮胸苷。

AZT 由于结构的 3'位是叠氮基团，而不是羟基，掺入 DNA 中后，阻止 3',5'-双磷酸酯键的形成，引起 DNA 键断裂。

当齐多夫定进入 HIV 感染的细胞内，先由宿主细胞内的胸苷激酶（Thymidine Kinase）、胸苷酸激酶（Thymidylate Kinase）及核苷二磷酸激酶（Nucleoside Diphosphate Kinase）磷酸化，生成 5'-磷酸化 AZT（AZTTP）。

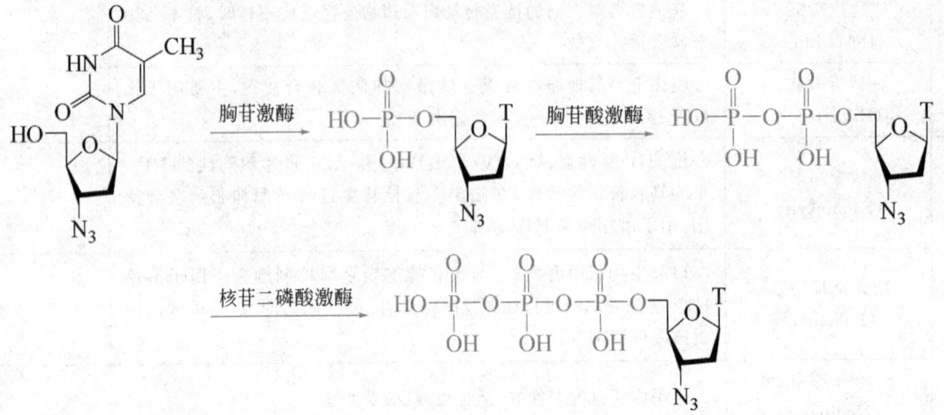

(AZTTP)

生成的 AZTTP 可竞争性抑制病毒逆转录酶对三磷酸胸苷（TTP）的利用，用 AZTTP 代替 TTP 合成 DNA，使 DNA 链中止增长而阻碍病毒繁殖。因为 AZTTP 对病毒逆转录酶的亲和性比对正常细胞 DNA 聚合酶强约 100 倍，因此显示高选择性的抗病毒作用。另外，由一磷酸 AZT 转化成二磷酸的形式时，是转化中的限速步骤，所以细胞内一磷酸 AZT 的浓度很高。一磷酸 AZT 可竞争性抑制细胞内胸苷激酶的作用，造成细胞内 TTP 含量减少，这可增加 AZT 的抗艾滋病作用及细胞毒性。

齐多夫定除对艾滋病毒有作用外，对人 T 细胞性 I 型病毒和 Epstein-Baar 病毒也有效，但对其他病毒无效。本品主要用于治疗艾滋病及重症艾滋病相关综合征。

齐多夫定的合成是由脱氧胸腺嘧啶核苷为起始原料，与 2-氯-1,1,2-三氟三乙胺反应，得到环状化合物，再和叠氮化锂反应制得 AZT。

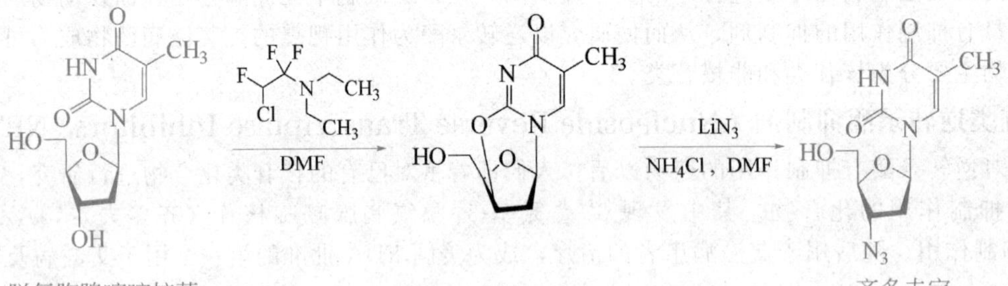

脱氧胸腺嘧啶核苷   齐多夫定

本品吸收很快，口服生物利用度为 60%～70%，进入体内后，经肝脏首过代谢后，快速和葡萄糖醛酸轭合生成 5'-氧葡糖醛酸苷（5'-O-Glucuronide）代谢物，此代谢物的血浆清除半衰期与 AZT 相似，但没有抗 HIV 作用。另一个代谢产物为 3'-氨基-2',3'-双脱氧胸腺嘧啶核苷，而血浆中浓度很低，可能与骨髓抑制毒性有关。

齐多夫定的主要毒性为骨髓抑制，表现为贫血，因此用药后的患者有 30%～40%出现严重贫血和粒细胞减少症状，需定期进行输血。

齐多夫定的发现引起人们极大的兴趣去重新评价已合成的或新合成的核苷类化合物对艾滋病逆转录酶的抑制作用，发现并上市了一些新的药物。

扎西他滨（Zalcitabine，ddC），其作用机理与齐多夫定相似，在细胞内转化为有活性的三磷酸代谢物，从而竞争性抑制逆转录酶活性，并可能中止病毒 DNA 的延长。本品和齐多夫定联用时，有加合和协同的抗病毒作用。通常本品与齐多夫定替换使用或联合使用，可有效抑制病毒的复制和疾病的发展。其主要副作用是周围神经病变。

司坦夫定（Stavudine，d4T）为脱氧胸苷的脱水产物，引入 2′,3′-双键。本品对酸稳定，经口服吸收良好。其作用机制和 AZT、ddC 相似，进入细胞后，在 5′位逐步磷酸化，生成三磷酸酯，从而使 DNA 键断裂达到抑制逆转录酶活性。本品对 HIV-Ⅰ 和 HIV-Ⅱ 有同等抑制作用，对齐多夫定产生耐药性的 HIV-病毒株有抑制作用，但骨髓毒性比 AZT 低 10 倍以上。本品适用于对齐多夫定、扎西他滨等不能耐受或治疗无效的艾滋病及其相关综合征。

拉米夫定（Lamivudine，3TC）是双脱氧硫代胞苷化合物。有 β-D-（＋）-及 β-L-（－）-二种异构体，两种异构体都具有较强的抗 HIV-Ⅰ 的作用。但其 β-L-（－）-异构体对胞苷-脱氧胞苷脱氨酶的脱氨基作用有拮抗作用。其作用机制和齐多夫定相似，在细胞内生成三磷酸酯而发挥活性。3TC 对逆转录酶的亲和力大于人 DNA 聚合酶的亲和力，因而具有选择性作用。本品抗病毒作用强而持久，且能提高机体免疫机能。本品还具有抗乙型肝炎病毒的作用，口服吸收良好，生物利用度可达 72％～95％。临床上可单用或与 AZT 合用治疗病情恶化的晚期 HIV 感染患者。3TC 的骨髓抑制及周围神经毒性比其他几个核苷衍生物都要小，这可能与其对线粒体 DNA 聚合酶抑制作用很小有关。但 3TC 的 β-D-（＋）-异构体的骨髓毒性高出 β-L-（－）-异构体 10 倍。

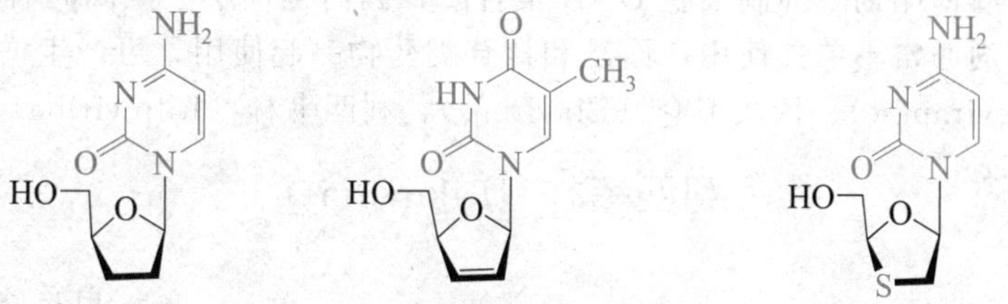

| 扎西他滨 | 司坦夫定 | 拉米夫定 |

去羟肌苷（Didanosine，ddI）是嘌呤核苷类衍生物，进入体内后首先被转变成 5′-单磷酸酯的形式，然后在腺嘌呤琥珀酸酯合成酶和裂解酶的作用下生成二脱氧腺苷（Dideoxyadenosine，DDA）的 5′-单磷酸酯，再在体内磷酸化酶的作用下生成 DDA 的三磷酸酯，DDA 的三磷酸酯在逆转录酶的作用下掺入到初生 HIV 病毒的 DNA 中，中止前病毒 DNA 的延长而发挥作用。在临床上主要用于治疗那些不能耐受 AZT 或对 AZT 治疗无效的晚期 HIV 感染的患者。

阿巴卡韦（Abacavir）常用其硫酸盐，临床上和其他药物，如 AZT，3TC，d4T 等，一起合用有很好的协同作用，用于治疗 HIV 感染的患者。阿巴卡韦口服吸收好（＞75％），能穿过血脑屏障（BBB）进入脑部和脊髓液，而这些部位正是病毒常在的隐蔽所和病毒重要的复制储存器，这意味着本品可以到达通常抗 HIV 药物所不能到达的地方从而更有效地抑制 HIV 病毒。未发现有药物药物的相互作用。本品的主要副作用有头痛、恶心、呕吐、不适和皮疹。

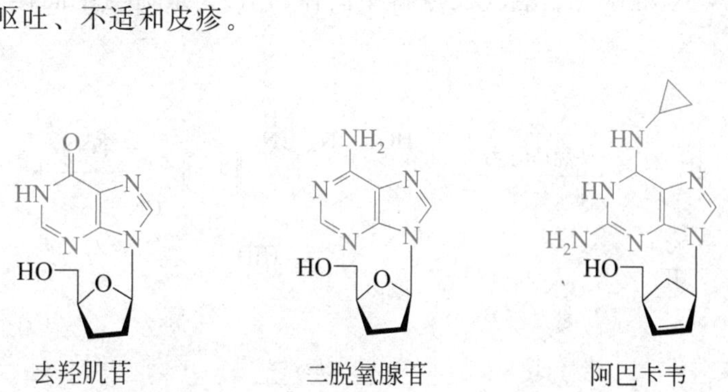

| 去羟肌苷 | 二脱氧腺苷 | 阿巴卡韦 |

核苷类抗艾滋病药物的构效关系如下图所示。

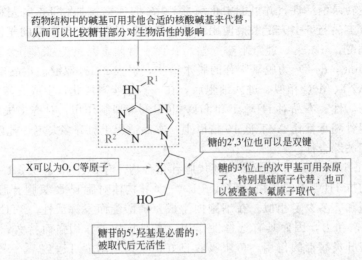

药物结构中的碱基可用其他合适的核酸碱基来代替，从而可以比较糖苷部分对生物活性的影响

X可以为O, C等原子

糖的2′,3′位也可以是双键

糖的3′位上的次甲基可用杂原子，特别是硫原子代替；也可以被叠氮、氟原子取代

糖苷的5′-羟基是必需的，被取代后无活性

2. 非核苷类逆转录酶抑制剂（Non-Nucleoside Reverse Transcriptase Inhibitors, NNRTIs)

非核苷类逆转录酶抑制剂的作用机制与齐多夫定等核苷类逆转录酶抑制剂不同。它们不需要磷酸化活化，直接与病毒逆转录酶催化活性部位的 P_{66} 疏水区结合，使酶蛋白构象改变而失活从而抑制 HIV-Ⅰ 的复制。非核苷类逆转录酶抑制剂不抑制细胞 DNA 聚合酶，因而毒性小。但同时容易产生耐药性。临床上非核苷类逆转录酶抑制剂通常不单独使用，而是和核苷类药物一起使用，可产生增效作用。已经上市的主要品种有奈韦拉平（Nevirapine）、依法韦仑（Efavirenz）、利匹韦林（Rilpivirine）等。

利匹韦林 （Rilpivirine）

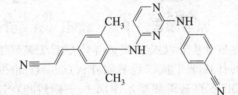

◆ 白色至淡白色粉末；
◆ mp 245℃；
◆ 不溶于水，溶于有机溶剂。

化学名为 4-{[4-({4-[(E)-2-氰基乙烯基]-2,6-二甲基苯基}氨基)嘧啶-2-基]氨基}苯腈{4-{[4-({4-[(E)-2-cyanovinyl]-2,6-dimethyl phenyl}amino)pyrimidin-2-yl]amino}benzonitrile}。

利匹韦林是一类二芳基嘧啶类抗艾滋病药物，具有易合成、抗病毒活性强、口服生物利用度高、安全性好等特点。

本品的合成以卤代苯胺和丙烯腈为原料，经 Heck 反应、成盐得中间体（Ⅴ）；以 2-甲硫基嘧啶-4-醇和 4-氨基苯腈为原料，经 N-烃基化、氯代反应得中间体（Ⅵ），最后与中间体（Ⅴ）烃基化得到利匹韦林。

临床上利匹韦林与其他非核苷类逆转录酶抑制剂联合使用，主要用于无 HIV 治疗史的 HIV-I 成年感染者。利匹韦林并不能治愈 HIV 感染，患者必须坚持连续的 HIV 药物治疗来控制 HIV 感染并减少 HIV 相关疾病的发生。与依法韦仑相比，利匹韦林对广谱的 NNRTI 耐药病毒（包括对依法韦仑耐受的病毒）更为有效。该药物最常见的不良反应包括抑郁症、失眠、头痛和皮疹等。

奈韦拉平（Nevirapine）是专一性的 HIV-I 逆转录酶抑制剂。与核苷类抑制剂不同，本品进入细胞后，不需通过磷酸化来激活。研究结果表明，奈韦拉平可与逆转录酶的非底物结合部位结合，从而抑制逆转录酶的活性。奈韦拉平仅可抑制 HIV 病毒的逆转录酶活性，对其他的逆转录酶无作用。

依法韦仑（Efavirenz）是野生型和耐药变异型 HIV-I 的有效抑制剂，和茚地那韦（Indinavir）合用可显著增加 CD_4^+ 细胞的数量和减少 HIV-RNA 的量。在临床上依法韦仑每天只需服用一次，可作为茚地那韦的替代药物，与 AZT 和 3TC 合用进行艾滋病鸡尾酒疗法，可降低鸡尾酒疗法的副作用，减少患者服药的数量，且价格便宜，对成年和儿童患者都可以使用。

奈韦拉平   依法韦仑

地拉韦啶（Delavirdine）是一个以吲哚为骨架的抗 HIV 活性的药物，近年来越来越多的文献报道吲哚骨架在抗 HIV 测试中具有非常好的潜在生物活性，且部分化合物的 IC_{50} 低至 nmol/L 水平，如 Indolylarylsulfone（IAS，$IC_{50}=2nmol/L$）和 Aryl-Phospho-Indoles（API，$IC_{50}=0.1nmol/L$）等。

地拉韦啶   IAS   API

二、HIV 蛋白酶抑制剂（HIV Protease Inhibitors, PIs）

HIV 蛋白酶是 HIV 基因产生的一种非常特异的酶，属天冬氨酸蛋白酶类。其作用是将 *gag* 基因和 *gag-pol* 基因表达产生的多聚蛋白裂解，变成各种有活性的病毒结构和酶。此过程在 HIV 病毒的成熟和复制过程中起到非常关键的作用。研究结果表明抑制该酶的活性会产生无感染能力的未成熟的子代病毒，从而阻止病毒进一步感染的进行。

HIV 蛋白酶为含有 99 个氨基酸残基的同源二聚体，其中 Asp^{25} 和 $Asp^{25'}$ 的羧基参与底物蛋白肽键的裂解过程。在催化过程中，作为底物的多聚蛋白与蛋白酶的 Gly^{27} 和 $Gly^{27'}$ 的羰基形成一对氢键，Ile^{50} 和 $Ile^{50'}$ 与水分子中的氧原子形成氢键，水分子的两个氢原子与底物的羰基形成另一对氢键。当酶的底物肽键被水解时，被剪切的酰胺的羰基由 sp^2 杂化的平面转变成偕二醇的 sp^3 四面体构型的过渡态，而形成的偕二醇的羟基与 Asp^{25} 和 $Asp^{25'}$ 形成一对氢键（图 20-6）。

HIV 蛋白酶抑制剂大多是基于这种过渡态而设计的，被剪切的羰基碳原子用 sp^3 杂化的含羟基的碳原子取代。HIV 蛋白酶抑制剂大致有三大类型：①最初的肽类抑制剂；②拟肽类抑制剂；③非肽类抑制剂。HIV 蛋白酶抑制剂的研究过程是由生物活性的肽类经结构修饰形成拟肽类似物，到结构简化形成非

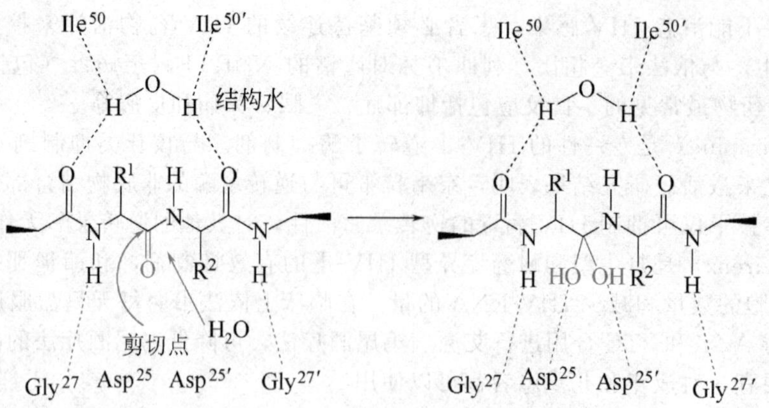

图 20-6　HIV 蛋白酶水解病毒蛋白的示意图

肽化合物的过程，对新药的设计具有较好的借鉴作用。

1. 肽类抑制剂

肽类 HIV 蛋白酶抑制剂是在原有底物肽的基础上用 β-羟基酸、羟乙基或羟乙胺基代替原有结构中被剪切位置的二肽，这样含有羟基的 sp^3 杂化碳原子很好地模拟了蛋白酶催化肽水解的过渡态。例如，AG1002 能很好地与 HIV 蛋白酶相结合，结构中 β-羟基酸的羟基和酶活性位点的天冬氨酸（Asp^{25} 和 $Asp^{25'}$）形成氢键相互作用。AG1002 对 HIV 蛋白酶的结合常数 $K_i = 0.55\mu mol/L$。

其他肽类抑制剂还有将肽的酰胺键还原为亚甲胺基得到的 MVT101（$K_i = 0.78\mu mol/L$）、含有羟乙基结构的 U-85548e（$K_i < 1nmol/L$）和含有羟乙胺基结构的 JG-365（$K_i = 0.66nmol/L$）。

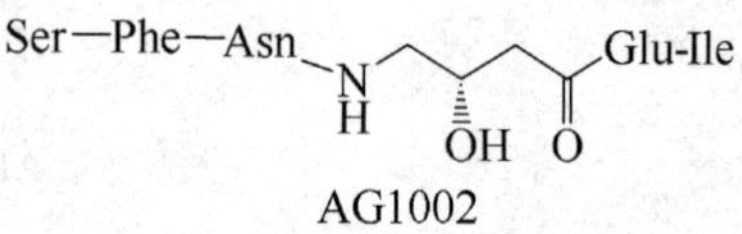

AG1002

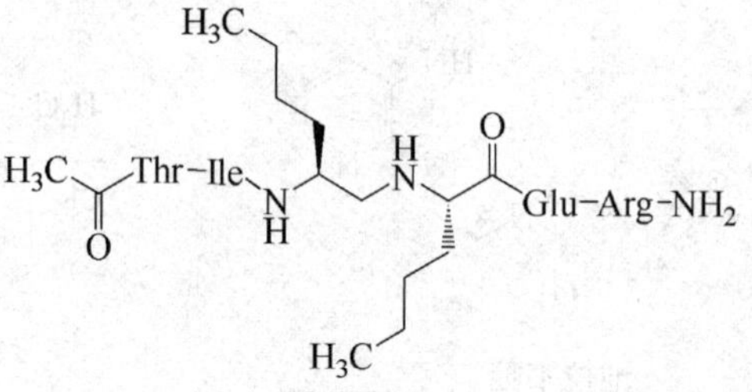

MVT101

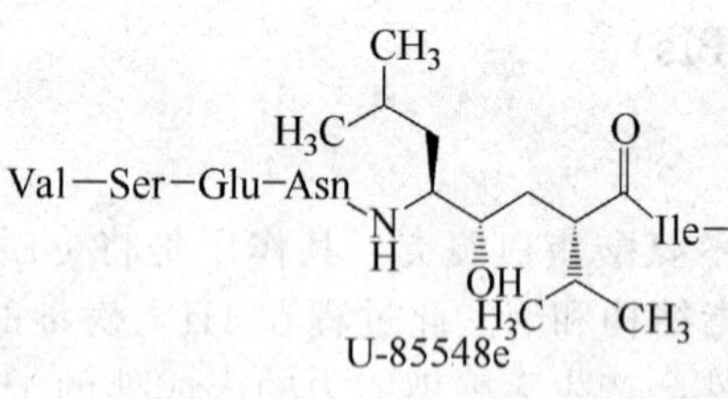

U-85548e

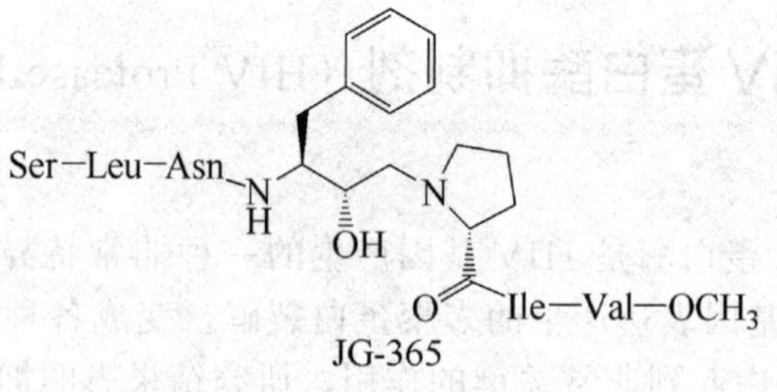

JG-365

2. 拟肽类抑制剂

拟肽类抑制剂是最大的一组 HIV 蛋白酶抑制剂。在这类抑制剂中仍采用与蛋白酶水解肽类化合物类似的过渡态形式得到的化合物，但在侧链上至少保留一个天然氨基酸。

在对肽类 HIV 蛋白酶抑制剂 JG-365 研究的过程中，用其中的活性基团 Phe[CH(OH)CH$_2$N]Pro 作为化合物设计的主要部位，通过结构修饰和优化，用哌啶和十氢异喹啉代替脯氨酸，并在 C 端引入 NH-t-Bu，找到一个类似肽的化合物沙奎那韦（Saquinavir），成为世界上第一个 HIV 蛋白酶抑制剂药物，开辟了研制抗 HIV 一类新药的新途径。

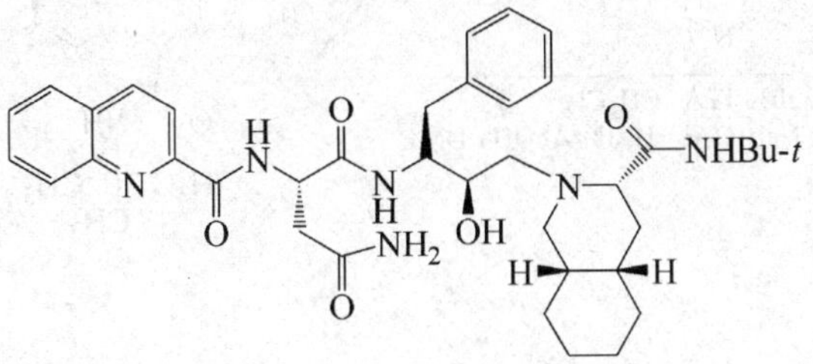

◆ 白色结晶固体；
◆ $[\alpha]_D^{20} = -55.9$（$c = 0.5$，甲醇）；
◆ 微溶于水。

化学名为 (2S)-N-[(2S,3R)-4-[(3S,4aS,8aS)-3-(叔丁基氨甲酰基)十氢异喹啉-2-基]-3-羟基-1-苯丁烷-2-基]-2-[(喹啉-2-基)甲酰氨基]丁二酰胺 {(2S)-N-[(2S,3R)-4-[(3S,4aS,8aS)-3-(*tert*-butylcarbamoyl)decahydroisoquinolin-2-yl]-3-hydroxy-1-phenylbutan-2-yl]-2-[(quinolin-2-yl)formamido]butanediamide}。

沙奎那韦是第一个上市的 HIV-Ⅰ蛋白酶抑制剂。与核苷类逆转录酶抑制剂联合使用治疗晚期 HIV 感染。沙奎那韦的口服吸收效果良好，生物利用度明显提高，与利托那韦联用效果良好。

沙奎那韦对 HIV 蛋白酶的抑制常数为 0.9nmol/L，体外抗病毒的 IC_{50} 值为 0.020μmol/L。由于 HIV 蛋白酶与人蛋白酶的差异很大，沙奎那韦直接抑制 HIV 蛋白酶活性而抑制病毒的复制，所以沙奎那韦毒性较小。沙奎那韦单独使用时其作用与 AZT 类似，与 AZT 合用时效果更好。对曾长期使用 AZT 治疗及未经 AZT 治疗的晚期 HIV 感染的患者临床效果显著。

茚地那韦为一种羟基氨基戊烷酰胺类 HIV-Ⅰ蛋白酶抑制剂，是目前最为常用的抗 HIV 蛋白酶抑制剂药物，具有极好的口服生物利用度。可以与逆转录酶抑制剂联合使用治疗成人的 HIV 感染，单独应用治疗临床上不适宜用核苷或非核苷类逆转录酶抑制剂治疗的成年患者。

茚地那韦（Indinavir）

◆ 白色结晶固体；
◆ mp 167.5～168℃；
◆ $[\alpha]_D^{20} = +24.1°$（$c = 0.0133$，$CHCl_3$）。

化学名为 (2S)-1-[(2S,4R)-4-苄基-2-羟基-4-{[(1S,2R)-2-羟基-2,3-二氢-1H-茚-1-基]氨甲酰基}丁基]-N-叔丁基-4-(吡啶-3-基甲基)哌嗪-2-甲酰胺 {(2S)-1-[(2S,4R)-4-benzyl-2-hydroxy-4-{[(1S,2R)-2-hydroxy-2,3-dihydro-1H-inden-1-yl]carbamoyl}butyl]-N-*tert*-butyl-4-(pyridin-3-ylmethyl)piperazine-2-carboxamide}。

茚地那韦的合成可以通过将其分子分解成氨基茚醇、羟乙基和吡啶甲基三部分，采用固相合成的策略来完成，如下图所示。

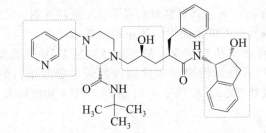

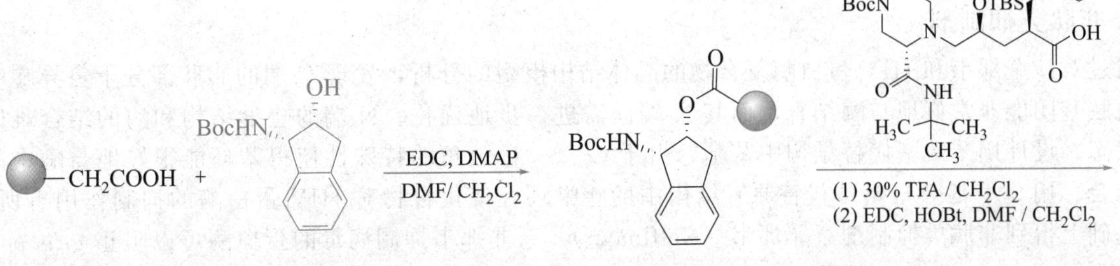

茚地那韦

安普那韦   奈非那韦   XM-412

茚地那韦对 HIV-I 和 HIV-II 的蛋白酶具有强大的竞争性抑制作用,其 K_i 值分别为 $0.36 \sim 0.52\text{nmol/L}$ 和 3.3nmol/L,而对其他蛋白酶如人血浆血管紧张肽原酶、人组织蛋白酶 D、猪胃蛋白酶和牛凝乳酶等没有抑制作用。本品与蛋白酶的活性部位可逆结合,发挥竞争性抑制效应,从而阻止病毒前体多聚蛋白的分裂并干扰新的病毒颗粒的成熟,延迟了 HIV 在细胞间的蔓延,进而阻止新的感染病灶的发生。本品与非核蛋白逆转录酶抑制剂联用可产生协同作用。

茚地那韦在市场上用药的主要形式是硫酸茚地那韦(Indinavir Sulfate)胶囊,可以从无水乙醇中结晶,熔点为 $150 \sim 153℃$,本品为乳白色硬胶囊,内容物白色颗粒和粉末。

在有些患者中,茚地那韦对病毒 RNA 水平抑制的能力有所下降,但 CD4 细胞计数仍经常维持在高于治疗前水平。对病毒 RNA 抑制能力的丧失与体内易感病毒被耐药变异株取代有关。HIV 蛋白酶耐药性的发生与病毒基因组突变的累计作用有关,病毒基因组的突变导致病毒蛋白酶的氨基酸被替换。当用低于推荐剂量 2.4 g/天的茚地那韦开始治疗时,更易观察到对病毒 RNA 复制抑制力的降低。因此,应以茚地那韦推荐剂量开始治疗,以增加对病毒复制的抑制能力,防止耐药株的产生。

安普那韦(Amprenavir)结构中含有对氨基苯磺酰胺基,通过抑制 HIV 病毒编码的蛋白酶发挥作用,对病毒编码的天冬氨酸蛋白酶具有特异性,能抑制病毒编码的天冬氨酸蛋白酶,从而阻断 *gag* 和 *gag* 包膜多聚蛋白的加工,导致病毒无法处理 *gag* 和 *gag-pol*,从而产生无功能病毒,达到控制艾滋病的目的。

3. 非肽类抑制剂

通过对沙奎那韦和 HIV 蛋白酶复合物的晶体结构模型的分析,发现 C 端的非肽部分十氢异喹啉和叔丁基酰胺基团能非常好地与酶结合,而其 N 端尚需进一步地优化。N 端的喹啉结构和酶的结合难以达到理想状态。设计用苯巯基代替结构中苯基,由于 C—S—C 键角的特殊性使得苯环能很好地与酶中的疏水口袋结合。用 2-甲基-3-羟基苯代替原有结构中的喹啉环,使化合物对 HIV 蛋白酶的抑制作用有所增加,在此基础上得到非肽类抑制剂奈非那韦(Nelfinavir)。奈非那韦抑制病毒的蛋白酶可以阻止 *gag-pol* 聚合蛋白的裂解,从而产生未成熟、非感染性的病毒。本品对 HIV-Ⅰ有良好的抑制作用,治疗后可使 HIV 感染者体内 HIV-RNA 水平下降和 CD4 细胞计数升高。本品和逆转录酶抑制剂合用时产生相加至增效的作用。奈非那韦对 HIV 蛋白酶的抑制常数为 1.9nmol/L,抗病毒活性的 IC_{50} 为 60nmol/L。

根据 HIV 蛋白酶与底物结合时的过渡态,通过从头设计（*de novo*）方法得到环脲的非肽类抑制剂。根据过渡态偕二醇与 Asp^{25} 和 $Asp^{25'}$ 形成氢键,利用羰基氧模拟结构水的特征,如化合物 XM-412。

三、整合酶抑制剂（Intergrase Inhibitors）

整合酶（Integrase）是帮助逆转录病毒把携带病毒遗传信息的 DNA 整合到宿主的 DNA 的酶,通常由病毒自身携带,并且不存在于宿主细胞。HIV-Ⅰ整合酶是逆转录病毒复制的必需酶,它催化病毒 DNA 与宿主染色体 DNA 的整合,而且在人类细胞中没有类似物,因此成为治疗艾滋病的富有吸引力和合理的靶标。为了开展以整合酶蛋白为靶点的抑制剂筛选,构建 HIV-Ⅰ整合酶重组质粒,目前在原核细胞中可以对其进行可溶性表达和功能研究。通过重叠 PCR 技术引入 F185K 和 C280S 突变于 HIV-Ⅰ B 亚型标准株的整合酶 cDNA 片段中,PCR 扩增片段克隆到 pET-28a（+）表达载体中,构建重组质粒,在 *E. coli* 中进行整合酶基因表达,SDS-PAGE 鉴定表达产物,亲和层析纯化蛋白,酶联免疫吸附实验方法测定整合酶的生物学活性。结果显示构建的重组质粒获得高效稳定的可溶性表达,ELISA 实验证实该蛋白具有整合酶的 3′切割 DNA 和 5′链转移的活性。HIV-Ⅰ整合酶蛋白的可溶性表达和活性研究为建立以整合酶为靶点的抗 HIV 药物筛选平台打下了基础。

图 20-7 是 HIV 整合酶的晶体结构。整合酶是一个由三个结构域组成的 32kDa 的蛋白,如图所示分别为 NTD（*N*-末端结构域）、CCD（催化中心结构域）和 CTD（*C*-末端非特异性 DNA 结合结构域）。整合酶中这三个独特的结构域已经被测定,所有的结构表明整合酶是以二聚体或更高的聚合状态存在的。二聚体的稳定性是通过 NTD（29～35 残基）中单体的相互作用实现的。而在 CCD 中,α1 和 α5′以及 α1′和 α5 之间通过强烈的疏水作用和静电作用形成的螺旋有助于二聚体的稳定。

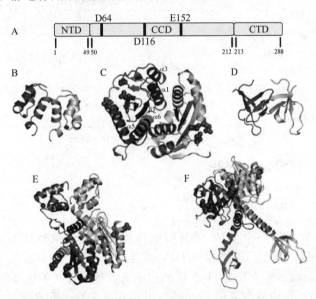

图 20-7　HIV 整合酶的晶体结构

整合酶的催化中心结构域显示,来自多核苷酸转移酶超家族的 RNase H、转移酶以及聚合酶具有相似的催化机理。对 HIV-Ⅰ整合酶来说,其催化机理的整合过程主要包括两个催化步骤:第一步是发生在细胞质中 3′-P 的水解反应;第二步是发生在细胞核中的酯交换反应。

HIV-Ⅰ整合酶在病毒感染宿主中起关键作用。艾维雷韦（Elvitegravir）是一类整合酶抑制剂,是由酮-烯醇酸类化合物发展而来,和拉替拉韦（Raltegravir）有同样的作用机理,是第一个喹诺酮类的抗艾滋病药物,由 Gilead Sciences 开发。本品具有良好的耐受性,可对病毒产生快速和持续的抑制作用。

艾维雷韦 （Elvitegravir）

◆ 白色粉末；
◆ mp 93~96℃。

化学名为 6-[(3-氯-2-氟-苯甲基)]-1-[(2S)-1-羟基-3-甲基丁烷-2-基]-7-甲氧基-4-氧代-1,4-二氢喹啉-3-羧酸{6-[(3-chloro-2-fluorobenzyl)methyl]-1-[(2S)-1-hydroxy-3-methylbutan-2-yl]-7-methoxy-4-oxoquin-oline-3-carboxylic acid}，又名埃替拉韦，埃替格韦。

艾维雷韦的化学合成从二氟苯甲酸开始，经碘代琥珀酰亚胺（NIS）碘代后，与氯化亚砜反应转化成酰氯，再通过与二甲氨基丙烯酸乙酯缩合反应、加成消除、关环反应和 Negishi 偶联以及水解和甲氧基化反应得到目标化合物艾维雷韦。

埃替格韦

拉替拉韦（Raltegravir）是第一个 HIV 整合酶链转移抑制剂。拉替拉韦通过抑制病毒复制所需的 HIV 整合酶减缓 HIV-Ⅰ感染的发生，能够阻止 HIV 病毒进入细胞。当拉替拉韦与其他抗 HIV 药物合用可减少血中 HIV 的数量，而增加称为 CD_4^+ T 细胞的白细胞数量，有助于抗其他感染。与利托那韦、依法韦仑、替拉那韦等药物的相互作用研究表明，本品与耐药病毒无交叉耐药性，并且与多种药物有协同作用。最常见的不良反应包括腹泻、恶心、头痛。

多替拉韦（Dolutegravir）是一种新型人类免疫缺陷病毒类型Ⅰ（HIV-Ⅰ）整合酶链转移抑制剂（INSTI），适用于和其他抗逆转录病毒药联用，为治疗成年和年龄 12 岁以上和体重至少 40kg 儿童中 HIV-Ⅰ感染。多替拉韦的钠盐是一种白色至淡黄色粉，略微溶于水。口服给药的 TIVICAY 膜包衣片含 52.6mg 多替拉韦钠盐，等同于 50mg 多替拉韦游离酸，和其他无活性成分。

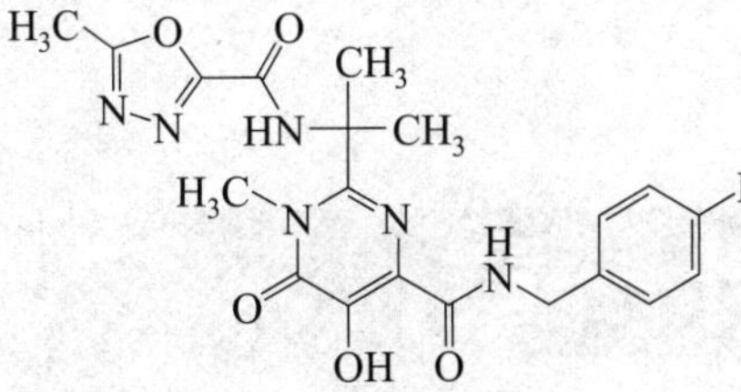

拉替拉韦

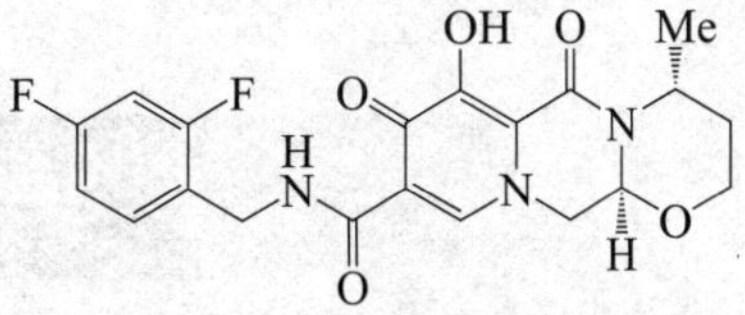

多普拉韦

选读文献

[1] Hayden F G. "Chapter 49. Antiviral Agents (Nonretroviral)", In: "Goodman & Gilman's The Pharmacological Basis of Therapeutics". 11th edition. Ed by Brunton L L, Lazo J S and Parker K L. New York: McGraw-Hill Medical Publishing Division, 2006.

[2] Flexner C. "Chapter 50. Antiretroviral Agents and Treatment of HIV Infection", In: "Goodman & Gilman's The Pharmacological Basis of Therapeutics". 11th edition. Ed by Brunton L L, Lazo J S and Parker K L. New York: McGraw-Hill Medical Publishing Division, 2006.

[3] Chevonne Reynolds, Charles B. de Koning, Stephen C. Pelly, Willem A. L. van Otterlo and Moira L. Bode. In search of a treatment for HIV—current therapies and the role of non-nucleoside reverse transcriptase inhibitors (NNRTIs). *Chem. Soc. Rev.*, 2012, 41 (13): 4657~4670.

[4] Roberto Di Santo. Inhibiting the HIV Integration Process: Past, Present, and the Future. *J. Med. Chem.*, 2014, 57 (3): 539~566.

（武汉大学药学院　周海兵）

随堂测试

第二十一章

抗肿瘤药物

（Anticancer Drugs）

恶性肿瘤是一种严重威胁人类健康的常见病和多发病。肿瘤的治疗方法有手术治疗、放射治疗、药物治疗（化学治疗）、生物治疗，但在很大程度上仍是以化学治疗为主。

抗肿瘤药物是指抗恶性肿瘤的药物，又称抗癌药。自 20 世纪 40 年代发现氮芥（Nitrogen Mustard）可用于治疗恶性淋巴瘤后，几十年来抗肿瘤药物研发已经有了很大的进展，特别是近二十多年来，随着分子生物学、基因组学、细胞生物学、分子药理学和分子肿瘤学的发展，人们对肿瘤发生和发展的本质和病理机制有了更多的了解，抗癌药物的研究水平明显提高，相继产生了一批具有新颖化学结构或独特作用机制的药物。近年来，以肿瘤病理过程的各个关键环节和相关通路为目标发展新型的靶向抗癌药物，已经成为重要的发展方向。

肿瘤发病的因素有多种，主要分为两大类，即外源性因素和内源性因素。肿瘤发病的外源性因素主要指环境因素，包括化学致癌因素、物理致癌因素以及生物致癌因素。肿瘤发病的内源性因素复杂多样，主要包括遗传因素、信号转导异常、细胞周期调控异常、免疫功能的影响、内分泌紊乱以及精神因素等。

根据目前临床上使用的抗肿瘤药物作用原理大致将其可以分为四类：①直接作用于 DNA，破坏其结构和功能的药物；②干扰 DNA 合成的药物；③作用于结构蛋白的药物；④肿瘤信号通路抑制剂。当然目前在研的抗肿瘤药物的类型远不止这些。

近年来，我国抗肿瘤药物的研究和生产都取得了很大的进展。从传统的中药寻找抗肿瘤有效成分，形成了我国研究抗肿瘤药物的特色。从海洋生物中寻找活性成分来预防和治疗肿瘤，越来越引起人们的重视。

第一节　直接作用于 DNA 的药物

(Drugs Directly Acting on DNA)

这类药物主要通过直接和 DNA 相互作用，从而影响或破坏 DNA 的结构和功能，使 DNA 在细胞增殖过程中不能发挥作用。直接作用于 DNA 的抗肿瘤药物主要有烷化剂类、金属铂络合物、DNA 拓扑异构酶抑制剂等。

一、烷化剂 (Alkylating Agents)

烷化剂也称生物烷化剂，是抗肿瘤药物中使用得最早，也是非常重要的一类药物。这类药物在体内能形成缺电子活泼中间体或其他具有活泼亲电性基团的化合物，进而与生物大分子（主要是 DNA，也可以是 RNA 或某些重要的酶类）中含有富电子的基团（如氨基、巯基、羟基、羧基、磷酸基等）发生共价结合，使其丧失活性或使 DNA 分子发生断裂。

烷化剂属细胞毒类药物，在抑制和毒害增生活跃的肿瘤细胞的同时，对其他增生较快的正常细胞，如骨髓细胞、肠上皮细胞、毛发细胞和生殖细胞也同样产生抑制作用，因而会产生许多严重的副反应，如恶心、呕吐、骨髓抑制、脱发等。

按化学结构，烷化剂类抗肿瘤药物可分为氮芥类、氮丙啶类、甲磺酸酯类、亚硝基脲类等。

1. 氮芥类（Nitrogen Mustards）

氮芥类是 β-氯乙胺类化合物的总称，为最早开发的一类抗肿瘤药物。氮芥类药物的结构可以分为两部分：烷化剂部分和载体部分。烷化剂部分是抗肿瘤活性的功能基；载体部分可用以改善该类药物在体内的吸收、分布等药代动力学性质，提高选择性和抗肿瘤活性，也会影响药物的毒性。因此选用不同的载体对氮芥类药物的设计具有重要的意义。根据载体结构的不同，氮芥类药物又可分为脂肪氮芥、芳香氮芥、氨基酸及多肽氮芥和杂环氮芥等。

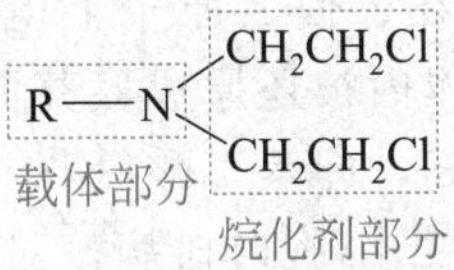

（1）氮芥类药物的作用机制 脂肪氮芥的氮原子的碱性比较强，在游离状态和生理 pH（pH＝7.4）时，易和 β 位的氯原子作用生成高度活泼的氮丙啶离子，为强亲电性的烷化剂，极易与细胞成分的亲核中心发生烷基化反应。脂肪氮芥的烷化历程是双分子亲核取代反应（S_N2），反应速率取决于烷化剂和亲核中心的浓度 ［图 21-1(a)］。脂肪氮芥属强烷化剂，对肿瘤细胞的杀伤能力也较大，抗瘤谱较广，但选择性比较差，毒性也较大。

通过某些方式使氮原子上的电子云密度降低，减弱氮原子的碱性，便可以降低药物的烷基化能力，从而使抗肿瘤活性降低，同时也会降低其毒性。如芳香氮芥由于氮原子的孤对电子和苯环产生共轭作用，进

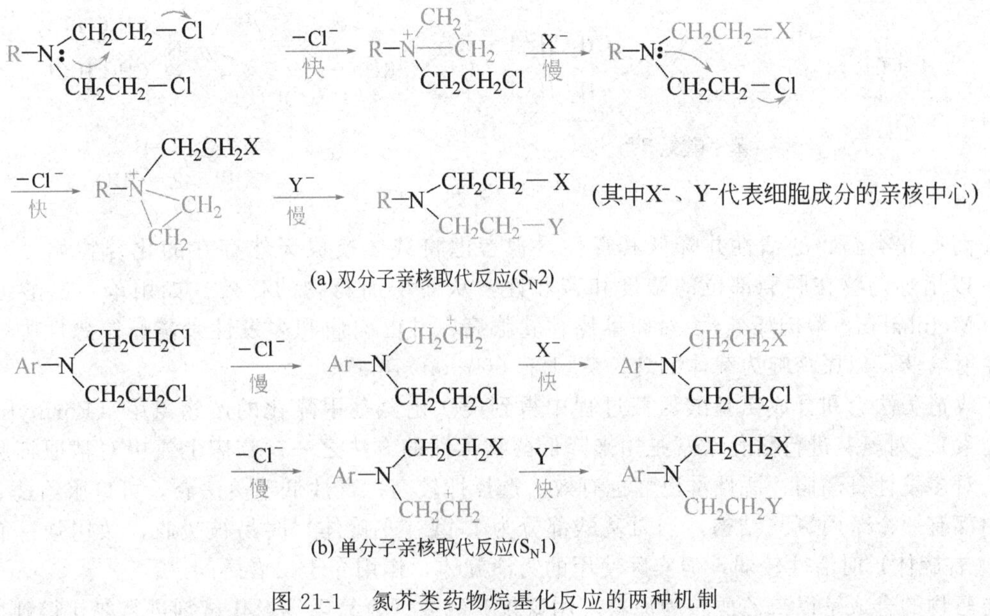

图 21-1 氮芥类药物烷基化反应的两种机制

而减弱了氮原子的碱性。同时，其作用机制也发生了改变，不像脂肪氮芥那样很快形成稳定的环状氮丙啶离子，而是失去氯原子形成碳正离子中间体，再与亲核中心作用，即其烷化历程一般为单分子亲核取代反应（S_N1），反应速率取决于烷化剂的浓度［图 21-1（b）］。

氮芥类药物及大多数烷化剂主要是通过和 DNA 上鸟嘌呤或胞嘧啶碱基发生烷基化反应，产生 DNA 链内、链间交联或 DNA-蛋白质交联而抑制 DNA 的合成，阻止细胞分裂（图 21-2）。

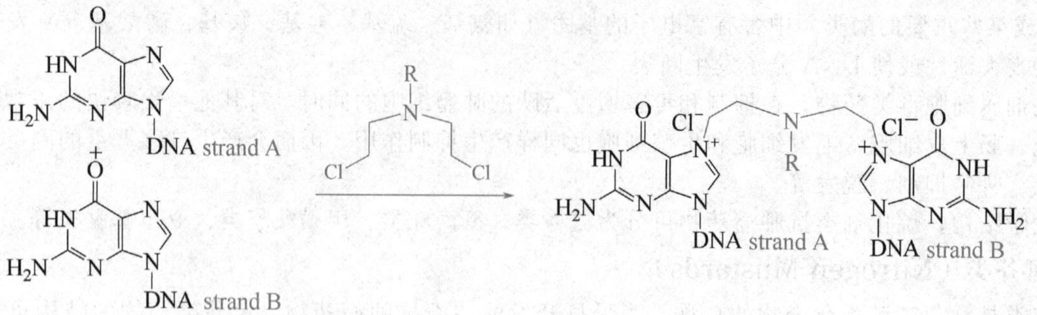

图 21-2　氮芥类药物与 DNA 上鸟嘌呤碱基发生烷基化作用的示意图

（2）氮芥类药物及其发展　盐酸氮芥（Chlorethamine Hydrochloride）是最早使用于临床的抗肿瘤药物，于 1949 年批准上市，用于治疗淋巴肉瘤和何杰金氏病，但其毒副作用较大，对淋巴组织有损伤作用。盐酸氧氮芥分子中 N→O 结构的存在，使氮原子上电子云密度降低，从而降低了其抗瘤活性，同时毒性也得到降低。事实上，氧氮芥在体内被还原成氮芥而起作用。芳香氮芥主要是芳基烷酸氮芥，当羧基和苯环之间碳原子数为 3 时效果最好，即苯丁酸氮芥（Chlorambucil；或瘤可宁，Leukeran），其于 1957 被批准上市，主要用于治疗慢性淋巴细胞白血病，对淋巴肉瘤、何杰金氏病、卵巢癌也有较好的疗效，临床上用其钠盐，水溶性好，易被胃肠道吸收，在体内迅速转化为游离的苯丁酸氮芥发挥作用。

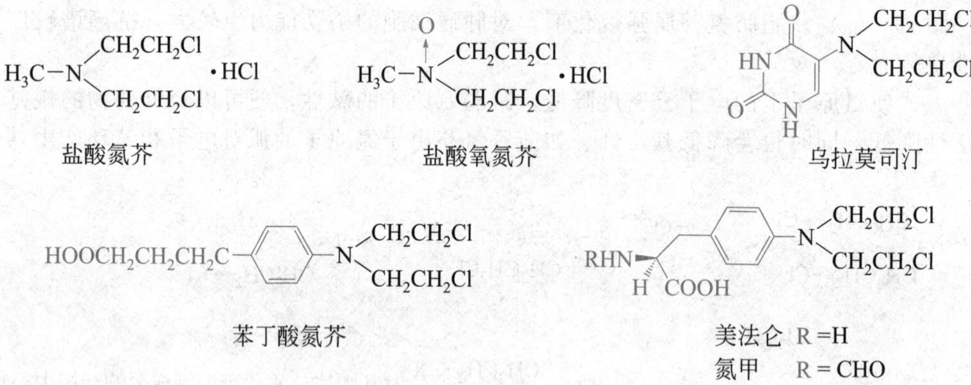

盐酸氮芥　　　　　　　盐酸氧氮芥　　　　　　　乌拉莫司汀

苯丁酸氮芥　　　　　　　美法仑　R =H
　　　　　　　　　　　　氮甲　R = CHO

为了提高氮芥类药物的活性并降低其毒性，曾考虑将载体换成天然存在的化合物如氨基酸、嘧啶等，这样可以增加药物在肿瘤部位的浓度和亲和性，从而增加药物的疗效。如用苯丙氨酸为载体发展的美法仑（Melphalan，溶肉瘤素），对卵巢癌、乳腺癌、淋巴肉瘤和多发性骨髓瘤等恶性肿瘤有较好的疗效，须注射给药；以尿嘧啶为载体的乌拉莫司汀（Uramustine）。

我国在改造美法仑和合成氨基酸氮芥过程中得到美法仑氨基甲酰化的产物氮甲（Formylmerphalan，甲酰溶肉瘤素）。对氨基进行酰化常常是用来降低药物毒性的方法之一。临床上氮甲对精原细胞瘤的疗效较为显著，对多发性骨髓瘤、恶性淋巴瘤也有效。选择性较高，毒性低于美法仑，可口服给药。氮甲和美法仑分子中都有一个苯丙氨酸结构，当氨基酸部分为 L-型（左旋体）时易被吸收，效用强，而氨基酸部分为 D-型（右旋体）时活性较弱，但实际使用的为消旋体，作用介于二者之间。

氮芥类药物的合成是以二乙醇胺为原料，用氯化亚砜或三氯氧磷等氯化试剂进行氯代得到。

环磷酰胺（Cyclophosphamide）

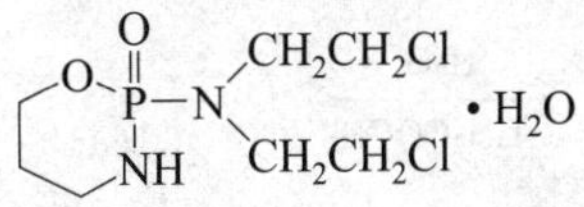

- 含一个结晶水时为白色结晶或结晶性粉末，失去结晶水后即液化；
- mp 48.5～52℃；
- 易溶于乙醇，可溶于水但溶解度不大；
- 水溶液不稳定，遇热更易分解。

化学名为 N,N-双-(2-氯乙基)四氢-2H-1,3,2-氧杂氮杂磷杂苯-2-胺-2-氧化物一水合物[N,N-bis(2-chloroethyl)tetrahydro-2H-1,3,2-oxazaphosphorin-2-amine 2-oxide monohydrate]。

环磷酰胺是肿瘤治疗中最为广泛使用的药物之一。其结构中含有一个吸电子的环状磷酰胺内酯。由于吸电子基团磷酰基的存在，使氮原子上的电子云密度得到分散，降低了氮原子的亲核性，也降低了氯原子的烷基化能力。

实际上，环磷酰胺是一种前体药物，其在体外几乎无抗肿瘤活性，进入体内经肝脏活化发挥作用。如图 21-3 所示，环磷酰胺在肝脏经代谢酶 CYP450 氧化生成活性代谢物 4-羟基环磷酰胺，通过互变异构与醛基磷酰胺存在平衡。二者在正常组织都可经酶促反应相应地转化为无毒的代谢物 4-酮基环磷酰胺及羧基磷酰胺，故对正常组织一般无影响。而在肿瘤组织中，因缺乏正常组织所具有的酶，不能进行上述转化。代谢物醛基磷酰胺性质上不稳定，经 β-消除（逆 Michael 加成反应）产生丙烯醛、磷酰氮芥（Phosphamide Mustard）及水解产物去甲氮芥（Demethyl Mustard）。这三者都是较强的烷化剂。其中磷酰氮芥上的游离磷酸羟基（$pK_a = 4.75$）在生理 pH 条件下解离成氧负离子，该负离子的电荷分散在磷酰胺的两个氧原子上，降低了磷酰基对氮原子的吸电子作用，从而使磷酰氮芥仍具有较强的烷基化能力。

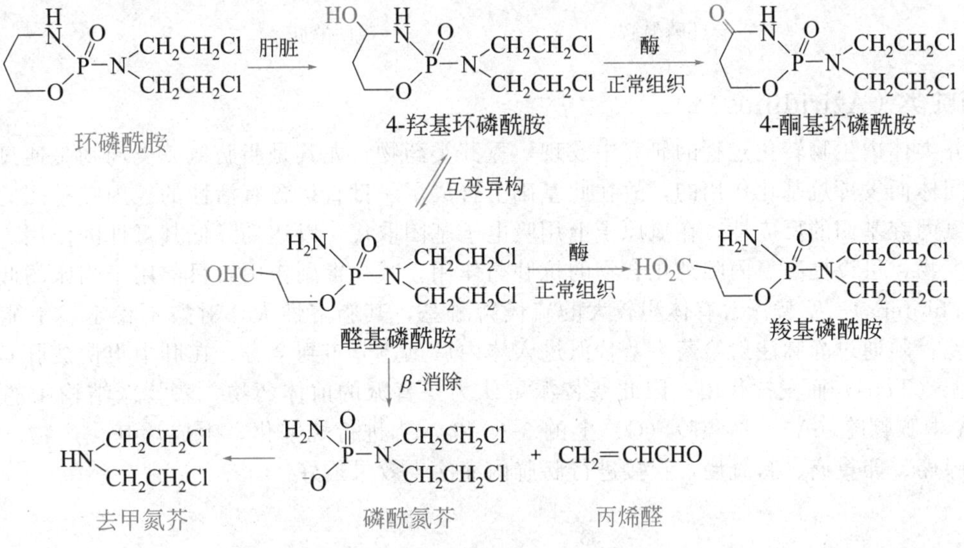

图 21-3 环磷酰胺的体内代谢过程

环磷酰胺的抗瘤谱较广，主要用于治疗恶性淋巴瘤、急性淋巴细胞白血病、多发性骨髓瘤、肺癌、神经母细胞瘤等，对乳腺癌、卵巢癌、鼻咽癌也有效。毒性比其他氮芥小，一些病人观察到有膀胱毒性，可能与代谢产物丙烯醛有关。

在环磷酰胺的合成中，是用过量的三氯氧磷与双(2-羟乙基)胺进行氯代和磷酰化，生成氮芥磷酰二氯，再和 3-氨基丙醇缩合即得。本品的无水物为油状物，在丙酮中和水生成-水合物而形成结晶析出。

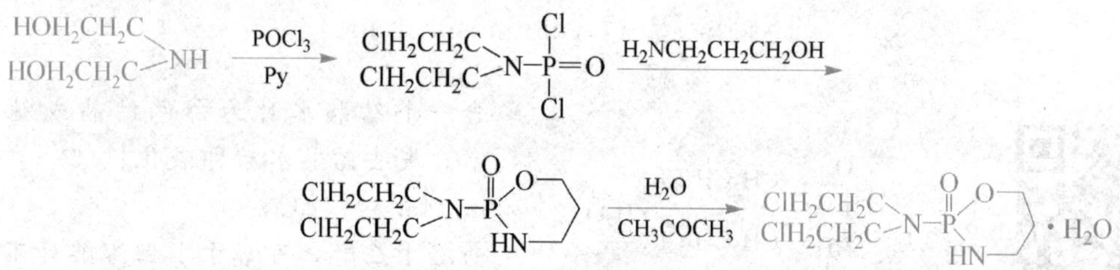

环磷酰胺的水溶液（2%）在 pH 为 4.0 ~ 6.0 时，磷酰胺基不稳定，加热时更易分解，而失去生物烷化作用。

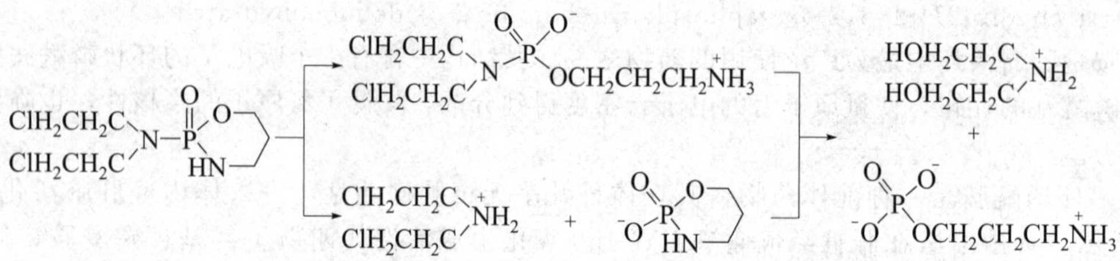

异环磷酰胺（Ifosfamide）和氯磷酰胺（Chlorophosphamide）是环磷酰胺的类似物，二者作用机制与环磷酰胺相似，均需在体内经酶在 4 位进行羟基化发挥作用。异环磷酰胺比环磷酰胺治疗指数高、毒性小，与其他烷化剂无交叉耐药性，临床用于乳腺癌、肺癌、恶性淋巴瘤、卵巢癌治疗。氯磷酰胺对何杰金氏病和慢性白血病疗效较好。

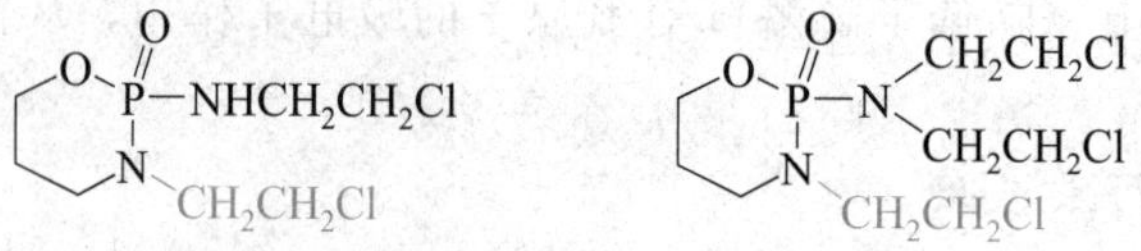

异环磷酰胺　　　　　　　氯磷酰胺

2. 氮丙啶类（Aziridines）

在对氮芥类体内生物转化过程的研究中发现，氮芥类药物，尤其是脂肪氮芥类药物是通过转变为氮丙啶类活性中间体而发挥烷基化作用的，故在此基础上合成了一批直接含有活性的氮丙啶基团的化合物。同时为了降低氮丙啶基团的反应性，在氮原子上用吸电子基团取代，以达到降低其毒性的作用。例如氮丙啶的磷酰胺衍生物，可以提高氮丙啶类化合物的抗肿瘤作用，减少毒副作用。目前用于临床的此类药物主要有塞替派（Thiotepa）。塞替派含有体积较大的硫代磷酰基，其脂溶性大，对酸不稳定，不能口服，在胃肠道吸收较差，须通过静脉注射给药。塞替派进入体内后迅速分布到全身，在肝中很快被肝 CYP450 酶系代谢生成替派（Tepa）而发挥作用，因此塞替派可认为是替派的前体药物。塞替派结构中的氮杂环丙基分别在 DNA 中腺嘌呤（A）、鸟嘌呤（G）上的 3-N 和 7-N 进行烷基化，生成烷基化产物。塞替派主要用于治疗乳腺癌、卵巢癌、膀胱癌，直接进行膀胱内灌注，效果最好。

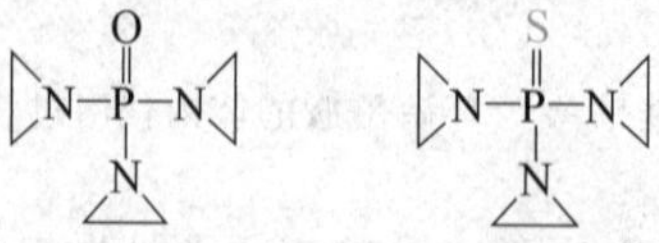

替派　　　　　　　塞替派

苯醌类化合物可干扰酶系统的氧化-还原过程，通过一个电子或两个电子的转移生成半醌和氢醌，而产生活性作用；还能抑制肿瘤细胞的有丝分裂。当苯醌连接到氮丙啶的氮原子上时，降低了氮原子的电子云密度，也降低了其毒性。如抗肿瘤抗生素丝裂霉素 C（Mitomycin C）。丝裂霉素 C 是从放线菌 *Streptomyces achromogenes* 培养液中分离出的一种抗生素。我国从放线菌 H27190 菌培养液中也分离出丝裂霉素。丝裂霉素 C 结构中含有三个抗癌活性基团：氢醌、氮丙啶和氨基甲酸酯。丝裂霉素 C 的抗肿瘤分子机制如图 21-4 所示，首先在体内酶的作用下，丝裂霉素分子中的醌被还原成氢醌 A，接着脱去一分子甲醇生成中间体 B，B 结构中的氮丙啶环开环生成半醌形式的双功能烷化剂 C。C 与 DNA 的鸟嘌呤和胞嘧啶碱基结合，导致产生 DNA 交联物 D，这种 DNA 交联既可发生在 DNA 链内，也可以发生在链间，从而抑制 DNA 的合成和功能。

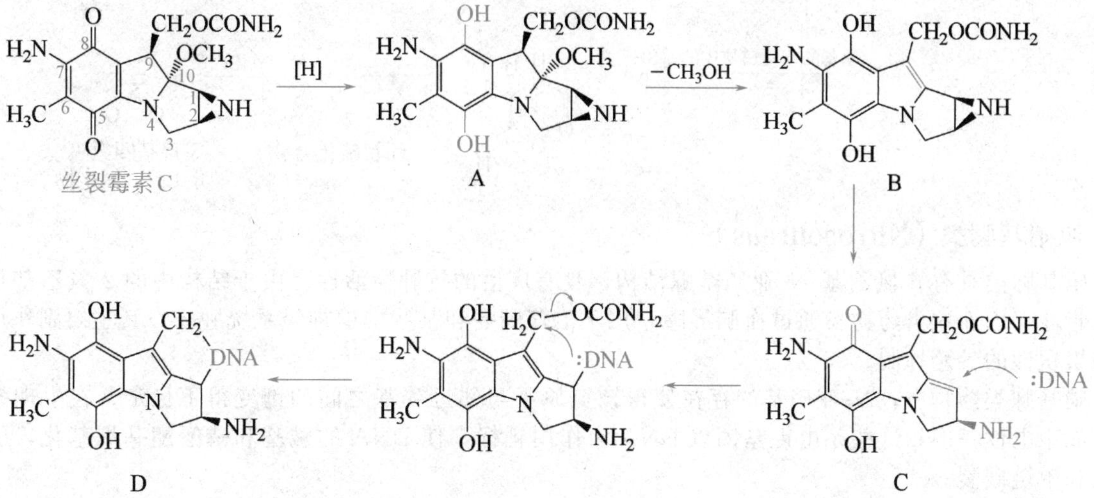

图 21-4　丝裂霉素 C 的抗肿瘤分子机制

丝裂霉素 C 及其衍生物的水溶液贮存时都不稳定。酸、碱或高温都能加速其分解。pH<7 时，丝裂霉素转变成 1-羟基-2,7-二氨基丝裂霉烯；pH>7 时，水解成 7-羟基丝裂霉烷。

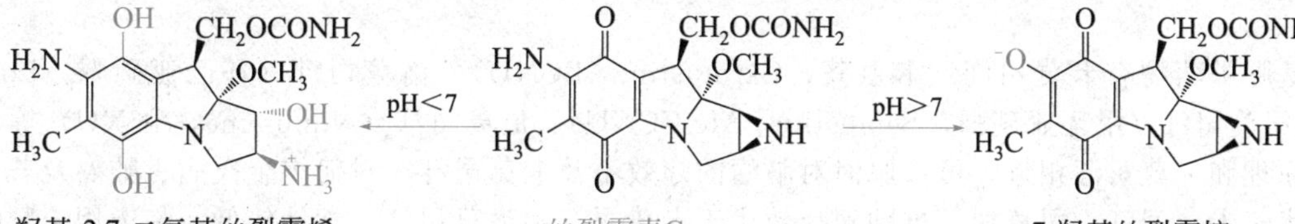

1-羟基-2,7-二氨基丝裂霉烯　　　　　　丝裂霉素 C　　　　　　　7-羟基丝裂霉烷

丝裂霉素 C 对各种腺癌有效，如胃癌、胰腺癌、直肠癌、乳腺癌等。某些头颈癌和骨髓性白血病，由于引起骨髓抑制的毒性反应，较少单独应用。通常与其他抗癌药合用，治疗胃的腺癌。

3. 甲磺酸酯类（Methyl Sulfonates）

从有机化学的角度来看，烷化剂和体内生物大分子之间的反应，其实质是亲核性的取代反应。烷化剂上有较好的离去基团，在和生物大分子反应时，或通过生成碳正离子的途径与生物大分子发生 S_N1 的反应；或通过直接和生物大分子按 S_N2 的方式进行烷基化。因此从此观点出发，凡是具有此类结构特征的有机化合物均有可能成为具有抗肿瘤作用的生物烷化剂。甲磺酸酯类药物属于这类非氮芥类烷化剂。

在有机合成中，甲磺酸酯基是较好的离去基团，可以使 C—O 键之间变得活泼，成为一个有用的烷基化反应试剂。基于对这一点的认识，在氮芥类药物发现后，人们就开始研究磺酸酯类药物，希望找到有效的新的抗肿瘤药物。在研究过程中发现，1～8 个亚甲基的双甲磺酸酯具有较强的抗肿瘤活性。其中活性最强的为 4 个亚甲基的化合物白消安（Busulfan）。白消安在临床上对慢性粒细胞白血病的疗效显著，也可用于原发性血小板增多症及真性红细胞增多症。

白消安是双功能烷化剂，在体内由于甲磺酸酯基较好的离去性质，生成的碳正离子可与 DNA 中鸟嘌呤结合产生分子内交联，毒害肿瘤细胞；也可以和氨基酸及蛋白质中的巯基（—SH）发生双烷基化反应，生成环状硫化合物，经进一步代谢后生成 3-羟基四氢噻吩-1,1-二氧化物，进而从分子中除去其 S 原子。

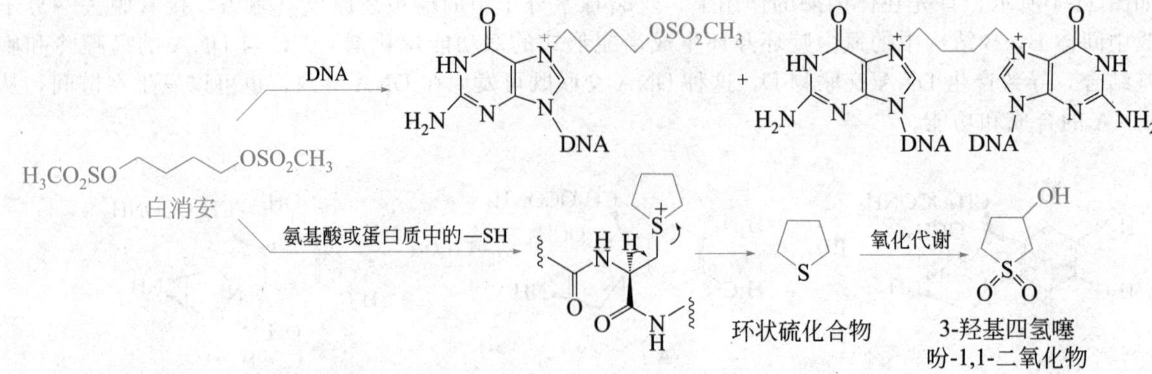

DNA

白消安

H₃CO₂SO ～ OSO₂CH₃

氨基酸或蛋白质中的—SH

环状硫化合物

氧化代谢

3-羟基四氢噻吩-1,1-二氧化物

4. 亚硝基脲类（Nitrosoureas）

亚硝基脲类具有 β-氯乙基-N-亚硝基脲结构，具有广谱的抗肿瘤活性。由于结构中的 2-氯乙基具有较强的亲脂性，因而这类药物易通过血脑屏障，用于治疗脑瘤和某些中枢神经系统肿瘤，其主要副作用为迟发性和累积性的骨髓抑制。

亚硝基脲类药物中，N-亚硝基的存在使得该氮原子与邻近羰基之间的键变得不稳定，在生理条件下分解生成亲电性基团，这些亲电性基团以 DNA 为作用靶标，使 DNA 的碱基和磷酸酯基烷基化，引起链间交联和单链破裂。

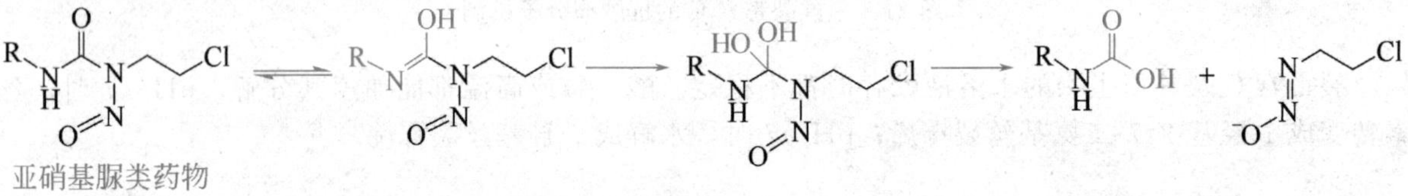

亚硝基脲类药物

亚硝基脲类药物有卡莫司汀（卡氮芥，Carmustine，BCNU）、洛莫司汀（环己亚硝脲，Lomustine，CCNU）、司莫司汀（甲环亚硝脲，Semustine，Me-CCNU）、尼莫司汀（Nimustine，ACNU）等，洛莫司汀的作用原理和卡莫司汀相近，可口服但对脑瘤的疗效不及卡莫司汀，对何杰金氏病、肺癌及若干转移性肿瘤疗效优于卡莫司汀。司莫司汀抗肿瘤疗效优于卡莫司汀和洛莫司汀，毒性较低，临床用于脑瘤、肺癌和胃肠道肿瘤。尼莫司汀临床上用盐酸盐，是水溶性的亚硝基脲类抗肿瘤药，能缓解脑瘤、消化道肿瘤、肺癌、恶性淋巴瘤和慢性白血病，骨髓抑制和胃肠道反应较轻。

雷莫司汀（Ranimustine）是以糖为载体的水溶性亚硝基脲类药物，主要用治疗成胶质细胞瘤、骨髓瘤、恶性淋巴瘤、慢性骨髓性白血病，主要毒性为胃肠道反应。链佐星（Streptozotocin，链脲霉素）是从 *Streptomyces achromogenes* 发酵液中分离得到的亚硝基脲化合物，但没有像 CCNU、BCNU 那样的骨髓抑制毒性，对胰脏的胰小岛细胞癌有独特的作用。

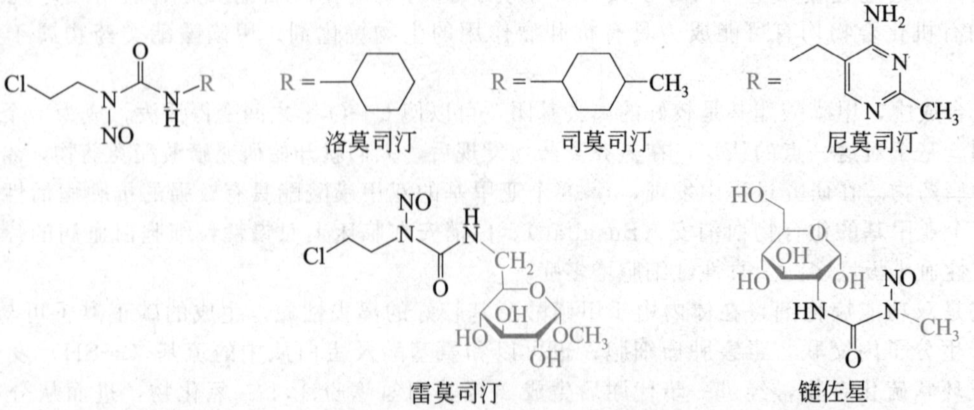

洛莫司汀   R =

司莫司汀   R =

尼莫司汀   R =

雷莫司汀

链佐星

卡莫司汀（Carmustine）

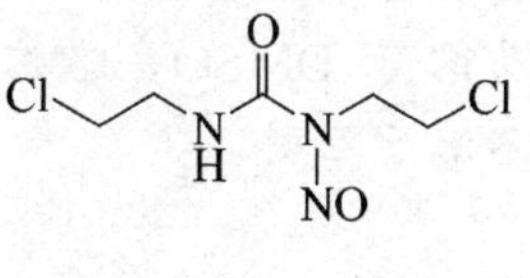

◆ 无色或微黄色结晶或结晶性粉末、无臭；
◆ mp 30～32℃；
◆ 溶于乙醇、聚乙二醇，不溶于水；
◆ 注射液为聚乙二醇的灭菌溶液。

化学名为 1,3-双(2-氯乙基)-1-亚硝基脲[1,3-bis(2-chloroethyl)-1-nitrosourea]，又名卡氮芥、BCNU。

卡莫司汀在酸性较稳定，碱性不稳定，分解时可放出氮气和二氧化碳。适用于脑瘤及转移性脑瘤、恶性淋巴瘤、多发性骨髓瘤、急性白血病和何杰金氏病的治疗，与其他抗肿瘤药合用可增强疗效。

亚硝基脲类药物的合成原理基本相同。以氨基乙醇和脲反应，生成 2-唑烷酮，再和相应的胺反应开环、氯代，最后亚硝化即可。卡莫司汀合成中所用的胺为氨基乙醇，得到对称的开环产物，洛莫司汀用的胺为环己胺，开环后得到不对称的开环产物。

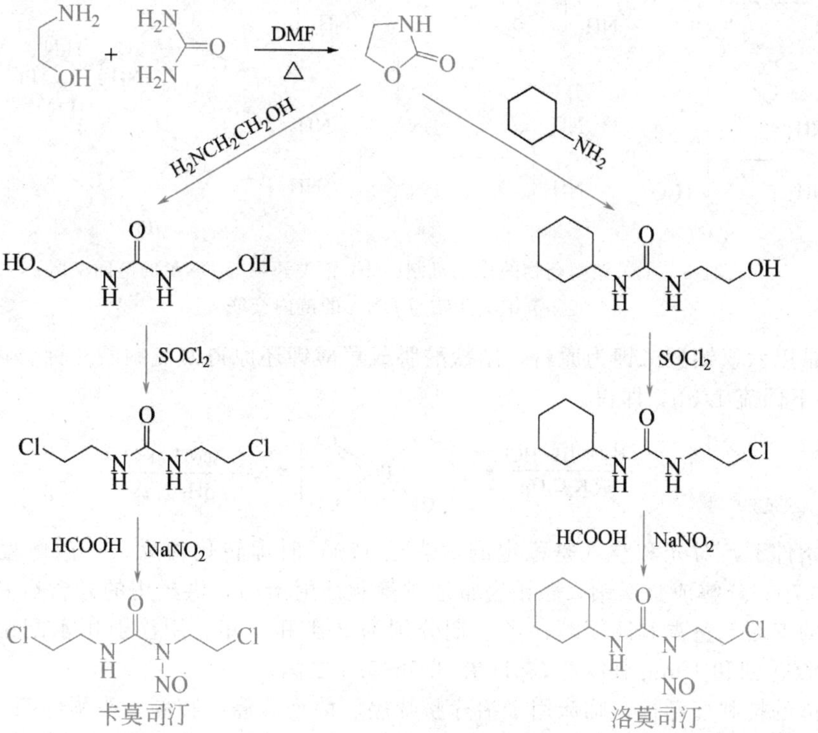

卡莫司汀

洛莫司汀

二、金属铂配合物（Platinum Complexes）

金属铂配合物的抗肿瘤生物活性研究起始于 20 世纪 60 年代，当时美国生理学家 Rosenberg 等在研究电磁场作用下微生物的生长情况时，发现在氯化铵介质中的铂电极周围大肠杆菌停止分裂繁殖。经研究确认顺-二氯·二氨合铂（Ⅱ）和顺-四氯·二氨合铂（Ⅳ）对细胞繁殖有抑制作用。随后，Rosenberg 及其合作者用患有肉瘤 180 和白血病 L_{1210} 的小鼠做实验，发现顺铂具抗癌活性，最终使顺铂（Cisplatin，顺氯氨铂）于 1971 年进入临床试验，1978 年美国 FDA 批准顺铂为睾丸肿瘤和卵巢癌的治疗药。由于发现顺铂对动物肿瘤有强烈的抑制活性，引起人们对金属配合物抗肿瘤研究的重视，合成了大量的金属化合物，其中有金、铂、锡、铑、钌等元素的配合物或络合物。近年来已证实含铂、铑、钌、锗、锡等的化合物具有抗肿瘤活性，其中尤以铂的配合物引起人们的极大重视。对金属化合物的研究成为抗肿瘤药研究中较为活跃的领域之一。

顺铂（Cisplatin）

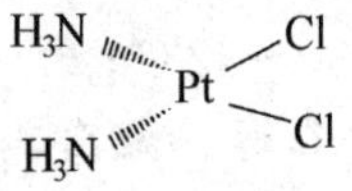

◆ 亮黄色或橙黄色的结晶性粉末，无臭；
◆ 易溶于 DMSO，略溶于 DMF，微溶于水，不溶于乙醇。

化学名为二氯·二氨合铂（Ⅱ）［cis-dichlorodiammineplatinum（Ⅱ）］，其反式异构体无效。

铂配合物的作用机制是使肿瘤细胞 DNA 复制停止，阻碍细胞分裂。铂配合物进入肿瘤细胞后水解成水合物，该水合物在体内与 DNA 的两个鸟嘌呤碱基 N-7 位络合，从而破坏了两条多核苷酸链上嘌呤基和胞嘧啶之间的氢键，扰乱了 DNA 的正常双螺旋结构，使其局部变性失活而丧失复制能力（图 21-5）。反式铂配合物则无此作用。

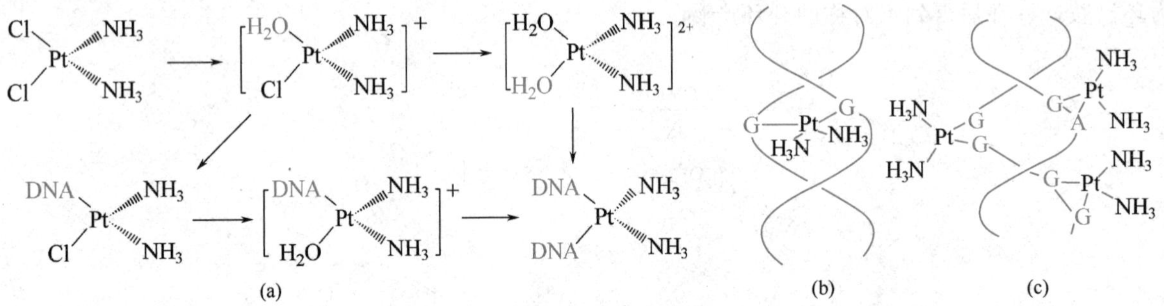

图 21-5　（a）铂类药物的作用机制；（b）铂类药物与 DNA 的链间交联；
（c）铂类药物与 DNA 的链内交联

顺铂的制备是以六氯铂酸二钾为原料，用盐酸肼或草酸钾还原得四氯铂酸二钾。再与醋酸铵、氯化钾在 pH＝7 的条件下回流 1.5h，即得。

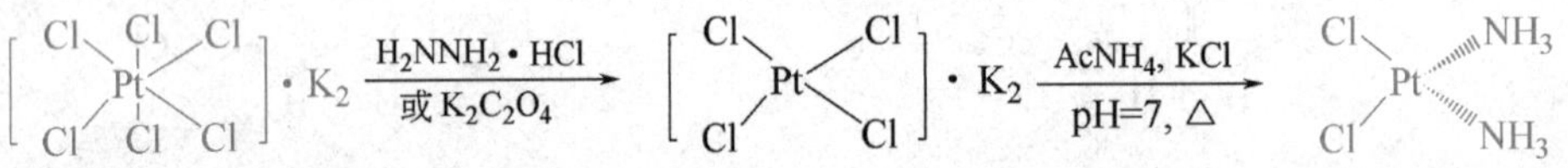

顺铂在室温条件下，对光和空气是稳定的，热至 170℃ 时即转化为反式，溶解度降低，颜色发生变化，继续加热至 270℃ 分解成金属铂。顺铂通常通过静脉注射给药，供药用的是含有甘露醇和氯化钠的冷冻干燥粉。完整的安瓿剂室温和冰箱贮存半衰期分别为 2 年和 4 年。用注射用水配制的溶液，每毫升含 1mg 顺铂、9mg 氯化钠和 10mg 甘露醇，pH 在 3.5～5.5 之间。

顺铂具有广谱的抗肿瘤活性，临床用于治疗膀胱癌、前列腺癌、肺癌、头颈部癌、乳腺癌、恶性淋巴瘤和白血病等。目前已被公认为治疗睾丸癌和卵巢癌的一线药物。与甲氨蝶呤、环磷酰胺等有协同作用，而无交叉耐药性，并有免疫抑制作用。

作为第一代铂类抗肿瘤药物的顺铂，在临床应用中也发现有一些缺点，如较严重的毒副作用、抗瘤谱窄、耐药性及水溶性低等。毒副作用表现为肾毒性、神经毒性、耳毒性和胃肠道毒性等，限制了给药剂量和临床用药。抗肿瘤谱相对狭窄，对乳腺癌和结肠癌等疗效较低。有些肿瘤对顺铂天生具有耐药性，有些在接受初始治疗后产生耐药性。

卡铂（Carboplatin，碳铂）是 20 世纪 80 年代设计开发的第二代铂配合物，结构中保留了抗癌的活性基团（NH$_3$）Pt^{2+}，并引入了亲水性的 1,1-环丁烷二羧酸根作配体，溶解度大大改善，水溶性达到 17mg/mL，比顺铂的溶解度（1mg/mL）高 17 倍。同时由于螯合环的存在，其稳定性也大于顺铂（在 37℃，pH＝7 的情况下，卡铂和顺铂的水解速率分别是 $7.2 \times 10^{-7}\ \mathrm{s}^{-1}$ 和 $8 \times 10^{-5}\ \mathrm{s}^{-1}$）。卡铂的肾毒性和引发的恶心呕吐均低于顺铂，几乎无耳毒性。其主要的毒性为骨髓抑制，尤其是血小板减少症。卡铂给药剂量高于顺铂，每次 2000mg。但需要指出的是，卡铂仍采用静脉注射给药，与顺铂有交叉耐药性（交叉度 90%）。卡铂临床上主要用于治疗非小细胞肺癌、小细胞肺癌、膀胱癌、子宫颈癌、子宫内膜癌、生殖细胞瘤、肾瘤、头颈部癌、成神经细胞瘤、成视网膜细胞瘤等。治疗小细胞肺癌的效果比顺铂好，但对膀胱癌和颈部癌则不如顺铂。卡铂与非铂类抗肿瘤药物无交叉耐药性，因此可以与多种抗肿瘤药物联合使用。

奥沙利铂（Oxaliplatin）是 1996 年上市的第一个抗肿瘤手性铂配合物。1,2-环己二胺配体有三个立体异构体 [（R，R）、（S，S）和内消旋的（R，S）]，相对应的有三个铂配合物立体异构体，其体外和体内活性略有不同，但只有（R，R）-异构体开发用于临床。奥沙利铂结构中的手性 1,2-环己二胺配体通过嵌入在 DNA 大沟中，从而影响错配修复（MMR）和复制分流（细胞通过损伤的 DNA 位置合成 DNA 的能力）耐药机制，可用于对顺铂和卡铂耐药的肿瘤株。奥沙利铂性质稳定，在水中的溶解度介于顺铂和卡铂之间，也是第一个显现对结肠癌有效的铂类烷化剂。奥沙利铂对大肠癌、非小细胞肺癌、卵巢癌及乳腺癌等多种动物和人肿瘤细胞株有显著的抑制作用。

其他已上市的铂类抗肿瘤药物还有奈达铂和舒铂等。奈达铂（Nedaplatin）用于治疗头颈部肿瘤、小细胞和非小细胞肺癌、食管癌、膀胱癌、睾丸癌、子宫颈癌等。依铂（Eptaplatin）用于治疗头颈癌、胃癌、肺癌、子宫颈癌和转移胃腺癌。

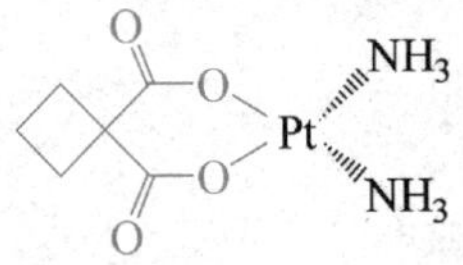

卡铂 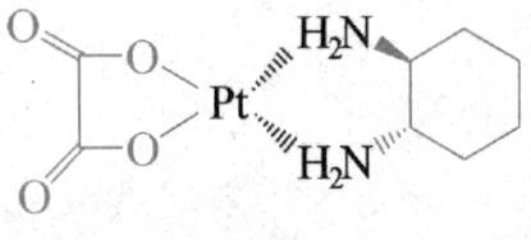　　　　　　奥沙利铂 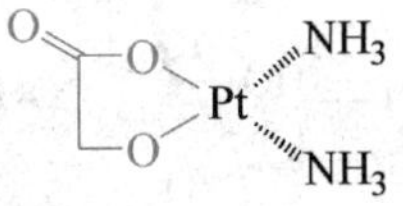　　　　　　奈达铂 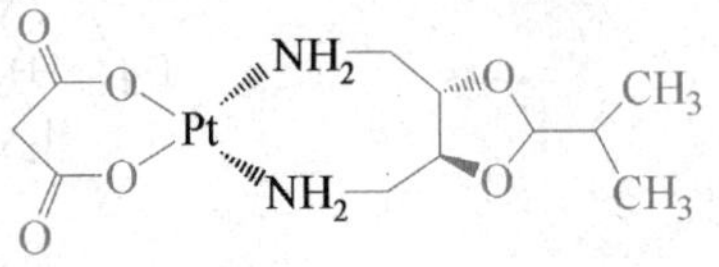　　　　　　依铂

在对铂类化合物抗肿瘤活性的大量研究中，总结出这类化合物的如下基本构效关系。

① 中性络合物一般比离子络合物具有更高的抗肿瘤活性。

② 烷基伯胺或环烷基伯胺取代顺铂中的氨，可明显增加其治疗指数。

③ 双齿配位体代替两个单齿配位体，一般可以增加其抗肿瘤活性。因为双齿配位体的化合物不像单齿配位体的化合物那样容易转变为反式配合物而失活。

④ 取代的配位体要有足够快的水解速率，但也不能太快，以使配合物有足够的稳定性达到作用部位。它们的水解速率和药物活性有如下的关系：

$$NO_3^- > H_2O > Cl^- > Br^- > I^- > N_3^- > SCN^- > NH_3 > CN^-$$

⑤ 平面正方形和八面体构型的铂配合物抗肿瘤活性高于其他构型的铂配合物。

三、博来霉素类 (Bleomycin)

博来霉素类抗肿瘤药物是一类天然存在的糖肽类抗肿瘤抗生素。这类药物直接作用于肿瘤细胞的 DNA，使 DNA 链断裂和裂解，最终导致肿瘤细胞死亡。

博来霉素（Bleomycin，BLM）为放线菌 *Streptomyces verticillus* 和 72 号放线菌培养液中分离出的一类水溶性碱性糖肽抗生素，用于临床的是混合物，以 A$_2$（占 50% 以上）和 B$_2$ 为主要成分。主要用于头颈部的鳞状上皮癌、皮肤癌的治疗，对肺癌、食道癌、恶性淋巴瘤、睾丸癌也有效。

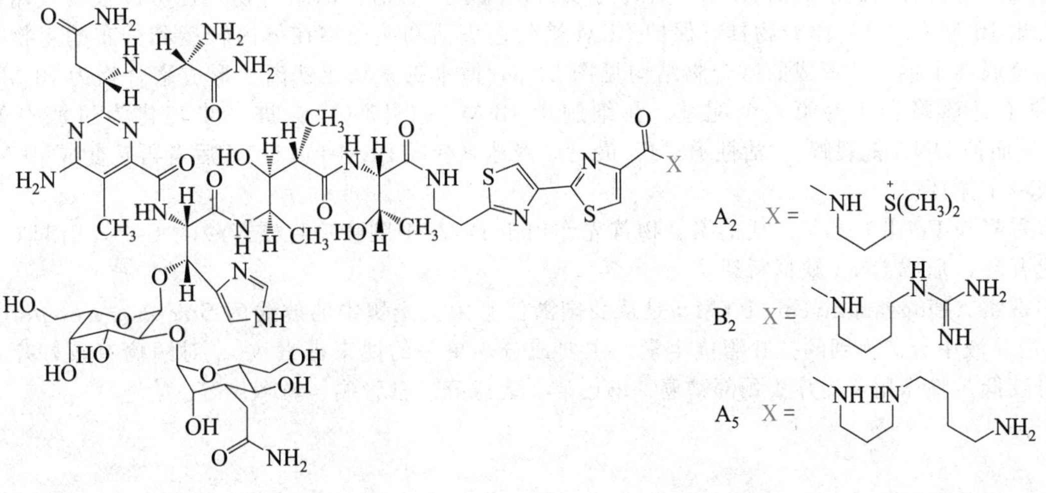

博来霉素的化学结构的左边部分含有多个少见的氨基酸、糖、嘧啶环及咪唑，右边部分含有平面的二噻唑环。在和 DNA 作用时，左边的部分和亚铁离子（Fe²⁺）形成络合物，从而激活博来霉素，其右边部分的平面二噻唑环与 DNA 的小沟中特定的部分结合导致 DNA 的裂解，达到治疗肿瘤的目的。

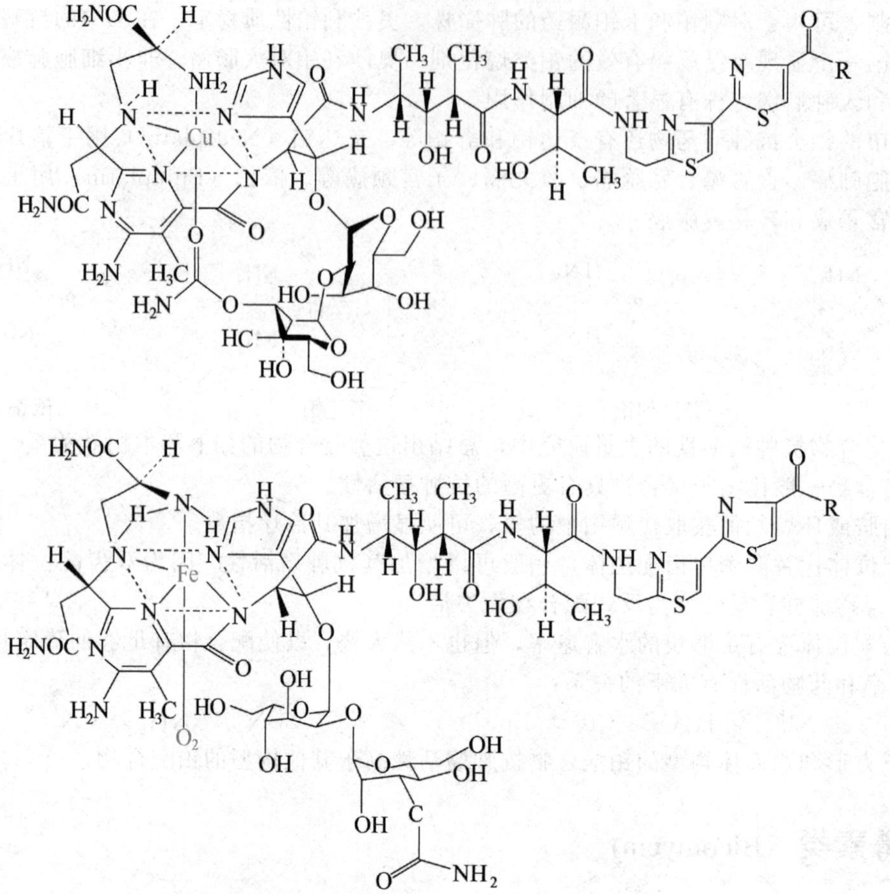

图 21-6 博来霉素与铜和亚铁离子形成络合物

博来霉素可以和铜、锌、铁、钴等多种金属形成 1：1 的络合物，其中和铜形成的络合物 BLM-Cu（Ⅱ）是最稳定的络合物，也是发酵时产生的天然形式的化合物。博来霉素在注射给药以后和血液中的铜离子形成稳定的 BLM-Cu（Ⅱ）络合物。进入细胞后，该络合物中的铜离子被体内的还原系统还原离去并和蛋白质结合，而释放出游离的 BLM，后者可以和铁离子形成活性的络合物，也可以被酶代谢失活。由此可以看出 BLM-Cu（Ⅱ）络合物具有保护 BLM 被代谢失活和使药物在体内转运和分布的生物功能。博来霉素和金属离子铜、铁形成的络合物结构见图 21-6，博来霉素和亚铁离子形成络合物为 BLM-Fe（Ⅱ）-O₂，氧原子是该络合物的第六个配基。在细胞中 BLM-Fe（Ⅱ）-O₂ 会进一步转化为过渡态的"活性 BLM"，从而使 DNA 链裂解。"活性 BLM"最后缓慢地衰变成 BLM-Fe（Ⅲ），后者再转变成 BLM-Fe（Ⅱ）从而形成一个循环。

博来霉素与 Fe（Ⅱ）和氧形成的络合物首先作用于 DNA 中胸腺嘧啶核苷酸的 C-4′，引起 C-3′、C-4′键的氧化开环，形成 DNA 缺损断裂。

平阳霉素（Pingyangmycin，PYM）是从我国浙江平阳县土壤中的放线菌 *Streptomyces pingyangensis n. sp* 培养液中分离得到的抗肿瘤抗生素。主要成分为单一的博来霉素 A₅。对鳞癌有较好疗效，而肺毒性相对较低。临床用于治疗头颈部鳞癌、淋巴瘤、乳腺癌、食管癌、鼻咽癌等。

四、DNA 拓扑异构酶抑制剂 (DNA Topoisomerase Inhibitors)

DNA 拓扑异构酶（Topoisomerase，Topo）是一种存在于细胞核内、具有调节 DNA 空间结构和遗传功能的酶，在许多与 DNA 有关的遗传过程中显示重要作用，例如与细胞的复制、转录及有丝分裂有关。在天然状态时，DNA 分子是以超螺旋的形式存在，在复制和转录时，DNA 拓扑异构酶催化 DNA 的超螺旋状态与解旋状态拓扑异构体之间相互转换。更重要的是，DNA 拓扑异构酶在催化超螺旋 DNA 链解旋时，使 DNA 分子中的结合位点暴露，从而使参与复制或转录的各种调控蛋白得以与 DNA 相互作用而发挥作用。根据作用机制不同，拓扑异构酶分为拓扑异构酶Ⅰ（Topo Ⅰ）和拓扑异构酶Ⅱ（Topo Ⅱ）。Topo Ⅰ催化 DNA 单链的断裂-再连接反应，即先切开双链 DNA 中的一条链，使链末端沿螺旋轴按拧松超螺旋的方向转动，而后将切口接合；Topo Ⅱ则同时切断 DNA 两条链，使一段双链 DNA 通过切口，然后断裂端口按原位连接而改变 DNA 的超螺旋状态。

1. 作用于 Topo Ⅰ 的抗肿瘤药物

临床上以 DNA 拓扑异构酶Ⅰ为靶点的抗肿瘤药物主要有喜树碱及其衍生物。

喜树碱（Camptothecin）、羟基喜树碱（Hydroxycamptothecin）是从珙桐科植物喜树（*Camptotheca acuminata*）中分离得到的生物碱。具有较强的细胞毒性，对消化道肿瘤（如胃癌、结肠癌、直肠癌）、肝癌、膀胱癌和白血病等恶性肿瘤有较好的疗效。但毒性较大，水溶性较差。为了解决水溶性问题，曾将其内酯环打开制成水溶性的羟基酸钠盐，用于临床，但钠盐活性只有喜树碱的 1/10，使喜树碱的应用受阻。但到 20 世纪 80 年代后期发现了喜树碱新的作用机制，即作用于 DNA 拓扑异构酶Ⅰ，使 DNA 复制、转录等受阻，最终导致 DNA 的断裂，就又重新引起了人们的重视，设计、合成了一些水溶性较大的衍生物。

	R^1	R^2	R^3	
	H	H	H	喜树碱
	OH	H	H	羟基喜树碱
	哌啶-哌啶基甲酰氧基	H	C_2H_5	伊立替康
	OH	H	C_2H_5	SN-38
	OH	$(H_3C)_2NH_2C-$	H	拓扑替康

伊立替康（Irinotecan，CPT-11），临床用其盐酸盐。在 SN-38 的羟基上引入 4-（哌啶基）哌啶甲酰基的碱性基团可与盐酸成盐，增加水溶性，进入体内后，经代谢（主要是肝脏）生成 SN-38 而起作用，属前体药物。主要用于小细胞和非小细胞肺癌、结肠癌、卵巢癌、子宫癌、恶性淋巴瘤等的治疗。

拓扑替康（Topotecan）是另一个半合成的水溶性喜树碱衍生物。在羟基喜树碱的邻位引入碱性的二甲氨基甲基，可与盐酸成盐，增加水溶性。主要用于转移性卵巢癌的治疗，对小细胞肺癌、乳腺癌、结肠癌、直肠癌的疗效也比较好。

2. 作用于 Topo Ⅱ 的抗肿瘤药物

（1）嵌入型抗肿瘤药物 某些抗肿瘤药物可以通过插入到 DNA 相邻的碱基对之间，以嵌入的形式与 DNA 双螺旋形成可逆的结合，从而使 DNA 与 Topo Ⅱ形成稳定复合物，抑制拓扑异构酶Ⅱ的活性，阻止拓扑异构酶Ⅱ催化的 DNA 双链断裂-再链接的过程，抑制肿瘤生长，达到治疗肿瘤的目的。

① 放线菌素 D（Dactinomycin D，更生霉素） 是从放线菌 *S. Parvullus* 和 1179 号菌株培养液中提取得到的，属于放线菌素族的一种抗生素。由 L-苏氨酸、D-缬氨酸、L-脯氨酸、N-甲基甘氨酸、L-N-甲基缬氨酸组成的两个多肽酯环，与母核 3-氨基-1,8-二甲基-2-吩噁嗪酮-4,5-二甲酸通过羧基与多肽侧链相连。各种放线菌素的差异主要是多肽侧链中的氨基酸种类及其排列顺序的不同。

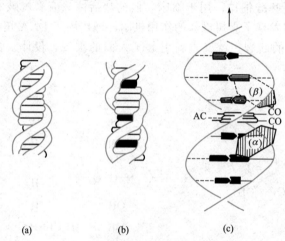

放线菌素D

放线菌素 D 与 DNA 结合的能力较强，但结合的方式是可逆的，主要是通过抑制以 DNA 为模板的 RNA 聚合酶，从而抑制 RNA 的合成。此外，放线菌素 D 也有抑制 Topo Ⅱ 的作用。放线菌素 D 在与 DNA 结合时，其平面结构的吩噁嗪酮母核嵌入 DNA 链的两个鸟嘌呤碱基之间，苏氨酸的羰基氧原子与鸟嘌呤 2-氨基形成氢键，而其肽链部分位于 DNA 双螺旋的小沟内（图 21-7）。放线菌素 D 主要用于肾母细胞瘤、恶性淋巴瘤、绒毛膜上皮癌、何杰金氏病、恶性葡萄胎等的治疗。与其他抗肿瘤药物合用可提高疗效。与放疗结合可提高肿瘤对放疗的敏感性。

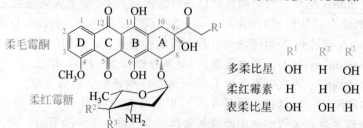

图 21-7　放线菌素 D 嵌入 DNA 中的作用机制

（a）正常的 DNA 结构；（b）药物（黑色部分）嵌入 DNA 后的情况，引起 DNA 的形状和长度改变；（c）放线菌素 D 嵌入 DNA 中的情况，AC 为母核嵌入 DNA 的碱基对之间，α、β 分别为二个环肽结构，伸入 DNA 双螺旋的小沟内

② **蒽醌类**　该类药物是 20 世纪 70 年代发展起来的蒽醌类抗肿瘤抗生素。多柔比星（Doxorubicin；或阿霉素，Adriamycin）和柔红霉素（Daunorubicin；或正定霉素，Daunomycin）是该类抗生素的代表，分别从 *Streptomyces peucctiue var caesius* 和 *Streptomyces peucetius* 的培养液中分离得到。其结构特征为平面的四环结构（A～D 环）柔毛霉酮（Daunomycinone）通过苷键与氨基糖柔红霉糖（Daunosamine）相连结。表柔比星（表阿霉素，Epirubicin）是多柔比星在柔红霉糖 4′ 位的 OH 差向异构化的化合物，对白血病和其他实体瘤的疗效与多柔比星相似，但骨髓抑制和心脏毒性比多柔比星低 25%。

	R^1	R^2	R^3
多柔比星	OH	H	OH
柔红霉素	H	H	OH
表柔比星	OH	OH	H

多柔比星具有脂溶性蒽环配基和水溶性柔红糖胺，又有酸性酚羟基和碱性氨基，易通过细胞膜进入肿瘤细胞，因此有很强的药理活性。临床上常用其盐酸盐。盐酸多柔比星为橘红色针状结晶，熔点 201～205℃，易溶于水，水溶液稳定，在碱性条件下不稳定，易迅速分解。盐酸多柔比星抗瘤谱较广，不仅可用于治疗急、慢性白血病和恶性淋巴瘤，而且还可以用于治疗乳腺癌、甲状腺癌、肺癌、卵巢癌、肉瘤等实体瘤。

盐酸柔红霉素为橙红色结晶或结晶性粉末，熔点 181～181.9℃。主要用于治疗急性白血病，与其他抗肿瘤药联合应用，可提高疗效。

蒽醌类抗生素主要通过作用于 DNA 而达到抗肿瘤目的。结构中的蒽醌嵌合到 DNA 的 C-G 碱基对之间，每 19 个碱基对嵌入 2 个蒽醌环。蒽醌环的长轴几乎垂直于碱基对的氢键方向，7 位的氨基糖位于 DNA 的小沟处，D 环插到大沟部位。由于这种嵌入作用使碱基对之间的距离由原来的 3.4Å 增至 19.8Å，因而引起 DNA 的断裂。多柔比星和柔红霉素的毒性主要为骨髓抑制和心脏毒性，可能是醌环被还原成半醌自由基，诱发了脂质过氧化反应，引起心肌损伤。这类抗生素的研究方向是寻找心脏毒性较低的化合物，主要是对柔红霉糖的氨基和羟基的改造。

在柔红霉素的基础上进行结构改造得到半合成衍生物佐柔比星（Zorubicin），临床用于治疗急性淋巴细胞白血病和急性原始粒细胞白血病，疗效与阿霉素相似。

阿柔比星（Aclarubicin；或阿克拉霉素，Aclacinomycin A）是从放线菌 *Strepomyces galilaeus* 的代谢产物中发现的一种蒽环抗生素，对子宫体癌、胃肠道癌、胰腺癌、肝癌和急性白血病都有效，特点是选择性地抑制 DNA 的合成；心脏毒性低于其他蒽环抗生素。对柔红霉素产生耐药的病例仍有效。

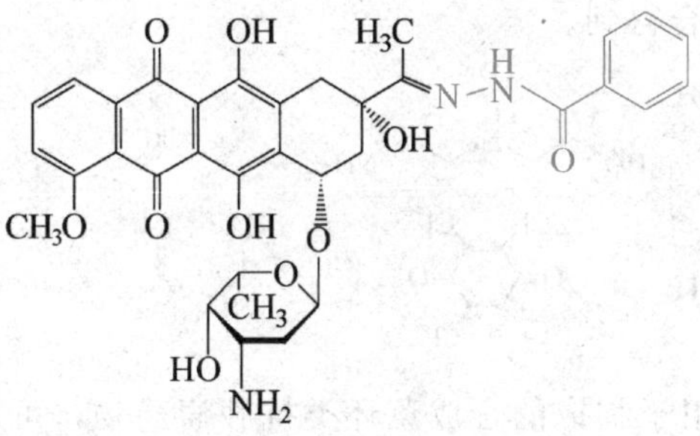

佐柔比星

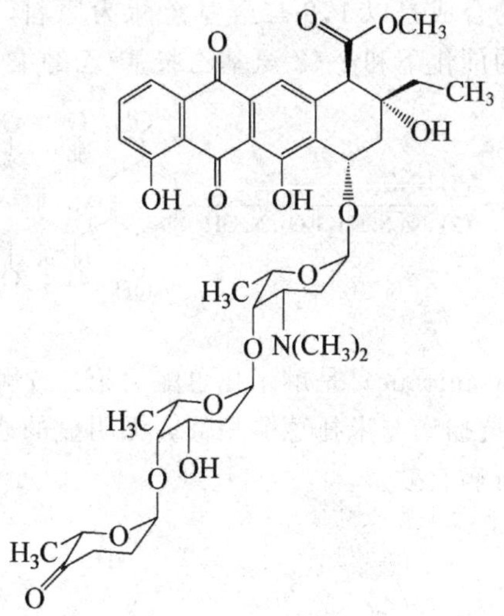

阿柔比星

蒽环类抗肿瘤药物的构效关系如下图所示。

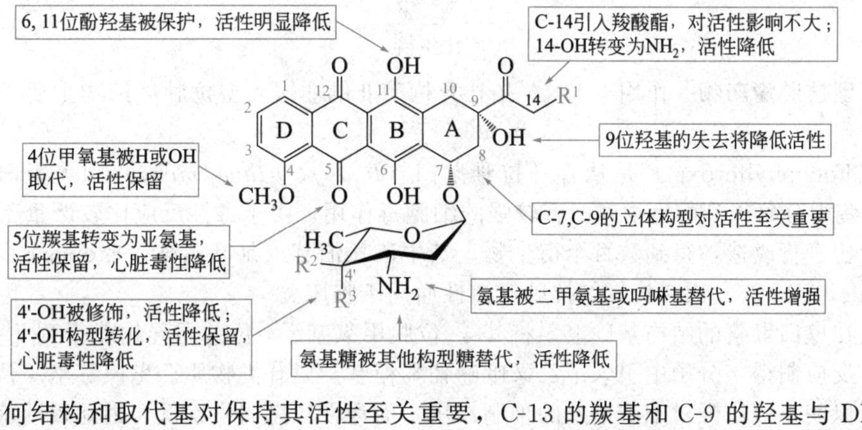

① A 环的几何结构和取代基对保持其活性至关重要，C-13 的羰基和 C-9 的羟基与 DNA 双螺旋的碱基对产生氢键作用。

② C-7 和 C-9 位的手性不能改变，否则将失去活性。若 9,10 位引入双键，则使 A 环结构改变而活性丧失。

③ 若将 C-9 位由羟基换成甲基，则蒽酮与 DNA 亲和力下降，而活性丧失。

蒽酮类抗生素具有心脏毒性，全合成步骤长，收率低。为减少蒽酮抗生素结构中的非平面环部分和氨基糖侧链，设计合成了一些蒽环类的化合物。其中代表性化合物是米托蒽醌（Mitoxantrone）。

米托蒽醌（Mitoxantrone）

◆ 蓝黑色结晶；
◆ mp 162～164℃；
◆ 盐酸盐有吸湿性，mp 203～205℃。

化学名为 1,4-二羟基-5,8-双[2-(2-羟乙基氨基)乙氨基]-蒽-9,10-二酮{1,4-dihydroxy-5,8-bis[2-(2-hydroxyethylamino)ethylamino]-anthracene-9,10-dione}。

米托蒽醌是细胞周期非特异性药物，能抑制 DNA 和 RNA 合成。抗肿瘤作用是阿霉素的 5 倍，心脏毒性较小。用于治疗晚期乳腺癌、非何杰金氏病淋巴瘤和成人急性非淋巴细胞白血病复发。

米托蒽醌的合成是以 1,8-二羟基蒽醌为原料，经硝酸氧化、硫化物还原得到 1,4,5,8-四羟基蒽醌，再在四氯苯醌的催化下和 2-(2-氨基乙胺基)乙醇缩合得到。

$$(1)\ HNO_3 \quad (2)\ Na_2S,\ Na_2S_2O_4,\ NaOH$$

米托蒽醌

比生群（Bisantrene）是继米托蒽醌后第二个用于临床的合成蒽环类抗肿瘤药物，可以抑制 RNA 及 DNA 的合成。抗瘤谱与米托蒽醌相似，无明显的心脏毒性，对恶性淋巴瘤、卵巢癌、肺癌、肾癌、黑色素瘤和急性白血病有效。

比生群

(2) 非嵌入型抗肿瘤药物　作用于 DNA 拓扑异构酶Ⅱ的非嵌入型抗肿瘤药物主要是鬼臼毒素的糖苷衍生物。

鬼臼毒素（Podophyllotoxin）是从喜马拉雅鬼臼（*Podophyllum emodi*）和美鬼臼（*Podophyllum peltatum*）的根茎中分离得到的生物碱。有较强的细胞毒作用，由于毒性反应比较严重不能用于临床，经对鬼臼毒素的结构进行改造，得到数百个衍生物，其中依托泊苷（足叶乙甙，Etoposide，VP-16）和替尼泊苷（Teniposide，VM-26）因有较好的抗肿瘤活性而用于临床。

依托泊苷是在鬼臼毒素的结构基础上，将其 4′-位脱甲氧基、4-位差向异构化得到 4′-脱甲氧基表鬼臼毒素，再经数步反应制得，分子中引入了乙叉吡喃葡萄糖基，属苷类物质。鬼臼毒素 4 位差向异构化得到的表鬼臼毒素可以明显地增强对细胞增殖的抑制作用，而毒性比鬼臼毒素低。因此目前临床使用及研究之中的鬼臼毒素的衍生物均为表鬼臼毒素的结构。依托泊苷在同类药物中毒性较低，对小细胞肺癌、淋巴瘤、睾丸肿瘤等疗效较为突出，对卵巢癌、乳腺癌、神经母细胞瘤亦有效，是临床上常用的抗肿瘤药物之一。

替尼泊苷为中性亲脂性药物，分子中引入了噻吩甲叉吡喃葡萄糖基，几乎不溶于水。临床主要用于治疗小细胞肺癌、急性淋巴细胞白血病、淋巴病。其脂溶性高，可通过血脑屏障为脑瘤首选药物。

	R	R¹
依托泊苷	Me	H
替尼泊苷	(噻吩基)	H
依托泊苷磷酸酯	Me	P=O(ONa)

依托泊苷和替尼泊苷在相等剂量时，替尼泊苷的活性大于依托泊苷，但依托泊苷的化疗指数较高。依托泊苷和替尼泊苷在使用时都存在水溶性差的问题。为了解决这一问题，实际使用中，都要加入增加水溶性的辅助物质。但是这些增溶后的产品在使用中往往会引起低血压和高过敏性。为了增加这类药物的水溶性，研究人员在依托泊苷的 $4'$ 位酚羟基上引入磷酸酯结构，得到依托泊苷磷酸酯（Etoposide Phosphate）。该药物实际为前药，无论以何种形式给药，在给药后几分钟后迅速水解生成依托泊苷发挥作用，未见明显的低血压及过敏反应，其剂量限制性毒性为中性粒细胞减少。

鬼臼毒素是较强的微管抑制剂，主要抑制细胞的分裂。依托泊苷和替尼泊苷这些苷类对微管无抑制作用，而是通过作用于 DNA 拓扑异构酶Ⅱ发挥活性作用。

第二节　干扰 DNA 合成的药物
(Drugs Interfering with DNA Synthesis)

干扰 DNA 合成的药物又称为**抗代谢抗肿瘤药物**（Antimetabolite Antitumor Agents），为通过抑制 DNA 合成中所需的叶酸、嘌呤、嘧啶及嘧啶核苷途径，从而抑制肿瘤细胞的生存和复制所必需的代谢途径，导致肿瘤细胞死亡。抗代谢药物在肿瘤的化学治疗上仍占有较大的比重，约为 40%。目前尚未发现肿瘤细胞有独特的代谢途径，但由于正常细胞与肿瘤细胞之间生长分数上的差别，抗代谢药物仍能杀死肿瘤细胞而不影响正常的细胞。但其选择性也较小，对增殖较快的正常组织如骨髓、消化道黏膜等也呈现毒性。

抗代谢药物的抗瘤谱比较窄，临床上多数用于治疗白血病，但对某些实体瘤也有效。由于抗代谢药物的作用点各异，一般无交叉耐药性。

一般来说，抗代谢药物的结构与体内某些代谢物很相似。事实上，大多数抗代谢药物是将体内代谢物的结构做细微的改变而获得。例如利用生物电子等排原理，以 F 或 CH_3 代替 H、S 或 CH_2 代替 O、NH_2 或 SH 代替 OH 等。常用的抗代谢药物有**叶酸拮抗物**、**嘧啶拮抗物**、**嘌呤拮抗物**等。

一、叶酸拮抗物（Folates Antagonists）

辅酶四氢叶酸（Tetrahydrofolic Acid）由维生素叶酸在体内转变而来，参与了许多重要的生物合成过程。在体内的生物合成中主要用于提供一碳单位。其中叶酸参与的一个重要过程是：二氢叶酸在二氢叶酸还原酶（DHFR）的作用下转化为四氢叶酸，再经丝氨酸羟甲基转移酶催化转化为 N^5, N^{10}-亚甲基四氢叶酸，经胸腺嘧啶合成酶（TS）催化提供一碳单位将单磷酸脱氧尿嘧啶核苷（dUMP）转化为单磷酸脱氧胸腺嘧啶核苷（dTMP），为 DNA 的合成提供胸腺嘧啶（图 21-8）。

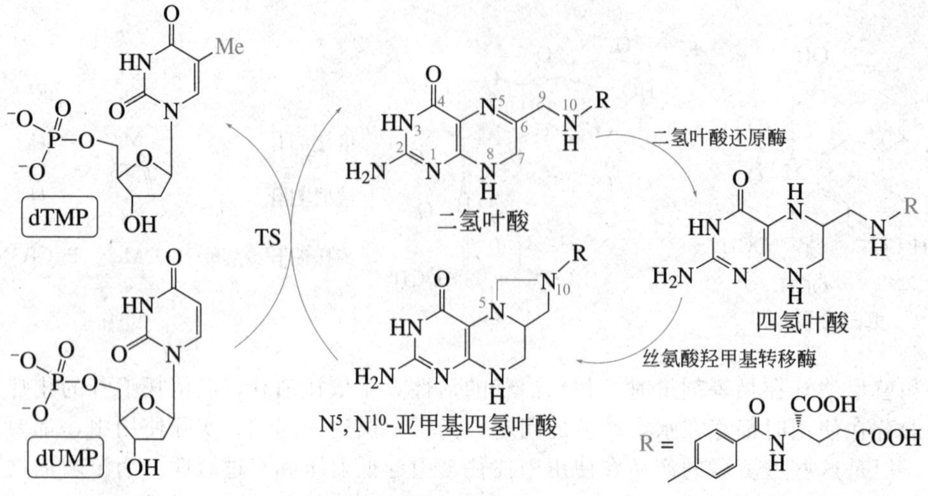

图 21-8 叶酸参与的一种代谢途径

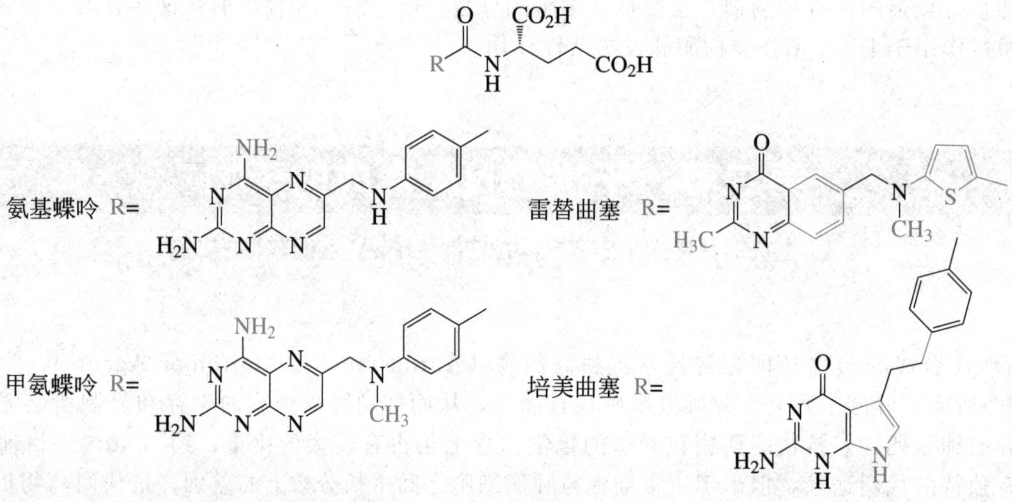

氨基蝶呤 R=

甲氨蝶呤 R=

雷替曲塞 R=

培美曲塞 R=

        叶酸的拮抗剂可用于缓解急性白血病，如氨基蝶呤（Aminopterin，白血宁）和甲氨蝶呤（Methotrexate，MTX），主要作用于二氢叶酸还原酶，临床效用较好。近年来针对叶酸代谢途径新近推出的拮抗剂有雷替曲塞（Raltitrexed）和培美曲塞（Pemetrexed）。雷替曲塞是经典的叶酸拮抗剂，通过作用于胸腺嘧啶合成酶上的叶酸部位而发挥作用。雷替曲塞进入细胞后，被聚谷氨酸化形成代谢物，具有较强的抑制胸腺嘧啶合成酶的作用，而且在细胞中有较长的停留时间。雷替曲塞具有与氟尿嘧啶相似的抗肿瘤作用，而不良反应较轻，是治疗晚期结肠直肠癌较好的药物。培美曲塞是具有多靶点抑制作用的抗肿瘤药物，进入细胞后被聚谷氨酸化形成活化形式，作用于胸腺嘧啶合成酶、二氢叶酸还原酶、甘氨酰胺核苷酸甲酰基转移酶（Glycinamide Ribonucleotide Formyl Transferase）、氨基咪唑甲酰胺核苷酸甲酰基转移酶（Aminoimidazole Carboxamide Ribomucleotide Formyl Transferase）等，影响了叶酸代谢途径，使嘧啶和嘌呤合成受阻。培美曲塞临床上主要用于非小细胞肺癌和耐药性间皮瘤的治疗。

甲氨蝶呤（Methotrexate）

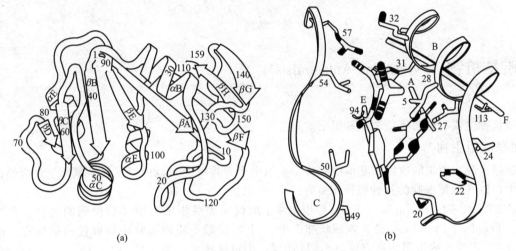

◆ 橙黄色结晶性粉末；
◆ 几乎不溶于水、乙醇、氯仿或乙醚；易溶于稀碱溶液，溶于稀盐酸；
◆ pK_a 为 4.8，5.5。

化学名为(2S)-2-[(4-{[(2,4-二氨基蝶啶-6-基)甲基](甲基)氨基}苯甲酰基)氨基]戊二酸{(2S)-2-[(4-{[(2,4-diaminopteridin-6-yl)methyl](methyl)amino}benzoyl)amino]pentanedioic acid}。

甲氨蝶呤可以看成是由叶酸中蝶啶基中的羟基被氨基取代后的叶酸衍生物。研究表明，甲氨蝶呤（MTX）与二氢叶酸还原酶（DHFR）几乎是不可逆的结合，从而阻止 DNA 合成和细胞复制所必需的四氢叶酸的形成。二氢叶酸还原酶的结构见图 21-9(a)，甲氨蝶呤与二氢叶酸还原酶结合的形式见图 21-9(b)。MTX 在与 DHFR 结合时，MTX 上蝶啶环上的 N-1 和 2 位氨基与 DHFR 上天门冬氨酸 27（Asp[27]）形成较强的静电相互作用，使 MTX 上 N-1 的 pK_a（10）比游离的 MTX N-1 的 pK_a（5.7）高出许多。这说明在此状态，MTX 的蝶啶环被质子化。另外 Asp 27 还是 DHFR 在还原底物时非常重要的氨基酸残基。这样 MTX 不仅抑制了二氢叶酸还原酶，而且也抑制了胸腺嘧啶合成酶，对所有细胞的核酸代谢产生致命作用。

图 21-9 （a）大肠杆菌二氢叶酸还原酶晶体的 X 衍射结构；
（b）甲氨蝶呤与二氢叶酸还原酶结合的形式

甲氨蝶呤与二氢叶酸还原酶的亲和力比二氢叶酸强 1000 倍，使二氢叶酸不能转化为辅酶四氢叶酸，干扰胸腺嘧啶脱氧核苷酸和嘌呤核苷酸的合成，因而对 DNA 和 RNA 的合成均可抑制，阻碍肿瘤细胞的生长。主要用于治疗急性白血病、绒毛膜上皮癌和恶性葡萄胎，对头颈部肿瘤、乳腺癌、宫颈癌、消化道癌和恶性淋巴癌也有一定效用。

甲氨蝶呤的合成由四氨基嘧啶双盐酸盐与 2,3-二溴丙醛环合得 6-溴甲基蝶呤，最后在稀盐酸中与对甲胺基苯甲酰谷氨酸缩合即得。

甲氨蝶呤在强酸性溶液中不稳定，酰胺基会水解，生成谷氨酸及甲氨蝶酸而失去活性。

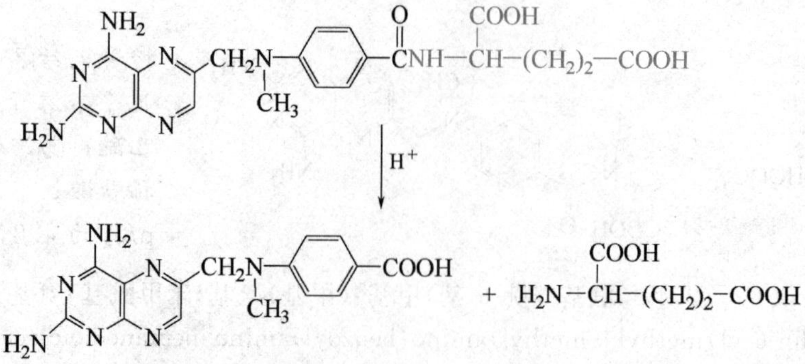

甲氨蝶呤大剂量使用时，可引起体内四氢叶酸缺乏而产生毒副作用，可用亚叶酸钙（Calcium Folinate）解救。亚叶酸钙可提供四氢叶酸，所以与甲氨蝶呤合用可降低毒性，不降低抗肿瘤活性。

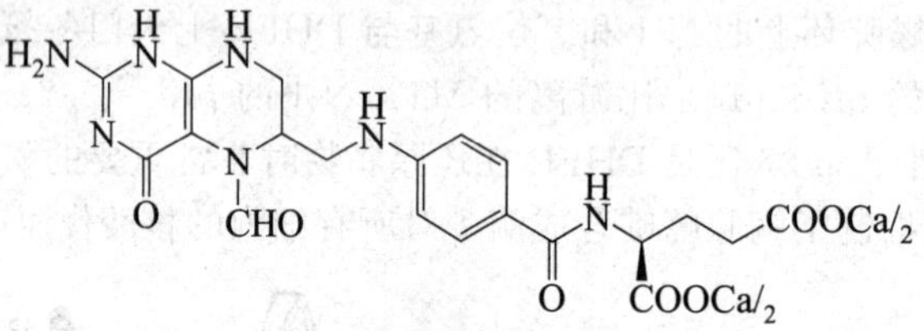

亚叶酸钙

二、嘧啶拮抗物（Pyrimidine Antagonists）

嘧啶拮抗物主要有尿嘧啶衍生物和胞嘧啶衍生物。

1. 尿嘧啶衍生物

尿嘧啶掺入肿瘤组织的速度较其他嘧啶快。根据电子等排概念，以卤原子代替氢原子合成的卤代尿嘧啶衍生物中，以 5-氟尿嘧啶的抗肿瘤作用最好。

5-氟尿嘧啶（5-Fluorouracil，5-FU）是用氟原子取代尿嘧啶中的氢原子后得到的药物。替加氟（呋氟尿嘧啶，Tegafur，Ftorafur）是 5-氟尿嘧啶一个 N 上的氢原子用四氢呋喃环取代的衍生物，进入体内后转变为 5-FU 产生抗癌作用，适应证与 5-FU 相同，但毒性较低，为 5-FU 的 1/19～1/5，化疗指数为其 2 倍。

双呋氟尿嘧啶（Difuradin）是 5-氟尿嘧啶两个 N 上的氢原子均被两个四氢呋喃环取代的衍生物，作用类似替加氟，特点是作用持续时间较长，不良反应比 5-FU 轻。

去氧氟尿苷（Doxifluridine，5′-dFUR）在体内被尿嘧啶核苷磷酰化酶转化成 5-FU 而发挥作用。肿瘤细胞内含有较多的该酶，故瘤组织内 5-FU 浓度较高，正常组织中 5-FU 浓度没有增加，毒性降低。主要用于胃癌、结肠癌、直肠癌、乳腺癌的治疗。

卡莫氟（Carmofur）在体内缓缓释放出 5-FU 而发挥抗肿瘤作用，抗瘤谱较广，化疗指数大。临床上可用于胃癌、结肠、直肠癌、乳腺癌的治疗，特别是对结肠、直肠癌的疗效较高。

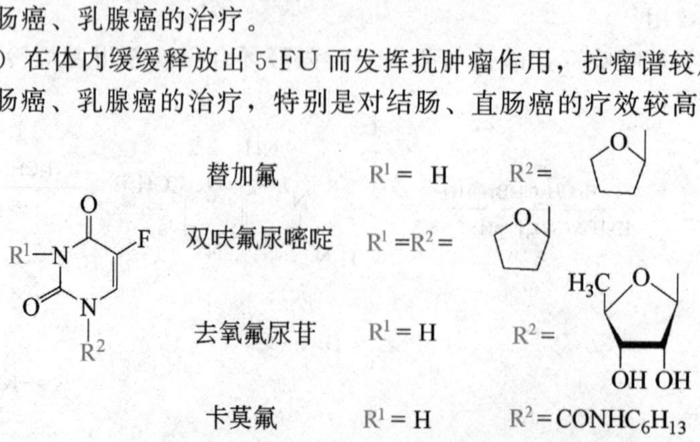

替加氟 $R^1 =$ H $R^2 =$

双呋氟尿嘧啶 $R^1 = R^2 =$

去氧氟尿苷 $R^1 =$ H $R^2 =$

卡莫氟 $R^1 =$ H $R^2 = CONHC_6H_{13}$

5-氟尿嘧啶（5-Fluorouracil）

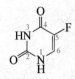

- ◆ 白色或类白色结晶或结晶性粉末；
- ◆ mp 281~284℃（分解）；
- ◆ 略溶于水，微溶于乙醇，不溶于氯仿，可溶于稀盐酸或氢氧化钠溶液。

化学名为 5-氟-1H,3H-嘧啶-2,4-二酮(5-fluoro-1H,3H-pyrimidine-2,4-dione)，简称 5-FU。

5-氟尿嘧啶分子中由于氟的原子半径和氢的原子半径相近，氟化物的体积与原化合物几乎相等，加之C—F 键比较稳定，在代谢过程中不易分解，分子水平代替正常代谢物尿嘧啶，通过抑制胸腺嘧啶合成酶（TS）阻断尿嘧啶转化为胸腺嘧啶。5-FU 及其衍生物在体内首先转变成 5-氟尿嘧啶脱氧核苷酸（FUDRP），与 TS 结合，再与辅酶 5,10-亚甲基四氢叶酸作用，由于 C—F 键稳定，导致不能有效地合成胸腺嘧啶脱氧核苷酸（TDRP），从而抑制 DNA 合成，最后导致肿瘤细胞死亡（图 21-10）。

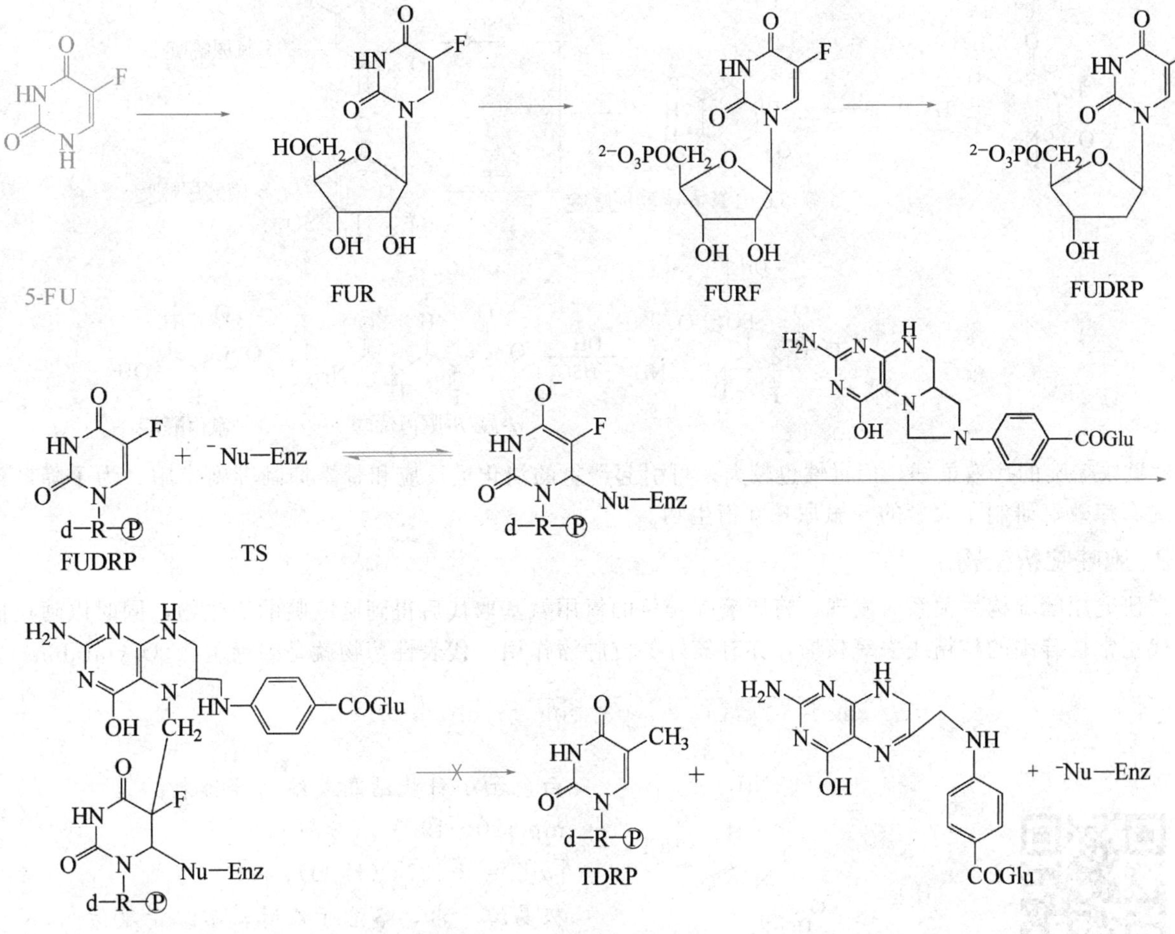

图 21-10　5-氟尿嘧啶作用机制示意图

5-氟尿嘧啶抗瘤谱比较广，对绒毛膜上皮癌及恶性葡萄胎有显著疗效，对结肠癌、直肠癌、胃癌和乳腺癌、头颈部癌等有效，是治疗实体肿瘤的首选药物。

5-氟尿嘧啶的合成是用氯乙酸乙酯在乙酰胺中与无水氟化钾作用进行氧化，得氟乙酸乙酯，然后与甲酸乙酯缩合得氟代甲酰乙酸乙酯烯醇型钠盐，再与甲基异脲缩合成环，稀盐酸水解即得。

$$ClCH_2COOC_2H_5 \xrightarrow[\text{CH}_3\text{CONH}_2]{\text{KF}} FCH_2COOC_2H_5 \xrightarrow[\text{CH}_3\text{ONa}]{\text{HCOOC}_2\text{H}_5}$$

$$\left[OHC-\overset{H}{\underset{F}{C}}-COOC_2H_5 \right] \xrightarrow{\text{CH}_3\text{ONa}} \underset{H}{\overset{\text{NaO}}{C}}=\overset{\text{COOC}_2\text{H}_5}{\underset{F}{C}}$$

5-氟尿嘧啶

5-氟尿嘧啶在亚硫酸钠水溶液中较不稳定。首先亚硫酸离子在 5-氟尿嘧啶 C-5、C-6 双键上进行加成，形成 5-氟-5,6-二氢-6-磺酸尿嘧啶。后者不稳定，若消去 SO_3H 或 HF，则分别生成 5-氟尿嘧啶和 6-磺酸尿嘧啶。若在强碱中，则开环，最后生成 α-氟-β-脲丙烯酸和氟丙醛酸。

5-氟-5,6-二氢-6-磺酸尿嘧啶

5-氟尿嘧啶
6-磺酸尿嘧啶

α-氟-β-脲丙烯酸   氟丙醛酸

5-氟尿嘧啶的疗效虽好，但毒性也较大，可引起严重的消化道反应和骨髓抑制等副作用。为了降低毒性，提高疗效，研制了大量的 5-氟尿嘧啶衍生物。

2. 胞嘧啶衍生物

在研究尿嘧啶构效关系时发现，将尿嘧啶 4 位的氧用氨基取代后得到胞嘧啶的衍生物，同时以阿拉伯糖替代正常核苷中的核糖或去氧核糖，亦有较好的抗肿瘤作用。代表性药物就是阿糖胞苷（Cytarabine）。

盐酸阿糖胞苷（Cytarabine Hydrochloride）

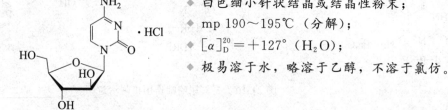

◆ 白色细小针状结晶或结晶性粉末；
◆ mp 190～195℃（分解）；
◆ $[\alpha]_D^{20}=+127°$（H_2O）；
◆ 极易溶于水，略溶于乙醇，不溶于氯仿。

化学名为 1-β-D-阿拉伯呋喃糖基-4-氨基-2(1H)-嘧啶酮盐酸盐 [4-amino-1-β-D-arabinofuranosyl-2(1H)-pyrimidinone hydrocloride]。

阿糖胞苷在体内转化为活性的三磷酸阿糖胞苷（Ara-CTP），发挥抗癌作用。Ara-CTP 通过抑制 DNA 多聚酶及少量掺入 DNA 链中，阻止 DNA 合成，抑制细胞生长。主要用于治疗急性粒细胞白血病。与其他抗肿瘤药合用可提高疗效。

阿糖胞苷的合成是以 D-阿拉伯糖为原料，在甲醇中与氰胺作用，生成 2-胺基-D-阿糖噁唑啉，再与丙炔腈反应，分子内环合生成环胞苷，以氨水处理后，再生成盐而得。

2-氨基-D-阿糖噁唑啉

盐酸阿糖胞苷

此法的优点是步骤短、收率高，以阿糖噁唑啉为中间体，糖的 C-1 位已固定为 β-构型，避免 α-构型的产生。但合成所用的丙炔腈易爆、刺激性大，不利于大量生产。我国改用 α-氯代丙烯腈代替丙炔腈与阿糖噁唑啉反应再环合，制得环胞苷，再按前法转化为产品。

环胞苷

　　盐酸阿糖胞苷口服吸收较差，通常是通过静脉连续滴注给药，才能得到较好的效果，因为该药物会迅速被肝脏的胞嘧啶脱氨酶作用脱氨，生成无活性的尿嘧啶阿糖胞苷。

　　安西他滨（Ancitabine）为合成阿糖胞苷的中间体环胞苷（Cyclocytidine），体内代谢比阿糖胞苷慢，作用时间长，副作用较轻。用于各类急性白血病治疗，亦可用于治疗单疱疹病毒角膜炎和虹膜炎。

　　吉西他滨（Gemcitabine）为 $2'$-脱氧-$2',2'$-二氟代胞苷。它属细胞周期特异性抗肿瘤药物，主要杀伤处于 S 期的细胞，同时也阻断细胞增殖由 G_1 向 S 期过渡的进程。吉西他滨在细胞内由核苷激酶代谢成有活性的二磷酸吉西他滨（dFdCDP）和三磷酸吉西他滨（dFdCTP）。其细胞毒活性就来源于这两种磷酸化的吉西他滨抑制 DNA 合成的联合作用。二磷酸吉西他滨可抑制核糖核苷酸还原酶，而该酶催化 DNA 合成过程中生成三磷酸脱氧胞苷（dCTP）的化学反应，从而导致脱氧胞苷核苷酸（包括 dCTP）的浓度降低。三磷酸吉西他滨可与 dCTP 竞争性结合到 DNA 上，而细胞中 dCTP 浓度的降低（由二磷酸脱氧胞苷磷酸化而产生）可促进三磷酸吉西他滨与 DNA 的结合，结果一个核苷酸掺入到合成过程中的 DNA 链上，从而阻止 DNA 的进一步合成。另外，DNA 聚合酶 ε 并不能够清除吉西他滨核苷酸和修复合成过程中的该 DNA 链，从而抑制肿瘤细胞的增殖，达到抗肿瘤的目的。临床上主要用于治疗胰腺癌、中、晚期非小细胞肺癌。

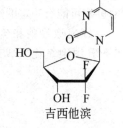

吉西他滨

三、嘌呤拮抗物（Purine Antagonists）

　　腺嘌呤和鸟嘌呤是 DNA 和 RNA 的重要组分，次黄嘌呤是腺嘌呤和鸟嘌呤生物合成的重要中间体。嘌呤类拮抗物主要是次黄嘌呤和鸟嘌呤的衍生物。代表性药物有巯嘌呤、磺巯嘌呤钠、硫唑嘌呤、硫鸟嘌吟、喷司他丁、氟达拉滨、克拉屈滨以及奈拉滨。

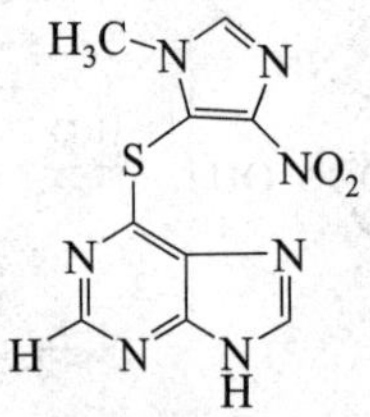

硫唑嘌呤 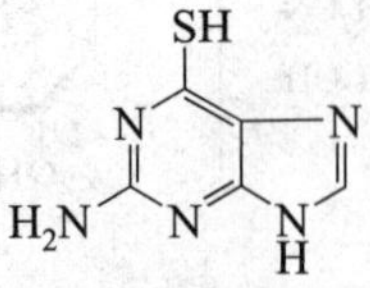　　　　硫鸟嘌呤 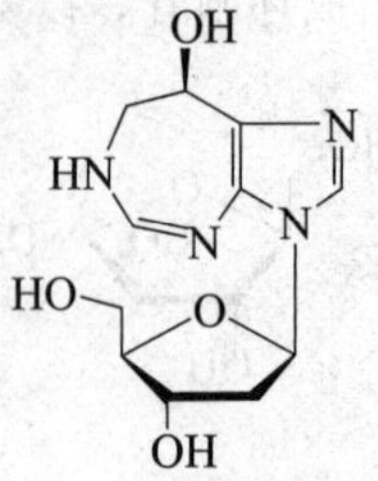　　　　喷司他丁

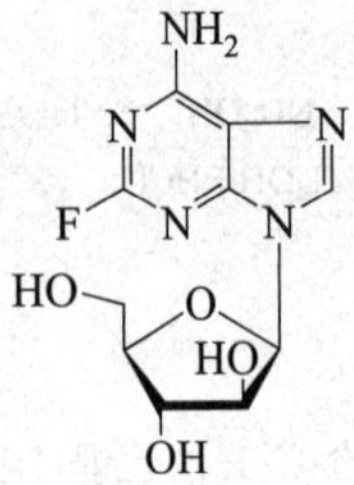

氟达拉滨 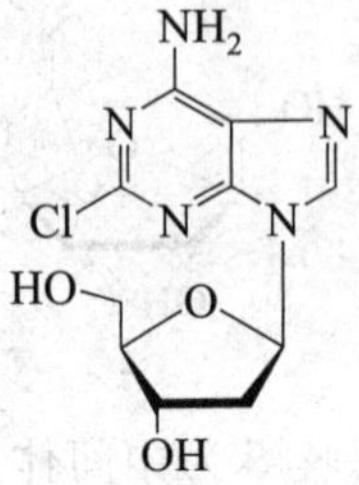　　　　克拉屈滨 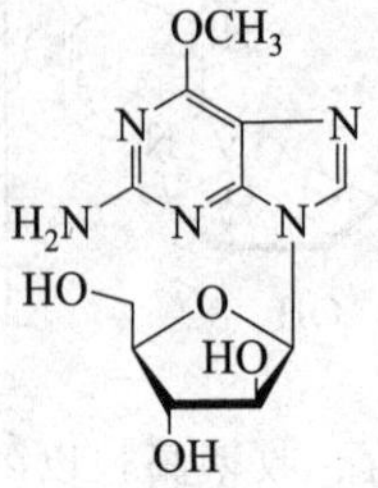　　　　奈拉滨

巯嘌呤（Mercaptopurine）

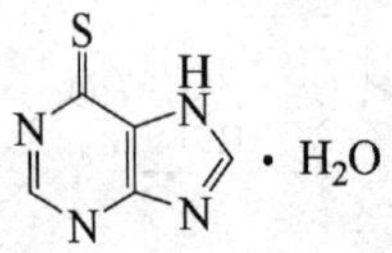

◆ 黄色结晶性粉末，无臭，味微甜；
◆ 极微溶于水和乙醇，几乎不溶于乙醚；
◆ 遇光易变色；
◆ $pK_a = 7.8$。

化学名为 6,7-二氢-3H-嘌呤-6-硫酮一水合物（6,7-dihydro-3H-purine-6-thione monohydrate），简称6-MP。

巯嘌呤的结构与黄嘌呤相似，在体内经酶促转变为有活性的 6-硫代次黄嘌呤核苷酸（即硫代肌苷酸），抑制腺酰琥珀酸合成酶，阻止次黄嘌呤核苷酸（肌苷酸）转变为腺苷酸（AMP）；还可抑制肌苷酸脱氢酶，阻止肌苷酸氧化为黄嘌呤核苷酸，从而抑制 DNA 和 RNA 合成。可用于各种急性白血病的治疗，对绒毛膜上皮癌、恶性葡萄胎也有效。

但巯嘌呤水溶性较差。我国学者从人工合成胰岛素中用亚硫酸钠可使 S—S 键断裂形成水溶性 R—S—SO_3^- 衍生物中受到启发，合成了磺巯嘌呤钠（Sulfomercapine Sodium，溶癌呤）。R—S—SO_3^- 增加了药物的水溶性，也克服了巯嘌呤的其他缺点。磺巯嘌呤钠中的 R—S—SO_3^- 基遇酸性和巯基化合物极易分解释放出巯嘌呤，这对肿瘤可能有一定的选择性，因为肿瘤组织 pH 较正常组织低，巯基化合物含量也比较高。

磺巯嘌呤钠和巯嘌呤的合成都是以硫脲为起始原料，首先合成次黄嘌呤，然后再硫代生成 6-MP。6-MP 用碘氧化生成二硫化物，再和亚硫酸钠作用得到一分子磺巯嘌呤钠和一分子 6-MP。

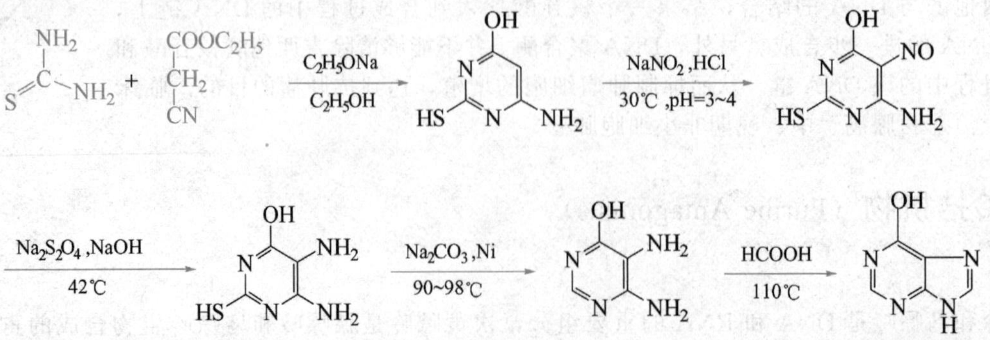

次黄嘌呤

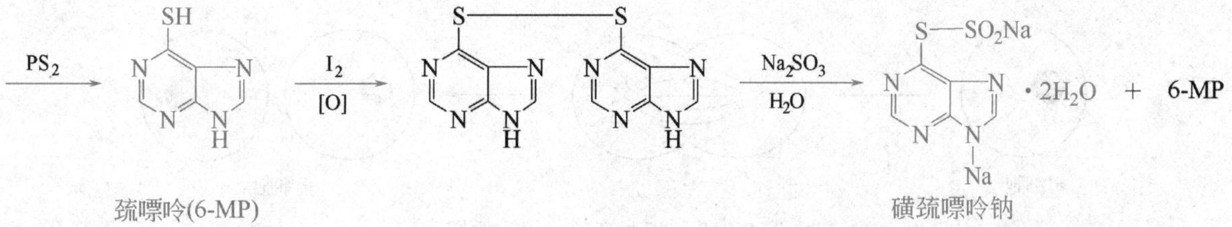

$$PS_2 \longrightarrow$$ 巯嘌呤(6-MP) $$\xrightarrow[\text{[O]}]{I_2}$$ $$\xrightarrow[\text{H}_2\text{O}]{\text{Na}_2\text{SO}_3}$$ 磺巯嘌呤钠 $\cdot 2H_2O$ + 6-MP

硫唑嘌呤（Azathioprine，6-AP）在巯嘌呤的 6 位硫原子上引入咪唑环，进入体内后转化为巯嘌呤而显效，口服吸收良好。曾用于白血病，现主要用作免疫抑制剂，治疗血小板减少性紫癜、红斑狼疮、类风湿性关节炎和器官移植等。

硫鸟嘌呤（6-Thioguanine，6-TG）在体内转化为硫代鸟嘌呤核苷酸（TGRP），阻止嘌呤核苷酸的相互转换，影响 DNA 和 RNA 合成。更重要的是，TGRP 能掺入 DNA 和 RNA，使 DNA 不能复制。6-TG 主要作用于 S 期，是细胞周期特异性药物。临床用于各类型白血病，与阿糖胞苷合用，可提高疗效。

喷司他丁（Pentostatin）是从抗生链霉菌（*Streptomyces antibioticus*）代谢产物中分离出的一种天然抗白血病药物，可以看成是腺嘌呤核苷的扩环产物。它对腺苷酸脱氨酶（Adenosine Deaminase，ADA）具有很强的抑制作用（$K_i = 2.5\text{pM}$）。ADA 是一种核酸分解代谢关键酶，可特异性催化腺嘌呤核苷产生不可逆脱氨反应，生成次黄嘌呤核苷，再经核酸磷酸化酶作用生成次黄嘌呤，最终氧化成尿酸排出体外。ADA 的催化作用机制如图 21-11 所示。ADA 广泛存在于哺乳类组织中，但在淋巴组织中活性最高。喷司他丁作为该酶促反应中的过渡态中间体抑制剂发挥作用。此外，喷司他丁也可抑制 RNA 合成，加剧 DNA 的损害。

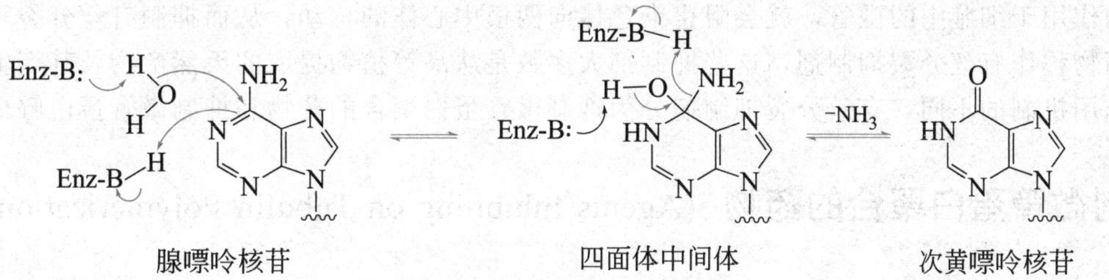

腺嘌呤核苷　　　　　四面体中间体　　　　次黄嘌呤核苷

图 21-11　腺苷酸脱氨酶的催化反应机制

氟达拉滨（Fludarabine）、克拉屈滨（Cladribine）以及奈拉滨（Nelarabine）均是腺嘌呤核苷或鸟嘌呤核苷的衍生物。氟达拉滨和克拉屈滨于 20 世纪 90 年代初上市，用于治疗慢性淋巴细胞性白血病、非何杰金氏淋巴瘤和皮肤 T 细胞淋巴瘤，有较好的疗效。奈拉滨于 2005 年被美国 FDA 批准上市，用于治疗 T 细胞急性淋巴细胞白血病和 T 细胞淋巴母细胞性淋巴瘤。奈拉滨作为一种水溶性的前药，在体内被腺苷酸脱氨酶脱去甲基生成水溶性较小的阿拉伯糖鸟嘌呤核苷（Ara-G），然后经激酶磷酸化为活性的三磷酸核苷，掺入到 DNA 合成中，结果导致 DNA 合成终止。

第三节　作用于微管蛋白的药物
(Drugs Acting on Tubulin)

微管蛋白（Tubulin）是一类结构蛋白，它作为微管（Microtube）的构成单位，对细胞分裂至关重要。在有丝分裂中期（Metaphase），细胞质中形成纺锤体，分裂后的染色体排列在中间的赤道板上；到有丝分裂后期（Anaphase），这两套染色体靠纺锤体中微管及其马达蛋白的相互作用向两极的中心体移动；在有丝分裂的末期（Telophase），到达两极的染色体分别形成两个子细胞的核（图 21-12）。

微管蛋白有 α 和 β 两个亚基，每个亚基的分子量约为 50kD。微管由微管蛋白二聚体（Tubulin Dimers）有序聚合而成，直径为 30nm。微管蛋白二聚体则由 α 和 β 两个亚基组成。当细胞趋于分裂时，微

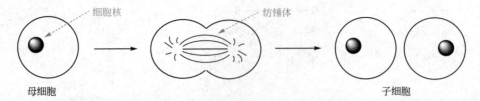

图 21-12 细胞有丝分裂示意图

管解聚为微管蛋白，然后在分裂过程中重新聚合成微管发挥作用（图 21-13）。除在有丝分裂中起重要作用外，微管还有多种功能，包括维持细胞形态、固定细胞器位置、参与细胞的位移活动和细胞内物质的运输等。

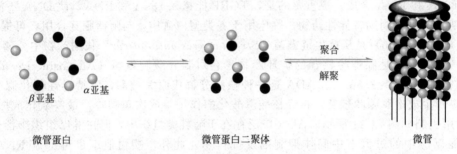

图 21-13 微管蛋白的聚合与解聚

当药物作用于细胞中的微管，就会阻止染色体向两极中心体的移动，从而抑制有丝分裂和增殖，因此又将这些药物称作有丝分裂抑制剂，这些抑制剂大多数是从高等植物提取的天然产物及其衍生物。

按照作用机制的不同，有丝分裂抑制剂分为抑制微管蛋白聚合的药物和抑制微管蛋白解聚的药物。

一、抑制微管蛋白聚合的药物 (Agents Inhibiting on Tubulin Polymerization)

1. 在微管蛋白上有一个结合位点的药物

这类药物主要有秋水仙碱、秋水仙胺及鬼臼毒素，作用于微管蛋白上的同一个结合位点。

秋水仙碱（Colchicine）系从百合科植物秋水仙中提取得到的生物碱，是典型的抗有丝分裂药物。但由于其毒性较大，临床上已基本不用其治疗肿瘤，只用于抗痛风和抗风湿性关节痛。秋水仙碱结构中的 C 环是与微管蛋白结合的部位。在微管蛋白二聚体上有一个与秋水仙碱相结合的高亲和位点。这个结合位点在 β 亚基和 α 亚基之间。当秋水仙碱与该结合位点结合后，阻止微管蛋白的聚合反应，阻止纺锤丝形成，染色体不能向两极移动，最后因细胞核结构异常而导致细胞死亡。当细胞内 3%～5% 的微管蛋白与秋水仙碱结合成复合物时，细胞分裂就被阻断。

秋水仙碱对乳腺癌疗效较好，对宫颈癌、皮肤癌等也有治疗作用。不良反应有骨髓抑制、胃肠道反应、多发性神经炎、脱发等。

秋水仙碱

秋水仙碱结构中 7 位为一手性碳原子，7S-（－）-构型的对映异构体具有抗肿瘤活性。1、2、10 位的甲氧基和 9 位的羰基是秋水仙碱和微管蛋白结合所必不可少的。将 9 位的羰基和 10 位的甲氧基互换得到的衍生物将不能和微管蛋白相结合，其抗肿瘤活性消失。

2. 在微管蛋白上有两个结合位点的药物

这类药物主要有长春碱类、美登木素等生物碱，在微管蛋白上有两个结合位点，而且均与秋水仙碱的结合位点不同。

长春碱类抗肿瘤药系由夹竹桃科植物长春花（*Catharanthus Roseus* 或 *Vinca Rosea L*）分离得到的具有抗肿瘤活性的生物碱。主要有长春碱（Vinblastine，VLB）和长春新碱（Vincristine，VCR）。长春碱用于治疗各种实体瘤，而长春新碱主要用于治疗儿童急性白血病。

	R^1	R^2	R^3
长春碱	CH_3	OCH_3	$COCH_3$
长春新碱	CHO	OCH_3	$COCH_3$
长春地辛	CH_3	NH_2	H

长春瑞滨

在对长春碱结构改造的过程中，合成了长春地辛（长春酰胺，Vindesine，VDS），其对实验动物肿瘤的抑制活性远优于长春碱和长春新碱，对急性淋巴细胞性白血病及慢性粒细胞性白血病有显著疗效。对小细胞及非小细胞肺癌、乳腺癌也有较好疗效。

长春瑞滨（Vinorelbine，NRB）是13′-脱甲基-16′-脱水长春碱，为半合成得到的长春碱衍生物，对肺癌，尤其对非小细胞肺癌的疗效好，还用于乳腺癌、卵巢癌、食道癌等的治疗。由于长春瑞滨对神经的微管作用较小，其神经毒性比长春碱和长春新碱低。

长春碱类抗肿瘤药物在与微管蛋白结合时，与未受损的微管蛋白在"生长末端"有较高的亲和力，从而阻止微管蛋白二聚体聚合成微管。另外，长春碱类药物在微管壁上有一个低亲和力的结合位点，可诱使微管在细胞内聚集形成聚集体。通过上述作用，长春碱类药物可使肿瘤细胞停止于分裂中期，从而阻止癌细胞增殖。长春碱类抗肿瘤药物会产生耐药性，并对其他同类型抗肿瘤药物产生交叉耐药，这与P-糖蛋白的药物外排功能相关。

长春碱类药物的构效关系如图21-14所示。

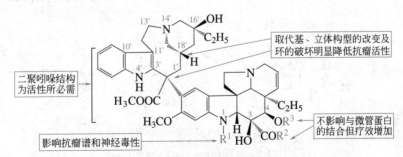

图 21-14　长春碱类药物的构效关系

① 长春碱和长春新碱在 N-1 的取代基 R^1 分别为甲基和甲酰基。由于 N-1 取代基的不同，造成了长春碱和长春新碱在抗肿瘤谱和抗肿瘤活性临床应用和神经性毒性上的差异。

② C-3 和 C-4 位酯基的修饰对长春碱类化合物与微管蛋白的结合亲和力影响较小或没有影响，但对药物在细胞内的聚集和潴留有显著的改变。如在长春碱的 4 位脱乙酰基，3 位将酯基改为酰胺后得到的长春地辛比长春碱和长春新碱疗效显著。

③ C-2′ 和 C-18′ 的取代基和立体构型对长春碱类化合物的抗肿瘤活性的保留十分重要。其立体构型的

改变，取代基的改变、环的破坏均会引起其抗肿瘤活性的完全丧失。

二、抑制微管蛋白解聚的药物 (Agents Inhibiting on Tubulin Depolymerization)

这类药物主要是紫杉烷类药物，主要有紫杉醇及其衍生物，是近 20 年来新发展起来的抗肿瘤药物。紫杉烷类的药物的抗肿瘤作用机制是通过诱导和促使微管蛋白聚合成微管，同时抑制所形成微管的解聚，产生稳定的微管束，使微管束的正常动态再生受阻，细胞在有丝分裂时不能形成正常的有丝分裂纺锤体，从而抑制了细胞分裂和增殖。这和秋水仙碱、长春碱类诱导微管解聚的作用不同。

紫杉烷类药物和微管蛋白的结合位点是在已呈聚合状态的微管上，不是在游离的微管蛋白二聚体上，这一点也和秋水仙碱及长春碱类药物不同。

紫杉醇（Taxol）最先是从美国西海岸的短叶红豆杉（*Taxus breviolia*）的树皮中提取得到的一个具有紫杉烯环的二萜类化合物，主要用于治疗卵巢癌、乳腺癌及非小细胞肺癌。但是紫杉醇在使用过程中出现了二个主要问题：①在数种红豆杉属植物中含量很低（最高约 0.02%）；加之紫杉生长缓慢，树皮剥去后不能再生，树木将死亡，使来源受到限制；②水溶性很差（0.03mg/mL），难以制成合适制剂。后来，在浆果紫杉（*Taxus baccata*）的新鲜叶子中提取得到紫杉醇的前体 10-去乙酰基巴卡亭Ⅲ（10-deacetyl-baccatin Ⅲ，10-DBA），含量约 0.1%，并以此进行半合成紫杉醇及其衍生物。

多西紫杉醇（Docetaxel，Taxotere）是由 10-DBA 进行半合成得到的又一个紫杉烷类抗肿瘤药物。其水溶性比紫杉醇好，抗肿瘤谱更广，对除肾癌、结肠癌、直肠癌以外的其他实体瘤都有效。在相当的毒性剂量下，其抗肿瘤作用比紫杉醇高 1 倍，且同样情况下，活性优于紫杉醇。

紫杉醇　　R¹ = C₆H₅　　R² = CH₃CO

多西紫杉醇　R¹ =(CH₃)₃CO　　R² = H

10-去乙酰基巴卡亭Ⅲ

紫杉醇类抗肿瘤药物的构效关系见图 21-15。

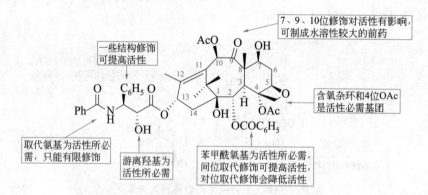

图 21-15　紫杉醇类抗肿瘤药物的构效关系

① 紫杉烷环上 C-4、C-5 位的氧杂丁烷环是保持其抗肿瘤活性所必不可少的。该环开环后抗癌活性几乎完全消失。

② 紫杉醇上 C-7 和 C-10 的 β-OH 对活性也有影响，差向异构化或酯化均会降低活性。但可对其进行修饰制备成水溶性较大的前药使用。

③ C-2 的苯甲酰氧基对活性是十分重要的。去掉后活性基本消失。若换成对位取代苯基，则活性显

著降低；换成间位—Cl、—N₃ 及—OCH₃ 取代时，其稳定微管作用比紫杉醇更强。

④ 侧链上 C-2′位羟基酯化后在体外试验中活性较差，而在体内试验中活性影响不大。说明酯化产物可能在体内水解成紫杉醇。因而也说明 C-2′游离羟基是很重要的。

⑤ 侧链上 C-3′位氨基取代对其影响微管功能的作用很重要。C-3′位没有氨基的衍生物与微管结合很差；这可能是因为 C-3′上氨基取代保证了侧链（$2'R, 3'S$）的构型，这一构型对紫杉醇发挥抗癌活性是必需的。氨基上的取代基可以进行改变，如半合成的衍生物多西紫杉醇。

第四节　抑制肿瘤蛋白激酶药物
(Agents Inhibiting on Cancer Protein Kinase)

在上述的抗肿瘤药物中，直接作用于 DNA 的药物、干扰 DNA 合成的药物及作用于微管蛋白的药物都是通过影响 DNA 合成和细胞的有丝分裂而发挥作用的，因此这些抗肿瘤药物的作用比较强，但缺乏选择性，毒副作用也比较大。人们一直希望能通过干扰或直接作用于肿瘤细胞的特定生物过程来寻找和发现选择性比较强、高效低毒的抗肿瘤药物。

随着生命科学的发展，有关肿瘤发生和发展的生物学机制逐渐被人们所认识，使得抗肿瘤药物的研究开始走向靶向药物合理设计的研究途径，产生了一些新的高选择性药物。

蛋白质氨基酸侧链的可逆性磷酸化是酶和信号蛋白活性调节非常重要的机制。蛋白激酶和蛋白磷酸酶参与可逆性磷酸化过程，在调节代谢、基因表达、细胞生长、细胞分裂和细胞分化等方面起关键性作用。蛋白激酶是一种磷酸转移酶，通过催化磷酸基团从 ATP 转移到底物蛋白的受体氨基酸上。特异性蛋白激酶对酶的磷酸化是一种广泛存在的酶活性调节机制，通过灵活可逆的调节方式在真核生物的信号传导链中发挥重要作用。

蛋白质的磷酸化主要发生在丝氨酸/苏氨酸（Ser/Thr）和酪氨酸（Tyr）残基上，也会发生在天冬氨酸（Asp）或组氨酸（His）残基上。Ser/Thr 残基的磷酸化对酶的活性调节非常重要，而 Tyr 残基的磷酸化不仅可以调节酶的活性，还可以使蛋白质产生特异性吸附位点。因此近年来蛋白激酶，特别是蛋白质酪氨酸激酶（Protein Tyrosine Kinase, PTK）正成为药物作用的靶点，通过设计蛋白激酶的抑制剂而干扰细胞信号传导通路，寻找有效的肿瘤治疗药物。

蛋白酪氨酸激酶是一类催化 ATP 上 γ-磷酸基转移到蛋白酪氨酸残基上的激酶，能够催化多种底物蛋白的酪氨酸残基磷酸化，可分为受体型和非受体型两种。受体型蛋白酪氨酸激酶直接装配在受体的胞内区，兼有受体和酶两种作用，这类激酶又有许多家族，如表皮生长因子受体（Epidermal Growth Factor Receptor, EGFR）家族、血管内皮生长因子受体（Vascular Endothelial Growth Factor Receptor, VEG-FR）家族、血小板衍生生长因子受体（Platelet-Derived Growth Factor Receptor, PDGFR）家族、成纤维细胞生长因子受体（Fibroblast Growth Factor Receptor, FGFR）家族、胰岛素受体（Insulin Receptor, InsR）家族等；非受体型蛋白酪氨酸激酶与受体在胞内区结合，帮助受体传导信号，这类激酶家族主要有 Src、Abl、Jak、Csk、Fak、Fes 等。蛋白酪氨酸激酶功能的失调则会引发生物体内的一系列疾病。已有的资料表明，超过 50% 的原癌基因和癌基因产物都具有蛋白酪氨酸激酶活性，它们的异常表达将导致细胞增殖调节发生紊乱，进而导致肿瘤发生。此外，酪氨酸激酶的异常表达还与肿瘤的侵袭和转移、肿瘤新生血管的生成、肿瘤的化疗抗性等密切相关。

一、Bcr-Abl 蛋白激酶抑制剂（Protein Kinase Inhibitors of Bcr-Abl）

慢性髓细胞样白血病（CML）是一种以过量的髓细胞增生为特征的血液干细胞紊乱疾病。CML 患者的染色体会发生异常：第 9 号染色体的末端（称为 Abl）和第 22 号染色体的首端（称为 Bcr）发生易位

（Translocation），即互相交换了位置，这样产生的染色体被称为"费城染色体"。当体内出现"费城染色体"后，该异变的基因就会表达 Bcr-Abl 融合蛋白。该融合蛋白具有异常激活的蛋白酪氨酸激酶活性，导致自身酪氨酸残基及许多重要的底物蛋白磷酸化，从而激活多条信号传导途径，使细胞在不依赖细胞因子的情况下发生恶性转化、过度增殖和分化，并使细胞的凋亡受到抑制。其结果就是干扰了骨髓中控制白细胞正常制造的功能，造成白细胞恶性增生。

Bcr-Abl 阳性的白血病的病理特征是 Bcr-Abl 过度激活，引起下游信号过度磷酸化，从而产生广泛的信号转导，因此，Bcr-Abl 蛋白激酶被认为是治疗 CML 的药物作用靶点。甲磺酸伊马替尼就是以 Bcr-Abl 蛋白激酶为靶点的 CML 治疗药物。

甲磺酸伊马替尼（Imatinib Mesylate）

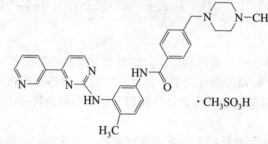

· CH₃SO₃H

◆ α 晶型，mp 48.5～52℃；
β 晶型，mp 216～217℃；
◆ pH = 7.4 时为亲脂性物质；
◆ 水中溶解度：＞100g/L（pH = 4.2）；49mg/L（pH=7.4）。

化学名为 4-[（4-甲基哌嗪-1-基）甲基]-*N*-(4-甲基-3-{[4-（吡啶-3-基）嘧啶-2-基]氨基}苯基)苯甲酰胺甲磺酸盐{4-[（4-methylpiperazin-1-yl）methyl]-*N*-(4-methyl-3-{[4-（pyridin-3-yl）pyrimidin-2-yl]amino}phenyl)benzamide methanesulfonate}。

伊马替尼的发现来源于对蛋白激酶 C（Protein kinase C，PKC，属于丝氨酸/苏氨酸激酶）抑制剂的研究，人们在筛选过程中发现苯氨基嘧啶类化合物（PAP）对 PKC 有比较好的抑制活性。由于苯氨基嘧啶类化合物结构比较简单，可以通过结构修饰来扩展其结构的多样性，增加化合物的选择性，开始对其进行结构修饰（图 21-16）。在 PAP 中嘧啶环的 4 位引入一个 3′-吡啶基，得到的化合物（A）对 PKC 的抑制活性得到加强。在对化合物（A）进行结构优化时，发现在该化合物苯氨基的苯环上引入苯甲酰胺基后，得到的化合物（B）可以产生对 Bcr-Abl 蛋白激酶的抑制活性。进一步的构效关系研究发现在苯氨基嘧啶的苯环 6 位引入甲基后，得到的化合物 CGP 53716 进一步增加了对 Bcr-Abl 蛋白激酶的抑制活性（IC₅₀ 达到 0.1μmol/L），而 PKC 的抑制活性消失。产生这一转变的主要原因是甲基的空间位阻作用，迫使 CGP 53716 中的嘧啶环和与之相连的苯环的夹角增大到接近垂直。化合物的构象改变使之与 Bcr-Abl 激酶

PAP

(A)

(B)
(IC₅₀ = 5μmol/L)

构象限制基团 H₃C

CGP 53716
(IC₅₀ = 0.1μmol/L)

伊马替尼
(IC₅₀ = 0.025μmol/L)

图 21-16　伊马替尼的研发历程

的蛋白结合更加紧密，对 Bcr-Abl 激酶的抑制活性大大提高，而原来对 PKC 的抑制活性彻底消失。所得到的化合物虽然活性和选择性都很不错，但是溶解性很差，口服生物利用度低，需要进一步修饰结构以提高水溶性。在 CGP 53716 分子中引入 N-甲基哌嗪基团后，得到的化合物（伊马替尼）对 Bcr-Abl 激酶的抑制活性进一步提高（$IC_{50}=0.025\mu mol/L$），也获得了令人满意的水溶性（生理条件下约 50mg/L）。经过这一系列的结构改造，最终获得选择性的 Bcr-Abl 激酶抑制剂——甲磺酸伊马替尼（图 21-16）。

伊马替尼与 Bcr-Abl 激酶相结合的单晶结构结果表明分子中酰胺键作为锚定基团的重要性。该酰胺键同时与酶活性部位的两个必需氨基酸残基（Glu 和 Asp）形成氢键，使分子定向结合到决定靶点选择性的区域。伊马替尼分子中苯胺上的氨基与门控残基（Gatekeeper Residue）Thr 形成氢键，而甲基哌嗪部分与 Glu 残基发生静电相互作用。决定酶选择性的是两个疏水区域（图 21-17）。

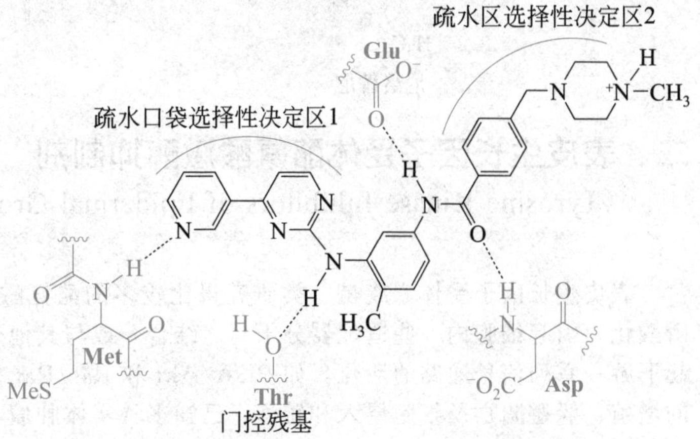

图 21-17　伊马替尼与 Bcr-Abl 激酶活性部位的结合作用示意图

甲磺酸伊马替尼的合成是以 4-甲基-3-硝基苯胺为起始原料，先依次与对氯甲基苯甲酰氯和 N-甲基哌嗪进行缩合反应，然后将硝基还原成氨基，再与单氰胺反应生成胍，接着与 3-二甲氨基-1-(3-吡啶基)-2-丙烯-1-酮进行环合反应，制得伊马替尼。

甲磺酸伊马替尼用于治疗费城染色体阳性的慢性粒细胞白血病和恶性胃肠道间质肿瘤。

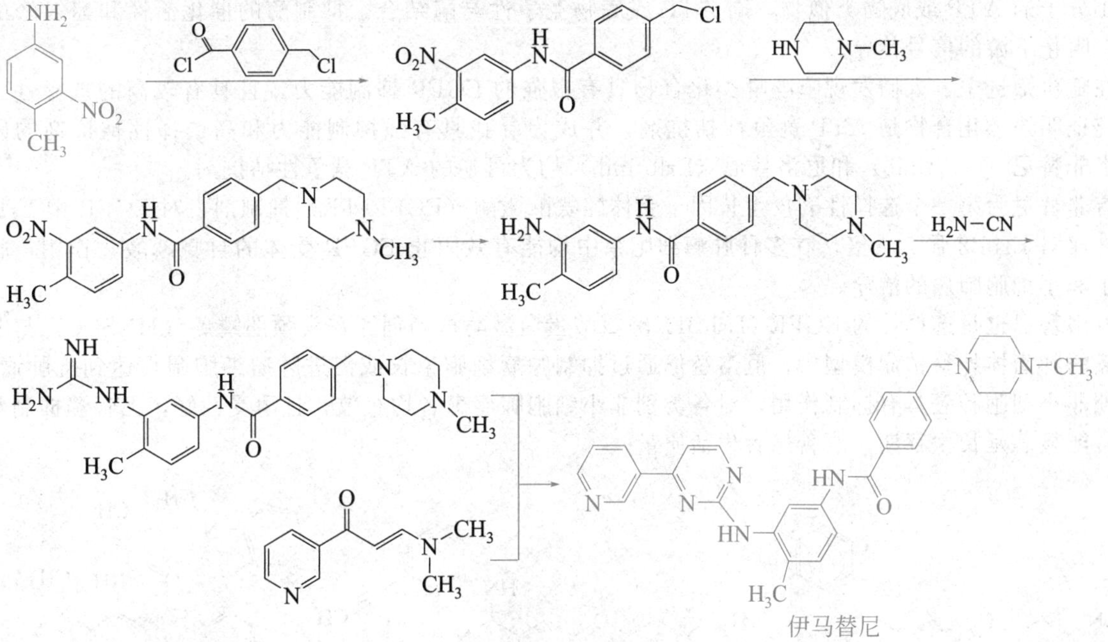

伊马替尼

但是在用伊马替尼治疗的过程中，一些患者逐渐出现了对伊马替尼的耐药性。其主要原因是由于这些病人体内表达 Abl 激酶的基因发生了点突变，导致了 Abl 激酶的氨基酸改变，从而使伊马替尼与 Abl 激酶相互作用时的构象发生变化，产生耐药性。针对这样的耐药情况，开发了第二代 Bcr-Abl 激酶抑制剂，尼洛替尼（Nilotinib）用 4-甲基吡咯替换掉了伊马替尼右边苯环上的 N-甲基哌嗪基团，并同时引入了三氟甲基，此外酰胺键的方向也发生了改变。尼洛替尼对表达 Bcr-Abl 耐伊马替尼的细胞，如 K562、KBM5 等有很好的抑制活性。达沙替尼（Dasatinib），它对包括 Bcr-Abl 在内的多种激酶具有抑制作用，对 Bcr-Abl 激酶和 Src-家族激酶的 IC_{50} 达到 1nmol/L 以内。临床上用于治疗对伊马替尼耐药或不能耐受的成人慢性髓细胞白血病和费城染色体阳性的急性淋巴母细胞白血病。

尼洛替尼 达沙替尼

二、表皮生长因子受体酪氨酸激酶抑制剂
（Tyrosine Kinase Inhibitors of Epidermal Growth Factor Receptor）

表皮生长因子受体家族是一类研究得比较多的酪氨酸蛋白激酶。当 EGFR 与配体结合后，受体发生磷酸化，引起细胞内一些适配器分子与之结合，或与其他受体分子形成各种同源或异源的二聚体，从而引起下游一系列信号通路的活化，如 PI3K/Akt 和 Ras/Raf/MAP 激酶通路等，这些通路的激活会引起细胞的增殖、躲避凋亡及细胞侵入和转移。已知多种实体肿瘤，如非小细胞肺癌、头颈癌、直肠癌、乳腺癌等的发生都与肿瘤组织中 EGFR 异常活化有关。

EGFR 有三个跨膜区域：胞外配体结合区、跨膜结构域和胞内酪氨酸激酶活性区。目前对 EGFR 抑制剂的设计主要包括两个方向：一是选择性抑制细胞外配体结合区，通过和内源性配体竞争性结合受体膜外区，阻断信号传导，但是，由于内源性配体和受体之间为复杂的蛋白-蛋白相互作用，用小分子阻止这种作用往往难以实现，体内对激酶的抑制活性不高；另一个方向是选择性抑制细胞内酪氨酸激酶活性区，设计小分子的 ATP 或底物类似物，同 ATP 或底物竞争性与酶结合，抑制酶的催化活性和酪氨酸的自磷酸化，阻止下游的信号传导。

在随机筛选中，人们发现喹唑啉类化合物具有很强的 EGFR 抑制能力，且具有较高的选择性。进一步研究证明该类化合物是 ATP 竞争性拮抗剂，并成为寻找具有强抑制能力和高选择性拮抗剂的研究重点。吉非替尼（Gefitinib）和厄洛替尼（Erlotinib）均为可逆的 ATP 竞争性拮抗剂。

吉非替尼为第一个选择性表皮生长因子受体酪氨酸激酶（EGFR-TK）抑制剂，对 EGFR 中 ErbB1 的选择性比对 ErbB2 强 200 倍，在多种肿瘤细胞系中均能有效阻止 EGFR 受体的自身磷酸化作用，临床主要用于非小细胞肺癌的治疗。

厄洛替尼也是选择性的 EGFR（ErbB1）酪氨酸蛋白激酶抑制剂。在头颈部鳞癌（HNSCC）与非小细胞肺癌的肿瘤体外移植瘤模型中，厄洛替尼通过抑制肿瘤细胞生长或促进肿瘤细胞凋亡达到抗肿瘤作用，对晚期非小细胞肺癌具有抑制作用，对各类别非小细胞肺癌患者均有效，且耐受性好，无骨髓抑制和神经毒性，能显著延长生存期，改善患者生活质量。

吉非替尼 厄洛替尼 奥希替尼

奥希替尼（Osimertinib，AZD9291）于 2015 年获美国 FDA 批准上市，是全球首个获批的用于第一/二代 EGFR 靶向药物获得性耐药的 T790M 突变阳性的局部晚期或转移性非小细胞肺癌的靶向药物。它对于有 T790M 耐药突变的 EGFR 有很强的抑制作用，是第三代口服、不可逆的选择性 EGFR 突变抑制剂。

三、多靶点酪氨酸激酶抑制剂（Tyrosine Kinase Inhibitors of Multiple Targets）

由于传统的抗肿瘤药物是非特异性地与细胞、DNA、微管等直接作用，使其破坏而发挥作用，这样也会对正常的组织和细胞产生损伤。相比较而言以蛋白激酶为靶点的抗肿瘤药物毒副作用相对要小一些。但是由于细胞信号传导系统网络庞大且极其复杂，涉及的激酶也比较多，因此单一的激酶抑制剂所产生的作用非常有限。加之恶性肿瘤是癌细胞和周围细胞相互作用形成的复杂体，所以影响周围支撑细胞和癌细胞的多靶点治疗策略是有益于临床治疗的。近年来针对这种情况，人们设计了一些可同时作用于多个激酶靶点的抑制剂。这些多靶点抑制剂可同时作用于肿瘤及其周围支撑细胞，从而对癌症这种复杂的病症产生有效的治疗作用。另一方面可以减少突变、信号通路关键元件的过度表达、药物外排系统和（或）信号旁路引起的耐药性发生概率。

索拉非尼（Sorafenib）是一种口服的、作用于多个激酶靶点的抗肿瘤药物。一方面通过抑制 Raf-1 激酶活性，阻断了 Ras/Raf/MEK/ERK 信号传导通路——直接抑制肿瘤细胞增殖；另一方面抑制 VEGFR、PDGFR 等受体酪氨酸激酶活性，抑制肿瘤血管生成——间接地抑制肿瘤细胞的生长。索拉非尼用于晚期肾细胞癌的治疗，能够获得明显而持续的治疗作用；对晚期的非小细胞肺癌、肝细胞癌、黑色素瘤也有较好的疗效。

舒尼替尼（Sunitinib）也是一个多靶点酪氨酸激酶抑制剂，可选择性的抑制血管内皮细胞生长因子受体（VEGFR1，VEGFR2，VEGFR3）、血小板衍生生长因子受体（PDGFRα，PDGFRβ）、干细胞因子受体（KIT）、FMS 样酪氨酸激酶 3（FLT3）、集落刺激因子受体 1（CSF-1R）和胶质细胞源性神经营养因子受体（RET），具有抗肿瘤和抗血管生成的双重作用。舒尼替尼临床上用于治疗癌细胞已发生转移或对甲磺酸伊马替尼耐受的胃肠道间质瘤（GIST）和采用细胞因子疗法无效的转移性肾细胞癌（MRCC）。

索拉非尼

舒尼替尼

第五节　其他抗肿瘤药物
(Miscellaneous Anticancer Drugs)

一、蛋白酶体抑制剂（Proteasome Inhibitors）

蛋白酶体（Proteasome）是一个多亚基的大分子复合物，广泛分布在真核细胞的细胞质和细胞核中，是具有多种催化功能的蛋白酶复合物，参与细胞内大多数蛋白的降解，包括参与细胞周期调节和细胞程序化死亡的蛋白。蛋白酶体是细胞代谢的一个必需组成部分。

蛋白酶体对蛋白质的降解通过泛素（Ubiquitin）介导，所以又称为泛素降解途径。泛素是由 76 个氨基酸残基组成的小肽，它的作用主要是识别要被降解的蛋白质，然后将这种蛋白质送入蛋白酶体的圆桶中进行降解。蛋白酶体对蛋白质的降解作用分为两个过程：一是对被降解的蛋白质进行标记，由泛素完成，又称为泛素化；二是蛋白酶解作用，由蛋白酶体催化进行。

泛素-蛋白酶体是细胞中重要的非溶酶体蛋白降解途径，通过调控与细胞周期和细胞凋亡相关蛋白的活性，激活或抑制原癌基因及抑癌基因的表达，从而直接或间接影响各种恶性肿瘤的发生。目前，泛素-蛋白酶体途径（Ubiquitin-Proteasome Pathway，UPP）已经成为肿瘤预防和研究抗肿瘤药物的新靶点。

硼替佐米（Bortezomib）是第一个用于临床的蛋白酶体抑制剂，用于多发性骨髓瘤（MM）的治疗。硼替佐米通过可逆性地抑制蛋白酶体的活性，阻断 NF-κB 等多条通路，从而抑制多种重要调节蛋白的降解，诱导细胞凋亡；同时影响肿瘤细胞生长微环境，抑制肿瘤细胞在微环境中的生长和生存，对多种肿瘤的治疗均具有活性。

硼替佐米的发现是美国国立肿瘤研究所在进行化合物普筛时发现三肽醛类化合物 Cbz-Leu-Leu-Leu-H 有较好的蛋白酶体抑制活性，该醛类化合物可与蛋白酶体 β 亚基上苏氨酸的亲核性基团（—OH）形成半缩醛，发挥抑制作用。在对三肽醛类化合物结构优化时发现碳端的亮氨酸残基对活性的作用比较大，而 2 位和 3 位的亮氨酸残基可以用萘环或苯环修饰。这些三肽醛的化合物在抑制蛋白酶体活性的同时，对含有疏基的组织蛋白酶 B（Cathepsin B）和钙蛋白酶（Calpains）均有较强的抑制作用，而且醛类化合物在体内不稳定很容易代谢生成酸。考虑到这些问题，设计了很多醛类化合物的替代物，如氯甲基酮、三氟甲基酮等，最后发现将醛基改换成硼酸基团效果最好，硼酸基团可以和苏氨酸残基上的羟基形成复合物。再对这类化合物进行结构优化，最终得到硼替佐米，它对蛋白酶体和组织蛋白酶、人白血病弹性蛋白酶（Human Leukocyte Elastase）等抑制作用的选择性也很高。

Cbz-Leu-Leu-Leu-H

硼替佐米

二、组蛋白去乙酰化酶抑制剂（Histone Deacetylase Inhibitors）

在细胞核内，组蛋白乙酰化与组蛋白去乙酰化过程处于动态平衡，并由组蛋白乙酰化转移酶（Histone Acetyltransferase，HAT）和组蛋白去乙酰化酶（Histone Deacetylase，HDAC）共同调控。HAT 将乙酰辅酶 A（$CH_3COSCoA$）的乙酰基转移到组蛋白特定的赖氨酸残基上，中和赖氨酸侧链上的正电荷，从而削弱组蛋白与 DNA 带负电的磷酸骨架间的静电相互作用，导致 DNA 与组蛋白八聚体的解离，核小体结构松弛，从而使各种转录因子和协同转录因子能与 DNA 结合位点特异性结合，激活基因的转录。而 HDAC 使组蛋白去乙酰化，带正电荷的组蛋白与带负电荷的 DNA 紧密结合，染色质致密卷曲，基因的转录受到抑制。

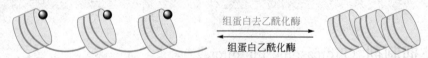

组蛋白去乙酰化酶对染色体的结构修饰和基因表达调控发挥着重要的作用。在癌细胞中，HDAC 的过度表达导致去乙酰化作用的增强，通过恢复组蛋白正电荷，从而增加 DNA 与组蛋白之间的引力，使松弛的核小体变得十分紧密，不利于特定基因的表达，包括一些肿瘤抑制基因。组蛋白去乙酰化酶抑制剂则可通过提高染色质特定区域组蛋白乙酰化，从而调控细胞凋亡及分化相关蛋白的表达和稳定性，诱导细胞凋亡及分化，成为一类新的抗肿瘤药物。组蛋白去乙酰化酶抑制剂不仅对多种血液系统肿瘤和实体瘤具有良好的治疗作用，而且具有肿瘤细胞相对较高选择性和低毒的优点。

由于组蛋白去乙酰化酶的活性部位含有辅因子锌，故许多该类抑制剂的分子中都含有羟肟酸基，如 2006 年被美国 FDA 批准上市的伏立诺他（Vorinostat，SAHA）。伏立诺他通过诱导细胞分化、阻断细胞周期、诱导细胞调控而发挥作用。治疗加重、持续和复发或用两种全身性药物治疗后无效的皮肤 T 细胞淋巴瘤（CTCL，一种非霍奇金淋巴瘤）。体外研究表明，伏立诺他在纳摩尔级浓度（IC_{50} ＜86nmol/L）即可抑制多种 HDAC 的酶活性，包括 HDAC 1、HDAC 2、HDAC 3（Ⅰ型）以及 HDAC 6（Ⅱ型）。

羟肟酸基

伏立诺他（SAHA）   西达本胺

另一个 HDAC 抑制剂西达本胺（Chidamide）于 2014 年获批在中国上市，并推向国际市场，是中国少有的创新药，主要用于复发性或难治性外周 T 细胞淋巴瘤（PTCL）的治疗。

选读文献

[1] Callery P，Gannett P. "Cancer and Cancer Chemotherapy"，In："Foye's Principles of Medicinal Chemistry". 5th edtion. Ed by Williams D A，Lemke T L. Philadelphia：Lippincott Williams & Wilkins，2003：924～951.

[2] Patrick G L. "21 Anticancer Agents"，In："An Introduction to Medicinal Chemistry". 5th edition. Oxford：Oxford University Press，2013：514～577.

[3] Mitscher L A，Dutta A. "Antitumor Natural Products"，In："Burger's Medicinal Chemistry & Drug Design". 6th edition. Vol 5. Ed by Abraham D J. Hoboken：John Wiley & Sons，Inc.，2003：107～150.

[4] Hurley L H. DNA and its associsoted processes as targets for cancer therapy. *Nature Review Cancer*，2002，2：188～200.

[5] Hait W N. Anticancer drug development：the grand challenges. *Nature Reviews Drug Discovery*，2010，9：253～254.

（中山大学药学院　黄志纾）

参 考 书 目

[1] 彭司勋. 药物化学——回顾与发展. 北京：人民卫生出版社，2002：20～117.

[2] 国家药品监督管理局新药评审中心. 药品注册管理办法. 北京.

[3] 彭司勋. 药物化学进展. 北京：化学工业出版社.

[4] 段长强，王兰芬. 药物生产工艺及中间体手册. 北京：化学工业出版社，2002.

[5] 周伟澄. 高等药物化学选论. 北京：化学工业出版社，2006：481～494.

[6] 苏定冯，缪朝玉，王永铭. 药理学进展. 北京：人民卫生出版社，2002.

[7] Li J J 等著. 当代新药合成. 施小新，秦川译. 上海：华东理工大学出版社，2005.

[8] 尤启冬. 药物化学. 7 版. 北京：人民卫生出版社，2011.

[9] 白东鲁，陈凯先. 高等药物化学. 北京：化学工业出版社，2011.

[10] 郭宗儒. 药物化学总论. 北京：科学出版社，2010.

[11] Abraham D J，Rotella D P. Burger's Medicinal Chemistry & Drug Discovery. 6th edition. Hoboken：John Wiley and Sons Inc. ，2003.

[12] Fischer F and Ganelling C R. Analogue-based Drug Discovery. Weinheim：Wiley-VCH，2006.

[13] Lemke T L，Williams D A，Roche V F，Zito S W. Foye's Principles of Medicinal Chemistry. 7th edition. Baltimore：Lippincott Williams & Wilkins，2008.

[14] Patrick G L. An Introduction to Medicinal Chemistry. 5th edition. Oxford：Oxford University Press，2013.

[15] Brunton L L，Lazo J S，Parker K L. Goodman & Gilman's The Pharmacological Basis of Therapeutics. 11th edition. New York：McGraw-Hill Medical Publishing Division，2006.

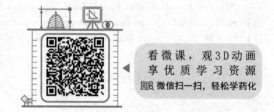

看微课，观3D动画
享优质学习资源
微信扫一扫，轻松学药化

索 引

Z